抗肿瘤抗病毒药物与核酸相互作用的分子机制

主　编 杨　铭

参编人员（按姓氏笔画排序）
　　　　　于德红　王丽珺　王保怀　邓　波
　　　　　刘振明　何山杉　何梅孜　李　敏
　　　　　李汉东　杨　宁　肖苏龙　张春雷
　　　　　陈　然　周田彦　袁德凯

北京大学医学出版社

图书在版编目（CIP）数据

抗肿瘤抗病毒药物与核酸相互作用的分子机制/杨铭主编．－北京：北京大学医学出版社，2009.4
ISBN 978-7-81116-595-1

Ⅰ．抗… Ⅱ．杨… Ⅲ．①抗癌药－分子生物学－研究 ②抗病毒药－分子生物学－研究 Ⅳ．R97

中国版本图书馆CIP数据核字（2008）第096444号

抗肿瘤抗病毒药物与核酸相互作用的分子机制

主　　编：杨　铭
出版发行：北京大学医学出版社（电话：010-82802230）
地　　址：(100191) 北京市海淀区学院路38号 北京大学医学部院内
网　　址：http://www.pumpress.com.cn
邮　　箱：booksale@bjmu.edu.cn
印　　刷：北京瑞达方舟印务有限公司
经　　销：新华书店
责任编辑：陈　然　　责任校对：杜　悦　　责任印制：郭桂兰
开　　本：787mm×1092mm　1/16　　印张：32　　字数：746千字
版　　次：2009年4月第1版　2009年4月第1次印刷　　印数：1－2000册
书　　号：ISBN 978-7-81116-595-1
定　　价：99.00元

版权所有，违者必究
（凡属质量问题请与本社发行部联系退换）

序

核酸合成代谢的研究以及 DNA 双螺旋结构的揭示为药物研究提供了基础，因此以氮芥类为代表的碱基烷基化试剂和以 5-氟尿嘧啶为代表的干扰核酸代谢的抗肿瘤药，就成了以 DNA 为靶点进行药物设计的最早成果。针对 DNA 双螺旋结构，利用有机小分子的嵌插（intercalation）、沟区结合（groove binding）等作用模式，通过氢键、电性和疏水相互作用形成了一类与 DNA 非共价结合的药物。在认识到 DNA 复制过程中的 DNA 聚合酶和 DNA 拓扑异构酶的作用后，一类终止 DNA 链延长的抗病毒药物以及 DNA 拓扑异构酶抑制剂也随即问世。但是对这些抗病毒和抗肿瘤药物的研究，都存在进一步提高选择性和降低毒副作用的问题。随着功能基因组学及结构基因组学的进展，人们了解了更多生命过程中基因的功能与调控过程以及与疾病相关的基因，从而有可能从更深入的角度以核酸为靶进行药物研究。近年来，发现 DNA 和 mRNA 形成的稳定的 G-四链结构对端粒酶的活性及很多基因如 c-Myc，c-Kit 的表达以及易碎 X 综合征的研究都很有意义。

RNA 也正在发展成为药物设计的新靶点。RNA 通常是以单链的形式存在，由单链分子自身折叠造成内部碱基配对而形成双链区。RNA 分子同蛋白质一样具有极其复杂、多样的三维结构，这些三维结构对 RNA 的分子识别与生物功能具有重要的决定作用。因此，以 RNA-蛋白质复合物为对象，设计小分子抑制 RNA-蛋白质相互作用，从而特异地调控 RNA 或蛋白质的功能；以 mRNA 的序列结构为基础，设计反义寡核苷酸药物抑制基因的表达以及通过小分子 RNA 与 mRNA 的结合和调控 RNA 的功能，成为核酸类药物设计的新途径。

生物大分子（蛋白质、核酸、多糖及磷脂等）是药物设计的重要靶点，但与蛋白质（酶和受体）为靶点的药物研究相比，以核酸为靶点的药物研究要滞后许多。理论上通过关闭或调整这些相关基因的表达，就能在早期阶段阻断疾病的发生，因此核酸应是药物设计更理想的靶点。但实际上这种想法过于简单，目前还做不到以有功能的 RNA 的三维结构为靶的计算机辅助的药物设计，这中间的许多控制环节要复杂得多。在核酸药物研究中，除了药物的选择性和有效性以外，核酸类药物如何在体内能有效地输送到靶部位又是一个重要的有待解决的问题。以核酸为靶点的药物研究正处在发展阶段，基因表达和调控的复杂过程以及核酸与蛋白的相互作用亦尚处于研究阶段，许多方法需要不断发展与完善。

本书较全面地介绍了这一领域的研究动向和研究方法，适合于研究工作者和研究生对该领域的了解。我国的核酸药物研究也刚起步，队伍也不大。因此，应有更多的有志于在这一领域进行深入探讨研究的科研工作者来共同推进我国的核酸药物研究。

谢谢杨铭教授组织编写了这本书并给我留了地方说说我的看法。

张礼和
2007 年 9 月 20 日

前 言

五十多年前,两位年轻的科学家——美国的生物学家詹姆斯·沃森(James Watson)和英国的物理学家弗朗西斯·克里克(Francis Crick),构建了DNA的三维模型,并于1957年3月7日在剑桥Eagle酒吧宣布,他们发现了生命的奥秘。接着,总是能最先报道科学界突破性发现事件的《自然》杂志于当年4月25日刊登了简单、漂亮的DNA双螺旋结构立体图,揭开了研究DNA遗传功能的新的一页。这两位1962年诺贝尔生理与医学奖的获得者,决不会奢望在四十多年后就能看到一张人类的基因图,也不会想到在有生之年会阅读到构建成人类的一套完整的基因指令。2001年2月,生物学界最令人震撼的事件发生了,人类基因组计划(HGP)的科学家们公布了人类基因组工作草图的序列、拼接和分析。这是人类历史上的一座里程碑!它使我们第一次看到了人类基因组的全貌,可以去体会人类基因组的生物构建艺术,也可以更深刻地观察和分析组成人类细胞核心的染色体的DNA分子。但获得基因组序列仅仅是开始,人们更想知道基因在疾病的预防、诊断和治疗中所起的作用,这就推动了结构基因组学(structural genomics)和功能基因组学(functional genomics)的诞生和发展,也标志着生命科学进入了一个崭新的时代。这个时代的发展无疑将给疾病基因的发现和药物的合理设计带来新的契机。特别是对扩展药物靶点的范围,发现与确认新的药物靶点方面更是开拓了巨大的空间。人类基因组计划提供了两万多个人类基因,靶的确证成为后基因组时代重要的研究领域。最近的权威统计表明人类利用药物对疾病治疗所涉及的药物靶标不到500个,90%的靶标为蛋白质,主要是受体、酶、各种离子通道和核受体等。虽然目前核酸仅占所有已发现的药物靶点总数的2%,但由于与人类疾病相关基因的识别、鉴定及结构与功能研究的日趋重要,以核酸为靶的药物研究也越来越受到人们的重视,特别是近十年来,分子生物学领域最突出的进展之一——小分子RNA的发现更是拓宽了核酸作为药物靶标的范围,使得核酸药靶的发现及核酸药靶的评价与确证成为研究热点。而生物大分子靶与小分子药物的识别、结合及其特异性的研究是评价靶和确证靶的核心的重要分子基础。其中,核酸靶分子的结构及其与抗肿瘤抗病毒药物小分子的相互作用研究,作为以核酸为靶的药物设计基础及深入阐明核酸与药物作用分子机制的依据尤为受到重视,并取得了可喜的进展。

本书将以核酸(DNA和RNA)与抗肿瘤抗病毒药物小分子的相互作用为主线,分专题介绍该领域中最新的研究进展。并对研究核酸与小分子的相互作用时所采用的新的理论和技术包括生物芯片技术、生物传感技术、生物微量热技术、细胞高内涵分析技术及计算机分子对接技术,结合常规的、传统的分子生物学技术、波谱学技术如多维核磁共振和激光拉曼谱学技术进行系统的介绍。总之,本书无论从研究内容上还是方法学上都力求反映当代这一领域最新研究进展,其中很多是编者的最新研究成果。由于时间有限,书中肯定有错误及不足之处,但我们仍希望本书能够为这一领域的科学工作者提供必要的知识。希望本书的出版不仅能加深国内生命科学工作者对核酸与药物小分子的相互作用这一新兴领域的系统化认识，而且能为从分子水平上阐明生命现象、揭示药物作用的分子机制，特别是为以核酸为靶的药物设计提供一定的理论依据。

值此书出版之际，我由衷地感谢张礼和院士和王夔院士对我们科研工作的指导、支持和帮助！感谢美国佐治亚州立大学（GSU）的 Boykin 教授和 Wilson 教授在选题和研究思路上给予我的重要启示！感谢我历届的研究生为此所付出的辛勤劳动。同时对国家自然科学基金（No. 20332010；No. 30670415）、北京大学 985 新学科建设基金给予有关课题的支持表示感谢。最后特别衷心感谢北京大学医学部科学出版基金的资助。

杨　铭
2008 年 9 月于北京

目 录

专 论 篇

第1章 核酸作为药物靶标的分子基础 ……………………………………… (3)
  第一节 药物分子与DNA的相互作用 …………………………………… (4)
    一、DNA分子的高级结构特征 ………………………………………… (5)
    二、小分子药物与DNA的作用方式 …………………………………… (8)
  第二节 药物分子与RNA的相互作用 …………………………………… (14)
    一、RNA分子的高级结构特征 ………………………………………… (14)
    二、RNA的分子结构与功能研究的黄金时代 ………………………… (16)
  第三节 药物分子与核酸的相互作用力分析 …………………………… (18)
    一、静电作用 ……………………………………………………………… (19)
    二、氢键 …………………………………………………………………… (20)
    三、范德华力 ……………………………………………………………… (21)
    四、疏水作用 ……………………………………………………………… (23)

第2章 共价结合的烷基化试剂与DNA作用的分子机制 ……………… (26)
  第一节 DNA的基本反应 ………………………………………………… (26)
    一、水解反应 ……………………………………………………………… (26)
    二、氧化还原反应 ………………………………………………………… (27)
    三、DNA与亲电试剂的作用 …………………………………………… (28)
    四、DNA与亲核试剂的作用 …………………………………………… (29)
    五、DNA的光化学反应 ………………………………………………… (31)
    六、离子化辐射对核酸的影响 …………………………………………… (33)
  第二节 烷基化药物与DNA的作用机制和选择性 …………………… (35)
    一、烷基化试剂的化学反应机制 ………………………………………… (35)
    二、烷基化试剂的作用位点 ……………………………………………… (42)
    三、烷基化药物与DNA作用的选择性 ………………………………… (43)
    四、高选择性的烷基化试剂 ……………………………………………… (51)
  第三节 烷基化作用的DNA损伤 ………………………………………… (64)
    一、DNA损伤的类型 …………………………………………………… (64)
    二、抗肿瘤药物的DNA损伤 …………………………………………… (69)
    三、代谢激活致癌物与DNA的作用 …………………………………… (76)

第3章 DNA与抗癌铂络合物相互作用的分子机制 …………………… (85)
  第一节 顺式铂抗肿瘤药物的研究 ……………………………………… (85)

一、第一代铂类抗癌药物——顺铂的研究 (86)
　　二、卡铂与其他第二代铂类抗癌药物的研究 (89)
　　三、含有手性胺配体的第三代顺铂类抗癌药物的研究 (90)
　第二节　反式铂抗肿瘤药物的研究 (92)
　第三节　多核铂配合物的研究 (94)
　第四节　含Pt-S键的铂配合物 (95)

第4章　天然核酸断裂剂的作用机制 (98)
　第一节　博莱霉素 (99)
　　一、BLM的结构 (99)
　　二、BLM的功能区 (100)
　　三、BLM的作用机制 (101)
　　四、BLM衍生物的合成 (104)
　　五、展望 (104)
　第二节　烯二炔 (106)
　　一、新致癌菌素 (106)
　　二、生硝霉素和针棘霉素 (108)
　　三、蒽环类抗生素 (112)
　　四、其他烯二炔抗生素 (112)
　　五、合成的烯二炔 (116)
　　六、展望 (117)
　第三节　其他天然核酸断裂剂 (117)
　　一、链黑霉素 (117)
　　二、RNase A (119)

第5章　合成核酸断裂剂的作用机制 (122)
　第一节　1,10-邻二氮杂菲-铜（Ⅰ）络合物 (122)
　　一、$(OP)_2Cu^+$的结构 (123)
　　二、$(OP)_2Cu^+$对DNA的断裂作用 (124)
　　三、$(OP)_2Cu^+$对RNA的断裂作用 (125)
　第二节　其他1,10-邻二氮杂菲络合物 (126)
　　一、对映异构体对DNA结合的影响 (127)
　　二、对DNA的断裂作用 (127)
　　三、对RNA的断裂作用 (128)
　第三节　EDTA-Fe^{2+}络合物 (129)
　　一、断裂机制 (129)
　　二、EDTA-Fe^{2+}衍生物 (130)
　第四节　氨基酸与三肽 (132)
　　一、磷酰化组氨酸 (132)
　　二、甘氨酸-甘氨酸-L-组氨酸（GGH） (133)

  三、甘氨酸-L-组氨酸-L-赖氨酸（GHK） (134)
  四、L-赖氨酸-L-色氨酸-L-赖氨酸（KWK） (135)
 第五节　其他合成的核酸断裂剂 (136)
  一、铀酰阳离子 (136)
  二、卟啉 (136)
  三、其他金属络合物 (138)

第6章　稀土元素与核酸的相互作用 (139)
 第一节　稀土荧光探针在检测核酸中的应用 (139)
  一、稀土荧光探针简介 (139)
  二、稀土荧光探针在检测核酸中的应用 (140)
 第二节　稀土及其配合物对核酸的断裂作用 (146)
  一、稀土元素对单核苷酸的断裂作用 (146)
  二、稀土离子对环核苷酸的断裂作用 (147)
  三、稀土离子对二聚体核苷酸的断裂作用 (148)
  四、稀土离子及其配合物对寡核苷酸及核酸的断裂作用 (149)
 第三节　小结 (150)

第7章　反义寡核苷酸作为基因表达抑制剂的分子机制 (154)
 第一节　反义寡核苷酸的作用机制 (154)
  一、反义寡核苷酸概述 (154)
  二、反义寡核苷酸的作用机制 (155)
 第二节　反义寡核苷酸的化学修饰与应用 (157)
  一、反义寡核苷酸的设计及结构改造 (158)
  二、反义寡核苷酸在抗肿瘤方面的应用 (161)

第8章　三链核酸的分子结构及其反基因策略的分子机制 (165)
 第一节　三链核酸的分子结构 (165)
  一、三链核酸的形成和分类 (165)
  二、三螺旋DNA的稳定性及影响因素 (170)
 第二节　三链核酸的生理功能及反基因技术 (172)
  一、调控基因转录 (172)
  二、反基因技术的应用 (173)
  三、问题与展望 (175)

第9章　小分子干扰RNA的作用途径与机制 (178)
 第一节　RNA干扰的机制 (178)
  一、RNAi的机制研究 (178)
  二、miRNA的发生及其生理功能 (180)
 第二节　RNAi在抗肿瘤和抗病毒研究中的应用 (182)
  一、RNAi用于病毒感染的预防及治疗 (184)
  二、RNAi用于抗肿瘤治疗 (185)

  三、问题与展望 ……………………………………………………………………… (186)
第10章　G-四链体核酸的结构及其生物学功能的分子机制 ………………………… (189)
 第一节　DNA结构的多态性及G-四链体的结构 …………………………………… (189)
  一、DNA结构的多态性 …………………………………………………………… (189)
  二、G-四链体DNA（G-quadruplex）的结构 ………………………………… (192)
 第二节　G-四链体可能的生物学功能 ……………………………………………… (200)
  一、G-四链体与端粒 ……………………………………………………………… (201)
  二、G-四链体的其他生物学功能 ………………………………………………… (204)
  三、G-四链体结合蛋白 …………………………………………………………… (204)
 第三节　G-四链体在药学中的应用 ………………………………………………… (205)
  一、以G-四链体为靶点的端粒酶抑制剂 ……………………………………… (205)
  二、作为HIV整合酶抑制剂 ……………………………………………………… (215)
第11章　病毒转录调控RNA为靶的HIV-1抑制剂研究中的分子识别 ……………… (220)
 第一节　HIV的基本结构 …………………………………………………………… (220)
 第二节　HIV的生命周期 …………………………………………………………… (222)
 第三节　Tat蛋白和TAR RNA作为抗HIV药物靶点的结构基础 ………………… (223)
 第四节　以Tat-TAR RNA相互作用为基础的HIV-1抑制剂 …………………… (226)
  一、以TAR RNA的三核苷酸突起区为靶 ……………………………………… (226)
  二、同时以三核苷酸突起区和环区为靶 ………………………………………… (229)
  三、仅以TAR RNA的环区为靶 ………………………………………………… (231)
  四、以Tat蛋白为靶 ……………………………………………………………… (231)
  五、反义核酸类拟肽类抑制剂 …………………………………………………… (232)
第12章　小分子药物与DNA作用的特异性研究 ……………………………………… (237)
 第一节　小分子药物与DNA作用的碱基特异性 …………………………………… (237)
 第二节　小分子药物与DNA作用的序列特异性 …………………………………… (238)
  一、研究药物与DNA共价结合序列特异性的方法 …………………………… (238)
  二、研究药物与DNA非共价结合序列特异性的方法 ………………………… (239)
  三、研究有DNA断裂活性的药物与DNA作用序列特异性的方法 ………… (239)
  四、利用序列胶获得药物与DNA相互作用的动力学数据 …………………… (240)
  五、提高药物与DNA作用序列特异性的方法——药物-寡核苷酸偶合物设计 … (240)

方法与技术篇

第13章　计算机技术在小分子与生物靶相互作用中的应用 ………………………… (247)
 第一节　药物设计方法概论 ………………………………………………………… (248)
 第二节　基于配体的药物设计方法 ………………………………………………… (250)
  一、定量构效关系 ………………………………………………………………… (250)
  二、药效团模型 …………………………………………………………………… (251)

第三节　基于结构的合理药物设计 (252)
　　一、生物信息与分子结构数据库 (252)
　　二、全新药物设计 (257)
　　三、分子对接方法 (257)
　　四、数据库搜寻与虚拟筛选 (261)
第四节　生物大分子的结构模拟与功能研究 (262)
　　一、蛋白质结构预测 (263)
　　二、蛋白质分子对接 (266)
　　三、蛋白质的分子动力学模拟 (266)
　　四、核酸结构的分子动力学模拟与功能研究 (269)
第五节　基于生物网络的药物设计 (275)
　　一、系统生物学与药物设计 (276)
　　二、基于网络的药物设计 (278)
第六节　小结 (280)

第14章　小分子化合物作为探针研究 DNA 的结构 (286)

第一节　双氧铀离子（UO_2^{2+}）探针研究 DNA 的结构 (286)
　　一、概述 (286)
　　二、研究实例 (287)
第二节　焦碳酸二乙酯（DEPC）探针研究 DNA 的结构 (289)
　　一、概述 (289)
　　二、研究实例 (290)
第三节　四氧化锇（OsO_4）探针研究 DNA 的结构 (291)
　　一、概述 (291)
　　二、研究实例 (293)
第四节　手性金属配合物作为探针研究 DNA 的结构 (293)
　　一、概述 (293)
　　二、钌多吡啶配合物 (294)

第15章　凝胶阻滞实验研究小分子与 DNA 的结合对 DNA 与蛋白质结合的影响 (299)

第一节　概述 (299)
第二节　凝胶电泳的基本原理 (300)
第三节　凝胶阻滞实验的基本原理及操作 (301)
　　一、概述 (301)
　　二、凝胶阻滞实验的物理化学基础 (301)
　　三、凝胶阻滞主要实验过程及应注意的问题 (307)
第四节　应用实例 (309)
　　一、实验原料 (309)
　　二、实验方法 (310)

第 16 章　表面等离子共振技术 ……………………………………………………………… (316)
　第一节　表面等离子共振技术的原理 ………………………………………………………… (316)
　　一、基本物理光学原理 ………………………………………………………………………… (316)
　　二、表面等离子共振仪的光学原理 …………………………………………………………… (317)
　第二节　表面等离子共振仪的组成及工作原理 ……………………………………………… (319)
　　一、Biacore 3000 的工作单元 ………………………………………………………………… (319)
　　二、温度控制 …………………………………………………………………………………… (322)
　　三、LED 状态指示器 …………………………………………………………………………… (322)
　　四、表面等离子共振仪的传感芯片 …………………………………………………………… (322)
　第三节　表面等离子共振技术在研究药物与核酸相互作用中的应用 ……………………… (326)
　　一、实验方法 …………………………………………………………………………………… (328)
　　二、实时测量药物与核酸分子之间相互作用动力学参数的原理 …………………………… (330)
　附录　Biacore 仪数据处理软件使用说明 …………………………………………………… (332)
　　一、预设的相互作用模型 ……………………………………………………………………… (332)
　　二、应用 ………………………………………………………………………………………… (334)

第 17 章　荧光染色与荧光探针技术 ……………………………………………………… (342)
　第一节　荧光与荧光染色 ……………………………………………………………………… (342)
　第二节　荧光信号检测 ………………………………………………………………………… (343)
　　一、荧光信号 …………………………………………………………………………………… (343)
　　二、荧光检测 …………………………………………………………………………………… (343)
　第三节　荧光染色在核酸检测与基因组学研究中的应用 …………………………………… (343)
　　一、核酸染料 …………………………………………………………………………………… (343)
　　二、寡核苷酸与核酸的荧光标记 ……………………………………………………………… (350)
　　三、检测技术与方法 …………………………………………………………………………… (351)
　　四、应用举例 …………………………………………………………………………………… (355)
　第四节　免疫荧光染色 ………………………………………………………………………… (359)
　　一、概念与基本原理 …………………………………………………………………………… (359)
　　二、免疫荧光测定分析 ………………………………………………………………………… (360)
　　三、应用举例 …………………………………………………………………………………… (361)

第 18 章　高内涵筛选分析技术 …………………………………………………………… (368)
　第一节　高内涵筛选的概念 …………………………………………………………………… (368)
　第二节　高内涵筛选的优势 …………………………………………………………………… (368)
　第三节　高内涵筛选系统的组成 ……………………………………………………………… (369)
　　一、荧光显微系统 ……………………………………………………………………………… (369)
　　二、自动化荧光图像获取系统 ………………………………………………………………… (369)
　　三、检测仪器 …………………………………………………………………………………… (369)
　　四、图像处理分析软件 ………………………………………………………………………… (370)
　　五、结果分析和数据管理系统 ………………………………………………………………… (370)

第四节　用于 HCS 筛选与分析中的荧光染料与探针 …………………………………… (372)
　　第五节　HCS 的应用 ………………………………………………………………………… (373)
　　　一、药物对细胞毒性作用的检测 ………………………………………………………… (373)
　　　二、药物对细胞增殖的影响 ……………………………………………………………… (375)
　　　三、信号传导通路的研究 ………………………………………………………………… (376)
　　　四、HCS 对药物神经生长活性的评价 …………………………………………………… (378)
　　　五、G 蛋白偶联受体与钙离子通道检测 ………………………………………………… (378)
　　　六、肿瘤细胞多药耐药逆转剂的检测 …………………………………………………… (379)
　　　七、HCS 与 RNA 干扰 …………………………………………………………………… (379)
　　第六节　小结 ………………………………………………………………………………… (380)

第 19 章　新型核苷酸的合成与核酸标记在基因芯片技术中的应用 …………………… (382)
　　第一节　基因芯片的制备 …………………………………………………………………… (383)
　　第二节　基因芯片探针的设计 ……………………………………………………………… (385)
　　第三节　靶核酸样品的制备——扩增和标记 ……………………………………………… (386)
　　　一、酶促反应标记脱氧糖核酸（DNA） ………………………………………………… (387)
　　　二、酶促反应标记 RNA ………………………………………………………………… (389)
　　　三、化学或光化学法标记 DNA 或 RNA ………………………………………………… (391)
　　第四节　检测方法 …………………………………………………………………………… (391)
　　第五节　标记核苷酸的设计与合成 ………………………………………………………… (392)
　　第六节　基因芯片技术在新药筛选和药物代谢动力学上的应用 ………………………… (398)

第 20 章　毛细管电泳在药物与核酸相互作用研究中的应用 ……………………………… (402)
　　第一节　毛细管电泳的概述 ………………………………………………………………… (402)
　　　一、毛细管电泳的基本原理 ……………………………………………………………… (402)
　　　二、毛细管电泳的常用分离模式 ………………………………………………………… (405)
　　　三、毛细管电泳技术的新发展 …………………………………………………………… (406)
　　第二节　毛细管电泳研究抗肿瘤抗病毒药物与核酸的相互作用 ………………………… (406)
　　　一、毛细管电泳在金属类抗肿瘤药物研究中的应用 …………………………………… (407)
　　　二、通过毛细管电泳研究药物与核酸之间的非共价结合 ……………………………… (411)
　　　三、毛细管电泳在抗 HIV 研究中的应用 ………………………………………………… (414)

第 21 章　拉曼光谱技术在核酸与小分子相互作用研究中的应用 ………………………… (419)
　　第一节　拉曼光谱简介 ……………………………………………………………………… (419)
　　　一、傅立叶变换拉曼光谱 ………………………………………………………………… (420)
　　　二、激光共振拉曼光谱 …………………………………………………………………… (420)
　　　三、表面增强拉曼光谱 …………………………………………………………………… (420)
　　　四、其他拉曼光谱技术 …………………………………………………………………… (421)
　　第二节　拉曼光谱技术在核酸与小分子相互作用研究中的应用 ………………………… (421)
　　　一、拉曼光谱的构型标记 ………………………………………………………………… (422)
　　　二、拉曼强度 ……………………………………………………………………………… (423)

三、应用实例 ………………………………………………………………………… (424)

第22章 NMR技术在小分子药物与核酸相互作用中的应用 ………………… (441)
第一节 二维核磁共振谱的原理 ……………………………………………… (442)
一、二维核磁共振的定义 ………………………………………………………… (442)
二、二维核磁共振实验脉冲序列的区域划分 …………………………………… (442)
三、二维核磁共振图谱的表现形式 ……………………………………………… (443)
四、二维核磁共振的分类 ………………………………………………………… (443)
五、二维核磁实验的特点 ………………………………………………………… (444)
第二节 小分子与核酸结合方式的NMR证据 ………………………………… (445)
一、NMR研究与DNA共价结合的顺铂类抗肿瘤药物 ……………………… (445)
二、NMR研究与DNA沟区结合的抗癌抗生素——偏端霉素 ……………… (446)
三、NMR研究与DNA嵌插结合的药物 ……………………………………… (453)
四、NMR研究药物小分子与RNA的结合 …………………………………… (455)
五、NMR研究核酸与药物作用中的构象变化 ………………………………… (459)
第三节 展望 …………………………………………………………………… (462)

第23章 小分子与生物靶分子相互作用的化学热力学研究技术 …………… (465)
第一节 微量热计和热分析仪 ………………………………………………… (465)
一、等温滴定量热计 ……………………………………………………………… (466)
二、差示扫描量热仪 ……………………………………………………………… (468)
第二节 小分子化合物与生物靶分子相互作用的热力学研究 ……………… (472)
一、小分子化合物与DNA的相互作用 ………………………………………… (472)
二、小分子化合物与微丝及微管蛋白的相互作用 ……………………………… (475)
三、小分子化合物与尿酶的相互作用 …………………………………………… (476)

第24章 其他研究DNA与小分子作用的实验方法 …………………………… (480)
第一节 DNA的特性表征 ……………………………………………………… (480)
一、DNA浓度、碱基对组成和蛋白质含量 …………………………………… (480)
二、DNA热变性、增色作用和T_m值 ………………………………………… (480)
第二节 DNA的热变性研究 …………………………………………………… (481)
一、DNA T_m值的测定 ………………………………………………………… (481)
二、检测结合小分子对DNA热变性影响的实验方法 ………………………… (482)
第三节 DNA溶液的黏度测定 ………………………………………………… (482)
一、DNA溶液的黏度测量 ……………………………………………………… (483)
二、小分子和DNA相互作用的黏度测量 ……………………………………… (484)
第四节 光谱法测定药物与DNA的结合常数 ………………………………… (485)
一、结合常数测定基础——Scatchard分析 …………………………………… (485)
二、用分光光度法确定r和$[D]_f$ …………………………………………… (487)
三、消光系数的确定 ……………………………………………………………… (487)

索引 ………………………………………………………………………………… (490)

书论篇

核酸作为药物靶标的分子基础 1

　　由沃森和克里克所提出的DNA双螺旋模型结构奠定了现代生物学的基础。随着时间的推移，核酸在生物学蓬勃发展中的重要作用越来越引人注目，核酸的分子生物学研究亦越来越富有魅力，对核酸结构与功能的研究不仅为生物学带来一系列新的发现：如遗传密码的阐明、核酸内切酶的发现、核酸合成和序列分析、基因重组技术的建立等，也为其他自然科学的发展作出了贡献。特别是近年来核酸的研究有了惊人的突破，三十多年来，核酸研究领域的科学家先后16次获得诺贝尔奖，足以说明其发展之迅速。这些科学家所取得的巨大科研成果有力地推动了核酸三维结构在遗传信息方面的进展。纵观核酸在遗传信息中的作用研究进展，使我们有了一个最基本的认识，即当前的分子生物学是在一个模型、一个法则和四个概念的基础上发展起来的。

　　一个模型，是1953年Watson-Crick建立的DNA双螺旋模型，这个模型从结构上为DNA作为遗传物质提供了强有力的说明。他们提出的固定的碱基顺序及严格的碱基配对原则所体现的特异性和恒定性是DNA具备遗传信息的贮存和传递功能的分子基础。所提出的由精确互补的双链结构所形成的双螺旋三维立体构象是遗传信息的需要。这个模型的建立奠定了现代分子生物学的坚实基础。

　　一个法则，是基因表达的中心法则，即DNA转录成RNA，RNA翻译成蛋白质。其中也存在着mRNA为模板进行的反向转录过程。

　　四个概念，是"复制"、"转录"、"翻译"及"密码子"的概念，指DNA的复制、RNA的转录、蛋白质的翻译及DNA中3个邻近的核苷酸为特定的氨基酸编码的信使RNA的密码子。上述法则和概念不仅控制着一维遗传信息的贮存和传递，也包含在三维信息的贮存和传递之中。核酸的一级结构之所以重要是因为其分子特有的碱基顺序决定了它携带的遗传信息及行使的生物功能。

　　这一个模型、一个法则及四个概念构成了现代分子生物学的核心，也是以核酸为靶进行药物研究的分子生物学基础。近年来，基因转录调控蛋白与核酸的分子识别作用研究越来越多，如在基因转录过程中蛋白质与核酸相互作用的序列特异性，以及转录因子的连接位点等都已有报导。以这些碱基序列特异性的寡聚核苷酸为靶点的抗肿瘤抗病毒药物设计也已成为药物化学的重要研究领域。这是因为对基因表达调控理论的研究进展，使人们对癌细胞在某种情况下表现出的无序性，如基因过度扩增、蛋白质堆积、细胞无限增殖有了更深的认识，即这种无序性是由基因及其在分子水平上的有序性所决定的。这种有序性说明癌基因的表达也遵守中心法则，即由DNA转录成RNA，RNA翻译成蛋白质，因而应该从RNA的转录、蛋白质的翻译等各个水平上对癌基因的表达进行阻断。所以设计药物除了以蛋白质为靶以外，以核酸为靶也是一个重要环节。另外，根据中心法则，所有蛋白酶及受体的生物合成都来自于DNA及RNA的编码和组装。

以核酸为靶设计药物则有可能通过有效地抑制有害蛋白质的合成把疾病阻断在早期阶段。虽然这中间的各种控制环节要复杂得多，但是以核酸为靶确实是关闭或调整这些不正常的酶和受体之合成的有效途径，因此以核酸为靶进行药物设计有其特殊意义。人类基因组草图绘制完成后，发现了 1778 个疾病基因。这对于合理的靶向药物设计是一个极大的推动。所涉及的药物靶标不到 500 个，且 90% 的靶标为蛋白质，目前核酸仅占所有已发现的药物靶点总数的 2%，所以核酸作为新药靶的发现、评价与确认成为后基因组时代重要的研究领域，也更具挑战性。而生物大分子靶与小分子抑制剂的识别、结合及其特异性的研究是评价和确证靶的分子基础及重要依据。其中，核酸靶分子与抗肿瘤抗病毒药物小分子的相互作用中的分子识别是研究的重点。也是本章将讨论的核心内容。

药物分子对生物大分子靶之间的选择性作用的基础是药物对生物靶之间的分子识别。这种作用不仅是对整个生物靶分子的识别，还包括对生物靶分子某一部分特定结构的识别：既有一级结构的识别，也有二级、三级结构的识别；既包括选择过程也包括键合过程。决定分子识别过程的一个关键原则是互补性原则。这里所说的互补性包括空间结构的互补和电性特征的互补。空间结构的互补既含静态也含动态和诱导契合过程，这也被称为构象的重组织。电性特征的互补是指在氢键的形成、静电作用、π键堆积及疏水作用中键合位点上电荷分布的最佳匹配。由于小分子与生物大分子相互作用大部分是弱作用键的相互作用，在很多情况下，只有分子间或原子间的相互作用而不形成新的共价键，所以二者必须在空间结构和电性特征上有很强的互补性才能产生有效的作用。另外，应尽可能提供较多的非共价相互作用，增加可结合位点，以提高选择性。所谓弱的相互作用是指范德华作用、静电势作用、氢键作用、疏水或亲水作用，这些次级键的作用在分子识别的过程中是非常重要的。因为从分子水平看生命现象，上述弱作用键是一种决定性的因素，形成了各种生物大分子发挥生物功能所要求的空间结构，因而决定了基因转录、表达调控的主要分子机制。同时亦要考虑到刚性与柔性的平衡。生物大分子结构的稳定性需要刚性的分子结构，但是识别过程中构象的转换、变构过程以及调控、协同作用都需要分子具备一定的柔性，特别是在生物体系中靶分子的柔性是非常重要的。柔性也是一个动态性质的表征，有柔性才会发生构象重组织。兼顾刚性与柔性的平衡，也是兼顾了动态及静态两方面的性质。

下面，将分述药物分子与 DNA 和 RNA 相互作用的分子基础及其相互作用力分析。

第一节 药物分子与 DNA 的相互作用

在以核酸为靶分子的药物设计研究中，药物分子对 DNA 的分子识别研究发展特别迅速。小分子与 DNA 的相互作用是以 DNA 为靶的各种物质生物效应的分子基础，其键合状态可能是导致癌变、突变及细胞死亡的重要环节。另一方面，能够与 DNA 结合的小分子很多又是临床上广泛应用的抗癌药物。特别是小分子与 DNA 特异性的定位结合，在基因表达的调控过程及很多抗癌药物的体内作用方式的研究中非常重要，越来越多的工作证实了许多药物的抗癌活性及毒性与 DNA 的选择性作用有关，它们对 DNA 的分子识别作用及其与 DNA 所形成的复合物的结构、构象分析，尤其是在三维空间结构上互补性的研究，已经成为评价抗癌药物的重要组成部分，所以 DNA 与药物分子的相互作用研究在抗癌药物设计方面有其特殊的意义，也是当前研究的热点。

一、DNA 分子的高级结构特征

核酸高级结构的形成是其携带和传递遗传信息的需要，也是为了有规律地压缩其体积，减少在细胞内所占的空间，长链不致过多围绕，且不影响复制和转录的顺利进行。总之，遗传功能的履行必须依赖于核酸的高级结构。20 世纪 50 年代之后 DNA 的高级结构成为研究热点，正如任何重大科学发现不能是凭空诞生的空中楼阁一样，DNA 的二级结构——DNA 双螺旋结构模型这一具有划时代意义的发现，也是在多学科的科学家共同努力的基础上诞生的。首先是美国化学家 Chargaff 利用纸层析技术发现 DNA 中嘧啶和嘌呤碱基的含量相等，腺嘌呤（A）和胸腺嘧啶（T）摩尔数相等，鸟嘌呤（G）和胞嘧啶（C）摩尔数相等。

1951 年，英国物理学家 Wilkins 等对 DNA 钠盐纤维（当时只是半结晶状态）进行 X 射线衍射分析发现 DNA 是双股螺旋结构。后来通过单晶衍射数据分析了碱基之间形成的氢键键长和键角，为 A-T 配对及 G-C 配对找到了理论依据。在此基础上，美国生物学家 Watson 和英国物理学家 Crick 经过联合潜心研究论证，于 1953 年 4 月在 *Nature* 上发表了具有里程碑意义的论文，提出了 DNA 双螺旋结构的模型（图 1-1）。DNA 二级结构的要点是：

1. 严格的碱基对配对原则

DNA 分子的两条链通过有规律的碱基间氢键相互作用而结合，A 与 T 是双氢键配对，C 与 G 是三氢键配对，碱基互补原则是 DNA 复制、转录等重要遗传信息传递过程的基础。

2. 固定的碱基顺序

碱基顺序的固定是 DNA 贮存大量的遗传信息，履行遗传功能的保证。

3. 双螺旋的结构

DNA 分子由两条反平行多聚脱氧核糖核苷酸链组成，它们围绕一个中心轴形成右手双螺旋，每环绕一周升高 3.4nm（螺距）；每周含 10 个碱基对（bp）。两个相邻碱基对之间的轴向距离为 0.34nm，方向相距 36°，磷酸-核糖通过 3′,5′-磷酸二酯键相连接形成的亲水性骨架位于双螺旋的外侧，而疏水性的碱基处于内侧，稳定 DNA 双螺旋结构的因素主要有碱基堆积力（疏水性相互作用、范德华力）和氢键。由于碱基配对的方向性和排列不对称，在双螺旋表面形成了大沟（major groove）和小沟（minor groove），这对于与特异蛋白质和药物分子的识别非常重要。

4. 碱基上特定的功能团

碱基上存在的特定功能团在溶液中存在着酮式/烯醇式、氨式/亚氨式的互变异构，在嘧啶和嘌呤杂环中交替出现的双键具有高度的共轭性。这对于核酸的结构与功能的研究很有意义。

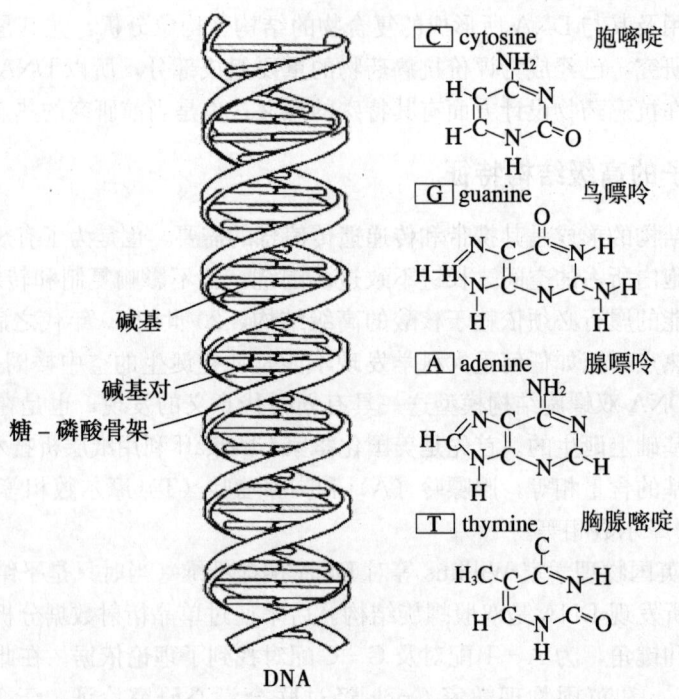

图 1-1 DNA 双螺旋结构模型

该 DNA 双螺旋结构模型假说很快被科学所证实。20 世纪 70 年代末，Dickerson 等设计、合成了一个 12 个碱基对的寡聚核苷酸的互补的序列 d(CGCGAATTCGCG)$_2$ 并对其单晶进行 X 射线衍射分析，精确确定了双螺旋分子中每个原子的空间位置和结构参数等。另外也发现了 DNA 的其他构象形式，发现 DNA 有 A、B、C、D、Z 等几种不同构型，不同构型的 DNA 的螺距、每个螺旋中的碱基对数目等螺旋参数均有差异，见表 1-1。上下相邻的核苷酸碱基之间不存在氢键。

表 1-1 DNA 的构型和螺旋参数

DNA 结构类型	碱基对数/周	碱基转角	碱基间距	螺旋直径
A	11	32.7°	0.256 nm	2.3 nm
B	10	36.0°	0.338 nm	1.9 nm
C	9.33	38.6°	0.332 nm	1.9 nm
Z	12	-30.0°	0.371 nm	1.8 nm

A 型和 B 型（含 C、D、E 等）均为右手螺旋的 DNA。Z 型为左手螺旋，是由 Rich 在用单晶 X 射线衍射研究脱氧核糖核酸六聚体 d(CGCGCG)$_2$ 的构象时发现其磷酸骨架排列呈独特的锯齿形（Zig-Zig）而命名。Z-DNA 结构更细长，由于螺旋半径小，以

至于使两条链上带负电荷的磷酸基因有相互排斥作用而不如 B-DNA 稳定。荧光标记的 Z-DNA 抗体实验也显示染色体上确实存在 Z-DNA，而且 Z-DNA 的生物效应越来越受人关注。现已发现特异的 Z-DNA 结合蛋白可以促使 B-DNA 向 Z-DNA 转化并使之稳定。笔者在研究中也发现一些药物小分子物能够使 DNA 从右手螺旋的 B 构象转变为左手螺旋的 Z 构象。

DNA 的三级结构是在双螺旋结构基础上进一步折叠、扭曲以及压缩而成为更紧密的结构。DNA 的三级结构有几种形式，最常见的是 DNA 超螺旋（supercoil），如质粒 pBR322 的结构。它的生物学功能特征是：超螺旋比松弛结构更为紧密，这有利于 DNA 分子的体内转运。另外，负超螺旋（即两条链缠绕不足）DNA 比较容易解旋，这有利于参与需要解链的 DNA 复制、转录和重组等重要生理过程。另一种 DNA 三级结构是回文序列（palindromic sequence），主要是通过 DNA 链内互补形成发卡环套（hairpin loop）结构或十字架（cruciform）结构。回文结构的功能是为基因转录调控蛋白提供与 DNA 识别、结合的位点，所以这种结构在基因调控区较为常见。除此之外，DNA 三级结构研究的新热点要数三螺旋 DNA 了。

三螺旋 DNA 是 DNA 双链在高嘌呤-高嘧啶序列处打开，其中一条链回折借助 Watson-Crick 氢键和 Hoogsteen 氢键碱基配对 T-A-T 或 G-C-G 形成三链。三链 DNA 的结构、功能及形成机制，我们将在第 8 章作较详细介绍。最近研究发现的 DNA 特殊结构是 G-四链 DNA。它是由单链富 G 末端回折形成包含 G-G 碱基对的发卡结构，不同染色体上两个这种发卡结构二聚就可形成 G-四链结构。另外，单链末端回折也可以形成分子内的 G-四链结构，这种特殊的 DNA 结构类型（图 1-2）具有重要的生物学功能，它既是药物靶点，如它与小分子形成的复合物在体内、体外都显示出抑制端粒酶的活性；其本身亦具有药物活性，如最近发现一些 G-四链 DNA 具有抗 HIV-1 整合酶的活性，可作为 HIV-1 整合酶抑制剂。总之 G-四链 DNA 的特殊分子结构和功能已引起了人们极大的关注。我们将在第 10 章中详述。

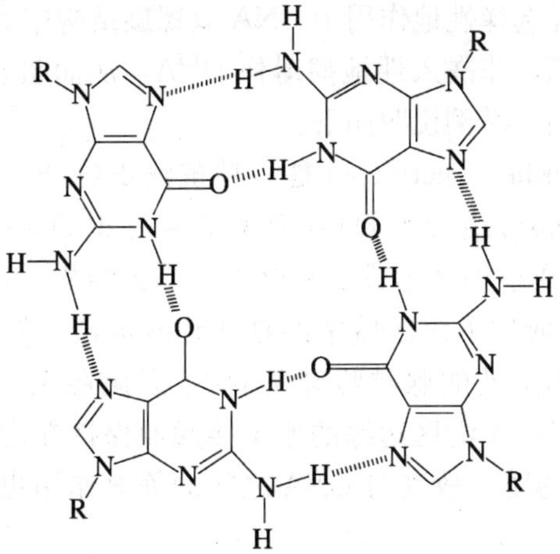

图 1-2 G-四链 DNA 平面结构示意图

二、小分子药物与 DNA 的作用方式

小分子与 DNA 的结合常诱发多种生物效应。这种结合作用按化学键来划分主要有共价键结合及非共价键结合。共价结合中既包括与亲核试剂（如 NH_2-NH_2，NH_2OH）的作用，也包括与亲电试剂的作用，主要表现为 DNA 烷基化及 DNA 的链内交联、链间交联等，我们将在第 2 章作重点介绍。非共价结合则以 3 种不同的方式进行，包括外部静电作用、嵌插结合、沟区（大沟区、小沟区）结合等。

大多数药物与 DNA 的作用都是非共价结合，它主导着药物分子与 DNA 结合的特异性。下面将 DNA 与小分子药物的几种非共价结合作用方式分述如下：

（一）外部静电作用

核酸是一个高度带电的聚合电解质，它的阴离子磷酸根部分强烈地影响 DNA 的构象及其反应。这种带电荷的高聚物的构象需要在小分子作为抗衡离子的协同作用中达到完全稳定，这种沿着螺旋外部静电相互作用多是非特异性的。

（二）沟区结合

许多蛋白质与 DNA 的特异性结合发生于 DNA 大沟区，而药物小分子一般是在小沟区作用。大、小沟区在电势能、氢键特征、立体效应、水合作用上都有很大不同。典型的小沟区结合药物分子多含有几种简单的芳香杂环结构如呋喃、吡咯或苯环，这些芳环由自由扭转的键相连，由此产生合适的扭转力来配合小沟区内的螺旋曲线，取代沟区中的水分子并与 DNA 双螺旋链中沟区的碱基对边缘通过范德华力形成接触，药物在小沟区结合的特异性即源于此。小沟区是 AT 富集区，在 AT 富集区，药物小分子通过与胸腺嘧啶碱基 C_2 上的羰基氧或腺嘌呤碱基 N_3 上的氮形成氢键与 AT 碱基结合。虽然同样的碱基在 GC 碱基对上也存在，但鸟嘌呤上的氨在氢键形成时有立体障碍，对于药物进入 GC 富集区有一定的抑制。同时 Pullman 等已经阐明了 DNA 的 AT 小沟区的负静电势要大于 GC 富集区，这是形成 DNA 沟区特异性作用的一个静电因素。总之，沟区结合的药物分子就这样选择性地作用于 DNA 双螺旋结构中 AT 较为丰富的片段，通过氢键、范德华力等，非嵌入性地捆缚住 DNA，从而阻止 DNA 的模板复制，起到抗病毒、抗肿瘤的作用。举例说明如下。

1. 纺锤霉素（netropsin） netropsin 是一种抗病毒物质（图 1-3），Dickerson 及其同事已经得到了 netropsin 结合于 DNA 双螺旋结构 d(CGCCAATTCGCG)$_2$ 的结晶，通过 X 射线衍射得到了在小沟区形成的复合物的晶体结构，netropsin 结合到 DNA 双螺旋的 AATT 中心，并取代了该区域中的寡核苷酸水合骨架部分。它的特异性与中心的酰胺 NH 和 DNA 小沟处的腺嘌呤碱基的 N_3 及胸腺嘧啶碱基的 O^2 形成氢键有关。它通过范德华力与 DNA 沟区边缘的原子接触而保持在沟区中心。另外，由于该药物分子为二价阳离子物质，故其与 DNA 之间的静电作用也会增加其 AT 结合的特异性。

2. 偏端霉素（distamycin） distamycin 的结构及其与 DNA 结合的特异性与 netropsin 类似（图 1-3），也是结合在 DNA 的 AT 富集的小沟区部位。Rich 和 Wang

研究了 DNA 的指定序列 d(CGCAAATTTGCG)$_2$ 和 distamycin 络合物的晶体结构,发现化合物弯月形状十分接近小沟区的曲线形状,在单晶 X 射线衍射中发现偏端霉素以一种特定的方式扭曲到小沟区中,5 个氨基在其弯月形的内部,并且能够与腺嘌呤碱基的 N$_3$ 位及胸腺嘧啶碱基 O^2 位形成氢键,但并不是 distamycin 所有的 NH 基都同时很好地占据形成氢键的位置。distamycin 与 DNA 之间是否真正形成氢键,依赖于结合位点处 DNA 的序列及螺旋的几何方位。distamycin 有三个吡咯环覆盖五个 AT 碱基对,netropsin 有两个吡咯环覆盖四个 AT 碱基对。鸟嘌呤的氨基也锁住了 distamycin 在小沟区的氢键,虽然在 GC 富集区也能看到与药物的弱结合,但由于 AT 富集区是小沟区,较 GC 富集区更窄一些,因而范德华作用对于这两种药物来说在 DNA 的 AT 富集区的结合优于 GC 富集区。

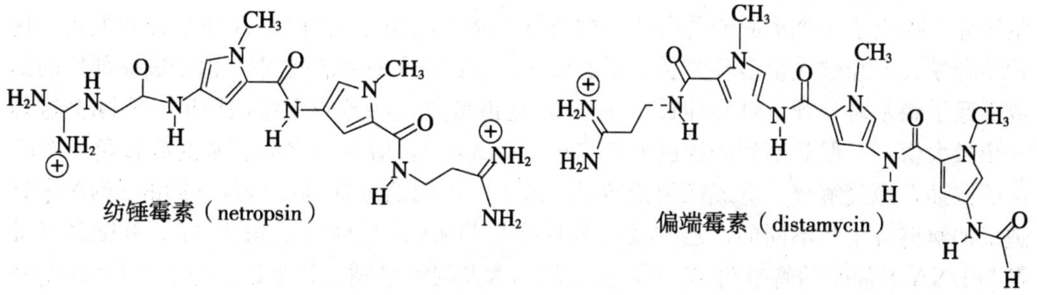

图 1-3 纺锤霉素与偏端霉素的结构

3. hoechst33258 hoechst33258(图 1-4)是一种抗癌抗生素染料。对于在研究纺锤霉素中用过的同样序列的 12 聚体寡核苷酸和 hoechst33258 的络合物结晶的 X 射线衍射分析有两种结果。络合物的两种结构是类似的。在一种结构中,hoechst33258 分子结合在双螺旋系列的中心附近。但是实际上的结合位点应该是 AATC,而不是在 netropsin 中所观察到 AATT。在这个结构中 hoechst33258 的酚羟基靠氢键结合到 AT 区域原先水合骨架的左边。苯并咪唑环同样是固定在 AT 区域的小沟区中,但在哌嗪环和苯并咪唑环的连接键中有一个明显的扭曲。这种分子构象使得哌嗪环难以进入狭窄的 AT 富集小沟区,所以 hoechst33258 只覆盖了 4 个 AT 碱基中的 3 个,并使其哌嗪环延伸至临近于交替 AT 部分的第一个 GC 碱基对处,结合在 ATTC 序列的 CG 部分的末端。hoechst33258 分子弯曲形状在另一种结构中与 DNA 小沟区的曲线很相符,药物分子与 DNA 小沟区的边缘形成了多种多样有利的接触,这些接触使络合物更加稳定。当药物分子与小沟区的边缘进行范德华接触的时候,位于小沟区的脱氧核糖的 O4′原子在一个最有利的位置与药物小分子的 π 电子系统相互作用,这种作用类型代表了芳环在 DNA 小沟区内结合的一般原则。

除了 X 射线衍射研究之外,DNA 足迹分析及 2D-NMR 技术也用在此项研究中,研究结果表明该分子的甲基哌嗪部分结合于双链的中央,而酚羟基则位于序列的 3′末端。

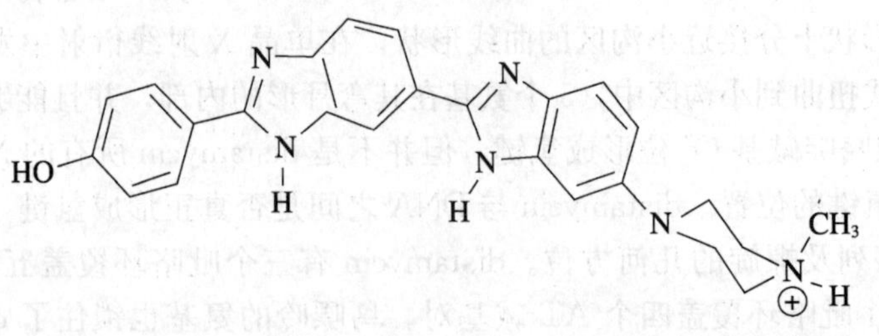

图 1-4　hoechst 33258 的结构

（三）嵌插结合

1. 经典的嵌插结合　早在 1960 年，Lerman 对于平面芳香化合物的作用进行了大量研究，提出了一个平面芳香稠环结构的分子能以嵌插方式与 DNA 相结合的模式。这种结合模式已经被大量多环芳香分子所证实。在经典的嵌插模型中，由于嵌插部位的形成引起了碱基对分开，螺旋伸长 0.34nm，这正是典型的芳香系统的厚度。实际上这是一个最大值，一般观察到的螺旋伸长均小于 0.34nm。碱基对之间正常的旋转角为 36°，由于嵌插，螺旋解链，造成螺旋扭转角的减小，不同的嵌插剂结构及不同的 DNA 序列造成的解链程度是不同的，乙啶及丙基哌啶与 DNA 嵌插时解链角为 26°，吖啶及吖啶橙与 DNA 嵌插时的解链角是 17°，而柔红霉素及阿霉素则是每个结合分子令 DNA 解链 11°。一些药物分子正是通过嵌入 DNA 令 DNA 构象发生改变，使其不能或不易复制，而显现出抗肿瘤、抗病毒的活性。将沟区结合的分子和嵌插剂比较，则沟区结合分子有更明显的结合特异性，就平面芳香环系统来说，在 AT、GC 富集区产生的嵌插作用差异都很小，静电、范德华力、氢键、疏水键等对结合所作出的贡献，就两种部位而言是相同的。但当沟区结合的分子伸向 DNA 的沟区中时能够接触更多的碱基对，这就决定了它内在的较强的识别倾向。DNA 沟区在 AT 区域及 GC 区域中无论是电势能、氢键特征，还是立体效应、水合作用上都有很大的不同，这就更增加了沟区结合试剂反应专一性的倾向。而对那些带有与非邻近碱基接触的取代基的嵌插剂或者能够引起邻近结合部位 DNA 链扭曲的嵌插剂，特异性结合的可能性更大一些。对照沟区结合分子的 AT 碱基对的倾向性，DNA 嵌插剂或许有轻度的 GC 碱基对的倾向性。有人认为这是由于 GC 相对于 AT 来说有较大的内在的偶极矩，从而更容易使嵌插剂环系统产生极化。然而，对 AT 极化有倾向性的嵌插剂的偶极反应，也与氢键特征、立体效应、水合程度及沟区的静电势等一系列因素有关。

临床上广泛应用的抗癌药阿霉素（adriamycin）及与之结构很近似的柔红霉素（daunomycin），二者均为典型的 DNA 嵌插剂（图 1-5）。

Wang 和 Rich 及合作者首先得到了柔红霉素和寡核苷酸 d(CGATCG)$_2$ 单嵌体结晶的 X 射线衍射的结果，分析表明柔红霉素能嵌插在 DNA 小沟区，它与 GC 部位结合，随之氨基糖伸向内部且向上填充了小沟区。柔红霉素特别容易与 B-DNA 结合，表现出对 DNA 不同构象的识别特异性。该复合物的晶体结构有力地支持了经典的嵌插模型。然而，并不是在任何时候都能轻易获得供 X 射线衍射分析的单嵌体结晶。在无法

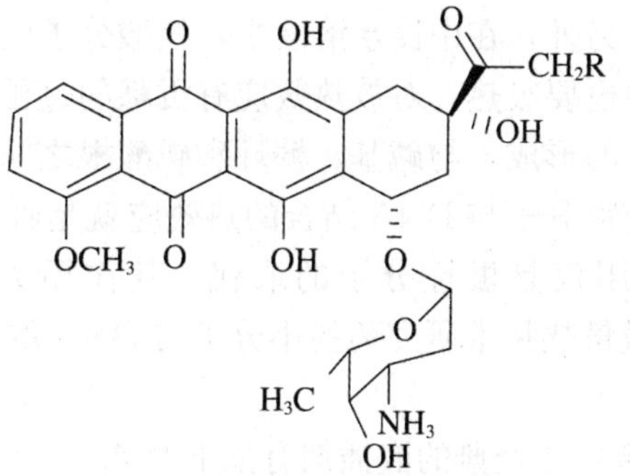

柔红霉素（daunomycin）　R=H
阿霉素（adriamycin）　R=OH

图 1-5　柔红霉素和阿霉素的结构

获得 X 射线衍射结果的情况下，只有通过研究溶液中 DNA 及嵌插剂在嵌插时所发生的变化，总结出这些变化的规律，并以此作为我们判断小分子与 DNA 嵌插结合的判别标准。

首先，嵌插导致 DNA 双螺旋的解链和伸长，这是嵌插结合方式的一个重要特征。这种变化可以通过 DNA 溶液的黏度在加入药物后逐渐增大来测量。同时，DNA 的 ^{32}P-NMR 谱化学位移向低场方向移动也显示了伴随着嵌插，DNA 的螺旋骨架所受到的干扰，而且还可运用二向色性技术，通过 CD 光谱来评价嵌插络合物键的刚性及方向性的改变。

其次，由嵌插引起的小分子药物方面的变化特征也很明显，这是由于嵌插剂与 DNA 双螺旋内碱基对之间的电性相互反应造成的。嵌插入 DNA 的小分子与碱基对形成有序的堆积，嵌插化合物的表面紧紧挨着 DNA 碱基的芳香杂环，在双螺旋中以 π-π 共轭、偶极-偶极相互作用从电性上达到稳定，这些变化可以通过光谱来测量。在紫外和可见光的测定中发现，嵌插结合常常引起减色效应，使最大吸收波长向长波长方向移动，出现等吸光点。在荧光测定中可观察到由于嵌插作用所产生的荧光淬灭现象。根据得到的光谱滴定数据，可以测定络合物表观稳定常数，结合位点数等。嵌插剂分子芳香环上电性环境的改变也造成了嵌插部位芳环原子的 ^1H-NMR 谱的化学位移向高场方向移动，同时由于弛豫时间的改变，谱峰明显拓宽。

20 世纪 80 年代以来，用微量热技术对药物小分子与 DNA 的结合进行的研究越来越多。在与 DNA 嵌插结合中，药物分子与 DNA 碱基对发生作用，或是破坏原有的氢键使极性药物分子的两极分别与碱基对相结合，或是旧有的氢键不被破坏，极性药物分子直接与碱基对作用。其中，破坏氢键要吸热，药物分子与碱基对结合要放热，在中性水溶液中，DNA 分子以水分子包围的双螺旋形式存在，应该指出微量热实验测定的是体系中所有热效应的总和。相互作用的一系列复杂过程都伴随着热效应的变化，其中对吸热有贡献的过程主要有：原有键（这里主要是氢键等）的断裂；两个相邻碱基的平面由于药物嵌插作用而发生扭曲，完全破坏了原有两个核苷酸间的疏水作用及与之相邻的碱基之间的堆积作用。同时，由于这两个碱基平面的扭曲破坏了它们与另一条链中与之配对的碱基之间的氢键。另外，在中性水溶液中，核酸分子以水分子包围的双螺旋形式存在，水分子脱离磷酸根也要吸热。对放热效应有贡献的过程主要有：药物与核酸之间新键（这里主要指氢键）的形成，与碱基、糖环和磷酸根之间生成新的氢键，而形成新的相对稳定的聚集体。药物分子与DNA结合的热效应就是吸热过程与放热过程的热效应的总和。由于嵌插作用仅是极性分子的取代，其作用力属弱键力。焓变数值在50kJ/mol之内。如何用微量热技术研究药物小分子与DNA的相互作用，将在方法与技术篇中作专门介绍。

2. 非经典的嵌插结合　　非经典的嵌插剂有如下两类。

（1）双嵌插剂　　这种嵌插剂是两个嵌插环被不同长度的链共价连接起来。这些化合物相对于一元嵌插剂来说，作为药物的生物活性往往由于与DNA的强结合而加强，分解速率也低。合成的双嵌插剂的代表是一些吖啶类的双嵌插剂（图1-6），连接链的长度对嵌插的影响如图1-7所示。

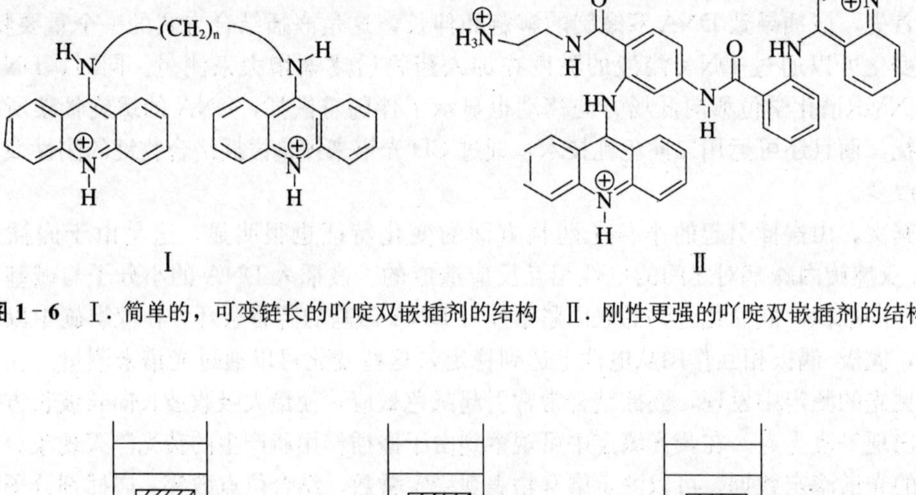

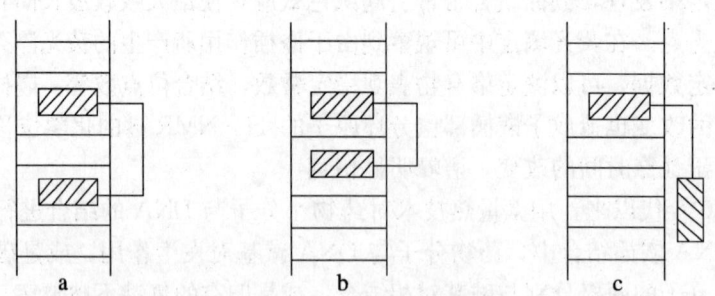

图1-6　Ⅰ. 简单的，可变链长的吖啶双嵌插剂的结构　　Ⅱ. 刚性更强的吖啶双嵌插剂的结构

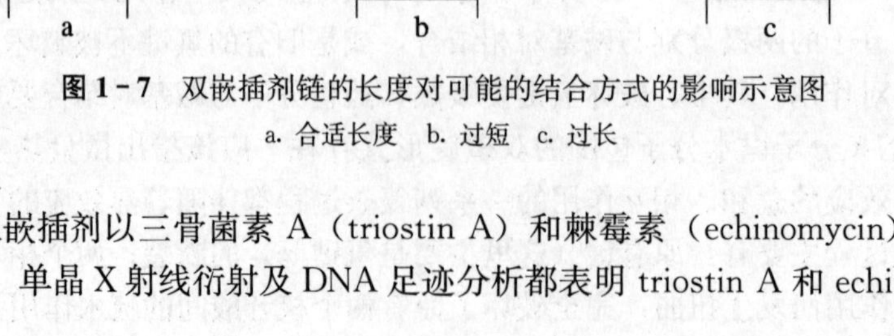

图1-7　双嵌插剂链的长度对可能的结合方式的影响示意图
a. 合适长度　b. 过短　c. 过长

天然的双嵌插剂以三骨菌素A（triostin A）和棘霉素（echinomycin）为代表，如图1-8所示。单晶X射线衍射及DNA足迹分析都表明triostin A和echinomycin均优

先结合于 DNA 的 CpG 位点，覆盖 6 个碱基对，以 NNCGNN 这种类型的序列比较有利，双嵌插剂上所有的喹喔啉环都是双嵌插到 CG 序列中，形成"三明治"结构。triostin A、echinomycin 与 DNA 的特异性识别的分子基础显然是与药物的丙氨酸羟基与 G 碱基的 NH_2 之间的氢键形成有关。

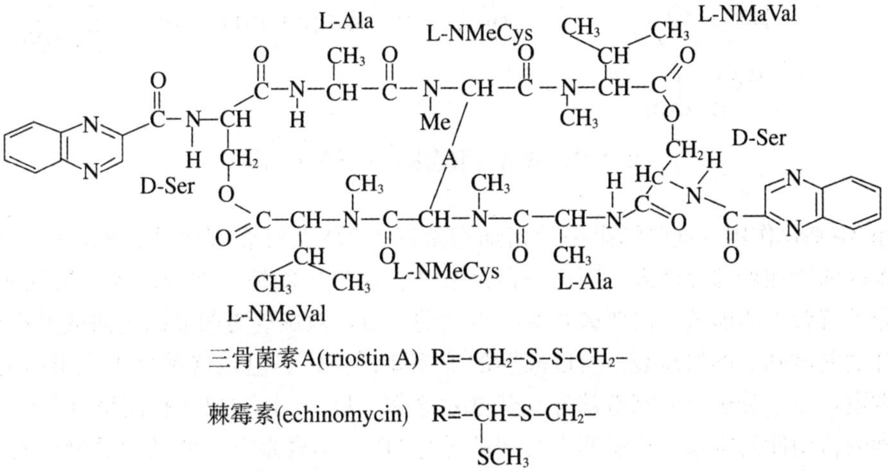

三骨菌素A(triostin A)　R=-CH₂-S-S-CH₂-

棘霉素(echinomycin)　R=-CH-S-CH₂-
　　　　　　　　　　　　｜
　　　　　　　　　　　　SCH₃

图 1-8　三骨菌素 A 和棘霉素的结构

（2）带有大取代基的嵌插剂　如果嵌插剂带的取代基太大，或有极性，或带电荷，则对嵌插结合及分解的动力学都会有影响。抗癌药放线菌素 D（actinomycin D，Act D）与诺加霉素（nogalamycin）就属于这一类。

Act D 主环部分苯并恶嗪酮环在 DNA GC 序列碱基对之间嵌入。单晶 X 射线衍射分析表明，药物的 GC 序列结合特异性与之能与鸟嘌呤的氨基形成氢键有关。足迹研究指出有些不含 GC 的序列如 TGGG 的中央 GG 双联体也是 Act D 的强结合位点。利用微量热法和其他技术证实双链d(CGTCAACG)₂ 能以一种强的协同方式与两个 Act D 分子结合，结合后的异常光谱和热力学测量提示药物与这种双链的作用还不属于在 DNA 小沟区的经典嵌入方式。对 pBR322 的 139bp 片段进行的定量足迹法研究中，也显示序列 CGTC 是 Act D 的强结合位点。由于 Act D 是一种 DNA 嵌插药物，它与 DNA 结合后可能引起 DNA 扭曲。在足迹法研究中，在结合位点以外常观察到由于药物诱导的 DNA 结构变化所造成的 DNase I 切割速率的增强。

nogalamycin 是一种能与 DNA 结合的蒽环类抗生素（图 1-9），加在药物糖苷配基上的是一种诺加糖和一个大的双环氨基糖。

这种分子形状不利于嵌入，但对于诺加霉素与寡聚序列 d(CGTACG)₂ 的复合物的 X 射线衍射分析表明，药物交连于双链磷酸二酯键骨架之间。糖苷配基的三个芳环嵌入 DNA 中，诺加糖位于 DNA 的小沟区，而双环氨基糖位于 DNA 的大沟区。诺加霉素位于 DNA 的小沟区，而双环氨基糖位于 DNA 的大沟区。诺加霉素通过与甲基边缘的 G 特异性作用选择地抑制某些含鸟嘌呤序列的 DNA 断裂，同时还抑制硫酸二甲酯对

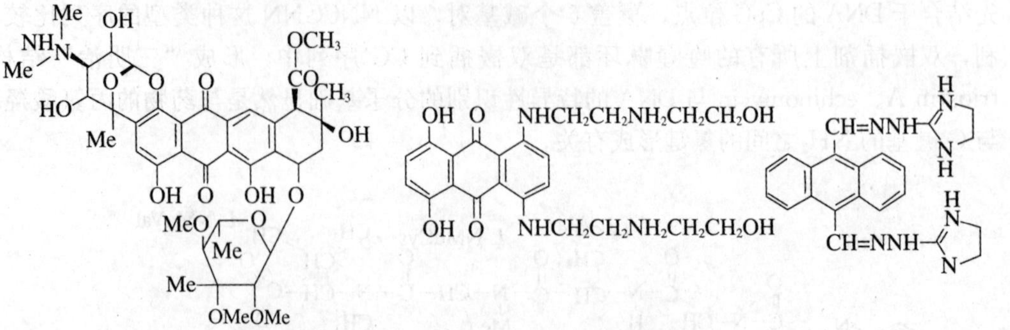

图 1-9 带有大取代基的嵌插剂的结构

DNA 的烷基化作用。这些结果提示诺加霉素嵌入 DNA 可能有两种方式,一种是以占据小沟区的诺加糖部分嵌入,而另一种是以处在大沟区的糖环部分嵌入。嵌插发生时,由于分子有较大的侧链,需要碱基对有更宽的开口,双螺旋更明显的扭曲或是在形成嵌插络合物前碱基氢键的断裂,所以嵌插的速率要慢得多。但是这类分子有很高的 DNA 结合常数,一旦分子有大侧链部分在碱基对之间,DNA 分子则具有使络合物形成的非常有利的自由能的构象。这说明大的侧链对与 DNA 结合是有一些动力学障碍的,但当它们跨越这些障碍之后最终形成的 DNA 络合物中会有非常有利的相互反应。这个结合的动力学障碍取决于侧链的大小、取向及其极性。

第二节　药物分子与 RNA 的相互作用

一、RNA 分子的高级结构特征

RNA 一般以单链形式存在,分子中没有 DNA 两种互补碱基等摩尔比的关系。四种碱基组分中由尿嘧啶(U)取代胸腺嘧啶(T),可通过 A-U、G-C 互补自身形成局部双链和双螺旋结构,其构象参数近似于 A-DNA。

RNA 在遗传信息的传递方面起着承上启下的作用。rRNA 构成核糖体的骨架,其二级结构中有 60 个螺旋,平均每 25~30 个碱基即有一个螺旋(图 1-10)。rRNA 在二级结构的基础上进一步折叠形成特定的三维空间结构,从而决定了核糖体大小亚基的形态。核糖体是蛋白质生物合成的场所,过去人们一直认为仅仅是蛋白因子催化蛋白质的生物合成,自从发现 RNA 具有催化活性以后,人们认为 rRNA 除了在翻译过程中,与 mRNA 和 tRNA 相互作用外,很可能起着更重要的作用,终于在 1982 年发现肽转移的活性来自于核糖体大亚基 rRNA 的某一特定的功能区,这一发现使先前的猜测得到证实。

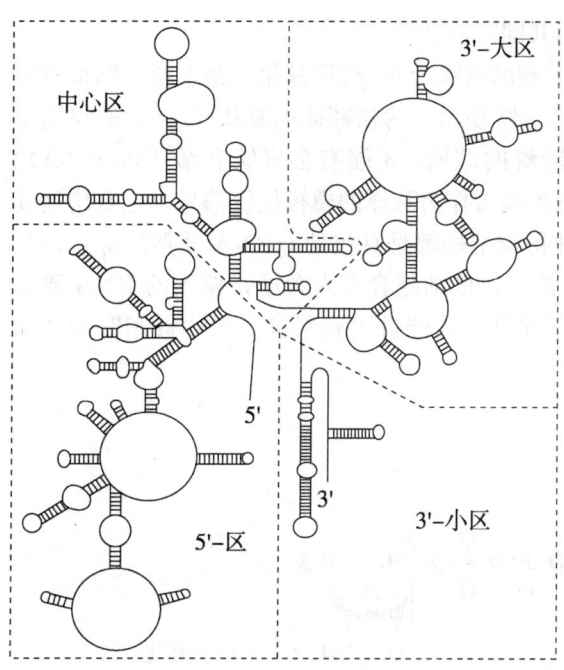
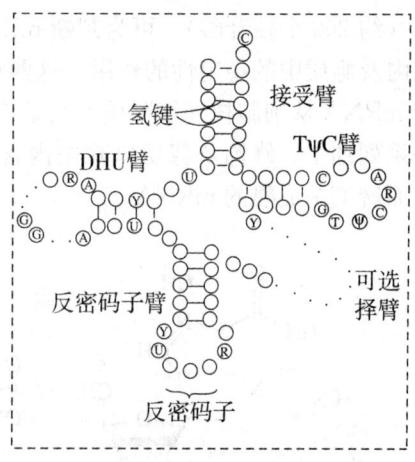

图 1-10　大肠杆菌 16S rRNA 的二级结构

图 1-11　tRNA 的三叶草结构
（Y 嘧啶，R 嘌呤，ψ 假尿嘧啶，·可选择碱基）

tRNA 在蛋白质生物合成过程中有转运氨基酸的作用。tRNA 的二级结构呈三叶草形（图 1-11），双螺旋区成了叶柄，突环区是三叶草的三片小叶。由于双螺旋比例较高，所以 tRNA 的二级结构很稳定。tRNA 的三级结构呈倒 L 型（图 1-12），这是 1974 年 Kim 用 X 射线衍射方法研究了酵母 tRNA 的两种晶型后所建立的 tRNA 三维结构模型。三级结构中所特有的氢键被命名为"三级氢键"，它们在二级结构中并不存在，是三级结构所特有的。

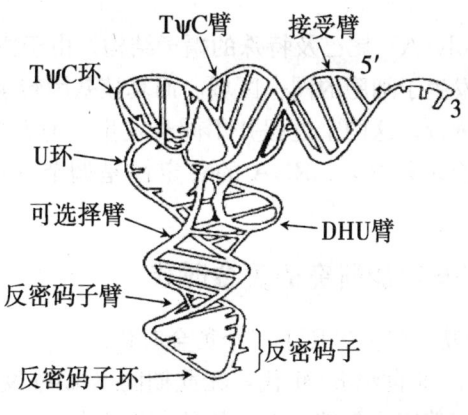

图 1-12　tRNA 的倒 L 型三级结构

mRNA 是以 DNA 为模板合成的，而 mRNA 又是指导多肽合成的直接模板，每一种多肽都有一种特定的 mRNA 负责编码，所以 mRNA 在细胞中虽然只占 1%～2%，但种类很多，它们在分子结构上所具有的共同特征是：

真核 mRNA 的 5′端有帽子结构：5′末端的鸟嘌呤 N_7 被甲基化，整个帽子结构可写作 7mG - 5′- PPP5′- NpN - 3′- P，如图 1-13 所示，为核糖体小亚基（40S）的识别与结合提供信号，是一种可抗核酸外切酶降解的结构。3′端有多聚腺苷酸［Poly（A）］尾巴（约 200 个核苷酸），可为判断 mRNA 能否作为翻译的模板提供信号，也有增加其在核内及胞质中的稳定性的作用。这两种特殊结构都是真核的 mRNA 成熟的标志，且都与 mRNA 从细胞核到细胞质的转运有关。真核细胞含有内含子，核内的 RNA 要经过一系列加工、修饰及剪切以除去内含子序列，才能进入胞浆进一步"戴帽"和"加尾"而转变为成熟的 mRNA。

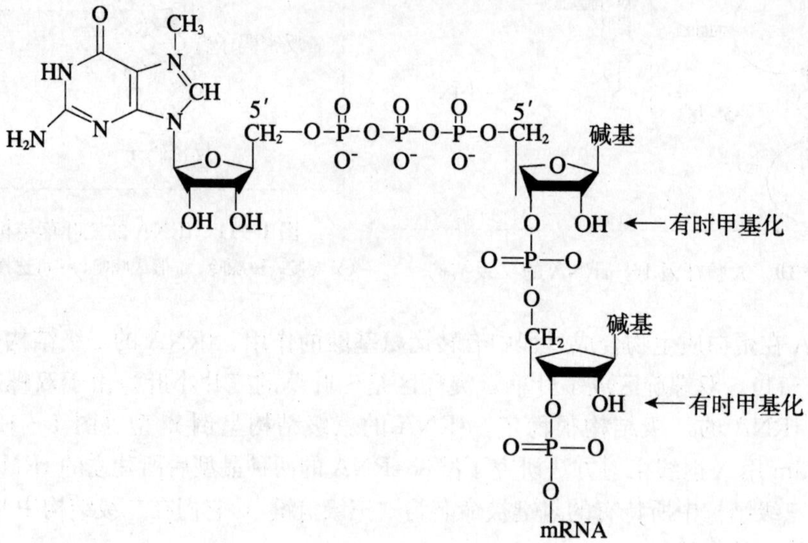

图 1-13 真核 mRNA 的 5′端帽子结构

原核 mRNA 没有 poly(A) 尾巴及特殊的帽子结构。由于原核细胞没有细胞核，所以转录和翻译几乎同步发生于细胞的同一区域。而真核基因转录在细胞核内进行，蛋白质的翻译则在细胞质中进行，这两个过程并不同步发生。绝大多数原核 mRNA 不够稳定而真核 mRNA 相对稳定得多，mRNA 的稳定性是调节基因表达水平的重要环节之一。

二、RNA 的分子结构与功能研究的黄金时代

RNA 的分子结构与功能研究经历了三个黄金时代。

第一个黄金时代始于 19 世纪 80 年代，在此期间 Kossel 发现了组成核酸的 4 种碱基，为核苷酸的结构研究奠定了基础。由于他的创造性的贡献，荣获 1910 年诺贝尔生理学或医学奖。

第二个黄金时代始于 20 世纪 50 年代，在此期间，仅是关于 RNA 的研究就五次获诺贝尔生理学或医学奖，列简表说明如下（表 1-2）：

表 1-2 RNA 研究的五次获诺贝尔奖情况

获奖人	获奖工作	获奖年代
Ocha	PNP 酶的纯化及以此为原料的高分子 RNA 的合成	1959 年
Holley	第一个核酸（酵母丙氨酸 tRNA）一级结构的测定	1968 年
Khorana 和 Nirenheng	破译核酸遗传密码	1968 年
Sutherland	发现作为信使的 cAMP	1971 年
Temin 和 Baltimore	发现逆转录酶以 RNA 为模板合成 DNA	1978 年

以上研究成果破译了遗传密码，基本从分子水平上弄清了 RNA 是如何将遗传信息从 DNA 传递至蛋白质的。

第三个黄金时代始于 20 世纪 80 年代，Altman 和 Cech 因发现酶性核酸，一种具有催化活性的 RNA（亦称为核酶），获得 1989 年诺贝尔化学奖。Robert 和 Sharp 因发现断裂基因及 RNA 的剪接功能而获 1993 年诺贝尔生理学或医学奖。这时人们对 RNA 的遗传功能的认识更深刻了，RNA 传递遗传信息不仅是沿着简单的一维线性方向传递而是在三维空间结构方面进行信息传递。且发现了具有新的功能的 RNA 种类。有科学家称 20 世纪 90 年代为伟大的 RNA 时代。反义核酸与反基因策略是这个时代的主旋律。它们以选择性抑制特定基因为目的，根据碱基配对原则和核酸杂交原理发展起来。按照基因表达的中心法则，一般应该是 DNA 通过互补杂交，转录成 RNA，RNA 翻译成蛋白质。而这一中心法则却由于 1983 年发现的在原核生物细胞中一种通过与 mRNA 互补形成双链结构而调节基因表达的 RNA 分子的出现而被打破了。这个新发现的 RNA 分子就是 asRNA，这个发现也是对遗传信息传递的中心法则的修改和补充。asRNA 可在生物体内进行多层次上的调控。例如：抑制质粒的复制；调节细菌内质粒的拷贝数；在转录和翻译水平上调控细菌和噬菌体的基因表达。而且，有迹象表明真核生物体内的 asRNA 主要是在翻译水平上调控基因表达。其分子基础是碱基配对与互补，是 asRNA 与靶基因的识别与结合。如果我们设计、合成指定序列的寡聚核苷酸与病毒或癌基因的 mRNA（靶基因）互补，通过杂交与之形成双链后几乎可以完全阻断靶基因的表达。这样一段和 mRNA 互补的指定序列分子就是我们所期望的人工合成 asRNA。它也是主要靶向于基因表达的翻译水平，通过蛋白质的翻译环节调控特定的基因表达。这种干涉性的基因治疗也称反义 RNA 技术。反义技术为我们开辟了一条通过调节病毒或癌基因表达来治疗病毒感染或恶性肿瘤的可能途径。

但是，由于反义 RNA 技术的限制性，不能阻断所有致病的 mRNA 分子，也难以达到理想的抑制状态。这就使人们考虑如何能以转录水平进行抑制，于是想到 mRNA 的源头 DNA，由此产生了 asDNA，引出了反基因技术。asDNA 指的是一段人工合成的能与特定基因某一区域互补的正常或化学修饰的寡聚脱氧核苷酸（oligodeoxyribonucleotide，ODN），其长度一般在 20 个碱基左右，能抑制或封闭该基因的表达。这个通过互补的 ODN 来序列专一性地干扰 RNA 功能的设想最早是二十多年前 Belikva 提出的，随后 Zamecnik 利用人工合成的 13 寡聚体 ODN 与劳氏病毒的 mRNA 互补来抑制该病毒的增殖，并推测了它的反义机制。随后的很多工作都证实了 ODN 能阻断多种病毒和基因的表达。反基因技术的引入是由于 ODN 可专一性地与双螺旋 DNA 序列结合形成三螺旋结构，其结合位点正是 DNA 结合蛋白的识别位点，所以能够位点专一性地干扰 DNA 与蛋白质的结合，干扰激活因子的转录起始或转录延伸，从而阻断基因的转录和复制。

反义核酸的作用机制虽然还不是十分清楚，但得到普遍公认的是位阻效应与核糖核酸酶 H（RNase H）机制。反义核酸的位阻效应主要包括：①反义的 RNA 结合到 mRNA 上启动翻译的地方，形成双螺旋，引起核糖体结合位点区域的二级结构发生改变，通过直接的立体效应阻碍核糖体和启动因子与 mRNA 结合；在编码区的抑制作用与基因是相似的，均属于对翻译机制的抑制。②对转录机制的抑制是通过 RNA 聚合酶与 DNA 上的启动序列形成复合物，在开环过程中其转录链受到与之互补的反义 RNA 的杂交作用而使其转录机制受到抑制。③对转录后加工过程的抑制可以体现在转录后加工过程中的任何一步。比如，反义 RNA 可在 mRNA 中富含聚腺苷酸的区域形成双链 RNA，通过位阻效应阻止 mRNA 向胞质的转运，抑制 pre - mRNA 的剪接或断裂。核糖核酸酶H机制的主要原理是使 RNase H 的敏感性增加。激活内源性的 RNase，使 RNA 分子迅速降解，以达到消除特定 mRNA 封闭某些基因表达的目的。利用反义寡核苷酸与 RNA 形成的双螺旋作为 RNase H 的底物及其在抑制翻译作用中表现出不同的底物活性而建立起有关反义技术的新方法非常引人注目。如硫代磷酸酯反义寡核苷酸与 RNA 杂交后通过 RNase H 引起预期的断裂，底物活性与不加修饰的寡核苷酸大不相同。

最后需提及的是，目前尚不十分清楚的反义 RNA 的非序列特异性作用机制。1970 年，De - Clercq 和 Eckstein 发现硫代磷酸酯核酸寡聚体作为反义核酸体内外抗逆转录病毒 HSV 效应比正常的相应的磷酸二酯寡聚体高。另外，1978 年 Zamecnik 报道了 ODN 对逆转录病毒，劳斯肉瘤病毒（RSV）也有明显的抑制作用，提示反义核酸以抑制 HIV 逆转录酶为基础的作用机制。诚然，作用于 HIV 逆转录酶的机制比作用于 mRNA 的机制更复杂，HIV 复杂的复制周期为外来物质（包括反义核酸）的干预提供了多种可能性，然而，反义 RNA 直接抑制 HIV 逆转录酶的作用机制已通过研究得到了证实。

总之，研究反义核酸不仅对于从反向遗传学的角度研究特定基因的功能具有重要的理论意义，而且对于发展基因水平的治疗药物，特别是以核酸为靶、高特异性、强选择性的抗癌、抗病毒药物具有很大潜力，也是核酸分子识别研究的一个重要方面。在以后的章节（第 7 章、第 9 章及第 11 章）中我们将分别对反基因研究策略和具有特异调控功能的核酸结构及其作为药物靶标的分子机制进行论述。

第三节 药物分子与核酸的相互作用力分析

药物与核酸之间之所以能够产生生物效应所要求的高亲和性、高特异性的相互作用，势必存在着相互作用力。大量的实验证据表明，配体与受体的确有化学键存在，且这些键都比较弱。它们主要是：静电作用、氢键、范德华力和疏水键。现分述如下：

一、静电作用

静电作用是指荷电基团、偶极以及诱导偶极之间的各种静电吸引力。蛋白质受体等生物大分子的表面都有可电离的基团和偶极基团存在，容易与含有极性基团的配基形成离子键和其他静电作用。这些生物大分子的活性中心大都有极性区域参与或构成。对药物而言，它和受体的最初作用通常是由于生物大分子活性中心的极性基因对它的吸引所引起，许多药理效应的关键作用步骤要求通过电荷中心的作用来实现。

静电作用包括离子键、离子-偶极相互作用和偶极-偶极相互作用等三个方面。

（一）离子键

在生理条件下，一些氨基酸如精氨酸、赖氨酸可以形成阳离子，含有这些氨基酸的蛋白质（受体等）在体内就可形成阳离子，可以与电性相反的药物分子以离子键形式相结合，这种离子键可以解离，因此离子间的吸引力是可逆结合，其作用大小可用式1-1表示：

$$E = \frac{q_1 q_2}{D r} \qquad 式1-1$$

式中，q_1、q_2为离子的电量，r为两个离子间的距离，D为介质的介电常数。

（二）离子-偶极作用

药物分子和受体分子中O、S、N或C原子的电负性均不相等，这些原子形成的键由于电负性的差值可以产生偶极现象。这种偶极部分与持久电荷可以形成静电作用，其强度由式1-2表示

$$E = \frac{Ne\mu\cos\theta}{D(r^2 - d^2)} \qquad 式1-2$$

式中，N为阿伏伽德罗常数，μ为偶极矩，θ为偶极方向与电荷至偶极中心连线的夹角，e为电荷电量，D为介电常数，r为电荷与偶极中心的距离，d为电荷与偶极中心的距离。

离子-偶极相互作用一般比离子键小得多，键能与距离的平方差成反比，由于偶极矩是个向量，电荷与偶极的取向会影响药物-受体的作用强度，随方向的变化而变化。有充分证据的离子-偶极相互作用的例子只有少数，如普鲁卡因及其衍生物的局部麻醉作用已证明与酯羰基的偶极性质有关。

（三）偶极-偶极相互作用

两个原子的电负性不同，产生价键电子的极化作用，成为持久的偶极。两个偶极间

的作用大小由式 1-3 表示

$$E=\frac{2\mu_a\mu_b\cos\theta_1\cos\theta_2}{dD}$$ 式 1-3

式中，μ_a 和 μ_b 分别为两个原子的偶极矩，θ_1 和 θ_2 分别为两个原子偶极方向与电荷至偶极中心连线的夹角，d 为偶极中心距离，D 为介电常数。

由上式可见，偶极-偶极相互作用的大小，取决于偶极的大小、它们之间的距离和相互位置。这种相互作用非常普遍，常发生在水溶液中。水分子是偶极分子，它可与带有羰基或杂原子的药物作用。这些药物也可与蛋白质受体等生物大分子的极性基团作用。偶极-偶极作用的强度比离子-受体相互作用的特异性和立体选择性更重要。氢键可以看做是偶极-偶极相互作用的一种特殊情况。

二、氢键

(一) 氢键的形成

氢键是由两个负电性原子对氢原子的静电引力所形成，是一种特殊的偶极-偶极键。它是质子给体 X-H 和质子接受体 Y 之间一种特殊类型的相互作用，是一种在流动的 H 原子和电负性很强的杂原子之间作用的键，即 X-H⋯YR。其中 X、Y 表示 F、O、N、Cl 和 S 等电负性大而半径小的原子。在氢键中，最常见的质子给体有 OH、NH，而 SH 是很弱的质子给体。质子接受体幸免有未成键的 p 电子或 π 电子，通常有 OH、OR、NH_2、N（芳香氮）、NH-R、卤素、SR、C=C、C=N 等。在生物体系中，基本溶剂水以及蛋白质、核酸等都含有大量能形成氢键的基团。药物进入生物体系以及构成特殊状态与受体分子间相互作用的过程中，氢键对分子的取向有非常重要的作用。最常见的氢键在羟基和氨基之间形成。核酸碱基之间形成的氢键如图 1-14 所示。此外，生物体系中超分子的自组装也离不开氢键的参与，比如 tRNA 分子中的 A 和 U 以及 G 和 C 残基间二氢键作用以及聚合物中 G 残基环状氢键的堆积作用。

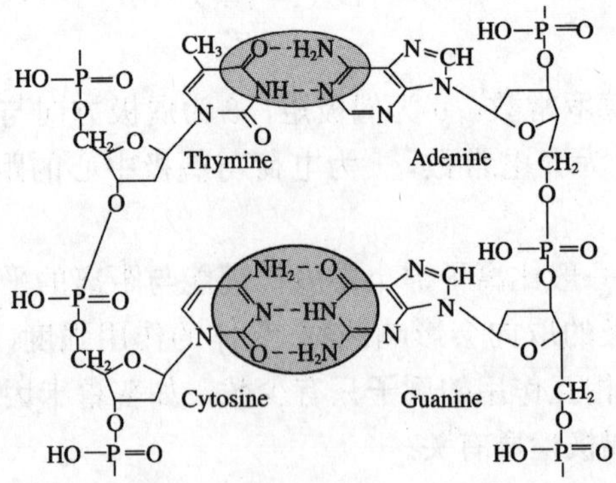

图 1-14 核酸碱基之间形成的氢键

（二）氢键的大小及方向

氢键的大小通常由氢键的键能来描述，它是指发生下列过程所需要的能量。

X-H……YR→X-H+Y-R

氢键的键能比共价键弱，比范德华力强，在生物体系中通常为 8.4～33.4kJ/mol（2～8kcal/mol）。键长为 0.25～0.32nm，比共价键键长短。

氢键的方向用键角来表示，是指 X-H 与 H……Y 之间的夹角，一般为 180°～125°，最强的氢键是 X、H、Y 在一条直线上，即键角为 180°，非直线型氢键比直线型弱，一般只有 8.4kJ/mol（2kcal/mol）左右，比水分子氢键的特征值 20.9kJ/mol（5kcal/mol）弱得多，但许多这样的弱作用的合力是很大的，对稳定生物大分子的高级结构起重要作用。

总的说来，氢键的形成不像共价键那样需要严格的条件，其键长、键角、方向性等各个方面都可在相当大的范围内变化，具有一定的适应性和灵活性。氢键键能不大，但对物质性质影响却很大。一方面是由于物质内部趋于尽可能多地生成氢键而降低体系的能量，又称为形成氢键最多原理。另一方面因为键能小，它的形成和破坏所需的活化能小，加上形成氢键的空间条件比较灵活，在物质内部分子间和分子内不断运动变化的条件下，氢键能不断地断裂和形成。保持一定数量的氢键结合，对物质的理化性质非常重要。

（三）氢键的分类

氢键在自然界的广泛存在确立了它在化学、生物学等领域的重要地位。传统上，氢键可分为分子内和分子间氢键。但随着研究的深入，这种简单的分类方法已不能满足实际需要，因此出现了按氢键强弱进行分类的方法。这种方法依据谱学和晶体结构数据进行分类见表 1-3，它包含了更多结构信息。在丰富的氢键类型中，含有两种特殊形式的氢键。一种是对称氢键，即氢键质子位于给体和受体原子间连线的中点；另一种是分叉氢键（或称多中心氢键），即一个质子给体 X-H 可与两个或三个受体 Y 形成氢键。在一些生物小分子水合物晶体中，分叉氢键比普通氢键出现的机会更多一些。

表 1-3 氢键的类型

分类	UOH（cm^{-1}）	R（O…O）（nm）	实例
弱氢键	>3200	>0.270	H_2O（冰、水合物）
			R-OH（醇、酚）
中强氢键	2800～3100	0.260～0.270	R-COOH（羧酸）
强氢键	700～2700	0.240～0.260	$MH(RCOO)_2$（酸盐）

三、范德华力

这是一种普遍存在的作用力，是一个原子的原子核吸引另一个原子外围电子所产生的作用力。它是一种比较弱的、非特异性的作用力。这种作用力非常依赖原子间的距离,当相互靠近到约 0.4～0.6nm 时,这种力就表现出较大的集合性质。范德华力包括引力和斥力,涉及四种作用力(静电力、诱导力、色散力和排斥力),通称范德华力,它是人们在研究气体行为时,发现气相中分子之间存在吸引和排斥作用,用范德华方程以校正实际气体对理想气体的偏离时提出来的。通常,按照量子力学的微扰方法所得到的能量分解,可将范德华力的能量表示为:

$$E=E_{引}+E_{斥}=E_{静}+E_{诱}+E_{色}+E_{斥} \qquad 式1-4$$

式中,$E_{静}$、$E_{诱}$、$E_{色}$、$E_{斥}$,分别是静电力、诱导力、色散力、排斥力所表示的能量。

(一) 诱导力

永久偶极矩将诱导邻近分子使发生电荷位移,出现诱导偶极矩。永久偶极矩和诱导偶极矩之间存在吸收作用,此相互作用的能量称为诱导能。偶极矩为 μ_1 的分子 1 与极化率为 α_2 的分子 2 之间的平均诱导能为:

$$E_{诱}=-\frac{\alpha_2 \mu_{21}}{(4\pi\epsilon_0)^2 R^6} \qquad 式1-5$$

诱导力通常是较弱的,并且随温度升高而降低,这种作用力的大小随偶极矩指向的不同而不同,是有方向性的。

(二) 色散力

非极性分子有瞬间偶极矩。瞬间偶极矩将在邻近分子中诱导出新的偶极矩。瞬间偶极矩与诱导偶极矩间的相互作用力称为色散力,该相互作用的能量称为色散能。这是由 London 从该能量与光学色散相关联而提出的。London 推出两个分子之间色散能的近似表达式为:

$$E_{色}=-\frac{3I_1 I_2}{2I_1+I_2} \cdot \left(\frac{\alpha_1 \alpha_2}{R^6}\right) \cdot \left(\frac{1}{4\pi\epsilon_0}\right)^2 \qquad 式1-6$$

式中,I_1 和 I_2 为两个相互作用分子的电离能;α_1 和 α_2 为两个相互作用分子的极化率。

在非极性分子之间只有色散力;在极性分子和非极性分子之间有诱导力,也有色散力;在极性分子之间,静电力、诱导力和色散力都存在。这些作用力不仅存在于不同的分子间,而且还存在于同一分子内的不同原子和基团之间。实验表明一般分子之间的这三种作用力,除个别极性很强的分子外,诱导力和静电力一般较小,色散力是主要的。色散力由分子的极化率(α)决定,它反映分子中电子云是否容易变形,当分子中电子数目增加,原子变大,外层电子离核较远,α 增加,色散力增加。如卤素分子的 α 值随分子量的增加而增大,此外当分子中有 π 键,其电子云也较 σ 键容易变形,若有离域 π

键，则 α 一般都比较大，色散力增加，分子间作用力增强。

（三）排斥力

当分子间相距较远时，表现为范德华引力，当分子靠得很近时，则会出现排斥力。和吸引力相比，排斥力是短程力，其作用可近似表达为：

$$E_{斥} = A/R^n \qquad 式1-7$$

式中，A 是个正值参数、n 是约 9~12 的数值，这样，分子间相互作用的范德华力的总的势能可表示为：

$$E_{总} = \frac{A}{R^n} - \frac{B}{R^6} \qquad 式1-8$$

Lennard-Jones 认为多数物质 n=12 时符合较好，这样分子间作用热能可用"Lennard-Jones 6-12"关系式表达：

$$E_{总} = \frac{A}{R^{12}} - \frac{B}{R^6} \qquad 式1-9$$

常数 A 和 B 可通过实验予以测定。根据该公式作 E-R 曲线时，曲线会出现最低点，相应这点的距离为平衡距离，此时体系的能量最低，且分子间保持一定的接触距离。相邻分子相互接触的原子间的距离即为该两原子的范德华半径和，范德华半径比共价半径大，其变动范围也大，守恒性差。现在应用最广泛的范德华半径是由 Pauling 所给定的数值，而数据最全而又被一些人认为是最合适的范德华半径是由 Bondi 所给定的数值。

总之，范德华力是瞬间作用力，时间约为 10^{-8} s，范德华引力与原子间距离的 7 次方成反比。因此，在分子间相互作用中，只有非常接近，而且有众多原子或基团时，方能出现作用。换句话说，范德华力是非特异性的作用力，分子越复杂，原子或基团间接触点越多，其引力总和越大。

四、疏水作用

简单地说，疏水作用是指极性基团间的静电力和氢键力使极性基团倾向于聚集在一起，因而排斥疏水基团，使疏水基团相互聚集所产生的能量效应和熵效应。针对药物与核酸而言，它们的非极性部分在体液中均为水合状态，即被水分子所包围，当药物与受体接近到某一程度时，非极性部分周围的水分子便被挤出去发生水合现象，使置换出来的水分子形成无序状态从而体系的熵增加，焓变值（△G－T△S）减少，使两个非极性区域间的接触稳定化，这种缔合就是疏水基团相互作用的结果。根据热力学计算，核酸与药物小分子结合能的主要来源是疏水作用与范德华力。

推荐文献

[1] Coll M, Aymami J, van der Marel GA. Molecular Structure of the Netropsin-d (CGCCATATCGCG) Complex: DNA Conformation in an Alternating Segment. *Biochemistry*, 1989, 28: 310.

[2] Dbrowiak JC. Sequence Specificity of Drug-DNA Interaction. *Life Sci*, 1983, 32: 2915.

[3] Gzarny A, Boykin DW, Wood AA. Analysis of van der Waals and Electrostatic Contributions in the Interactions of Minor Groove Binding Benzimidazoles with DNA. *J Am Chem Soc*, 1995, 117: 4716.

[4] Hertzberg RP, Hecht SM, Reynolds V. DNA Sequence Specificity of the pyrrolo [1, 4] benzodiazepine Antitumor Antibiotics: Methidiumpropyl-EDTA Iron (II) Footprinting Analysis of DNA Bindingsites for Anthramycin and Related Drugs. *Biochemistry*, 1986, 25: 1249.

[5] Kopka ML, Yoon C, Goodsell D. The Molecular Origin of DNA-Drug Specificity in Netropsin. *Proc Nat Acad Sci USA*, 1985, 82: 1376.

[6] Lin CH, Beale JM, Hurley LH. Structure of the (+)-CC-1065-DNA Adduct: Critical Role of Ordered Water Molecules and Implications for Involvement of Phosphate Catalysis in the Covalent Reaction. *Biochemistry*, 1991, 30: 2597.

[7] Neidle S, Waring MJ. Molecular Aspects of Anticancer Drug Action. Germany: Verlag-Chemie, Weinheim, 1983.

[8] Pelton JG, Wemmer DE. Structural Characterization of a 2 2 : 1 Distamycin A-d (CGCAAATTGGC) Complex by Two-Dimensional NMR. *Proc Natl Acad Sci USA*, 1989, 86: 5723.

[9] Uesugi M, Villanl G, Hoffmann JS. New Insights into Sequence Recognition Process of Esperamicin A and Calicheamicin. *Biochemistry*, 1993, 32: 4622.

[10] Li K, Fernandez-Saiz M, Rigl CT. Design and Analysis of Molecular Motifs for Specific Recognition of RNA. *Bioorg Med Chem*, 1997, 5: 1157.

[11] Tanious FA, Ding DY, Patrick DA. A New Type of DNA Minor-Groove Complex: Carbazole Dication-DNA Interactions. *Biochemistry*, 1997, 36: 15315.

[12] Wilson WD, Xiao G, Li K. Strategies For Inhibition Of RNA-Protein Complexes: From Small Molecules To Nucleic Acid Decoys. *Nucleic Acids Research Symposium Series*, 1998, 39: 135.

[13] Wilson WD, Tanious FA, Ding DY. Nucleic Acid Interactions of Unfused Aromatic Cations: Evaluation of Proposed Minor-Groove, Major-Groove and Intercalation Binding Modes. *J Am Chem Soc*, 1998, 120: 10310.

[14] Barton D, Nakanishi K. Series Comprehensive Natural Products Chemistry. Volume 7: DNA and Aspects of Molecular Biology, Chapter 8: DNA and RNA Intercalators. Oxford: Elsevier Science Ltd, 1999.

[15] Tanious FA, Ding DY, Patrick DA. Effects of Compound Structure on Carbazole Dication-DNA Complexes: Tests of the Minor-Groove Complex Models. *Biochemistry*, 2000, 39: 12091.

[16] Wang L, Carrasco C, Kumar A. Evaluation of the Influence of Compound Structure on Stacked-Dimer Formation in the DNA Minor Groove. *Biochemistry*, 2001, 40: 2511.

[17] Tanious FA, Wilson WD, Patrick DA. Sequence-Dependent Binding of Bis-amidine Carbazole Dications to DNA. *Eur J Biochem*, 2001, 268: 3455.

[18] Hamelberg D, Williams LD, Wilson WD. Influence of the Dynamic Positions of Cations on the

Structure of the DNA Minor Groove: Sequence-Dependent Effects. *J Am Chem Soc*, 2001, 123: 7745.

[19] Carrasco C, Vezin H, Wilson WD. Structure, Analysis and DNA Binding Properties of the Indolocarbazole Antitumor Drug NB-506. *Anticancer Drug Design*, 2002, 16: 99.

[20] Wang L, Kumar A, Boykin DW. Comparative Thermodynamics for Monomer and Dimer Sequence-Dependent Binding of a Heterocyclic Dication in the DNA Minor Groove. *J Mol Biol*, 2002, 317: 361.

[21] Hamelberg D, Williams LD, Wilson WD. The Effect of Neutralized Phosphate Backbone on the Minor Groove Structure of DNA. *Nucleic Acids Research*, 2002, 30: 3615.

[22] Bailly C, Carrasco C, Neidle S. Substituent Changes Strongly Influence Sequence Specific DNA Recognition by Symmetric Bis-benzimidazoles. *Nucleic Acids Research*, 2003, 31: 1514.

[23] Tanious FA, Wilson WD, Wang L. Cooperative Dimerization of a Heterocyclic Diamidine Determines Sequence-Specific DNA Recognition. *Biochemistry*, 2003, 42: 13576.

[24] Nguyen B, Hamelberg D, Bailly C. Characterization of a Novel DNA Minor Groove Complex. *Biophysical J*, 2004, 86: 1028.

[25] Tanious FA, Hamelberg D, Bailly C. DNA Sequence Dependent Monomer-Dimer Binding Modulation of Asymmetric Benzimidazole Derivatives. *J Am Chem Soc*, 2004, 126: 143.

[26] Wilson WD, Nguyen B, Tanious FA. Dications that Target the DNA Minor Groove: Compound Design and Preparation, DNA Interactions, Cellular Distribution and Biological Activity. *Curr Med Chem-Anticancer Agents*, 2005, 5: 389-408.

[27] Blackburn GM, Gait MS, Wilson WD. Nucleic Acids in Chemistry and Biology. New York: Oxford University Press, 1990.

[28] 孙志贤, 汲言山, 王升启, 等. 现代生物化学理论与研究技术. 北京: 军事医学科学出版社, 1995: 154-174.

[29] 王琳芳, 杨克恭. 医学分子生物学原理. 北京: 高等教育出版社, 2001: 265-298.

[30] 徐筱杰, 陈丽蓉. 化学及生物体的分子识别. 化学进展, 1996, 8 (3): 189-201.

[31] 杨铭. 药物研究中的分子识别. 北京: 北京医科大学中国协和医科大学联合出版社, 1999: 4-88.

(杨 铭)

共价结合的烷基化试剂与 DNA 作用的分子机制 2

作为重要的生物大分子，DNA 是生物遗传信息的载体。同时，DNA 又是抗肿瘤药物最为重要的靶点之一。另外，环境中的致癌物对 DNA 所造成的不可修复损伤是生物体癌变的直接原因之一。从化学角度分析，上述两种作用都是小分子与 DNA 发生化学反应所致。这不仅与化学反应本身直接相关，也与 DNA 的结构、药物的代谢以及损伤的修复有密切关系。对小分子与 DNA 的作用机制进行必要的了解，无论是对药物分子的合理设计还是对致癌物 DNA 损伤的进一步认识都具有一定的帮助。本章将从小分子（特别是烷基化试剂）与 DNA 的共价作用的角度，对烷基化试剂与 DNA 的作用进行系统介绍。

本章的主要内容包括：DNA 的基本反应、烷基化药物的作用机制和选择性、烷基化作用的 DNA 损伤。DNA 的基本反应主要从化学的角度介绍 DNA 与小分子的基本化学反应，着重讨论了核酸结构中不同的官能团化学反应性之间的差异，简要介绍了小分子与核酸反应的一些典型实例。对于烷基化药物的作用机制和选择性，重点介绍了烷基化试剂与 DNA 作用的化学机制、烷基化药物与 DNA 作用的选择性、提高烷基化药物选择性的途径、DNA 高选择性作用的天然产物以及人工合成的高选择性烷基化试剂研究的最新进展等内容。在烷基化作用的分子损伤中，主要介绍了一些典型的烷基化药物对 DNA 的损伤以及常见致癌物的代谢激活致癌的作用机制。

第一节 DNA 的基本反应

DNA 是以磷酸二酯键连接的脱氧核糖为骨架，通过互补碱基对之间的氢键作用而形成的具有双螺旋结构的生物大分子。认识 DNA 的化学性质，是进一步了解药物或致癌物与 DNA 作用的分子机制及其生物学后果的基础。

一、水解反应

DNA 的水解主要指在强酸或强碱环境中磷酸酯键的水解和糖苷键的断裂。在极端 pH 条件下或加热时，DNA 的变性作用来自磷酸酯键的缓慢水解和 N-糖苷键的快速消除。DNA 中 N-糖苷键的稳定性有所不同，总体上看是嘧啶核苷高于嘌呤核苷。在酸性条件下水解时，dA 和 dG 的稳定性不及 dC 和 dT，在碱性条件下 DNA 的性质较为稳定。利用 N-糖苷键稳定性的差异，可利用甲酸制备多聚戊糖磷酸二酯连接的无嘌呤核酸。

另外，碱基中的 N 原子的烷基化会导致 N-糖苷键的稳定性大大降低，这正是生物体内烷基化损伤修复的重要依据。

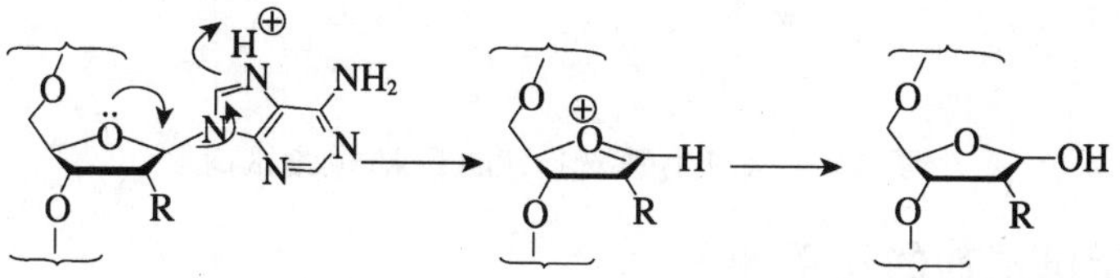

图 2-1 核酸中腺苷的酸性水解

二、氧化还原反应

DNA 的碱基具有芳香性。在温和还原条件下，四种碱基都能保持相对稳定。在铑等过渡金属催化下进行氢化还原或在紫外线照射下使用硼氢化钠还原时，会使嘧啶环的 5,6-双键环加氢。避光条件下使用硼氢化钠进行还原，可使 DNA 发生碱基脱除作用。

戊糖环是难以还原的部位，但利用 Barton 还原法，即使用 $HSn(n-Bu)_3$ 作为还原剂，可脱除核糖 $C2'$-羟基，实现由核糖核苷向脱氧核糖核苷的转化。该法已广泛应用于核糖核苷及核苷酸的核糖脱氧反应。通过该方法还可同时获得易于分离的 $2'$-和 $3'$-脱氧腺苷。利用催化氢化反应，可对 $2',3'$-不饱和核苷的双键加氢，得到链终止活性的 $2',3'$-双脱氧核苷（图 2-2）。

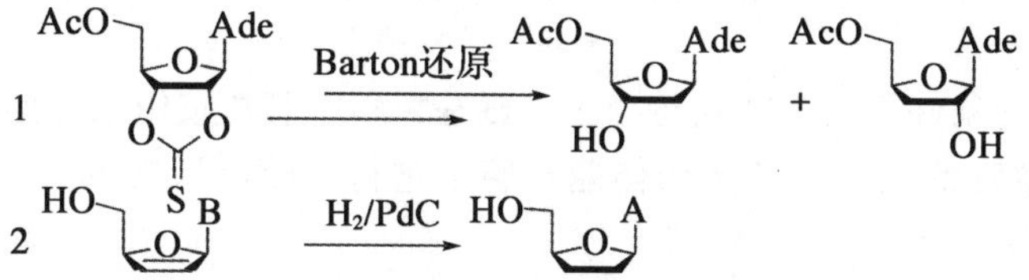

图 2-2 核苷戊糖环上官能团的转化

碱基和糖苷是氧化剂对 DNA 的作用部位，使用不同的氧化剂，可对这些部位进行选择性氧化。其中，胸腺嘧啶的 5,6-双键、鸟嘌呤的 C_8 是 DNA 的氧化敏感部位。

$KMnO_4$ 等强氧化剂可完全破坏核苷的碱基；H_2O_2 和过氧酸可将腺苷和胸苷分别氧化为 N_1 氧化物和 N_3 氧化物；OsO_4 能氧化胸苷的 5,6-双键，生成 cis-5,6-二氢-5,6-乙二醇环锇酸酯；次氯酸等氧化剂可将核酸中的鸟嘌呤氧化为 8-羟基鸟嘌呤，进而引起基因突变。

戊糖环在 H_2O_2、$Fe(Ⅲ)$ 或光化学途径中产生的自由基作用下，会发生核酸的链剪切作用。Dervan 等人在具有序列选择性的沟区结合分子的末端连接自由基引发剂，得到具有序列特异性的小分子核酸剪切试剂。如将 $Fe(Ⅲ)$-EDTA 螯合物连接在甲啶等嵌插试剂末端，便得到一类可用于印迹实验的小分子（图 2-3）。

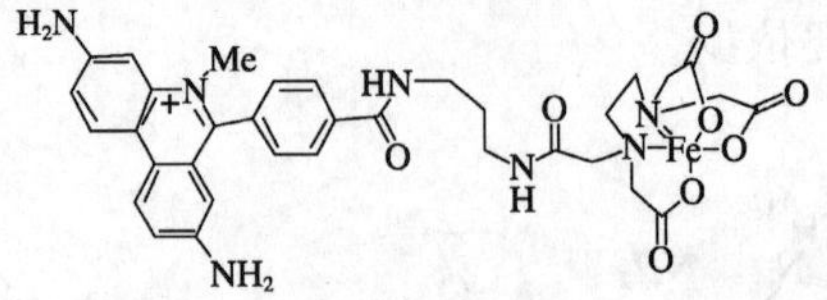

图 2-3 具有序列选择性的 DNA 断裂试剂

三、DNA 与亲电试剂的作用

嘧啶碱基 C_6 和 C_4 位易受亲核试剂进攻,其中胞嘧啶的反应活性较高。肼、羟胺和亚硫酸氢盐等都能与嘧啶环进行亲核加成。

肼首先与嘧啶 C_6 进行加成,继而与 C_4 作用,将碱基被转化为吡唑-2-酮和 3-氨基吡唑,核糖在肼的作用下转化为 N-核糖脲和腙(图 2-4)。

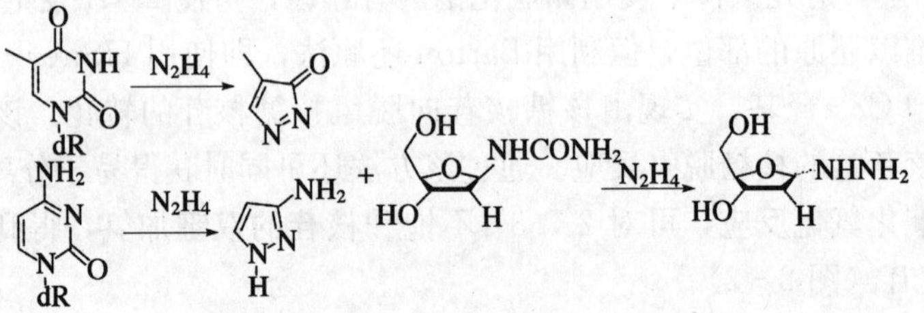

图 2-4 嘧啶核苷与肼的作用

在温和的中性条件下,胞嘧啶与羟胺、氨基脲和甲氧基胺作用可得到 N^4 取代产物。N^4-羟基去氧胞嘧啶的亚胺互变异构体能与腺苷进行错配,形成的羟胺具有诱导 DNA 突变的作用(图 2-5)。

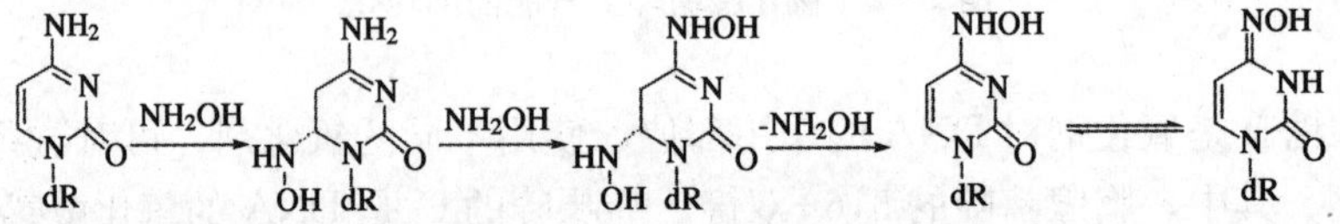

图 2-5 羟胺与脱氧胞苷的作用

胞嘧啶和尿嘧啶的 C_6 能与亚硫酸氢根进行可逆加成,生成的非芳香环系可发生多种反应,如胞嘧啶 C_4 位的胺解,C_5 位的氢同位素交换,以及通过去氨基作用而发生的胞嘧啶向尿嘧啶的转化等反应。这便是亚硫酸氢盐致突变作用和细胞毒性的分子机制(图 2-6)。

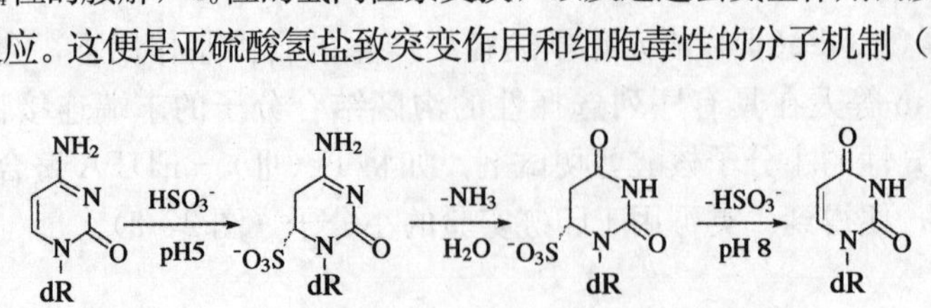

图 2-6 亚硫酸氢根作用下的嘧啶脱氨作用

四、DNA 与亲核试剂的作用

(一) 与卤素的作用

氯和溴都能与尿嘧啶、腺嘌呤、鸟嘌呤直接反应生成 5-Cl（或 Br）尿苷和 8-Cl（或 Br）嘌呤，后者可用于制备光结合标记物 8-叠氮嘌呤核苷。在冰乙酸中，由氟可制备 5-氟尿嘧啶及 5-氟尿苷，但反应条件难于控制。5-碘尿苷则只能通过间接方法，由碘单质与 5-汞或 5-钯尿苷反应制得或由氯化碘与相应核苷反应得到。

(二) 与含氮亲电试剂的作用

亚硝酸能与嘌呤或嘧啶环上的氨基反应，发生脱氨作用，发生腺苷到肌苷、胞苷到尿苷的转化。该反应能使碱基对发生变化，如 dA：dT→dI：dC 和 dC：dG→dU：dA，因此脱氨作用是亚硝酸所引起突变的典型特征（图 2-7）。芳香氮正离子也是重要的含氮亲电试剂。此类物质来源于硝基化合物的代谢还原或芳胺的代谢氧化。

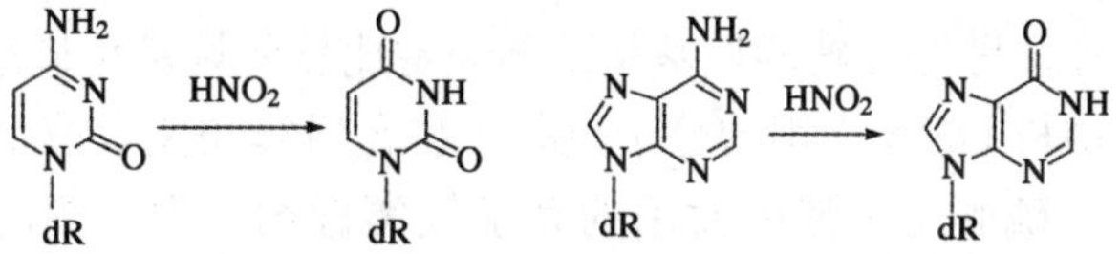

图 2-7 亚硝酸的脱氨作用

(三) 与含碳亲电试剂作用

许多有机物可通过碳原子与核酸形成共价键。结合方式最简单是甲醛和硫酸二甲酯，较为复杂如致癌物 α-苯并芘，该物质需要经过连续代谢之后，才能与 DNA 的嘌呤形成共价结合。作为反应底物，核酸结构中具有很多可进攻位点，一些可通过软硬酸碱理论予以定性解释，虽然前线轨道分析可提供更为确切的解释，但需在量子化学方面进行深入研究。另外一些影响共价结合的因素主要是空间作用，如亲电试剂与碱基的接近程度、形成共价键之前亲电试剂与底物的结合方式等。

1. 甲醛　碱基的氨基是甲醛与 DNA 发生反应的位点。甲醛可先与腺嘌呤的 C_6-氨基加成得到 6-（羟甲胺基）嘌呤、与鸟苷酸反应得到 2-（羟甲胺基）-6-羟基嘌呤，这些中间体继而与其他碱基上的氨基缓慢作用生成亚甲基桥连的交联产物（图 2-8）。

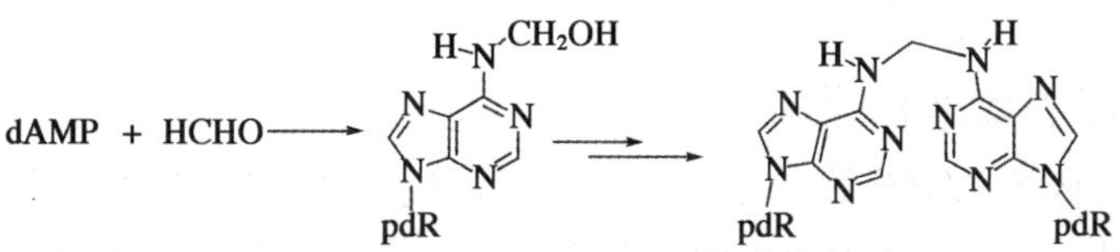

图 2-8 甲醛与腺苷的作用

2. 烷基化试剂　在中性水溶液中，除嘌呤 N_9 和嘧啶 N_1 外，碱基中的所有含氧和含氮基团都能够被烷基化。硫酸二甲酯、甲基磺酸酯和卤代烷等软亲电试剂可通过 S_N2 反应对这些位点进行烷基化。碱基 N 原子是烷基化的主要位点，在相同条件下，$G-O^6$ 和 $G-N_7$ 甲基化的比例为 0.004∶1，烷基化位点的选择性有如下顺序：$G-N_7>A-N_1>C-N_3>T-N_3$。对 DNA 分子而言，硫酸二甲酯对腺苷的烷基化部位主要为 N_3，N_7 产物较少。

N-甲基-N-亚硝脲与其乙基同系物为硬的亲电试剂，主要发生 S_N1 反应。在对 DNA 甲基化时，此类化合物对磷酸酯结构中氧原子的烷基化比例在 50% 以上。在肝脏中，$G-O^6/G-N_7$ 烷基化的比值为 0.08，在脑中为 0.15。氧烷基化的其他部位还包括 $T-O^2$、$T-O^4$ 和 $C-O^2$ 等。

碱基的 C-甲基化需要体内胸苷合成酶等参与，目前还没有化学方法能够完成该反应。

许多烷基化试剂是第 1 类致癌物，此类物质还应包括硫酸二甲酯、甲基磺酸脂及其同系物、β-丙醇酸内酯、2-甲基氮丙啶、1，3-丙磺酸内酯和环氧乙烷等。双官能团致癌物则包括双氯甲醚、双氯乙醚及 3-氯-1，2-环氧丙烷、抗癌药物马勒兰、苯丁酸氮芥和环磷酰胺等。另外，硬的烷基化试剂通常比软的烷基化试剂具有更强的致癌作用。有关这些化合物与 DNA 作用的分子机制，将在后续相关章节中予以讨论。

双-(2-氯乙基) 硫醚是一战中使用的芥子气类毒剂，为典型的双烷基化试剂，能导致呼吸系统癌症。20 世纪 60 年代，人们证明了该物质能交联 DNA 中同链或异链的两个碱基。其交联部位是鸟苷的 N_7 和下一鸟苷或腺苷的 N_1 及胞苷的 N_3。2-甲基氮丙啶与 DNA 作用也可形成类似结构，但与氮芥类的连续鸟苷序列选择性不同，该类化合物缺乏选择性。

3. 氯乙醛　氯乙醛同时具备甲醛和卤代烷的性质。它能与腺苷及胞苷作用，形成含有一个与嘧啶环骈合五元环的稠环。此类物质具有强烈的荧光现象，可用做研究腺苷和胞苷的探针（图 2-9）。

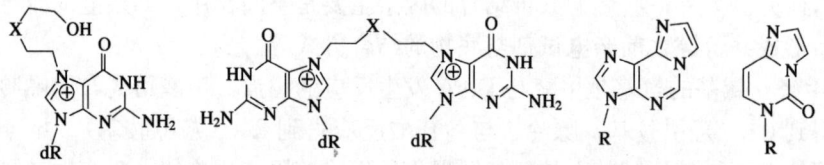

图 2-9　硫芥和氮芥的鸟苷加合物及氯乙醛的腺苷和胞苷加成物

（四）DNA 的金属化反应

汞(Ⅱ)可与尿苷和胞苷的 C_5 反应，产物经反应转化为有机钯中间体后，可制备 C_5 取代的嘧啶核苷。该反应的重要应用是合成具有荧光的链终止脱氧核苷酸。如：5-碘-2′,3′-脱氧尿苷在 Pd(0) 催化下与 N-三氟乙酰炔丙胺偶联，之后再与荧光染料缩合，可获得荧光活性的脱氧胸苷类终止物 T-526，该物质可用于 DNA 测序（图 2-10）。

作为重要的生物活性物质，铂氨配合物也能与 DNA 发生共价作用。如二氯合

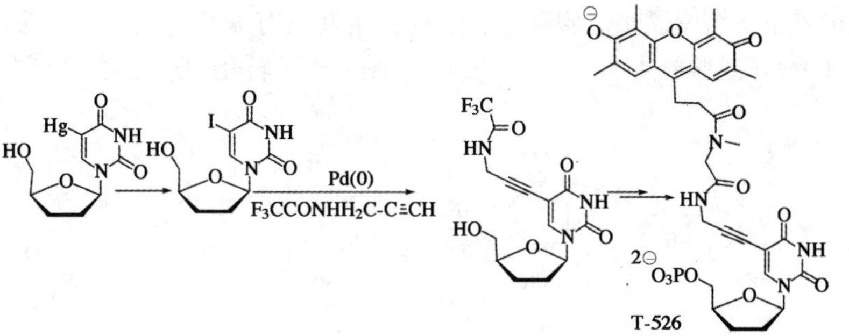

图 2-10 荧光探针的合成及化学结构

铂(Ⅱ)是治疗睾丸癌的常用药物。该化合物与鸟苷的 N_7 结合后将其拉向下一个嘌呤碱基，形成链内交联，对 DNA 的 $d(pGpG)_2$ 和 $d(pApG)_2$ 序列具有选择性，还能与位于某一碱基两侧的两个鸟苷结合。与铂顺式结合的两个鸟苷的碱基平面几乎垂直，破坏了 DNA 螺旋中正常的碱基堆积和配对，进而起到抑制肿瘤生长的作用。顺铂的反式异构体也能与 DNA 结合，但所造成的损伤能很快被修复，故无抗肿瘤活性（图 2-11）。

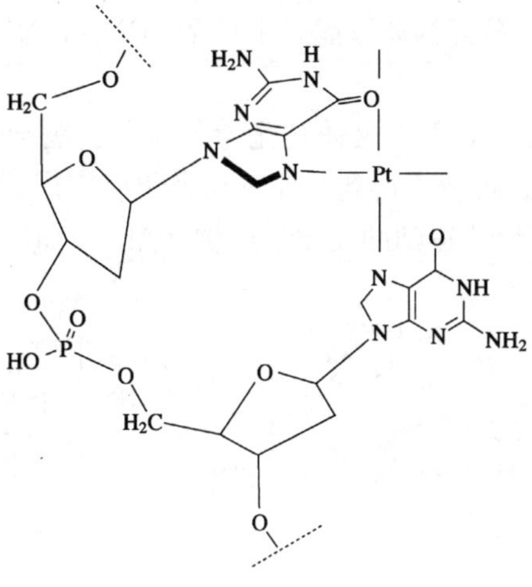

图 2-11 顺铂类化合物与 DNA 的链间交联

五、DNA 的光化学反应

人们对臭氧层的关注与紫外线对核酸的作用有很大关系。低辐射剂量的紫外线具有致突变作用，高剂量紫外线具有细胞毒性。白色人种、白化病黑色人种和修复基因先天缺陷的病人长时间暴露于日光下会诱发皮肤癌。

（一）嘧啶的光化学反应

在远紫外光下，嘧啶碱基（C、T 或 U）会产生寿命极短的高能单线态（$^1P_1$），该能态会迅速形成水合物、衰减或转变为三线态。尿苷水合物（U*）中性时较为稳定，在酸性或碱性下会缓慢脱水。胞苷水合物的稳定性只有尿苷的 1/10，或脱水逆转化为胞嘧啶（90%），或脱氨生成 U*（10%），这是 C→U 转化的途径之一（图 2-12）。

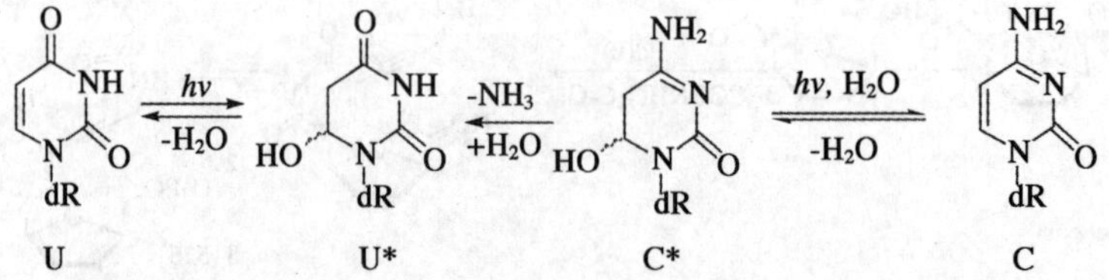

图 2-12 胞嘧啶和尿嘧啶的光水合作用和二者之间的转化

在紫外光下，嘧啶核苷能通过 [2+2] 环加成生成具有环丁烷结构的二聚体。对于胸苷的四种可能的二聚异构体，在冰晶点阵中照射主要得到顺-顺异构体，这也是体内 DNA 光化学作用的主要产物（>95%）。光敏化照射溶液中的胸苷主要得到的反-顺异构体，这在体内 DNA 中只占 2%。

立体化学研究表明，体内 DNA 中 T 二聚体的形成链内相邻胸苷的光加成所致。分子模拟和 NMR 及 X 射线衍射分析证明除胸苷与腺苷间的氢键受到破坏外，DNA 的螺旋结构几乎不受影响。反-顺异构体可能只来自 Z-DNA，NMR 分析表明其 DNA 螺旋有更大的扭曲。

在小于 254nm 的光照下，T 二聚体转化为单体，胞嘧啶的二聚体易脱氨形成尿嘧啶。从受辐射的 DNA 中还可分离得到其他嘧啶光化反应产物，如：双嘧啶加合物，胸腺嘧啶甲基失氢的自由基反应得到的光化学产物（图 2-13）。

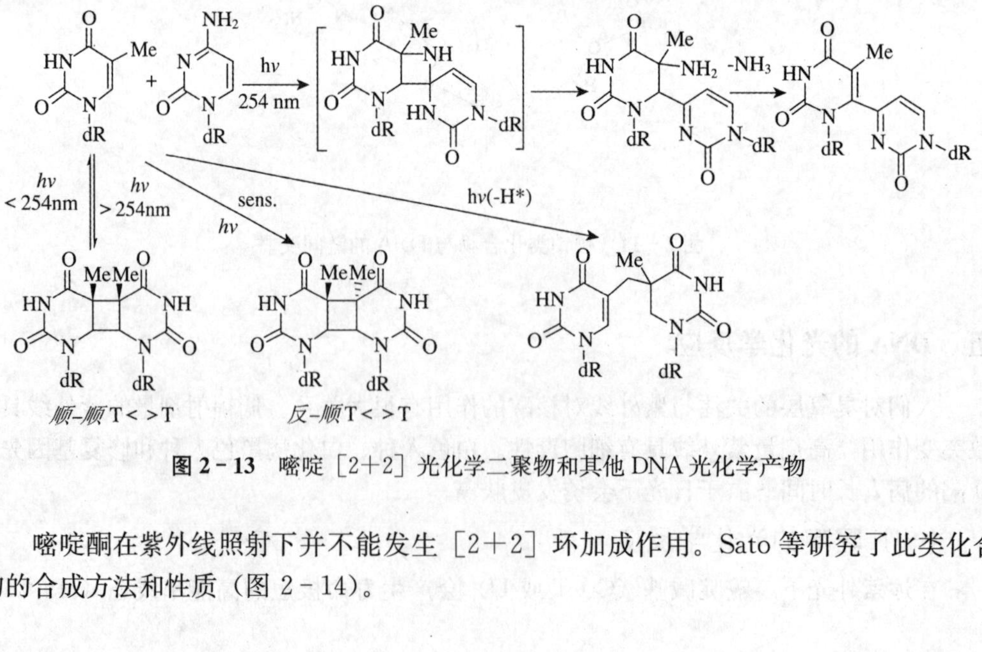

图 2-13 嘧啶 [2+2] 光化学二聚物和其他 DNA 光化学产物

嘧啶酮在紫外线照射下并不能发生 [2+2] 环加成作用。Sato 等研究了此类化合物的合成方法和性质（图 2-14）。

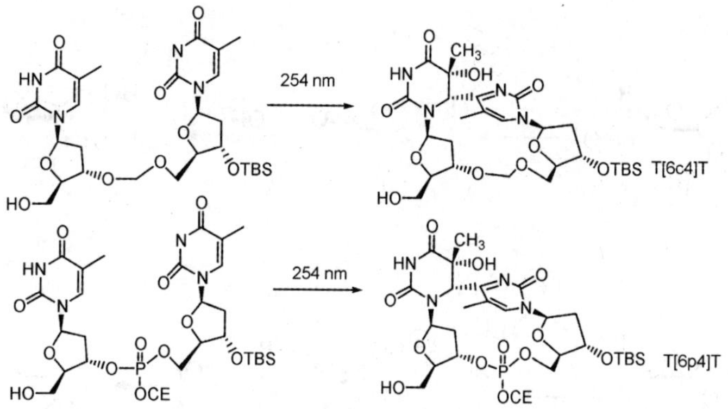

图 2 - 14 嘧啶酮的光加成反应

（二）嘌呤的光化学产物

嘌呤比嘧啶有更强的光稳定性，能在 DNA 螺旋中将光活化能量传给邻近的嘧啶。通常嘌呤的光化学活性以三种形式体现于结构中的 C_8：

（1）嘌呤在紫外线或 γ 射线照射下与异丙醇等二级醇反应可得到 C_8 位取代产物；

（2）8-溴嘌呤在紫外线照射下能产生嘌呤自由基、二聚体或 8,8'-联二嘌呤；

（3）辅酶 B_{12} 在紫外线照射能引发钴与腺苷的 $C_{5'}$ 剪切，形成 8,5'-环-5'-脱氧腺苷。

六、离子化辐射对核酸的影响

X 射线、γ 射线和高能电子在溶液中都能形成羟基自由基、溶剂化电子或氢原子，这些物质都能与 DNA 直接作用。在有氧环境中，最为重要过程都与羟基自由基（·OH）有关，其夺取一个氢原子后能生成一个能捕捉 O_2 的自由基。每吸收 1000eV 能量，约形成 27 个羟基自由基，其中约 6 个与糖苷作用，另外 21 个与碱基作用。

（一）富氧溶液中的脱氧核糖产物

羟基自由基能夺取糖 C_4' 位和糖环其他四个碳上的氢原子，糖环上形成的自由基捕捉氧后生成 C_4' 或 C_5' 的过氧自由基，直接导致磷酸酯键断裂。在戊糖环 C_1' 或 C_2' 位的类似反应能使对碱性稳定的磷酸酯键在室温下 10min 内就能在 0.1mol/L 的 NaOH 溶液中完全消除。上述两个过程只涉及戊糖环和磷酸酯键的反应，碱基能保持完整（图 2-15）。

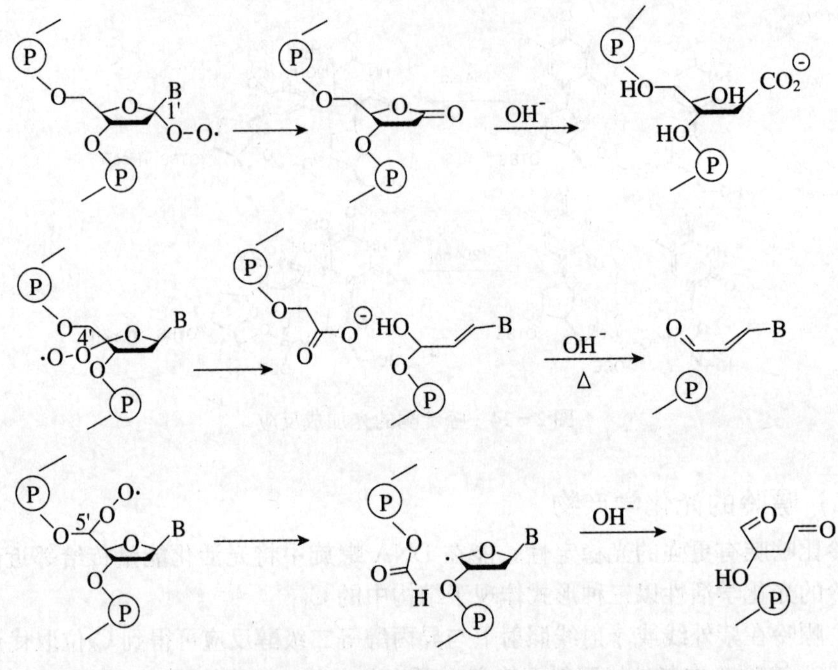

图 2-15 戊糖环的自由基夺氢作用与磷酸酯键断裂和开环作用

(二) 溶液中的嘧啶碱基产物

在稀的富氧溶液中对嘧啶核苷进行辐射,至少能分离得到 24 种产物。而在缺氧状态或固态下反应,产物更多。最简单的情况是在富氧溶液中,通常是嘧啶的 5,6-双键发生反应。所形成的羟基氢过氧化物中,胸苷的过氧化物相对稳定,而脱氧胞苷的过氧化物会迅速降解,其中 5-羟基甲基脱氧尿苷约占 10%。缺氧溶液中,γ 射线辐射胸腺嘧啶得到的主产物为 5-(R) 构型的 5,6-二氢胸腺嘧啶(图 2-16)。

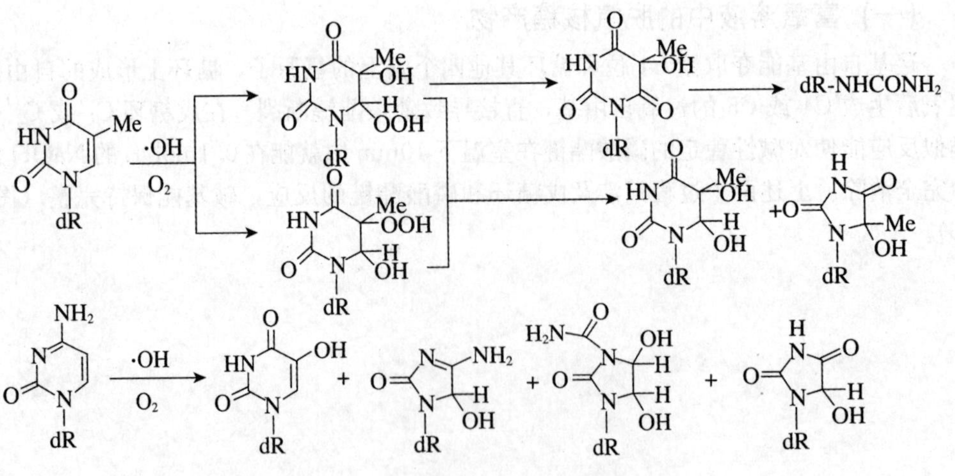

图 2-16 富氧溶液中嘧啶核苷的辐射裂解

（三）嘌呤碱基产物

人们对嘌呤碱基的辐射化学研究不多。脱氧腺苷能够在 C_8 位与羟基自由基结合，或得到 8-羟基脱氧腺苷，或通过消除咪唑环得到 5-甲酰胺基-4-氨基嘧啶脱氧核苷产物。对于鸟苷，有报道表明在缺氧状态下对该碱基进行辐射会生成 8-羟基鸟苷，而该位置正是许多诱导突变损伤的位点（图 2-17）。

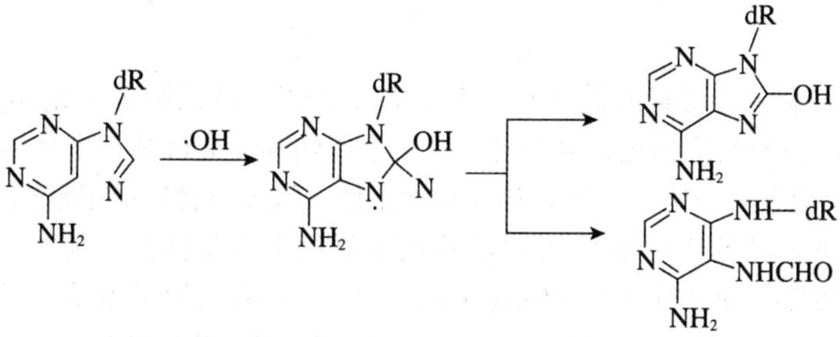

图 2-17 腺苷受 γ 射线辐射的主要产物

核酸所发生的基本反应与其结构中的碱基、糖苷的化学性质和核酸的高级结构密切相关。从化学角度上看，这些反应体现了核酸中不同官能团的化学性质和反应活性。从生物学的角度，核酸的化学反应正是造成 DNA 损伤和细胞毒性的直接原因，若反应发生于肿瘤细胞内，则能体现化合物的抗肿瘤活性。若在正常细胞中，化合物与 DNA 的化学反应则导致可能的致癌和致突变作用。因此，在抗肿瘤药物设计时，既应考虑其对肿瘤细胞的细胞毒性，更要研究提高其选择性的途径。对于潜在的致癌物质，研究其与 DNA 的基本反应，也是评价其致癌风险的重要依据之一。

第二节 烷基化药物与 DNA 的作用机制和选择性

一、烷基化试剂的化学反应机制

烷基化试剂是指能够通过烷基取代另一分子中质子的化合物，该类物质在第一代抗癌药物中占有非常重要的地位。人们在对此类药物进行设计时，多是考虑药物的烷基化作用，即将具有烷基化作用的氮芥、氮杂环丙烷、硫酸烷基酯等药效团与能将这些基团导向靶标组织的其他官能团相结合。虽然该类物质中的绝大多数缺乏对肿瘤的选择性，并有引发新肿瘤的危险，但认识该类化合物作用机制仍具有一定意义。

将烷基以 RCH_2- 表示，烷基化作用可表示为：

$$RCH_2X + H-R' \longrightarrow RCH_2-R' + HX$$

理论上，烷基化反应是通过两种机制完成的，即 S_N1 机制和 S_N2 机制。

S_N1 反应的特点是亲电试剂首先形成碳正离子，随后快速与底物作用形成产物，反应速率只与烷基化试剂浓度有关，符合一级动力学特征。

$$RCH_2X + H-R' \xrightarrow[慢反应]{} RCH_2^+ + X^- \xrightarrow[快反应]{HR'} RCH_2R' + H^+$$

S_N2 反应过程遵循二级反应动力学特征，具有下述过渡态结构。

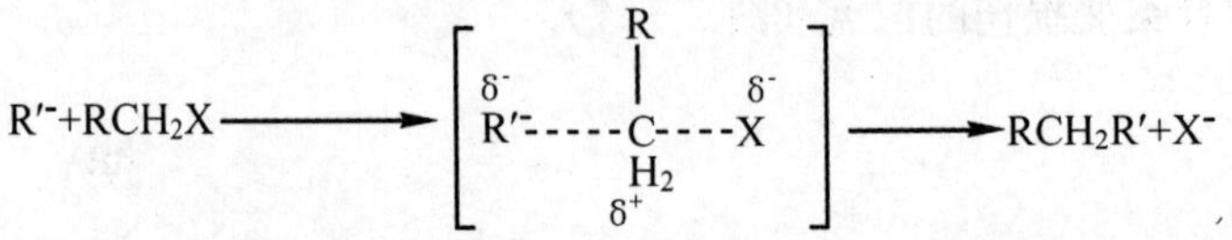

$$R'^- + RCH_2X \longrightarrow \left[R'^{\delta^-} \cdots \underset{\underset{H_2}{\overset{R}{|}}}{C} \cdots X^{\delta^-} \right]^{\delta^+} \longrightarrow RCH_2R' + X^-$$

但实际的反应并不能简单划分为 S_N1 或 S_N2 历程，这是因为无论是参与反应的底物的化学结构，还是反应所处的介质环境，都会影响到反应机制。生物体内的反应介质为水，pH 对反应会有一定的影响，如在碱性条件下氮芥类物质的半衰期会变短。

一般情况下，以 S_N1 机制作用的烷基化试剂化学性质活泼，能与组织快速反应，如芥子气。而以 S_N2 机制作用的烷基化试剂，如 1，4-双（甲磺酰基）丁烷和三亚乙基硫代磷酰胺等，反应较慢。但如对-[N，N-双（2-氯乙基氨基）]苯丁酸的烷基化试剂虽然以 S_N1 机制进行反应，但因存在芳环的吸电子效应，反应速率较慢（图 2-18）。

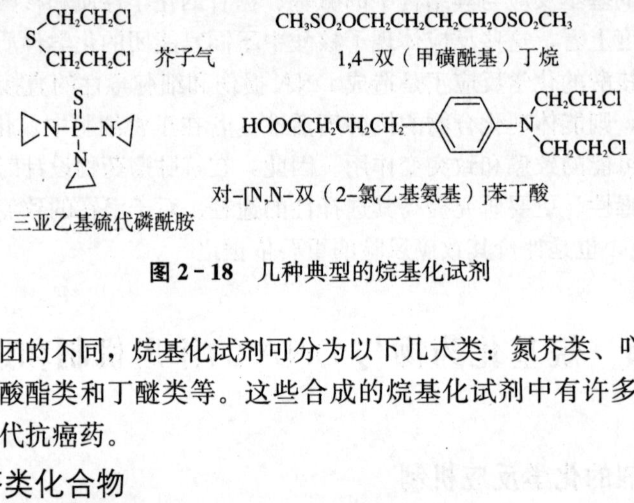

图 2-18 几种典型的烷基化试剂

根据离去基团的不同，烷基化试剂可分为以下几大类：氮芥类、吖丙啶类、环氧乙烷类、烷基甲磺酸酯类和丁醚类等。这些合成的烷基化试剂中有许多是广泛应用的药物，被称为第一代抗癌药。

（一）氮芥类化合物

氮芥类的结构特征是含有 2-氯乙基，当失去氯原子后，可形成碳正离子。最常见的双臂氮芥类化合物的两个氯乙基都可作为烷基化基团。

脂肪类 2-氯乙基胺在水中能迅速生成活性中间体丙啶正离子，该物质可以双分子机制与阴离子作用，人们通过 NMR 证明了该环状中间体的存在。脂肪类氮芥首先通过快速单分子反应形成吖丙啶正离子（k_1），而后该中间体以较慢的速率对底物进攻（k_2）（图 2-19）。

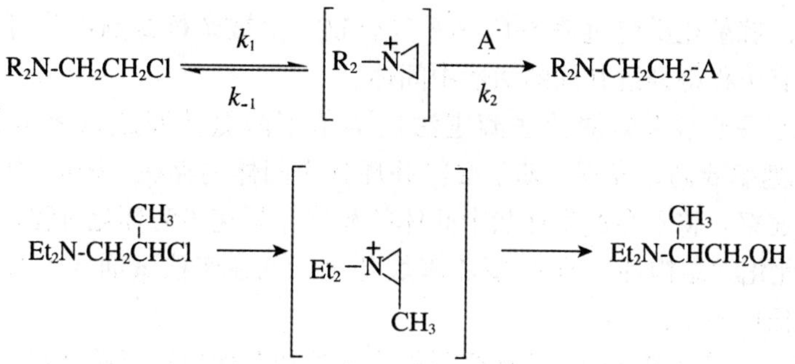

第 2 章 共价结合的烷基化试剂与 DNA 作用的分子机制

$$R_2N\text{-}CH_2CH_2Cl \underset{k_{-1}}{\overset{k_1}{\rightleftharpoons}} [R_2\text{-}\overset{+}{N}\triangleleft] \overset{A^-}{\underset{k_2}{\longrightarrow}} R_2N\text{-}CH_2CH_2\text{-}A$$

$$Et_2N\text{-}CH_2\overset{CH_3}{C}HCl \longrightarrow \left[Et_2\text{-}\overset{+}{N}\underset{CH_3}{\triangleleft} \right] \longrightarrow Et_2N\text{-}\overset{CH_3}{C}HCH_2OH$$

图 2-19 脂肪类 2-氯乙基胺的环状中间体的形成

芳基氮芥中，由于芳环存在拉电子效应，使 N 原子的碱性不足以形成较稳定的吖丙啶正离子。人们对于该类化合物反应机制的认识是一个渐进的过程。

起初，有人认为反应过程中不存在活泼的吖丙啶中间体。并提出下列机制：

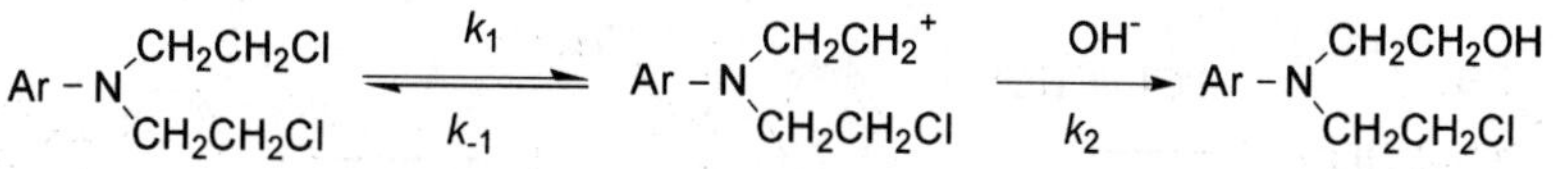

$$Ar\text{-}N\begin{smallmatrix}CH_2CH_2Cl\\CH_2CH_2Cl\end{smallmatrix} \underset{k_{-1}}{\overset{k_1}{\rightleftharpoons}} Ar\text{-}N\begin{smallmatrix}CH_2CH_2^+\\CH_2CH_2Cl\end{smallmatrix} \overset{OH^-}{\underset{k_2}{\longrightarrow}} Ar\text{-}N\begin{smallmatrix}CH_2CH_2OH\\CH_2CH_2Cl\end{smallmatrix}$$

另外一些人则认为分子内部存在邻基参与作用，该 S_N2 机制遵循一级动力学规律：

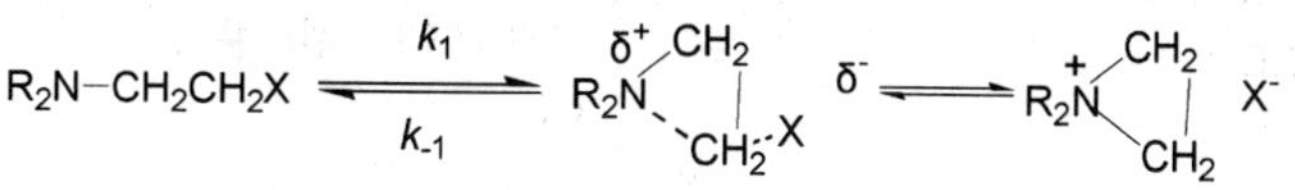

$$R_2N\text{-}CH_2CH_2X \underset{k_{-1}}{\overset{k_1}{\rightleftharpoons}} R_2\overset{\delta+}{N}\begin{smallmatrix}CH_2\\CH_2\end{smallmatrix}X \overset{\delta-}{\rightleftharpoons} R_2\overset{+}{N}\begin{smallmatrix}CH_2\\CH_2\end{smallmatrix} \quad X^-$$

Bardos 等对上述观点进行了修正，认为 4-(对硝基苯基)吡啶（NBP）等杂环与芳基氮芥以下列历程进行 S_N1 和 S_N2 反应（图 2-20）：

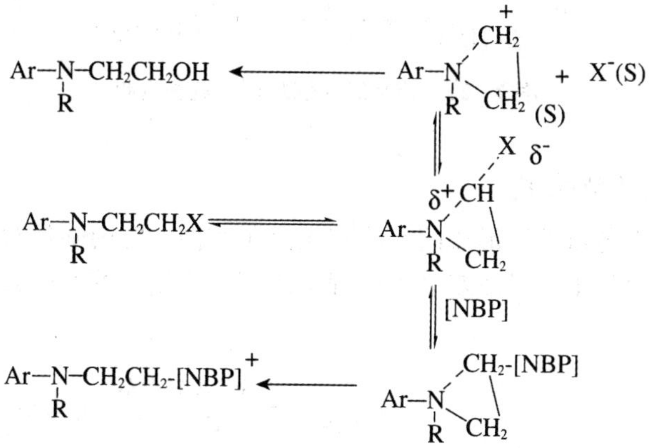

$$Ar\underset{R}{-}N\text{-}CH_2CH_2OH \longleftarrow Ar\underset{R}{-}N\overset{+}{\begin{smallmatrix}CH_2\\CH_2\end{smallmatrix}} + X^-(S)$$

$$\Updownarrow (S)$$

$$Ar\underset{R}{-}N\text{-}CH_2CH_2X \rightleftharpoons Ar\underset{R}{-}\overset{\delta+CH}{N}\begin{smallmatrix}\\CH_2\end{smallmatrix} \quad X\delta^-$$

$$\Updownarrow [NBP]$$

$$Ar\underset{R}{-}N\text{-}CH_2CH_2\text{-}[NBP]^+ \longleftarrow Ar\underset{R}{-}N\begin{smallmatrix}CH_2\text{-}[NBP]\\CH_2\end{smallmatrix}$$

图 2-20 NBP 与芳基氮芥的反应历程

他们认为水解反应的高能过渡态是溶剂化的碳正离子-氮偶极子，过渡态瓦解之后生成反应产物。烷基化反应过渡态是 S_N2 复合物，由被亲核试剂部分打开的吖丙啶正离子构成。所有历程都经过共同的活性中间体。

Williamson 等通过汞硝酸盐法滴定法证实苯丁酸氮芥释放氯离子的速率比其对 NBP 的烷基化速率要高，发现了苯丁酸氮芥环状中间体的存在。Price 等认为若环化速率远低于开环速率，将不会产生环状中间体的积聚。限速步为环化过程，宏观上体现为 S_N1 过程。因此化学结构各异的 2-氯乙基烷基化试剂在亲核试剂（A^-）对环状中间体进攻时不体现任何差别。

Benn 等认为对芳基氮芥的烷基化机制最为简单和合理的解释便是吖丙啶正离子作为活性中间体参与反应。他们发现下列反应虽然起始物不同，但主要产物却是相同的。因此认为二者必然经历相同的中间体。他们通过使用苯环上带有不同取代基的氯乙基 2' 位氚代的氮芥在叔丁醇中与 p-硫代甲酚酯反应的结果提出了芳基氮芥的下列反应机制。即：芳基氮芥侧链卤原子的亲核取代反应为一竞争历程，既可直接取代，也可经过活性的吖丙啶中间体取代，而在多数情况下，反应都要经历吖丙啶正离子历程（图 2-21）。

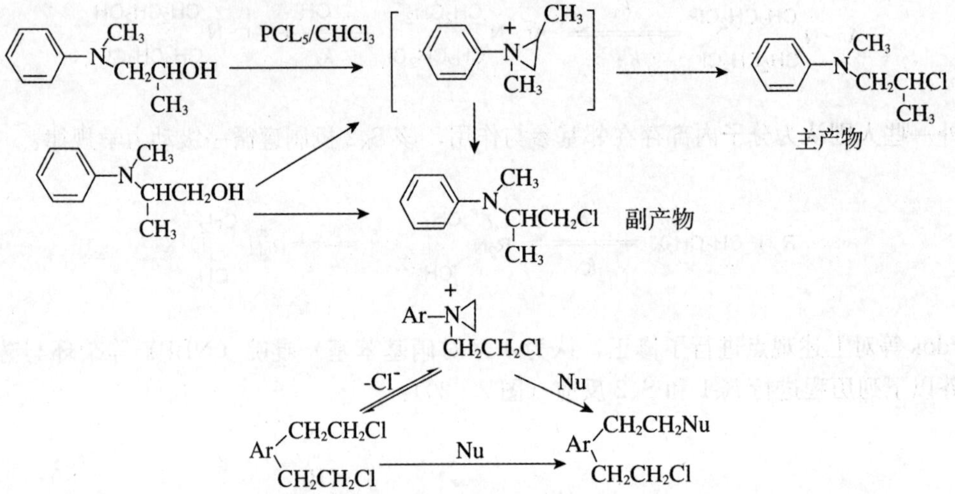

图 2-21 芳基氮芥烷基化的竞争机制

（二）吖丙啶类化合物

吖丙啶在结构上与氮芥所形成的吖丙啶正离子相似。吖丙啶环对酸敏感，在酸性介质中发生质子化后可经单分子或双分子历程与阴离子作用（图 2-22）。

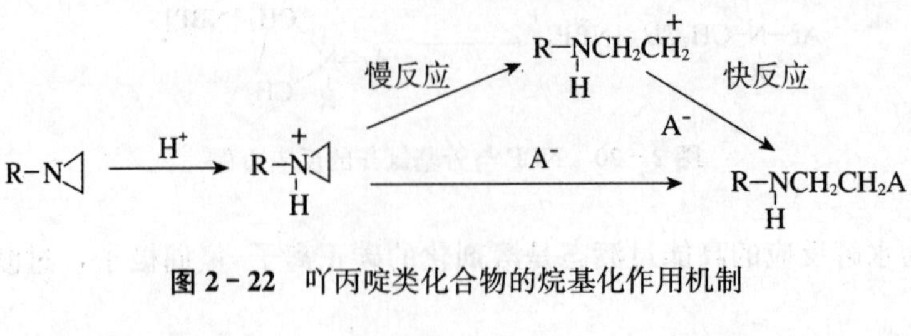

图 2-22 吖丙啶类化合物的烷基化作用机制

吖丙啶碳原子连接吸电子基团有利于 S_N1 历程的偶极中间体的形成。若 R 为吸电子基团，则反应更倾向于 S_N2 历程，这来自于亚甲基碳对亲核进攻的敏感性的增强。吖丙啶环连接给电子基团后，化学性质变得不活泼，并丧失生物活性。但一些研究表明当吖丙啶环连接甲基或乙基后，化合物在保持抗肿瘤活性的同时，其细胞毒性通常会降低。但化合物取代基性质与化学性质及生物活性并没有明显的相关性。

（三）环氧乙烷类化合物

环氧乙烷类化合物含有氧杂三元环，取代基位于环上的碳原子上。该类化合物与亲核试剂作用要经过与吖丙啶类似的 S_N2 历程。环氧乙烷的取代通常会造成化学反应性及生物活性丧失，但邻位羟基通常能提高环氧乙烷的反应活性，这可能来自邻基参与作用对开环的活化效应（图 2-23）。

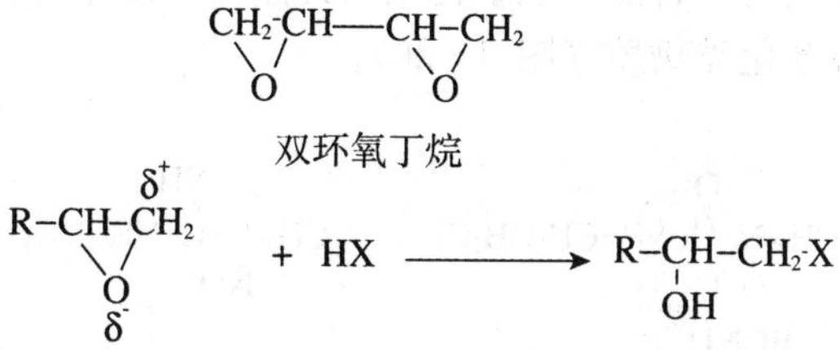

图 2-23 环氧乙烷类化合物

（四）烷基甲磺酸酯类化合物

烷基甲磺酸酯的烷氧键容易断裂，故可作为烷基化试剂。根据 α-碳上取代基性质的不同，该类化合物可不经过环状中间体，而以 S_N1 或 S_N2 历程直接反应。

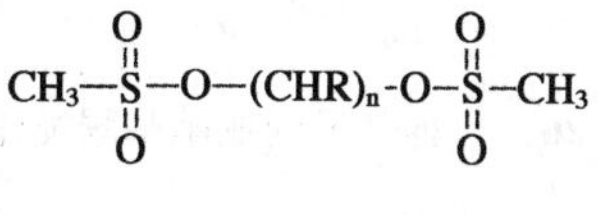

图 2-24 烷基甲磺酸酯的结构

（五）丁醚类化合物

对丁醚类化合物而言，β-氮或 β-硫取代能促进烷基卤代物的水解，但 β-氧取代却使反应速率大大降低。但由于位于结构中心的氧具有形成五元环正离子的能力，因此该类化合物可与强的亲核试剂发生烷基化作用。如：双（4-溴丁基）醚和双（4-甲磺酰氧丁基）醚具有较好的抗癌活性，因此可能经历以下水解历程（图 2-25）：

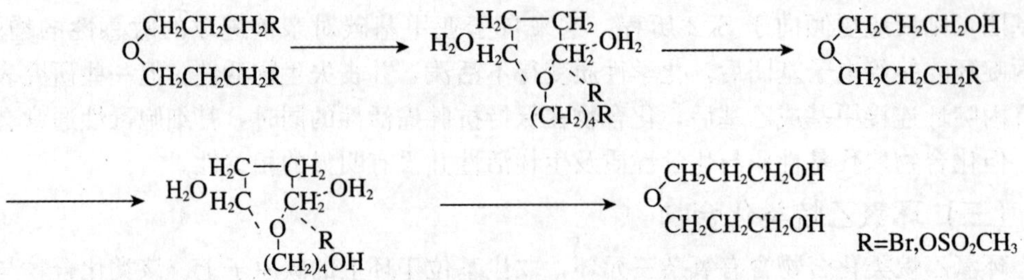

图 2-25 丁醚类化合物的水解历程

（六）亚硝基脲

尽管亚硝基脲表面上与双官能团烷基化试剂类似，但在体内它们是通过化学方式断裂产生多种单官能团烷基化类物质（图 2-26）。

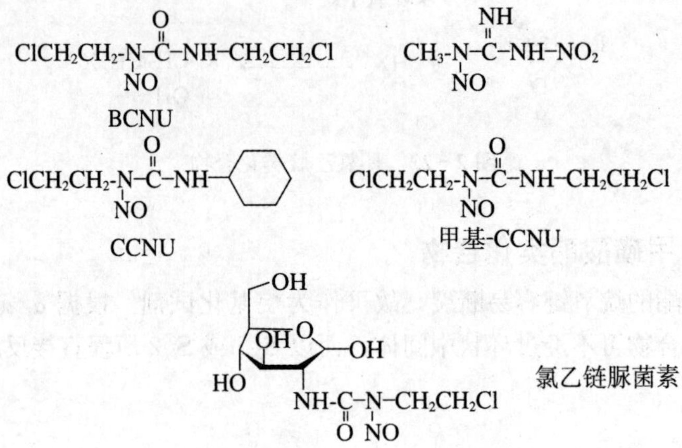

图 2-26 几种常见的亚硝基脲类化合物

Colvin 等提出的 BCNU、CCNU 和 1,3-双（2-氟乙基）-1-亚硝基脲等在体内的分解模式已充分解释了药物的分解产物来源。其中任何一种物质或其组合物都能与生物大分子作用，引起相关的抗肿瘤活性和毒性。有关此类化合物在体内的分解内容，见下文相关章节。

（七）三氮烯类化合物

5-偶氮咪唑-4-甲酰胺具有肿瘤细胞毒性。该化合物在无水条件下稳定，水溶液中会发生分子内环化，生成 2-氮杂次黄嘌呤，在胺存在下，会形成三氮烯。光照下，该化合物会经偶氮中间体生成 2-氮杂次黄嘌呤（图 2-27）。

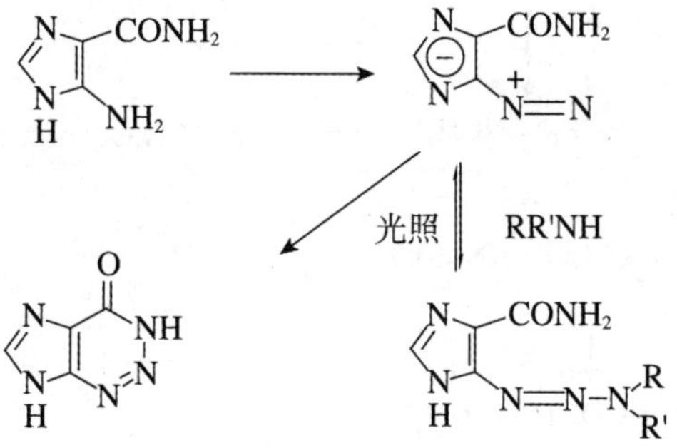

图 2-27 5-偶氮咪唑-4-甲酰胺的分解

三氮烯的作用机制也是烷基化作用,其甲基化作用与抗肿瘤活性的密切相关,人们通过 NMR 证实其分解最终产生甲基碳正离子(图 2-28)。

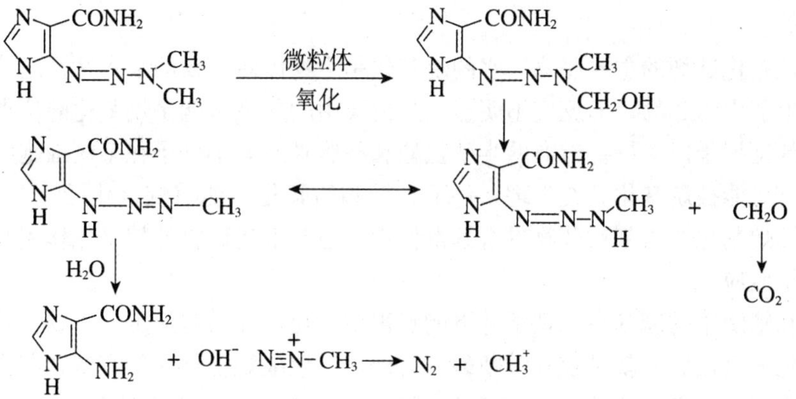

图 2-28 三氮烯的分解途径

(八)六甲基三聚氰胺类化合物和甲基苄肼类化合物

六甲基三聚氰胺在微粒体中氧化之后,其活性代谢物是羟甲基蜜胺,该物质能很快与蛋白质和核酸的氨基发生缩合作用而放出甲醛。

甲基苄肼(丙卡巴肼)在体外对癌细胞无作用,在对肿瘤细胞产生活性之前需要酶的活化作用。其在体内代谢能产生的含氮链发生 α-羟基化和碳-氮键的断裂,产生与三氮烯降解产物类似的甲基二氮烯(图 2-29)。

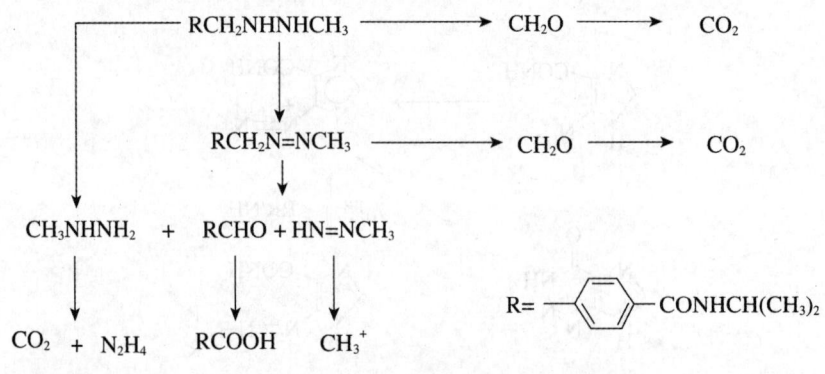

图 2-29 甲基苄肼在体内的代谢途径

二、烷基化试剂的作用位点

生物体内，烷基化抗癌药物的底物包括水、氯离子、羧基、羟基、巯基、胺、有机碱和磷酸等。

水是烷基化试剂的主要底物。水的烷基化是生物体对药物的解毒途径之一。血清中的氯离子也能作为底物，但反应不明显。蛋白质中的羧基可能是烷基化的位点，但目前尚无确凿的证据予以支持。游离的半胱氨酸和谷胱甘肽等小分子在某些细胞中会构成代谢库，最有可能被烷基化。在生理条件下，糖和伯胺是不能被烷基化的。在生物体内，羧基和能被烷基化的巯基对药物具有解毒作用，但是上述底物的烷基化作用并不导致显著的生物学效应。

核酸和辅酶中的碱基在生理条件下能够被烷基化，并引起显著的生物学效应，而磷酸酯烷基化的直接后果就是核苷键断裂。另外，磷酸酯烷基化后的烷基转移作用也可导致碱基的烷基化。磷酸酯的羟基、碱基的氮原子、鸟嘌呤的 O^6 和胸腺嘧啶的 O^4 都是烷基化试剂的位点。

DNA 与烷基化试剂作用具有以下三种主要的生物学效应：
①抑制细胞生长，延缓或抑制有丝分裂；
②致突变作用，使子代细胞的性状发生变化；
③细胞毒性作用，使细胞被严重破坏，甚至导致死亡。

高细胞毒性的烷基化试剂能导致细胞功能的丧失，其生物活性很可能来自于与同一生物大分子底物中两位点的同时作用，若发生于 DNA 的两条互补链中，则直接导致链间交联作用。而链间交联作用正是导致的染色体破碎、细胞分裂受阻、染色体胶黏等细胞毒性的重要原因。如：双环氧乙烷和多聚吖丙啶由于在对肿瘤细胞 DNA 的交联作用，而显示出一定的抗肿瘤活性。

最初人们认为烷基化药物主要与核酸中的磷酸酯作用，但之后证实碱基是烷基化的主要位点。烷基化药物与鸟嘌呤的作用成功解释了 RNA 和 DNA 在烷基化后的不同性质。即烷基化的 RNA 在中性介质中相对稳定，而在 DNA 中，烷基化会影响鸟苷酸中糖苷键的稳定性，使烷基化碱基从 DNA 中脱除。Brookes 等对该效应进行了解释：鸟

嘌呤 N_7 烷基化后，存在下列共振结构，该共振结构能使烷基化的鸟嘌呤从 DNA 上脱除（图 2-30）。

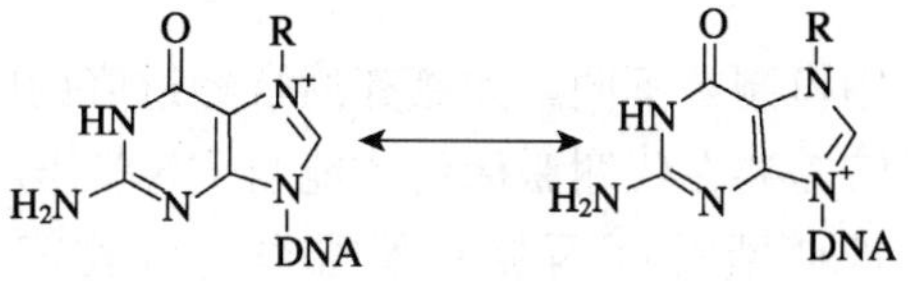

图 2-30 N_7 烷基化鸟嘌呤的共振结构

通过同位素标记，他们还发现了硫芥与 DNA 中鸟嘌呤的交联作用，但要满足两个条件：
① N_7 原子之间的距离至少为 8Å；
② DNA 中反应位置必须为 GC 序列。

虽然 DNA 并非烷基化的唯一重要位点，但 DNA 交联作用却是其引起细胞毒性的主要原因。虽然在动物体内 DNA 烷基化和肿瘤敏感性之间并不存在相关性，但这可能是肿瘤对烷基化损伤 DNA 修复能力的不同所致。

鸟嘌呤 O^6 也能被烷基化，Loveless 发现乙基甲磺酸酯和乙基亚硝脲能对该位点进行烷基化，但硫酸二甲酯和甲基甲磺酸酯则不能。O^6 烷基化的 DNA 损伤能破坏互补碱基对间的氢键作用。

三、烷基化药物与 DNA 作用的选择性

根据离去基团的反应活性，烷基化试剂被分为几个大类。最为有效的烷基化试剂通常是双官能团的，能使 DNA 发生交联，而核酸中的鸟嘌呤的 N_7 位则是最易发生反应的位点（图 2-31）。

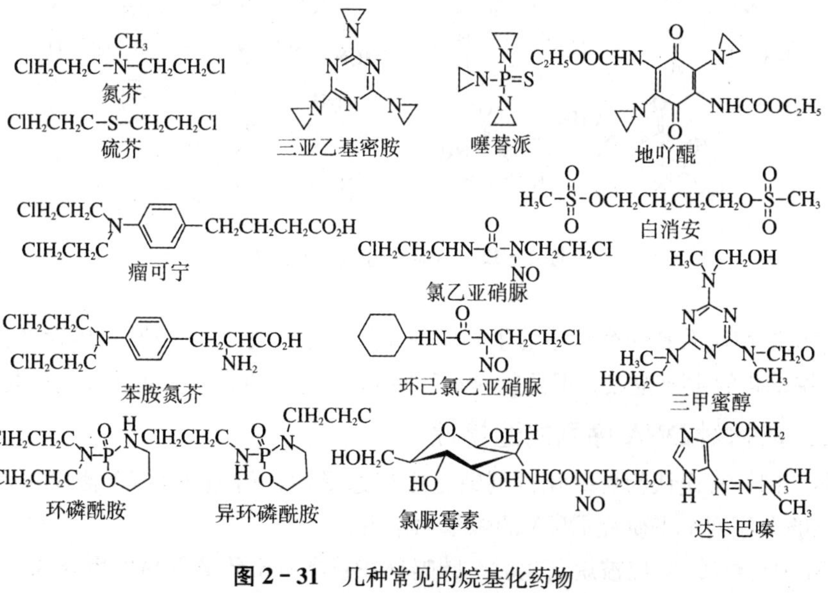

图 2-31 几种常见的烷基化药物

烷基化反应以 S_N1 和 S_N2 两种机制进行。进行 S_N1 反应的化合物，对 DNA 骨架上的磷酰酯基氧原子烷基化；进行 S_N2 反应的化合物，一般反应较慢，通常对碱基氮原子进行烷基化。

不同烷基化药物的作用机制是不同，如氮芥通常经过吖丙啶正离子中间体完成烷基化。环磷酰胺和异环磷酰胺需要在代谢激活后才能与 DNA 作用。吖丙啶类需要在酸性条件下对 DNA 烷基化。地吖醌等吖丙啶基苯醌类化合物需要在体内还原后才会与 DNA 作用。三氮烯类和三甲蜜胺则需要在酸性条件下得以激活。氯乙基亚硝脲在生物体内能分解产生一系列具有烷基化活性的中间体。

（一）药物与 DNA 碱基相互作用的选择性

DNA 碱基在生理 pH 条件下容易被烷基化，在无空间效应的前提下，烷基化的位点选择性是由被进攻位点的电性特征决定的。人们通过实验和量子化学计算证明了在 DNA 的所有碱基中，鸟嘌呤的 N_7 是电子密度最高的部位，最易被烷基化，O^6、N_1 和 N_3 分别是鸟嘌呤和腺嘌呤中的富电中心。

人们已经分离和鉴定了烷基化试剂与 DNA 作用的各种产物。氮芥和白消安与 DNA 作用，能大量分离得到的只有鸟嘌呤 N_7 的烷基化产物。氯乙基亚硝脲等药物与碱基作用的情况相当复杂，可以得到多种鸟嘌呤产物，这可能来自于直接进攻与重排作用。1,2-双-[7-鸟嘌呤基]乙烷被认为是 DNA 链内交联产物，而 1-[3-胞嘧啶基]-2-[1-鸟嘌呤基]乙烷则是链间交联产物（图 2-32）。

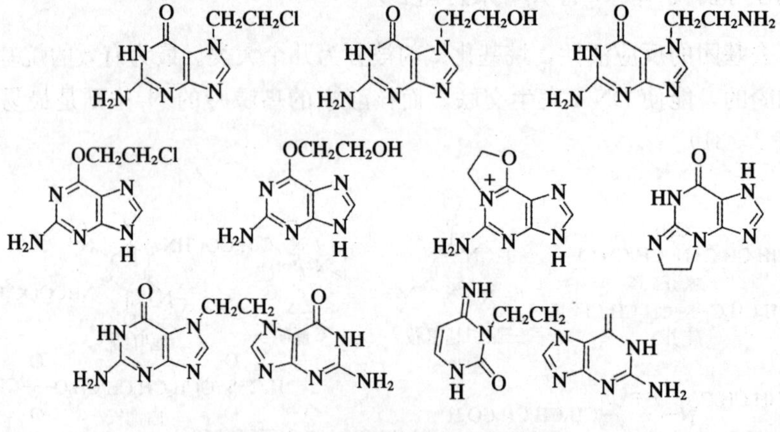

图 2-32 鸟嘌呤的烷基化产物

烷基化试剂对碱基修饰作用的生物学后果还不甚清晰。人们发现尽管鸟嘌呤的 N_7 是 DNA 烷基化的主要位点，但药物对鸟嘌呤 O^6 的进攻通常具有更重要的生物学意义。

（二）药物对 DNA 序列的选择性

早期人们一直误认为烷基化试剂缺乏序列选择性，但随着 DNA 测序技术的进步，人们已能够在序列水平研究 DNA 的烷基化作用。

DNA 中鸟嘌呤 N_7 位被烷基化后，咪唑环在较高 pH 环境下易发生开环。以胺基哌啶在 90℃下处理 DNA，可将这些位置定量转化为链剪切位点，通过该方法可研究烷基化试剂与鸟嘌呤作用的 DNA 序列选择性。如使用序列已知、末端标记的 DNA，与烷基化试剂作用后以哌啶处理，通过分析 DNA 片段的长度可推测出 N_7 单烷基化鸟嘌呤在 DNA 中的位置。人们通过上述方法研究氯乙基化试剂的 DNA 序列选择性时发现：氯乙基亚硝脲在鸟嘌呤重复序列中更倾向于使中间的碱基发生 N_7 烷基化，且反应取向性随着重复序列的增长而加强。

亚硝基脲类化合物与合成的 DNA 序列作用，相邻的鸟嘌呤结构将有利于 7-氯乙基鸟嘌呤和 7-羟基乙基鸟嘌呤的生成。其他能产生相同的烷基偶氮氢氧化物的氯乙基化试剂也对连续的鸟嘌呤序列具有类似的选择性。尽管不同亚硝基脲类化合物的羟乙基化和卤代乙基化产物的比例有所不同，但二者的 DNA 序列选择性十分相似，这是由于在中性水溶液中产生烷基偶氮氢氧化物中间体的缘故。但通过 S_N2 机制产生 7-氯乙基鸟嘌呤的 2-氯乙基-(甲磺酰氧基)硫酸甲酯则不存在 DNA 的序列选择性。

许多氮芥化合物在 DNA 序列中显示出对鸟嘌呤 N_7 烷基化强度的差异。绝大多数化合物对鸟嘌呤重复序列具有选择性，这种序列选择性来自反应对分子电性的依赖。鸟嘌呤 N_7 不仅是所有碱基中电负性最强的位置，还受到其他鸟嘌呤的包围，因此带正电的吖丙啶离子自然会与这些位点作用。Kohn 等发现对于大多数氮芥类化合物而言，在鸟嘌呤 N_7 位的反应强度和分子静电势之间存在相关性。对于磷酰胺氮芥和苯丁酸氮芥，虽然中间体的净电荷为零，但负电荷与吖丙啶正离子相距甚远，不能完全破坏静电作用，因此具有序列选择性。而硫酸二甲酯和白消安等则不能产生带电中间体，故缺乏序列选择性。

即使对于结构简单的分子，对 DNA 的序列选择性也会比较复杂，其他因素也会影响到药物对鸟嘌呤重复序列的选择性。如：B-DNA 中，三个或更多的鸟嘌呤可能形成 A 构型。计算表明在 A-DNA 中，鸟嘌呤 N_7 静电势显著增加，GGG 序列中心碱基 N_7 的易接近程度也比 AGA 和 TGT 等要高。因此亚硝基脲的烷基化作用的区域选择性也可能来自于对 DNA 的序列特异性。

对氮芥类化合物的研究则揭示了某些烷基化试剂与氯乙基亚硝脲不同的碱基序列选择性。药物中与活性基团连接的取代基在特定情况下也能使药物具有序列识别作用。

尿嘧啶氮芥对于与其他氮芥作用微弱的 $5'-PyGC$ 序列具有特异性，这可能是尿嘧啶 O^4 与 $3'-$胞嘧啶氨基作用使之对鸟嘌呤 N_7 的正电屏蔽作用消除，进而有利于该位置的烷基化的缘故。当鸟嘌呤位于两个嘧啶之间时，其取向为其糖酯骨架位置，空间因素对上述作用也是有利的。奎纳克林氮芥是对鸟嘌呤识别活性最高的氮芥类物质，其序列选择性与鸟嘌呤 $3'$端相邻的两个碱基相关，它们必须是 Gpu 或 Tpu。这是因为发生烷基化之前，药物首先要与 DNA 在这两个碱基对之间发生快速的嵌插作用，才能保证活性侧链伸展至中间的鸟嘌呤或胸腺嘧啶之上并与之作用。该作用方式是嵌插作用和共价结合的协同作用方式。这种协同作用，在天然的和杂合的 DNA 烷基化试剂与相关序列作用时尤为突出，有关内容将在下文中讨论。

人们还研究了三氮烯、二甲磺酸酯、吖丙啶苯醌等药物与鸟嘌呤 N_7 的作用。其中，吖丙啶苯醌的生物还原激活作用的研究揭示了小分子烷基化试剂的序列选择性的重要规

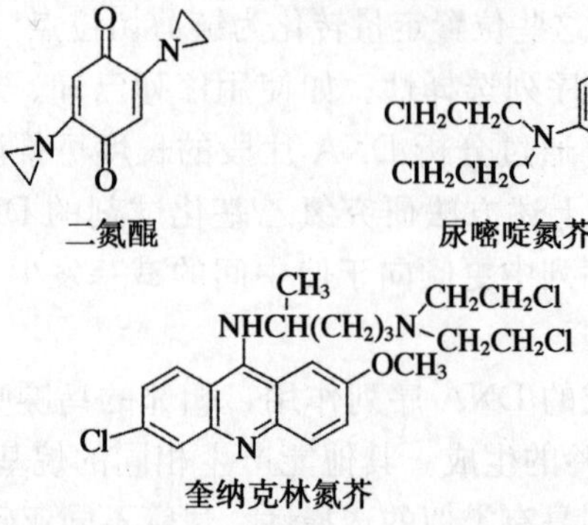

二氮醌　　尿嘧啶氮芥

奎纳克林氮芥

图 2-33　几种高序列选择性的烷基化试剂

律。一些偶氮醌类同系物在还原后的烷基化能力会增强，对鸟嘌呤 N_7 的烷基化作用与美法仑相似，但二氮醌（DZQ）是一个例外。该物质未还原形式的烷基化作用与其同系物相似，但还原后，不仅烷基化作用显著增强，且对 $5'$-GC-$3'$ 序列具有序列特异性，尤其是 $5'$-TGC-$3'$ 序列。虽然 DZQ 的还原形式体现了与尿嘧啶氮芥类似的 $5'$-PyGC-$3'$ 选择性，但后者的序列选择性的模型却不能充分解释其序列特异性。人们建立了下列模型来解释这种作用（图 2-34）：

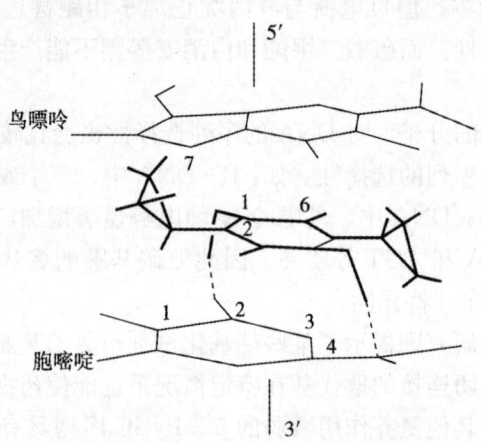

图 2-34　DZQ 与 DNA 的作用模型

还原态 DZQ 嵌插在鸟嘌呤和胞嘧啶之间，氢醌羟基的质子与胞嘧啶 O^2 和 C_4-NH_2 形成氢键，此时，吖丙啶碳原子与环上部的鸟嘌呤 N_7 的距离正是形成共价键的距离。由于嘌呤不能形成氢键，而 GT 序列中的胸腺甲基又会产生不利的空间效应，因此该模型支持了化合物的 GC 选择性。而当二吖丙啶苯醌连接大的侧链时，会由于空间效应而失去序列特异性。该特异选择性模型被优化后，发现该物质除对 $5'$-GC-$3'$ 有特异性外，还能对 $5'$-(A/T)AA-$3'$ 序列中能对腺嘌呤 N_7 进行烷基化。但 DZQ 的 3,6-甲基同系物的还原态对 $5'$-(A/T)AA-$3'$ 的腺嘌呤具有选择性，而对 $5'$-GC-$3'$ 鸟嘌呤的序列特异性消失，这体现了两种截然不同的序列识别机制。

其他因素也会影响烷基化试剂对鸟嘌呤 N_7 烷基化的序列选择性。如：离子强度增大通常会降低大多数氮芥的反应速率，但硫酸二甲酯的烷基化作用与盐效应无关。Na^+ 和 Mg^{2+} 不会显著改变碱基烷基化的活性顺序，尽管有时对序列选择性有所影响。如：100mmol/L 的 Na^+ 能使氮芥和美法仑的选择性降低 30%；对于结构中具有负电性基团的磷酰胺氮芥，则选择性不受影响 Na^+ 浓度的影响，而对具有正电荷的 mustamine，Na^+ 会显著降低其序列选择性。

一些阳离子 DNA 结合剂，如：溴乙啶、偏端霉素 A 和纺锤霉素、多胺精胺都体现出对美法仑的鸟嘌呤烷基化的剂量抑制作用，这些结合物的诱导作用改变了 DNA 的分子静电势，进而降低了 DNA 的烷基化活性。在其存在下，氮芥和阳离子化合物的作用方式都发生了变化，这种效应来自于这些物质对烷基化位点的屏蔽作用。偏端霉素 A 和纺锤霉素在 DNA 小沟区内与 AT 序列选择性结合产生的长程变构作用能降低大沟区中鸟嘌呤 N_7 的可接近程度。

（三）药物与 DNA 交联作用的选择性

20 世纪 40 年代，Ross 等证实烷基化试剂具有潜在细胞毒性的先决条件是双官能团化，产生毒性的原因是共价交联作用，DNA 则是至关重要的位点。交联可发生于 DNA 链内、链间和 DNA 与蛋白质之间，但链间交联是造成细胞毒性损伤的主要原因。烷基化试剂形成交联要经历两步反应：首先形成单加合产物，之后再进行烷基化形成交联。但并非所有的单加成物都能形成交联，许多烷基化试剂的单加合物与交联物的比例约为 20：1 或更高。

由于将线形 DNA 变性为单链后，链间交联的 DNA 在中性凝胶中会恢复为双链结构，因此使用琼脂糖凝胶法可测量交联形成的速率。不同的双官能团试剂，形成交联的速率差别明显，即使在同一类物质，非烷基化基团也会影响交联形成。多数情况下，交联的第 2 步速率较慢，将 DNA 与药物短时间接触使单加合物形成后，在测定交联形成之前将未反应药物除去，通过琼脂糖凝胶电泳法即可测定该步反应的速率。如：尿嘧啶氮芥的第 2 步反应在 37℃ 下需要 4 小时才可完成。

DNA 能够形成不同长度的交联，包括从氯乙基亚硝基脲的两节碳链到氮芥的五节链、异环磷酰胺和三甲蜜胺的七节链，直至吖丙啶苯醌的十节链等，但交联距离却是一定的。利用二甲磺酸酯对交联距离变化的研究表明，对于 1 到 9 节长度的亚甲基桥，最有利的是六节交联，而非四节交联，该结构具有 8.5Å 的最长构象；二亚甲基不形成交联，但亚甲基却可形成链间交联，如：使用亚甲基二甲磺酸酯，可分离到相当的 DNA 链间交联物，表明该方式可代替的氢键。

尽管 DNA 的链间交联相对容易，但交联的确切位点和序列选择性规律还不清晰。在使用氯乙基亚硝基脲得到两个交联产物中，鸟嘌呤 N_7-鸟嘌呤 N_7 被认为是链内交联所致，而鸟嘌呤 N_1-胞嘧啶 N_3 被认为是链间交联。虽然从化学活性的角度，鸟嘌呤 N_1 和胞嘧啶 N_3 都能作为烷基化的初始位点，但 Erickson 等认为起始位点应该是鸟嘌呤的 O^6。Tong 等提出了此作用的可能机制，即在该位置首先发生氯乙基化，随后分子内环化形成不稳定中间体 $1,O^6$-乙氧基鸟嘌呤，最后该中间体与异链的胞嘧啶形成交联产物。

两个鸟嘌呤间大于两个原子的交联被认为是最重要的。白消安与 DNA 作用后可鉴定出两个鸟嘌呤 N_7 位间通过四个碳原子所形成的链内交联,若形成链间交联,DNA 互补链中鸟嘌呤 N_7 之间的适宜距离约 8Å。分子模拟表明,交联反应位点必须是 5'-GC 序列,相反序列 5'-CG 中反应不易发生。多数氮芥对 DNA 中连续鸟嘌呤的序列选择性表明其在形成链内交联方面具有优势。实际上绝大多数化合物在 5'-GC 位点仅发生很弱的反应,不利于链间交联的形成。尿嘧啶氮芥的 5'-PyGC 序列选择性表明其可能更倾向于形成链间交联。

近期的研究对氮芥在 5'-GC 序列形成交联的假说提出了挑战。人们对特定序列寡核苷酸的烷基化的研究表明,5'-GNC 序列的鸟嘌呤 N_7 之间能形成二氯甲基二乙胺交联,但在 5'-GC 序列的交联不如 5'-GNC 容易。交联效率受到与 G 相邻的 5' 碱基及氮芥结构的影响。吖丙啶苯醌类的交联作用也体现出对 5'-GNC 序列的特异性。但 DZQ 更易在 5'-GC 序列位置发生还原交联,这与该药物氢醌形式对鸟嘌呤 N_7 位序列选择性和其与 DNA 的作用模型相一致。因此即使同一类烷基化试剂,而且交联的分子间距相同,某些情况交联的序列选择性也是不同的。

(四) 细胞中烷基化试剂的作用选择性

虽然人们对烷基化试剂与 DNA 的作用进行了大量研究,但烷基化试剂在细胞中产生生物效应的确切机制尚不清楚。人们已经能在药理学剂量下检测到 DNA 的链间交联,也能通过间接方法检测到 DNA 的链内交联。DNA 的链间交联是导致细胞死亡的最重要的损伤。如:在具有鸟嘌呤 O^6 烷基转移酶的细胞中形成的氯乙基亚硝脲诱导的交联较少,故比缺少该修复机制的细胞更具抗性。人们在研究白消安形成链间交联的能力和细胞毒性之间的关系时,发现六亚甲基桥联对链间交联和细胞毒性都是最有利的。mechlorethane 和美法仑是细胞敏感性的良好标示物,对几种氮芥对链间交联的形成和消除、链内交联的形成和消除的动力学研究表明,除奎纳克林氮芥外,所有氮芥的链间交联与克隆活性消失的相关性良好。人们通常认为,若链间交联不能修复,将影响到 DNA 的复制。烷基化试剂对 DNA 聚合酶的阻断作用可通过实验证明。

烷基化试剂的序列选择性可使用 DNA 片段或合成寡聚核苷酸进行研究。使用人 DNA 的 α 序列高度重复性的 340 个碱基对,可研究序列选择性在细胞中能否得以保持的问题,与相同 DNA 提取和纯化后的烷基化作用相比,氮芥、尿嘧啶和奎纳克林氮芥的碱基序列选择性在细胞中得以保持。尽管该 α-DNA 可能并非药物的基因靶点,但实验结果表明,若 DNA 序列能为药物所接近,序列选择性将不受细胞环境的影响。

分离后 DNA 的反应数据表明基因中 GC 富集区是氮芥和氯乙基亚硝脲等烷基化试剂的反应区域,链间交联和链内交联物为反应主要产物,而约 80% 的人体基因中富含 GC 序列,这约占整个基因的 1.3%,并包括多种致癌基因区域。GC 富集区在与分裂有关的基因中重复出现显示了其重要性。该序列构成了与基因表达相关的某些基因的一部分,如位于 c-Ha-Ras 基因烷基化区域的 SP1 转录因子结合部位。在 GenBank 数据库中搜索 GC 富集序列,不仅能得到多种致癌基因,而且包括如 EBarr 病毒(EBV)在内的许多病毒序列。在 EBV 中大量的 GC 富集区位于距复制起始点 3000 碱基处的碱基重复序列内，这体现了一种重要的控制机制。需要指出的是非洲型 Burkitt 淋巴瘤细胞中的核酸包含 EBV 基因的多重复制形式，并且肿瘤对化疗非常敏感。

细胞对烷基化试剂的敏感程度与其损伤修复能力有关。许多证据表明 DNA 修复对肿瘤细胞的抗药性具有重要作用。修复的效率会因损伤位置不同而不同，活性基因优先得到修复。有研究发现在基因具有转录活性时，二氯甲基乙二胺的单加合物能被选择性修复，且编码基因优先于非编码基因，而对硫酸二甲酯损伤却无法修复。这表明修复的差异不仅与基因有关，而且与基因和烷基化试剂之间的作用有关。另外，烷基化作用通常位于整个基因的某一区域，有证据表明，二氯甲基乙二胺交联的修复除修复的区域差别外，其修复效率还与药物的序列特异性有关，如 O^6 烷基化鸟嘌呤在 DNA 不同序列中修复的速率不同。

（五）增加烷基化药物选择性的方法

大量烷基化的试剂中只有少量用于临床，这是因为大多数化合物缺乏对肿瘤的选择性。

烷基化试剂和其他抗肿瘤药物的唯一共同点是产生细胞毒性，而对肿瘤细胞没有特异性。研究烷基化药物选择性的目的是通过改变携带体的修饰基团或给药途径来将抗肿瘤药物分子选择性带入肿瘤组织，药物化学家则需要设计能方便转运到肿瘤靶点的药物。

早期人们试图通过肿瘤与正常细胞间生化特点的差异（如酶活性和解毒机制、某些组织的吸收选择性不同、pH 差异以及药物与组织特异蛋白的结合等）来提高药物对肿瘤的选择性，但收效不大。近期的研究主要包括：利用吖丙啶苯醌类烷基化试剂的底物选择性，针对具有高水平还原酶的肿瘤细胞进行作用；利用抗体导向酶前药治疗（ADEPT），即使用抗体将酶携带到肿瘤靶点，此后将酶转化烷基化试剂，从而达到穿透肿瘤组织的目的。如：降低细胞鸟嘌呤 O^6 烷基转移酶的水平，促进 O^6 氯乙基加合物形成交联，增加肿瘤细胞对氯乙基亚硝基脲类药物的敏感性。这可通过诱导细胞内抗体产生后，通过 ADEPT 法得以实现。

上述方法尽管能增加某些细胞中的烷基化水平，但不能提高药物对 DNA 的选择性。获得高选择性 DNA 烷基化试剂的方法之一是使烷基化作用限制在可能与抗肿瘤活性密切相关的范围内。如：clomesome 的结构比氯乙基亚硝脲结构更简单，虽然其抗肿瘤活性显著，但却来自其较弱的 DNA 序列选择性。因此，尽管该化合物形成烷基化产物具有高选择性，但却牺牲了 DNA 的序列选择性。对氮芥化合物的研究表明，不同分子具有不同的序列选择性。这使针对特定的基因序列设计具不同序列选择性或引起难以修复的基因损伤的药物成为可能。其中，目标之一便是设计高效高选择性的链间交联试剂。

临床使用的烷基化试剂能破坏细胞中的 DNA，但缺乏与 DNA 的结合能力。许多药物因水解作用或与非靶点的结合而流失。解决这一问题的方法之一是设计合成 DNA 亲和或 DNA 靶向的烷基化试剂。一种方法是使用 DNA 嵌插剂将烷基化基团转运到 DNA。如：奎纳克林氮芥在低浓度下即可发生快速的非共价结合作用；与吖啶相连的氮芥比相应的简单氮芥更具活性。另外，奎纳克林氮芥缀合物中载体生色团与 DNA 的非共价作用可以显著改变其序列选择性。以对位 O 或 S 短链连接的吖啶氮芥对 5'- GT 序列中鸟嘌呤 N_7 的烷基化具有序列特异性,而对 5'- AT 序列中腺嘌呤的 N_7 烷基化作用消失。

将烷基化试剂与多胺连接也能使药物与 DNA 之间具有高结合力。例如:尽管交联的位点还不清楚,硫可宁-精胺缀合物具有抗肿瘤活性,所分离得到的交联 DNA 数量是单用硫可宁时的 1000 倍。该方法使药物对某些具有多胺吸收系统的肺部肿瘤、结肠肿瘤、白血病、神经细胞瘤和黑色素瘤等具有特异性,这样使化合物同时具有细胞选择性及与 DNA 结合的能力。

通过使用高序列选择性的配体作为烷基化药物的载体可以克服 DNA 嵌插剂和多胺与 DNA 的结合选择性低的缺点。如烷基化基团和能与 DNA 小沟区 AT 序列特异结合的纺锤霉素或偏端霉素 A 缀合可以得到仅在 DNA 小沟区中对腺嘌呤进行烷基化、却对大沟区中鸟嘌呤 N_7 没有明显烷基化作用的化合物,这些化合物对烷基化试剂抗性肿瘤具有潜在细胞毒性,氯乙基亚硝脲与小沟区结合试剂 lexitropsin 缀合后也具有显著的抗肿瘤活性。人们还研究了与 4-苯胺基喹啉结合的苯胺氮芥系列化合物的抗肿瘤活性。这些化合物与 DNA 的小沟区结合,苯胺氮芥的苯环部分作为结合的部分配体,具有比苯胺氮芥更高的细胞活性,其中活性最高的化合物能使 10 个烷基化加合物中有一个交联形成。这使增加药物治疗潜力、扩大活性谱以及改变药物的 DNA 序列选择性成为可能,并开辟了研究 DNA 靶向烷基化试剂的新领域。有关高选择性的烷基化试剂,将在下文中进行讨论(图 2 - 35)。

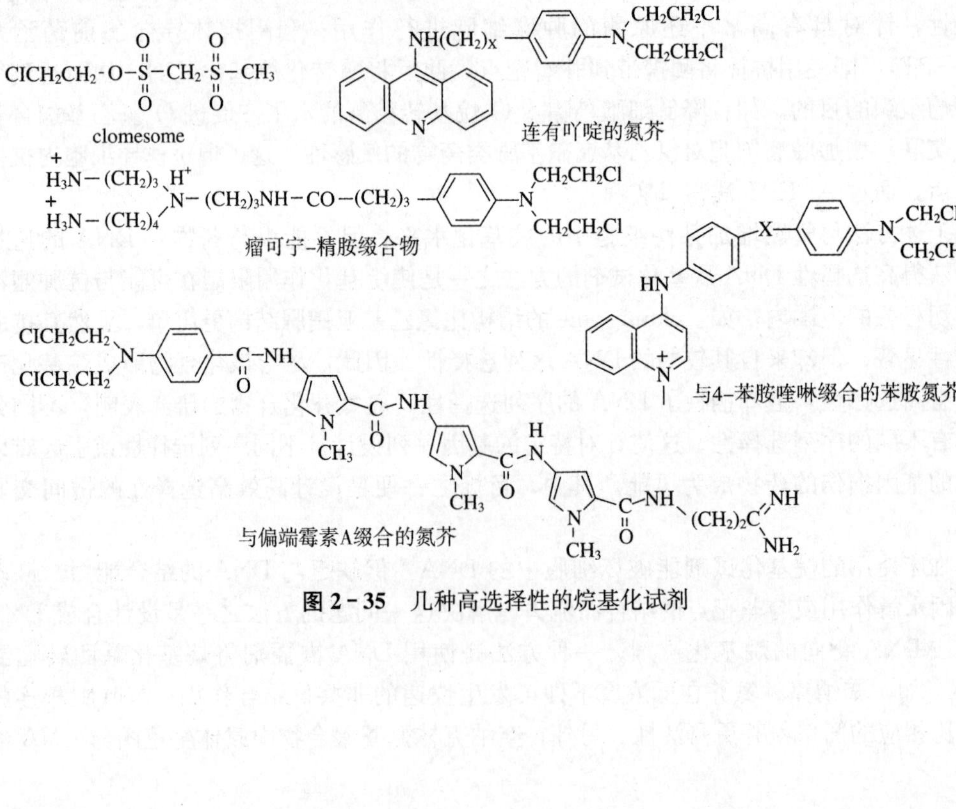

图 2 - 35 几种高选择性的烷基化试剂

四、高选择性的烷基化试剂

前面提到的大部分烷基化试剂由于选择性差、毒副作用大等原因而使其临床应用受到很大限制，这些药物习惯上称为第一代抗癌药物。人们在研究第一代抗癌药物的作用机制和选择性的基础上，结合对生物活性天然产物的研究和药物合理设计的方法，发展了第二代抗癌药物。第二代抗癌药物包括抗癌活性天然产物及其衍生物和化学合成类似物、高选择性的人工合成药物等。其中 DNA 的烷基化试剂占据重要地位。它们的共同特点是：化合物首先通过嵌插、小沟区结合等非共价作用在 DNA 的特定碱基序列与之形成复合物，而后多在体内酶的参与下被激活，与 DNA 结构中的特定碱基形成共价结合。与传统的第一代抗癌药物相比，无论是抗癌活性还是毒副作用，都得到了极大的改善和提高。

药物活性的提高，很重要的原因是这些化合物往往与肿瘤细胞 DNA 具有高度选择性结合的性质。因此，研究这些化合物与 DNA 的作用，无论是对活性机制的认识，还是对高活性高选择性抗癌药物的设计，都具有重要的意义。

（一）与 DNA 共价作用的天然产物与其衍生物

能与 DNA 进行共价结合的天然产物包括：丝裂霉素 C 等氮杂环丙烷类化合物、吡咯［1，4］并苯并二嗪类化合物（PBD）和 CC - 1065 等螺环环丙烷类化合物以及补骨脂素类化合物和最近发现的 ecteinascidin 743、多色霉素（pluramycin）等。它们最重要的用途是通过阻断 DNA 或 RNA 的合成而杀灭微生物，但许多化合物也同时具有抗肿瘤活性，这极有可能来源于其选择性毒性。这种选择性毒性则来自于化合物与 DNA 的特异性结合和肿瘤细胞的特异性代谢激活作用。

1. 氮杂环丙烷类抗生素 含有氮杂环丙烷的一大类抗生素是在 *Streptomyces caespitonis* 中分离得到的，最具临床价值的是丝裂霉素 C。该化合物需要结构中的醌在体内被还原后才能引发与 DNA 的烷基化作用。其代谢的第二步是消除结构中的甲醇，加强化合物的烷基化作用。该化合物与 DNA 共价作用的位点选择性为：$O^6G > N^6A > N^2G$，每形成 10 个共价作用，就有可能存在一个交联。有关作用机制的研究认为丝裂霉素 C 的还原形式能与 DNA 的亲核中心结合，并通过分子动力学模拟的方法推测出该化合物与 DNA 大沟区紧密结合。该类物质对肿瘤细胞的高活性抑制作用一方面来自于肿瘤细胞中高水平的还原性环境，另一方面来自于该类物质对 DNA 的序列选择性（图 2 - 36）。

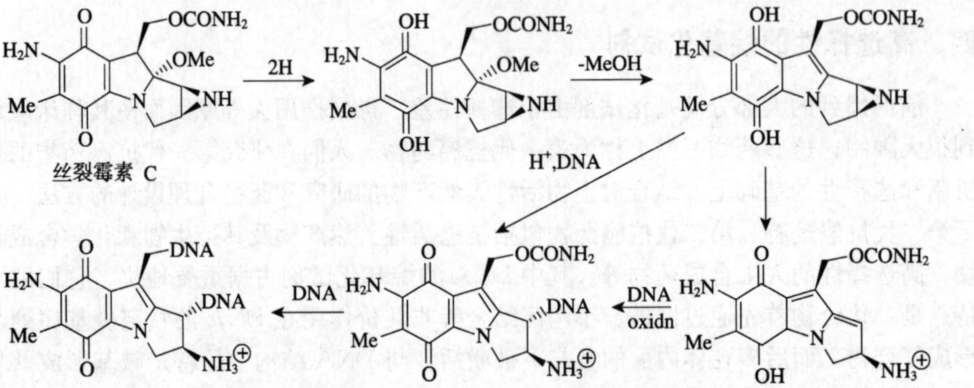

图 2-36　丝裂霉素 C 的还原激活作用和与 DNA 的双结合作用机制

Norman 等研究了 d(T-A-C-G-T-A)$_2$ 寡核苷酸与丝裂霉素的共价作用,并通过核磁共振方法研究了其结合方式,发现丝裂霉素通过与位于 DNA 小沟区中鸟嘌呤的 C_2 氨基共价作用而形成交联(图 2-37)。

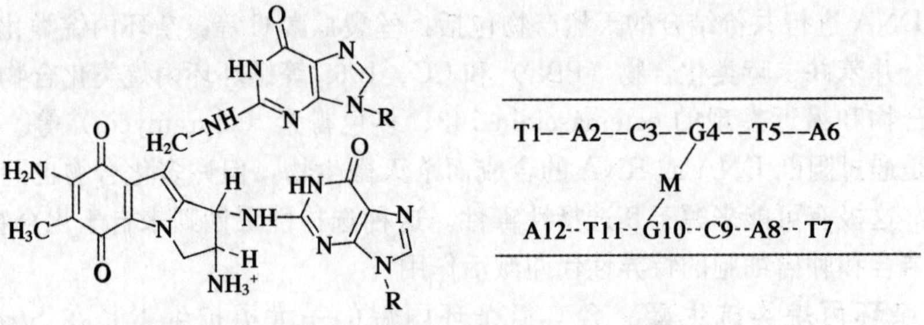

图 2-37　丝裂霉素与寡核苷酸的共价结合

噬癌霉素 A(carzinophilin A)是另一种氮杂环丙烷抗生素,其结构中含有两个氮杂环丙烷基团,在双嵌插作用之后氮杂环丙烷开环与 DNA 的烷基化而形成交联(图 2-38)。

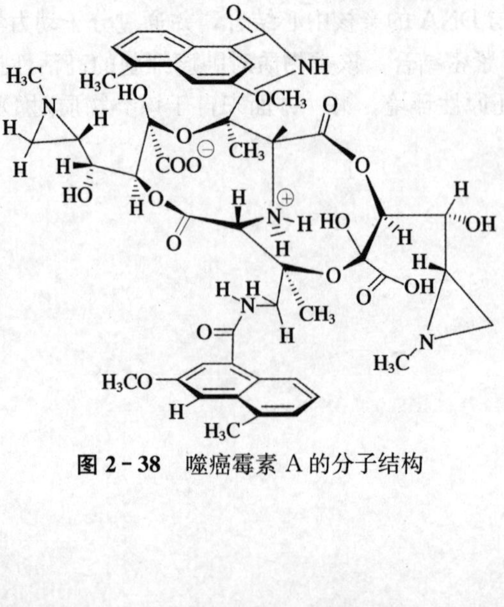

图 2-38　噬癌霉素 A 的分子结构

2. 吡咯[1,4]并苯并二氮杂䓬（P[1,4]Bs）类化合物（PDB） 氨茴霉素、茅屋霉素、西伯利亚霉素和新氨茴霉素等物质，都是放线菌属细菌所产生的P[1,4]B类抗肿瘤抗生素。其中前三个化合物都能与DNA的小沟区进行结合后再与G的N^2形成共价结合，并对5'-PuGPu序列具有DNA序列特异性（图2-39）。

这些P[1,4]Bs类物质与DNA的共价结合要经过两个阶段：首先是小分子与DNA小沟区底部的快速非共价作用，随后通过失水或脱甲醇，使G的N^2与化合物骨架的C_{11}形成共价键，形成稳定的胺桥结构。氨茴霉素与d(ATGCAT)$_2$结合产物的结构已为NMR分析和分子历程实验所证实。G的N^2与C_{11}的结合为S构型，这使得抗生素结构中的芳环位于修饰鸟苷3'端的DNA小沟区中。而茅屋霉素与d(ATGCAT)$_2$结合存在两种结合方式。这是因为该化合物C_{11}的R和S构型异构体是从相反方向接近DNA小沟区的。由于该类化合物对DNA的损伤既不阻止DNA结构中碱基对的形成，也不破坏B-DNA的螺旋结构。因此，这类化合物往往能造成DNA修复系统难以识别和修复的损伤。

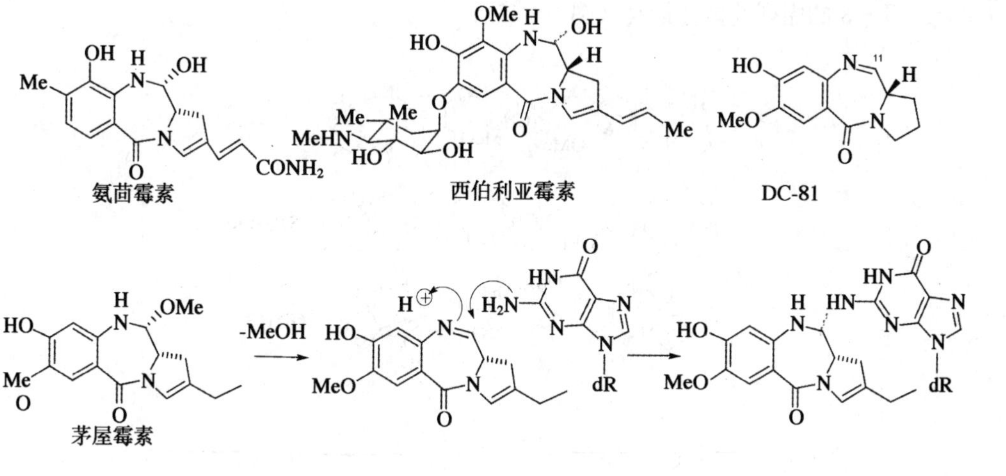

图2-39 几种常见的P[1,4]Bs类化合物及其与DNA的共价作用

有关二聚PDB类化合物的研究较多。1994年，Jenkins等通过NMR证明二聚PDB类化合物DSB-120与寡核苷酸d(CICGATCICG)$_2$的共价结合作用，发现该化合物对5'-GATC序列具有选择性。而这种选择性的结合主要来自范德华力的空间堆积，静电引力和氢键的形成也有关键作用（图2-40）。

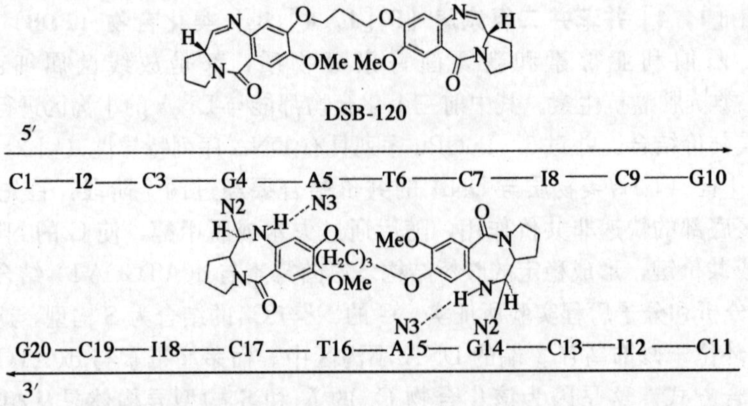

图 2-40 二聚 PDB 与 DNA 的作用（一）

Martin 等报道了 SJG-136 等二聚 PDB 类化合物与 DNA 作用的序列选择性和链间交联作用。发现该类化合物对 5'- Pu - GATC - Py - 3'序列具有选择性，其中对 5'- A - GATC - T - 3'的序列选择性最高（图 2-41）。

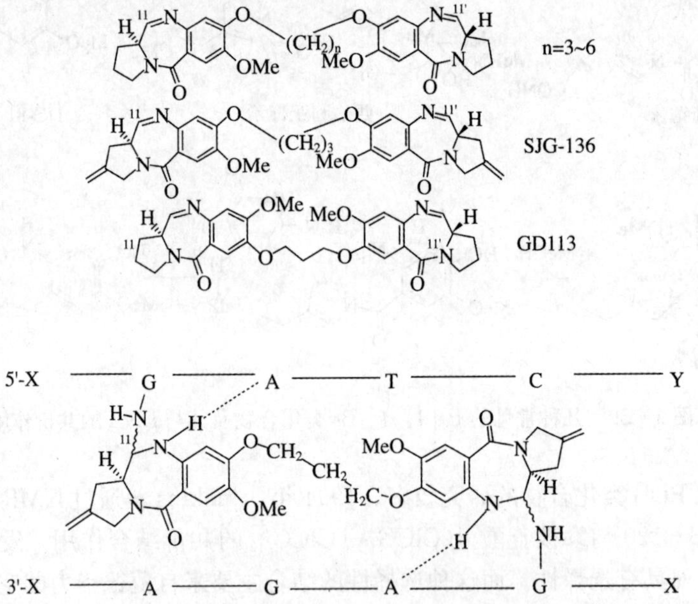

图 2-41 二聚 PDB 与 DNA 的作用（二）

另外，Baraldi 等人合成的 PDB 结构单元与小沟区特异结合的吡咯多肽结构的杂合化合物，并研究了其生物活性。发现随着吡咯酰胺重复单元的增长，化合物的抗肿瘤细胞分裂的能力也越高。这可能来自于药物与 DNA 结合作用的增强。药物与 DNA 结合的序列选择性分析表明，药物对 GC 碱基的选择性得以保持（图 2-42）。

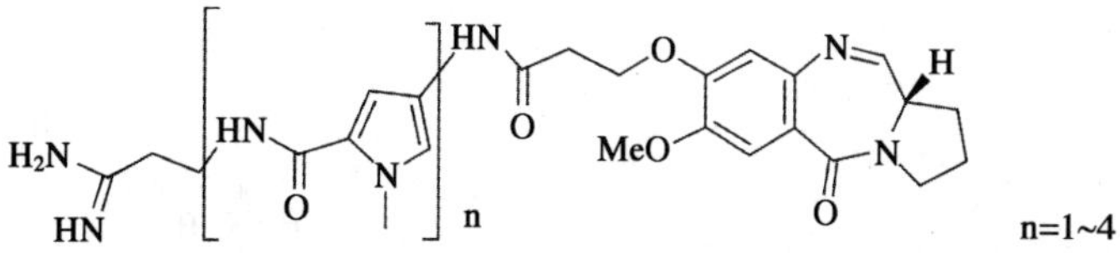

图 2-42 与吡咯多肽结构相连接的 PBD 类化合物

3. 螺环丙烷类抗生素（CPI） 螺环丙烷类抗生素是一类重要的 DNA 共价结合试剂，主要包括（＋）-CC-1065 及其类似物。其中最具代表性的是（＋）-CC-1065。该物质是强烈的细胞毒素，其活性来自于与 DNA 小沟区发生特异序列识别后进行的共价结合。而其非共价结合与共价结合间对碱基序列的选择性有所不同：在非共价结合时，该化合物对 5'-AATT 序列具有选择性，以至于能观察到与共价结合位点序列的竞争现象；在共价结合时，CC-1065 对 DNA 中连续的 AT 序列具有选择性，与 5'-PuNTTA 和 5'-AAAAA 片段具有强亲和力，分子模拟表明该化合物首先以凹边通过近程范德华作用与 DNA 小沟区的底部进行结合，随后腺苷 N_3 对化合物 C_4 进攻所导致环丙烷开环和吲哚系统的芳香化。在 1992 年，人们已经通过 NMR 解析了该化合物与寡核苷酸的结合位置（图 2-43）。

在（＋）-CC-1065 与 DNA 的结合过程中，还存在水分子参与的核酸对共价结合的自催化作用。而腺苷 N_3 的烷基化的后果之一是其糖苷键强度减弱，因此，对 CC-1065 与 DNA 的加合物进行加热可导致被修饰腺苷 3' 端单链的断裂（图 2-44）。

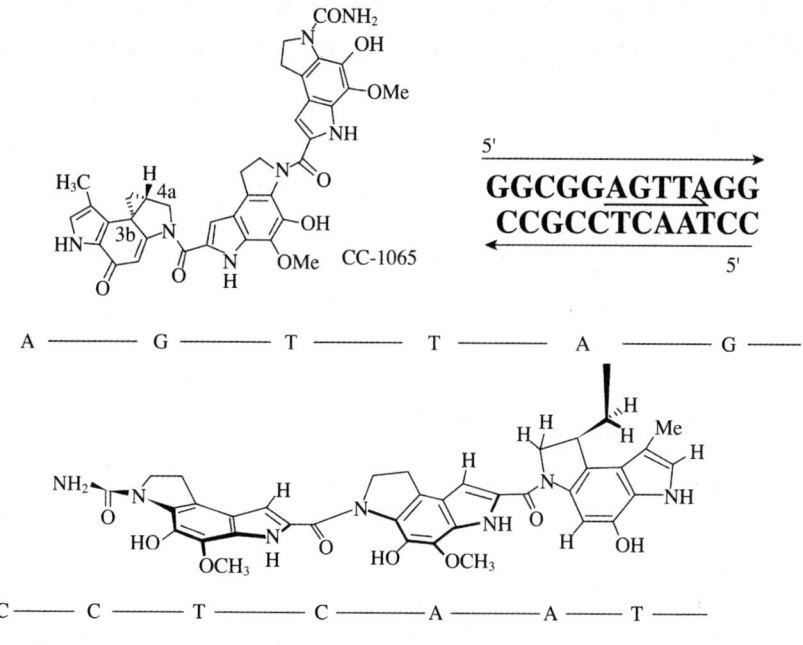

图 2-43 （＋）-CC-1065 的分子结构及其与 DNA 作用的序列选择性

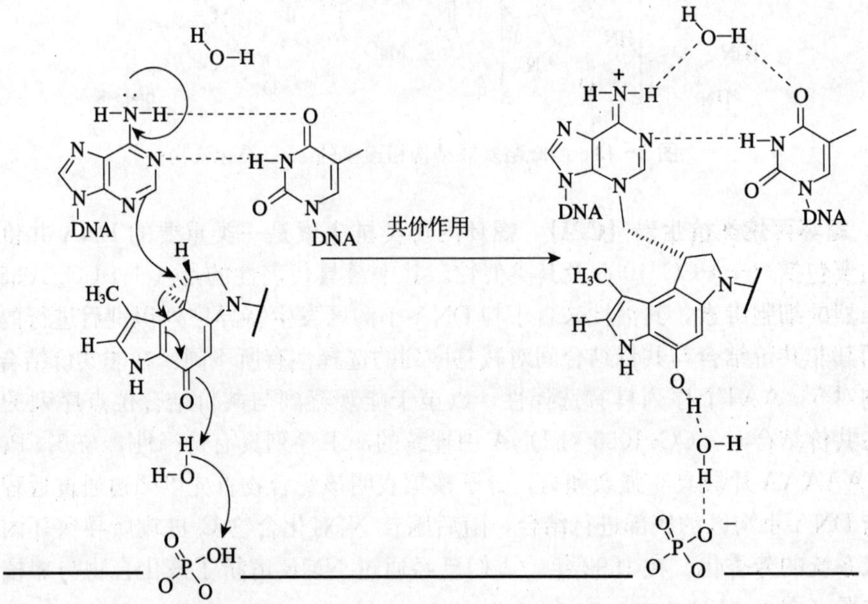

图 2-44 水分子对 CC-1065 与 DNA 作用的催化作用

尽管具有强烈的毒副作用使之不能作为抗肿瘤药物使用，但 CC-1065 的一种合成类似物 U-71184 具有良好的抗肿瘤活性和较低的副作用，但只是与 CC-1065 的立体化学结构一致的异构体具有生物活性。比折来新（bizelesin，U-77779）是一种具有对称结构的螺环丙烷类化合物。该化合物的分子是中心对称的，能与 DNA 形成链间交联作用（图 2-45）。

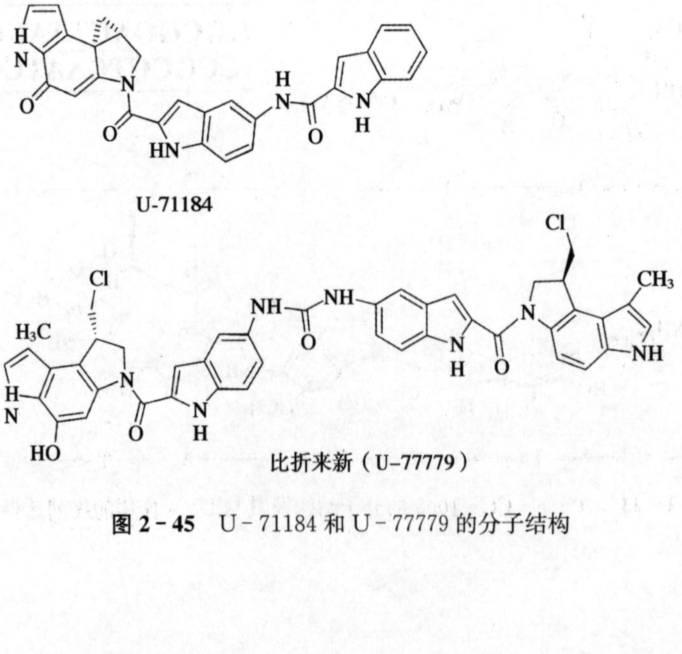

图 2-45 U-71184 和 U-77779 的分子结构

1999 年，Atwell 等研究了含有双吲哚结构骨架的系列化合物的抗肿瘤活性，发现下列化合物（10p）的活性最高，其对 AA8、UV4、EMT6、SKOV3 等肿瘤细胞的 IC_{50} 分别为 0.09、0.058、0.089、0.247 nmol/L。另外，还有人合成了含有氨基甲酸酯结构的 CPI 类化合物（A~E）。并研究了这些化合物的生物活性。Milbank 等也合成了几类具有吲哚环 C_6-NH_2 结构的化合物（F~K），发现这些化合物的 IC_{50} 在 0.01~0.1 μmol/L。而某些化合物在保持母体化合物细胞毒性的基础之上，溶解性等理化性质得到了显著提高（图 2-46）。

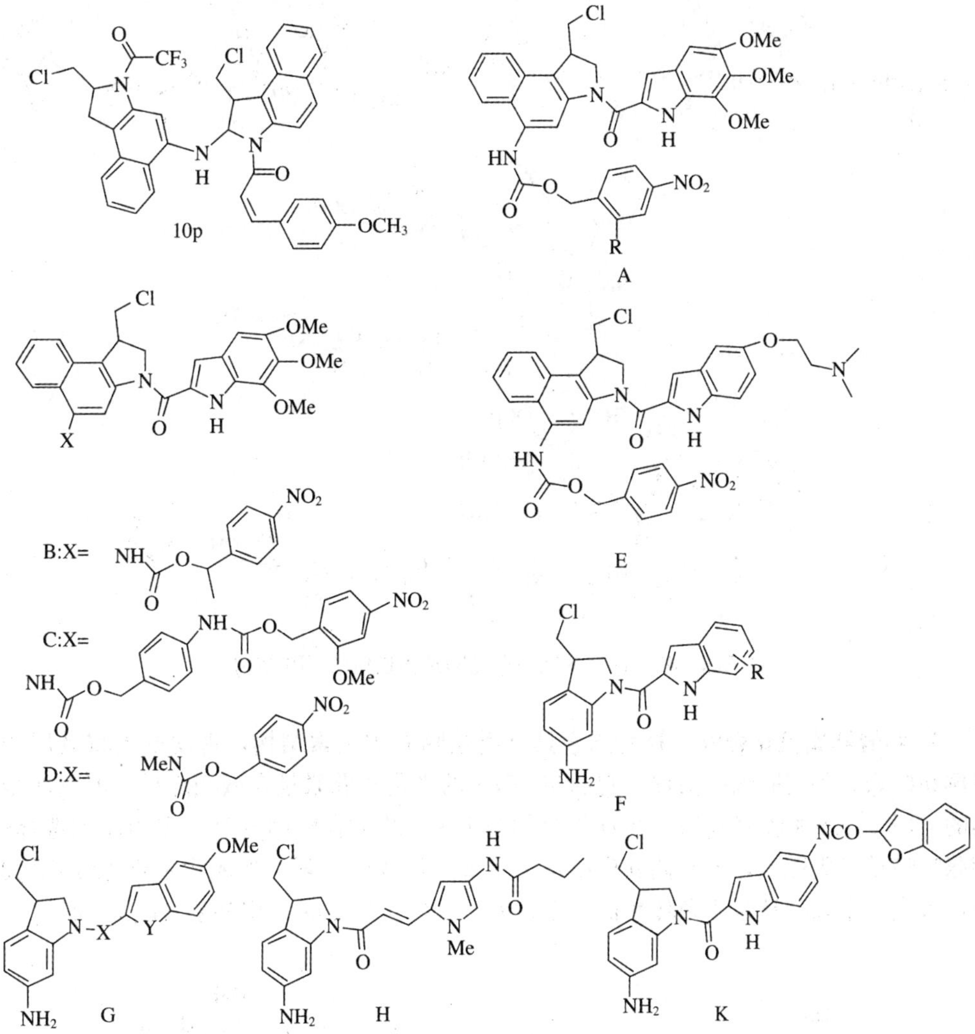

图 2-46 双吲哚类化合物举例

2005 年，Jeffrey 等报道了将 CPI 结构与单克隆抗体通过多肽结构连接的抗体-药物缀合物的合成及生物活性。发现这些化合物对免疫特异性细胞具有较高的细胞毒性（图 2-47）。

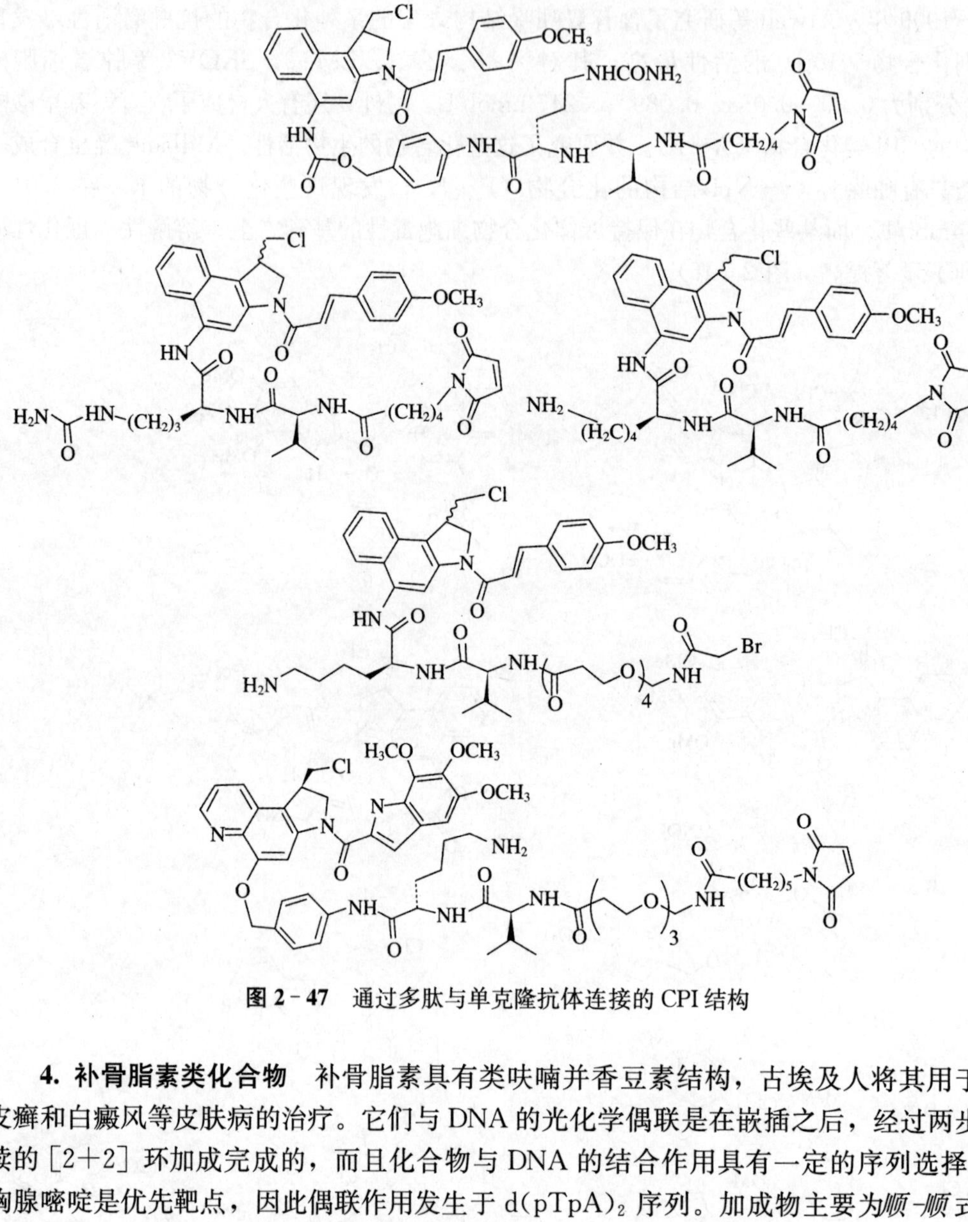

图 2-47 通过多肽与单克隆抗体连接的 CPI 结构

4. 补骨脂素类化合物 补骨脂素具有类呋喃并香豆素结构，古埃及人将其用于牛皮癣和白癜风等皮肤病的治疗。它们与 DNA 的光化学偶联是在嵌插之后，经过两步连续的 [2+2] 环加成完成的，而且化合物与 DNA 的结合作用具有一定的序列选择性，胸腺嘧啶是优先靶点，因此偶联作用发生于 $d(pTpA)_2$ 序列。加成物主要为顺-顺式产物，形成一个嘧啶环位于杂环平面上方，另一个位于下方的 S 型分子（图 2-48）。

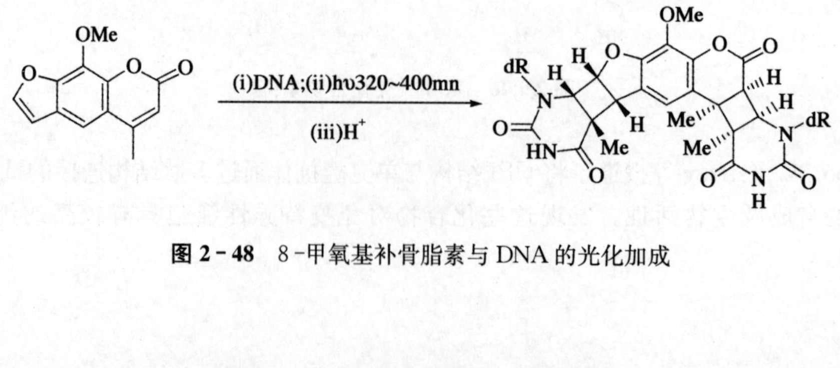

图 2-48 8-甲氧基补骨脂素与 DNA 的光化加成

对补骨脂素与寡核苷酸 d(GGGTACCC)$_2$ 加合物的 NMR 构象分析表明,与补骨脂素结合的 B-DNA 螺旋具有一定程度的扭曲,虽然会影响邻近碱基,但外围碱基仍形成规则的 B 型螺旋堆积,其总体影响是将螺旋展开 63°,并使之在轴向发生 45°的扭曲。

2000 年,Gia 等报道了补骨脂素硫代同系物的与核酸的作用。发现在光照下,这两个化合物的抗肿瘤活性远高于 8-MOP,而且具有较低的毒性。另外,化合物更易与 DNA 在光照下形成交联作用(图 2-49)。

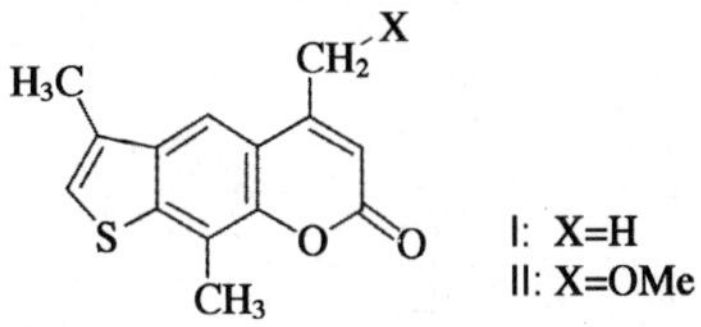

图 2-49 补骨脂素的硫代类似物结构

5. Ecteinascidin (Et) Et 是从海洋生物 *Ecteinascidia turbinata* 中分离得到的一种具有高活性抗肿瘤活性的化合物,该化合物与其他小沟区结合的烷基化试剂相比,无骨髓抑制作用。该化合物的结构与萘啶霉素和蕃红霉素 A 具有相似之处。该化合物对 5'-AGC 序列具有选择性,其特殊之处在于与 DNA 小沟区中的 G 的 N_7 发生烷基化作用向大沟区弯曲。这与其楔形的分子形状直接相关。化合物在与 DNA 形成共价键后,能使小沟区变宽。而化合物与众不同的生物活性可能来自于与 DNA 结合后对相关酶与 DNA 结合的阻碍作用(图 2-50)。

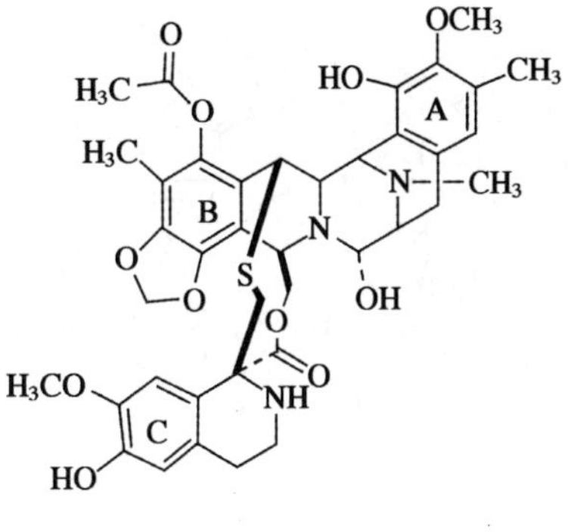

图 2-50 Et743 的分子结构

6. 多色霉素类化合物 多色霉素类化合物是一类重要的抗肿瘤抗生素,其结构主要由吡喃并蒽醌杂环、糖苷和环氧结构组成。其中在吡喃环 C_2 位连接有环氧结构的化合物能够与 DNA 中鸟嘌呤碱基的 N_7 形成共价键。Hansen 等使用阿托霉素 B 以及 d(GAAG*TACTTC)$_2$ 研究了通过核磁共振法研究此类化合物与 DNA 的作用。发现该化合物能在被修饰鸟嘌呤的 5'端与 DNA 进行嵌插,化合物结构中的二糖结构位于小沟区,而单糖结构位于大沟区中,而环氧结构正好与位于与大沟区中鸟嘌呤 N_7 形成共价键的位置。他们最为重要的发现是化合物结构中的糖苷基团也会影响化合物与DNA结合的选择性（图2-51、图2-52）。

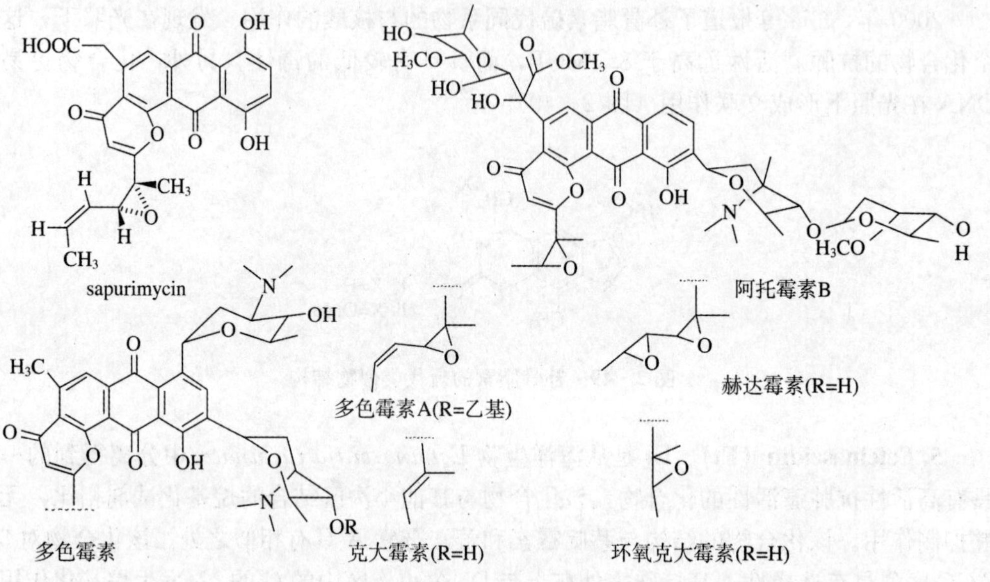

图2-51 多色霉素的分子结构

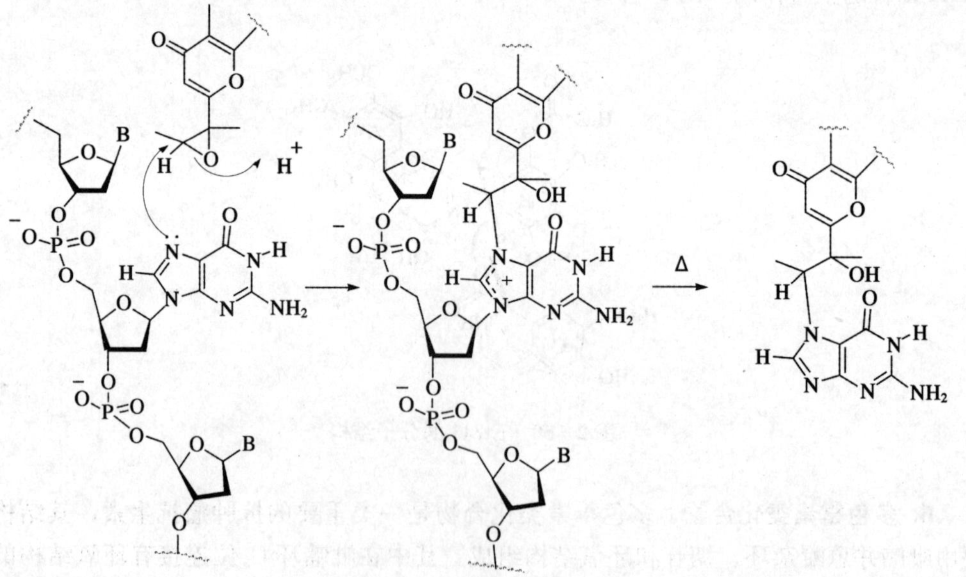

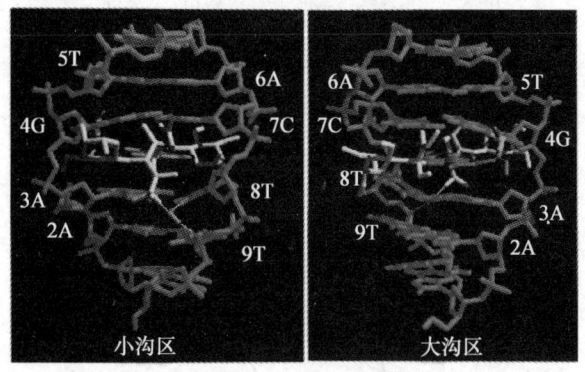

图 2-52　多色霉素 A 与 DNA 的共价作用及序列选择性

(二) 人工合成的高选择性烷基化试剂

将能与 DNA 可逆结合的结构与烷基化基团连接，得到与 DNA 高度序列选择性结合全新化合物，以达到通过与 DNA 特异结合而发挥选择性细胞毒性的目的，从而提高抗肿瘤药物的选择性，降低癌症化疗中引发二次癌变的危险。这便是人们设计高选择性的烷基化试剂的目的。

将甲基化试剂甲磺酸甲酯结构与 DNA 小沟区结合试剂 N-甲基吡咯酰胺多肽 (lex) 结构相连接得到的烷基化试剂 Me-lex 具有一定的序列选择性。在 1995 年，Encell 等发现与甲磺酸甲酯对鸟嘌呤的 N_7 的烷基化作用相比，其在离体情况下，此类化合物对 DNA 烷基化的主要位点是腺嘌呤 N_3，而这可能来自于化合物对 DNA 小沟区特定碱基序列的选择性（图 2-53）。

Varadarajan 和 Shah 等也合成了类似结构的 Me-lex，并发现这些化合物能够在一定程度上保持与 DNA 小沟区中特定序列的选择性结合，其烷基化的主要位点为小沟区中腺嘌呤和鸟嘌呤的 N_3。但非序列选择性结合的烷基化位点为大沟区中鸟嘌呤的 N_7。通过使用 E. coli，他们还研究了纺锤霉素对甲基磺酸酯衍生物的腺嘌呤 N_3 烷基化作用的影响。发现 Me-lex 对 DNA 中腺嘌呤 N_3 烷基化的程度会受到纺锤霉素显著影响，二者在与 DNA 结合时存在竞争现象，且 Me-lex 对 DNA 的序列选择性与其细胞毒性具有一定的相关性。这便证实了 Me-lex 在细胞中对 DNA 的序列选择性，而这种选择性显然是来自其结构中的 N-甲基吡咯酰胺多肽结构。

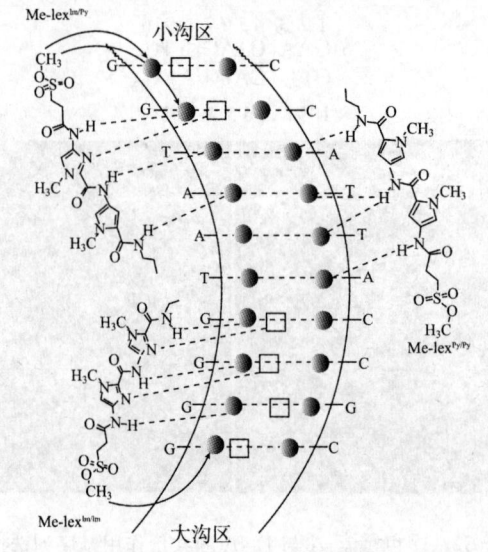

图 2-53 Me-lex 与 DNA 的序列选择性作用

Baraldi 等将能与 DNA 发生作用的 α-亚甲基-γ-丁内酯与 DNA 小沟区结合试剂偏端霉素结构相连接，得到了系列化合物。通过研究这些化合物的抗肿瘤活性发现当 R 为苯基、n＝1、m＝3 时，目标化合物的活性明显高于母体结构 α-亚甲基-γ-丁内酯。这表明小沟区结合单元的引入增加了化合物与肿瘤细胞 DNA 的结合（图 2-54）。

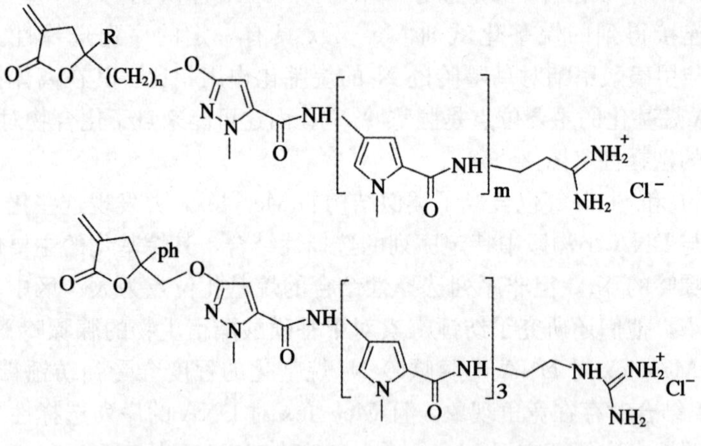

图 2-54 α-亚甲基-γ-丁内酯偏端霉素的缀合物

Baraldi 等还研究了尿嘧啶氮芥与偏端霉素 A 缀合物的合成和生物活性及构效关系。认为缀合物中的偏端霉素与 DNA 小沟区 AT 序列的结合是其烷基化区域选择性的基础，而尿嘧啶结构与偏端霉素间的连接链越长，偏端霉素与小沟区的结合就越紧密，目标化合物的烷基化的效应也就越强（图 2-55）。

Gravatta 等系统研究了 DNA 小沟区结合试剂缀合的苯胺氮芥的合成和抗肿瘤活

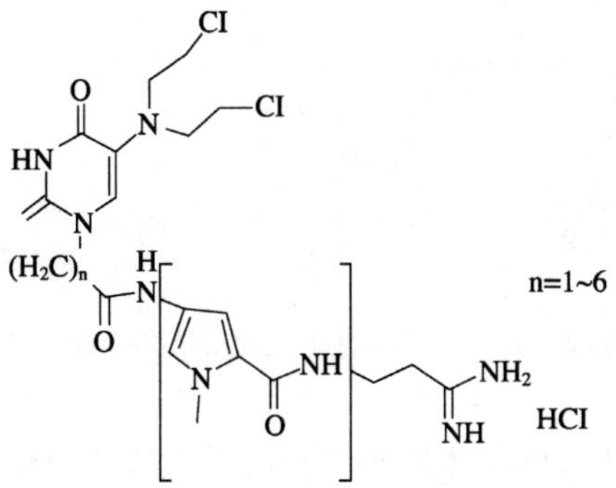

图 2-55 尿嘧啶氮芥与偏端霉素 A 缀合物

性。发现有喹啉结构的苯胺氮芥的活性比苯胺氮芥高 10 倍左右，而 Hoechst 33258 与苯胺氮芥相连接的新化合物的细胞毒性为苯胺氮芥高 80 倍左右，体现出较高的活性（图 2-56）。

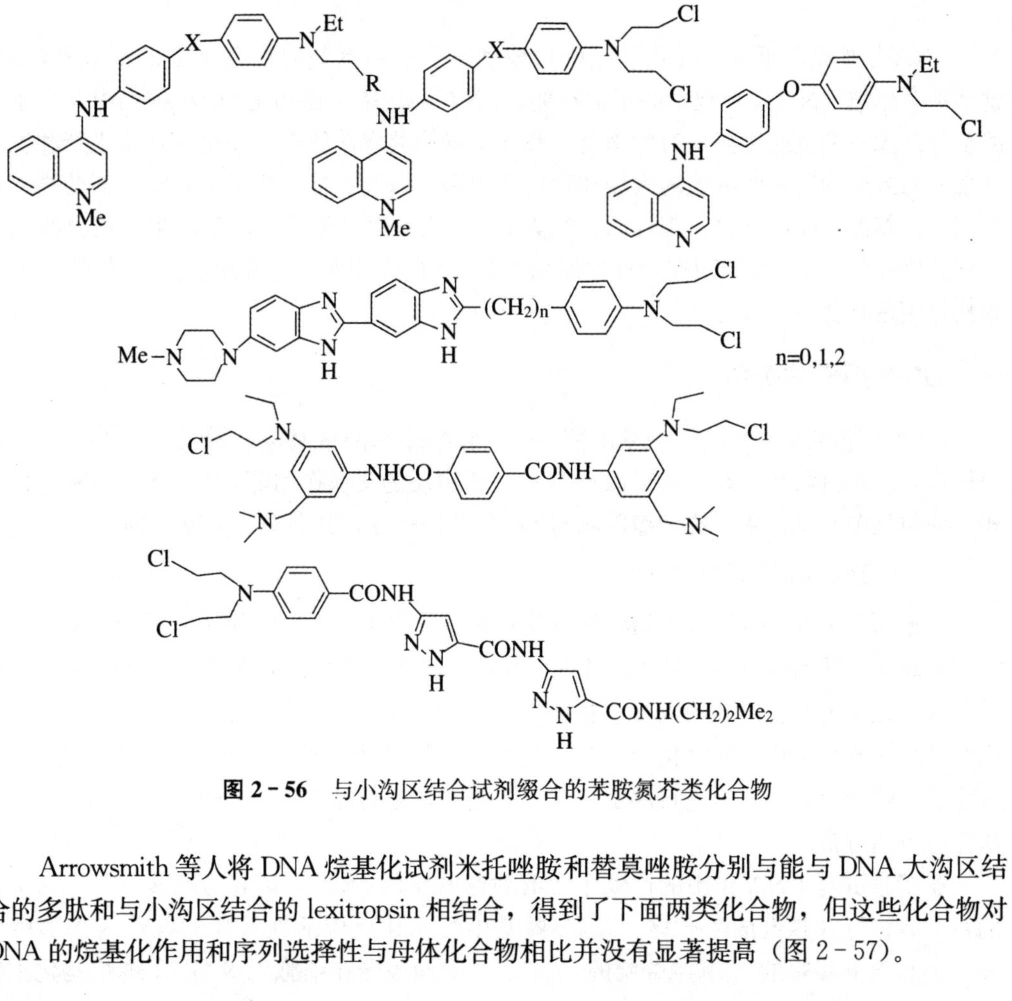

图 2-56 与小沟区结合试剂缀合的苯胺氮芥类化合物

Arrowsmith 等人将 DNA 烷基化试剂米托唑胺和替莫唑胺分别与能与 DNA 大沟区结合的多肽和与小沟区结合的 lexitropsin 相结合，得到了下面两类化合物，但这些化合物对 DNA 的烷基化作用和序列选择性与母体化合物相比并没有显著提高（图 2-57）。

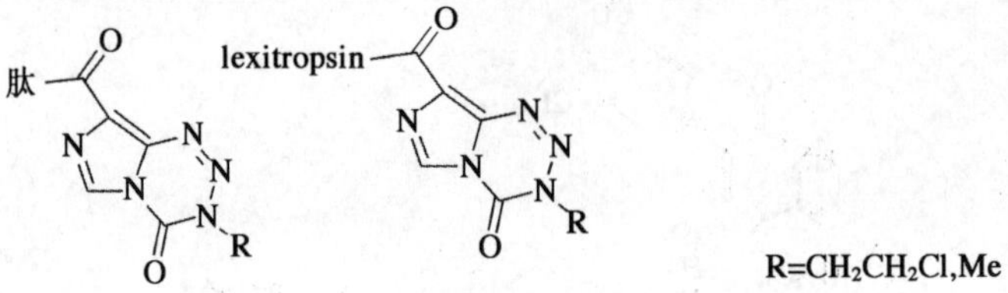

图 2-57　高选择性的三氮烯类烷基化试剂

随着人们烷基化试剂与 DNA 作用机制和烷基化试剂-DNA 的相互作用重要性认识的加深，对基因的损伤及修复研究的深入，使合成抗肿瘤活性和选择性都得到提高的烷基化药物成为可能。作为一类重要的抗肿瘤药物，烷基化试剂可能在癌症化疗领域发挥更重要的作用。

第三节　烷基化作用的 DNA 损伤

DNA 损伤既包括持久性化学键的形成和断裂也包括暂时性化学键的形成和断裂，这些都会影响 DNA 在细胞中的正常功能。DNA 的烷基化损伤是 DNA 损伤中非常重要的部分。无论是抗肿瘤药物对肿瘤组织和正常细胞的毒性作用，还是存在于生产和生活环境中的致癌物对正常细胞的致癌和致突变作用，以及在某些情况下，抗肿瘤药物使用不当引发新的肿瘤的现象，都可以归纳为 DNA 烷基化损伤的生物学后果。这里我们将从抗肿瘤药物的 DNA 损伤作用和致癌物对 DNA 的作用两个方面对烷基化试剂的 DNA 损伤作用进行介绍。

一、DNA 损伤的类型

DNA 损伤的类型包括：碱基的烷基化、磷酸酯基的烷基化、链间交联作用、链内交联作用、单链剪切、双链剪切以及 DNA-蛋白质的交联作用等，与 DNA 烷基化作用相关的包括前六类作用。抗肿瘤药物对 DNA 的损伤往往并非单一类型（图 2-58）。

（一）碱基的烷基化作用

根据所产生的亲电试剂类型，烷基化药物可分为两大类：①亚硝基脲和三氮烯等产生碳正离子或其前体以 S_N1 机制与 DNA 作用的物质；②氮芥和硫芥等产生吖丙啶、硫杂丙环、氧杂丙烷正离子的以 S_N2 机制与 DNA 作用中间体的物质。烷基化作用的测定通常是将核酸和药物一同孵化后水解，然后测定烷基化的碱基数量。当主产物为 N_7 烷基化的鸟嘌呤时，可直接进行测定。对于一些不常见的烷基化产物通常采用同位素标记法进行色谱分析。

亚硝基脲与 DNA 作用的产物中含有对酸敏感的 O^6 烷基化的鸟嘌呤，对产物进行酶消化后，可以鉴定该类产物。DNA 碱基中烷基化反应活性最高的位点为鸟嘌呤的 N_7，其次为腺嘌呤的 N_1 和胞嘧啶的 N_3。乙基亚硝基脲在细胞内对 DNA 的烷基化主要

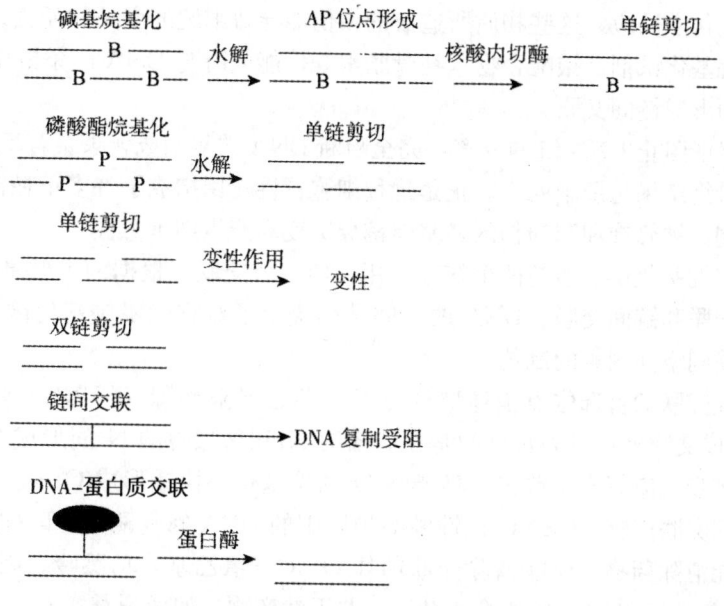

图 2-58 几种常见的 DNA 损伤

产生 7-乙基脱氧鸟苷、O^6-乙基脱氧鸟苷、N_3-乙基脱氧腺苷、O^4-乙基脱氧胸苷、O^2-乙基脱氧胸苷和 O^2-乙基脱氧胞苷等，但不发生尿嘧啶和尿苷的烷基化。

2-氯乙基亚硝脲对细胞内 DNA 的烷基化产生碱基烷基化物，DNA 链间交联物和 DNA-蛋白质交联物。N_7-(2-羟乙基)脱氧鸟苷、N_7-(2-氯乙基)脱氧鸟苷、N_3-(2-羟乙基)脱氧胞苷、N_3,N^4-桥亚乙基脱氧胞苷和 1,2-(双脱氧鸟苷)-7-乙烷等烷基化产物已经被确证。

嘌呤环外的 N 原子并非采取 sp^3 杂化，而是 sp^2 杂化，因此该 N 原子上的孤对电子在大 π 轨道内发生离域作用，不能作为亲电进攻的位点。但鸟嘌呤的 N_2-NH_2 对氨茴霉素和蕃红霉素 A 中甲醇氨的亲核进攻是一个例外，这可能来自分子识别过程中立体化学的约束。与环外 NH_2 采取 sp^2 杂化态不同，腺嘌呤 N_1、N_3 和 N_7 及鸟嘌呤 N_7 等在杂环平面内的 σ 轨道上都具有一孤电子对，是烷基化的潜在位点。腺嘌呤中，N_1 通常是质子化和亲电进攻的位点，但在碱基对中，该位置参与形成氢键，因此天然 DNA 或多聚 rA 和 rU 中，嘌呤烷基化产物主要为 N_3 甲基腺嘌呤及一些 N_7 甲基腺嘌呤。对于嘧啶，N_3 是活性最高的位点，但由于该位置参与氢键形成，嘌呤的活性又远高于嘧啶，因此在 DNA 中少有嘧啶烷基化物。

另外一类烷基化试剂是硫芥和氮芥，如：双 β-氯乙基甲胺及其衍生物，其化学活性中间体为吖丙啶、硫杂环丙烷正离子。在使用双官能团的烷基化试剂时，一旦产生 N_7 烷基化的鸟苷，水便与其他碱基与另外一个官能团 $ClCH_2CH_2-X$ 进行竞争反应。丝裂霉素 C 对 DNA 烷基化作用具有鸟苷专一性，但作用位点不是 N_7 而是 N^2-NH_2，这来自空间上的约束。

(二) DNA 的链间交联作用 (ICL)

当接触环境中的许多物质、药物和大量的内生代谢物时，细胞中的 DNA 很容易与这些物质发生化学反应。这些物质所造成的损伤能导致细胞的变异和死亡。这些物质中的双官能团烷基化试剂、铂配合物、补骨脂素等，能同时与DNA两条链中的碱基形成共价键，从而形成链间交联。

链间交联能阻止DNA链的分离，完全阻断DNA的复制或转录。若不被及时修复，链间交联的最终结果是细胞死亡。正是这种细胞毒性作用构成了许多正在使用的抗癌药物的作用机制。被修饰和和损伤的碱基能诱导突变和产生细胞毒性。

双官能团烷基化试剂能与两个核苷作用，使二者交联，根据两个碱基的相对位置，可分为链内交联和链间交联。DNA的空间结构决定了双官能团烷基化试剂与DNA的交联作用会受到空间因素的制约。

氮芥形成交联的首选位点是鸟嘌呤的N_7，氯乙基亚硝脲（CENU）除在两个鸟嘌呤的N_7间形成交联外，最为常见的是在胞嘧啶N_3和鸟嘌呤的N_1间形成交联，其特殊性在于经过多步反应完成，首先是鸟嘌呤O^6的烷基化，快速形成O^6-乙基嘌呤，随后经过重排得到交联产物。CENU抗性肿瘤细胞中的DNA修复酶AGT（烷基鸟嘌呤转移酶）不仅能清除药物，还能清除交联前体O^6-(2-氯乙基)鸟嘌呤。因此在临床上，AGT的抑制剂已经和CENU联合用药。一些天然产物，如丝裂霉素C，也能形成链间交联作用。该化合物能连接异链邻近的两个鸟嘌呤的N_2而形成交联。形成交联之前，MMC的醌式结构会经历还原活化历程。这对其抗肿瘤选择性很重要，因为与正常组织相比，许多肿瘤内的还原性更强。补骨脂素也是一类重要的交联试剂，在长波紫外光照射下，该化合物能在两个胸腺嘧啶间形成交联，而且在一定条件下所形成的交联具有高选择性。临床上，补骨脂素被用于T-细胞淋巴瘤和银屑病的治疗（图2-59）。

由于双官能团烷基化试剂往往不能与单核苷酸模型反应，且交联DNA选择性的酶降解作用会使形成交联受到破坏，加之交联试剂所形成的主要产物为链内交联物和单加成物，链间交联仅占1‰～5‰，因此对交联的检测长期以来缺乏有效手段。但链间交联的生物学效应却是最重要的。

由于链间交联的作用方式多样，能引起DNA结构的多种变化，从而造成生物学效应的多样性。但交联的一个直接后果是DNA聚合酶功能受到抑制，若损伤区域不能被快速修复或清除，那么这种DNA损伤便会是致命的。Verly和Brakier发现使用马勒兰处理衣藻（Shlamydomonas）后会发生DNA清除，而清除程度与DNA烷基化和交联的程度密切相关。

为了研究DNA链间交联的生物学效应，人们还研究了特定交联结构的合成方法。早期交联结构的获得途径是先以交联试剂处理寡核苷酸，而后进行分离。但交联产物只占极小的一部分（1‰～5‰），因而该方法的应用受到了很大程度的限制。最新的化学合成法可通过两种途径完成：一种是先连接两个单个碱基，而后通过DNA的固相合成法将其导入DNA中。对核苷二聚体的保护使交联两端寡核苷酸的构建得以实现。尽管该法在构建序列和长度方面受到一些限制，但人们通过此法已经成功构建了氮氧化物、烷基化试剂交联的寡核苷酸结构，并已应用于结构分析。另一种方法是在DNA互补链上序列特异性的引入交联前体或可修饰核苷，退火后再通过特定偶联反应完成交联。此方法已经应用于合成二硫化物在大沟区和小沟区结合形成的ICL、补骨脂素ICL、丙二

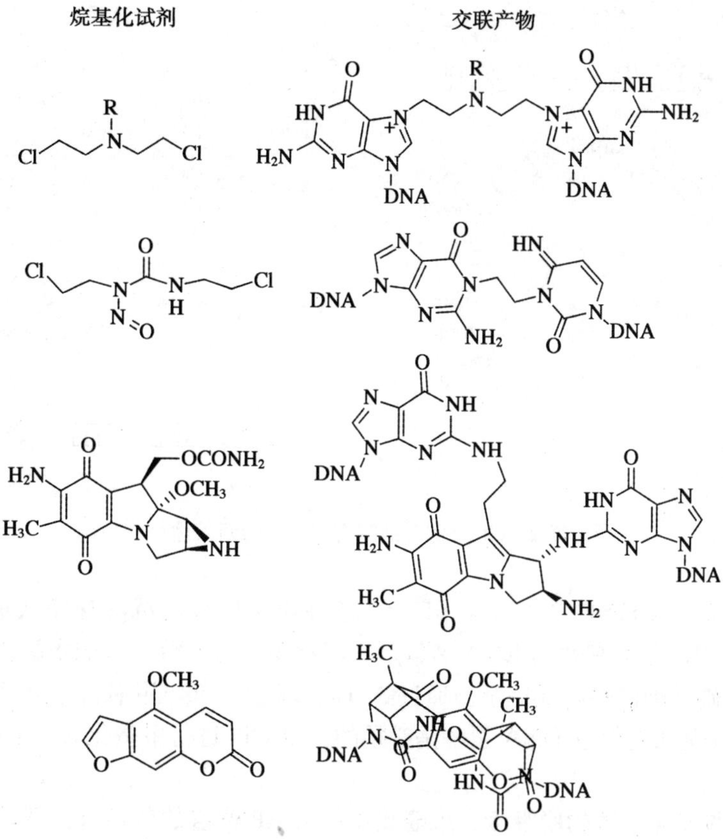

图 2-59 几种常见交联试剂的链间交联作用

醛 ICL 及硝基氮芥 ICL 的合成。该法不受核酸长度和序列的限制，而且可应用于合成链内交联物和单加和物，因而为研究交联试剂所形成的多种产物的生物学效应提供了条件（图 2-60）。

（三）DNA 的单链剪切

多种抗肿瘤药物具有在体外或体内引起 DNA 断链的能力，包括芳基三氮烯、链黑菌素、丝裂霉素 C、阿霉素、柔红霉素、博莱霉素、溶芽枝霉素、蕃红霉素、新制癌菌素、喜树碱等。此类损伤通常伴随有交联和双链剪切作用。依据不同的化学机制，可以将其分为下面三大类。

1. DNA 磷酸三酯形成所致的单链剪切（Ⅰ型剪切） 速度较快的Ⅰ型剪切是烷基化试剂是进攻 DNA 的磷酸酯结构造成的，生成的磷酸三酯结构在中性条件下稳定，但在碱性条件下快速水解。与 DNA 相比，由于 RNA 的 N-糖基键相对稳定，但核苷间的连接较不稳定，所以 RNA 能应用于鉴定Ⅰ型剪切和磷酸酯的烷基化。而脱氧核苷的磷酸三酯结构在所有 pH 范围内均不稳定，其原因可能是糖基的 β-羟基参与水解过程的缘故。由于 RNA 碱基的烷基化产物比 DNA 产物更为稳定，因此在 RNA 中烷基化碱基的脱嘌呤和随后所进行的 AP 部位水解过程与 DNA 有所不同。将多聚 rA 与乙基亚

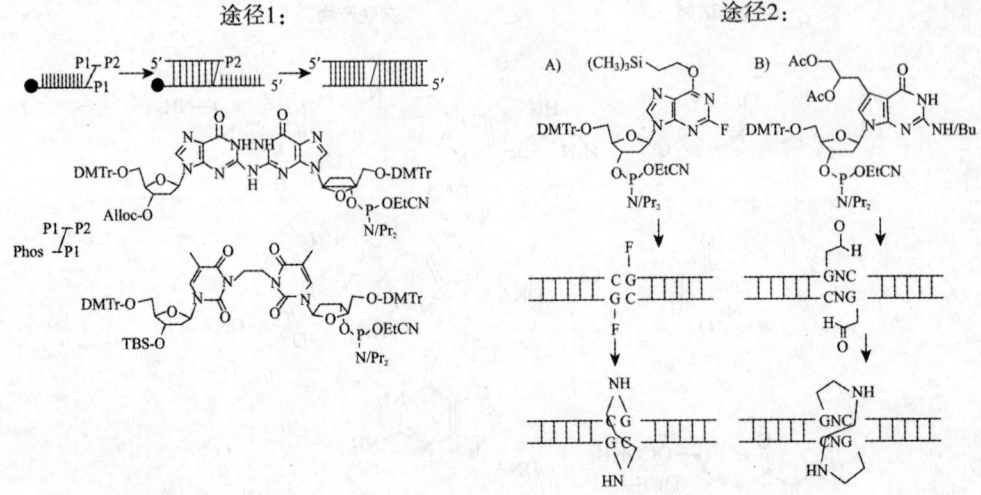

图 2-60 DNA 链间交联合成的两条途径

硝基脲、BCNU、CHNU 在 37℃，pH＝7 条件作用后采用沉降速率法进行分子量分析，发现 CHNU 是最有效的 RNA 裂解剂。三种相应的磷酸三酯的水解速率表明 β-羟乙基-二乙基磷酸酯的水解最完全。通过 3-环己基-1-（2-甲氧乙基）-亚硝基脲的结果，表明 OH 基团对促进 DNA 裂解是必须的。对 OH 进行甲基化后，Ⅰ型剪切作用明显减弱。

2. 碱基烷基化所致的脱嘌呤、脱嘧啶作用和 AP 位点的剪切（Ⅱ型剪切） Ⅱ型剪切的发生是碱基烷基化和随后发生的脱嘌呤和脱嘧啶，以及随后在 AP 点所发生的断裂所致，该机制可通过使用对 AP 位点具有特异选择性的核酸内切酶Ⅵ证实（图 2-61）。

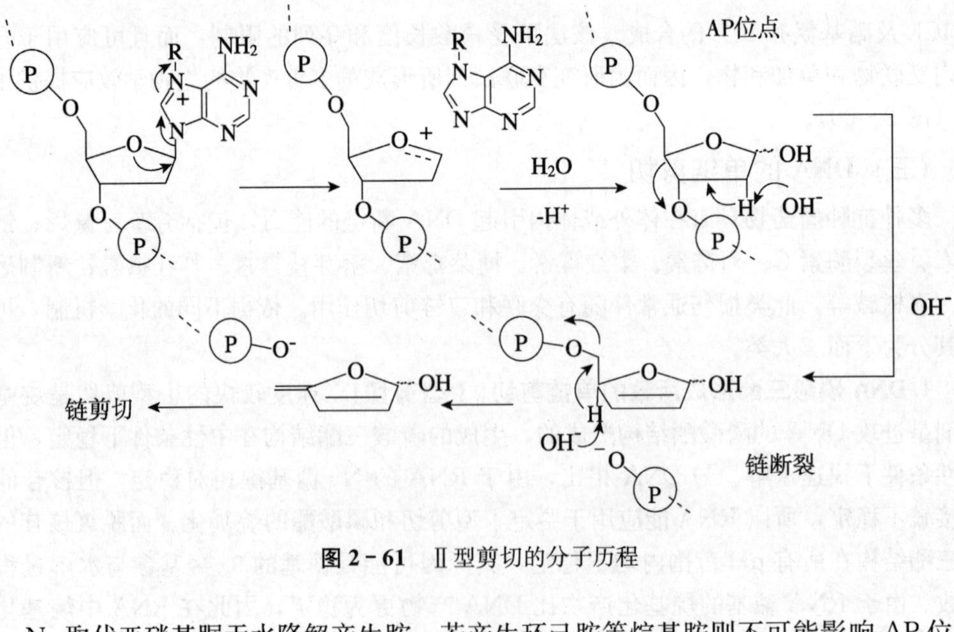

图 2-61 Ⅱ型剪切的分子历程

N-取代亚硝基脲无水降解产生胺，若产生环己胺等烷基胺则不可能影响 AP 位点。

而芳基三氮烯产生的芳胺则能使 AP-DNA 加快裂解。这是因为芳胺与烷基胺相比更易形成 Schiff 碱。芳胺对 AP-DNA 裂解的促进作用与它们所形成 Schiff 碱的稳定性相关。这在芳基亚硝基脲和芳基三氮烯的作用中非常明显。

3. 自由基所致的单链剪切 丝裂霉素 C、链黑菌素、柔红霉素、博莱霉素、溶芽枝霉素和新制癌菌素和蕃红霉素 C 等多种抗肿瘤药物在还原的同时会导致不同形式的 DNA 单链断裂（有时为双链断裂）。与亚硝基脲不同，这些药物的作用无一例外需要氧的参与。人们通过研究发现，这些结构上具有巨大差异的化合物的作用机制为自由基过程。使用 N-丁基苯基硝酮结合电子顺磁共振的自旋捕获实验证实了链剪切过程中 ·OH 的参与。产生的机制如下：

$$A + NADPH \xrightarrow{H^+} AH_2 + NADP^+ \tag{1}$$

$$AH_2 + O_2 \longrightarrow \cdot AH + \cdot O_2H \tag{2}$$

$$\cdot O_2H + \cdot O_2H \xrightarrow{SOD} H_2O_2 + O_2 \tag{3}$$

$$2H_2O_2 \longrightarrow 2H_2O + O_2 \tag{4}$$

$$CMX-Fe(III) + \cdot O_2^- \longrightarrow CMX-Fe(II) + O_2 \tag{5}$$

$$CMX-Fe(II) + H_2O_2 \longrightarrow CMX-Fe(III) + OH^- + \cdot OH \tag{6}$$

$$\cdot OH + DNA \longrightarrow 链剪切 \tag{7}$$

A：抗生素；SOD：超氧化物岐化酶；CMX-Fe(III)：Fe(III) 与 ATP 或蛋白质的复合物

丝裂霉素 C、链黑菌素、蕃红霉素 C 和氨茴霉素等抗生素 ·OH 自由基的产生来自于过氧化氢与细胞内铁与蛋白质或 ATP 形成的组成不定的复合物的作用。博莱霉素和溶芽枝霉素等则首先需要与铁形成螯合物后才能生成活性氧类物质。实验证明这些抗生素所产生的 $\cdot O_2^-$ 和 ·OH 确实具有链剪切作用。

·OH 自由基是生物体系中最为活跃的含氧自由基，它无选择性地降解任何分子，是导致 DNA 剪切最为重要的物质，而抗生素半醌式自由基（·AH）和超氧负离子 $\cdot O_2^-$ 都不具备从 DNA 中夺取氢的能力。·OH 对 DNA 的损伤作用具有许多化学方面的证据。DNA 中最脆弱的部位是脱氧核糖基团的 $4'$- 和 $5'$-位。·OH 所造成的糖基损伤能导致 DNA 骨架剪切。博莱霉素和溶芽枝霉素能使脱氧核糖降解，释放完整碱基，这与氧自由基位点特异性地在脱氧核糖上远离碱基的某一位点产生的推断是一致。

（四）双链剪切

在整个 DNA 分子都处于非变性环境中，且在两条互补链上非常接近的位置发生的剪切作用是 DNA 的双链剪切。这种损伤对细胞通常是致命性的。由于 DNA 的共价闭环、环刻蚀和线形等结构容易分离，因此可以使用 SV40 或 PM2 等环状 DNA 的琼脂凝胶电泳法测定 DNA 的双链剪切。博莱霉素和溶芽枝霉素所诱导的双链剪切通常要超过预测的单链断裂的数目。这表明有立体化学因素或双咪唑结构在 DNA 中的嵌插作用可能对双链剪切具有重要作用。

二、抗肿瘤药物的 DNA 损伤

20 世纪 70 年代以前，人们对癌症的化学治疗主要是通过抑制核酸的复制或通过选择性干扰肿瘤细胞的有丝分裂，而 DNA 是多种抗肿瘤药物在细胞内的首选靶点。药物的结构与化学性质、靶点 DNA 的结构特征、药物诱导下 DNA 结构的特异性变化都是抗肿瘤药物研究所关注的内容。抗肿瘤药物中，烷基化试剂、抗生素、某些有丝分裂抑制剂及混合型药物的主要作用靶点是 DNA。但上述分类法并非以作用机制进行分类，因为对同一细胞靶点，不同的药物也可能具有不同的作用方式。

(一) 烷基化药物

烷基化药物是应用价值最高的抗肿瘤药物之一，对此类物质作用机制的研究不仅使人们对癌症化疗和 DNA 的性质及损伤修复机制等有了深入了解，而且也使之对突变和癌变的化学机制有了更清楚的认识。常见烷基化试剂中，氮芥、环磷酰胺、苯丁酸氮芥和 L-苯丙氨酸氮芥都是广泛应用的烷基化药物。

氮芥类化合物结构- $N(CH_2CH_2Cl)_2$ 在溶液中发生环化反应能形成吖丙啶正离子，该正离子会与生物大分子的富电子中心进行亲电反应。环磷酰胺是氮芥类药物的前药形式，由于环磷酰胺不利于氮芥结构在体内的环化反应及活化过程，因此直至药物进入肿瘤细胞，环磷酰胺基团被代谢后才得以激活，这使得药物的选择性得以提高。2-氯乙基亚硝脲（CENU）的发现源于在常规筛选中 1-甲基-1-亚硝基脲的抗白血病活性，其能通过血脑屏障的特性使之在治疗中枢神经癌、脑瘤和肿瘤的颅内转移等方面得到了广泛应用。2-氯乙基亚硝脲类化合物在碱性条件下不稳定，三氮烯则在酸性条件下得以被活化。

烷基化试剂或本身就是亲电试剂，或能在体内代谢生成亲电试剂，包括碳正离子和其动力学等价物（氯化物或烷基重氮盐），它们都能进攻生物大分子的富电子部位，使氮原子、硫原子或氧原子发生烷基化作用。其亲核取代可能为 S_N1 历程，也可能为 S_N2 历程。

(二) 与 DNA 作用的抗生素

1. 醌类抗生素　蒽醌类物质是最为常见的抗肿瘤类抗生素，包括阿霉素、柔红霉素、阿克拉霉素、洋红霉素等。

丝裂霉素 C 是人们研究最多的物质，该物质与其同系物紫菜霉素在日本和美国用于胸、肺、消化道恶性肿瘤的临床治疗。其结构中含有三个药效团：吖丙啶、氨基甲酸酯和苯醌。丝裂霉素 C 的苯醌结构被还原代谢后，吲哚氮电子对的释放引发甲醇的消除反应，从而激活吖丙啶和氨基甲酸酯基团成为潜在的烷基化试剂，活化的抗生素在极短的时间内使 DNA 烷基化并形成交联。这是该类抗生素产生细胞毒性的首要原因，同时也能产生其他生物学效应。与 DNA 结合后的抗生素中氢醌结构在后续的氧化过程中会产生半醌、$\cdot O_2^-$、H_2O_2 等化学活性物质，并最终生成 $\cdot OH$，致使 DNA 发生单链断裂作用（图 2-62）。

链黑菌素是从 *Streptomyces flocculus* 分离得到的。虽然其强烈的毒性使其临床应用受到限制，但该物质与 DNA 的作用机制为研究醌类抗肿瘤药物的机制提供了重要线索。链黑菌素与金属的选择性配位能生成与 DNA 结合的带电配合物。该化合物一旦与 DNA 结合，便在 NADPH 还原酶作用下使醌还原为氢醌的抗生素。由于该化合物的氢

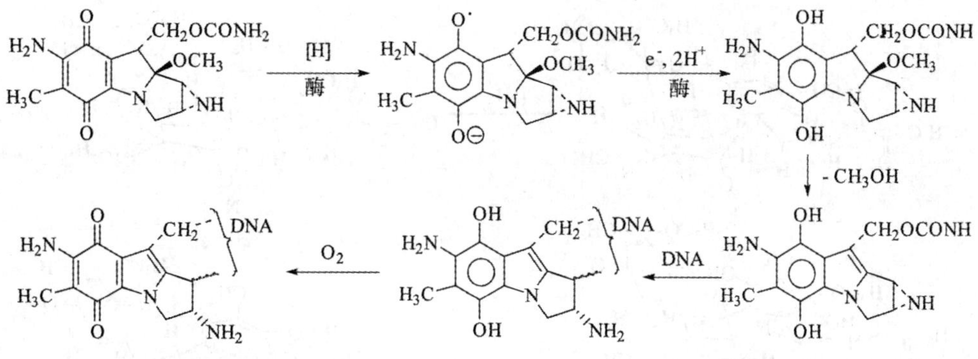

图 2-62 丝裂霉素 C 的代谢激活及与 DNA 的交联作用

醌形式在体内不稳定，会被氧化生成 $\cdot O_2^-$、H_2O_2、$\cdot OH$ 等活性物质，其中 $\cdot OH$ 会直接导致 DNA 单链剪切（图 2-63）。

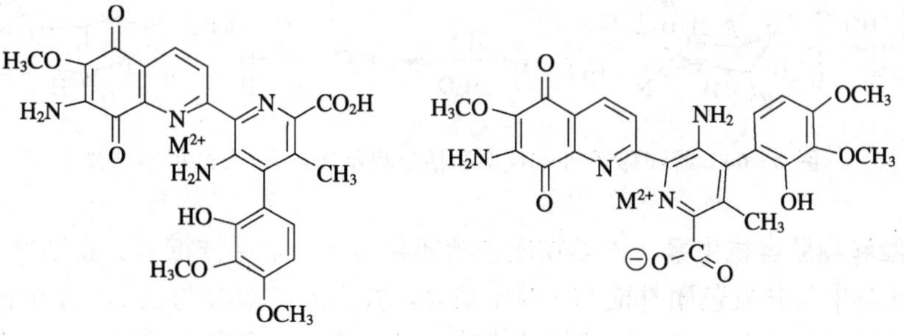

图 2-63 链黑菌素与金属的两种不同配位形式

蕃红霉素是从 *Sreptomyces laevendulae* 中分离得到的，由一系列含有五个杂环的双醌结构的抗生素所组成。其中，蕃红霉素 A 和蕃红霉素 S 对 Ehrlich 腹水瘤、大鼠 L1201 和 P388 白血病和 B16 恶性黑色素瘤具有良好的活性（图 2-64）。

该类抗生素以较小的分子结构，容纳了大量与 DNA 作用的化学活性基团。蕃红霉素 A 在酸催化下与 DNA 的具有可逆结合活性，首先为碱基及沟区特异性的可逆共价结合，在还原之后可经历自由基作用对结合部位的 DNA 进行剪切。

实验证明蕃红霉素 A 和蕃红霉素 C 以 N-CH_3 的质子化形式与 DNA 的富 GC 区域在小沟区进行选择性结合。在酸催化下或酶活化下，该物质失去氰基，产生亲电活性的环状亚胺，该结构或立即与水生成蕃红霉素 S，或与 DNA 鸟嘌呤的 C_2 位 NH_2 进行共价结合，形成与氨茴霉素结合类似的氨化连接。蕃红霉素 A 和蕃红霉素 C 在被还原的同时，会使 DNA 的超螺旋发生有氧参与的单链剪切。与其他醌类抗生素的剪切作用相比，超氧歧化酶、过氧化氢酶和自由基清除剂可以抑制该物质对 DNA 的剪切作用，这表明在该过程中有 $\cdot O_2^-$，H_2O_2，$\cdot OH$ 等活性物质生成。通过实验，人们证实半醌式中间体的存在。该类物质的 DNA 单链剪切需要质子参与，与介质的 pH 相关。此外，剪切作用还受到 Mg^{2+} 和 Zn^{2+} 等离子的强烈抑制。

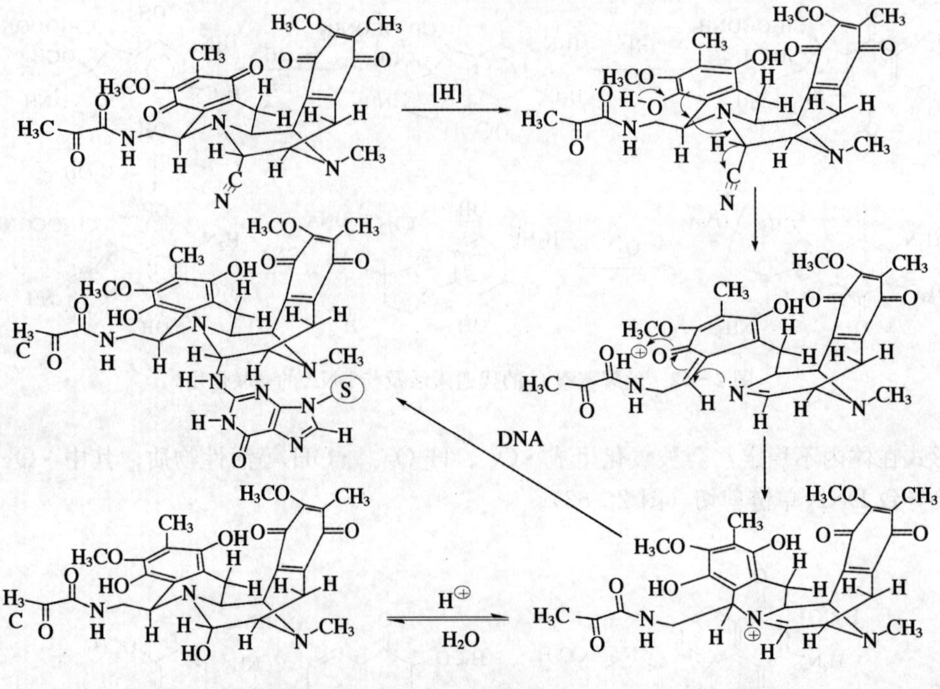

图 2-64 蕃红霉素 A 的代谢激活过程及其与 DNA 的可逆结合

2. 多肽和糖肽类抗生素 该类物质包括博莱霉素、溶芽枝霉素、新制癌菌素等。

新制癌菌素与其发色团都能与 DNA 结合,并引发有氧参与的 DNA 单链剪切。尽管该发色团的结构还未阐明,但超氧歧化酶、过氧化氢酶和自由基清除剂可以选择性保护 DNA 表明该过程是有 $\cdot O_2^-$,H_2O_2,$\cdot OH$ 等活性物质生成。这表明尽管新制癌菌素与丝裂霉素 C、链黑菌素、蕃红霉素 A 在化学结构上差异显著,但这些抗生素对 DNA 的损伤机制具有类似的作用途径。

嗜癌菌素 A 是 *Sreptomyces ahachiroi* 中分离得到的另一种抗肿瘤抗生素。它对哺乳动物的肿瘤具有广谱的抑制活性,并已经应用于人的皮肤癌、空肠癌、网状肉瘤和某些慢性白血病的临床治疗。嗜癌菌素 A 能与 DNA 快速产生链间交联,与丝裂霉素 C 不同,该物质不需要酶活化便能直接与 DNA 序列的 GC 富集区直接结合。该物质的结构表明其可能与 DNA 进行可逆的顺式双嵌插结合,随即其结构中的吖丙啶通过酸式开环得碳正离子,继而形成交联(图 2-38)。

3. 吡咯[1,4]并苯并䓬类抗生素 (PDB) 吡咯[1,4]并苯并䓬类抗生素包括氨茴霉素、茅屋霉素、茅霉素和新氨茴霉素 A 和新氨茴霉素 B 等。这类抗生素的总体特征是结构中都含有吡咯[1,4]并苯并䓬结构,在 10,11 位含有甲醇䓬基或亚䓬结构、酚羟基和吡咯环上的不饱和侧链。

氨茴霉素在癌症化疗中的应用使人们对此类物质在分子水平的作用机制研究逐渐深入。这类化合物先与 DNA 的小沟区进行可逆结合,并在酸催化下在 GC 富集区域与 DNA 进行反应。通过使用结构修饰过的氨茴霉素和模型化合物已经证实,此类分子中的化学反应活性基团是甲醇胺基。通过与鸟苷 C_2 位 NH_2 形成胺化可逆连接,而后形成与蕃红霉素 A 相似的共价连接（图 2-39）。

4. 喜树碱 喜树碱（camptothecin）是从 *Camptotheca acuminata* 树皮和树干中分离得到的一类具有细胞毒性的生物碱，该物质能抑制多种肿瘤细胞的生长，在我国已经广泛应用于肿瘤的临床治疗。对喜树碱的药理学研究表明，该化合物能快速抑制体内核酸的合成和 DNA 分裂，对蛋白和与 DNA 复制有关的酶无影响，表明其首要靶点是核酸。

喜树碱能在近可见光激发下引发氧参与的 DNA 单链剪切。使用该物质代替博莱霉素所需的还原性物质，能加强博莱霉所引发的 DNA 断裂作用，该过程中喜树碱被氧化为相应的半缩醛结构（图 2-65）。

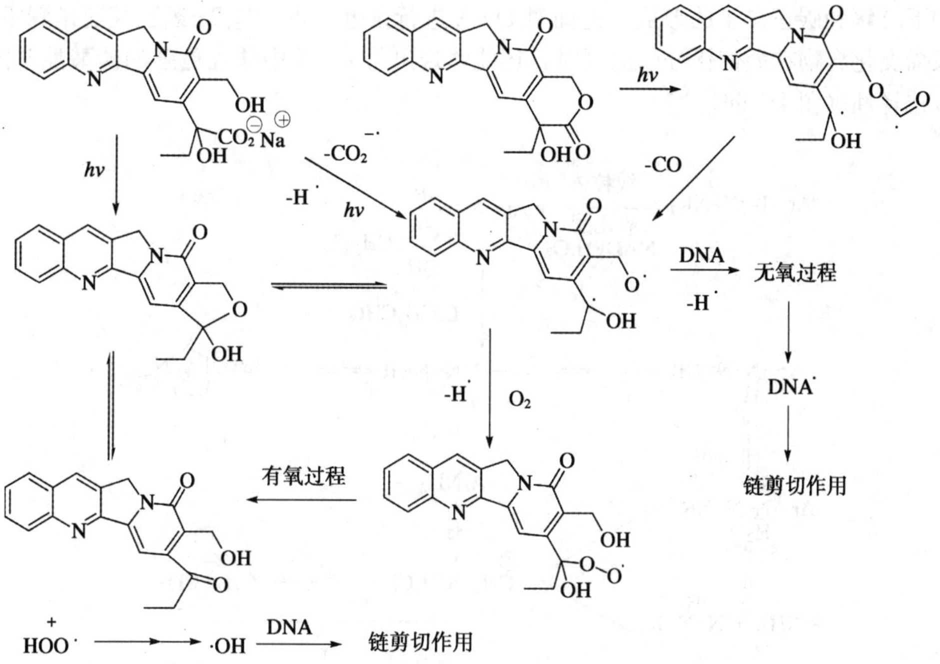

图 2-65 喜树碱的光活化过程所引发的 DNA 链剪切作用

（三）药物与 DNA 共价作用之前的结构修饰

前文提到的许多药物在与 DNA 作用之前会经过体内代谢过程形成其化学修饰物。这会大大改变药物的结构和立体化学性质，对其化学反应活性产生重要影响，而且往往会影响药物与 DNA 作用的特异性。

1. 生物还原激活 丝裂霉素 C、阿霉素、柔红霉素、放射菌素、链黑菌素、蕃红霉素、博莱霉素和茅屋霉素等许多抗生素与 DNA 作用之前都需要先经过还原激活过程。按特定药物性质不同，还原作用可通过体内的 NADPH 和黄素蛋白得以实现。与正常细胞相比，肿瘤细胞具有更强的还原环境，这可大大促进药物的特异还原激活作用。人们基于这一性质所提出的生物还原激活概念已经应用于抗肿瘤药物的设计之中，如 Sartorelli 等依据这一概念合成了 CH_2X（X 为离去基团）基团单取代和双取代的苯醌、萘醌、喹啉醌和萘茜等化合物，这些化合物多数都具有良好的抗肿瘤活性。另一个例子是人们设计的一些通过二硫键连接的亚硝基氨基甲酸酯类化合物，这些物质能被肿瘤组织中优先代谢，通过产生的硫醇类亲核物质进行分子内的亲核进攻，从而引发 2-氯乙基阳离子释放。

2. 肿瘤组织中的选择性质子化　　肿瘤细胞内旺盛的糖酵解作用产生的微过量的乳酸使 pH 较低，因此那些被质子化特异激活的药物会对肿瘤细胞体现一定的选择性。包括丝裂霉素 C 在内的这些物质不经还原激活即可在较低的 pH 下直接与 DNA 形成交联，如蕃红霉素 A 在酸性或还原性条件下与 DNA 形成可逆共价结合的原因是 N-12 选择性质子化后可脱除分子内的氰基。酸性介质也能促进芳基 2-卤代乙基三氮烯类化合物的下分解和碳正离子的形成，进而对 DNA 进行亲电进攻。与 2-氯乙基亚硝脲不同，三氮烯类化合物在酸催化分解的同时，还能体现出与 DNA 中酸性更强的磷酸酯基团的反应选择性（图 2-66）。

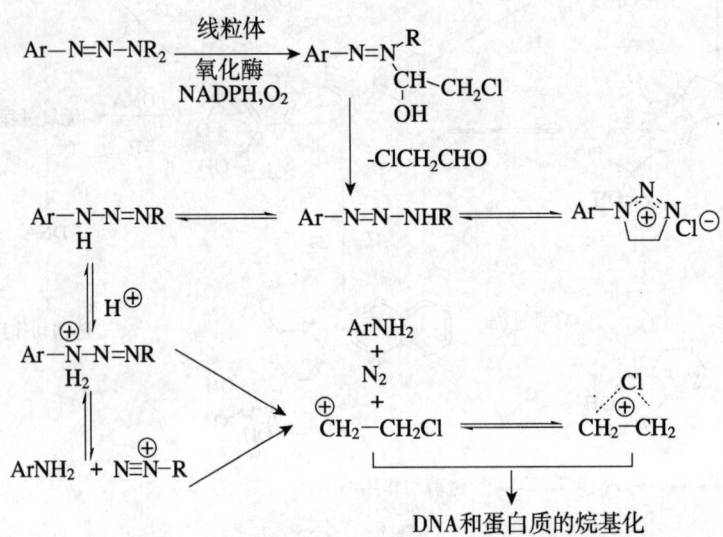

图 2-66　芳基三氮烯类化合物的代谢激活作用

3. 药物的代谢修饰　　在细胞色素 P_{450} 的作用下，许多药物都能进行广泛的氧化代谢。如 CCNU 结构中环己烷被代谢为多种羟基化物质。在这个例子中，由于产生碳正离子的分子比例并没有改变，因此虽然药物在达到其靶点之前其酯溶性和转运性质已发生改变，但在 DNA 中所造成损伤不会受到影响。

与 CCNU 不同，氧化代谢是环磷酰胺代谢的主要内容，因为最终与 DNA 作用的碳正离子是由该过程产生。异环磷酰胺与环磷酰胺有相似的抗肿瘤活性，该化合物在体内在肝细胞色素 P_{450} 多功能氧化酶作用下通过 C_4-羟基化而被代谢激活。在研究环磷酰胺被代谢激活前的类似物时，人们发现其同系物被 C_4-羟基化后，不仅其化学性质更为稳定，而且对 L1210 白血病活性比环磷酰胺更高。而对于环磷酰胺，其起始代谢物应该是 4-羟基环磷酰胺。从该物质开始代谢得到的最终烷基化试剂极有可能是在细胞内与丙烯醛一同产生的磷酰胺氮芥。二烷基三氮烯在临床治疗癌症非常有效,但药理学研究表明该物质只是前药形式,其结构中的一个烷基会在酶作用下氧化消除,药物最终会代谢为单烷基三氮烯(图 2-67)。

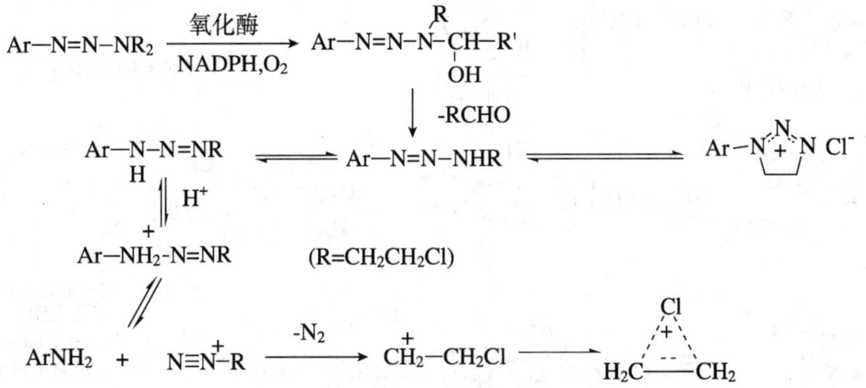

图 2-67 三氮烯在体内的代谢降解

4. 生理条件下药物的自发分解 2-氯乙基亚硝脲(CENU)和 2-氯乙基三氮烯是仅有的在生理条件下不需酶激活即可自发分解产生亲电化合物而与 DNA 发生共价作用的烷基化药物。这一性质和 CENU 丰富结构变化产生了大量能与 DNA 和蛋白质结合的活性物质。人们认为这些物质的主要分解途径有三种。在亲电试剂中活性最高是能生成 2-氯乙基正离子的 2-氯乙基重氮氢氧化物 E 和 F。人们使用 [^{15}N] 和 [^{13}C] 标记的化合物进行研究表明,在四面体构型的中间体 A~D 的分解过程中,具有严格的空间电子和构象控制效应。通过 [^{18}O] 标记对三种可能途径的相对贡献进行研究,发现这与 CENU 的结构密切相关。在体内,用 [^{14}C] 标记不同结构的 CENU,发现其代谢过程中释放的异氰酸酯通过甲胺酰化蛋白质结构中的-NH$_2$ 而与之成键。包括 DTIC 在内的三氮烯类化合物在酶作用下脱烷基后也能在生理条件下发生酶激活过程(图 2-68)。

5. 金属离子螯合与交换 某些药物在体内需要与特定金属离子结合后才能产生活性,当研究这些化合物的细胞毒性以及 DNA 损伤机制时,要考虑化合物与特定金属离子的作用。一些应用十分广泛的药物,特别是醌类抗生素丝裂霉素 C、链黑菌素、蕃红霉素 C、阿霉素、柔红霉素、放射菌素等和糖苷类抗生素博莱霉素、溶芽枝霉素等都能产生 ·O$_2^-$、H$_2$O$_2$、·OH 和 Fe(Ⅲ)-·O$_2^-$ 等化学活性物质,这些物质的产生导致药物体现一定的细胞毒性作用。而 Fe(Ⅲ)-·O$_2^-$ 是通过 Fe(Ⅱ)与药物所形成的复合物与氧作用产生的,因此 Fe(Ⅱ)可能是糖苷类抗生素产生 DNA 损伤作用最为重要的物质。对于醌类抗生素,产生 ·OH 需要 Fe(Ⅱ)参与,该金属离子来源于细胞内蛋白或 ATP 的含铁复合物。

链黑菌素,氨基醌类抗生素,也需要特定的金属离子的参与。此类化合物独特的双吡啶结构能随着金属离子的软硬程度变化采取两种不同的螯合方式与之结合,得到的带电螯合物使抗生素更易与 DNA 结合。另一个例子是金霉酸类抗生素中的色霉素 A$_3$、

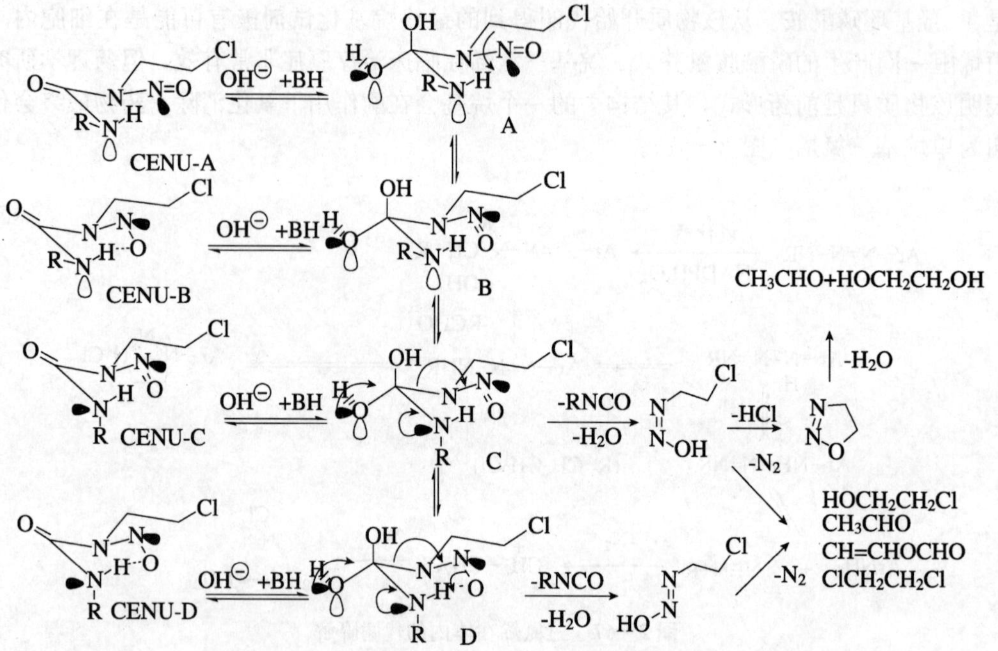

图 2-68　空间效应对 CENU 代谢产物的影响

橄榄霉素和普卡霉素等在与 DNA 进行非嵌插结合中需要化学计量的 Mg^{2+} 参与。

三、代谢激活致癌物与 DNA 的作用

一些常见的小分子化合物，如硫酸二甲酯、亚硝胺和次氯酸等都能通过与 DNA 的直接作用而对核酸产生损伤作用。Prutz 通过动力学实验证明，次氯酸和氯能以较慢的速率与 DNA 含氨基的碱基作用，生成氯胺结构，破坏碱基间的氢键。在 Cu（Ⅰ）等易与 DNA 结合的金属离子作用下，氯胺基团会生成自由基，引发自由基过程。这在本章第一节已经详细介绍。

大多数有机物和天然产物虽不能在细胞外与核酸直接作用，但在细胞内经过代谢后，可形成与 DNA、RNA 和蛋白质作用的亲电物质，因此具有致癌和致突变作用。此类转化大多是在多功能氧化酶系——细胞色素 P_{450} 参与下完成的。芳香氮、亚硝胺和稠环芳烃类化合物都是常见的致癌物质，这些物质与核酸的作用方式一般是先在细胞内完成代谢激活，而后与核酸发生共价结合。

另外，人体内的一些内生代谢物也会与 DNA 发生共价结合，从而引起 DNA 损伤作用。如 4-羟基壬烯（HNE）可对哺乳动物的肝细胞和脑内皮细胞产生毒性。其机制是 HNE 能通过两种途径与体内的 DNA 形成加合物：

第一种途径是与 DNA 中的鸟苷进行 Michael 加成，形成 1,2-丙烷加合物，在大鼠组织中，每 10^9 个碱基中可形成 18~158 个加合物，在人的肝细胞中该比例更高。二是经由其环氧化代谢产物与核酸发生作用，最终形成鸟苷的乙烯基加合物（图 2-69）。

有关环境中致癌物的致癌作用机制的双区理论认为：绝大多数的环境致癌剂在体内

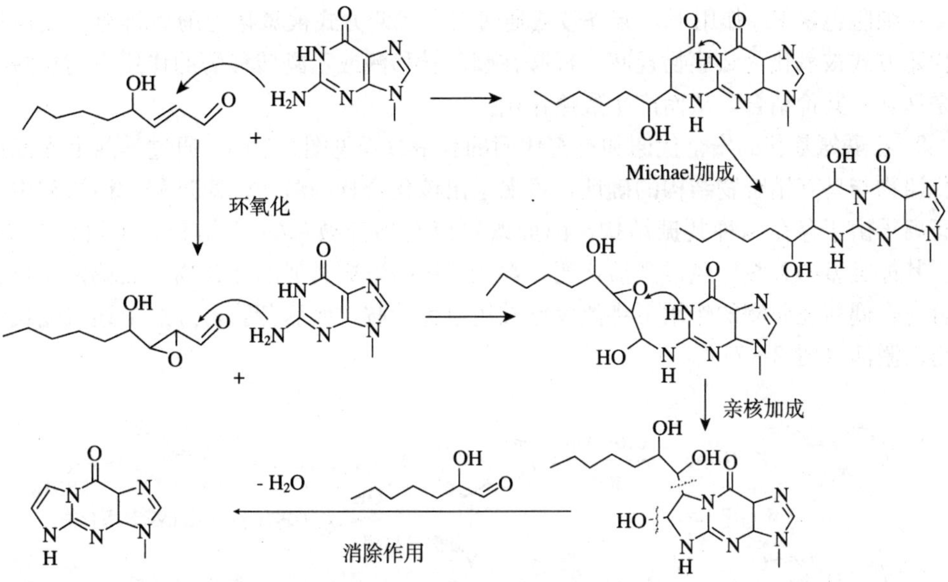

图2-69 4-羟基壬烯与DNA的作用

代谢为双官能团烷基化试剂，引起DNA的链间交联，该交联能以极小的几率，使转录酶的基因变异为逆转录酶基因，经历潜伏期后最终引起细胞的癌变。并证明了黄曲霉素G_1、N-亚硝基二乙胺、N-亚硝基二丁胺、N-亚硝基吗啉、N-亚硝基吡咯烷、4-二甲氨基偶氮苯和喹啉等化合物都能剂量相关的引起DNA-蛋白质交联和DNA的股间交联，而无致癌作用黄曲霉素B_2、N-亚硝基二苯胺、4′-溴代-4-二甲氨基偶氮苯和异喹啉都不能引起交联作用。与之类似，苯并[a]芘、二苯并[a,h]蒽、2-氨基芴、2-萘胺、4-氨基联苯、联苯胺的致癌作用也来自于其所引起的DNA的链间交联。内源性致癌剂雌二醇和己烯雌酚也具有这种作用。

（一）芳香氮类化合物

早在19世纪末人们就已经对芳香氮类化合物的致癌作用进行研究。化学品目录中，芳胺、硝基化合物和偶氮染料都是禁止或限制使用的致癌物质（图2-70）。

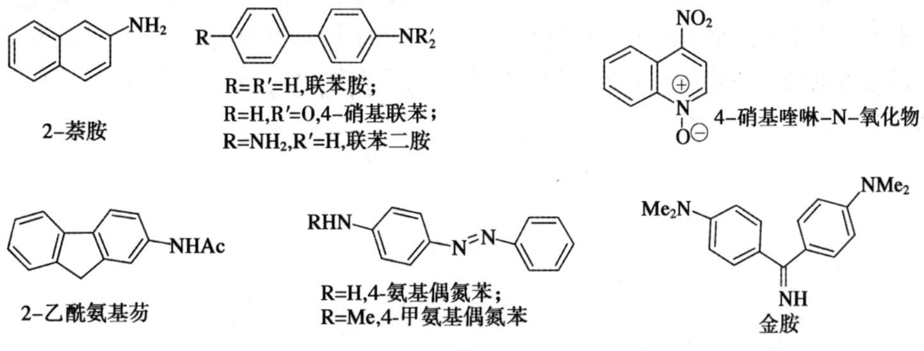

图2-70 几种常见的N-芳基致癌物

在细胞色素 P_{450} 作用下，芳香胺或通过安全代谢方式被氧化为酚后排泄，或通过有害代谢方式被氧化为致癌物羟胺。羟胺在磺基转移酶或乙酰转移酶的作用下与核酸（尤其是鸟苷）共价结合，从而产生致癌作用。

2-乙酰氨基芴的安全代谢和有害代谢的竞争过程见图 2-71。通过其两个含氮正离子代谢物与鸟苷结合物结构的确证，可揭示出该化合物的激活代谢过程。该过程中产生的正离子由于存在两种共振结构，因此既可以与鸟苷碱基的 C_8 结合、也可以与 N_7 结合。其他类型的芳胺，经过激活代谢，都能与核酸形成类似的加合物。而偶氮类化合物则首先在偶氮还原酶的作用下将偶氮键被还原为芳胺，而后芳胺再经过上述氧化代谢过程得以激活（图 2-71）。

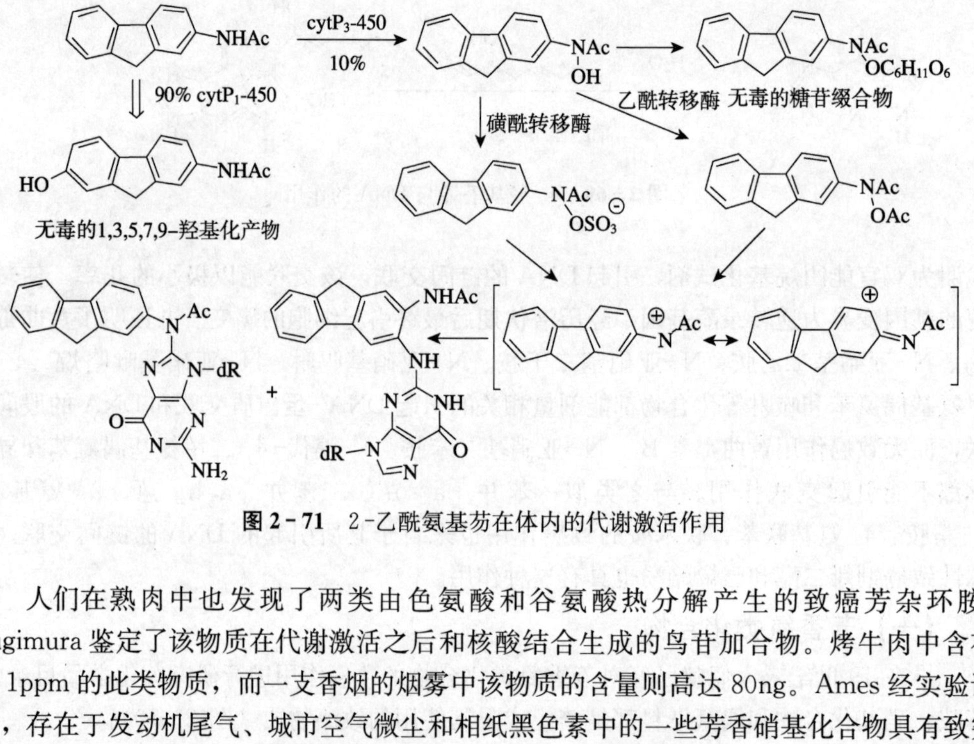

图 2-71 2-乙酰氨基芴在体内的代谢激活作用

人们在熟肉中也发现了两类由色氨酸和谷氨酸热分解产生的致癌芳杂环胺。Sugimura 鉴定了该物质在代谢激活之后和核酸结合生成的鸟苷加合物。烤牛肉中含有约 1ppm 的此类物质，而一支香烟的烟雾中该物质的含量则高达 80ng。Ames 经实验证实，存在于发动机尾气、城市空气微尘和相纸黑色素中的一些芳香硝基化合物具有致突变作用。它们在内脏中一些厌氧菌的作用下还原为芳香羟胺，而后在黄嘌呤氧化酶和细胞色素 P_{450} 还原酶作用下发生致癌激活作用。人们对 4-硝基喹啉 N-氧化物的激活过程研究得最为彻底，该物质首先被还原为羟胺，而后在体内与 DNA 结合，形成特征的鸟苷结合物（图 2-72、图 2-73）。

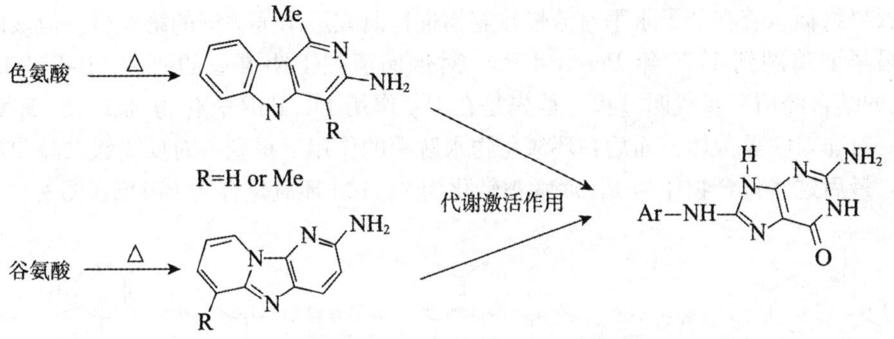

图 2-72 食物中的杂环芳胺的代谢激活作用

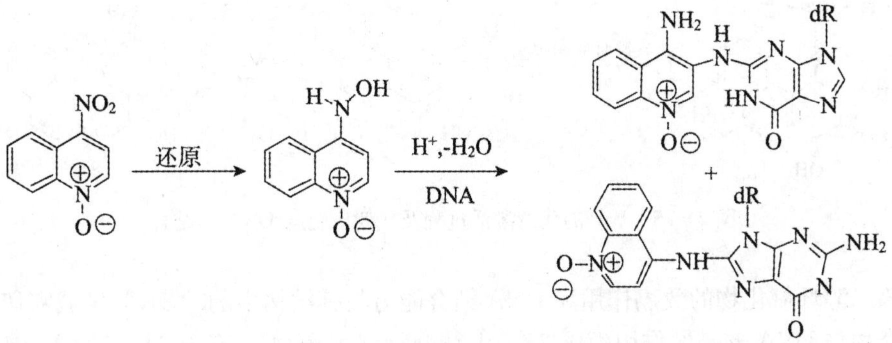

图 2-73 4-硝基喹啉 N-氧化物的还原激活作用

(二) N-亚硝基化合物

亚硝基脲、亚硝基鸟苷和亚硝基尿烷经水解都会得到甲基偶氮羟基化合物,该类物质为硬的甲基化试剂,能对体内的 DNA 进行甲基化。该类物质还可以通过细胞色素 P_{450} 对多种 N-甲基亚硝胺进行氧化得到。其中二甲基亚硝胺早在 1956 年就被证实具有致癌作用,该物质的代谢过程为:首先是烷基的羟基化得到卡宾胺,之后卡宾胺降解为羟基甲基偶氮。此外,许多 N-亚硝基化合物被证实对动物有致癌作用,能导致 DNA 的甲基化、乙基化和丙基化等烷基化作用(图 2-74)。

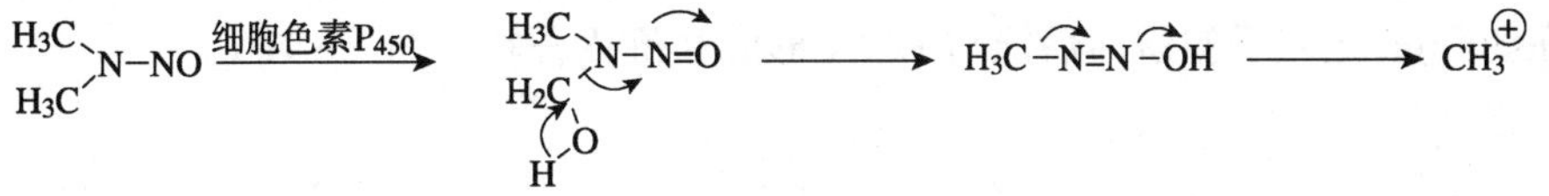

图 2-74 二甲基亚硝胺的代谢激活作用

(三) 多环芳烃 (PAH)

苯[α]并芘(BaP)是最早被证实具有致癌作用的多环芳烃类物质。该物质被鉴定为致癌物标志着在分子水平对芳烃致癌物进行研究迈出了关键的第一步。但该研究的开展最早要追溯到 1775 年 Percival Pott 对烟囱清扫工阴囊癌的研究。BaP 在体内与 DNA 的结合经历三步代谢过程：首先是在 P_{450} 作用下，BaP 氧化得到 7,8-环氧化合物的一对非对映异构体，而后在环氧化物水解酶的作用下得到一对反式邻二醇非对映异构体，最后这些化合物作为 P_{450} 底物被转化为 9,10-环氧化合物 BPDE（图 2-75）。

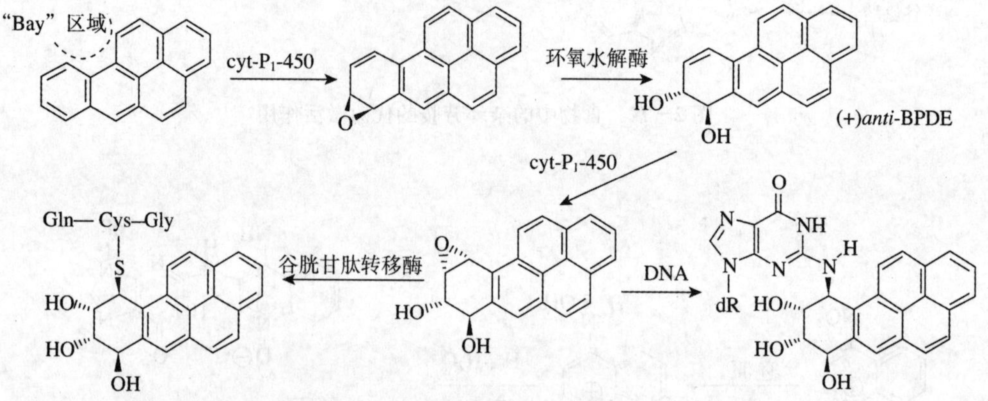

图 2-75 BaP 的代谢激活过程及代谢产物与 DNA 的结合

该二醇环氧化物的致癌作用和 DNA 结合能力与其结构中的"Bay"区域密切相关。该化合物与 DNA 碱基的作用生成鸟苷 N_2 结合物（主产物）、鸟苷 N_7 结合物、鸟苷 O^6 结合物和微量腺苷鸟苷 N_6 结合物，这是 BPDE 以较快速度嵌插进入 DNA 螺旋中 $d(AT)_n$ 富集区域的结果。在限速步骤 C_{10} 羟基质子化发生之后，生成的碳正离子绝大部分（>90%）与水作用生成 7,8,9,10-四醇，只有少部分（<10%）与 G 碱基发生共价作用。

BPDE 与 DNA 得到的加成产物分为两种类型。在副产物位点 I 加成物中，芳环仍然嵌插在完整的 DNA 螺旋中，在主产物位点 II 加成产物中，芳环与 DNA 螺旋轴保持一定角度，或进入 DNA 的小沟区，或形成楔形复合物。苯并[C]吖啶也有类似的作用，但 3-甲基胆蒽"Bay"区域的二醇环氧结构因空间位阻因素，不能与 DNA 发生嵌插作用。

与苯[α]并芘类似，致癌物二苯并[a, l]芘也可以在细胞色素 P_{450} 氧化酶系的作用下经过氧化激活作用与 DNA 发生共价作用，引起 DNA 损伤。另外，人们还发现了蒽在 365nm 光照下被激活后能与 DNA 形成共价化合物（图 2-76）。

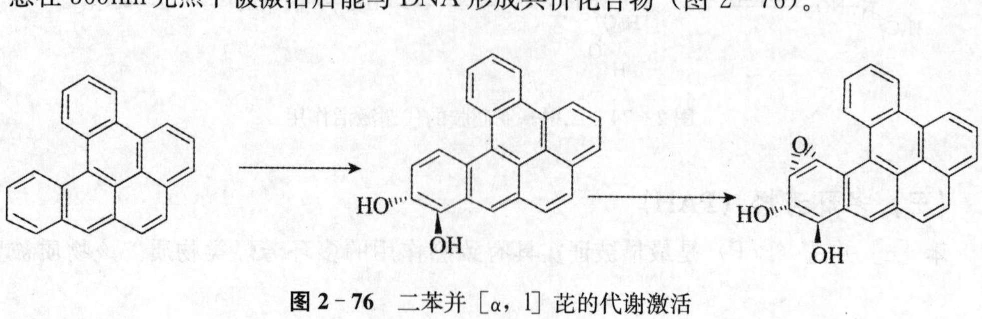

图 2-76 二苯并[α, l]芘的代谢激活

第 2 章 共价结合的烷基化试剂与 DNA 作用的分子机制

除上述稠环的环氧化能产生致癌作用外,黄曲霉的代谢物黄曲霉毒素也是强制癌物之一。1ppm 的黄曲霉毒素 B_1 就能引发小鼠的肺、肾和结肠肿瘤,其原因就是黄曲霉毒素能在体内代谢为与 DNA 中鸟苷结合的环氧结构(图 2-77)。

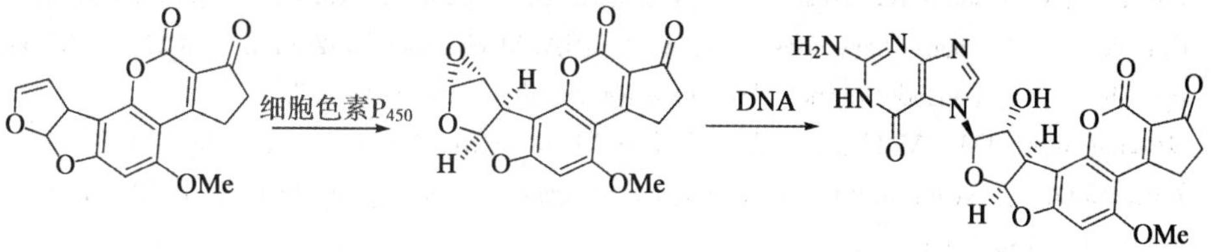

图 2-77 黄曲霉毒素 B_1 的环氧化及其与 DNA 的结合

综上所述,烷基化作用是 DNA 损伤的重要原因之一。无论是烷基化药物还是代谢激活致癌物,它们对 DNA 的损伤都来自于这些化合物与 DNA 的共价作用。而化合物对 DNA 所造成的损伤作用,既决定了药物对肿瘤细胞的抑制作用,又体现了致癌物所诱发的癌变现象。甚至对于同一种物质,在不同条件下所造成的损伤会导致截然相反的结果。对 DNA 损伤的研究不仅包括损伤的分子机制,还包括损伤的修复及其生物学后果方面的研究,因篇幅所限,其他内容请参阅相关专著或文献。

参考文献

[1] Dervan PB. Design of sequence-specific DNA-binding molecules. *Science*, 1986, 232: 464-471.

[2] Satou K, Komatsu Y, Torizawa T, et al. Efficient chemical synthesis of a pyrimidine (6-4) pyrimidone photoproduct analog and its properties. *Tetrahedron Letters*, 2000, 41: 2175-2179.

[3] Rajski SR, Williams RM. DNA cross-linking agents as antitumor drugs. *Chem Rev*, 1998, 98: 2723-2795.

[4] Norman D, Live D, Sastry M, et al. NMR and computational characterization of mitomycin cross-linked to adjacent deoxyguanosines in the minor groove of the d (T-A-C-G-T-A)* d (T-A-C-G-T-A) Duplex. *Biochemistry*, 1990, 29: 2861-2875.

[5] Boyd FL, Cheatham SF, Remers W, et al. Characterization of the structure of the anthramycin-d (ATGCAT)$_2$ adduct by NMR and molecular modeling studies. determination of the stereochemistry of the covalent linkage site, Orientation in the minor groove of DNA, and effect on local DNA structure. *J Am Chem Soc*, 1990, 112: 3279-3289.

[6] Martin C, Ellis T, McGurk CJ, et al. Sequence-selective interaction of the minor-groove interstrand cross-linking agent SJG-136 with naked and cellular DNA: footprinting and enzyme inhibition studies. *Biochemistry*, 2005, 44: 4135-4147.

[7] Jenkins TC, Hurley LH, Neidle S, et al. Structure of a covalent DNA minor groove adduct with a pyrrolobenzodiazepine dimer: evidence for sequence-specific interstrand cross-linking. *J Med Chem*, 1994, 37: 4529-4537.

[8] Baraldi PG, Balboni G, Cacciari B, et al. Synthesis, in vitro antiproliferative activity and DNA-binding properties of hybrid molecules containing pyrrolo [2, 1-c] [1, 4] benzodiazepine and

minor‐Groove‐binding oligopyrrole carriers. *J Med Chem*, 1999, 42: 5131 - 5141.

[9] Confalone PN, Huie EM, KO SS, *et al*. Design and synthesis of potential DNA cross‐linking reagents based on the anthramycin class of minor groove binding compounds. *J Org Chem*, 1988, 53: 482 - 487.

[10] Hurley LH, Donald R, Needham V. Covalent Binding of Antitumor Antibiotics in the Minor Pyrrolo [1, 4] benzodiazepines Groove of DNA. Mechanism of Action of CC‐1065 and the Pyrrolo [1, 4] benzodiazepines. *Acc Chem Res*, 1986, 19: 230 - 237.

[11] Woynarowski JM, McHugh JM, Gawron LS, *et al*. Effects of bizelesin (U‐77779), a bifunctional alkylating minor groove agent, on genomic and simian virus 40 DNA. *Biochemistry*, 1995, 31: 13042 - 13050.

[12] Warpehoski MA, Harper DE. Enzyme‐like rate acceleration in the DNA minor groove. Cyclopropylpyrroloindoles as mechanism‐based inactivators of DNA. *J Am Chem Soc*, 1995, 117: 2951 - 2952.

[13] Atwell GJ, Milbank JJ, Wilson WR, *et al*. 5‐Amino‐1‐(chloromethyl‐1, 2‐dihydro‐3H‐benz [e] indoles: relationships between structure and cytotoxicity for analogues bearing different DNA minor groove binding subunits. *J Med Chem*, 1999, 42: 3400 - 3411.

[14] Hay MP, Atwell GJ, Wilson WR, *et al*. Structure‐activity relationships for 4‐nitrobenzyl carbamates of 5‐aminobenz [e] indoline minor groove alkylating agents as prodrugs forGDEPT in conjunction with E. coli nitroreductase. *J Med Chem*, 2003, 46: 2456 - 2466.

[15] Milbank JB, Tercel M, Atwell GJ, *et al*. Synthesis of 1‐substituted 3‐(chloromethyl)‐6‐aminoindoline (6‐amino‐seco‐CI) DNA minor groove alkylating agents and structure‐activity relationships for their cytotoxicity. *J Med Chem*, 1999, 42: 649 - 658.

[16] Jeffrey SC, Torgov MY, Andreyka JB, *et al*. Design, synthesis, and in vitro evaluation of dipeptide‐based antibody minor groove binder conjugates. *J Med Chem*, 2005, 48: 1344 - 1358.

[17] Barald PG, Balboni G, Pavani MG, *et al*. Design, synthesis, DNA binding, and biological evaluation of water‐soluble hybrid molecules containing two pyrazole analogues of the alkylating cyclopropylpyrroloindole (CPI) subunit of the antitumor agent CC‐1065 and polypyrrole minor groove binders. *J Med Chem*, 2001, 44: 2536 - 2543.

[18] Boger DL, Sakya SM. CC‐1065 partial structures: enhancement of oncovalent affinity for DNA minor groove binding through introduction of stabilizing electrostatic Interactions. *J Org Chem*, 1992, 57: 1277 - 1284.

[19] Atwell GJ, Tercel M, Boyd M, *et al*. Synthesis and Cytotoxicity of 5‐Amino‐1‐chloromethyl‐3‐[(5, 6, 7‐trimethoxyindol‐2‐yl) carbonyl]‐1, 2‐dihydro‐3H‐benz [e] indole (Amino‐seco‐BI‐TMI) and Related 5‐Alkylamino Analogues: New DNA Minor Groove Alkylating Agents. *J Org Chem*, 1998, 63: 9414 - 9420.

[20] Hansen M, Hurley L. Altromycin B threads the DNA helix interacting with both the major and the minor grooves to position itself for site‐directed alkylation of guanine N_7. *J Am Chem Soc*, 1995, 117: 2421 - 2429.

[21] Gia O, Via LD, Magno SM, *et al*. Thienocoumarin derivatives: interaction with nucleic acids and synthetic polydeoxyribonucleotides. *Journal of Photochemistry and Photobiology B: Biology*, 2000, 56: 132 - 138.

[22] Shah D, Gold B. Evidence in Escherichia coli that N_3‐methyladenine lesions and cytotoxicity

induced by a minor groove binding methyl sulfonate ester can be modulated in vivo by netropsin. *Biochemistry*, 2003, 42: 12610-12616.

[23] Varadarajan S, Shah D, Dande P, et al. DNA damage and cytotoxicity induced by minor groove binding methyl sulfonate esters. *Biochemistry*, 2003, 42: 14318-14327.

[24] Gravatt GL, Baguley BC, Wilson WR, et al. DNA-directed alkylating agents: 4, 4-anilinoquinoline-based minor Groove directed aniline mustards. *J Med Chem*, 1991, 34: 1552-1560.

[25] Gravatt GL, Baguley BC, Wilson WR, et al. DNA-directed alkylating agents: 6 synthesis and antitumor activity of DNA minor groove-targeted aniline mustard analogues of pibenzimol (Hoechst 33258). *J Med Chem*, 1994, 37: 4338-4345.

[26] Baraldi PG, Nunez MC, Tabrizi MA, et al. Design, synthesis, and biological evaluation of hybrid molecules containing γ-methylene-α-butyrolactones and polypyrrole minor groove binders. *J Med Chem*, 2004, 47: 2877-2886.

[27] Arrowsmith J, Jennings SA, Clark AS, et al. Antitumor imidazotetrazines. 41 conjugation of the antitumor agents mitozolomide and temozolomide to peptides and lexitropsins bearing DNA major and minor groove-binding structural motifs. *J Med Chem*, 2002, 45: 5458-5470.

[28] Baraldi PG, Romagnoli R, Guadix AE, et al. Design, synthesis, and biological activity of hybrid compounds between uramustine and DNA minor groove binder distamycin A. *J Med Chem*, 2002, 45: 3630-3638.

[29] Scharer OD. DNA interstrand crosslinks: natural and drug-induced DNA adducts that induce unique cellular responses. *Chem Bio Chem*, 2005, 6: 27-32.

[30] Mishina Y, Duguid EM, He C. Direct reversal of DNA alkylation damage. *Chem Rev*, 2006, 106: 215-232.

[31] Noll DM, Mason TM, Miller PS. Formation and repair of interstrand cross-links in DNA. *Chem Rev*, 2006, 106: 277-301.

[32] Guengerich FP. Interactions of carcinogen-bound DNA with individual DNA polymerases. *Chem Rev*, 2006, 106: 420-452.

[33] Zewail-Foote M, Hurley LH. Ecteinascidin 743: a minor groove alkylator that bends DNA toward the major groove. *J Med Chem*, 1999, 42: 2493-2497.

[34] 戴乾圜, 逯萍, 彭少华, 等. 黄曲霉素和N-亚硝基化合物借诱发DNA互补碱基对交联而启动癌变. 自然科学进展, 2003, 13: 693-698.

[35] Cosman M, Fiala R, Hingerty BE, et al. Solution conformation of the (+)-cis-anti-[BP] dG adduct opposite a deletion site in a DNA duplex: intercalation of the covalently attached benzo[a]pyrene into the helix with base displacement of the modified deoxyguanosine into the minor groove. *Biochemistry*, 1994, 33: 1518-1527.

[36] Feng B, Gorin A, Kolbanovskiy A, et al. Solution conformation of the (−)-trans-anti-[BP] dG adduct apposite a deletion site in a DNA duplex: intercalation of the covalently attached benzo[a]pyrene into the helix with base displacement of the modified deoxyguanosine into the minor groove. *Biochemistry*, 1997, 36: 13780-13790.

[37] Buters JT, Mahadevan B, Quintanilla-Martinez L, et al. Cytochrome P450 1B1 determines susceptibility to dibenzo[a, l]pyrene-induced tumor formation. *Chem Res Toxicol*, 2002, 15: 1127-1135.

[38] Gniazdowski M, Cera C. The effects of DNA covalent adducts on in Vitro transcription. *Chem Rev*,

1996, 96: 619-634.

[39] Werner D, Brunar H, Noe CR. Investigations on the influence of 2X-O-alkyl modifications on the base pairing properties of oligonucleotides. Pharmaceutica Acta Helvetiae. 1998, 73: 3-10.

[40] Lyngdoh RHD. Mutagenic role of Watson-Crick protons in alkylated DNA bases: A theoretical study. *J Biosi*, 1994, 19: 131-143.

[41] Drablos F, Feyzi E, Aas PA, *et al*. Alkylation damage in DNA and RNA-repair mechanisms and medical significance. *DNA Repair*, 2004, 3: 1389-1407.

（袁德凯）

DNA 与抗癌铂络合物相互作用的分子机制 3

  1964 年美国生理学家 Rosenberg 等在研究电磁场作用下大肠杆菌的生长状况时，偶然发现培养液中的微量铂配合物能够抑制细胞分裂。随后的实验证明了顺铂（cisplatin）具有很强的抗癌活性，最终使其于 1971 年进入临床试验并于 1978 年被美国 FDA 批准作为睾丸癌和卵巢癌的治疗药物，由此拉开了铂类抗肿瘤药物研究的序幕。时至今日，顺铂仍是用于癌症治疗的常用的药物之一。它是治疗睾丸癌和子宫癌的首选药物，同时可用于治疗肾肉瘤、黑色素瘤、宫颈癌、咽喉癌、淋巴癌、支气管癌、膀胱癌以及神经母细胞瘤等。但是，顺铂具有严重的肾毒性、神经毒性、胃肠道毒性及耳毒性，此外一些肿瘤组织对其具有耐药性，这些缺陷尤其使人们迫切需要寻找更加低毒、高效、水溶性好、又无交叉耐药的新型金属抗肿瘤药物。

  20 世纪 70 到 80 年代，人们在顺铂的结构基础上，合成了大量顺铂类似物进行抗肿瘤活性筛选并最终有 28 个化合物进入了临床。只有卡铂（carboplatin）得到了广泛认可并进入市场，到目前仍是临床上使用的主要抗肿瘤药物之一。卡铂的生化性质、抗肿瘤活性和抗瘤谱与顺铂相似，但肾毒性、消化道反应和耳毒性均较低。不过卡铂仍需要通过静脉注射给药。

  在过去的 30 多年中，人们合成出上千种铂络合物，但是只有不到 1% 的络合物进入临床，成功地通过临床试验并能用于临床治疗的络合物则更少。其中奈达铂（nedaplatin）于 1995 年在日本上市，奥沙利铂（oxaliplatin）于 1996 年在法国率先上市，而后又在欧洲及南美洲的一些国家上市，庚铂（heptaplatin）于 1999 年在韩国上市，洛铂（lobaplatin）于 2001 年在我国注册。在不断对铂类抗肿瘤药物的创新研究当中，人们期望所获得的新型铂络合物至少应具有以下两个特点，即具有比顺铂小的剂量限制性毒性及能够克服耐药性。为此，人们进行了各种努力和尝试，逐渐走出了单纯对顺铂类似物进行简单结构改造来寻找新的抗肿瘤药物的框架，开辟了一些新的思路和方向，出现了基于耐药机制的合理的新型铂类药物设计，非经典铂络合物已成为当前铂类抗肿瘤新药的一个研究热点。由于这类络合物的体内作用机制与顺铂和卡铂存在较大差异，因此极有希望获得抗肿瘤活性尤其是在耐药性上优于现有铂类药物的新型铂络合物。

第一节　顺式铂抗肿瘤药物的研究

  经典的金属铂配合物与其抗肿瘤活性基本上符合 Cleare 和 Hoeschele 总结的构效关系。为了寻找高效低毒的铂类抗癌药物，许多学者在此基础上进行了大量的探索，总结其构效关系，研究作用机制，并对该构效关系做了有益的补充。大量研究表明，要作为一种具有抗肿瘤活性的铂配合物，必须具有如下一些结构要求：

首先，显示活性的铂配合物应为顺式结构。对于铂（Ⅱ）配合物，其通用分子式为 cis-$[Pt(Am)_2X_2]$，为四方型结构；对于铂（Ⅳ）配合物，其通用分子式为 cis-$[Pt(Am)_2Y_2X_2]$，为八面体结构。X^-、Y^- 为离去基团，Am 为具有氨基的配体，是保留基团或载体配体。

其次，X^-（若为 X-X^-，也同样遵循此规则）是一价负离子基团，对铂有中等的取代活性，有微弱的反应效应以避免活化胺，并处于顺位，如 Cl^-、SO_4^{2-}、柠檬酸根、草酸根等。若 X 为不稳定的离去基团如 ClO_4^-、NO_3^-、I^- 等，则配合物的毒性增加而抗癌活性下降。若 X 为惰性离去基团如 SCN^-，则配合物通常无活性。对于铂（Ⅳ）配合物而言，两个 Y 配体处于反位。

最后，两个保留基团 Am 应是惰性胺，既可是脂肪胺也可是芳香胺。两个氨基的 N 上至少有一个 H 原子，有利于形成氢键。直链伯烷胺的碳链增长将导致活性下降。若 Am 为环状烷伯胺，环的大小对活性有影响，具有中等大小的环特别是五、六元环活性较高。

基于对铂配合物耐药机制了解的逐步深入，在大量实验的基础上，人们总结规律，试图合理设计大幅超越卡铂与顺铂的抗肿瘤药物，并期望新型铂配合物的作用机制有别于卡铂和顺铂，以拓宽抗肿瘤谱并克服耐药性。

一、第一代铂类抗癌药物——顺铂的研究

自 1978 年顺铂被美国 FDA 批准作为睾丸癌和卵巢癌的治疗药物以来，许多国家都已批准顺铂作为抗癌药物应用于临床。顺铂作为癌症治疗的首选药物，可用于多种癌症的治疗。近来，各国学者在顺铂的临床应用，尤其是与其他化疗药联合使用方面取得许多突破性进展，其抗癌谱及应用范围正在不断扩大，许多临床新方案也正在研究之中。

顺铂进入体内后，能与许多生物大分子作用，如还原型谷胱甘肽（GSH）、金属硫蛋白、蛋白激酶 C（PKC）等。和这些生物靶的结合与生物体对顺铂的解毒作用或是耐药机制密切相关。大量研究表明，DNA 是顺铂等抗癌铂配合物的主要靶分子。顺铂与生物体内 DNA 的结合干扰了 DNA 的高级结构，导致 DNA 的解链温度下降、螺旋缩短、解旋或局部变性，造成致命性的损伤，从而干扰了 DNA 正常的转录与复制进而达到抑制肿瘤细胞生长的效果。实验表明，顺铂与 DNA 的结合是共价作用结合，是非常稳定的，只有强的亲核试剂如硫脲或氰化物才能使 Pt-DNA 的结合逆转。然而，顺铂并不是以其药物原形与靶分子 DNA 相互作用的，而是以其经历两次氯原子被水解后的离子形式被 DNA 的碱基所取代（图 3-1）。

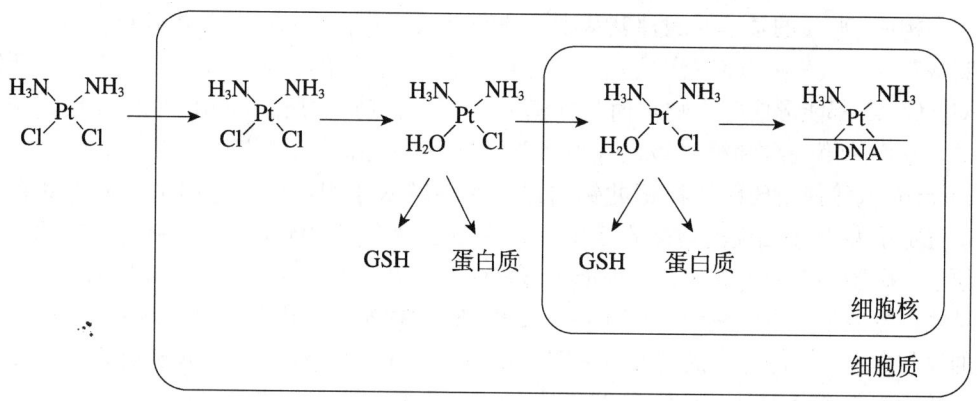

图 3-1 顺铂在体内的代谢途径

血浆中 Cl^- 的浓度约为 100mmol/L，在 Cl^- 如此高的环境中，顺铂的水解过程被抑制。而当其穿过细胞膜，进入 Cl^- 离子浓度约为 5 mmol/L 的胞浆环境，顺铂的双水解过程就立即发生。图 3-2 中顺铂两步水解的解离常数 k_1 和 k_2 分别为 $2\times10^{-5}/s\cdot(mol/L)$ 以及 $3\times10^{-5}/s\cdot(mol/L)$。水解的发生，使电中性的顺铂分子转变为一价或二价的阳离子，容易被富负电荷的 DNA 通过静电作用所吸引，而这两种阳离子 $cis\text{-}[Pt(NH_3)_2Cl(H_2O)]^+$ 以及 $cis\text{-}[Pt(NH_3)_2(H_2O)_2]^{2+}$ 被证明是顺铂形式。顺铂水解的速率很慢，而水解的产物立即与核苷发生结合，因此顺铂与靶 DNA 序列的结合是动力学过程，水解是两者结合反应的限速步骤。

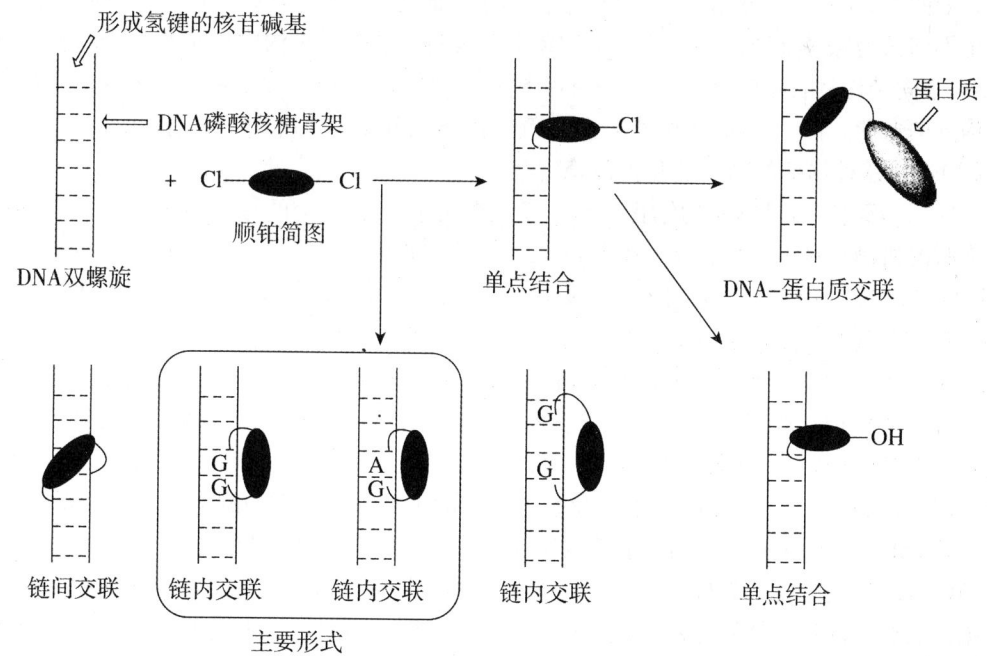

图 3-2 顺铂与 DNA 作用的方式

在构成 DNA 的基本的四种碱基中,顺铂对腺嘌呤核苷(A)、鸟嘌呤核苷(G)、胞嘧啶核苷(C)、胸腺嘧啶核苷(T) 的结合并不是无选择性的。Mansy 等研究表明,顺铂与 G、C、A 都能形成配合物,而与 T 反应极慢,同时,顺铂与 G 的反应速率高于 C 和 A。它们的第一级和第二级表观形成常数和反应速率大小顺序为 G>A>C>>T。Munchausen 等使用放射性标记的铂与以上四种碱基作用,统计它们结合所占的百分率,肯定了 G 是顺铂优先结合的碱基。DNA 分子含有多种配位基团,所有碱基的杂环氮原子、磷脂链上的氧原子、核糖或去氧核糖上的氧原子以及醇羟基都是顺铂可能的配位基团。按照软硬酸碱理论,铂(Ⅱ)属于 Lewis 软酸,它是亲氮的,将优先选择碱基上的氮与之配位。晶体学的研究也表明,铂与嘌呤环上的 N_7 形成配位键结合。迄今为止,并没有 X 射线晶体学研究表明 G 的 O^6,A 的 C_6-NH_2,或是 C 的 C_4-NH_2 能与铂形成配位键结合。

迄今为止,已发现的顺铂与 DNA 结合方式的示意图如图 3-2 所示。前面提到,顺铂的两步水解产生两种活性物质。其中第一步水解的产物与靶 DNA 结合的机制是单点结合。在生理条件下,单点结合复合物上的氯原子又进一步发生水解,产生单点结合的水解产物,或是形成 DNA-蛋白质交联。研究表明,只有少量的顺铂能以这两种方式与 DNA 结合,而顺铂也不以这两种结合方式发挥其抗癌作用。在哺乳动物细胞中,顺铂与 DNA 的链间交联方式在 Pt-DNA 结合物总量中占 5%~10%,尽管几率很低,但确是顺铂与 DNA 结合的重要机制,一旦发生这种作用将对 DNA 造成严重的损伤。

Drobny 与 Hopkins 等研究顺铂与寡核苷酸链的作用时,发现顺铂可以和 [d(CATAG*CTATG)·d(GTATCG*ATAC)] 不同链上 G5 的 N^7 分别结合形成链间交联,如图 3-3 所示。原本与 G 以氢键相连的 C 被完全弹出了双螺旋,而 N^7 铂化的 G 完全不与其他碱基配对。进一步的 NMR 研究表明,顺铂在小沟中于碱基的交联使局部 DNA 空间结构从右手螺旋的 B-DNA 变成左手螺旋的 Z-DNA,并且整个双螺旋都向小沟方向弯曲。由于相邻磷酸骨架上的氧负离子与铂之间的静电相互作用 (O-Pt=3.2Å),使这种局部的结构变化得以稳定存在。

Wang 等考查了 DNA 的铂化位点,发现在大于 90% 以上的铂化位点中,顺铂以链内交联的机制与靶 DNA 结合,存在 cis-[Pt(NH$_3$)$_2${d(GpG)-N$_7$(1),-N$_7$(2)}](G*G*), cis-[Pt(NH$_3$)$_2${d(GpNpG) N$_7$(1),-N$_7$(3)}] 和 cis-[Pt(NH$_3$)$_2${d(ApG)-N$_7$(1),-N$_7$(2)}](A*G*) 三种形式。在这三种结合方式中,位于 5'-GpG-3' 的 N_7-N_7 链内交联约占到 65%,是 Pt-DNA 结合的最主要方式,而位于 5'-ApG-3' 的 N_7-N_7 链内交联约占 15%。其余的很少部分以位于 5'-GBG-3' 的链间交联形式存在。虽然链间交联与不同形式的链内交联都对 DNA 结构造成破坏,但从影响的广度来说,广泛认为位于 5'-GpG-3' 的铂化是最致命的也是顺铂产生细胞毒性的最主要原因。

Takahara 与 Lippard 等报道了寡核苷酸 d(CCTCTG*G*TCTCC)·d(GGAGA-CCAGAGG) 与顺铂所形成的加合物的晶体结构,提供了 5'-GpG-3' 链间交联的有力证据。加合物的局部结构显示,顺铂的配位使 G6 和 G7 弯向大沟,但不破坏相应的 GC 对间的 Watson-Crick 氢键,这种结合改变了 DNA 局部的三维结构。这种铂化方式使相邻 G 碱基为了形成 76°~87° 二面角而改变了堆叠方式并弯向大沟,在氢键网络维持

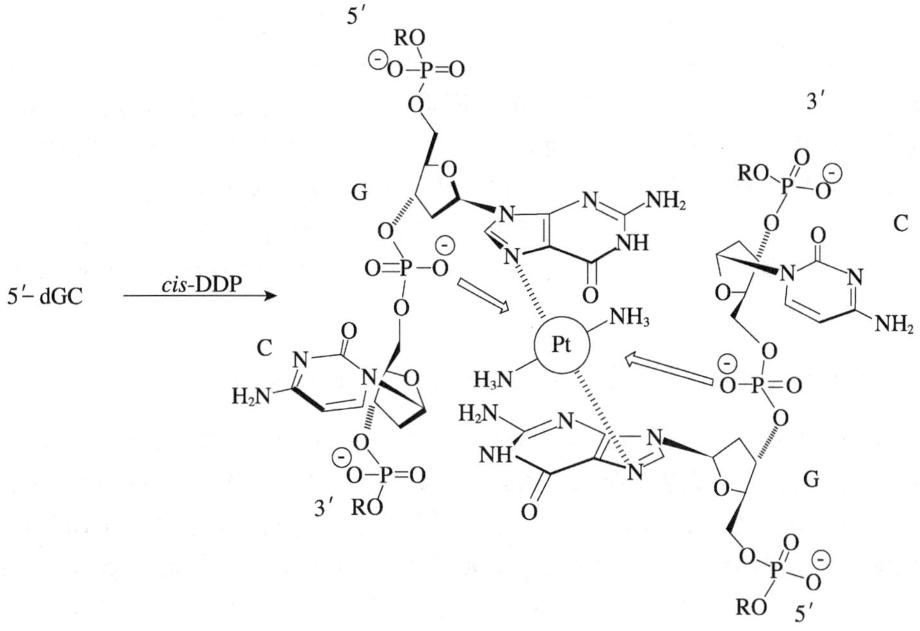

图 3-3　顺铂与 5′-dGC 作用的模式图

力的存在下依然使 DNA 双螺旋产生高达 32°～35°的弯曲，使大分子 DNA 空间结构发生严重扭曲。

二、卡铂与其他第二代铂类抗癌药物的研究

由于顺铂的毒副作用严重，而且水溶性差，必须采取静脉滴注并同时水化的方式给药。为了得到水溶性提高且水溶液化学性质稳定同时副作用相对较低而抗癌活性又要与顺铂相当的铂类抗肿瘤药，各国学者先后合成了几千个新的铂配合物进行抗癌活性筛选。最后，只有卡铂获得批准上市。卡铂由美国 Squibb-Bristol Myers 公司、英国癌症研究所和英国 Johnson Matthey 公司合作开发，是非小细胞肺癌、小细胞肺癌、肝胚细胞癌、卵巢癌、胚胎细胞瘤等的首选治疗药物（联合用药），以及子宫颈癌、子宫内膜癌、膀胱癌、头颈部癌、成神经细胞瘤和成视网膜细胞瘤等的次选药，亦有多种联合用药方案。卡铂与顺铂交叉耐药，其耐药交叉度可达 90%，但与非铂类抗肿瘤药物无交叉耐药现象。

卡铂结构中引入了亲水性的 1,1-环丁烷二羧酸根作配体，水溶性达到 17mg/ml，是顺铂的 17 倍。由于环丁烷而羧酸的螯合作用，使卡铂的稳定性也高于顺铂。实验表明，在 37℃，pH 7 的环境下，卡铂的水解速率为 7.2×10^{-7}/s，是顺铂水解速率的 9/1000。卡铂的水合速率（$t_{1/2}=11d$）很慢，远不能和它的细胞毒性相匹配，由此推断卡铂采取与顺铂不同的机制与核酸相互作用。Frey 等发现卡铂和 5′-GMP 的反应速率远大于 Cl⁻、磷酸根、水等。另一方面，卡铂与 5′-GMP 反应形成单齿的开环化合物，即 1,1-环丁烷二羧酸根以单齿形式占据一个配位点，5′-GMP 占据另一个配位点，所

以卡铂可能主要采取直接进攻核苷酸的方式发挥抗癌作用。Go 等则认为卡铂可能首先经历细胞内的活化过程，形成活性配合物，然后与 DNA 反应，形成链内交联或链间交联加合物，从而抑制 DNA 的合成。Barnham 等发现卡铂与蛋氨酸能够形成稳定性很高的开环化合物。另外，与一般的螯合情况不同，单硫配位的蛋氨酸可被嘌呤 N_7 取代，这暗示铂配合物可能通过含有蛋氨酸的多肽或蛋白质向 DNA 转移。卡铂的细胞毒性是细胞周期非特异性的，确切的机制尚存在争议，有待于进一步研究揭示。

由于卡铂的成功，学者们认识到环状羧酸螯合配体对提高铂配合物稳定性与水溶性的重要作用，并在此基础上合成了许多具有环状二酸酸配体或羟基羧酸配体的铂配合物。

三、含有手性胺配体的第三代顺铂类抗癌药物的研究

以顺铂与卡铂为基础设计的类似物已不能提供任何实质性的临床治疗优势，特别是在解决顺铂耐药性方面无法有跨越性的突破。随着基础研究的深入，发现肿瘤对铂类药物耐药机制主要为以下几方面的结合：①降低铂配合物的转运；②提高 GSH 和（或）金属硫蛋白水平使细胞解毒能力增加；③促进 DNA 的修复；④提高细胞对 Pt - DNA 加合物的耐受力。基于对上述铂配合物耐药机理的深入了解，人们试图合理设计在耐药性和抗肿瘤谱方面有更大优势的药物。出现了含手性配体的铂配合物，以及具有空间位阻的铂配合物。

当手性化合物作为配体与铂形成配合物后，依然保持了立体和空间上的差异，可以改变药物的性质和疗效。最早发展的有活性的铂配合物是一系列含 1，2 - 环己二胺（DACH）配体的铂配合物，研究表明 DACH - Pt 配合物对绝大部分顺铂耐药的细胞系有细胞毒活性。DACH 的发现是铂抗肿瘤药的重大突破。

奥沙利铂得到了人们的广泛关注，不仅由于它与顺铂相比有更优良的抗癌活性并克服了顺铂的耐药性，更在于其抗癌活性来自于 DACH 配体以绝对构型构成 Pt - DACH。如图 3 - 4 所示，DACH 存在 *cis* - DACH 和 *trans* - DACH 两种几何异构体，而后者又可拆分为 *1R，2R* - DACH 和 *1S，2S* - DACH 两种对映异构体。*cis* - DACH 为非对映异构体 *1R，2S* - DACH。

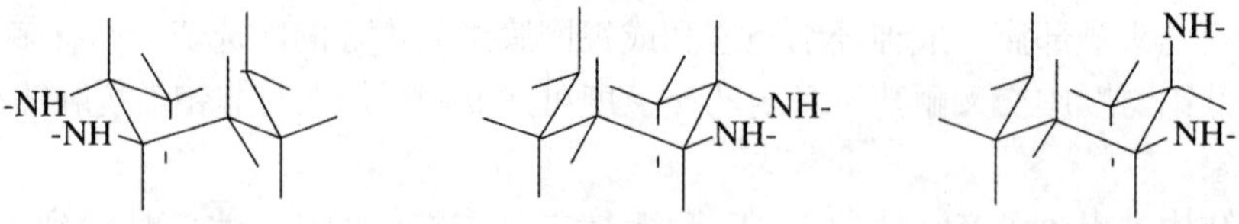

1R,2R-DACH
trans-l-DACH

1R,2S-DACH
trans-d-DACH

1R,2S-DACH
cis-DACH

图 3 - 4　DACH 的几何异构体

大量研究表明 *trans* - DACH 比 *cis* - DACH 有更高的抗肿瘤活性。深入的细胞毒性检测发现 *1R，2R* - DACH 比 *1S，2S* - DACH 有更高的活性，这进一步提示了配合物

与DNA作用的手性选择性可能影响抗癌活性。Pendyala等研究了基于DACH的三种不同异构体的铂配合物的细胞累积和DNA的结合，发现 *1R，2R* - DACH - Pt 的细胞毒性与累积和与DNA结合相关，而其他两种异构体则不表现相关性，这暗示三种异构体的铂配合物可能以不同机制与DNA结合。Boudny等发现 *cis* - DACH 配合物与DNA结合速率最慢。同时，*cis* - DACH 配合物由单功能加合物转变为双功能加合物（如链内交联）的动力学过程是最慢的。作者认为这是由异构体自身化学性质的差异导致的：*trans* - DACH基团以近乎垂直的方式靠近DNA螺旋并很容易适应大沟的空间结构；然而 *cis* - DACH 存在两种不同构象，并由于六元环的倒置使构象间不断转换。因此 *cis* - DACH - DNA 加合物的构象改变程度要比 *trans* - 复合物大。

如图3-5所示，奥沙利铂进入细胞后，首先经历了草酸根被氯离子取代的过程。而后，在与生理环境中的碳酸氢根和磷酸二氢根的作用下发生水解，成为具有活性的单水合物和二水合物。这两种活性形式均可与DNA结合，也会被机体中的谷胱甘肽、半胱氨酸、甲硫氨酸等结合。

奥沙利铂与DNA结合的机制与顺铂相似，它与DNA结合主要形成 5′ - GpG - 3′ 链内交联和 5′ - GpA - 3′ 链内交联，并发生小部分的链间交联。深入研究发现奥沙利铂与DNA的机制与顺铂相比还是有所差别的：由于DACH环己烷基团以椅式构象存在，导致DNA的大沟变得更为狭窄（比顺铂窄3.7Å），使DNA局部二级结构更接近A - DNA。

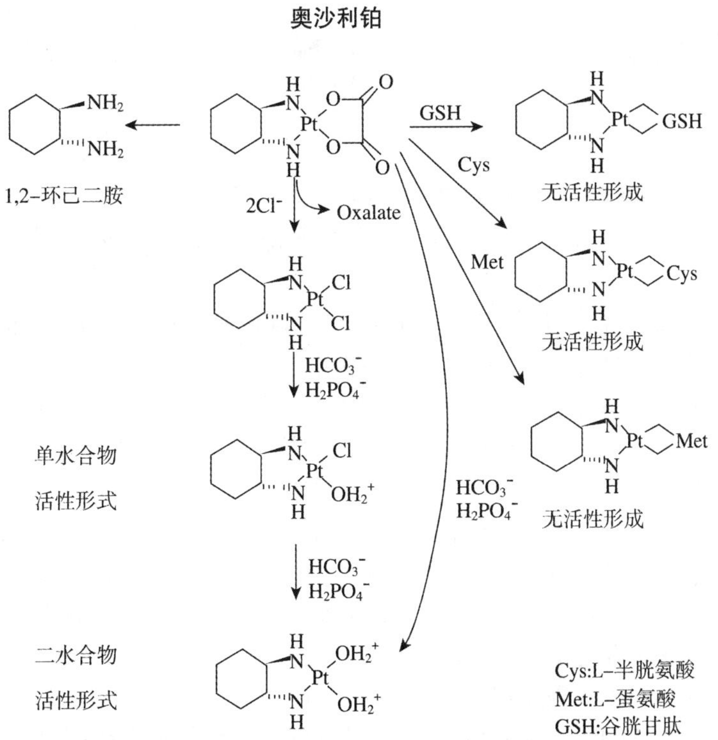

图3-5 奥沙利铂在体内的代谢途径

第二节 反式铂抗肿瘤药物的研究

早期的研究认为反式铂配合物是无活性的,这种观点也被体内细胞毒性实验所证实。后来,一些大规模的药物筛选发现反铂对顺铂耐药的细胞系有意想不到的细胞毒活性。这些反式铂配合物主要可分为4大类:①分子式为 trans-[PtCl$_2$(L)(L′)],L/L′为含氮杂环配体,如吡啶、N-甲基咪唑、噻唑、喹啉、异喹啉等;②分子式为 trans-[PtCl$_2$X$_2$(L)(L′)],X=羟基或羧酸根,L=取代胺,L′=胺;③分子式为 trans-[PtCl$_2$(L)(L′)],L=烷基取代的胺,L′=异丙基胺;④分子式为 trans-[PtCl$_2$(L)(L′)],L/L′=亚氨基醚。

反铂在细胞内同样经历两步氯原子的水解过程形成活性成分,这与顺铂的两步水解类似。所不同的是,反铂第一步水解形成一水合物的反应速率高于顺铂,而第二步水解的反应速率低于顺铂一个数量级。这使得反铂以一水合物活性形式与细胞内亲核物质反应增多而容易失活。Farrell 等提出采用引入空间位阻大的配体来降低反铂的水解速率以提高其抗肿瘤活性。空间大位阻配体的引入限制了亲核试剂对铂原子的轴向进攻,从而限制了五配位中间体(图3-6)的形成,大幅减少反式铂配合物的失活。

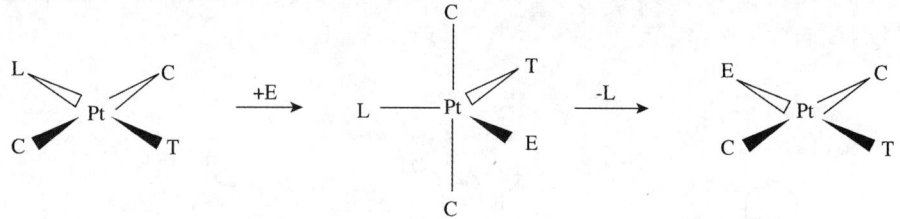

配体:C=cis,E=进攻基因,L=离去基因,T=trans

图3-6 反式铂配合物形成的五配位中间体模式图

人们研究 trans-[PtCl$_2$(NH$_3$)(L)],L=喹啉或噻唑,与DNA的作用机制时,发现总量的30%以单点结合的加合物形式存在。分子动力学研究表明,随着喹啉或噻唑配体部分嵌插于碱基对之间,DNA的结构最终发生变化。而反铂由于没有此类配体的存在而使得这种单点加合的作用机制并不发挥抗癌作用。另外,这两种反式铂配合物与DNA还形成了将近30%的链间交联的加合物,远高于反铂的12%,更高于顺铂的6%。前面提到过,这种交联机制对DNA将造成致命的损害。值得一提的是,反铂对链间交联具有识别嘌呤-吡啶(GC)的特异性,而当引入上述两种配体后,这种特异性发生改变,变为识别嘌呤-嘌呤(GG)。对这种特异性改变的机制尚不清楚,但人们推测这与这类反式铂配合物细胞毒性增加密切相关。

Navarro-Ranninger 等发现,trans-[PtCl$_2$(L)(L′)],L=二甲胺,L′=异丙基胺,很容易与双链DNA形成链间交联。在DNA的铂化水平相同时,它能比顺铂提供更多的T4 DNA聚合酶的中断位点。进一步的研究发现,大多数最重要的中断位点都为嘌呤-吡啶形式的链间交联。

亚氨基醚为配体的反式铂配合物可以特异性地识别 DNA 中的 G，但与顺铂对于 G 的特异性不同，此类配合物能够识别富嘧啶序列中含有的少量 G。Netile 等发现，将此类化合物与 DNA 同时孵育 48h，依然存在许多与 G 结合的单点结合的加合物，却只存在少量的链间交联产物，这与其他反式铂配合物与 DNA 形成双功能加合物有着很大的不同。随后进行了此类配合物与 pGEM - 4Z、pBR322 和 pSP73 质粒 DNA 相互作用的研究，结果发现只有不到 3% 形成了链间交联产物，这个比率小于顺铂的 6% 和反铂的 12%，更远小于上述其他反式铂配合物。而此类化合物形成链间交联产物的速率也是最低的。这些结果说明，此类化合物与 DNA 双螺旋形成的单点加合产物是很稳定的。但是与其他铂类形成的单点加合产物不同的是，此类化合物以单点加合机制与 DNA 作用能够对 DNA 的空间结构产生影响。Slatten 等用 NMR 研究了 trans - [$PtCl_2$ (L) (L′)] 与 d (CCTCG* CTCTC)·d(GAGAGCGAGG) 的相互作用，发现螺旋向小沟区弯折了 45°（图 3 - 7）。

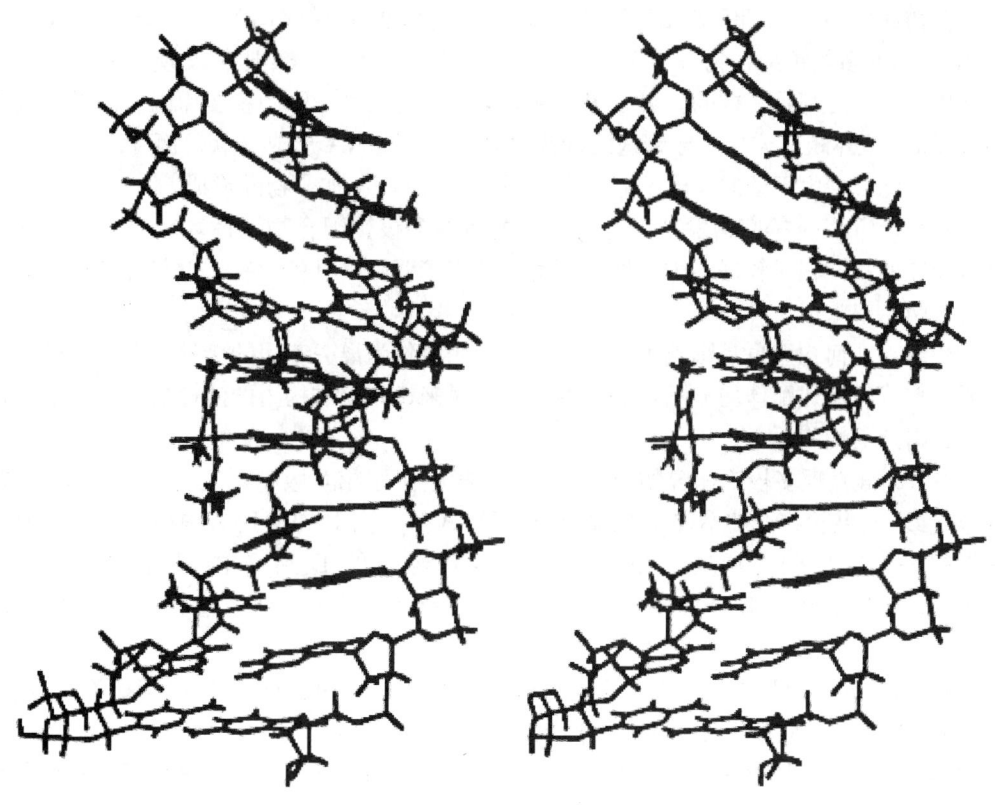

图 3 - 7 NMR 研究 trans - [$PtCl_2$ (L) (L′)] 与 d(CCTCG* CTCTC)·d(GAGAGCGAGG) 相互作用

第三节 多核铂配合物的研究

桥联的多核铂配合物是克服顺铂耐药的一个新的研究策略。对文献报道的超过50个多核铂配合物的细胞毒性测试的统计表明，对于相同细胞系大多数配合物的耐药因子数值都比顺铂低。在这些被测配合物中，率先进入临床的是三核铂配合物 BBR3464。它对于7种人癌细胞系的平均 IC_{50} 达到 $0.6\ \mu mol/L$，远低于顺铂 $27.8\ \mu mol/L$。值得一提的是，BBR3464 对多个天然对顺铂耐药的细胞系有很好的活性。

Farrell 归纳了多核铂配合物的构效关系，指出链的长度柔韧性、连接臂所提供的氢键和电荷和几何性质是主要的影响因素。

首先，对于脂肪碳链，两个铂原子之间8个原子是最佳长度（$n=6$，包括两个N原子和六个亚甲基）。对于普通双核或三核的铂配合物如 1, 1/t, t ($n=6$) 和 BBR3464 来说，这样的长度比 $n=2\sim5$ 或 $n=7$ 的长度活性要高。而对于多胺体系的多核配合物如 BBR3610 和 BBR3611，增加链的长度和电荷可提高活性。Collins 等设计了 dpzm 配体的多核铂配合物，与 1, 1/t, t ($n=6$) 和 BBR3464 比较发现活性较差。由于连接臂的长度都是一样的，可以得出缺乏柔韧性是活性下降的主要原因。因此他认为由于 dpzm 配体缺乏柔性，导致这两种配合物无法于 DNA 形成交联。而 1, 1/t, t ($n=2-5$) 配合物由于链的长度不够，也阻碍了其与 DNA 加合物的形成。

其次，Collins 等归纳发现，含有芳香配体的多核铂配合物活性均较差，而含脂肪链胺配体的活性相对较好，因此他推断优良的连接臂应该具备含有正电荷并有很大氢键容量这两点要求。

最后，几何构型也是影响因素之一。对使用氯作为离去基团的多核铂配合物的研究表明，顺式与反式配体均显示良好活性，但相对来说，反式构型的活性更好，特别是在对顺铂耐药的细胞系中。

Ferrel 等发现多核铂配合物与 DNA 通过静电作用相互吸引，且这种作用很强烈。在未与 DNA 共价结合的情况下，就能介导 DNA 分子由 B 构型到 Z 构型的改变。值得一提的是，这种变化所需要的配合物浓度比经典的 B 到 Z 构型转化试剂 $[Co(NH_3)_6]^{3+}$ 浓度还要低。而这种构型转化在多核铂与 DNA 结合过程中是很关键的步骤。

Wheate 等用 NMR 方法研究了不同类型多核铂与寡核苷酸 $d(CGCGAATTCGCG)_2$ 的相互作用，发现它们倾向于在 DNA 小沟区与 AATT 序列结合。为了确定它们对富 A/T 序列的选择性而不仅仅是与这段寡核苷酸的中间部分的序列结合，又进行了与寡核苷酸 $d(CAATCCGGATTG)_2$ 相互作用的研究，发现配合物确实与 A/T 富集区的小沟区有着很好的结合，亲和力大于 $10^5\ (mol/L)^{-1}$。Farrell 等研究了 1, 1/t, t ($n=6$) 与 ATAA*TTAAA 序列的相互作用，发现 1, 1/t, t ($n=6$) 倾向于在小沟区与 A 形成共价结合。

对各种类型多核铂与 DNA 的作用表明，与顺铂相比，多核铂能形成更多比例的链间交联产物。1, 1/t, t ($n=4$ 或 6) 由于其空间位阻的影响，只以链间交联机制与 DNA 结合。具柔性连接臂的双核铂配合物如 1, 1/t, t ($n=2, 4, 6$,) 能形成高达 60%~70%的链间交联加合物。而三核铂配合物则形成相对比例低的链间交联产物，如 BBR3464 只有 20%多。具刚性连接臂的多核配合物则形成绝对优势的链间交联产物。多核铂由于具有长的连接臂，还可以形成单核铂所不具有的远程链间交联。Kasparkova 等研究发现 BBR3464 可形成 1, 4-链间交联产物，这种交联的连接方向为 $3'-3'$, 或 $5'-5'$, 与其形成的链内交联所不同的是，这种链间交联结合急难被清除。Qu 等用 NMR 研究了 BBR3464 与寡核苷酸 d(ATGTACAT)$_2$ 形成的 1, 4-链间交联产物，发现这种机制使 A1 与 A7 形成了 *syn* 构象，这种构象在富 A 序列与铂的交联中很罕见。NOE 实验发现连接臂作用于 DNA 的小沟区。

第四节 含 Pt-S 键的铂配合物

近年来，许多新型配体的铂配合物被合成，希望能克服机体对顺铂的耐药，如氨基酸为配体，生物活性分子为配体，含 S 配体、含 P 配体、以抗肿瘤有机化合物为配体等。在这之中，含 S 配体由于显示出了新的性质而受到人们的关注。

目前含 Pt-S 键的配合物主要有 5 类：(1) 离去基团为取代亚砜 R'R"SO 的阳离子配合物 [PtCl (R'R"SO)(diam)]；(2) 离去基团为二取代硫醚的阳离子配合物 [Pt (diam)(R'R"S) Cl]；(3) 离去基团为硫脲的单核配合物 [PtCl (diam)(L)]$^+$ 和双核配合物 [{PtCl (diam)}$_2$ (L$_2$L)]$^{2+}$；(4) 酰基硫脲和取代亚砜为配体的铂配合物；(5) 离去基团为含有硫的二齿螯合配体，如硫代水杨酸、二硫代酒石酸、硫代乙醇酸、二乙基二硫代氨基甲酸盐、二硫代碳酸等。

Sadler 等最近发现一种 Pt-S 化合物选择性地与 5'-GMP 作用（如图 3-8）所示，却完全不与其他三种碱基作用。Reedijk 等发现在反应释放了甲硫氨酸后，铂化反应有周期地发生，暗示了硫醚可能对铂化过程起了催化作用。Willkins 认为，铂化位点由 S 转移至 GN^7 是由于形成了五元环过渡态的协同机制。而 Amtmann 推测在质子化作用下，硫配体可逆开放，形成一个活性的水合物，使得与 DNA 的交联变得容易。随着 pH 的提高，质子从硫原子上游离出，重新形成惰性的分子。

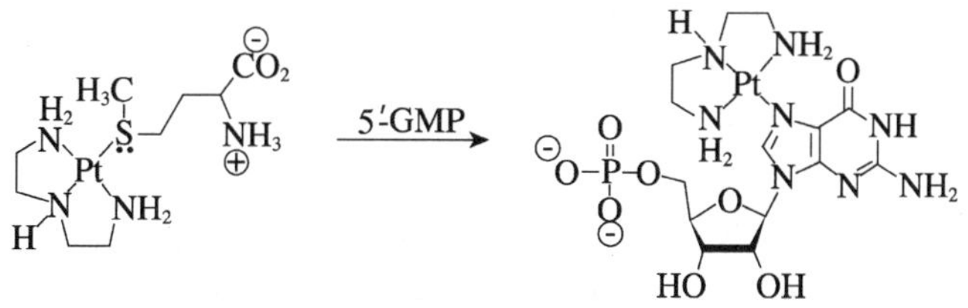

图 3-8 含 Pt-S 键的铂配合物与 5'-GMP 的作用

参考文献

[1] Rosenberg B, Van CL, Trosko JE. Platinum compounds: a new class of potent antitumor angents. *Nature*, 1969, 222: 385-386.

[2] Wong E, Giandomenico CM. Current status of platinum-based antitumor drugs. *Chem Rev*, 1999, 99: 2451-2246.

[3] Muggia FM, Fojo T. Platinums: extending their therapeutic spectum. *J Chemother*, 2004, 16: 77.

[4] 赵燕,汪森明,张健. 泰素联合顺铂动、静脉给药治疗晚期非小细胞肺的疗效比较. 癌症, 2002, 21: 1365.

[5] Belay CF, Fckairlt J. Development of docetaxel in advanced non-small-cell lung cancer. *Lung Cancer*, 2004, 46: 3.

[6] 杨铭主编. 药物研究中的分子识别. 北京:北京医科大学中国协和医科大学联合出版社, 1999. 156-162.

[7] Lim MC, Martin RBJ. The Nature of cis Amine Pd (II) and Antitumor cis-Amine Pt (II) Complexes in Aqueous Solutions. *Inorg Nucl Chem*, 1976, 38: 1911.

[8] Aprile F, Martin DS. Chlorotriammineplatinum (II) Ion. Acid Hydrolysis and Isotopic Exchange of Chloride Ligand. *Inorg Chem*, 1962, 1: 551.

[9] Reishus JW, Martin DS. cis-Dichlorodiammineplatinum-(II) Acid Hydrolysis and Isotopic Exchange of the Chloride Ligands. *J Am Chem Soc*, 1961, 83: 2457.

[10] Huang H, Zhu L, Reid BR, Drobny GP, Hopkins PB. Solution Structure of a Cisplatin-Induced DNA Interstrand Cross-Link. *Science*, 1995, 270: 1842.

[11] Yang D, van Boom SSGE, Reedijk J, van Boom JH, Wang AH. Structure and Isomerization of an Intrastrand Cisplatin Cross-Linked Octamer DNA Duplex by NMR Analysis. *Biochemistry*, 1995, 34: 12912.

[12] Lemaire MA, Schwartz A, Rahmouni AR, Leng M. Interstrand Cross-Links are Preferentially Formed at the d (GC) sites in the Reaction Between cis-diamminedichloroplatinum (II) and DNA. *Proc Natl Acad Sci USA*, 1991, 88: 1982.

[13] Malinge JM, Pe rez C, Leng M. Base Sequence-Independent Distortions Induced by Interstrand Cross-Links in cis-diamminedichloroplatinum (II)-Modified DNA. *Nucleic Acids Res*, 1994, 22: 3834.

[14] Takahara PM. Crystal structure of doublestranded DNA containing the major adduct of the anticancer drug cisplatin. *Nature*, 1995, 377: 649-652.

[15] Bradley LJN, Yarema DJ, Lippard SJ, Essigmann JM. Mutagenicity and Genotoxicity of the Major DNA Adduct of the Antitumor Drug cis-Diamminedichloroplatinum (II). *Biochemistry*, 1993, 32, 982.

[16] 彭司勋主编. 药物化学进展(2). 北京:化学工业出版社, 2003: 163-164.

[17] Al-Sarraf M, Metch B, Kish J, Ensley J, Rinehart JJ, Schuller DE. Platinum analogs in recurrent and advanced head and neck cancer: a Southwest Oncology Group and Wayne State University Study. *Cancer Treat Rep*, 1987, 71: 723-726.

[18] Balazova E, Hrubisko M, Ujhazy V. Comparison of the effectivity of two diaminocyclohexane Pt-

complexes. *Neoplasma*, 1985, 32: 537-542.

[19] Siddik ZH, al-Baker S, Burditt TL, Khokhar AR. Differential antitumor activity and toxicity of isomeric 1, 2 - diaminocyclohexane platinum (II) complexes. *J Cancer Res Clin Oncol*, 1993, 120: 12-16.

[20] Boudny V, Vrana O, Gaucheron F, et al. Biophysical analysis of DNA modified by 1, 2 - diaminocyclohexane platinum (II) complexes. Nucleic Acids Res, 1992, 20: 267-272.

[21] Pendyala L, Kidani Y, Perez R, et al. Cytotoxicity, cellular accumulation and DNA binding of oxaliplatin isomers. *Cancer Lett*, 1995, 97: 177-184.

[22] Jennerwein M, Gust R, Muller R, et al. Tumor inhibiting properties of stereoisomeric [1, 2 - bis (3 - hydroxyphenyl) ethylenediamine] dichloroplatinum (II) - complexes II Biological properties. *Arch Pharm*, 1989, 322: 67-73.

[23] Woynarowski JM, Chapman WG, Napier C, et al. Sequence - and region - specificity of oxaliplatin adducts in naked and cellular DNA. *Mol Pharmacol*, 1998, 54: 770-777.

[24] Scheeff ED, Briggs JM, Howell SB. Molecular modeling of the intrastrand guanine - guanine DNA adducts produced by cisplatin and oxaliplatin. *Mol Pharmacol*, 1999, 56: 633-643.

[25] Wheate NJ, Collins JG. Multi - nuclear platinum complexes as anti - cancer drugs. *Coord Chem Rev*, 2003, 241: 133-145.

（陈　然）

天然核酸断裂剂的作用机制 4

  1953年，James Watson 和 Francis Crick 在《自然》上首次提出了 DNA 双螺旋结构模型，从而开创了生命科学中无数新的研究领域。50 多年过去了，人们对 DNA 及 RNA 结构与功能的研究取得了巨大的成就，越来越多的研究发现它们的损伤和修复与遗传、突变、肿瘤及某些遗传性疾病等有着密切的关系。核酸损伤有多种形式，主要包括 DNA 或 RNA 单链断裂、双链断裂、局部多位点损伤、脱嘌呤碱基、碱基及脱氧核糖结构的改变等。其中链的断裂是一种非常严重的损伤，当这种损伤不能被修复或者修复出现错误时就会引起染色体结构发生异常乃至细胞死亡，因此它是引起的各种生物效应中最重要的原始性损伤。

  核酸酶是一类能引起核酸水解断裂的酶。根据作用的位置不同，可将核酸酶分为核酸外切酶和核酸内切酶两大类。核酸外切酶是从 DNA 或 RNA 链的一端逐个水解单核苷酸，而核酸内切酶是从多核苷酸内部水解磷酸二酯键。在 20 世纪 70 年代，在细菌中陆续发现了一类核酸内切酶，它们能专一性地识别并水解双链 DNA 上的特异核苷酸顺序，称为限制性核酸内切酶。当外源 DNA 侵入细菌后，限制性内切酶可将其水解切成片段，从而限制了外源 DNA 在细菌细胞内的表达，而细菌本身的 DNA 由于在该特异核苷酸部位被甲基化酶修饰，不被水解而得到保护。根据酶的功能特性、大小及反应时所需的辅助因子，限制性内切酶一般分为两大类，即 I 型和 II 型。I 型酶分子量较大，反应过程中需 Mg^{2+}、S-腺苷-L-甲硫氨酸和 ATP 参与，其缺点是在 DNA 分子上没有特异性的酶切位点。II 型酶分子量一般小于 10^5 Da，反应只需要 Mg^{2+} 参与，该酶最显著的特点是在所识别的特定碱基顺序上或者附近有特异性的切割位点，酶切后的片断可用凝胶电泳法进行分离、鉴定，因而 II 型限制性内切酶在 DNA 碱基序列分析及基因工程等研究中具有重要的作用。

  天然的限制性核酸内切酶存在一定的局限性，其识别序列较短，一般仅为 4~8 个碱基，并且专一性强，切割位点固定，因而难以满足近年来飞速发展的分子生物学和基因工程的需要，这使得人工核酸断裂剂的研究受到了人们的重视。人工核酸断裂剂可分为天然断裂剂和合成断裂剂两大类。天然的断裂剂主要包括博莱霉素、烯二炔以及链黑霉素等。合成的断裂剂虽然种类很多，但以金属配合物居多，如 1,10-邻二氮杂菲及其衍生物的配合物、EDTA-Fe（II）及其衍生物等，此外一些氨基酸衍生物与三肽也具有核酸断裂作用。因此在本章及第 5 章中，我们将分别介绍常见的天然的核酸断裂剂与合成的核酸断裂剂的作用机制。对于 α、β、γ 及 χ 射线与紫外辐射引起核酸断裂的作用机制，读者可以参阅相关书籍。

第一节　博莱霉素

博莱霉素（bleomycin，BLM）是从轮枝链霉菌（*Streptomyces verticillus*）的发酵液中分离出来的一类氨基糖苷类抗生素，广泛用于头颈部鳞状上皮癌的治疗。近年来发现 BLM 还具有抗病毒活性，它与齐多夫定、利托那韦等抗病毒药物合用可以有效抑制外周淋巴细胞中 HIV 的复制。由于其新颖的化学结构及独特的作用机制而成为抗肿瘤抗病毒药物研究的一个热点。

一、BLM 的结构

天然的 BLM 衍生物中都含有一个相同母核（即博莱霉酸），衍生物之间的差别仅仅在于双噻唑末端取代基的不同（图 4-1）。天然的 BLM 分为 A、B 两个系列，其中 A 系列主要包括 BLM A_1、A_2、去甲 A_2、$A_{21\text{-}a}$、$A_{21\text{-}b}$、$A_{21\text{-}c}$、A_3、A_5、A_6 等组分，B 系列主要包括 BLM B_1、B_2、B_4、B_6 等组分。其中 BLM A_2 和 B_2 是国外临床上使用的 BLM 药物 Blenoxane 的主要成分（分别占 55%～70%和 25%～32%），它们的末端结构分别是二甲硫鎓基丙胺及胍基丁胺。而 BLM A_5 是我国临床上使用的 BLM 药物平阳霉素的单一组分，其末端结构为 3-[(4-氨基丁基)-氨基] 丙胺。

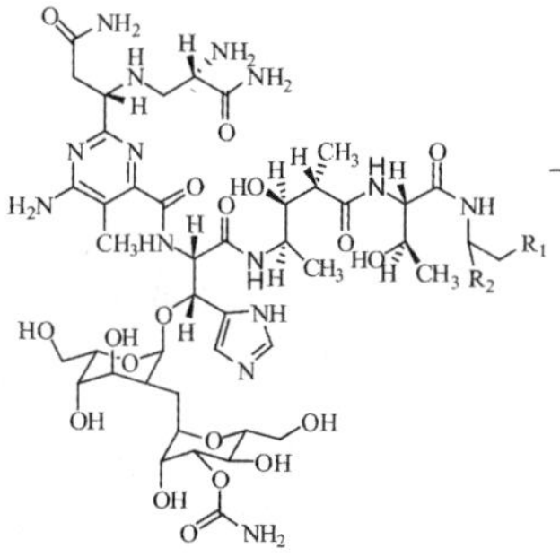

名称	R_1	R_2
博莱霉素 A_2	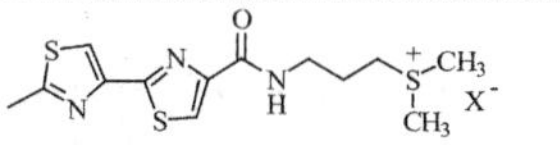	H
博莱霉素 B_2	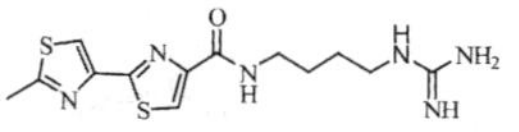	H
博莱霉素 A_5	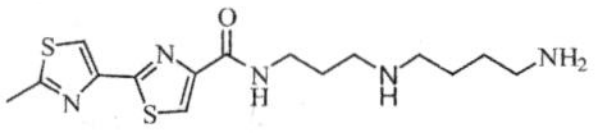	H
腐草霉素 D_1	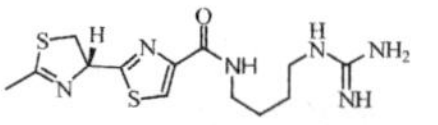	H
腐草霉素 E	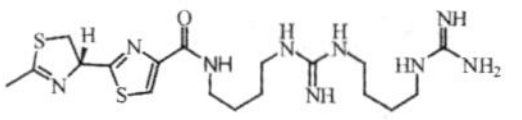	H
腐草霉素 G	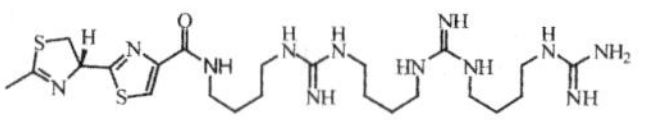	H
他利霉素 $S_{10}B$	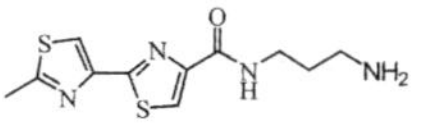	
他利霉素 A_2	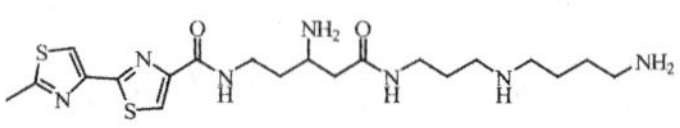	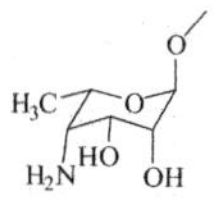
他利霉素 B_2	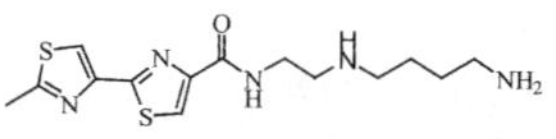	

图 4-1　天然的 BLM 及其类似物的结构

除了 BLM A 和 B 两个系列以外，还有两类与 BLM 密切相关的天然的类似物，即腐草霉素（phleomycin）和他利霉素（tallysomycin，又称泰来霉素）（图 4-1）。腐草霉素也是从轮枝链霉菌的发酵液中分离出来的一类抗生素，其末端结构为胍基丁二胺取代的噻唑啉噻唑（thiazolinylthiazole），根据胍基丁二胺结构单元数目的不同可分为腐草霉素 D_1、E 及 G。他利霉素是从放线菌（*actinomycete*）No. E 464-94 培养液中分离出来的一类抗生素，结构中除了含有与 BLM 一样的双糖外，还含有一个氨基糖（塔罗糖），根据双噻唑末端上取代基的不同可将其分为他利霉素 $S_{10}B$、A_2 和 B_2。

二、BLM 的功能区

通过对 BLM 与 DNA 相互作用的研究，可将 BLM 的结构分为四个功能区：

(1) 金属配位区（即 N-末端）：由 β-氨基-氨基丙酰胺、嘧啶以及 β-羟基组氨酸组成。主要是参与金属离子的配位以及氧分子的结合与活化，BLM 和部分金属离子亲和力的顺序为：Cu（Ⅱ）>Fe（Ⅲ）>Zn（Ⅱ）>>Cu（Ⅰ）。Cu（Ⅱ）与 P-3A（BLM 的水解产物）形成的配合物的晶体结构显示其为四方锥形结构，BLM 的次级氨基氮、嘧啶环的氮-1、与 β-羟基组氨酸相连的氨基氮及组氨酸咪唑环的 N_1 占据了 Cu（Ⅱ）四个配位位点，组成四方锥形底部的平面，轴向的第五配位是 β-氨基丙氨酸的 α-氨基氮。基于这种配位方式，在 Fe（Ⅱ）·BLM 配合物中允许氧分子占据 Fe（Ⅱ）轴向的第六配位位点（图 4-2），以形成活化的 Fe（Ⅱ）·BLM·O_2 三元复合物。

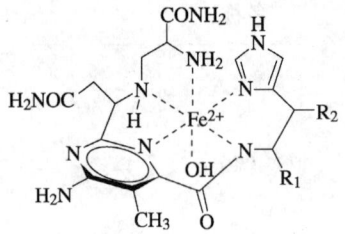

图 4-2　Fe（Ⅱ）·BLM 的结构

(2) DNA 结合区：由双噻唑及其上带正电的末端取代基组成。带正电的取代基通过静电作用与带负电的磷酸基团结合，而双噻唑以嵌插或部分嵌插的方式与 DNA 结合。BLM A_2 及其酸水解产物 S 三肽（tripeptide S）（图 4-3）与小牛胸腺 DNA 的结合常数非常接近［分别为 1.2×10^5（mol/L）$^{-1}$ 和 1.4×10^5（mol/L）$^{-1}$］，表明该部分结构主要是参与和 DNA 的结合；另一方面，S 三肽及其他双噻唑衍生物能与 BLM 竞争结合 DNA，并能抑制 Fe（Ⅱ）·BLM 对 DNA 的断裂作用，而缺乏 DNA 结合区的 BLM 衍生物虽也能与金属离子发生配位结合，但其与 DNA 结合的强度将大大减弱，这些研究同样表明了该部分结构主要是与 DNA 的结合有关。

(3) 双糖区：由甘露糖和古罗糖（古洛糖）组成。与上面介绍的金属配位区及 DNA 结合区相比，对 BLM 双糖区的研究要少得多，目前认为该区主要是与 BLM 的跨膜转运及其对肿瘤细胞 DNA 的识别有关。此外，甘露糖上的氨甲酰基也可能提供了一

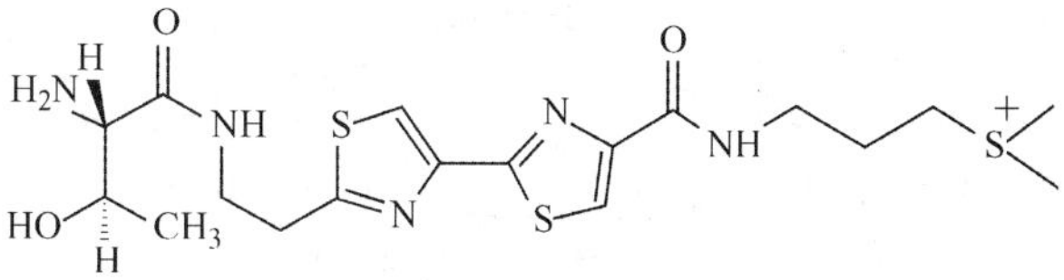

图 4-3 S 三肽的结构

个金属配体，以利于金属离子-BLM 复合物活化氧分子。

（4）连接区：由（2S，3S，4R）-4-氨基-3-羟基-2-甲基戊酸（AHM）结构单元组成。其功能是连接金属配位区与 DNA 结合区，连接臂的长短、柔性及其上的取代基不仅对 BLM 的抗肿瘤活性会产生影响，而且对 DNA 断裂的效率有重要的影响。

三、BLM 的作用机制

早期的研究表明，BLM 的细胞毒性主要是通过引起 DNA 断裂而不是影响 RNA 或蛋白质的合成而起作用的。BLM 既不攻击核酸碱基，也不攻击磷酸二酯键，它引起的 DNA 断裂与电离辐射产生的自由基引起的 DNA 断裂相似。此外，BLM 断裂 DNA 时需要金属离子的参与，这些提示 BLM 可能是通过氧自由基（如羟基自由基等）来攻击 DNA 的。

近年来，BLM 专一性的断裂 DNA 的观点受到了严重的挑战，人们认为 BLM 还能引起 RNA（包括 tRNA、rRNA 和 mRNA）和染色体断裂。

（一）特异地断裂 DNA

天然的 BLM 是研究最多的具有 DNA 断裂作用的一类抗生素。大量研究表明 BLM 能引起 DNA 断裂而抑制细胞的有丝分裂，从而产生细胞毒作用。

在内源性的金属离子中，BLM 对 Cu(Ⅱ) 的亲和力最高，因此在最初的临床实验中曾采用 BLM 与 Cu(Ⅱ) 的配合物，发现患者在给药后容易引起严重的静脉炎，因而很快被脱铜的 BLM 所代替，但是在系统地给药后 BLM 仍显示出其独特且能够快速从血浆蛋白中夺取 Cu(Ⅱ) 的性质。BLM 在体内与 Cu(Ⅱ) 络合后形成 Cu(Ⅱ)·BLM 配合物，通过一种分子量为 25kD 的质膜蛋白入胞系统透过细胞膜进入细胞内。在 Cu(Ⅱ) 还原成 Cu(Ⅰ) 时释放出游离态的 BLM 而进入细胞核，它首先通过其双噻唑基与 DNA 以嵌插或部分嵌插的方式结合，然后与体内微量的 Fe(Ⅱ) 达成络合平衡，并生成具有氧活性的 Fe(Ⅱ)·BLM 配合物，接着与氧分子结合而引起 DNA 断裂。其具体的断裂步骤如下：

1. BLM 的活化 Fe(Ⅱ) 与 BLM 结合，生成无电子顺磁共振信号的 Fe(Ⅱ)·BLM 二元复合物；然后迅速与氧气结合形成 Fe(Ⅱ)·BLM·O_2 三元复合物。一方面，该复合物能被异氰化物、CO 或 NO 所捕获而失活；另一方面，该复合物能被一分子的 e^- 还原而活化，该 e^- 可由另外一分子 Fe(Ⅱ)·BLM·O_2、H_2O_2、微粒体酶以及 NADPH 等提供。因此，BLM 活化的途径有多种（图 4-3），至于何种途径是主要的形式，主要取决于其所处的生理环境。

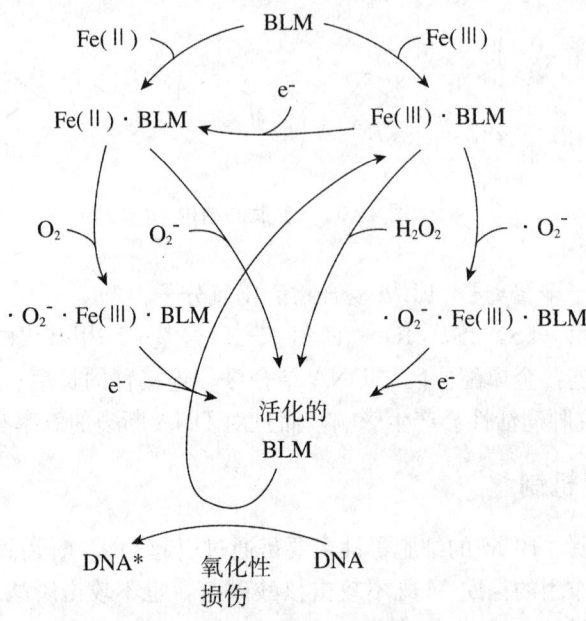

图 4-4　BLM 活化的途径[8]

2. BLM 与 DNA 的结合　由于 Fe(Ⅱ)·BLM 配合物与双链 DNA 的结合常数很大 [$\sim 10^5$ (mol/L)$^{-1}$]，因而这一步极易发生。在 BLM 浓度饱和的情况下，1 分子 BLM 大约与 4~5 分子的 DNA 碱基对结合。一方面，BLM 与 DNA 之间存在静电作用，如 BLM A_2 末端带正电的二甲硫镓盐可与 DNA 链中带负电的磷酸基团之间的相互作用，这一点可通过测定 DNA 溶液中硫镓盐的核磁共振谱进行验证；另一方面，BLM S 三肽（图 4-3）的 N-末端与 DNA 之间存在嵌插或部分嵌插作用，这一点可以通过凝胶电泳、离心沉降、线二色散、黏度滴定以及核磁共振谱进行验证。

深入的研究还发现 Fe(Ⅱ)·BLM 与 DNA 结合时存在序列选择性：5′-GC≈GT＞GA＞AT，并且对 B-DNA 的作用强于 Z-DNA。

3. BLM 介导的 DNA 损伤　BLM 与 DNA 作用的最终结果就是引起 DNA 断裂，有时释放游离的碱基。活化的 BLM 首先从 DNA 小沟区中脱氧核糖的 C4′位夺取 H4′，生成游离基中间体，该中间体的降解途径有两种：在有氧条件下，DNA 脱氧核糖的 C3′-C4′键发生 Criegee 重排，生成 3′-磷羟乙酸化-5′-寡核苷酸、5′-磷酸化-3′-寡核苷酸以及碱基-丙烯醛；在厌氧条件下，释放出游离碱基的同时引起糖环破坏。在中性或弱碱性条件下，该糖可经 β-消除反应而生成反式的酮-醛中间体；在强碱性（如 pH 12、哌啶、一级胺）或酶（内切酶Ⅳ、外切酶Ⅲ）的条件下，该糖可进一步断裂，最终生成磷酸化的寡核苷酸。

由于 Fe(Ⅱ) 能够再生，使得 BLM·Fe(Ⅱ)·O_2 三元复合物表现出一定的催化活性，每一分子的 BLM 能够产生 8~10 个 DNA 片段，因此有人认为 BLM 具有弱内切酶的活性。

细胞在进入有丝分裂前，一些单链断裂的 DNA 可以被细胞内的 DNA 酶修复体系所修复,然而双链 DNA 的断裂及游离碱基的释放会引起染色体的缺失和细胞的死亡。

(二) 特异地断裂 RNA

在早期研究中不但没有检测到 BLM 断裂 RNA 后所形成的产物,而且发现一些 RNA 分子不能竞争性地抑制 BLM 对 DNA 的断裂作用,因而误认为 BLM 不能与 RNA 结合。直到 1989 年,人们首次发现用 tRNA 及 DNA 滴定 BLM 时 BLM 双噻唑的荧光猝灭谱非常相似,提示 RNA 也能与 BLM 结合,并且作用方式与 DNA 相同。此后人们还发现高浓度的 BLM 能够断裂 tRNA,并释放出尿嘧啶和腺嘌呤,从这个时候人们才开始认识到 BLM 不仅能够断裂 DNA,还能够断裂 RNA。

1. 断裂 tRNA 在 BLM 的浓度足以断裂 DNA 的情况下,只有极少数的 tRNA 中不规则的二级结构(如茎环结构单双链区的连接处)能被 BLM 所断裂。到目前为止,已发现能被 BLM 断裂的 tRNA 主要包括枯草芽孢杆菌 $tRNA^{His}$ 前体、成熟的大肠杆菌 $tRNA_1^{His}$ 构筑体、大肠杆菌 $tRNA^{SeCys}$ 前体构筑体、大肠杆菌 $tRNA^{Asp}$ 前体转录子、大肠杆菌 $tRNA_2^{Leu}$、裂殖酵母琥珀抑制因子 $tRNA^{Ser}$ 构筑体、酵母胞质 $tRNA^{Asp}$ 前体构筑体以及酵母 $tRNA^{Phe}$ 等。

BLM 断裂 RNA 的序列选择性比 DNA 强,即使是构象非常相似的 DNA 和 RNA,BLM 对它们的断裂行为也存在差异。如 BLM 断裂枯草芽孢杆菌 $tRNA^{His}$ 前体及其相对应的 tDNA 时,尽管 $5'-GUG-3'$ 序列中的 U_{35} 或 T_{35}(茎-茎过渡区)(图 4-5,长箭头所指)碱基都是主要的断裂位点,但是 BLM 对 tDNA T_{35} 处的断裂作用比 tRNA U_{35} 强,并且 tDNA 中还存在一些其他的断裂位点(图 4-5,短箭头所指)。

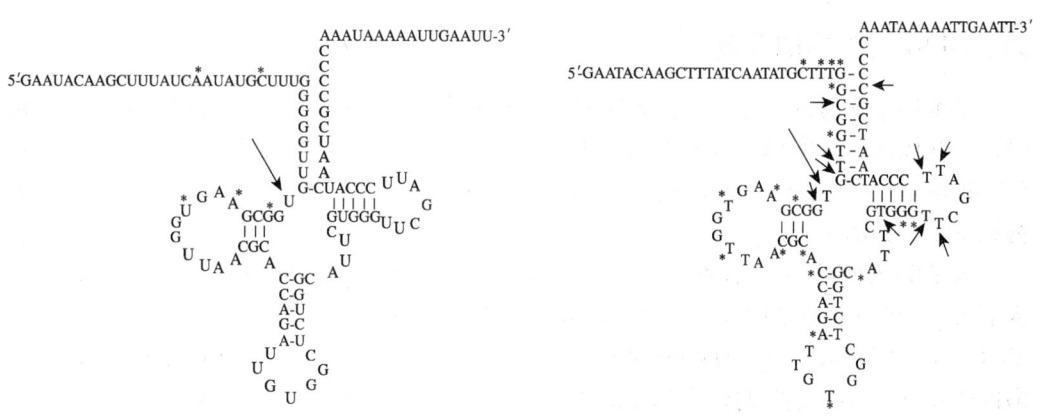

图 4-5 枯草杆菌 $tRNA^{His}$ 前体及其对应的 tDNA 的 BLM 断裂位点

(引自:Hecht SM. RNAdegradation by Bleomycin, a naturally occurring bioconjugate. Bioconjug Chem,1994,5,513-526)

除了上述 tRNA 之外,其他绝大部分 tRNA 及其前体并不能被 BLM 所断裂。如含有 118 个核苷酸的枯草芽孢杆菌 $tRNA^{His}$ 前体转录子能被 $3\mu mol/L$ Fe(Ⅱ)·BLM A_2 断裂,而二级结构与其非常相似的大肠杆菌 $tRNA^{Tyr}$ 前体却不能被 Fe(Ⅱ)·BLM 所断裂,即使当 BLM 与 $tRNA^{Tyr}$ 的浓度比是 BLM 与 $tRNA^{His}$ 浓度比的 5000 倍,BLM 对大肠杆菌 tRNA^{Tyr} 前体的损伤仍然极其微弱。另外异型核苷（即核糖/脱氧核糖核苷聚合物）中的 RNA 链也难以被 BLM 所断裂。

2. BLM 断裂 mRNA 和 rRNA 除了 tRNA 之外，近年来发现极少数 mRNA 和 rRNA 也能被 BLM 断裂。

牛蛙铁蛋白 mRNA 的离子调控原件（IRE）存在一个 BLM 断裂位点，即 5′-GU-3′序列中的 U_{17}，该碱基正好位于茎环结构的单双链区的连接处。与 HIV-1 逆转录酶 mRNA 的 5′端相关的含有 347 个核苷酸底物也存在四个 BLM 断裂位点。

酵母 5S rRNA 存在三个 BLM 断裂位点，都是位于 5′-GUA-3′序列中的尿嘧啶核苷酸，其共同点是在距离断裂位点 3′端的 1~2 个碱基处都存在一个含一个碱基的突起。从酵母 5S rRNA 的二级结构中还可以发现，该序列共含有四个 5′-GUA-3′序列，其中能被 BLM 断裂的三个 5′-GUA-3′序列均位于 RNA 的螺旋区，且均对 RNA 三级结构的稳定有重要的作用。

（三）特异地断裂染色体

在染色体水平上，决定因素并不是 BLM 对 GC 碱基对的识别，而是它对这些序列接近的难易程度。BLM 优先断裂转录活化的染色体 DNA 以及这些区域中位于两个连续的核小体之间的 DNA 连接链。将 BLM 与细胞一起培养，可以观察到单链和双链 DNA 的损伤，这种损伤除了可以从整个细胞遗传学片段中反映出来，还可通过染色体的断裂、缺失反映出来。

与 S 期的 DNA 相比，BLM 对 G_2~M 和 G_1 期的 DNA 更敏感，这可能反映出了染色体结构的不同，染色体的紧密程度在很大程度上影响 BLM 对 DNA 的损伤程度。

四、BLM 衍生物的合成

日本科学家通过发酵或半合成的方法，对 BLM 双噻唑末端上的取代基进行了结构修饰，并成功的开发出了肺毒性显著降低的第二代 BLM 类抗肿瘤药物——派莱霉素（Pepleomycin），其末端结构为 3-［(S)-γ-苯乙胺-1-丙胺］，故又称为苯乙丙双胺博莱霉素（如图 4-6）。

为了深入研究 BLM 各部分结构对其抗肿瘤活性及 DNA 断裂作用的影响，近年来人们对 BLM 各部分结构进行了更为精细的修饰（如图 4-6）：①对双噻唑基进行开环、部分氢化、卤素取代或三噻唑取代的修饰；②用氢原子、噁唑环或吡咯环取代 L-组氨酸的咪唑环；③用刚性基团取代肽链中柔性的 4-氨基-3-羟基-2-甲基戊酸；④用 D-甘露糖、L-古罗糖或 L-鼠李糖取代双糖；⑤用氢原子、甲基、羟甲基、乙基或异丙基取代 L-苏氨酸的侧链上的羟乙基；⑥用甘氨酸结构单元（n=0，1，2，4）取代 L-苏氨酸；⑦用烷（芳）酰基或氨基酸（多肽）缀合 BLM A_5 C-末端精胺上的氨基；⑧用半乳糖或寡核苷酸缀合 BLM A_5 C-末端精胺上的氨基。

五、展望

自从 1966 年梅泽滨夫首次报道 BLM 以来，科学家们经过四十余年的不断探索，对 BLM 结构、功能及作用机制进行了比较深入的研究。BLM 对 DNA 的断裂作用是其

派莱霉素	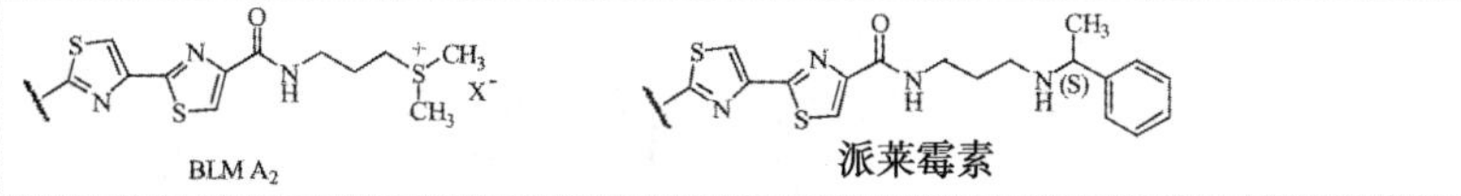
双噻唑的修饰	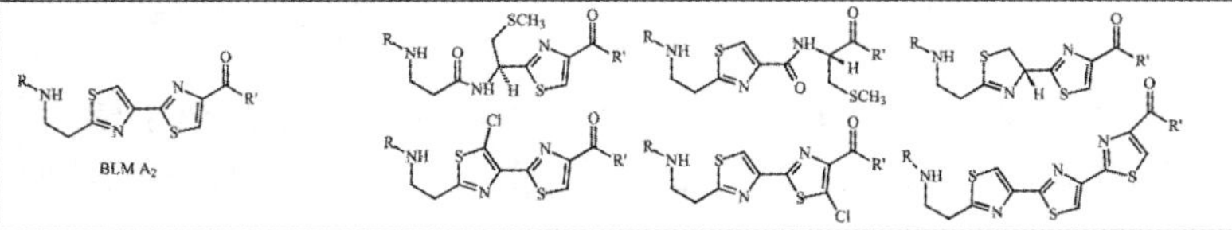
组氨酸咪唑环的修饰	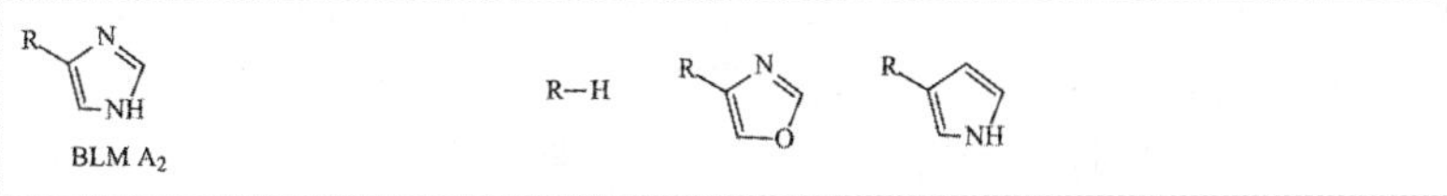
(2S,3S,4R)-4-氨基-3-羟基-2-甲基戊酸的修饰	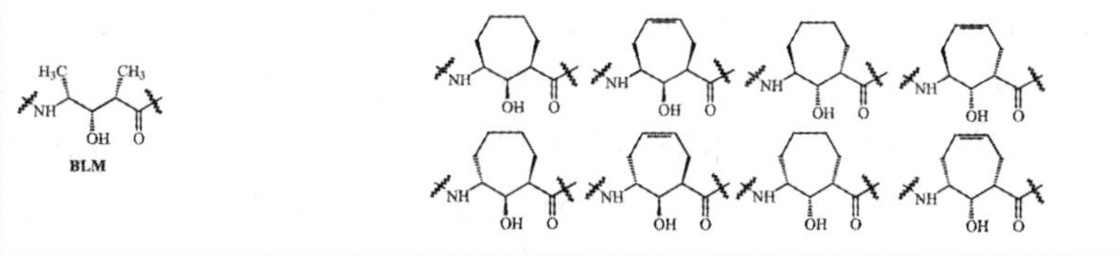
双糖的修饰	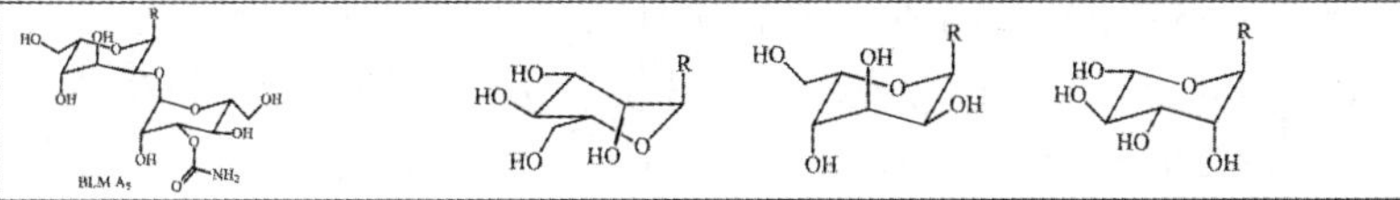
苏氨酸的修饰	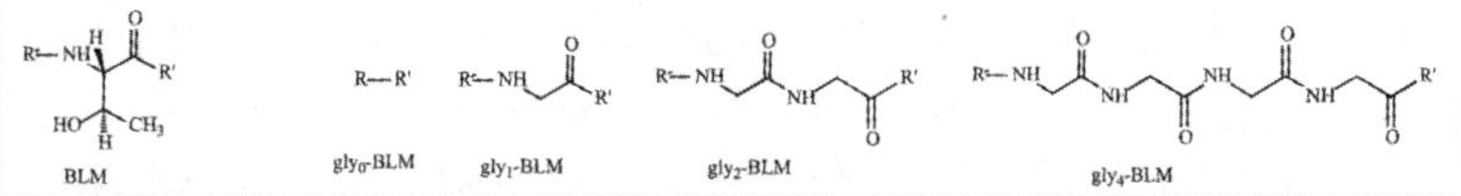
苏氨酸侧链的修饰	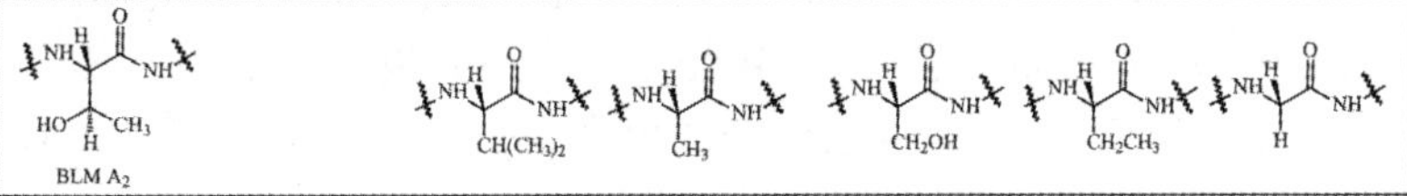
BLM A5 C-末端酰基化的修饰	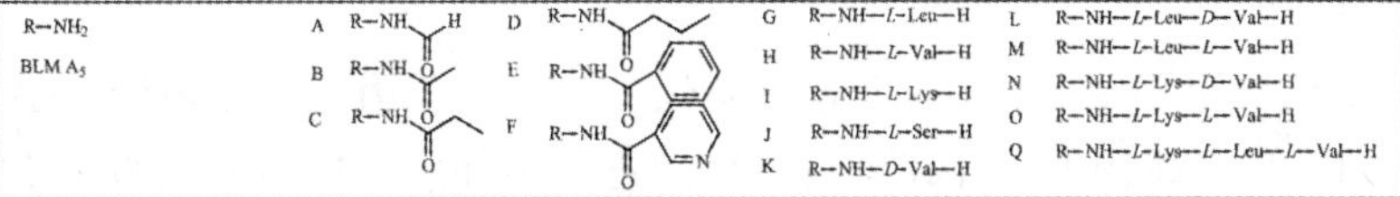
BLM A5C-末端糖基化的修饰	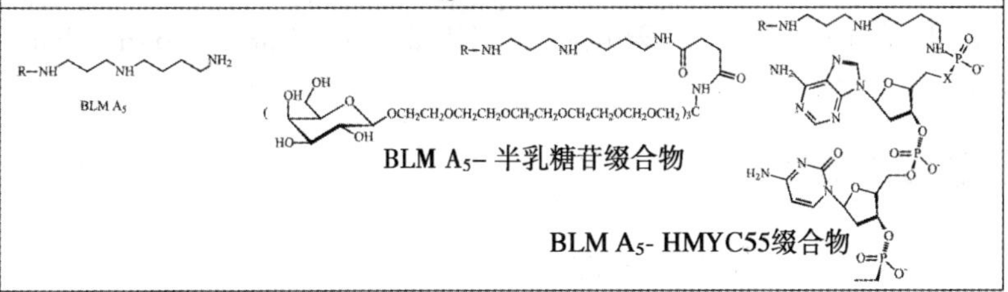

图 4-6　BLM 衍生物的结构

发挥抗肿瘤作用的基础，但是与之相关的许多问题仍有待于解决。如：到目前为止还没有获得完整的 BLM 分子与金属离子形成配合物的晶体结构；也没有从结构上精确的解释 Fe（Ⅱ）· BLM 究竟是如何结合并断裂 DNA 的报道；细胞层次上与生物学或生物化学相关的很多研究（如 Cu^{+} 的接受体及其去向、细胞内 Fe^{2+} 的来源以及与金属离子络合的 BLM 易位入膜的方式等）也都值得更深入的研究。

近年来还发现 BLM 对多种 RNA 具有断裂作用（尤其是 tRNA），可以预见在今后的一段时间内有关 BLM 断裂 RNA 研究将会受到越来越多的关注。

第二节 烯二炔

1965年，从链霉菌属 *carzinostaticus* 培养液中分离出了烯二炔家族的第一个成员——新致癌菌素（neocarzinostatin，NCS）。研究发现NCS的抗肿瘤活性主要归功于其非蛋白部分的生色团，但是该结构直到二十年以后才被解析出来。不久，人们又分别从小单孢菌属 *echinospora* 和放线菌属 *verrucosospora* 培养液中分离出了刺孢霉素（calicheamycin，也称生硝霉素）和针棘霉素（esperomycin）。由于这一系列化合物的结构骨架非常新奇，并且抗肿瘤活性非常强（部分烯二炔类抗生素的抗肿瘤活性甚至是阿霉素的8000倍），因而受到了化学界及生物学界的广泛关注。大量的研究表明这些化合物能在靶细胞DNA的小沟区释放出（Z）-1，5-二炔-3-烯结构单元，生成具有高度反应活性的1，4-苯双自由基，然后迅速从DNA的糖/磷酸骨架上夺取质子并引起DNA断裂，因而烯二炔结构常常被称作为"弹头（warhead）"。

到目前为止，人们已经发现了二十多个天然的烯二炔类抗生素。根据烯二炔环大小的不同可将它们分为两大类：

（1）九元环烯二炔：这一类大多数都属于色蛋白类，即由一分子烯二炔生色团和一分子脱辅基蛋白（apo-protein）组成，如NCS、C-1027及脱氧-C-1027、maduropeptin及kedarcidin。脱辅基蛋白不仅是生色团的稳定剂，而且是生色团特异的载体（将生色团转运至靶部位后释放生色团）。除此之外，还有极个别的九元环烯二炔不属于色蛋白类，如从链霉菌AJ9493培养液中分离出来的N1999A2，分子中只有生色团而不含脱辅基蛋白。

（2）十元环烯二炔：由于这一类烯二炔的环张力比九元环烯二炔小，因而无需脱辅基蛋白的稳定作用即可存在于自然界。正因为如此，目前发现的天然的烯二炔类抗生素主要是十元环烯二炔，主要包括生硝霉素、针棘霉素、dynemicins、namenamicin和shishijimicins等。

一、新致癌菌素

（一）新致癌菌素的结构

新致癌菌素（NCS）是从链霉菌属 *carzinostaticus* 培养液中分离出来的烯二炔家族的第一个成员，由生色团和脱辅基蛋白两部分组成，二者的比例为1:1。前者含有结构新颖的、高反应活性的双环聚烯炔骨架（图4-7），后者为多肽（含113个氨基酸），分子量约为11kDa，因此NCS不仅属于烯二炔类抗生素，而且也属于超分子蛋白抗生素。1993年，先后报道了NCS在溶液中的三维结构及其晶体结构，显示生色团以非共价键的方式结合在由脱辅基蛋白两个结构域组成的疏水口袋中，生色团上的环氧基、乙炔基以及C12位于疏水口袋内，而氨基糖及酯基位于疏水口袋外。此外，生色团周围环绕着多种芳香氨基酸，其π-面可与Phe52和Phe78边缘发生相互作用。

毫无疑问，生色团是NCS发挥抗肿瘤活性的主要药效团，其上的α-萘甲酸酯侧链可参与烯二炔环的活化。α-萘甲酸酯是平面性的芳香环，可通过嵌插的方式与 DNA 结合，使得分子中的其他部分处于双螺旋的小沟区中，这样"弹头"烯二炔环经 Bergman 环合反应后生成的 1, 4-苯双自由基中间体，易于从 DNA 戊糖环夺取质子。α-羟基萘甲酸酯还具有活化生色团的作用，即在环氧化物发生开环反应时参与在 C12 位形成羟基酯而生成多烯中间体（图 4-7）。脱辅基蛋白同样具有重要的作用，它不仅能保护生色团免受来自热、紫外光的破坏以及亲核试剂的进攻，而且还可作为生色团转运的载体。

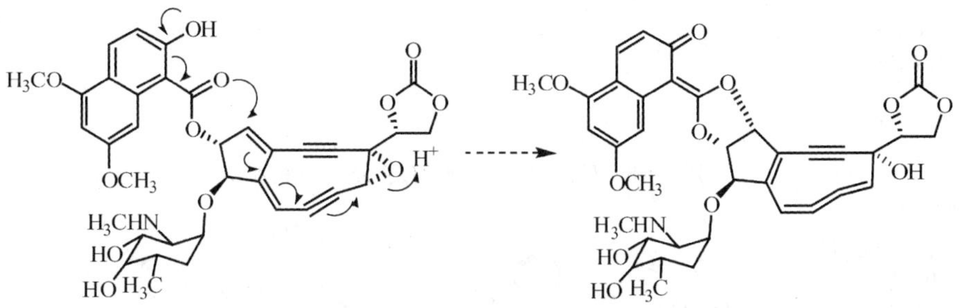

图 4-7 NCS 生色团 α-萘甲酸酯参与活化的机制

（二）NCS 的断裂机制

在一定的条件下，NCS 生色团可以生成双自由基中间体。该中间体 C6 位自由基主要进攻 A 和 T 碱基脱氧核糖的 $C5'$（～80％），少数进攻发生在 $C4'$ 和 $C1'$，而 C2 位自由基同时进攻互补链脱氧核糖的 $C1'$ 或 $C4'$。

1. 硫醇催化机制 硫醇催化的 NCS 断裂 DNA 始于硫醇立体选择性亲核进攻 C12 位（图 4-8），同时伴随着 C5 位环氧结构的开环，生成具有高度反应活性的烯炔-枯牧烯（enyne-cumulene），在 C3 和 C7 位发生环芳构化反应而生成 1, 4-苯双自由基中间体，迅速从 DNA 核糖骨架上夺取质子，并引起 DNA 断裂。氨基糖环上的甲氨基与 Asp33 形成盐桥后与 C12 位在空间上非常接近（4.3Å），在硫醇进攻 C12 位时具有碱催化作用。而在通常情况下，Ser98、Asp33 和 Phe52 侧链对 C12 位存在较大的位阻，并且环氧结构处于一个远离于酸催化的疏水口袋区，这样脱辅基蛋白发挥其稳定生色团作用。

2. 碱催化机制 在没有硫醇存在下，当 pH 大于 6 时含有两个碱基凸起的 DNA 能被 NCS 生色团特异的断裂。据此人们提出了碱催化 DNA 断裂机制（图 4-9），生色团在碱的作用下，生成萘甲酸阴离子及其共振物烯醇阴离子，后者经碱催化而发生分子内迈克尔加成反应，立体专一地生成螺内酯枯牧烯，该化合物迅速的发生环芳构化反应而生成 1, 4-苯双自由基中间体。如果不存在带凸起的 DNA，该双自由基能被其他氢源（如溶剂中的甲醇）所淬灭，生成螺内酯化合物。如果存在带凸起的 DNA，双自由基就会从凸起核苷酸的 5′位夺取质子，生成环螺内酯。

NMR 研究显示 NCS 生色团的糖环单元能识别含有两个碱基凸起的 DNA 的大沟

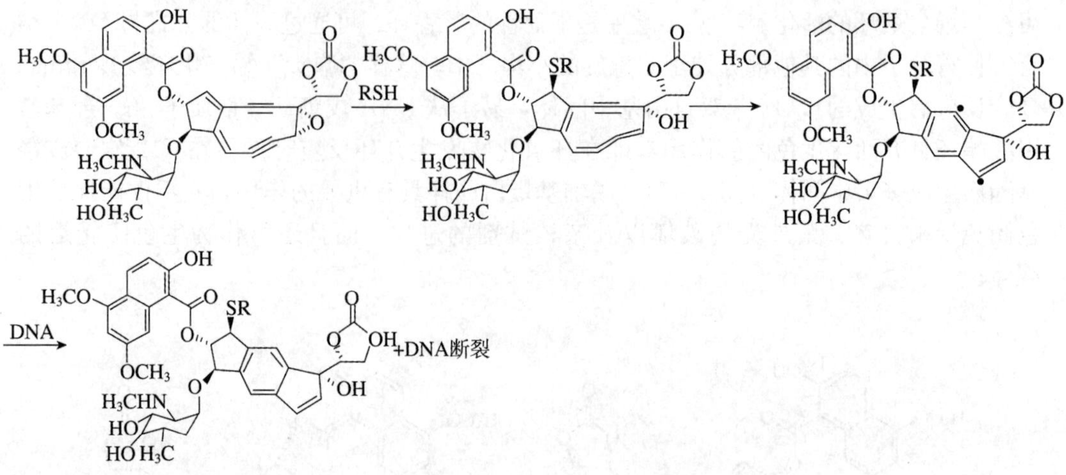

图 4-8 硫醇催化 NCS 断裂 DNA 的机制

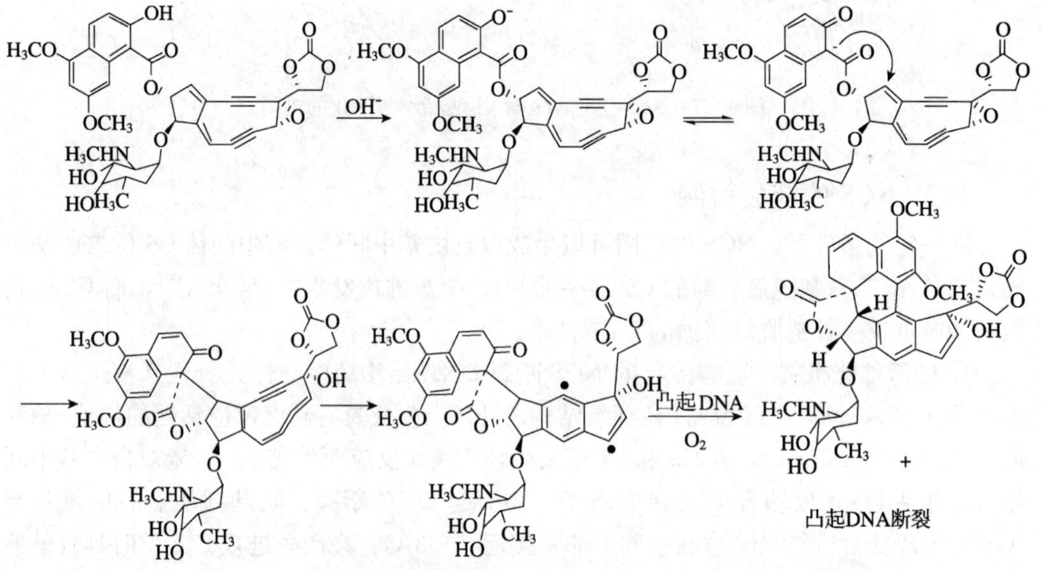

图 4-9 碱催化 NCS 断裂 DNA 的机制

区,并且楔形的生色团紧紧地镶在由两个突起的碱基及其邻近的碱基对形成的三角柱口袋内。

二、生硝霉素和针棘霉素

这两类抗生素中均含有一个由十三碳烯二炔组成的双环(7,3,1)(R 环)、一个含桥头双键的 α,β-不饱和酮以及一个烯丙基三硫物结构。在双环体系上连有一个三糖,其中羟氨基糖(A 环)分别通过配糖键与氨基糖(B 环)相连以及 N-O 键与甲硫糖(C 环)相连。

(一) 生硝霉素的结构及断裂机制

生硝霉素是 1986 年从小单孢菌 *calichensis* 培养液中分离出来的一类烯二炔抗生素（图 4-10），其代表化合物是生硝霉素 γ_1^I。当把 NaI 加入到培养液中时，不仅发现了被碘取代的生硝霉素衍生物，而且收率也大大提高。生硝霉素对小鼠移植性肿瘤包括白血病（P338 和 L1210）及实体瘤（结肠癌 26 和黑色素瘤 B-16）都显示出很强的抑制作用。

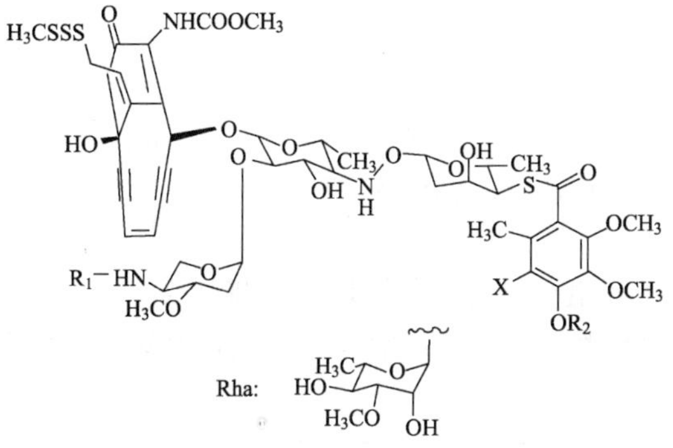

生硝霉素		X	R_1	R_2
生硝霉素	β_1^{Br}	Br	*i*-Pr	Rha
生硝霉素	γ_1^{Br}	Br	Et	Rha
生硝霉素	α_1^I	I	Et	H
生硝霉素	β_1^I	I	*i*-Pr	Rha
生硝霉素	γ_1^I	I	Et	Rha
生硝霉素	δ_1^I	I	Me	Rha

图 4-10 生硝霉素的结构

生硝霉素分子中含有两个结构区域。结构较大的部分由一个六取代的苯环和四个单糖单元分别以硫酯键、配糖键及羟胺键相连，称为芳四糖结构；结构较小的部分为含有烯二炔结构的双环核，称为生硝霉素苷元。

在芳四糖将生硝霉素苷元运送到靶部位后，芳四糖通过预组织作用形成的刚性而伸展的构象有助于生硝霉素苷元与双螺旋 DNA 小沟区互补性结合，并对 $5'$-TCCT-$3'$ 和 $5'$-TTTT-$3'$ 序列具有选择性。通过计算机分子模拟发现生硝霉素苷元对 $5'$-TCCT-$3'$ 序列的选择性主要是源于六取代芳香环上体积较大的、极性的碘取代基与 $3'$-AGGA-$5'$ 序列中两个鸟嘌呤的环外氨基的相互作用来实现的。

生硝霉素苷元是刚性的、高度功能化的双环核，烯二炔基团位于其中较大的十元环中，活化后可迅速发生环芳构化反应，其引发剂就是苷元结构中的烯丙基三硫化物。如图 4-11 所示，当亲核试剂（如谷胱甘肽）进攻三硫化物的中心硫原子后生成硫醇，然后与包埋在苷元内邻近的 α，β-不饱和酮发生分子内加成反应。由于桥头碳由 sp^2 杂化变成 sp^3 杂化，使分子几何形状发生较大的变化，从而将很大一部分张力转移到十元环上，使得烯二炔易于发生环芳构化反应而生成高反应性的 1,4-苯双自由基。双自由基然后从双螺旋 DNA $5'$-TCCT-$3'$ 序列中胞嘧啶的 C5$'$ 位夺取质子，引起 DNA 双链断裂。

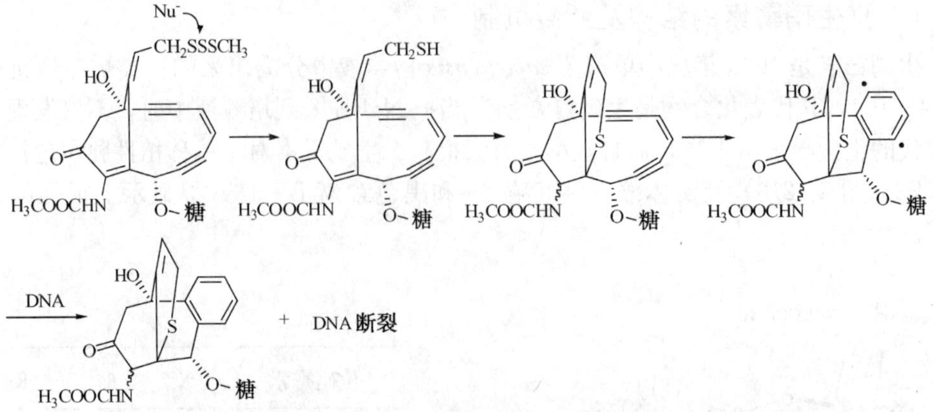

图 4-11 生硝霉素 γ₁ 断裂 DNA 的机制

硫醇的形成是整个过程的限速步骤，在低温下可通过 NMR 可检测到 1,4-加成反应生成的二氢噻吩结构。硫醇一旦形成后，随即引发一系列化学反应并最终导致 DNA 断裂。

namenamicin 是从海洋的斐济海鞘中分离出来的第一个烯二炔抗生素（图 4-12）。与生硝霉素的结构相比，namenamicin 的结构有如下不同：①没有鼠李糖和硫代苯甲酸酯；② A 和 B 糖之间的 N—O 键被 C—O 键所取代；③A 糖的 4 位连有甲硫基。此后从 *Didemnum proliferum* 中也分离出了 namenamicin，同时还分离到了结构与之类似的衍生物 shishijimicin A~C。二者在结构上除了 R_1 和 R_2 不同外，前者的甲硫糖被 6-羟基-β-咔啉所取代。

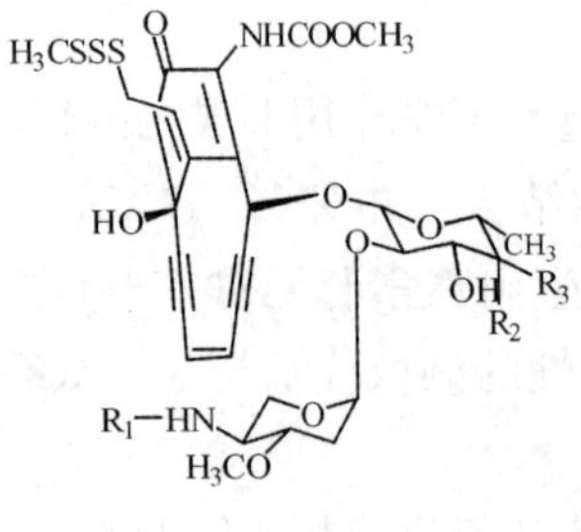

化合物	R_1	R_2
namenamicin	*i*-Pr	SCH$_3$ 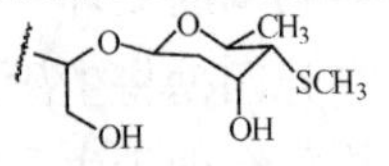
shishijimicin A	*i*-Pr	SCH$_3$ 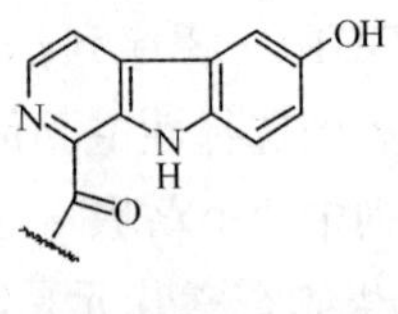
shishijimicin B	*i*-Pr	H
shishijimicin C	Et	SCH$_3$

图 4-12 namenamicin 及 shishijimicin A~C 的结构

（二）针棘霉素的结构及断裂机制

针棘霉素是从马杜拉放线菌 *verrucosospora* 培养液中分离出来的一类广谱抗生素（图 4-13）。与生硝霉素结构不同的是，其甲硫糖上没有取代基，而在双环上的另一个端连有 2-脱氧-*L*-岩藻糖（D 环）-邻氨基苯甲酸酯（E 环）。

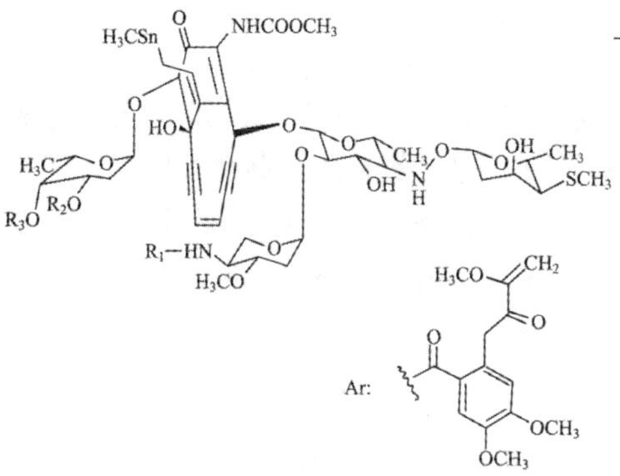

针棘霉素	n	R_1	R_2	R_3
针棘霉素 A_1	3	i-Pr	Ar	H
针棘霉素 A_{1b}	3	Et	Ar	H
针棘霉素 A_{1C}	3	Me	Ar	H
针棘霉素 P	4	i-Pr	Ar	H
针棘霉素 A_2	3	i-Pr	H	Ar
针棘霉素 A_{2b}	3	Et	H	Ar
针棘霉素 A_{2c}	3	Me	H	Ar

图 4-13 针棘霉素的结构

针棘霉素同样能引起 DNA 断裂而具有非常强的抗肿瘤活性。硫醇、紫外光以及热可使针棘霉素 DNA 断裂活性大大增强,但与生硝霉素 γ_1^i 相比,针棘霉素 A_1 对 DNA 的断裂作用没有绝对的序列特异性,对嘧啶碱基的选择性要强于嘌呤,断裂顺序为 T>C>A>G。早期的研究发现针棘霉素 A_1 几乎只断裂单链 DNA,主要是因为邻氨基苯甲酸岩藻糖酯侧链从小沟区嵌插入 DNA,从而抑制它从 $C4'$ 夺取质子。然而近年来发现在针棘霉素 A_1 介导的 DNA 损伤中,大约 1/4 的损伤是从互补链的 $C5'$ 及 $C1'$ 夺取质子,进而引起双链 DNA 断裂。

针棘霉素 A_1 与 d(CGGATCCG)$_2$ 形成复合物的结构表明针棘霉素 A_1 结合于 DNA 的小沟区,取代的苯甲酸酯则以嵌插的方式结合在 DNA 双螺旋的 (G2-G3)·($C6'$-$C7'$) 碱基对之间(图 4-14)。由于苯甲酸酯的嵌插作用及 A-B-C 三糖与小沟区的结合使得烯二炔环处于小沟区中某特定位置,潜游离基原子 C3 和 C6 分别位于 DNA 一条链中 C6 的 $H5'$ (pro-S) 质子和另一条互补链中 $C6'$ 的 $H1'$ 质子的对面。糖 B 的硫甲基侧链像三明治一样夹埋在 DNA 小沟区中,其硫甲基侧链上可极化的硫原子位于 $G3'$ 上外露氨质子的对位以便于形成氢键。针棘霉素 A_1 与小沟区底部的互补性契合、氨基苯甲酸酯与嘌呤碱基对之间的有序嵌插堆积以及分子间氢键作用力都有助于针棘霉素 A_1 与 d(CGGATCCG) 双链发生序列特异的结合。

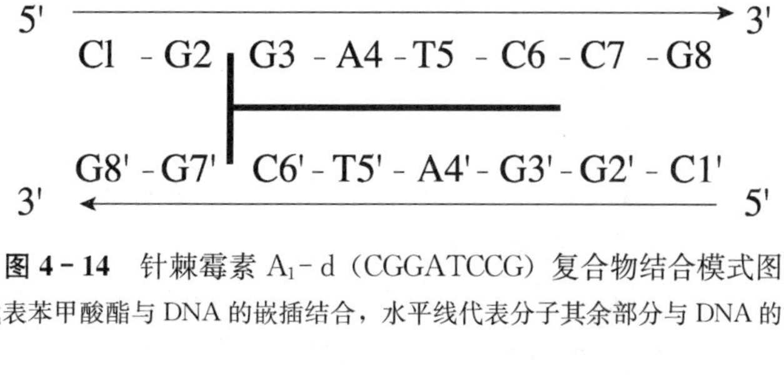

```
5' ──────────────────────────→ 3'
    C1 - G2 │ G3 - A4 - T5 - C6 - C7 - G8
    G8'- G7'│ C6'- T5'- A4'- G3'- G2'- C1'
3' ←────────────────────────── 5'
```

图 4-14 针棘霉素 A_1-d (CGGATCCG) 复合物结合模式图
(垂直线代表苯甲酸酯与 DNA 的嵌插结合,水平线代表分子其余部分与 DNA 的沟区结合)

三、蒽环类抗生素

dynemicin A 是从小单孢菌属 *chersina* 培养液中发现的第一个烯二炔抗生素，它对多种肿瘤细胞株都有较好的抑制作用，此外它还具有很好的抗菌活性，毒性很低。X 射线晶体学显示分子中的蒽醌部分呈皱褶状而非扁平。deoxydynemicin A 是 dynemicin A 在 9 位的脱氧衍生物，最近又报道了该家族的新成员——uncialamycin（图 4-15）。

R=OH　dynemicin A
R=H　 deoxydyneminin A

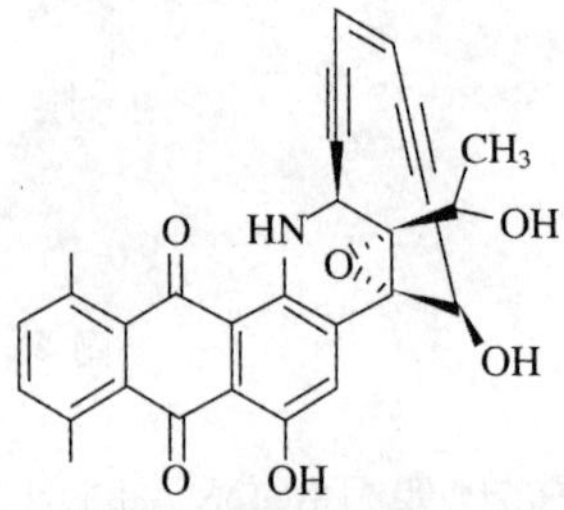

uncialamycin

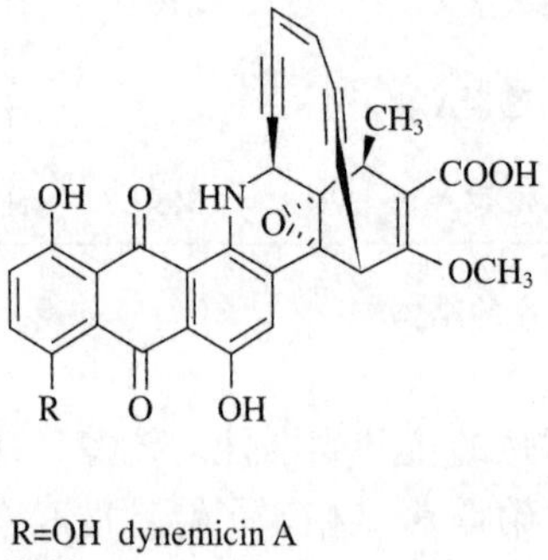

图 4-15　dynemicin 及 uncialamycin 的结构

dynemicin A 优先进攻嘌呤碱基的 3′位，如 5′-AG、5′-GC、5′-GT 及 5′-AT，且对 G 碱基的选择性强于 A 碱基。此外，该化合物兼有嵌插和沟区结合的双重特性，嵌插剂和沟区结合剂均能干扰它对 DNA 的断裂作用。如图 4-16 所示，dynemicin A 的蒽醌部分首先从小沟区嵌插入 DNA 碱基对之间，同时伴随着 DNA 双螺旋结构的局部解旋以容纳该分子。嵌插入碱基对之间的蒽醌可经生物还原生成蒽醌醇，而富含电子的蒽醌醇能被亲核试剂所捕获或被质子化，从而使得与烯二炔相连的环氧化物发生开环反应并生成顺式的产物。环氧化物开环时在体系中引入的张力在分子经历环芳构化反应生成 1,4-苯双自由基时迅速消除。同其他的烯二炔一样，1,4-苯双自由基从 DNA 戊糖上夺取质子并引起 DNA 断裂。

四、其他烯二炔抗生素

近年来又陆续发现了许多其他的烯二炔类抗生素，他们同样具有很强的抗肿瘤活性和 DNA（单链和双链）断裂作用，例如 kedarcidin、C-1027、脱氧-C-1027、maduropeptin 和 N1992A2 等。

（一）Kedarcidin（KDC）

kedarcidin 是从 L585-6（ATCC 53650）培养液中分离出来的，它除了具有很好的抗肿瘤活性之外，还具有显著的抗革兰阳性菌的活性。

根据培养条件的不同，kedarcidin 脱辅基蛋白有三种形式：最常见的一种是由 114 个氨基酸组成的多肽；另外两种比较少见，分别是第一种形式的多肽去掉第一个氨基酸和前两个氨基酸（丙氨酸和丝氨酸）后形成的多肽。kedarcidin 脱辅基蛋白的溶液构象

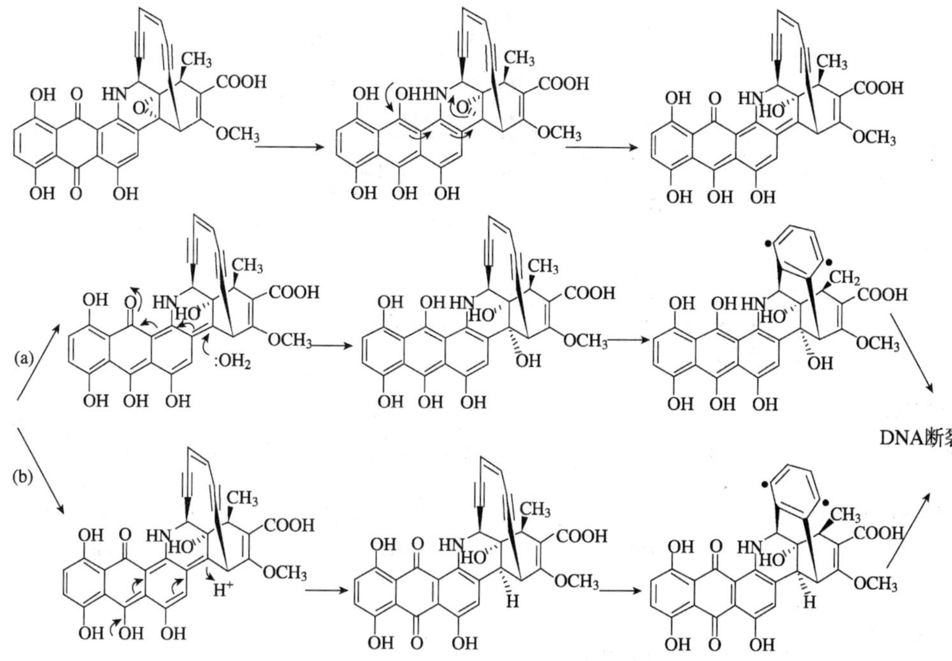

图4-16 dynemicin断裂DNA的机制

显示分子中存在一个四链反平行β-折叠、一个三链反平行β-折叠和两个双链反平行β-折叠，其三级结构与NCS、大分子霉素以及放线黄质素的脱辅基蛋白非常相似。同样地，Kedarcidin生色团也有三种，它们的分子量分别是1029、1015和1001。与NCS不同的是，Kedarcidin的脱辅基蛋白与生色团的比例可以在1∶1~18∶1之间变化。分子量为1029的Ⅰ型生色团的结构如图4-17所示，这是首次发现的在具有高度张力的九元烯二炔环上连有环氧结构的烯二炔抗生素。

kedarcidin生色团是kedarcidin引起DNA断裂的活性基团，C12位的亲核性加成引发环氧化物发生开环反应，生成1,4-苯双自由基中间体，并引起DNA断裂。kedarcidin DNA断裂作用与生硝霉素 γ_1 相似，其识别序列主要是5′-TCCTN-3′。与生硝霉素和针棘霉素不同的是，二价金属离子（如 Ca^{2+} 和 Mg^{2+}）能螯合2-羟基萘甲酰胺，从而能抑制kedarcidin生色团的DNA断裂作用。

（二）C-1027

C-1027（国内称力达霉素）是从菌球孢链霉菌C-1027的培养液中分离出来的烯二炔类抗生素，该抗生素具有极强的抗白血病的活性，其生色团引起的DNA断裂是其产生细胞毒性的主要原因。后来，人们又发现了其脱氧衍生物（图4-18）。

同NCS类似，C-1027也是由一个极度不稳定的九元烯二炔环与一个脱辅基蛋白（由110个氨基酸组成）以1∶1的比例紧密结合而形成的复合物。C-1027的脱辅基蛋白中有一个深的疏水口袋区，该口袋被认为与生色团苯并噁嗪的结合有关。分子模拟显示生色团最有可能的立体构型是（8R，9S，13R，17R）。

与其他烯二炔类抗生素相比，C-1027有如下独特性：①即使没有硫醇或者其他还

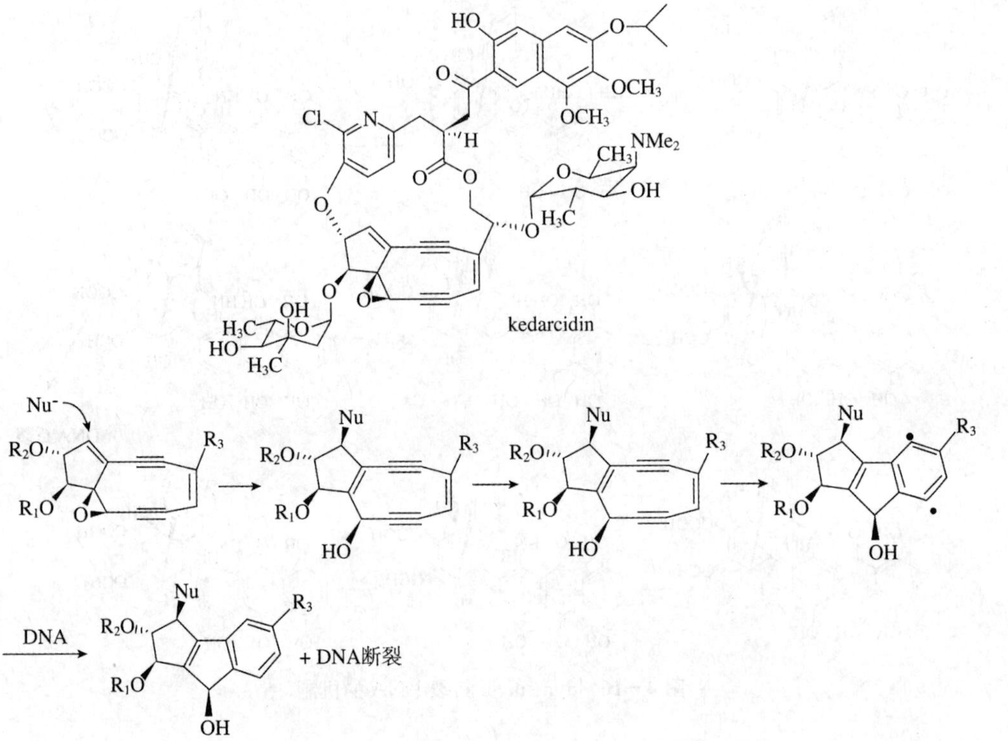

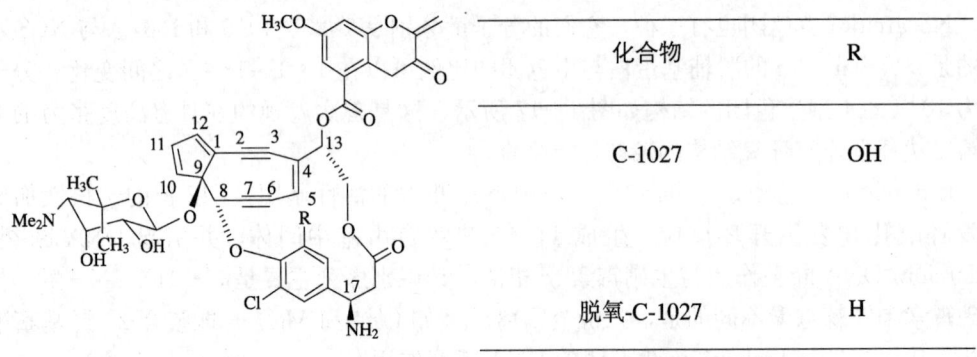

图 4-17 Kedarcidin 结构及其断裂 DNA 的机制

图 4-18 C-1027 及脱氧-C-1027 生色团的结构

化合物	R
C-1027	OH
脱氧-C-1027	H

原剂的存在时，它仍然能有效地断裂 DNA，并且对（5'-TAT-3'）·（3'-ATA-5'）和（5'-AGA-3）'·（3'-TCT-5)'双链 DNA 具有选择性；②C-1027 生色团发生环芳构化夺取质子时存在同位素效应，说明这一步是限速步骤，而并非是双自由基的形成；③烯二炔反应体系没有引发的机制，本身易直接发生环芳构化反应，生成 1,4-苯双自由基而损伤 DNA。

从结构上来看，C-1027 表现出来的某些特征与其他某些色蛋白抗生素（目前他们的结构尚未完全确定）非常相似。大分子霉素全蛋白是从链霉菌属 *macromyceticu* 培养液中分离出来的广谱色蛋白抗肿瘤抗生素,对其生色团进行降解,发现它也含有一个与 C-1027 中完全一样的苯并噁嗪结构片断。此外,放线黄质素是从 *Actinomyces globisporus* No.1131 培养液中分离出来的色蛋白类抗生素,其脱辅基蛋白与 C-1027 脱辅基蛋白具有高度的序列同源性(95%)。

(三) Maduropeptin (MDP)

maduropeptin 是从 *Actinomadura madurae* 培养液中分离出来的抗生素,是由酸性、水溶性载体蛋白(32kDa)和九元环烯二炔生色团(图 4-19)以 1:1 的比例形成的复合物。maduropeptin 脱辅基蛋白代表了一类新的脱辅基蛋白,和相关的色蛋白没有序列同源性(NCS、大分子霉素全蛋白、放线黄质素、C-1027 以及 dedarcidin 的脱辅基蛋白的分子量都在 11.5kDa 范围内,约有 40%的序列同源性)。生色团与脱辅基蛋白结合较紧密,其确切的结构目前尚不十分清楚。

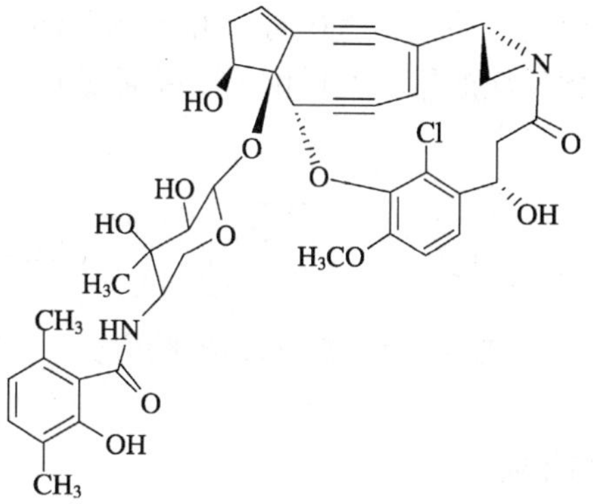

图 4-19 maduropeptin 生色团的结构

(四) N1999A2

N1999A2(简称 NA2,图 4-20)是从链霉菌 AJ9493 培养液中分离出来的一种新的烯二炔类抗生素,它对人结肠癌 HCT116 细胞的 IC_{50} 为 6.0×10^{-12} mol/L。尽管它不属于色蛋白类,但是 NA2 却非常稳定。其结构与 NCS 的生色团非常相似,唯一的差别就在于它不含有氨基糖。NA2 断裂 DNA 时,对 (5′-GCT)·(3′-CGA) 序列具有选择性,并且主要进攻 T 碱基和 A 碱基 (T≫A>C>G),这与 NCS 生色团非常相似。其他烯二炔进攻碱基的顺序为:C-1027 (A≥T≫C>G),针棘霉素 A_1 (T>C>A>G),生硝霉素 γ_1 (C≫T>A≅G)。

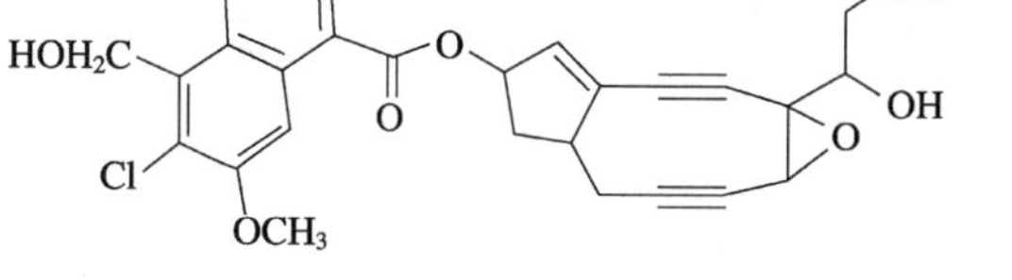

图 4-20 N1999A2 的结构

五、合成的烯二炔

(一) 单环烯二炔

烯二炔环的芳构化反应受多种因素影响。为了简化起见，人们合成了一系列的未取代的单环烯二炔，并考察了 1，5-二炔-3-烯体系末端的距离 $c\cdots d$ 与环芳构化反应的难易程度关系（图 4-21）。

九元环的烯二炔（n=1）难以制备，十元环的烯二炔（n=2）在室温下就非常容易发生 Bergman 环芳构化反应（$t_{1/2}$=18h），而更大的环烯二炔（n=3～8）比较稳定。比较这些体系中烯二炔部分末端的距离（$c\cdots d$）及它们经历 Bergman 反应的难易程度可以发现，当 $c\cdots d$ 之间距离降低时，环的扭曲程度增强，使得分子发生 Bergman 反应的趋势增强以减弱环张力。对于这些简单的烯二炔体系，在室温下就能以适当的速率发生 Bergman 反应的 $c\cdots d$ 之间距离的临界上限为 3.2～3.3Å，虽然这种经验的 $c\cdots d$ 距离规则并不严格适用于复合物体系，如生硝霉素和 dynemicin，但是这种经验距离规则为评价多环体系对环芳构化反应的稳定性提供了一种简便的方法。

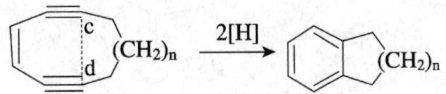

图 4-21 烯二炔环的芳构化

(二) dynemicin 类似物

由于 dynemicin A 比其他烯二炔抗生素（如生硝霉素 γ_1^i）毒性低，因而受到了人们的关注。dynemicin 类模型化合物 A（图 4-22）的环芳构化反应是热力学稳定的。但是，在酸催化作用下极易发生环氧化物的开环反应，并自发地发生环芳构化反应。相对而言，脱氨基保护的化合物 B 极不稳定，即使在没有辅助因子的存在下，室温下也能迅速的发生环氧化物开环/环芳构化反应。在环氧化物开环时，一方面，游离氮通过推电子作用而参与形成邻-亚胺苯醌甲基化物，促使开环反应发生；另一方面，dynemicin A 蒽醌部分通过降低氮原子的电子云密度而钝化了环氧化物，阻碍开环反应发生。同样地，含酚羟基化合物 C 由于酚羟基的推电子作用有助于环氧化合物开环，因而极易发生环芳构化反应。据此设计了氨基甲酸-2-(苯磺酸)乙酯化合物 D，氮原子上的保护基在弱碱性条件下容易脱除，即使是在生理 pH 条件下也能够缓慢的释放出保护基，因此可以认为是不稳定的、具有细胞毒作用的游离氨基型烯二炔药物的前药形式。这种化合物抗 MOLT-4 细胞株的 IC_{50} 为 2.0×10^{-14} mol/L，是目前报道的体外抗肿瘤活性最强的化合物之一。

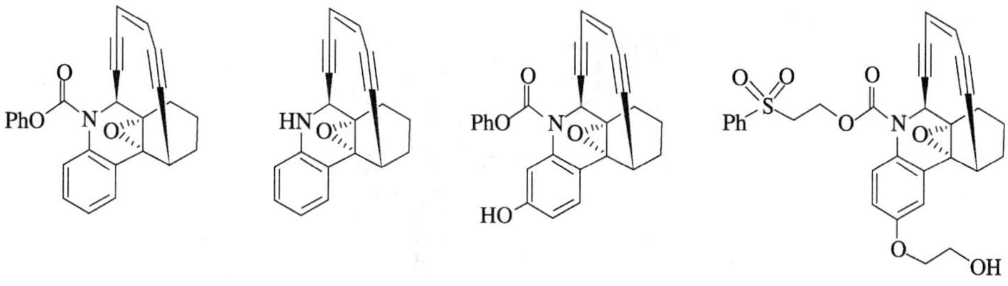

图 4-22 dynemicin 类似物

六、展望

由于烯二炔类抗生素具有很好的抗肿瘤活性,因而有关其作用机制的研究非常多,这对于烯二炔新衍生物的设计具有重要的指导意义。近年来合成了一系列的新的烯二炔衍生物,这为烯二炔抗生素的构效关系的深入研究提供了基础。

由于 NCS 问世的时间较早,对其活性的研究也比较深入。目前发现 NCS 对肝癌、膀胱癌、胃癌以及白血病都具有一定的治疗作用。NCS 与苯乙烯-马来酸共聚物的偶联物 SMANCS 显示出非常高的肿瘤靶向效应和抗肿瘤活性。此外,NCS 的免疫偶联物(如 A7-NCS)已进入临床评价。

除了 NCS 之外,部分其他烯二炔化合物也有进入临床试验的报道。针棘霉素 A_1 已进入 II 期临床试验。生硝霉素 γ_1^i 由于毒性太大而不适用于临床应用,但生硝霉素-抗体免疫偶联物有望降低其毒性,如美国 FDA 于 2000 年 5 月批准的生硝霉素与抗 CD33 单抗的偶联物 gemtuzumab ozogamicin(Mylotarg,CMA-676)已经上市,主要用于治疗老年人的复发性急性髓细胞性白血病。在不久的将来,我们相信将会有更多的烯二炔类药物应用于肿瘤的临床治疗。

第三节 其他天然核酸断裂剂

一、链黑霉素

链黑霉素(streptonigrin,SN)是从链霉菌属 *flocculs* 中分离出来的一种氨基醌类抗肿瘤抗生素。与丝裂霉素 C、甲基丝裂霉素(泊非霉素)、放线菌素 D、利福霉素及格尔德霉素一样,分子中都含有邻氨基醌结构(A 环)。由于 SN 中存在很多潜在的金属离子结合位点,如吡啶甲酸体系、2,2′-联吡啶体系、氨基醌体系、2-(3′-氨基-2′-吡啶)-醌体系以及 C 环和 D 环的氨基与酚羟基,因此 SN 与金属离子可能存在多种络合方式。SN 的晶体结构显示 A、B 及 C 环几乎共平面,而 D 环与上述平面几乎成垂直状态,其喹啉醌-氨基构成了配位的功能基团(图 4-23)。

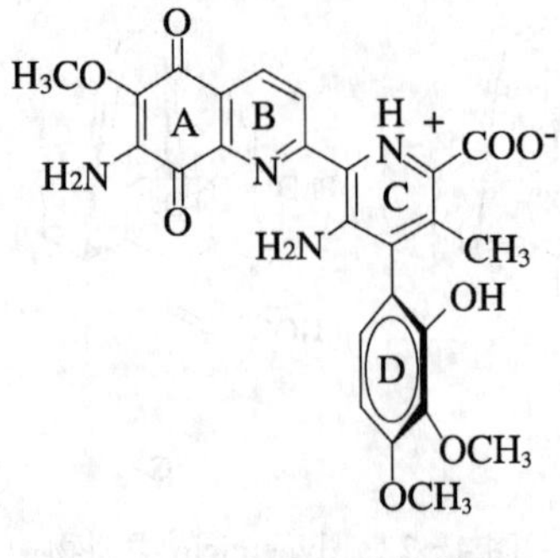

图 4-23 SN 的晶体结构

与晶体结构相比,当 SN 与溶液中的金属离子络合时 B 环与 C 环相连的 C2-C2'键需要旋转约 180°,以便于喹啉醌-吡啶甲酸参与金属离子的配位结合。最近,对 SN 金属结合区的结构类似物与 Zn^{2+} 形成配合物的晶体结构也表明喹啉醌-吡啶甲酸参与了与 Zn^{2+} 的配位结合,并提出了 Zn^{2+}-SN 配合物的两种可能配位结构(图 4-24)。

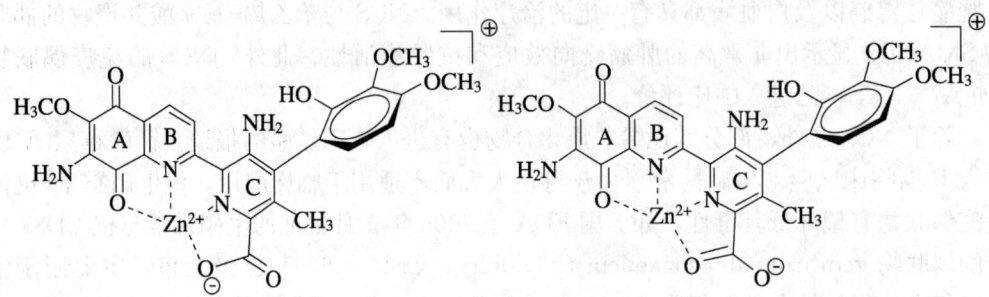

图 4-24 Zn^{2+}-SN 配合物两种可能的结构

在 DNA 水平上 SN 发挥其生物活性主要有三种方式:第一种方式是引起 DNA 单链及双链的断裂;第二种方式是通过对 DNA 断裂产物的稳定作用而抑制拓扑异构酶Ⅱ的修复,从而增强第一种作用方式;第三种方式是 SN 能诱导 DNA 形成共价加成物。其中第一种方式是最主要的方式,并且与金属离子及还原剂有密切联系。

(1) 金属离子:采用 ^{1}H NMR 和 ^{31}P NMR 技术研究 Zn^{2+}-SN 与 d(GCATGC)$_2$ 以及 d(ATGCAT)$_2$ 的相互作用发现 SN 与 DNA 结合时需要金属离子的参与,并且对前者的选择性强于后者;poly[dA-dT] 能使 Cu^+-SN 及 Co^{2+}-SN 复合物的 ^{1}H NMR 信号分别向低场/高场移动 0.22~0.31ppm 和 20~40ppm;金属离子螯合剂(如 1,10-邻二氮杂菲、去铁胺和 2,2'-联吡啶等)的存在对 SN 诱导的 DNA 断裂具有抑制作用,这些研究都表明金属离子直接参与了 SN 对 DNA 的结合及断裂过程。此外,Cu^{2+}-SN-NADPH 复合物具有断裂超螺旋 pBR322 DNA 的活性,而 Pt^{2+}-SN-NADPH 仅显示出较弱的活性,其他金属离子(如 Mn^{2+}、Co^{2+}、Ni^{2+}、Zn^{2+}、Ca^{2+}、Fe^{2+}、Fe^{3+}、Mg^{2+} 等)的 SN-NADPH 复合物对 SN 的 DNA 断裂作用几乎没有影响。

(2) 还原剂:在 NADH/NADPH 存在下,SN 的醌式结构可还原成半醌式结构,并引发游离基的产生，引起 DNA 断裂。在单电子及双电子还原酶的作用下，金属-SN 复合物可分别被还原成半醌式游离基和氢醌，二者与氧气作用后在生成活性氧的同时被氧化成醌。在该反应中，金属离子以类似于 Fenton 反应的方式催化羟自由基的形成。另一方面，超氧化物歧化酶（SOD）、过氧化氢酶（CAT）以及抗氧化剂能完全抑制 SN 诱导的 DNA 断裂，这也说明了羟自由基是 SN 引起 DNA 断裂的最直接因素。

二、RNase A

RNase A 是从牛胰腺中分离出来的能特异作用于嘧啶碱基的核糖核酸酶。RNase A 剪切 RNA 时，His12 的咪唑基作为碱夺取核糖 2′-羟基质子，His[119] 的咪唑基作为酸质子化 5′ 的氧原子，生成 2′，3′-环磷酸核苷中间体（图 4-25），随后发生转磷酸和水解反应而引起 RNA 的 P-O5′ 键断裂。当 RNase A 的 His[12] 或者 His[119] 被丙氨酸取代后，突变体 H12A RNase A 及 H119A RNase A 的断裂活性大大降低，例如它们断裂 poly (C) 及 UpA 的活性（K_{cat}/K_M）大约只有 RNase A 活性的 $1/10^4$。此外，Lys41 也具有同等重要的作用。在过渡态中，Lys41 与磷酰基之间可以形成氢键。同样的，用丙氨酸代替 Lys41 后其活性（K_{cat}/K_M）大大降低。

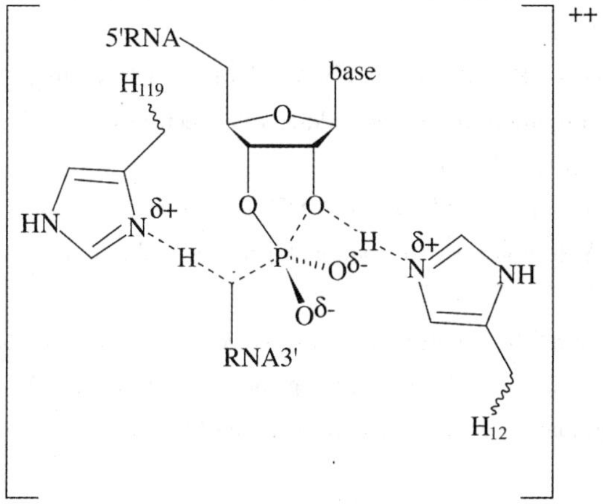

图 4-25 RNase A 断裂 RNA 的过渡态

模拟 RNase A 断裂 RNA 时双咪唑基的催化机制，分别在 β-环糊精的 A 和 B、A 和 C、A 和 D 葡萄糖残基上引入咪唑基得到三种双咪唑取代的 β-环糊精衍生物。其中 A 和 B 葡萄糖残基双咪唑化的 β-糊精-4-叔丁基-邻苯二酚-1，2-环磷酸二酯能将 RNA 水解成 2-磷酸盐，但是水解的速率比 RNase A 慢很多，二者催化 CpC 水解的 K_{cat}/K_m 值分别为 $0.20 s^{-1} (mol/L)^{-1}$ 和 $5 \times 10^4 s^{-1} (mol/L)^{-1}$。

参考文献

[1] Bashkin JK. Introduction to RNA/DNA cleavage. *Chem Rev*, 1998, 98 (3): 937.

[2] Boger DL, Colletti SL, Teramoto S, et al. Synthesis of key analogs of bleomycin A_2 that permit a systematic evaluation of the linker region: identification of an exceptionally prominent role for the L - threonine substituent. *Bioorg Med Chem*, 1995, 3: 1281 - 1295.

[3] Boger DL, Ramsey TM, Cai H, et al. A systematic evaluation of the bleomycin A_2 L - threonine side chain: Its role in preorganization of a compact conformation implicated in sequence - selective DNA cleavage. *J Am Chem Soc*, 1998, 120: 9139 - 9148.

[4] Boger DL, Ramsey TM, Cai H. Synthesis and evaluation of potential N^π and N^δ metal chelation sites within the β - hydroxy - L - histidine subunit of bleomycin A_2: function characterization of imidazole N^π metal complexation. *Bioorg Med Chem*, 1996, 4: 195 - 207.

[5] Bolzan AD, Bianchi MS. Genotoxicity of streptonigrin: a review. *Muta Res*, 2001, 488 (1): 25 - 37.

[6] Breslow R, Xu R. Recognition and catalysis in nucleic acid chemistry. *Proc Natl Acad Sci USA*, 1993, 90 (4): 1201 - 1207.

[7] Breslow R. How do imidazole groups catalyze the cleavage of RNAin enzyme models and in enzymes? Evidence from "Negative catalysis". *J Am Chem Soc*, 1991, 24 (11): 317 - 324.

[8] Burger RM. Cleavage of nucleic acids by bleomycin. *Chem Rev*, 1998, 98: 1153 - 1189.

[9] Chiwook P, Wayne S, Ronald TR. Contribution of the active site histidine residues of Ribonuclease A to nucleic acid binding. *Biochemistry*, 2001, 40: 4949 - 4956.

[10] Claussen CA. Long EC. Nucleic acid recognition by metal complexes of bleomycin. *Chem Rev*, 1999, 99: 2797 - 2816.

[11] Dong S, Hwang HM, Shi X, et al. UVA - induced DNA single - strand cleavage by 1 - hydroxypyrene and formation of covalent adducts between DNA and 1 - hydroxypyrene. *Chem Res Toxicol*, 2000, 13 (7): 585 - 593.

[12] Gao X, Stassinopoulos A, Gu J, et al. NMR studies of the post - activated neocarzinostatin chromophore - DNA complex. Conformational changes induced in drug and DNA. *Bioorg Med Chem*, 1995, 3 (6): 795 - 809.

[13] Georgina VL, Margaret MH, Peter T. X - ray structure of the zinc complex of the central metal chelation site of the antitumour drug streptonigrin. *Polyhedron*, 2000, 19: 1067 - 1071.

[14] Hecht SM. RNAdegradation by Bleomycin, a naturally occurring bioconjugate. *Bioconjug Chem*, 1994, 5: 513 - 526.

[15] Hecht SM. Bleomycin: new perspectives on the mechanism of action. *J Nat Prod*, 2000, 63 (1): 158 - 68.

[16] James ET, Ronald TR. Value of general acid - base catalysis to Ribonuclease A. *J Am Chem Soc*, 1994, 116: 5467 - 5468.

[17] Li YF, Sha YW, Ma Y, et al. Cleavage of DNA by N - phosphoryl histidine. *Biochem Biophy Res Comm*, 1995, 213 (3): 875 - 880.

[18] Long GV, Harding MM, Fan JY, et al. Interaction of the antitumour antibiotic streptonigrin with DNA and oligonucleotides. *Anticancer Drug Design*, 1997, 12: 453 - 472.

[19] Lown JW, Sim SK. Studies related to antitumor antibiotics. Part VIII. Cleavage of DNA by streptonigrin analogues and the relationship to antineoplastic activity. *Can J Biochem*, 1976, 54 (5): 446 - 52.

[20] Messmore JM, Fuchs DN, Raines RT. Ribonuclease A: Revealing structure - function relationships with semisynthesis. *J Am Chem Soc USA*, 1995, 117: 8057 - 8060.

[21] Ming LJ. Structure and function of "metalloantibiotics". *Medicinal research reviews*, 2003, 23 (6): 697-762.

[22] Mir LM, Tounekit O, Orlowski S. Bleomycin: revival of an old drug. *Gen Pharmac*, 1996, 27: 745-748.

[23] Myers AG. Proposed structure of the neocarzinostatin chromophore - methyl thioglycolate adduct, a mechanism for the nucleophilic activation of neocarzinostatin. *Tetrahedron Lett*, 1987, 28: 4493-4496.

[24] Nicolaou KC, Smith AL, Yue EW. Chemistry and biology of natural and designed enediynes. *Proc Natl Acad Sci USA*, 1993, 90: 5881-5888.

[25] Nicolaou KC, Zuccarello G, Riemer C, et al. Design, synthesis and study of simple monocyclic conjugated enediynes. The 10 - membered ring enediyne moiety of the enediyne anticancer antibiotics. *J Am Chem Soc*, 1992, 114: 7360-7371.

[26] Park C, Schultz LW, Raines RT. Contribution of the active site histidine residues of ribonuclease A to nucleic acid binding. Biochemistry, 2001, 40 (16): 4949-4956.

[27] Smith AL, Nicolaou KC. The enediyne antibiotics. *J Med Chem*, 1996, 39 (11): 2103-2117.

[28] Stubbe J, Kozarich JW. Mechanisms of bleomycin - induced DNA degradation. *Chem Rev*, 1987, 87: 1107-1136.

[29] Stubbe J, Kozarich JW, Wu W, et al. Bleomycins: a structural model for specificity, binding and double stranded DNA cleavage. *Acc Chem Res*, 1996, 29: 322-330.

[30] Sugiura Y, Kuwahara J, Suzuki T. DNA interaction and nucleotide sequence cleavage of copper - streptonigrin. *Biochim Biophys Acta*, 1984, 782: 254-261.

[31] Umezawa H, Maeda K, Takeuchi T. New antibiotics, bleomycin A and B. *J Antibiot (Tokyo)*, 1966, 19: 200-206.

[32] Xu ZD, Wang M, Xiao SL, et al. Synthesis, biological evaluation and DNA binding properties of novel Bleomycin analogues. *Bioorg Med Chem Lett*, 2003, 13: 2595-2599.

[33] Xu ZD, Wang M, Xiao SL, et al. Novel peptide derivatives of Bleomycin A5: synthesis, antitumor activity and interaction with DNA. *Bioorg Med Chem Lett*, 2005, 15 (18): 3996-3999.

[34] Xu ZD, Wang M, Xiao SL, et al. Novel Bleomycin analogues: Synthesis, antitumor activity, and interaction with DNA. *Helvetica Chimica Acta*, 2004, 87 (11): 2834-2841.

[35] Yuan YH, William NL. Molecular and crystal structure of streptonigrin. *J Am Chem Soc*, 1975, 97 (9): 2525-2530.

(肖苏龙)

5 合成核酸断裂剂的作用机制

除了天然的核酸断裂剂之外，目前发现许多合成的化合物也具有核酸断裂作用。虽然合成的核酸断裂剂种类繁多，但是他们对DNA（或RNA）序列识别能力和断裂效率仍都有待于提高。近年来，人们在这些领域进行了大量的研究工作，取得了可喜的进展，同时也发现了一些新结构类型的核酸断裂剂。因此，在本章中我们将主要介绍合成的核酸断裂剂。

第一节 1，10-邻二氮杂菲-铜（Ⅰ）络合物

1，10-邻二氮杂菲-铜（Ⅰ）[(OP)$_2$Cu$^+$] 的DNA断裂作用是在研究1，10-邻二氮杂菲（1，10-phenanthroline，o-phenanthroline，OP）抑制 E.coli DNA 聚合酶Ⅰ的过程中发现的。最初认为该酶对1，10-邻二氮杂菲的敏感性是由于酶活性部位催化量的 Zn^{2+} 引起的，后来的研究发现硫醇和 Cu$^+$ 的存在却可以抑制它的活性，并且这种抑制作用源于 (OP)$_2$Cu$^+$ 以及副反应物 H$_2$O$_2$ 引起的 DNA 断裂。此后，人们才开始认识到 (OP)$_2$Cu$^+$ 具有 DNA 断裂作用。图 5-1 是本章中涉及的部分配体的结构。

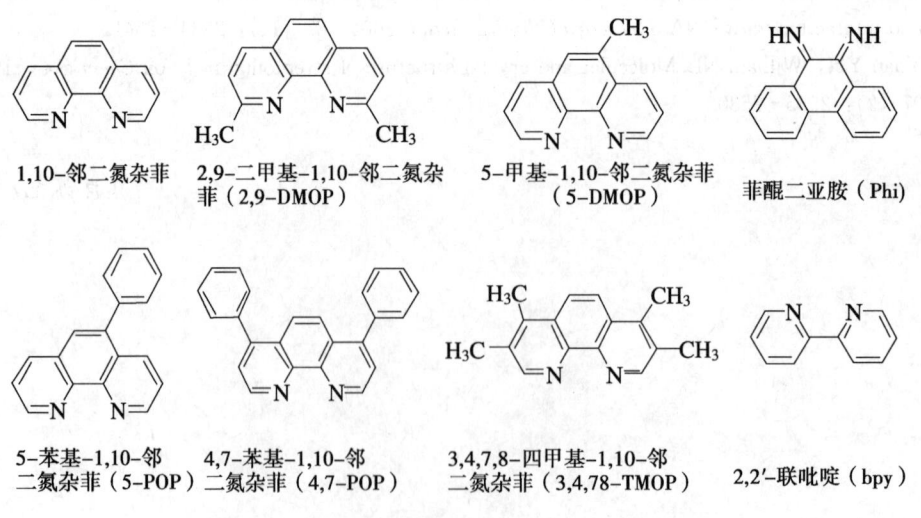

图 5-1　1，10-邻二氮杂菲及其衍生物的结构

一、$(OP)_2Cu^+$ 的结构

如图 5-2 所示，$[Cu(H_2O)(OP)_2](NO_3)_2$ 的晶体结构显示相邻的 2 位及 9 位质子之间存在立体位阻，使两个 1,10-邻二氮杂菲配体偏离了共平面而形成扭曲的三角双锥形结构。N(1)、N(1′) 及 Cu^+ 占据轴向位置，N(2)、N(2′) 及 O(4) 构成三角平面，N(1)-Cu-O(4)、O(4)-Cu-N(2) 以及 N(2)-Cu-N(2′) 之间的键角分别为 85.5°、110° 和 139.6°，N-Cu-N 之间的键角为 83°。

$(OP)_2Cu^+$ 络合物中两个配体之间形成的二面角是可以变化的，这与 OP 配体上有无取代基以及阴离子配体密切相关。$(OP)_2Cu^+ClO_4^-$ 及 $(OP)_2Cu^+Br_2^-$ 的晶体结构显示两 1,10-邻二氮杂菲配体间的二面角分别为 49.9° 和 76.8°，而 $(DMOP)_2Cu^+$ 中两 2,9-二甲基-1,10-邻二氮杂菲配体间的二面角可在 94.6°～107.6° 之间变化。这表明 $(OP)_2Cu^+$ 中配体之间堆积力对于络合物分子的几何形状有重要的影响，并且是使分子形状偏离理想的对称状态的重要因素。

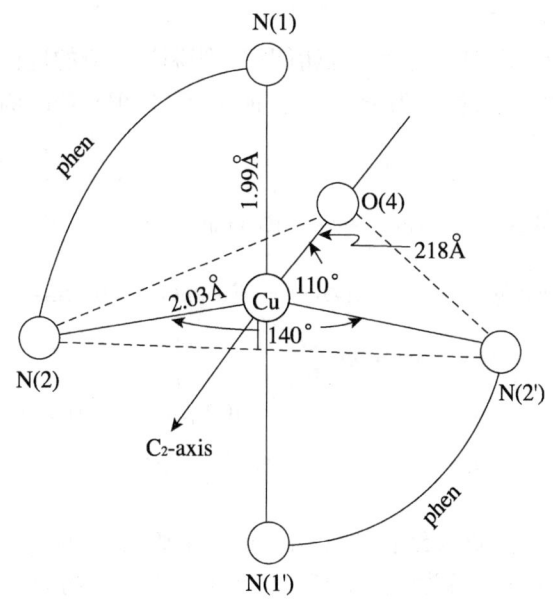

图 5-2 $[Cu(H_2O)(OP)_2](NO_3)_2$ 的晶体结构

(引自：David SS, Abhijit M, David MP. Chemical nucleases. Chem Rev, 1993, 93: 2295-2316)

$(OP)_2Cu^+$ 形成的独特的、稳定的近似"四面体"络合物结构使得它能与 DNA 小沟区产生足够强的亲和力并引起 DNA 断裂。配体的不同，其与 DNA 的结合能力及识别序列也不尽相同。例如三齿-2,2′,2″-三联吡啶的铜络合物具有平面的芳香结构，并能生成具有反应活性的铜-氧烯中间体，却不能与 DNA 很好的结合。而具有氧化还原活性的 $(OP)_3Co^{2+}$ 络合物在理论上应具有 DNA 断裂活性，然而该络合物为八面体结构，因而其对 DNA 的亲和力和取向完全不同于 $(OP)_2Cu^+$。

二、$(OP)_2Cu^+$ 对 DNA 的断裂作用

(一) 结合模式

大量研究表明 $(OP)_2Cu^+$ 与 DNA 是以部分嵌插的方式结合，对称的 $(OP)_2Cu^+$ 与不对称的 DNA 表面结合后可以观察到较强的科顿效应（454nm）。$(OP)_2Cu^+ClO_4^-$ 的晶体结构显示两个邻二氮杂菲环之间的二面角为 49.9°，进一步支持了部分嵌插的结合模式。当一个 1, 10-邻二氮杂菲环与 DNA 碱基嵌插结合后，另外一个 1, 10-邻二氮杂菲环则巧妙的处于小沟区中。

与 $(OP)_2Cu^+$ 不同，$(DMOP)_2Cu^+$ 与 DNA 以非嵌插的方式结合。一方面，$(DMOP)_2Cu^+$ 不能引起 DNA 黏度的增加，而 DNA 也不能影响 $(DMOP)_2Cu^+$ 在 454nm 吸收光谱的变化。另一方面，平衡透析实验表明 $(DMOP)_2Cu^+$ 与 DNA 表面的结合是可逆的。$(OP)_2Cu^+$ 及 $(DMOP)_2Cu^+$ 与 DNA 结合方式的不同可能与它们配体之间截然不同的二面角有关，前者较小的二面角允许分子与 DNA 以嵌插的方式结合。

(二) 断裂机制

$(OP)_2Cu^+$ 断裂 DNA 时，过氧化氢酶能完全阻断该反应的进行，并且 H_2O_2 不能被其他的有机过氧化物所代替。为此，人们提出了 $(OP)_2Cu^+$ 断裂 DNA 的动力学（图 5-3）：

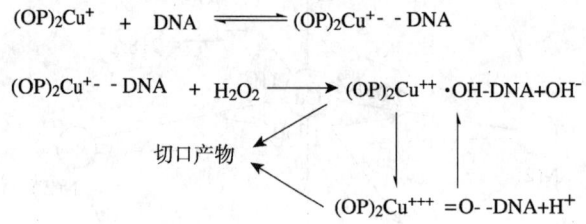

图 5-3　$(OP)_2Cu^+$ 断裂 DNA 的动力学

在 H_2O_2 存在下，与 DNA 结合的 $(OP)_2Cu^+$ 主要从 DNA 的小沟区进攻脱氧核糖的 $C1'$ 质子，生成 $3'$ 和 $5'$ 末端为磷酸单酯的核苷酸片断、游离碱基及 $5'$-亚甲基呋喃酮（5-MF）（图 5-4）。当 DNA 的 $5'$ 端被 ^{32}P 标记后，可以检测到含 $3'$ 末端的亚稳态中间体。另一方面，没有 Mg^{2+} 存在时，$EcoR\ I$ 与 DNA 结合的晶体结构显示 DNA 的大沟区被 $EcoR\ I$ 所占据，该复合物不能被 DNA 酶及 $EDTA-Fe^{2+}$ 所断裂，却很容易被 $(OP)_2Cu^+$ 断裂，并且这种断裂行为与 $(OP)_2Cu^+$ 对游离 DNA（即没有结合 $EcoR\ I$ 的 DNA）的断裂行为极其相似，这从另外一个角度证明了 $(OP)_2Cu^+$ 是从小沟区进攻 DNA 并引起 DNA 断裂。

除此之外，也有部分进攻发生在脱氧核糖 $C4'$ 质子，生成 $3'$ 末端为磷酸乙醇酸及游离碱基，$(OP)_2Cu^+$ 对脱氧核糖 $C1'$ 及 $C4'$ 的进攻比例约为 8∶1。

(三) 影响因素

一方面，$(OP)_2Cu^+$ 断裂 DNA 时的序列选择性及断裂效率与 DNA 的一级结构及二

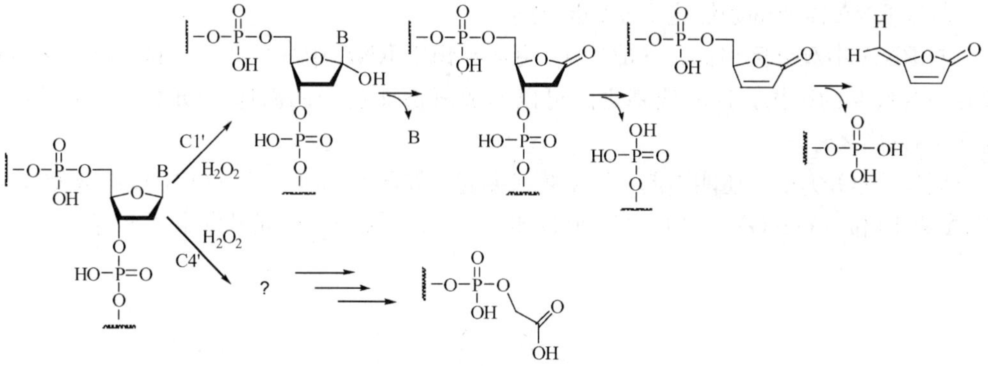

图 5-4 $(OP)_2Cu^+$ 断裂 DNA 的机制

级结构有密切联系。某些序列极容易被 $(OP)_2Cu^+$ 所断裂，主要是小沟区中对 $(OP)_2Cu^+$ 具有很强亲和力位点的邻近碱基。$(OP)_2Cu^+$ 对 AT 及 GT 富集区有特异性的识别作用，而对嘧啶及嘌呤富集区的识别作用很弱，例如它优先识别并断裂 TAT 序列中的 A 碱基，其次是与之相关的 TGT、TAAT、TAGPy 以及 CAGT 序列，而对 CC、AA 以及 TC 序列识别作用很弱。此外，与断裂位点 5′末端相连的核苷酸对断裂速率有重要的影响，当 5′-核苷酸是嘌呤-嘧啶时有助于 $(OP)_2Cu^+$ 结合并断裂 DNA，而当 5′-核苷酸是嘧啶-嘧啶时则对断裂有抑制作用。由于 DNA 的构象对脱氧核糖本身的化学性质没有影响，所以断裂的特异性反映了 $(OP)_2Cu^+$ 与 DNA 结合亲和力的强弱，B-DNA 最容易被 $(OP)_2Cu^+$ 断裂，A-DNA 的断裂活性只有 B-DNA 的 14%~17%，而 Z-DNA 的活性不到 B-DNA 的 2%。

另一方面，1,10-邻二氮杂菲配体上的取代基对 $(OP)_2Cu^+$ 与 DNA 结合模式及断裂效率有重要的影响。$(OP)_2Cu^+$、$(5-MOP)_2Cu^+$（5-MOP：5-甲基-1,10-邻二氮杂菲）及 $(5-POP)_2Cu^+$（5-POP：5-苯基-1,10-邻二氮杂菲）具有相似的 DNA 断裂模式，这表明中心环上 5-位的取代基不会阻碍嵌插结合发生。1,10-邻二氮杂菲平面的 3，4，7，8 位结合于 DNA 小沟区的底部，在这些位置上引入取代基将会改变它们的 DNA 结合模式，如 $(3,4,7,8-TMOP)_2Cu^+$（3,4,7,8-TMOP：3,4,7,8-四甲基-1,10-邻二氮杂菲）与 DNA 形成的非共价中间体非常不稳定，因而它只具有非常弱的 DNA 断裂作用。$(4,7-DPOP)_2Cu^+$（4,7-DPOP：4,7-二苯基-1,10-邻二氮杂菲）对 DNA 的断裂作用与 $(3,4,7,8-TMOP)_2Cu^+$ 相似，但是体积较大的 $(4,7-DPOP)_2Cu^+$ 可能结合在 DNA 小沟区的外部，甚至有可能结合在 DNA 的大沟区。

三、$(OP)_2Cu^+$ 对 RNA 的断裂作用

与 $(OP)_2Cu^+$ 对 DNA 的断裂作用不同，$(OP)_2Cu^+$ 进攻 RNA 的磷酸二酯键而引起 RNA 断裂。$(OP)_2Cu^+$ 对异源双链体（杂化双链）poly(rA)-poly(dT) 的断裂作用表明 $(OP)_2Cu^+$ 对脱氧核糖及核糖的磷酸二酯键具有等同的断裂性，但 $(OP)_2$

Cu^+ 断裂 RNA 需要的条件比 DNA 更苛刻。

与 RNA 中双链区相比，$(OP)_2Cu^+$ 更容易识别 RNA 中的单链区。这是因为环区中存在一些残基的结构，这些残基之间可以形成氢键而利于四面体 $(OP)_2Cu^+$ 芳香配体与 RNA 的结合。

此外，$(OP)_2Cu^+$ 还能引起 RNA 碱基突变。如图 5-5 所示，$(OP)_2Cu^+$ 能使 TAR RNA 的 40 位（U→G）、42 位（U→G）以及 43 位（G→A）碱基发生了突变。

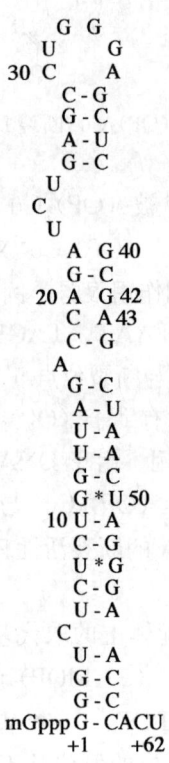

图 5-5　$(OP)_2Cu^+$ 引起 TAR RNA 碱基的突变

第二节　其他 1,10-邻二氮杂菲络合物

只有在硫醇及氧分子存在下，1,10-邻二氮杂菲及其衍生配体的其他金属络合物才表现出类似于 $(OP)_2Cu^+$ 的性质。但是，"四面体"的 $(OP)_2Cu^+$ 络合物与"八面体"的 1,10-邻二氮杂菲其他金属（如钌、铑、铁、锌和钴）络合物的 DNA 断裂作用存在显著的差异：前者主要是与 DNA 的小沟区识别并引起 DNA 断裂，而后者倾向于与 DNA 的大沟区结合并引起 DNA 断裂。当然也有个别例外情况，譬如 $(OP)_3Ru^{2+}$ 八面体络合物分子较大（其直径应在 10Å 以上），其 2D-NMR 研究表明 $(OP)_3Ru^{2+}$ 主要是与 DNA 的小沟区结合。

虽然1,10-邻二氮杂菲配体与DNA之间的嵌插结合是二者的主要作用模式，但是库仑力和静电作用也会影响它们与DNA的相互作用。使用空间位阻较大的疏水性阳离子作为DNA结构和功能研究的探针本身都存在一定的困难，当它们与DNA结合时可能会改变DNA的结构，甚至会诱导DNA从Z型向B型转化。

一、对映异构体对DNA结合的影响

八面体络合物存在一对对映异构体，它们与DNA结合的性质是不同的。$(4,7-DPOP)_2Cu^+$对映异构体与B-DNA结合时，$(\Lambda-4,7-DPOP)_2Cu^+$异构体的一个4,7-DPOP环嵌插入B-DNA碱基对之后，另外两个4,7-DPOP环位于B-DNA大沟区中，而$(\Delta-4,7-DPOP)_2Cu^+$异构体的一个4,7-DPOP环嵌插入B-DNA碱基对之后，另外两个4,7-DPOP环与DNA双链之间存在一定的空间位阻，因而$(\Lambda-4,7-DPOP)_2Cu^+$比$(\Delta-4,7-DPOP)_2Cu^+$更容易与B-DNA结合。而对Z-DNA而言，由于其较浅的大沟区易于容纳$(\Lambda-4,7-DPOP)_2Cu^+$和$(\Delta-4,7-DPOP)_2Cu^+$的配体，因而二者与Z-DNA结合时的亲和力非常接近。

二、对DNA的断裂作用

$(OP)_2Cu^+$主要进攻脱氧核糖的$C1'$或$C4'$位而引起DNA断裂。对于其他的1,10-邻二氮杂菲络合物，他们断裂DNA的机制与配体的结构及金属离子有关。

（一）进攻碱基

单线态氧的生成可以活化钌络合物，并在络合物与DNA结合位点附近处断裂DNA。与$(OP)_2Cu^+$对DNA的断裂作用不同，钌络合物主要进攻DNA双链上的碱基而不是脱氧核糖，其顺序为：dGMP＞dTMP＞dCMP＝dAMP。此外，$\Lambda-$（四甲基-OP$)_3Ru^{2+}$比$\Delta-$（四甲基-OP$)_3Ru^{2+}$更容易断裂A-DNA。

（二）进攻核糖

不同于单线态氧的断裂机制，1,10-邻二氮杂菲及其衍生配体的铑络合物的核酸断裂作用是光依赖的从核糖或脱氧核糖上夺取质子的过程。其断裂的机制如图5-6所示，铑络合物从脱氧核糖的$C3'$夺取质子，引起DNA断裂，这种断裂机制与核苷碱基无关，类似于EDTA-Fe^{2+}及$(OP)_2Cu^+$断裂DNA的机制。

改变配体的结构可以增加铑络合物对DNA序列的识别能力。Ru(Phi)$_2$(bpy)$^{3+}$(Phi：菲醌二亚胺，bpy：2,2'-联吡啶）具有中等的DNA序列选择性，并且由于该络合物具有光依赖性，对二价阳离子、EDTA、还原剂及甘油非常敏感，因而在研究蛋白质-DNA相互作用时可作为印迹试剂使用。

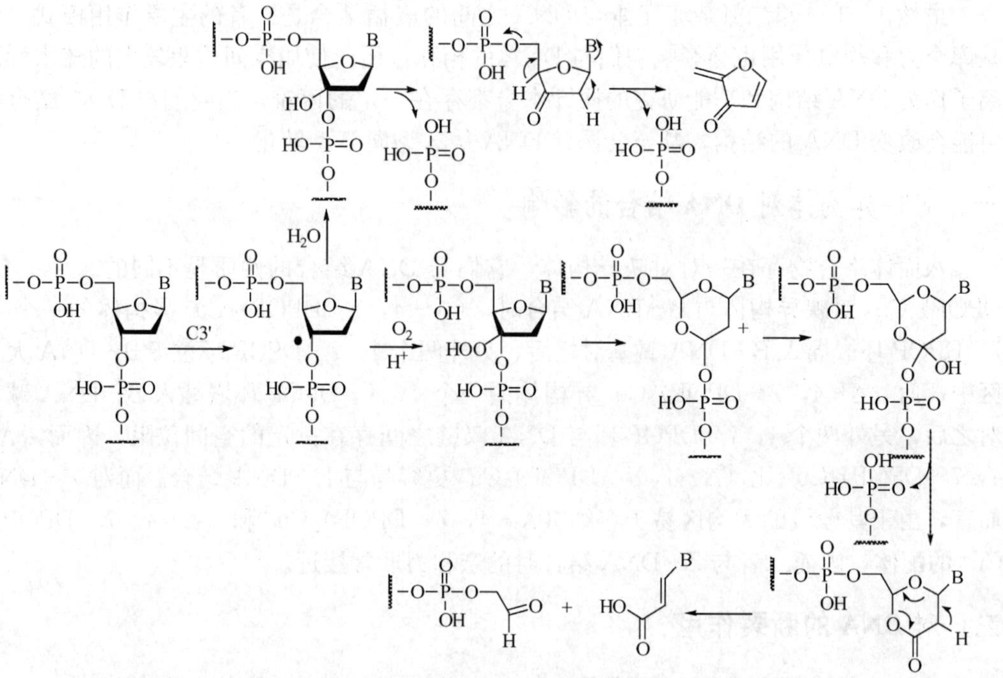

图 5-6 从戊糖 C3′ 夺取质子的断裂机制

三、对 RNA 的断裂作用

与 Ru (Phi)$_2$(bpy)$^{3+}$ 相比，Ru (OP)$_2$(phi)$^{3+}$ 及 Ru(4，7-DPOP)$_3^{3+}$ 显示出了较高的序列选择性。Ru (OP)$_2$(phi)$^{3+}$ 能识别切口 RNA 中某些含有 G-U 错配的三级结构、含有超过一个未配对核苷的突起以及茎环结构。Ru (4，7-DPOP)$_3^{3+}$ 能够识别 RNA 双链区 G-U 错配的结构以及十字形结构附近的切口 DNA。

图 5-7 列出了 (OP)$_2$Cu$^+$、Ru (OP)$_2$ (phi)$^{3+}$ 及甲啶丙基-EDTA (MPE) 对酵母 tRNA^{phe} 的断裂位点。三者对 tRNA^{phe} 断裂行为上的差异直接反应了它们与 RNA 结合行为的不同。由于 MPE 是 DNA 嵌插剂，它主要嵌插于 RNA 的茎结构处并引起 RNA 断裂，而不同于前面介绍的 (OP)$_2$Cu$^+$ 与 Ru (OP)$_2$ (phi)$^{3+}$ 断裂 RNA 的机制。

从 Ru (OP)$_2$(phi)$^{3+}$ 对爪蟾 (xenopus) 5S rRNA 二级结构的断裂位点显示 rRNA 的茎-环连接区、螺旋的突起区以及 U-U 错配区容易被 Ru (OP)$_2$(phi)$^{3+}$ 所断裂，Ru (Phen)$_2$ (phi)$^{3+}$ 能较容易地从这些较宽的大沟区接近 RNA，并形成紧密堆积。

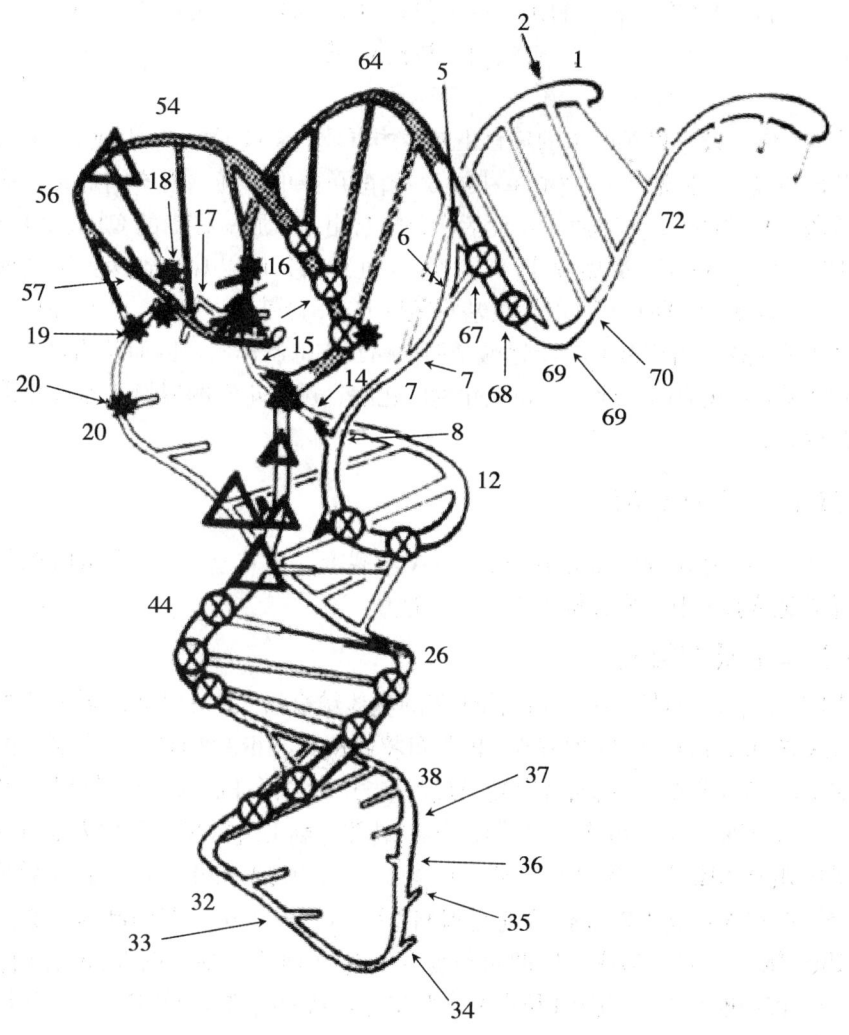

图 5-7 $(OP)_2Cu^+$ (→)、Ru(Phen)$_2$(phi)$^{3+}$ (⊕) 及 MPE (△) 对 tRNA^{phe} 的断裂作用
(引自：David SS, Abhijit M, David MP. Chemical nucleases. Chem Rev, 1993, 93, 2295-2316)

第三节 EDTA-Fe^{2+} 络合物

一、断裂机制

Fenton 反应是一种快速催化羟自由基生成的方法（式 5-1），该反应需要具有氧化-还原活性的金属离子的参与，而 EDTA-Fe^{2+} 是一种有效的 Fenton 反应的介质，它不仅能被超氧化物以及抗坏血酸所还原，而且还能被过氧化氢所氧化。此外，EDTA-Fe^{2+} 的结构非常紧密，限制了它与生成的羟自由基的反应。

$$[Fe(EATA)]^{2-} + H_2O_2 \longrightarrow [Fe(EDTA)]^- + OH^- + \cdot OH$$

式 5-1 Fenton 反应

EDTA-Fe^{2+} 及 γ 射线产生的羟自由基均能有效的断裂 DNA，生成 5′-末端为磷酸单酯的片断以及 3′-末端为 3′-磷酸单酯或 5′-磷酸单酯的片断。所不同的是，前者是羟自由基从脱氧核糖的 $C1'$ 夺取质子，而后者是羟自由基从脱氧核糖的 $C4'$ 位夺取质子。

当 DNA 用次黄嘌呤/黄嘌呤/Fe^{3+}-EDTA 处理后，可以观察到两种碱基损伤的产物：2,6-二氨基-4-羟基-5-甲酰胺基嘧啶以及 8-羟基-鸟嘌呤。由于羟自由基清除剂（如二甲基亚砜和甘露醇）对上述碱基的损伤具有抑制作用，因而认为羟自由基是引起 DNA 断裂的直接原因。此外，超氧化物歧化酶、过氧化氢酶以及去铁胺也能抑制上述碱基的损伤。

二、EDTA-Fe^{2+} 衍生物

EDTA-Fe^{2+} 是非特异性的小分子 DNA 断裂剂，在其上引入不同的 DNA 识别基团后能显著地增强使其识别及断裂 DNA 的能力。

（一）与嵌插剂相连

当 EDTA-Fe^{2+} 与具有 DNA 嵌插作用的配体结合后，它的 DNA 断裂能力显著提高。研究发现 0.1mmol/L 的 EDTA-Fe^{2+} 可将超螺旋 pBR322 DNA（Ⅰ型）断裂成开口 pBR322 DNA（Ⅱ型），然而将甲啶通过丙基与 EDTA-Fe^{2+} 相连后得到 MPE-Fe^{2+}（图 5-8），只需要 0.1μmol/L 的 MPE-Fe^{2+} 就能达到上述效果；若加入少量的还原剂二硫苏糖醇用来还原 Fe^{3+} 至 Fe^{2+}，那么仅需 10nmol/L 的 MPE-Fe^{2+} 就能断裂上述质粒。反之，若加入超氧化物歧化酶则会抑制 EDTA-Fe^{2+} 对质粒的断裂。此外，由于 Ni^{2+} 和 Zn^{2+} 能与 EDTA 形成稳定的络合物（二者与 EDTA 结合的 $\log K$ 分别为 18.62 和 16.50），因而能与 Fe^{2+} 竞争 MPE 中络合位点，从而阻碍了 MPE-Fe^{2+} 对质粒的断裂作用。

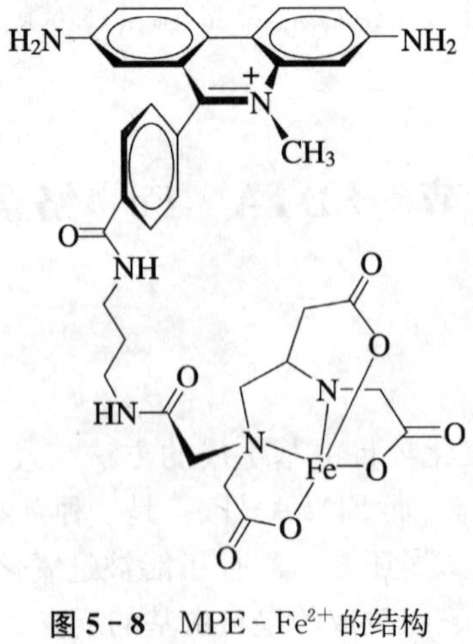

图 5-8 MPE-Fe^{2+} 的结构

由于 MPE-Fe^{2+} 兼有嵌插和断裂的特点，因而可作为 RNA 结构和功能研究的探针。在 37℃ pH 为 7.6 时，它与 $tRNA^{phe}$ 之间存在 3~4 个结合位点，结合常数高达 10^5~10^6 $(mol/L)^{-1}$。一般情况下 MPE 在双螺旋区引起 RNA 断裂。但是，MPE-Fe^{2+} 与 $(OP)_2Cu^+$ 都是疏水性的阳离子，因而可与 RNA 结构的不连续区结合并引起 RNA 断裂，如二者均能在 Holliday 连接区的分支点处断裂 RNA。

虽然 MPE-Fe^{2+} 能有效的断裂 DNA，但是选择性较差，仅对 CpG 序列有微弱的选择性，而 MPE-Cu^{2+} 和 MPE-Mn^{2+} 只有极弱的 DNA 断裂活性，MPE-Ni^{2+}、MPE-Co^{2+}、MPE-Zn^{2+} 及 MPE-Mg^{2+} 等没有 DNA 断裂活性。

（二）与寡核苷酸相连

在 EDTA-Fe^{2+} 上引入具有 DNA 识别作用的寡核苷酸，由于它们能和 DNA 形成三螺旋而可提高它们识别 DNA 的能力。

将质粒 pBR322 用 EcoR I/Rsa I 处理后得到含有 147 个碱基对的底物。在 5'-TAACGCAGT*CAGGCACCGT-3' 序列 T* 碱基的 C-5 位引入 EDTA-Fe^{2+}，该寡核苷酸序列因能与上述底物中某特定的 19 个核苷酸互补性结合而能特异的断裂该底物（图 5-9）。

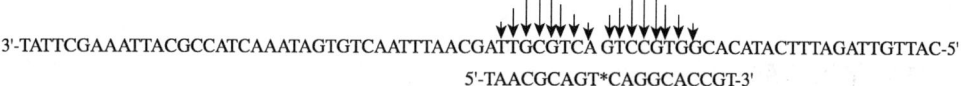

3'-TATTCGAAATTACGCCATCAAATAGTGTCAATTTAACGATTGCGTCA GTCCGTGGCACATACTTTAGATTGTTAC-5'
5'-TAACGCAGT*CAGGCACCGT-3'

图 5-9　与寡核苷酸相连的 EDTA-Fe^{2+} 对底物的识别与断裂作用

（三）与沟区结合剂相连

P5E 对 AT 碱基（AT 富集区）有特异的识别作用，将其与 Fe^{2+} 络合后得到 P5E-Fe^{2+}（图 5-10），它对 pBR322 质粒中位于 4323~4328 碱基之间的 5'-TTTTTA-3' 序列以及位于 4300~4306 碱基之间的 5'-TAATAAT-3' 序列有很强的识别能力，并能从该序列侧翼的 3~5 个碱基处断裂 DNA。

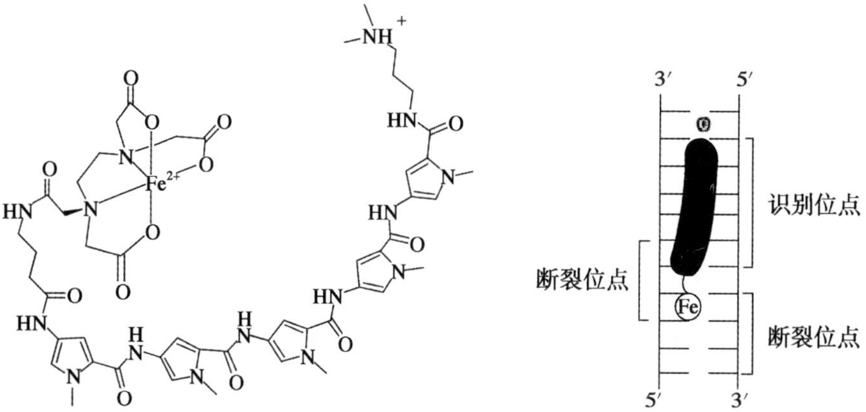

图 5-10　P5E-Fe^{2+} 的结构及其识别模式

(四) 与多肽相连

酵母转录活化子 GCN4 中位于第 226～281 的氨基酸序列是碱性区及亮氨酸拉链区，该序列能与 DNA 结合，将它与 EDTA 相连后得到 GCN4（226～281）- EDTA。在 Fe^{2+} 存在下，它能选择性识别并断裂 5′- CTGACTAAT - 3′以及 5′- ATGACTCTT - 3′序列（图 5 - 11）。

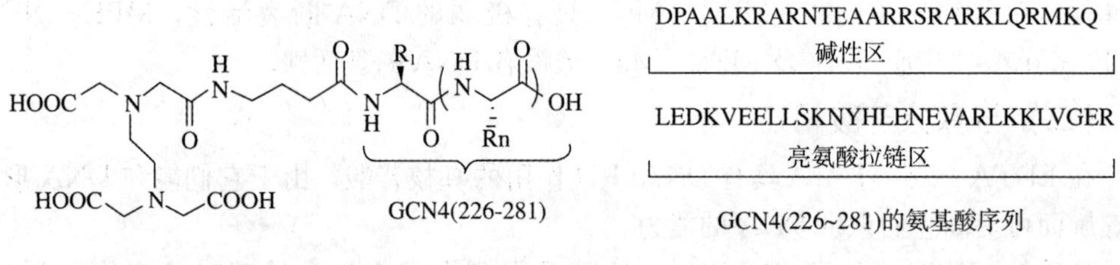

HOOC
N
H
N
O
O
R1
H
N
O
OH
H
O
Rn
HOOC
N
COOH
GCN4(226-281)
DPAALKRARNTEAARRSRARKLQRMKQ
碱性区
LEDKVEELLSKNYHLENEVARLKKLVGER
亮氨酸拉链区
GCN4(226~281)的氨基酸序列

图 5 - 11 GCN4（226 - 281）- EDTA 的结构

第四节　氨基酸与三肽

一、磷酰化组氨酸

我国赵玉芬院士发现磷酰化组氨酸能断裂 DNA。在没有二价金属的存在下，当 4,7 -DPOP - His 的浓度为 10^{-3} mol/L 时能断裂 pUC8、pBR322 DNA 及 λ DNA，而组胺酸及磷酰化的丙氨酸却不能断裂 DNA，这表明 4，7 - DPOP - His 的咪唑基团是断裂 DNA 的必需基团，并提出了两种可能的断裂机制：咪唑碱催化机制以及咪唑鎓离子酸催化机制（图 5 - 12）。

与此相关，在咪唑缓冲液中 Zn^{2+} 可以作为路易斯酸，催化 3′，5′- UpU 断裂，其机制与 RNase A 断裂 RNA 的机制非常相似。

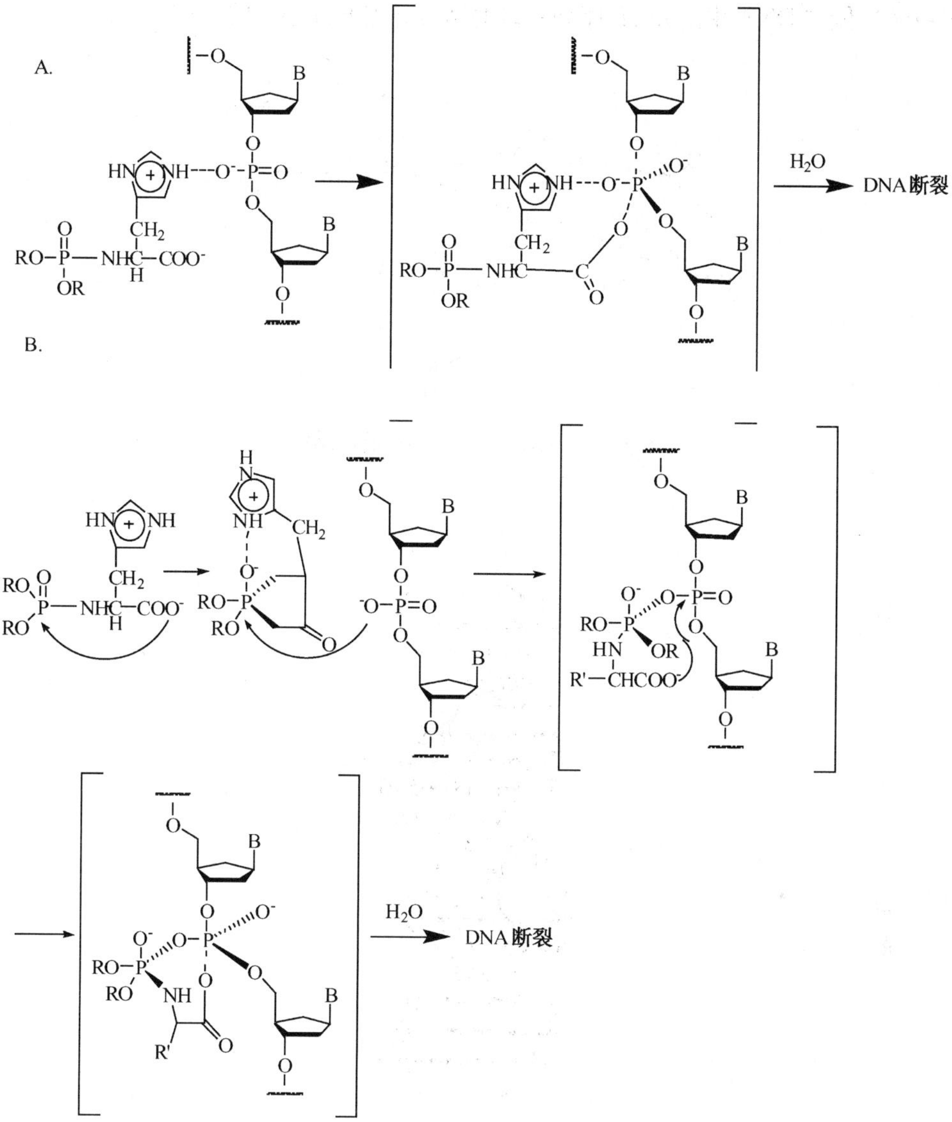

图 5-12 磷酰化组氨酸断裂 DNA 的机制

二、甘氨酸-甘氨酸-L-组氨酸 (GGH)

在 Cu^{2+} 及还原剂（如抗坏血酸等）存在下，三肽 GGH 具有 DNA 断裂作用，但是选择性较差。为了提高它的选择性，人们将 GGH 与具有 DNA 识别作用的蛋白质缀合，结果发现这些金属蛋白对 DNA 的断裂的序列选择性大大增强。

在 pH 为 6.5~11.0 时，三肽 GGH 能与 Cu^{2+} 以 1∶1 的比例螯合，形成四方形平面络合物 GGH-Cu^{2+}（图 5-13）。在 pH 为 7.53 及离子强度为 0.16mol/L 时，该络合物的解离常数为 $1.18×10^{-16}$ mol/L。将 GGH 与 Hin 重组酶 DNA 结合区（第 139~190 个残基）末端的氨基偶联后得到一个新的含 55 个氨基酸的蛋白 GGH（Hin 139~190）。在 Cu^{2+}、H_2O_2、抗坏血酸、Ni^{2+} 或单过氧邻苯二甲酸的存在下，GGH（Hin

139~190）能与 DNA 中的 $hixL$ 序列特异的结合并引起断裂（图 5-14）。

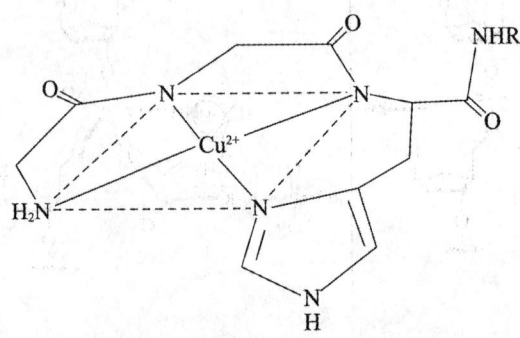

图 5-13　GGH-Cu^{2+} 络合物的结构

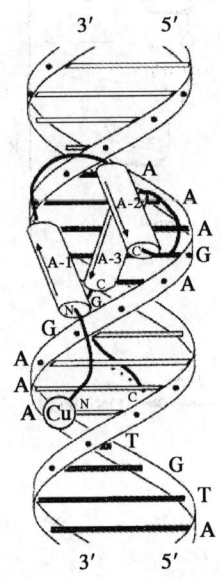

图 5-14　Cu·GGH（Hin 139~190）与 DNA 的结合模式
（引自：David PM, Brent LI, Peter BD. Design and chemical synthesis of a sequence - specific DNA - cleaving protein. J Am Chem Soc. 1988，110：7572 - 7574）

三、甘氨酸-L-组氨酸-L-赖氨酸（GHK）

在白蛋白和 α-甲胎蛋白上铜离子转运位点，Cu^{2+} 因能与组氨酸残基形成络合物而得到转运。具有生长调控作用的三肽甘氨酸-L-组氨酸-L-赖氨酸（GHK）也能与 Cu^{2+} 形成络合物，提示 GHK 也可能具有铜离子转运因子的作用。GHK-Cu^{2+} 络合物的晶体结构如图 5-15 所示，其中 GHK 甘氨酸的 N-末端、第一个酰胺键的氮原子以及咪唑环的氮原子共同组成三齿的、平面的结构，第四和第五配体都是氧原子，它们与

邻近分子中的 Cu^{2+} 结合形成双核金属络合物，类似于结晶状的醋酸铜的结构。

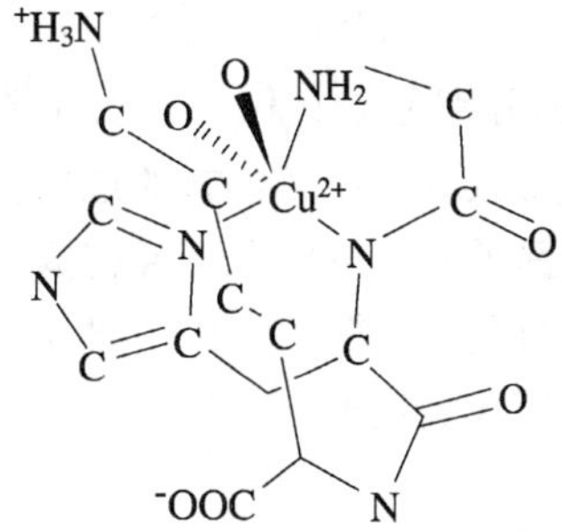

图 5-15 GHK-Cu^{2+} 的晶体结构

GHK-Cu^{2+} 在溶液中的结构与其晶体结构非常相似，唯一的不同就是溶液中 GHK-Cu^{2+} 不存在氧桥 Cu^{2+} 离子对。

GHK-Cu^{2+} 与 DNA 结合时，三齿 GHK-Cu^{2+} 络合物与磷酸二酯键骨架上的一个氧原子形成正方形平面构象的复合物，然后与 DNA 纤维轴平行地结合，类似于小沟区结合剂与 DNA 的结合模式。GHK-Cu^{2+} 与 DNA 结合时的取向主要取决于 GHK 三肽中的甘氨酸-组氨酸，而赖氨酸（及其上的正电荷）对取向的贡献非常小。

将三肽 GHK 与 DNA 小沟区结合剂纺锤菌素及嵌插剂吖啶衍生物相连，能极大地增加 GHK 断裂 DNA 的序列选择性。在 Cu^{2+}、H_2O_2 以及抗坏血酸存在下，修饰后的 GHK 能特异地断裂 DNA。杂交后的纺锤菌素-吖啶复合物与 DNA 的结合常数为 9.1×10^5 $(mol/L)^{-1}$，而与 GHK 相连的纺锤菌素-吖啶复合物与 DNA 的亲和力却提高近 20 倍（$K_a = 2.2 \times 10^7$ $(mol/L)^{-1}$），提示三肽 GHK 极大促进了纺锤菌素-吖啶复合物与 DNA 的结合。

四、L-赖氨酸-L-色氨酸-L-赖氨酸（KWK）

由含有芳香侧链的氨基酸组成的多肽通过它们的侧链与核酸碱基之间的堆积作用可以识别 DNA 序列。三肽 L-赖氨酸-L-色氨酸-L-赖氨酸（KWK）能与双链及单链 DNA 识别，过程如式 5-2 所示：

$$KWK + DNA \underset{}{\overset{K_1}{\longleftrightarrow}} 复合物 I \underset{}{\overset{K_2}{\longleftrightarrow}} 复合物 II$$

式 5-2 KWK 与 DNA 形成的复合物

复合物 I 及复合物 II 中的赖氨酸残基及三肽的 α-氨基与带负电的 DNA 磷酸二酯键之间存在着静电作用。复合物 I 产生的荧光与游离的 KWK 非常相似，然而复合物 II 中由于色氨酸芳香侧链与 DNA 碱基之间存在堆积作用，可使其荧光发生淬灭作用。当 KWK 与同时含有单链及双链区的 DNA 作用时，KWK 对 DNA 单链区的结合能力强于双链区。KWK 与天然 DNA 结合的 K_2 值小于其与天然 DNA 变性后 DNA 结合的 K_2

值,这也说明了 KWK 倾向于与单链 DNA 结合。

KWK 对 DNA 链中的脱碱基位点(abasic site)及切口位点(nick site)具有识别能力。KWK 与无碱基位点 DNA 结合的 K_2 值约为 200,远远高于其与单链 DNA 和天然 DNA 的 K_2 值(二者的 K_2 值分别是 4.9 和 0.3)。由于核酸碱基的缺失,色氨酸具有芳香性的残基容易识别并占据无碱基的位点,并通过堆积作用力使赖氨酸残基也靠近无碱基位点,当无碱基的脱氧核糖半缩醛可以互变异构成开环的乙醛后,赖氨酸上碱性的残基就能夺取 2′-proR 质子,催化 3′-磷酸发生 β-消除反应,生成反式构象的 4-(R)-羟基-2-戊烯醛,从而引起 DNA 链的断裂。

第五节 其他合成的核酸断裂剂

一、铀酰阳离子

许多铀盐具有 DNA 断裂作用,而高浓度的铀酰离子能沉淀 DNA,关于其断裂机制有两种。

一种是羟自由基机制:H_2O_2 与 U^{6+} 作用后产生羟自由基是 DNA 损伤及断裂的根本原因。最常见的双氧铀二价阳离子(UO^{2+})在 pH 0.99~2.00 及氧气存在下能氧化抗坏血酸为脱氢抗坏血酸。此外,硝酸铀在 pH<4 及 H_2O_2 存在下能诱导羟自由基的产生,贫铀(DU)在 H_2O_2 及抗坏血酸存在下也能引起小牛胸腺 DNA 断裂。

另外一种是水解磷酸二酯键机制:在抗坏血酸的存在下,乙酸双氧铀能使超螺旋 pBluescript DNA 断裂,由于羟自由基清除剂(如二硫苏糖醇、丙三醇、甘露醇、叠氮化钠及 5,5-二甲基-1-吡咯啉-N-氧化物等)不能抑制上述断裂,表明乙酸双氧铀引起的 DNA 断裂不是羟自由基机制。类似于其他的无机离子,铀酰阳离子不仅能与无机的磷酸盐形成络合物,而且也能与 DNA 骨架上的磷酸二酯键结合。当羟基进攻磷酸二酯键时,双氧铀阳离子与抗坏血酸形成的复合物具有稳定带负电的 DNA 磷酸二酯键的作用。此外还发现,N-十六烷基-N,N′,N′-三甲基-乙二胺(HTMED)能促进双氧铀阳离子对磷酸二酯键的水解。

鉴于乙酸双氧铀断裂 DNA 时无需添加外来的引发剂(光敏)且不受羟自由基清除剂的影响,因而可以作为研究蛋白质-DNA 相互作用的印迹试剂。

二、卟啉

由于卟啉及金属卟啉都是疏水性的阳离子,它们对 DNA 和 RNA 都具有一定的亲和力,若将这些配体与寡核苷酸或者嵌插剂(如吖啶)缀合时,它们对 DNA 的亲和力将大大增强。没有金属离子时,卟啉在 DNA 断裂过程中起光敏剂的作用。正因为如此,当卟啉在肿瘤细胞中聚集后极易受到辐射的攻击而引起了人们极大的关注。

卟啉与 DNA 的结合模式与它的配位情况有关。没有配位的卟啉是嵌插剂,而存在连有轴向取代基的金属离子时,它们是小沟区结合剂,这两种结合模式有着截然不同的光谱学特征。嵌插剂能诱导 Soret 区域 CD 谱带发生蓝移,而沟区结合剂能诱导 Soret 区域 CD 谱带发生红移。外围功能基团的结构对结合模式也有一定的影响。

meso-四-（4-N-甲基吡啶）卟啉（TMPyP）是 DNA 嵌插剂,对 GC 富集区（尤其是 CpG 序列）具有选择性。但是存在抗坏血酸、过氧化物或者亚碘酰苯时,卟啉可与具有氧化还原活性的金属离子（如 Co^{3+}、Fe^{3+} 及 Mn^{3+}）配位形成的金属卟啉络合物,断裂 DNA 的序列选择性由 GC 富集区变成了 AT 富集区,可能是由于鸟嘌呤 2 位的氨基阻碍它与 DNA 的相互作用。

meso-[四-（4-N-甲基吡啶）卟啉]-锰（Ⅲ）络合物与单过硫酸氢钾合用时,较低浓度的卟啉就能有效断裂超螺旋 DNA。锰卟啉络合物、DNase Ⅰ 及 DNase Ⅱ 断裂 DNA 时都能生成 5' 及 3' 为磷酸单酯的 DNA 片断,与 $(OP)_2Cu^+$ 非常相似。

6'-[（氨甲基）吡啶]卟啉对 DNA 的断裂作用与金属离子密切相关。没有与金属离子络合时,它与 B-DNA 是以嵌插方式结合的。当其与 Cu^{2+} 络合时,它能引起共价闭合环状 DNA 断裂,而当其与其他金属阳离子（如 Zn^{2+}、Co^{2+}、Ni^{2+}、Hg^{2+}、Pb^{2+}、Mn^{2+}、Fe^{3+} 或 Cd^{2+}）络合时,它却不能引起 DNA 断裂。

配体结构	金属离子	配体结构	金属离子
（结构图）	Eu^{3+}	（结构图）	Cu^{2+}
（结构图）	Ce^{3+}	（结构图）	Fe^{3+}
（结构图）	Cr^{3+}	（结构图）	Cr^{3+}
（结构图）	Cu^{2+}	（结构图）	Cu^{2+}
（结构图）	Eu^{3+}	（结构图）	Th^{4+}

三、其他金属络合物

很多其他过渡金属络合物也都具有 DNA 断裂作用,其配体及金属离子列于下表中。有兴趣的读者可进一步参考相关的文献。

参考文献

[1] Breslow R, Xu R. Recognition and catalysis in nucleic acid chemistry. *Proc Natl Acad Sci USA*, 1993, 90 (4): 1201-1207.

[2] Chiwook PL, Wayne S, Ronald TR. Contribution of the active site histidine residues of ribonuclease A to nucleic acid binding. *Biochemistry*, 2001, 40: 4949-4956.

[3] Ciesiolka J, Marciniec T, Krzyzosiak W. Probing the environment of lanthanide binding sites in yeast tRNA (Phe) by specific metal-ion-promoted cleavages. *Eur J Biochem*, 1989, 182 (2): 445-450.

[4] David SS, Abhijit M, David MP. Chemical nucleases. *Chem Rev*, 1993, 93: 2295-2316.

[5] Drynov ID, Poletaev AI, Kharitonenkov IG, et al. The interaction of uranyl acetate with DNA. *Mol Biol*, 1974, 8 (1): 27-33.

[6] Erkkila KE, Odom, DT, Barton JK. Recognition and reaction of metallointercalators with DNA. *Chem Rev*, 1999, 99: 2777-2795.

[7] Franklin SJ. Lanthanide-mediated DNA hydrolysis. *Curr Opin Chem Biol*, 2001, 5: 201-208.

[8] Groves JT, Matsunaga A. Designed double-strand DNA cleavage with chelate-appended porphyrins. *Bioorg Med Chem Lett*, 1996, 6 (13): 1595-1600.

[9] Hall J, Husken D, Haner R, et al. Towards artificial ribonucleases: the sequence specific cleavage of RNA in a duplex. *Nucleic Acids Res*, 1996, 24 (18): 3522-3526.

[10] James AC. Chemical nucleases. *Curr Opin Chem Biol*, 2001, 5: 634-642.

[11] Nielsen PE, Mollegaard NE, Jeppesen C. DNA conformational analysis in solution by uranyl mediated photocleavage. *Nucleic Acids Res*, 1990, 18 (13): 3847-3851.

[12] Pogozelski WK, Tullius TD. Oxidative strand scission of nucleic acid: Routes initiated by hydrogen abstraction from the sugar moiety. *Chem Rev*, 1998, 98: 1089-1107.

[13] Sigman DS. Chemical nucleases. *Biochemistry*, 1990, 29: 9097-9105.

[14] Thomas EG, David SS. Nuclease activity of 1, 10-phenanthroline-copper ion. Chemistry of deoxyribose oxidation. *J Am Chem Soc*, 1987, 109: 2846-2848.

[15] Veal JM, Rill RL. Noncovalent DNA binding of bis (1, 10-phenanthroline) copper (I) and related compounds. *Biochemistry*, 1991, 30: 1132-1140.

(肖苏龙)

6 稀土元素与核酸的相互作用

稀土元素是指位于元素周期表中第Ⅲ族、第六周期中的镧系元素（Ln）——镧（La）、铈（Ce）、镨（Pr）、钕（Nd）、钷（Pm）、钐（Sm）、铕（Eu）、钆（Gd）、铽（Tb）、镝（Dy）、钬（Ho）、铒（Er）、铥（Tm）、镱（Yb）、镥（Lu），以及与这15个元素性质类似的两个元素——钪（Sc）和钇（Y），一共17种元素，简称稀土（rare earth element，简称 REM 或 RE）。其中，钷（Pm）是人工放射性元素，在稀土矿中并不存在，因此通常所称稀土元素是指除了 Pm 以外其他 16 种。根据稀土元素原子电子层结构和物理化学性质，以及它们在矿物中的共生情况和不同的离子半径可产生不同性质的特征，十七种稀土元素通常被分为两组，即

轻稀土：包括镧、铈、镨、钕、钷、钐、铕、钆。

重稀土：包括铽、镝、钬、铒、铥、镱、镥、钪、钇。

由于矿物经分离得到的稀土混合物中，常以铈或钇占优势，因此轻稀土又称铈组，重稀土又称钇组。

地壳中17种稀土元素的总量占 0.0153%，在海水中约有 3.0×10^{-8}%。它们在水中的溶解度很低，主要以化学性质比较稳定的难溶盐的形式存在于岩石中，可溶部分所占比例不足总量的 10%。我国是一个稀土大国，不论是稀土的储量还是产量，都在世界上占第一位。在 20 世纪 70 年代初，我国首次将稀土元素应用于农业生产，有效提高了农作物的产量。20 世纪 80 年代，我国开始进行有关稀土的生物无机化学研究。目前，在分子和细胞水平，有关稀土与核酸相互作用的报道并不是很多，本章主要就稀土的荧光特性在核酸中的标记作用以及稀土对核酸的水解断裂作用两个方面进行简单介绍。

第一节 稀土荧光探针在检测核酸中的应用

一、稀土荧光探针简介

稀土离子含有未充满的 f 层电子，在较宽的频带内可以呈现一系列的跃迁，如：f→f 跃迁和 f→d 跃迁等，因而可在紫外、可见及红外的频谱范围内产生光吸收和光发射。稀土离子发射的荧光具有光谱范围窄，荧光时间较长，史托克位移（Stokes shift, SS）较大以及能与生物分子进行较强的结合等特性，这使得它们成为生物大分子研究中有效的荧光探针。如在确定金属离子（如 Ca^{2+}、Mg^{2+}、Zn^{2+}、Fe^{2+} 和 Mn^{2+} 等）与生物大分子的结合部位及其与生物系统相互作用等方面的研究中得到了广泛的应用，尤其是在水溶液中可以发光的稀土元素 Tb^{3+} 和 Eu^{3+} 应用最多。Tb^{3+} 和 Eu^{3+} 的电子激发

主要由两种途径实现,即直接激发和间接激发。488nm 的激发光源可以使 Tb^{3+} 发生 $^7F_6 \rightarrow {}^5D_4$ 的跃迁,575nm 的激发光源可使 Eu^{3+} 发生 $^7F_0 \rightarrow {}^5D_0$ 跃迁。这种使稀土离子直接发射荧光的方式称为直接激发,Tb^{3+} 和 Eu^{3+} 的最大荧光峰分别为 612nm 和 545nm。如果通过激发邻近发射团,再将能量转移到 Tb^{3+} 和 Eu^{3+} 上而使其激发的方式为间接激发。间接激发稀土荧光探针在研究核酸的结构和功能中的应用相对更广泛一些。另外,Lin 等还曾介绍利用两种稀土联合发光来测定核酸的方法。

二、稀土荧光探针在检测核酸中的应用

(一) 对核苷酸的标记检测

目前,已有多种关于稀土元素螯合物标记核苷酸的反应程序和方法。1991 年,Hurshanien 等用带有 Eu 标记的 dCTP(图 6-1 A),利用聚合酶反应,从而形成带有 Eu 标记的寡核苷酸片段。另外,还可以将一个脂肪胺引入到 DNA 的嘧啶基团上,再与 Eu 标记的硫氰酸衍生物反应,从而将 Eu 标记到 DNA 的脱氧胞嘧啶分子上,形成含有 Eu-dCTP 的 DNA 分子(如图 6-2)。但是由于缺乏感光剂,对标记核苷酸的检测只有让 Eu 从螯合物中释放出来以后,再重新进行螯合以提高溶液的发光才能进行检测。1993 年,Saha 等的试验证明三联吡啶衍生物(图 6-1B),可以形成非常稳定的 Eu 离子螯合物,其苯环上的取代氨基很容易转换成硫氰酸基团,且该螯合物在紫外区有强烈的吸收,因此可以直接进行检测。

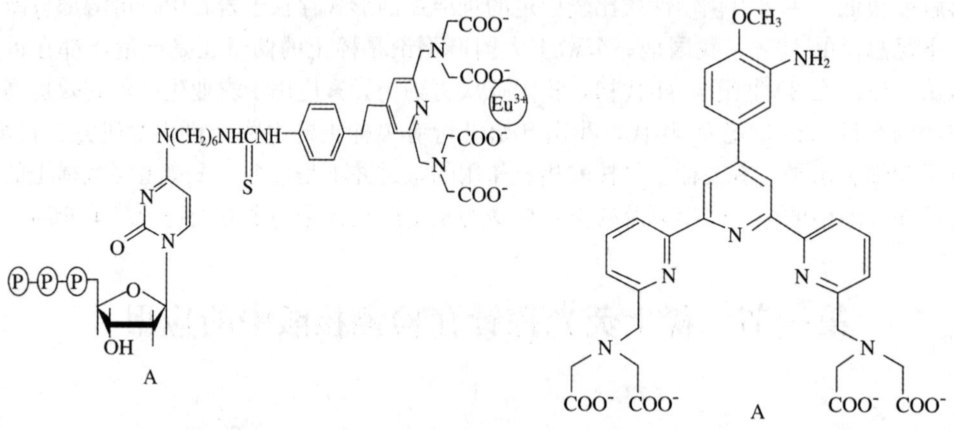

图 6-1 Eu 螯合物标记的 dCTP 和三联吡啶衍生物

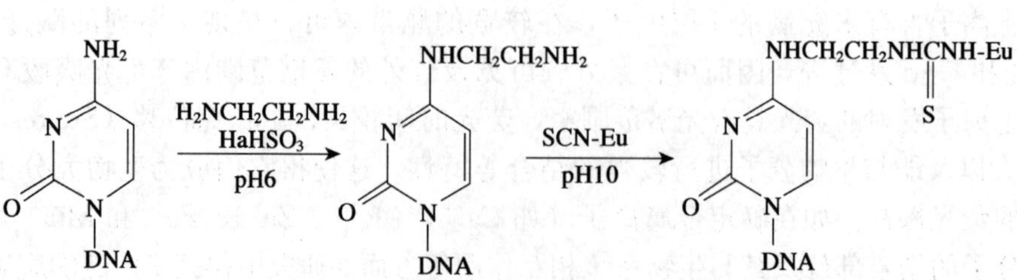

图 6-2 Eu 标记核酸胞嘧啶的反应过程

（二）对单链核酸的标记检测

Oser 等报道，单链 DNA5′端可以连接一个 16 个 A－T 交错的碱基延长序列。DNA 变性后，多聚 A－T 尾巴在退火的条件下，形成一个双链的寡聚核苷酸折叠。然后，将带有氨基的补骨脂素衍生物加入到 DNA 中，由于胸腺嘧啶可以和补骨脂素反应，平面的补骨脂素部分插入到新形成的 DNA 双链中，DNA 的双链区在紫外下会发生共价交联，带有发光特性的 Tb 螯合物就会连接到与补骨脂素分子相连的氨基基团上，如图 6-3 所示。

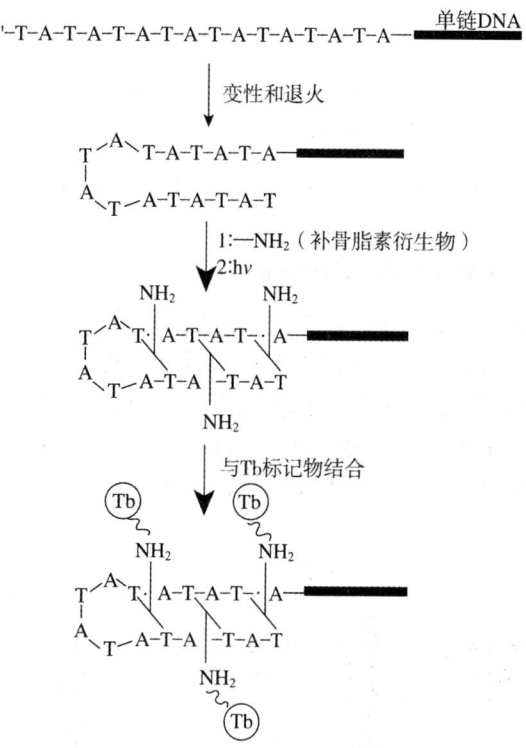

图 6-3 利用补骨素将 Tb 螯合物标记到单链 DNA 上

Chen 等将镧系离子的有机螯合物与染料分子制成纳米粒子（图 6-4），染料分子会使镧系离子的发光特性大大提高，将纳米粒子与链霉亲和素（SA）连接，再利用 SA 与生物素（维生素 H）的特异结合，将纳米粒子标记在寡聚核苷酸上，最后通过与目标单链核酸分子杂交进行荧光检测。与普通的荧光方法相比，该方法的灵敏度可提高 50 倍。

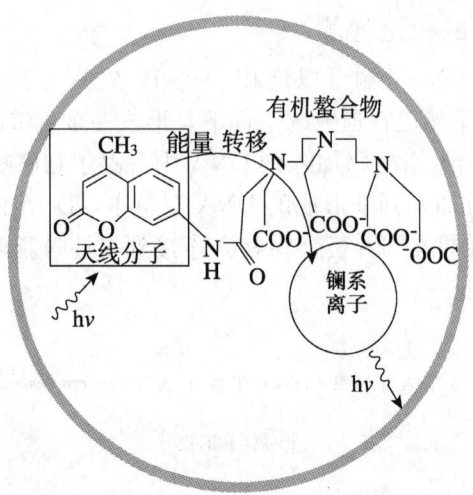

图 6-4　染料分子和镧系离子螯合的纳米粒子

(三) 对双链异质 DNA 的标记检测

将发光的镧系元素直接标记在 DNA 上，可以进行异质 DNA 的检测。Prat 等介绍了他们采用的杂交检测方法，即将靶 DNA 首先固定在硝化纤维素膜上，用生物素标记的 DNA 探针与靶 DNA 杂交。利用生物素可以与 SA 紧密结合，将 Eu 与 SA 螯合，并对生物素标记的 DNA 进行洗脱，从而使生物素标记的 DNA 通过 SA 与 Eu 连接，再通过对发光螯合物的检测从而完成对 DNA 的测定（图 6-5）。

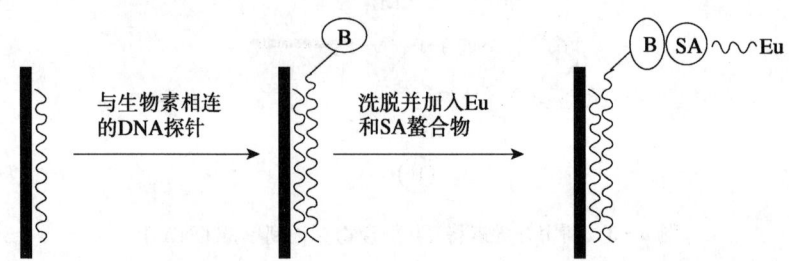

图 6-5　利用生物素和 Eu-streptavidin 螯合物对双链异质 DNA 进行标记检测

另外，Selvin 及其同事利用 Förster 共振能量转换原理进行了异质 DNA 检测（图 6-6）。Eu 可与一种具有光吸收特性的染料喹啉相螯合，螯合物可与一条 DNA 链的 5′端连接形成能量供体，与其互补的另一条 DNA 链的 5′端则与能量受体 CY-5 相连，两链进行杂交后使 Eu 螯合供体亲近 CY-5 受体，由于共振能量的转移淬灭，Eu 螯合物的发光时间和能量会逐渐降低，而受体的发射激活会不断增强。这种检测可以在几乎没有干扰背景的情形下进行测量。也有人基于光的共振能量转换进行了类似的反应体系的实验，只是供体是 Tb 螯合物，受体是罗丹明（rhodamine）。

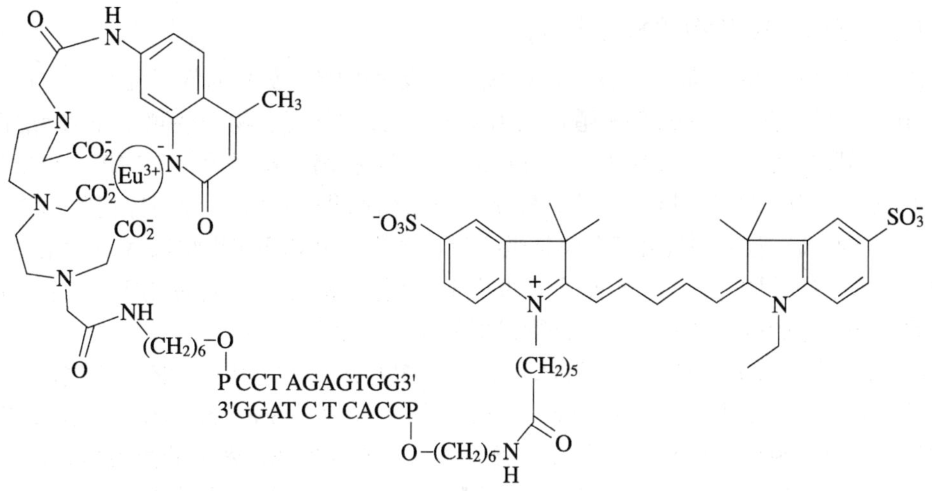

图 6-6 基于 Förster 共振能量转换原理对双链 DNA 进行标记检测示意图

(四) 对双链同质 DNA 的标记检测

Oser 等还报道了同质 DNA 杂交检测方法 (图 6-7): 采用了一对寡核苷酸探针, 其中一个寡核苷酸与水杨酸基团相连作为供体, 吸收光能量, 而另外一个寡核苷酸探针与 Tb 螯合物相连作为能量的受体。在与互补的靶 DNA 杂交后, 能量的供体与能量受体接近。进行激发后, 供体寡核苷酸探针上的水杨酸基团将能量转移到另一个寡核苷酸的 Tb 上, 从而能使 Tb 发射荧光。该方法中, 水杨酸和 Tb 离子的相对空间位置是非常重要的, 只有当两者足够接近, 才可能激发 Tb 离子发光, 或是水杨酸与 Tb 结合, 改变离子环境, 形成疏水区, 也可以提高 Tb 的发光。在这一体系中, Tb 的荧光强度可以提高三倍, 从而使检测灵敏度可以达到 10^{-12} mol 的水平。

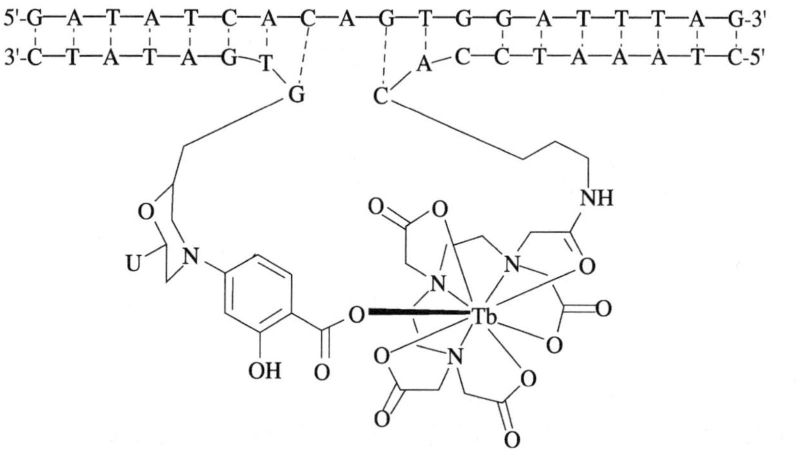

图 6-7 Tb^{3+} 对同质 DNA 的杂交标记和检测

(五) 对 PCR 产物的标记检测

由于 PCR 技术的发展,已使扩增核酸序列成为可能,发光的镧系复合物也可以用于 PCR 产物的检测。Lopez 等报道可以用发光的 Eu 穴状复合物来检测 PCR 扩增序列。首先,目标序列用一外来的引物(out primer,OP)扩增,扩增后的产物作为再次进行 PCR 的底物,用生物素(biotin,B)和 2,4-二硝基酚(DNP)分别标记的引物继续进行第二次扩增。检测时先用 SA 包被微孔板,将第二次 PCR 产物与 SA 进行杂交,则带有生物素端的扩增产物与 SA 结合,带有 DNP 标记的另一端则可用 Eu-(联吡啶)$_3$ 穴状复合物标记的抗-DNP 抗体来进行识别和检测,如图 6-8。

Chan 等也报道了另外一种检测 PCR 扩增产物的方法。PCR 引物的 5′末端用 4,7-bis(chlorosulfophenyl)-1,10-phenanthroline-2,9-dicarboxylate 标记,PCR 反应过后,产物用琼脂糖凝胶电泳分离,凝胶随后浸在含有 Eu 离子的溶液中,Eu 离子扩散并与标记物进行螯合形成了高发光复合物,这种方法的检测限约为 5ng DNA。

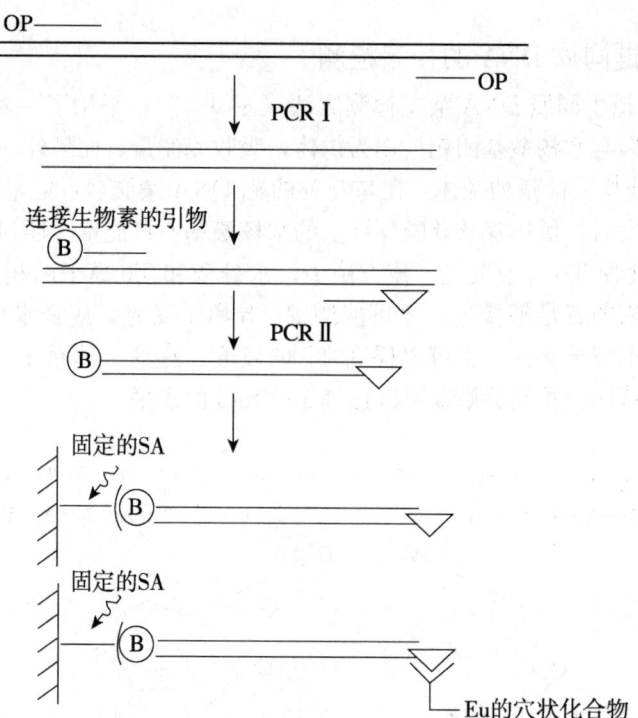

图 6-8 Eu 标记的抗-DNP 抗体对 PCR 产物的识别和检测

(六) 对点突变核苷酸的标记检测

Coates 等报道,使 5′-末端 DNA 探针与 Eu 螯合物连接,光敏剂 1,10-菲罗啉-2,9-二羧酸与 phenanthridinium 相连,正常情况下,光敏剂与 Eu 离子的结合常数是 $10^6 \sim 10^7$ (mol/L)$^{-1}$,当这两个化合物处于较低浓度时($<10^{-7}$ mol/L),几乎不发生结合。但当靶 DNA 和互补的探针序列杂交时,光敏剂也会接近 DNA,结果

phenanthridinium 会插入到 DNA 中，而光敏剂部分与 Eu 结合，使 Eu 周围的水分子被取代，发光特性提高而被用于检测（图 6-9）。该方法已被用于囊性纤维化病相关的点基因突变检测。

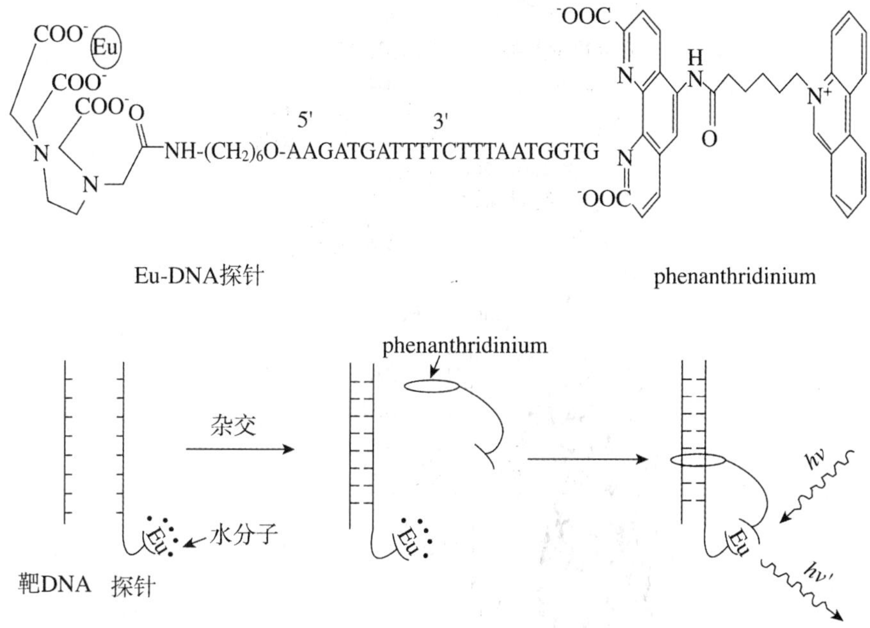

Eu-DNA 探针

phenanthridinium

图 6-9　用 Eu-DNA 螯合物通过杂交检测 DAN 中突变的核苷酸

另外，Dahlén 等提供了可以广泛应用的检测点基因突变的方法。主要利用 PCR 和穴状的 Eu 探针标记特定等位基因寡核苷（allele-specific oligonucleotide，ASO）（图 6-10）。首先目的基因进行 PCR，再用 Eu 标记的 ASO 探针与 PCR 产物一端进行杂交，同时另一端与生物素标记的 26 mer PCR 扩增产物进行杂交。将杂交产物加入到 SA 包被的微孔板中，由于发生突变的基因会与标记的探针不能进行正常配对，多次洗板后，Eu 标记端会被洗脱掉，从而暴露出突变的末端，而未发生突变的部分会牢固与穴状 Eu 探针结合，并可以用荧光仪进行测定，由此可以判定突变是否发生。这种方法已经用于检测 antitrypsin 基因的定点突变。

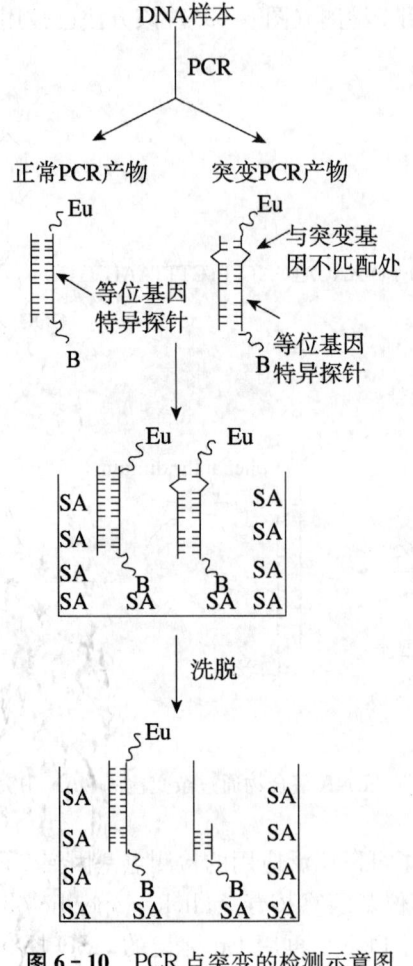

图 6-10 PCR 点突变的检测示意图

第二节 稀土及其配合物对核酸的断裂作用

一、稀土元素对单核苷酸的断裂作用

1959 年，Bamann 等人首先报道了三价稀土离子对磷酸二酯键的水解作用，在碱性条件下（pH=8.7，37℃），La^{3+} 和 Ce^{3+} 对单核苷酸具有断裂作用，且 Ce^{3+} 的水解速度要比 La^{3+} 快，但对脱氧核苷酸几乎没有断裂作用。Gunther 等研究了稀土离子对不同种类多聚单核苷酸（ployA、polyU、polyC）的水解断裂作用（pH=7，64℃），指出断裂位置多发生在 5'位磷酸二酯键，3'位磷酸二酯键则需要长时间作用（>100h）才能裂解，而对 DNA 则没有断裂作用。朱兵等通过系统研究不同稀土离子对核苷酸的断裂作用，指出 Ce^{3+} 对 5'-及 3'-单核苷酸的水解断裂作用最强，且对 3'-单核苷酸的断裂作

用要强于对 5′-单核苷酸,而不同稀土的断裂作用的强弱为重稀土强于轻稀土。Pauios 等研究了稀土对三磷酸腺苷(ATP)的水解断裂作用。指出 La^{3+} 对 ATP 的水解断裂作用与溶液的 pH 及 ATP 与 La^{3+} 的浓度比率密切相关。即当 pH=13,两者比率为 1 时水解断裂作用较强。

Bamann 等认为稀土离子与核苷酸中磷酸基团中的氧及核酸中 2′-羟基同时结合,形成了一种不稳定的七元环结构,削弱了 P-O 键,断裂作用是依靠稀土离子所带正电荷对磷酸基团中氧负电荷的中和作用所致。DNA 因为没有 2′-羟基,因此稀土离子不能使之断裂。朱兵等认为稀土离子对 3′-单核苷酸的断裂主要也是由于稀土离子与核苷酸中的 2′-OH 和 PO_4^{3-} 形成不稳定的七元环结构,断裂依靠 RE^{3+}-OH 亲核进攻 P-O 键来实现,如图 6-11。

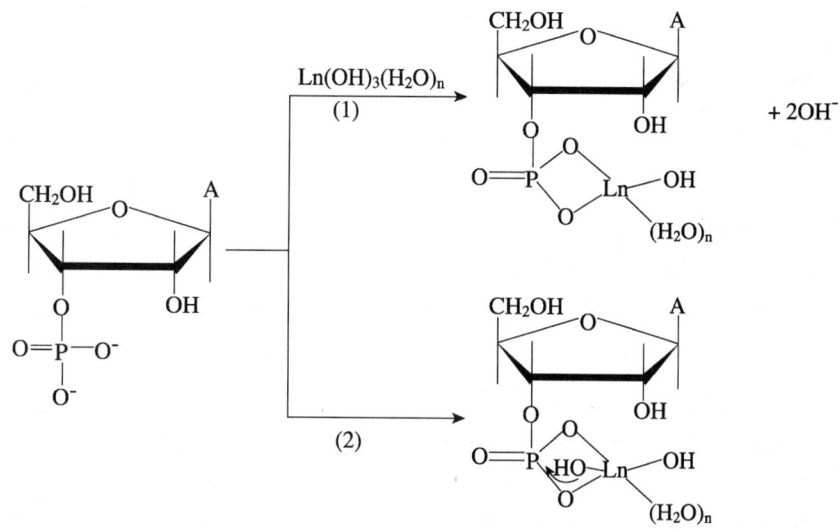

图 6-11 稀土离子断裂 3′-核苷酸的模式图

二、稀土离子对环核苷酸的断裂作用

Komiyama 等首次报道了稀土离子 Ce^{3+} 对环腺苷酸(cAMP)、环鸟苷酸(cGMP)及环尿苷酸(cUMP)的水解断裂作用,cAMP 的主要水解产物为 3′-AMP,随着反应时间的增长,单核苷酸在稀土离子的催化下会继续断裂为腺苷(A),但并未见到它对环脱氧酰苷酸(dcAMP)的断裂作用。而朱兵等的研究表明:Ce^{3+} 体系对 dcAMP 具有断裂作用,不过其断裂活性不及稀土离子对 cAMP 和 cGMP 的断裂活性。也就是说 Ce^{3+} 对环核苷酸的断裂速度与碱基有关,腺嘌呤与鸟嘌呤相比,对鸟嘌呤的断裂速度要慢,戊糖脱氧后,断裂速度会变得更慢,这些都说明 Ce^{3+} 对不同环核苷酸具有选择性。稀土元素 La,Pr,Nd,Sm,Eu,Gd,Tb,Ho,Er,Tm,Yb,Lu 对 cAMP 亦有断裂作用,一般轻稀土比重稀土具有更大的催化活性。在有氧条件下,由于 Ce^{3+} 很容易氧化成 Ce^{4+},并形成羟基配合物,对核苷酸中的磷酸二酯键具有很高的催化断裂活性，所以与其他稀土的断裂作用相比，Ce^{3+}的作用速度要快的多，断裂模式如图 6-12。朱兵等比较了锗-132 配合物和锗的催化断裂活性，结果表明锗配合物对环核苷酸断裂的选择性要远高于单独的稀土离子对核苷酸的选择性。并认为其作用机制可能是稀土离子首先与 cAMP 及 dcAMP 的 P-O 键结合，削弱了 P-O 键，其羟基亲核进攻带正电荷的磷从而使 P-O 键水解断裂。

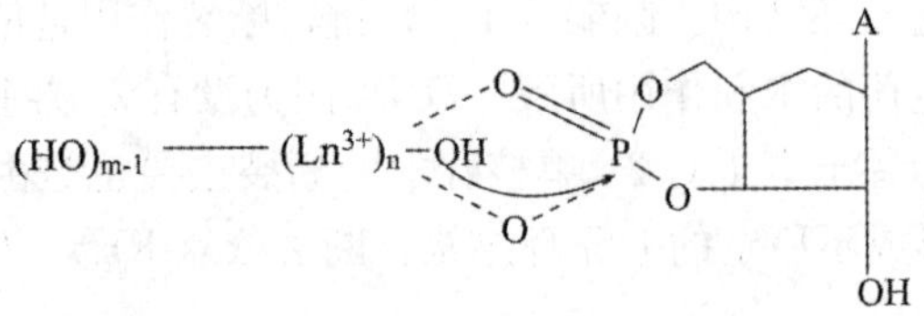

图 6-12 稀土离子断裂 cAMP 的模式图

三、稀土离子对二聚体核苷酸的断裂作用

Breslow 等研究了 Eu^{3+} 在 80℃下对尿苷二倍体（UpU）的水解断裂作用，其半衰期为 10h。Komiyama 等报道了 $CeCl_3$ 在 pH=7.2，50℃时，对 d(TpT) 有水解断裂作用，通过对其水解断裂作用机制的详细研究，认为 Ce^{3+} 在空气中容易被氧化成 Ce^{4+}，在碱性条件下，Ce^{4+} 多以羟基配合物的形式存在，使 d(TpT) 水解断裂的活性组分物质是 Ce^{4+} 的羟基配合物，如图 6-13。Komiyama 等还研究了稀土离子在 pH=8，30℃的实验条件下对腺苷二倍体（ApA）及尿苷二倍体（UpU）的水解断裂作用。并指出 Tm^{3+} 在这一实验条件下对 ApA 有很快的水解断裂作用。其他三价稀土离子在同样的实验条件下对 ApA 及 UpU 也表现出了较强的水解活性。它们的水解活性大小依次为：Tm＞Lu＞Y＞Nd，Eu，Sm＞Ce，Sc，Gd，Tb＞Pr，Dy＞Ho，Er＞Yb＞La。值得关注的是在许多催化体系中 Ce^{4+} 都表现了最高的断裂活性，但对于 ApA，f 层电子全充满的 Lu^{3+} 及 f 层电子数为 13 的 Tm^{3+} 表现了最高的断裂活性，而不是 Ce^{4+}，其原因和机制仍不十分清楚，还需要进一步深入研究。

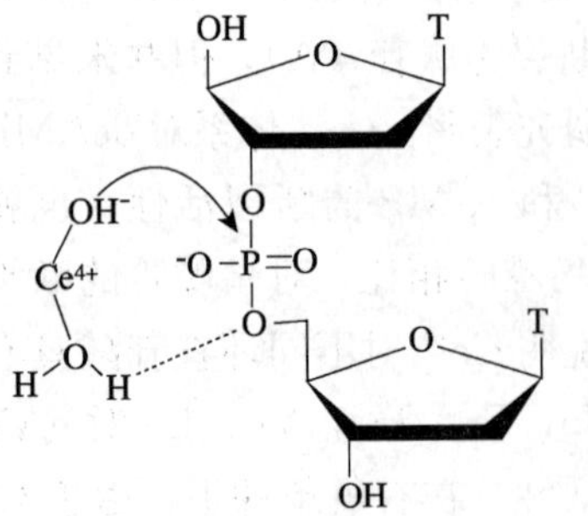

图 6-13 Ce^{4+} 断裂 d(TpT) 的模式图 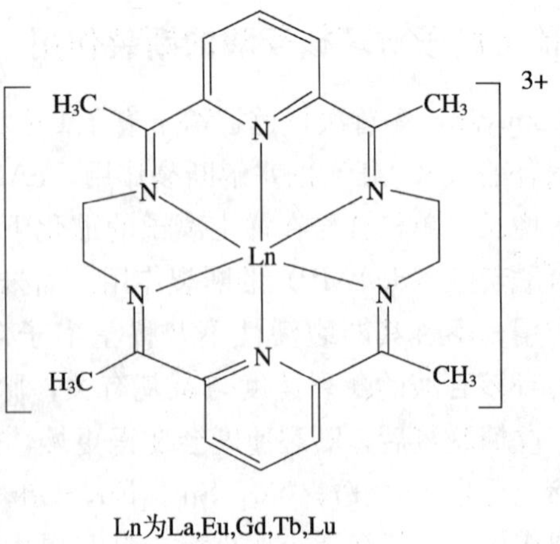　　图 6-14 镧系元素形成环状分子复合物

四、稀土离子及其配合物对寡核苷酸及核酸的断裂作用

核酸的糖苷键与磷酯键都能用化学法和酶法进行水解。在酸性条件下 DNA 和 RNA 都会发生磷酸二酯键水解，而在碱性条件下，RNA 的磷酯键更容易被水解，DNA 的磷酯键则由于不具有 $2'-O$ 而不易被水解。水解核酸的限制性酶可以对 DNA 及 RNA 分子的碱基配对进行特异性识别，切断位置随着酶的不同而异。如何开发出能在核酸特定部位进行断裂的人工酶是人们一直希望解决的问题之一。目前人们已经发现了一些具有高的催化活性和较好的选择性的稀土配合物对 DNA 及 RNA 分子具有切断作用。

Ciesiolkaj 等报道稀土离子可以有效地水解断裂酵母 tRNA。Pr^{3+}、Nd^{3+}、Sm^{3+}、Eu^{3+}、Gd^{3+}、Tb^{3+}、Dy^{3+} 及 Ho^{3+} 等稀土离子也分别能使 tRNA D 环中的 16、18 位磷酯键及反密码子环的 34、36 位磷酯键断裂，表现出较好的选择性，但对其选择性作用机制尚不清楚。

Klaamp 等对镧系离子与核苷和单链寡核苷酸的结合进行了系列研究。实验表明，在与寡聚核苷酸[如 $(dG)_{10}$ 和 d-GMP]相互作用中存在两类结合形式，一类结合形式是寡聚核苷酸有 6~7 个原子与 Eu 结合，这与 Eu 寡聚核苷酸在链间形成二聚和多聚的结构现象相吻合。而第二类结合位点，只有 1~2 个原子与 Eu 结合。另外，Eu^{3+} 的这种作用还会因为寡核苷酸中是否含有鸟苷酸而有所不同。

Morrow 等报道了一系列镧系大环复合物（图 6-14）在 37℃，中性 pH 条件下的稳定性及去其对 RNA 的催化断裂活性。裂解的结果是连接 RNA 磷酸二酯的酯交换反应，在反应中，Eu 复合物能最有效地促进 RNA 低聚物进行酯交换反应的阳离子。

环糊精（CD）在碱性条件下能与稀土形成非包合型配合物，这可以增强稀土的溶解性。稀土离子在水溶液中主要有两种形式：稀土离子和水合稀土离子，单独的稀土离子插入到 CD 的空洞中，而稀土的水合离子主要集中在 CD 的外层，并且能保持着良好的水解磷酸二酯键的活性。例如：$Ce^{3+}-\gamma-CD$ 配合物在 pH=7.2，50℃时水解 80min，能使 $5'-dAMP$ 断裂 14%，该结果对人们设计出具有高活性、高选择性的核酸催化剂具有重要的参考意义。

另一类稀土核酸模拟酶是以寡聚 DNA 为识别基团，结合的稀土小分子配体作为 DNA 和 RNA 剪切试剂，这可以大大增强断裂选择性。Komiyama 等将亚氨基二乙酸（IDA）连接到寡聚 DNA（15mer）的 $5'$ 末端，再加上 Lu 形成 DNA-IDA-Lu 复合物。当复合物中 DNA 与靶 RNA（35 mer）互补形成双螺旋后，连在复合物 $5'$ 末端的 Lu 正好固定在 C_{20} 和 U_{21} 位，使之断裂，如图 6-15。几乎在同时，Magda 等也报道了这种对 RNA 具有特异位点断裂的类似体系——Eu^{3+} 的 Texaphyrin 复合物与寡聚脱氧胸腺核苷酸（20mer）相连（图 6-16），实现了对 RNA（30mer）的定位断裂。已证明其他稀土如 Tm^{3+}、Eu^{3+} 及 Yb^{3+} 等稀土离子的配合物也表现出了较好的选择性，特别是 Ce^{4+} 会使选择性大大增强；而过渡金属离子如 Al^{3+}、Fe^{3+}、Mg^{2+} 及 Zn^{2+} 等的配合物则没有切割活性，这说明稀土配合物可以对核酸进行高选择性地切割。

质粒是一种超螺旋环状 DNA。Schneider 等研究了稀土的双核含氮大环配合物对

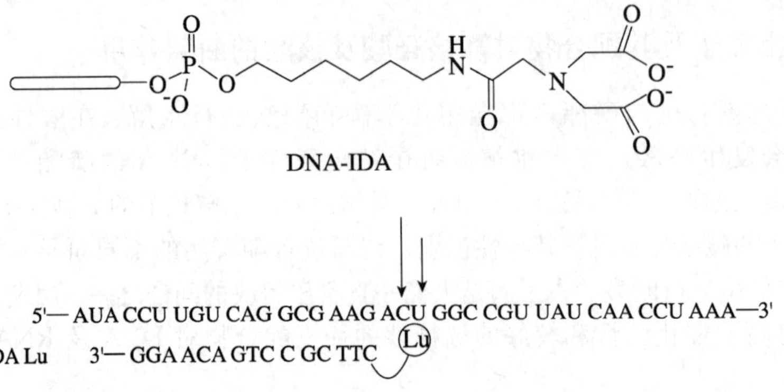
DNA-IDA
靶RNA 5'— AUA CCU UGU CAG GCG AAG ACU GGC CGU UAU CAA CCU AAA—3'
DNA-IDA Lu 复合物 3'— GGA ACA GTC C GC TTC
Lu

图 6-15 连有 Lu-IDA 的 DNA（15mer）断裂 RNA（39mer）的示意图

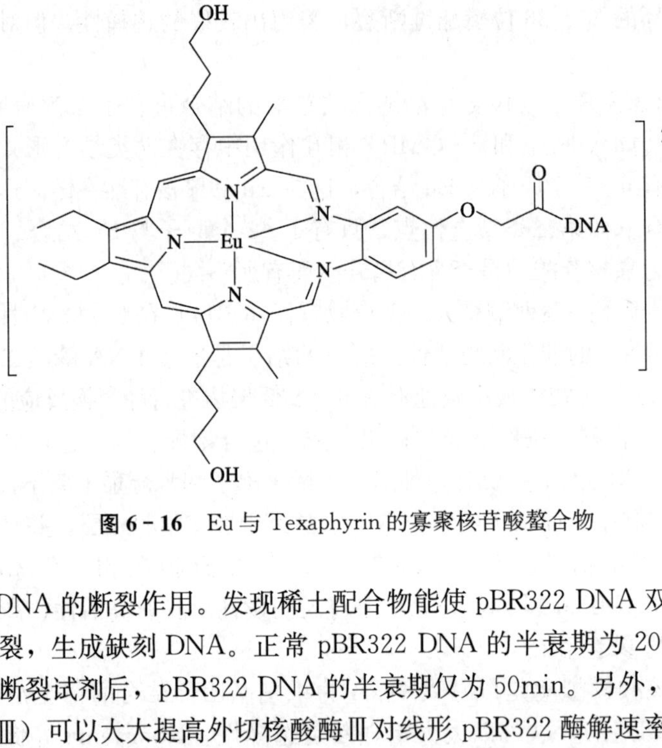
OH
Eu
DNA
2+
OH

图 6-16 Eu 与 Texaphyrin 的寡聚核苷酸螯合物

pBR322 质粒 DNA 的断裂作用。发现稀土配合物能使 pBR322 DNA 双股螺旋中的一条链发生水解断裂，生成缺刻 DNA。正常 pBR322 DNA 的半衰期为 2000 年，而使用稀土配合物作为断裂试剂后，pBR322 DNA 的半衰期仅为 50min。另外，黄德盈等指出博莱霉素-Ce（Ⅲ）可以大大提高外切核酸酶Ⅲ对线形 pBR322 酶解速率，同时也提高了对 DNA 的特异性切断活性。朱兵等研究了另一类稀土双核含氮大环配合物对 pCAT 及 pUCI9 质粒 DNA 的断裂作用，结果表明：该配合物能使这两种质粒断裂为线性 DNA，且配合物断裂 pCAT 质粒的半衰期仅为 25min。

第三节 小结

由于稀土离子的荧光具有灵敏度高、特异性强、单色性好、所用试剂稳定性好、螯合物易于合成等优点而被广泛应用于分子生物学、遗传学、基因工程和医学等多学科领域。将稀土离子荧光检测的高灵敏性和生物抗原抗体反应的高特异性以及分子生物学核酸探针高度专一性地有机结合起来，使新的超微量检测生物活性物质分析技术成为可能。但就目前发展而言，还有很多需要探索和改进的地方，如：寻找或合成更加理想的稀土元素螯合物荧光探针；改进标记技术和简化分离技术，采用多重标记法进行化学放大，进一步提高灵敏度；提高检测手段的程序化，采用时间分辨检测技术和计算机技术，进一步提高信噪比等等。

稀土离子的对核酸物质的催化活性有可能使它们成为有效断裂 RNA 和 DNA 的人工酶，对于切割位点的这种选择性可以使之有可能应用于多种疾病的治疗。目前的研究表明，与比较稳定的 DNA 相比，RNA 更容易进行特异的水解。稀土元素对于 DNA 的断裂作用，还需要进行更广泛的研究，特别是它们的作用机制，还需要进行大量的研究工作进行深入的探索。

参考文献

[1] 倪嘉缵主编. 稀土生物无机化学. 北京：科学出版社，1995.
[2] 徐光宪主编. 稀土. 北京：冶金工业出版社，1995.
[3] 计亮年，黄锦汪，莫庭焕等编著. 生物无机化学导论. 第二版. 广州：中山大学出版社，2001：264-267.
[4] 杨频，高飞编著. 生物无机化学原理. 北京：科学出版社，2002：15-16.
[5] 余四旺. La^{3+} 对 NIH 3T3 小鼠胚胎呈纤维细胞增殖和凋亡的影响及其机理. 北京：北京大学，2003：1-4.
[6] 张卫芳，刘德文. 稀土配合物发光研究及其在生物化学中的应用. 北京轻工业学院学报，1999，17（2）：60-64.
[7] Chen Y, Lu Z. Dye sensitized luminescent europium nanoparticles and its time-resolved fluorometric assay for DNA. *Analytica Chimica Acta*, 2007, 587：180-186.
[8] Elbanowski M, Məowska B. The lanthanides as luminescent probes in investigations of biochemical systems. *Joumal of Photochemistry and Photobiology A：Chemistry*, 1996, 99：85-92.
[9] Morrow JR, Buttrey LA, Shelton VM, *et al*. Efficient catalytic cleavage of RNAby lanthanide (Ⅲ) macrocyclic complexes: toward synthetic nucleases for in vivo applications. *J Am Chem Soc*, 1992, 114：1903-1905.
[10] Magda D, Miller RA, Sessler JL, *et al*. Site-Specific Hydrolysis of RNAby Europium (Ⅲ) Texaphyrin Conjugated to a Synthetic Oligodeoxyribonucleotide. *J Am Chem Soc*, 1994, 116：7439-7440.
[11] Hurskainen P, Dahlén P, Ylikoski J, *et al*. Preparation of europium-labelled DNA probes and their properties. *Nucleic Acids Res*, 1991, 19：1057-1061.
[12] Dahlén P, Hurskainen P, Lövgren T, *et al*. Time-resolved fluorometry for the identification of viral DNA in clinical specimens. J Clin Microbio, 1988, 26：2434-2436.
[13] Saha AK, Kross K, Kloszewski ED, *et al*. Time-resolved fluorescence of a new europium-chelate complex: demonstration of highly sensitive detection of protein and DNA samples. *J Am Chem Soc*, 1993, 115：11032-11033.

[14] Oser A, Collasius M, Valet G. Multiple end labeling of oligonucleotides with terbium chelate-substituted psoralen for time-resolved fluorescence detection. *Anal Biochem*, 1990, 191: 295-301.

[15] Prat O, Lopez E, Mathis G. Europium (III) cryptate: a fluorescent label for the detection of DNA hybrids on solid support. *Anal Biochem*, 1991, 195: 283-289.

[16] Selvin PR, Rana TM, Hearst JE, Luminescence Resonance Energy Transfer. *J Am Chem Soc*, 1994, 116: 6029-6030.

[17] Selvin PR, Hearst JE, Luminescence energy transfer using a terbium chelate: improvements on fluorescence energy transfer. *Proc Natl Acad Sci USA*, 1994, 91: 10024-10028.

[18] Woods M, Kovacsb Z, Sherry AD. Targeted Complexes of Lanthanide (III) Ions as Therapeutic and Diagnostic Pharmaceuticals. *Journal of Supramolecular Chemistry*, 2002, 2: 1-15.

[19] Oser A, Valet G. Nonradioactive Assay of DNA Hybridization by DNA-Template-Mediated Formation of a Ternary Tb. sup. lll Complex in Pure Liquid Phase. *Angew Chem Int Ed Engl*, 1990, 29: 1167-1169.

[20] Coates J, Sammes PG, Yahioglu G, et al. A New Homogeneous Identification Method For DNA. *J Chem Soc Chem Commun*, 1994, 2311-2312.

[21] Lopez E, Chypre C, Alpha B, et al. Europium (III) trisbipyridine cryptate label for time-resolved fluorescence detection of polymerase chain reaction products fixed on a solid support. *Clin Chem*, 1993, 39: 196-201.

[22] Chan A, Diamandis EP, Krajden M. Quantification of polymerase chain reaction products in agarose gels with a fluorescent europium chelate as label and time-resolved fluorescence spectroscopy. *Anal Chem*, 1993, 65: 158-163.

[23] Dahlén P, Carlson J, Liukkonen L, et al. Europium-labeled oligonucleotides to detect point mutations: application to PIZ alpha 1-antitrypsin deficiency. *Clin Chem*, 1993, 39: 1626-1631.

[24] Wu X, Yang J, Sun C, et al. A fluorimetric method for the determination of nucleic acids using Ce (IV) and sodium triphosphate. *Luminescence*, 2005, 20: 41-45.

[25] Yam VWW, Lo KKW. Recent advances in utilization of transition metal complexes and lanthanides as diagnosticTools. *Coordination Chemistry Reviews*, 1998, 184: 157-240.

[26] Baykal U, Akkaya EU. Synthesis and Phosphodiester Transesterification Activity of the La^{3+}-Complex of a Novel Functionalized Octadentate Ligand. *Tetrahedron Letters*, 1998, 39: 5861-5864.

[27] Lin C, Zhang G, Yang J. Fluorimetric determination of nucleic acids with terbium and lutetium. *Microchemical Journal*, 2002, 71: 9-14.

[28] 朱兵,赵大庆,倪嘉缵. 稀土及其配合物对核酸的断裂作用. 化学进展, 1998, 10 (2): 395.-404

[29] 黄德盈,杨铭,王夔. 博莱霉素-Ce (III) 对 DNA 的切断机理. 生物化学与生物物理进展, 1997, 24 (2): 150-154.

[30] 朱兵,李新民,赵大庆等. 稀土元素对腺嘌呤和鸟嘌呤单核苷酸的水解断裂作用. 化学学报, 1996, 54: 1089-1093.

[31] 沈鹤柏,夏静芬,吴庆峰等. 铈离子及其配合物对寡聚脱氧核苷酸的水解断裂作用. 中国稀土学报, 2001, 19 (4): 381-384.

[32] 袁彩霞,杨频. 金属配合物-寡核苷酸定位断裂剂研究进展. 化学进展, 2005, 17 (1): 78-84.

[33] Hurskainen P. Nucleic acid labelling employing lanthanide chelates. *Journal of Alloys and Compounds*. 1995, 225: 489-491.

[34] Li L, Yang J, Wu X, et al. Study on the co-luminescence effect of terbium-gadolinium-nucleic

acids - cetylpyridine bromide system. *Journal of Luminesc*, 2003, 101: 141-146.

[35] Komiyama M, Yashino M, Matsumoto Y, et al. Lanthanide metal (III) ions for remarkably efficient hydrolyses of phosphodiester linkages in biomaterials. *Nippon Kagaku Kaishi*, 1993, 5: 411-417.

[36] Sumaoka J, Yashiro M, Komiyama M. Enormous catalyses of lanthanide metal ions for unprecedentedly fast hydrolysis of 3′, 5′- cyclic adenosine monophosphate. *Nucleic Acids Symp Ser*, 1992, 27: 37-38.

[37] Breslow R, Huang DL. Effects of metal ions, including Mg^{2+} and lanthanides, on the cleavage of ribonucleotides and RNA model compounds. *Proc Natl Acad Sci USA*, 1991, 88: 4080-4085.

[38] Ciesiolka J, marciniec J, Krzyzosiak WJ. Probing the environment of lanthanide binding sites in yeast tRNA (Phe) by specific metal - ion - promoted cleavages. *Eur J Biochem*, 1989, 182: 445-450.

（于德红）

反义寡核苷酸作为基因表达抑制剂的分子机制 7

现在，人们意识到许多疾病是和基因密切相关的，基因的密码突变、表达紊乱或外来基因的入侵，都可能引起疾病的发生。为了能从基因水平对这些疾病进行治疗，人们进行了大量的尝试。1978年，Zamecnik和Stephenson在细胞实验中发现，寡聚脱氧核苷酸能够以反义形式抑制病毒的复制。从此，作为确定靶标以及疾病治疗的有力工具，反义技术飞速发展。理论上，反义分子可以治疗各种由于"不良"基因表达而引起的疾病，例如病毒感染、癌症及炎症等。目前已经有一个FDA批准的反义药物formivirsen（Vitravene®，ISIS Phamacruticals）应用于临床治疗CMV感染引起的视网膜炎，并且有数个药物正在临床试验中。尽管已经取得了以上成就，但科学家们仍然面临很多的挑战，如药物的稳定性、细胞摄取、分布、位点特异性转运以及疗效等。不过我们相信，经过不懈的努力，这类药物有广阔的前景。

第一节 反义寡核苷酸的作用机制

一、反义寡核苷酸概述

广义的反义寡核苷酸（antisense oligonucleotide，ASON）指以特定基因（如DNA和mRNA）为靶，并能与之特异性互补结合，从而抑制或封闭基因表达的一段约由20个核苷酸组成的人工合成寡核苷酸。与传统药物相比，反义寡核苷酸不是作用于蛋白而起效的，而是直接作用于靶mRNA或靶DNA，抑制或封闭该基因的转录和表达，或诱导RNase H序列并切割mRNA，使其丧失功能。理论上，反义寡核苷酸具有特异高效的药理作用，是研究和开发抗肿瘤和抗病毒感染等基因表达异常疾病的药物的重要发展方向。

按照ASON的作用靶标，一般将其分为两类：特异性作用于DNA分子某一段区域的ASON，被称为反义DNA，这种通过直接作用于DNA干扰转录的机制称为反基因技术，本书第8章将对反基因技术进行介绍，这里不再赘述。与靶分子RNA序列互补，影响靶分子的加工，翻译等过程或诱导RNase切割，从而调控基因表达的ASOD，则称为反义RNA；还有一类具有酶的催化作用的RNA分子，能以位点特异性的方式切除靶分子RNA，被称为核酶（ribozyme）。除此以外，近年来迅速发展的小分子干扰RNA技术，为反义技术开拓了新的天地（详见第9章）。通常，我们提到反义技术及ASON，都指的是狭义上的概念，即以RNA为靶，作用于转录后阶段（包括RNA的加工、成熟、转运以及翻译等）或诱导RNase H并切割RNA，使靶RNA丧失功能，从而控制基因表达。这也是本章的主要内容。以下我们所说的反义技术为狭义上的概念。

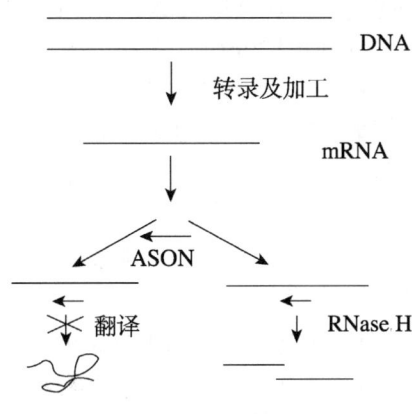

图 7-1 反义寡核苷酸的作用机制

二、反义寡核苷酸的作用机制

ASON 通过与互补的 mRNA 结合而抑制基因的表达。从图 7-1 我们可以看到，从 RNA 到蛋白质的生成，是一个复杂的多步骤的过程，ASON 如果能够干扰其中的任何一个环节，就可以起到调控 RNA 的作用。其发挥效应主要通过以下途径进行的。

（一）RNase H 依赖的 RNA 降解机制

RNase H 是一种核酸内切酶，普遍存在于细胞质和（或）细胞核内，在细胞核内的浓度较高，能参与 DNA 的复制，在细胞内也可能具有其他功能。RNase H 能裂解 DNA/RNA 杂化双链中的 RNA 链。当 ASON 与目的 mRNA 结合形成杂化双链时，即可启动 RNase H 的裂解功能，将目的 mRNA 链降解，从而抑制基因表达蛋白的产生。许多类型的 ASON 都能与内源 RNase H 的结合。而这种结合被认为是反义作用极为重要的方面，因为一旦结合，RNase H 作为内切核酸酶将识别并切割杂交双链中的 RNA 链，但有趣的是其中的 DNA 链并不受到破坏。这样，释放出的 DNA 又可以再次与 RNA 结合引起新一轮的降解。此外，ASON 还能用于纠正异常接合。

RNase H 对 RNA/DNA 杂交双链的切割效率高，并具有一定的特异型，DNA 特征的 4 个碱基的寡核苷酸能激活 RNase H，而对寡聚脱氧核苷酸的糖基方向或核酸骨架修饰会影响 RNase H 的活性。

在反义技术的应用中，至今走在实用最前端的就是基于 RNase H 原理的反义 ODN。不仅第一个 FDA 批准上市的核酸药物（Vitravene）是通过 RNase H 机制作用的硫代 ODN，还有其他处于临床实验的反义 ODN 药物大部分都是通过该机制作用的，如 Genasense 公司的 Oblimersen，是针对 BCL2 设计的反义 ODN，在临床实验中已经观察到它有抗肿瘤活性。

(二) 非 RNase H 依赖的 RNA 降解机制

目前，通过 RNase H 原理调控基因表达是大多数 ASON 起的反义作用的途径。但是，其他一些非 RNase H 依赖的 RNA 降解机制也逐渐被人们发现（图 7-2）。

1. 双链 RNase(double-stranded RNase)　在细菌中，存在一种可以降解反义：正义双链 RNA 的核糖核酸内切酶——RNase Ⅲ。现在已经有实验发现，在人体细胞中，一种修饰后的寡聚核糖核酸与靶 RNA 结合，虽然不能激活 RNase H，但是能够通过激活双链 RNase H 的活性，对形成的杂交 RNA 双链进行降解，与其寡通过 RNase H 途径发挥作用的聚脱氧核苷酸类似物相比，前者活性更高。

2. RNase L　Rnase L 是哺乳动物细胞中的一种核糖核酸内切酶。它既存在于细胞质中也存在于细胞核中，可以被 $2'-5'$ 寡聚腺苷酸（$2'-5'A_n$）激活。研究人员通过将适当的 $2'-5'A_n$ 与其他寡聚核苷酸连接，形成新的反义分子，激活 RNase L，起到降解靶 RNA 的作用。现在，已经有实验证实这种方法是可行的，例如作用于 PKR mRNA，端粒酶 RNA 等。实验证实它们有很好的活性。

3. RNase P　RNase P 是一种普遍存在的酶，它由蛋白质和 RNA 两部分构成，位于细胞核中，参与 tRNA 的生物合成。该酶虽然序列特异性不高，但是具有很严格的 RNA 结构特异性。RNase P 可以识别与其底物 tRNA 结构类似的 RNA 双链结构。其由 ASON 和靶 RNA 形成的 12~13 个碱基长度的双螺旋底物可以激活 RNase P。

4. 反义去 cap 作用 (decapping)　mRNA 的 $5'$ cap 是保护 RNA 不被降解的一个重要结构。人们在研究中发现，在 ASON 的一端连上适当的铜复合物可以在生理条件下促使该结构中的三磷酸酯连接键水解，但是效率不高。将铜复合物换成镧复合物后，对靶 RNA 的降解加快。

其他还有一些方式能够引起杂交双链的降解，如人工合成的切割物（synthetic cleaver）等，通过反义定向使靶 mRNA 发生化学降解或骨架水解，也被称为人工 RNA 酶。将人工 RNA 酶与反义核苷酸结合，序列特异性地切割 mRNA。

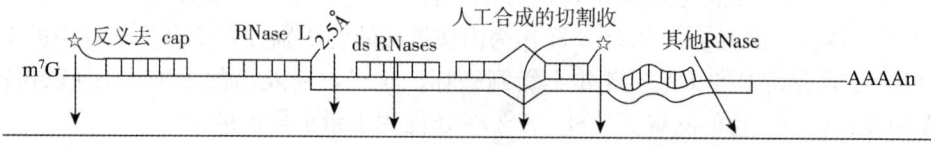

图 7-2　非 RNase H 依赖的降解作用

(三) 非降解途径的反义作用

1. 影响 mRNA 的成熟　如图 7-3 从在细胞核中以 DNA 为的模板转录，到细胞质中可进行翻译的成熟 mRNA，其中经过了一系列复杂的环节，ASON 可以通过作用于其中某个环节的非成熟 mRNA，使这一过程夭折。主要的方式有作用于 mRNA 的 $5'$ 末端，阻止帽子结构的形成；结合到前体 RNA 的外显子和内含子的连接区，阻止蛋白质与靶 RNA 的结合，抑制 RNA 的剪切（splicing）成熟；作用于 mRNA 的 poly A 形成位点，影响 mRNA 的 $3'$ 多聚腺苷化，阻止成熟以及从细胞核向细胞质的转运。

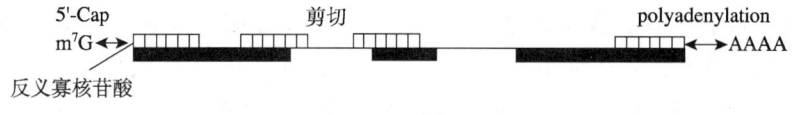

图 7-3 mRNA 的成熟

2. 影响翻译阶段 在细胞质中，以 mRNA 为模板合成蛋白质主要包括起始，延长以及终止这几个过程。ASON 可以与 mRNA 的 5′末端 cap 序列结合或 5′末端编码区（主要是起始密码 AUG）结合改变 mRNA 的二级结构，阻碍核糖体的结合，从而阻碍翻译的起始。也有 ASON 通过同时作用于 mRNA 编码区的，形成交联、三螺旋或夹钳结构，终止寡核苷酸链的延长。

除了以上提到的这些方式，ASON 还能通过其他途径来达到对基因的调控，如干扰生理条件下的核酸之间的相互作用，改变核酸的高级结构，调节蛋白质与核酸之间的相互作用等。总之，随着研究的深入，在设计时，不仅要考虑它的序列特异性，还要考虑它的作用机制，而且对一个特定的 ASON，其反义活性可能会涉及多种机制。

第二节 反义寡核苷酸的化学修饰与应用

尽管从理论上说，反义寡核苷酸具有特异性强、效率高、使用范围广泛等优点，但是在实际应用中仍然有各种问题需要克服。例如，在反义寡核苷酸的靶点选择上，由于长 RNA 分子将形成复杂的二级结构和三级结构，因此成功的 ASON 首要任务是确定 mRNA 上可以接近的靶点。然而平均只有 1/8 的 ASON 能够有效的并且特异性的与靶 mRNA 结合。但是由于 ASON 的靶点的多样性，其活性数据变异很大。因此，虽然我们能够很简单的检验大量寡核苷酸的反义活性，但是仍需要更严谨更完善的方法对反义效应进行优化。

计算机模拟的长 RNA 分子模型并不能真实反映 RNA 在细胞中的实际结构，这限制了它在 ASON 设计中的应用。人们尝试了许多方法来解决这一问题。利用随机或半随机 ON 库和 Rnase H，联合引物扩展，可以全面揭示可能的位点。另一种非随机的策略是消化模板 DNA，产生靶点特异的 ASON。另一种获得目标 RNA 结构信息的简单而直接的方法是筛选大量在 RNase H 作用下的特异性降解 RNA 并测得每个切割的片断的范围。目前为止，已报道的最为成熟的方法是设计一种 DNA 序列来获得 RNA 谱中的杂交位点。生物体中的 mRNA 结构和体外试验中转录产生的 RNA 结构是由区别的，而且在细胞中，蛋白质可能结合在 RNA 的某些位点上。因此，在细胞提取物或细胞培养中筛查是更有效的方法。

其次，将 ASON 特意性的运送到靶器官和靶组织是挑战性的任务，在临床运用中需要克服以下困难：首先，ASON 在体外和体内试验中必须证明有足够的稳定性，因为普通的磷酯骨架的 ASON 很快被血液中和细胞内的核酸酶水解。我们必须对 ASON 的骨架作一定的修饰，以保证能够它能够完整的达到作用靶点。第二，由于它们的聚阴离子性，这些核酸在被细胞吸收时，是通过受体介导液相的细胞内吞方式进行的。然而，这种摄取方式对体内多种器官而言并不能使药物达到有效的治疗浓度。已经有许多方法尝试提高细胞对药物的摄取，例如使用脂质体，聚合物载体，或直接与脂类，亲水分子或一些多肽载体分子连接等。这些转运策略能够促进他们透过细胞膜。

一、反义寡核苷酸的设计及结构改造

在设计 ASON 时，有几点需要避免的。在 ON 中不要存在邻近的四个鸟嘌呤，否则会通过 Hoogsteen 碱基配对形成鸟嘌呤四面体结构，减少了实际有效 ON 的浓度，并可能会引起一些副作用。修饰后的鸟嘌呤（如 7 - de 氮杂鸟嘌呤）不能形成 Hoogsteen 碱基对，可以避免这个问题。在体外试验中可以排除含有 CpG 结构的寡核苷酸，因为它们会激活哺乳动物的免疫反应。相对与人类，CG 双核苷酸更频繁地出现在病毒和细菌中，这意味着它是激活免疫系统抗感染反应的标志之一。Coley 公司甚至将含有 CG 的寡核苷酸作为免疫激活剂，在临床中用于治疗癌症、哮喘和传染病。另外，建立寡核苷酸序列数据库也是设计中重要的一步。通过数据库的搜索，避免寡核苷酸和靶点外的 mRNA 类似。此外，还需要做关注对照试验，以确定观察到的试验结果确实是由于对目标 mRNA 的反义作用产生的。

按照组成核苷酸类型，ASON 可以分成寡脱氧核糖核酸（oligodeoxynucleotide，ODN）和寡核糖核酸（oligo nucleotide，ON）。但是，由于 RNA 的操作技术比较困难、合成成本较高，早期的作用机制不明确，专一性差等原因，在反义技术建立的初期，所有实验均选用 ODN，对其结构的改造也以 ODN 为基础，进行化学修饰物，可以说，反义寡核苷酸的概念是从反义寡脱氧核糖核酸（ASODN）的基础上发展而来的。然而天然的 ODN 要作为临床使用的药物仍然不够稳定，因为它们的磷酸二酯键会被核酸酶水解，形成但核苷酸。人们尝试对其结构进行了多种改造（如图 7 - 4 中举例），涉及糖基、碱基和磷酸，不仅希望能够增强其稳定性，还希望能提高 ODN 对靶分子的选择结合力，增加细胞摄取并改善其分布。

（一）第一代反义寡脱氧核苷酸

第一代 ODN 的改造目的主要是提高其对核酸酶的耐受，避免磷酸二酯键遭受破坏。而改造方法就是将非成键的氧原子用硫或甲基取代。这就生成了硫代磷酸酯寡脱氧核苷酸（PS ODN）和甲基磷酸寡脱氧核苷酸（MP ODN）。其中，后者是电中性且亲脂的。尽管 MP ODN 抗核酸酶水解而且细胞吸收好，但是它们的应用并不广泛。这可能是由于以下原因造成的：①水溶性差；②不能激活 RNase H，限制了其反义作用的效果。

相比之下，硫代磷酸酯脱氧寡核苷酸是目前研究最多的反义寡核苷酸。目前，唯一被 FDA 批准的上市药物 Vitravene，就属于这一类化合物。PS ODN 在血中的半衰期一般是 9～10h，远远大于未修饰的 ODN（1h）。除了能够耐受核酸酶的水解，PS ODN 还能形成 Watson - Crick 碱基配对，激活 RNase H，并具有较好药代动力学性质。然而，这种修饰也带有一些缺陷。例如，硫代使酯键中的磷原子变成手性中心，相对减少了对互补 RNA 的结合能力。同时，它们还通过离子键或疏水作用与一些其他的重要的生物分子结合，如结构蛋白、酶、受体和生长因子等，从而导致一些副作用。大剂量的 PS ODN 在啮齿动物和灵长动物试验中显示有急性凝血异常，补体活化和（或）凝血活化，急性肾衰和（或）血小板减少。低剂量的 PS ODN 在临床试验中耐受性良好。

（二）第二代反义寡脱氧核苷酸

在保留 PS ODN 的优点的同时，人们尝试了多种方法，进一步改进 ODN。将 ODN 的 3′和 5′端都形成磷酸硫酯，这种产物不但加强了对核酸外切酶的抗性，而且显著减少了副作用。除了对核苷酸连接桥的修饰，2′-deoxy-α-D-核糖基团是 ODN 修饰的另一个重要基团。在反义 ODN 中，人们尝试了很多糖基修饰方法以增强寡核苷酸的亲和力和抗核酸酶能力。将糖基连接桥从天然的 α 式变为 α-异头形式可以增强其核酸酶稳定性但是有损于杂交稳定性和 Rnase H 激活能力。另一种典型的糖环修饰是将其 2′位置 O-甲基化，氟化，O-丙基化，O-烯丙基化或其他基团取代。这种修饰可以提高其对 RNA 的亲和力同时具有一定的核酸酶耐受能力。但是，2′-O-烷基 RNA 没有 RNase H 活性，它们的反义作用仅仅来自于对翻译的空间位阻。例如，2′-O-甲氧基-乙基-PS ODN 可以有效抑制 ICAM-1 蛋白的表达，而且这种作用不依赖 RNase H。

（三）第三代反义寡脱氧核苷酸

第三代 ODN 的结构变化更大，它们是 DNA 和 RNA 的类似物，其磷酯键或核糖键经过改造，呋喃糖环经过了彻底的修饰。N3′→P5′磷酸氨键是其中的一个例子。它的 2′-脱氧核糖的 3′-羟基被 3′-氨基取代。经过修饰后的反义 ODN 能够耐受核酸酶，而且对互补 RNA 或 DNA 链的亲和力很强。不像 PS ODN，N3′→P5′修饰的 ODN 不能激活 RNase H。尽管如此，在体外和体内实验中，后者的序列特异性都比前者强。下面是第三代 ODN 的几个典型例子。

1. 肽核酸（PNA）　肽核酸是研究的最早的 DNA 拟似物之一，它将脱氧核糖磷酯骨架替换成聚氨骨架。Nielsen 在 1991 年第一次提出了肽核酸的概念，现在已经很容易获得 PNA 的商品。PNA 有良好的杂交结合能力和生物稳定性，但是不引起 RNase H 对靶 RNA 的分解。它们是电中性分子，因此溶解性和细胞吸收都成为它在实际应用的困难。将 PNA 连上负电荷的低聚物、脂质或某些肽片断可以改善细胞吸收。

PNA 在体内试验中未报道毒性，这可能是因为它们是电中性的，因此和蛋白质的亲和能力弱。不过，PNA 最为显著的优势不是它们作为反义物质结合 mRNA，而是它们可以和染色体 DNA 结合从而控制基因表达。

2. 锁核酸（LNA）　近几年发展的最有潜力的修饰核酸是锁核酸（LNA），核糖核苷酸具有亚甲基桥连接核糖的 2′-氧原子和 4′-碳原子。含有 LNA 的 ON 最早由 Wengel 和 Imanishi 实验室合成，现已有商品出售。

将 LAN 引入 DNA ON 使 DNA·RNA 双螺旋的构象朝 A-型转变，这使得 RNase H 不能剪切目标 RNA。要激活 RNase H，可以混合 DNA·LNA，在 ON 的中央保留 7~8 个 DNA 残基作为 RNaseH 的激活区。混合的 2′-O-甲基-LNA ON 没有 RNase H 活化能力，但是可以构成空间位阻抑制胞内 HIV-1 Tat 依赖性的反式激活从而降低基因表达。LNA 和 LNA·DNA 杂合结构可以合荧光素酶 mRNA 的多个区域结合有效抑制基因表达。

杂合 DNA·LNA ON 稳定性好，不易降解，尤其是对靶标的亲和力更强。有学者报道，在 ON 中每引入一个 LNA，熔解温度（melting temperature，T_m）将升高 9.6℃。与硫代磷酸 DNA 和 $2'$-O-甲基 gapmer（一种 $2'$修饰与未修饰 AODN 的嵌合体）相比，DNA·LNA 对目标 RNA 的亲和力更强，加速了 RNase H 的剪切作用并且更有效的抑制基因表达。亲和力的增强是否会导致 LNA 作用特异性的降低还有待研究。如果发现 LNA 有副作用产生，则需要缩短它的长度以平衡它的特异性和亲和力。含有 LNA 的 ASON 还能直接抑制人端粒酶。通过比较，人们发现 LNA 比 PNA 更有效的抑制端粒酶。鉴于对互补序列的强亲和力，在细胞提取物中，8 个核苷长度的 LNA 就可以有效抑制端粒酶了。

除了对靶点的强亲和性质，LNA 还能够促进细胞对 ON 的吸收。含有 LNA 和 $2'$-O-甲基 RNA 的 ON 比全部为 $2'$-O-甲基 RNA 的 ON 的细胞摄入要高，这可能也是造成 LNA 活性强的原因之一。在活体体内试验中，LNA ON 能够有效的抑制基因表达，其效率比之前报道的硫代磷酸 DNA 高，而且在最优剂量下没有毒性显示。因此，全 LNA 或 DNA·LNA 杂合 ON 可以为反义 ON 提供一系列的优良品质，如稳定性、高靶点亲和性、生物活性和无毒性。

3. 三环 DNA（tcDNA） 三环 DNA 最早是由 Leumann 及其同事合成的，它增强了对互补序列的结合能力。引入 tcDNA 的 DNA 或 RNA 拟似物不能激活 RNase H。但是，它成功的纠正了变异的 β-球蛋白和 mRNA 的异常粘接，而且效率比相应的 $2'$-O-甲基硫代磷酸 RNA 强 100 倍。

其他还有 N$3'$-P$5'$磷酰胺（NP）。N$3'$-P$5'$ 磷酰胺（NP）是对磷酸酯骨架改造的另一个例子；$2'$-脱氧-$2'$-F-β-D-阿糖-核酸（FANA）阿拉伯糖核酸，是 RNA 的 $2'$差向异构体，或相应的 $2'$-脱氧-$2'$-F-β-D-阿糖-非核酸类似物，是第一个报道的引起 RNase H 剪切互补 RNA 的糖修饰 AS-ON；Morpholino oligonucleotides（MF），是非离子的 DNA 类似物，用吗啉取代核糖环，并以磷酰胺将其连接起来，现已有商品出售。环己烯核酸（CeNA）的基本特点是用六员环取代核苷中的五员呋喃糖环，寡链显示高度的刚性构象。

在实际应用中，常常是几种修饰方法联用，导致了混合结构的 AS-ON 的出现和广泛使用，其中间是一段硫代磷酸酯 DNA 或未加修饰的 DNA。如，PS ODN 常常结合其他的结构修饰，尤其是结合 $2'$-O-烷基化核糖和甲基磷酸 ODN。这样产生了混合骨架的寡聚脱氧核苷酸（MBO）。这些 MBO 具有更好的反义作用而且有最小的聚阴离子化合物效应。在 PS ODN 的 $3'$末端，或 $3'$和 $5'$末端同时修饰所生成的 MBO，增强了化合物的特异性、生物活性和体外稳定性，改善了药代动力特性和安全性，降低了聚阴离子化合物相关的副作用以及蛋白结合能力。将 PS ODN 的中间部位做其他修饰后产生的 MBO 与末端修饰的 MBO 相比，具有更高的结合力和 RNase H 活化能力，能使 RNA 更快降解。而且它们的药代动力学特征和安全性也很好。几个第三代 AS-ON 已经成功地应用在活体试验中，显示了良好的反义作用和极低的毒性。我们可以预料，不久核酸化学的发展将使反义技术在靶标确认和疾病治疗领域取得显著进展。

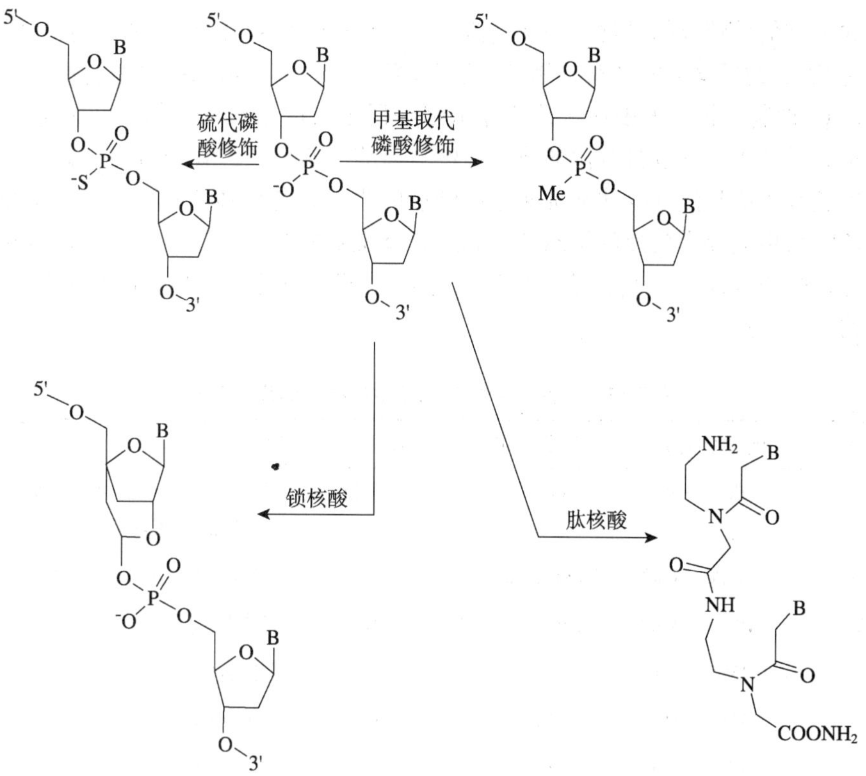

图 7-4　反义寡核苷酸的修饰

二、反义寡核苷酸在抗肿瘤方面的应用

现代医学认为，导致肿瘤的根本原因在于基因表达异常，如致癌基因的激活或抑癌基因的失活。目前利用反义技术可以设计出与有害基因、突变基因、非正常表达基因的 mRNA 互补的反义核酸，以封闭这些基因或阻断其表达而不影响其他基因的正常功能。大量的研究表明反义途径研究治疗肿瘤确实有着诱人的前景。目前已有应用反义核酸治疗一些恶性肿瘤的研究，如慢性淋巴细胞性白血病、神经母细胞瘤、膀胱癌、多发骨髓瘤、乳腺癌、胃癌、结肠癌、间皮瘤和肺癌等，已经取得了一定的疗效。

反义寡核苷酸抗肿瘤作用的机制有：①抑制原癌基因的表达。如用与原癌基因 c-myc、c-raf 和 Ha-ras 等 mRNA 互补的 ASODN 可达到遏制肿瘤生长的效果；②诱导细胞凋亡。如用与抑凋亡基因 bcl-2 mRNA 互补的 ASODN 下调其表达，减弱 bcl-2 的抗凋亡作用；③抑制融合基因。靶向融合基因的 ASODN 可抑制神经外胚层肿瘤细胞的融合基因，可用以治疗这种肿瘤；④对多药耐药的逆转。多药耐药（multidrug resistance，MDR）是肿瘤化疗的重要障碍。人多药耐药基因 mdr1 编码一种跨膜糖蛋白（Pgp）的高效表达与肿瘤细胞的耐药有关。反义核酸技术为 MDR 的逆转提供了新思路，可以在 MDR 形成的上游来阻止 MDR 的发生；⑤通过靶向细胞信号转导抑制肿瘤生长。应用反义核苷酸技术可以选择性地抑制突变基因产物的表达，修正由于基因改变造成的细胞信号转导的异常。如蛋白激酶 C（PKC）激活后能促进某些癌基因的表达。应用针对 PKC 的反义寡核苷酸抑制其 mRNA 转录和翻译，可以明显抑制非小细胞肺癌的生长；⑥抑制生长因子表达。某些癌基因编码生长因子或其受体，其过量表达会使生长因子大量产生，并以自分泌的形式促使自身瘤细胞生长。有报道用反义核苷酸抑制自分泌生长因子或封闭其受体来抑制某些肿瘤的生长；⑦增强化疗效果。ASODN 与其他化疗药物联用能提高化疗的敏感性。总之，反义寡核苷酸可以作用于肿瘤形成的多个环节，有效阻止癌症的发生发展。表 7-1 总结了部分目前正在临床试验中的抗癌反义核酸药物及其靶点。

表 7-1　目前处于临床试验中的抗肿瘤寡核苷酸

作用靶点	化学结构类型	开发公司	临床阶段	肿瘤类型
Bcl-2	PS-ASO	Genta	Ⅰ～Ⅲ	黑色素瘤，慢性淋巴细胞性白血病，雄激素抵抗型前列腺癌
	LNA-ASO	Santaris	Ⅰ	慢性淋巴细胞性白血病
Survivin	MOE-ASO	Lilly/Isis	Ⅰ	实体肿瘤
XIAP	OMe-ASO	Aegera	Ⅰ	实体肿瘤
Raf	PS-ASO	Isis	Ⅱ	实体肿瘤
Ras	PS-ASO	Isis	Ⅱ	实体肿瘤
IGFBP2/5	MOE-ASO	Oncogenex	临床前	雄激素抵抗型前列腺癌，乳腺癌，神经胶质瘤
PKC	MOE-ASO	Lilly/Isis	Ⅲ	非小细胞肺癌
c-Myb	PS-ASO	Genta	Ⅰ	慢性粒细胞白血病
Clusterin	MOE-ASO	Oncogenex	Ⅱ	雄激素抵抗型前列腺癌，乳腺癌，非小细胞肺癌
HSP27	MOE-ASO	Oncogenex	Ⅰ	雄激素抵抗型前列腺癌
Ribonucleotide reductase	PS-ASO	Lorus	Ⅱ	雄激素抵抗型前列腺癌

细胞摄取是反义寡核苷酸在实际应用中需要攻克的一个重要难关。在细胞培养中，裸 DNA 的吸收效率极低，因带有电荷而不易透过细胞膜。人们使用了很多方法以解决这个问题。到目前为止，最普遍也是最成功的是脂质体和带电脂，前者将 ON 包裹在亲水中心，后者通过与 ON 形成脂-核酸复合物。这些复合体一般通过内化作用而进入细胞。最近，大分子运输体系很受关注。它们不仅能有效的介导细胞摄取而且能保护 ON 不受降解。转运 AS-ONFuther 聚合物含有氨基酸或糖。然而试验显示连接 ON 的肽片段的结构性质并不能显著改变其穿越生物膜的能力。因此，肽-寡核苷酸衍生物的高活性应该是由于其他的性质改变造成的。

另一个靶向运输 ASON 到目标组织或器官的策略是受体介导的细胞内化作用。将

ON 连接到抗体或能够被特异识别的配体上可以使它们被细胞特意性的识别和吸收。例如，将放射性标记的 PNA 与一个转铁蛋白受体的单克隆抗体连接后，PNA 可以被透过血脑屏障。

有趣的是，在体内试验中，ON 可以不依赖任何转运体系而被细胞高效摄入。有报道显示，在没有任何转染试剂的帮助下，荧光标记的 ASON 在鞘内注射后能够被神经元吸收。单独的核酶进入靶细胞的体内试验也有成功的报道。尽管有上述的成功例子，人们一般还是需要借助转染试剂来达到更好的细胞吸收效果。因此，研究更有效的转运体系仍然是反义技术的一大挑战。

反义药物的出现，将基因疗法提高到一个新的层次。虽然目前还有许多有待解决和需要充分评价的问题，如体内有效地输送到靶部位的问题，寡聚核苷酸大量生产的高成本问题。但是随着核酸研究的深入，核酸的新的功能的发现，作用机制的明确，以及化学合成及修饰方法的改进，人们对反义寡核苷酸的开发和应用将步入一个新的阶段。

参考文献

[1] Brenda F. Baker, Brett P. Monia. Novel mechanisms for antisense-mediated regulation of gene expression. *Biochimica et Biophysica Acta*, 1999, 1489: 3-18.

[2] 帅晓明. 反义寡核苷酸作用机制研究进展. 国外医学分子生物学分册, 2001, 23 (4): 237-240.

[3] Dias N, Stein CA. Antisense Oligonucleotides: Basic Concepts and Mechanisms. *Molecular Cancer Therapeutics*, 2002, 1: 347-355.

[4] Agrawal S. Importance of nucleotide sequence and chemical modifications of antisense oligonucleotides. *Biochimica et Biophysica Acta*, 1999, 1489: 53-68.

[5] Larrouy B, Blonski C, Boiziau C, et al. RNase H-mediated inhibition of translation by antisense oligodeoxyribonucleotides: use of backbone modification to improve specificity. *Gene*, 1992, 121: 189-194.

[6] 潘明. 反义核酸技术应用及研究进展. 生物技术通报, 2006, 6: 68-71.

[7] 陈忠斌, 王升启. 抗肿瘤反义寡核苷酸药物研究现状和趋势. 中国新药杂志, 2006, 11: 683-685.

[8] 袁守军. 反义药物设计方法研究进展. 解放军药学学报, 2004, 20: 126-129.

[9] 周昌华. 化学修饰小干扰 RNA 研究进展. 国际检验医学杂志, 2006, 27: 693-697.

[10] Wilds CJ, Damha MJ. 2-Deoxy-2-fluoro-D-arabinonucleosides and oligonucleotides (2F-ANA): synthesis and physicochemical studies. *Nucleic Acids Res*, 2000, 28: 3625-3635.

[11] Kole R, Sazani P. Antisense effects in the cell nucleus: modification of splicing. *Curr Opin Mol Ther*, 2001, 3: 229-234.

[12] Hudziak RM, Summerton J, Weller DD, Iversen PL. Antiproliferative effects of steric blocking phosphorodiamidate morpholino antisense agents directed against c-myc. *Antisense Nucleic Acid Drug Dev*, 2000, 10: 163-176.

[13] van Deutekom JC, Bremmer BM, Janson AA, et al. Antisense-induced exon skipping restores dystrophin expression in DMD patient derived muscle cells. *Hum Mol Genet*, 2001, 10: 1547-1554.

[14] Sohail M, Hochegger H, Klotzbucher A, Guellec RL, Hunt T, Southern EM. Antisense oligonucleotides selected by hybridization to scanning arrays are effective reagents in vivo. *Nucleic*

Acids Res, 2001, 29: 2041-2051.

[15] Sierakowska H, Sambade MJ, Agrawal S, Kole R. Repair of thalassemic human-globin mRNA in mammalian cells by antisense oligonucleotides. Proc Natl Acad Sci USA, 1996, 93: 12840-12844.

[16] Mann CJ, Honeyman K, Cheng AJ, et al. Antisense-induced exon skipping and synthesis of dystrophin in the mdx mouse. Proc Natl Acad Sci USA, 2001, 98: 42-47.

[17] Tu GC, Cao QN, Zhou F, Israel Y. Tetranucleotide GGGA motif in primary RNA transcripts. Novel target site for antisense design. J Biol Chem, 1998, 273: 25125-25131.

[18] Benimetskaya L, Takle GB, Vilenchik M, et al. A. Cationic porphyrins: novel delivery vehicles for antisense oligodeoxynucleotides. Nucleic Acids Res, 1998, 26: 5310-5317.

[19] Kole R, Sazani P. Antisense effects in the cell nucleus: modification of splicing. Curr Opin Mol Ther, 2001, 3: 229-234.

[20] Derossi D, Chassaing G, Prochiantz A. Trojan peptides: the penetratin system for intracellular delivery. Trends Cell Biol, 1998, 8: 84-87.

[21] Pichon C, Freulon I, Midoux P, et al. Cytosolic and nuclear delivery of oligonucleotides mediated by an amphiphilic anionic peptide. Antisense Nucleic Acid Drug Dev, 1997, 7: 335-343.

[22] Liu Y, Bergan R. Improved intracellular delivery of oligonucleotides by square wave electroporation. Antisense Nucleic Acid Drug Dev, 2001, 11: 7-14.

[23] Ding Y, Lawrence CE. Statistical prediction of singlestranded regions in RNA secondary structure and application to predicting effective antisense target sites and beyond. Nucleic Acids Res, 2001, 29: 1034-1046.

[24] Sczakiel G. Theoretical and experimental approaches to design effective antisense oligonucleotides. Front Biosci, 2000, 5: 194-201.

[25] Scherr M, Rossi JJ, Sczakiel G, Patzel V. RNAaccessibility prediction: a theoretical approach is consistent with experimental studies in cell extracts. Nucleic Acids Res, 2000, 28: 2455-2461.

[26] Patzel V, Steidl U, Kronenwett R, Haas R, Sczakiel G. A theoretical approach to select effective antisense oligodeoxyribonucleotides at high statistical probability. Nucleic Acids Res, 1999, 27: 4328-4334.

[27] Ding Y, Lawrence CE. A bayesian statistical algorithm for RNA secondary structure prediction. Comput Chem, 1999, 23: 387-400.

[28] Lloyd BH, Giles RV, Spiller DG, et al. Determination of optimal sites of antisense oligonucleotide cleavage within TNF-mRNA. Nucleic Acids Res, 2001, 29: 3664-3673.

[29] Mir KU, Southern EM. Determining the influence of structure on hybridization using oligonucleotide arrays. Nat Biotechnol, 1999, 17: 788-792.

(何梅孜)

三链核酸的分子结构及其反基因策略的分子机制 8

在 Waston 和 Crick 提出了 DNA 的双螺旋结构模型后,人们陆续发现 DNA 能以其他结构存在。1957 年,Felsenfeld 等首次在含二价金属离子的溶液中合成了 poly(rU)- poly(rA)- poly(rU) 的 RNA 三螺旋,提出了三链核酸的概念,由于在当时被认为是一种没有生物学意义的结构而没有引起重视。1974 年,Arnott 等在研究 $(A)_n - 2(T)_n$ 和 $(A)_n - 2(I)_n$ 等三螺旋的 X-射线衍射的基础上,建立了三链 DNA 的结构模型。1987 年 Mirkin 等在酸性质粒中发现一种 H 型三螺旋 DNA,同年 Dervan 等证实第三条 DNA 链可结合到含有真实基因的天然 DNA 上,这时三螺旋 DNA 就逐步引起了人们的广泛关注。随后的研究结果表明,三螺旋 DNA 的形成可能伴随 DNA 的转录、复制和重组等细胞过程。三螺旋 DNA 的研究有助于深入理解细胞过程,揭示某些基因疾病的形成机制,为建立基因疾病新疗法提供了全新的思路。

根据中心法则,在转录过程中,遗传信息得到了放大。传统的反义技术对于大量的 mRNA 拷贝难以完全阻断,因而无法达到彻底抑制基因表达的目的。人们逐渐意识到,对于抑制基因表达来说,抑制基因的转录可能比抑制 mRNA 的翻译更为有效。三链 DNA 结构的发现为此设想提供了坚实的基础。由此,人们开始重视三链核酸的研究。

三螺旋结构是在 DNA 双螺旋结构的基础上形成的,三链区的三条链均为同源嘌呤或同源嘧啶,即整段的碱基均为嘌呤或嘧啶。根据第三条链的来源,三链 DNA 可分为分子间和分子内两种。根据三链碱基的组成及相对位置,其结构主要分成"嘧啶型"(又称嘧啶-嘌呤-嘧啶型,或 YRY 型)和"嘌呤型"(又称嘌呤-嘌呤-嘧啶型,或 RRY 型)。这些三螺旋的基本单位是三碱基体,即有三个碱基通过相互作用而形成的单元,其中两个碱基是形成双螺旋的碱基,碱基间以 Watson-Crick 氢键相互作用,而第三条链的碱基以 Hoogsteen 氢链与嘌呤碱基相连。

第一节 三链核酸的分子结构

一、三链核酸的形成和分类

(一) 三螺旋核酸的历史

1953 年,Pauling 和 Corey 提出了一个核酸三螺旋的结构模型,在这个结构中,磷酸-核糖骨架接近纤维轴,碱基在螺旋的外侧。这种结构随后被证实是错的,因为碱基应该在螺旋的内部,骨架应在外侧。1957 年,Davies、Rich 和 Felsenfeld 在研究 poly(rA) 和 poly(rU) 的相互作用时,发现它们能形成一种三螺旋 RNApoly(rA)·2poly (rU)，并首次基于实验结构提出了三螺旋核酸的概念。Lipwett 和 Howard 分别报道了质子化的 poly(rC) 和 poly(rG)·poly(rC) 双螺旋能够发生相互作用而形成三螺旋 RNA。1968 年，Morgan 和 Wells 报道了双螺旋 DNA 和单链 RNA 多聚物能形成三链 DNA-RNA 复合物 poly[d(TC)]·poly[d(A-G)]·poly[UC]。随后，在 20 世纪 70 年代初期，Arnott 等基于 X 射线衍射的结构，建立了三螺旋核酸的简单的分子模型。在 80 年代初期，发现在许多真核器官核组织的活化基因调控区域种广泛存在这同型嘌呤·同型嘧啶束道，并且这些束道对限制性内切酶高度敏感，这表明存在着非 B 型 DNA 结构的形成。为了解释这种现象，科学家们提出了几种模型，其中以 1985 年 Lymecheiv 提出的质子化三链 DNA 结构最能说明问题。随后许多化学探针实验证实了这种结构的正确性。1987 年，Mirkin 等进一步证实了在一种质粒的酸性溶液中，这种三螺旋 DNA（称为 H-DNA）的形成。这为三链 DNA 能在体内形成提供了一个强有力的证据。

第三条寡聚脱氧核糖核酸（ODN）链与双螺旋 DNA 的同型嘌呤-嘧啶束道结合，形成三螺旋 DNA。这一发现打开了理解双螺旋 DNA 结构核功能关系方面的新的可能性。这些发现也表明三链 DNA 的形成可以用于基因表达的调控。1987 年，两个实验室几乎同时独立完成了对这个可能性的证实。Helene 研究小组报道了一个 $(dT)_n$ 的 α-异构体能专一性识别一个长 27bp 的 DNA 双螺旋中的 $(A·T)_n$ 碱基对束道而形成的三螺旋结构。Moser 和 Dervan 描述了寡聚嘧啶能与一个 628bp 的 DNA 中的相应互补的同型嘌呤-嘧啶束道结合而形成三螺旋，三螺旋的形成对于单个碱基错配敏感的事实表明了这种结合的专一性，从而提出了 ODN 可以发展成为一种治疗某些疾病的"新型药物"的概念。起源于 Hogan 实验室的研究工作进一步发展了三链 DNA 的生物学意义。他们描述了在体外重构系统中，在生理 pH 条件下，一条长 27bp 的专一性的 ODN 能与 c-myc 基因内的编码区结合，并形成一个稳定的三螺旋，而且具有高度的选择性和亲和性。在大沟区中，ODN 与双螺旋 c-myc 的内编码基因靶序列中富嘌呤链的结合，是通过 T 和 AT、G 和 GC 的结合而稳定的。随后的数据证实 GGC 和 TAT 三碱基体能充分稳定与三螺旋结构。对合成的 ODN 进行改性后，发现在反平行结合，能够改善三螺旋的稳定性。

（二）三螺旋 DNA 的结构

目前，可以将三螺旋 DNA 分为分子内三螺旋 DNA，分子间三螺旋 DNA 和平行三螺旋 DNA 三大类。从三螺旋 DNA 的组成则可以分为嘧啶·嘌呤·嘧啶型（简称嘧啶型，Py 型）三螺旋，嘌呤·嘌呤·嘧啶型（简称嘌呤型，Pu 型）三螺旋和混合型三螺旋三大类（图 8-1）。

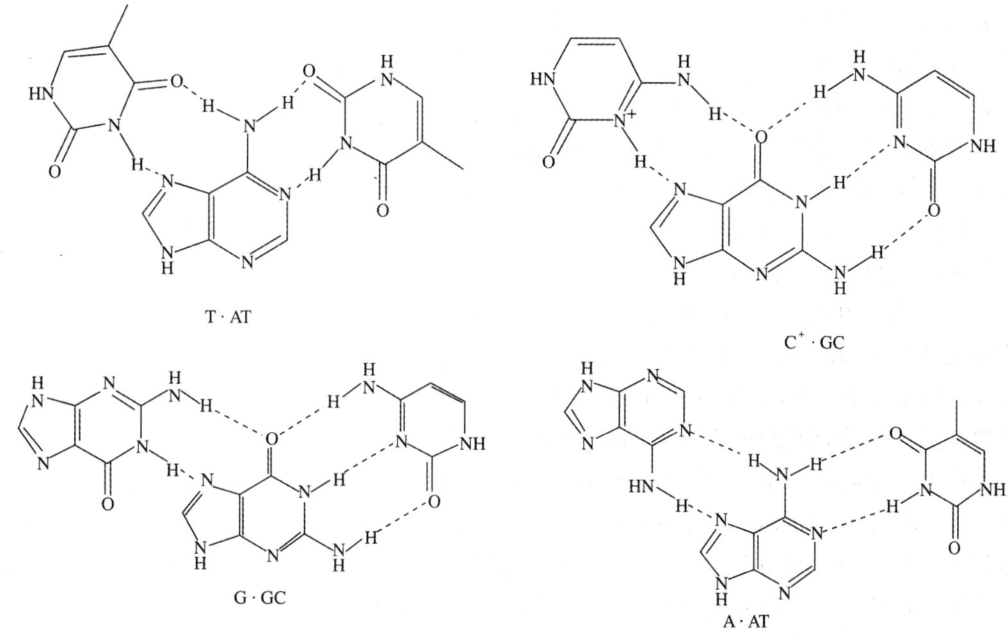

第 8 章 三链核酸的分子结构及其反基因策略的分子机制

图 8-1 嘧啶型与嘌呤型三碱基对的结构举例

按照 Watson-Crick 碱基配对，由两条极性相反的单链脱氧核糖核酸形成的双螺旋在其大沟内存在多余的氢键给体和受体，它们可以专一性地与单链 DNA 分子结合形成三螺旋 DNA。双螺旋大沟区的存在为第三股 DNA 缠绕道双螺旋上形成三螺旋 DNA 提供了结构基础。三碱基体中混合有 Watson-Crick 氢键和 Hoogsteen 氢键（图 8-2），其中第三个碱基与 Watson-Crick 碱基对的嘌呤碱基是通过 Hoogsteen 氢链产生相互作用的。因此，理论上只有在适当条件下，第三个碱基通过与碱基对的嘌呤碱基发生错配，形成足够维持其稳定存在的 Hoogsteen 氢键，就可以形成三碱基体。但是根据目前的研究，一般认为三链 DNA 的组成结构为三碱基体，也具有专一性，具体表现在 T（A）和 C^+（G）分别要与 Watson - Crick 碱基对 AT 和 GC 中的嘌呤碱基通过 Hoogsteen 氢键结合。

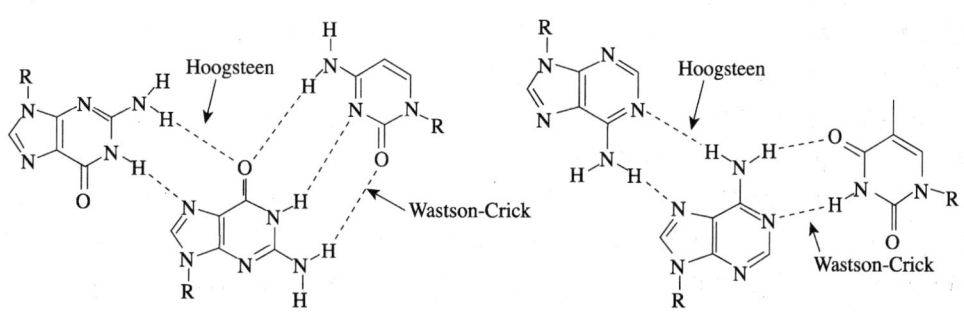

图 8-2 Hoogsteen 与 Watson - Crick 氢键的比较

1. 嘧啶-嘌呤-嘧啶型（Py 型） 第 3 条嘧啶链以平行于 Watson - Crick 双螺旋中嘌

嘌呤链的方向，缠绕到双螺旋的大沟上，专一性地与嘌呤链结合。三碱基体主要为第三条链的 T 识别 Watson-Crick 双螺旋上的 A-T 碱基对，C 识别 G-C 碱基对，三碱基体主要以 T·AT 和 C^+·GC 存在。值得注意的是，由于胞嘧啶（C）少了一个氢键给体，第三条链上的 C 必须质子化，也就是说要在酸性条件下才能形成 C^+·GC 三碱基体。此外，三碱基体还有还有 G·TA 和 T·CG 等，但是稳定性较 T·AT 和 C·GC 低。T·AT 和 C·GC 三螺旋的链 3 和链 2 的碱基间以两个 Hoogsteen 氢键配对，不影响链 1 和链 2 间的相互作用。

自从 Amott 等（1974）根据低分辨率 X 射线纤维衍射得到 $d(T)_n$·$d(A)_n$·$d(T)_n$ 三螺旋结构模型以来，该模型在其后 20 多年一直作为研究嘧啶型三螺旋的结构基础。Arnott 等提出的三螺旋为 A 型 DNA，糖环构象是 N 型（$C3'$-$endo$），一个周期含 12 个核苷酸，平均碱基高度为 3216nm，有较负的 X-位移（-32nm）。但是近来，种种实验证据表明嘧啶型三螺旋 DNA 的结构与 Amott 模型有较大的出入，Mohammed 等研究发现 $d(G)_n$·$d(G)_n$·$d(C)_n$ 和 $(G)_n$·$d(A)_n$·$d(T)_n$ 三螺旋中，S 型和 N 型糖环构象都存在，糖环的二面角在 anti 区。$d(C)_n$ 链是 S 型，Watson-Crick 中的 $d(G)_n$ 链是 N 型，第 3 条链 $r(G)_n$ 链是 N 型，$d(G)_n$ 链是 S 型。然而，三螺旋究竟是 A 型还是 B 型或者是二者的混合体还有待进一步的实验证实。

2. 嘌呤-嘌呤-嘧啶型（Pu 型） 第 3 条嘌呤链以反平行于 Watson-Crick 双螺旋嘌呤链的方向缠绕到双螺旋的大沟上，专一性地与嘌呤链结合。第三条嘌呤链的 G 和 A 碱基分别对 Watson-Crick 碱基对的 G-C 和 A-T 碱基对识别，三碱基体主要以 G·GC 和 A·AT 存在。在 Pu 型三螺旋中，第 3 条核苷酸链的加入引起了扭转角和 X-位移的变化，双螺旋的碱基对向小沟方向移动了 19nm，以此来容纳大沟上的第 3 条链。此三螺旋中的双螺旋区似乎并未受到第 3 条链太大的影响，而且双螺旋区的碱基堆积形式有些像 A 型 DNA，然而与 A 型 DNA 不同的是双螺旋区的大部分核苷酸的糖环构象是 S 型而非 N 型。嘌呤型三螺旋的详细结构仍需进一步研究。

Lacks 曾提出了一种三碱基体（图 8-3），其中第 3 条链上的碱基不仅与双螺旋嘌呤链上的碱基相互作用，同时也与第 1 条链上的嘧啶碱基相互作用。近年来的在基因重组研究中，发现 RecA 核蛋白纤维内接合处有 3 条 DNA 链，从而形成三链复合物并作为同源重组的中间体，这种三链与前文中的嘧啶型及嘌呤型三螺旋 DNA 均有不同，这种复合物被称为 R-DNA。第 3 条链定义为 R 链，和双螺旋中的 1 条链（W 链）相同且平行。在这种三螺旋中，其对应三碱基体的第 3 条链上的碱基位置靠近双螺旋 Watson-Crick 碱基对的二重轴，从而与另外 2 个碱基都发生相互作用。在（AT）:A 三碱基体中，第 3 条链上的腺嘌呤碱基（以斜体表示）与双螺旋上的 A 和 T 碱基各有 1 个氢键形成，除了氢键作用外，在 H2 和 N7 之间的静电相互作用对稳定三碱基体也有一定的贡献（以斜杠表示静电作用）。在三碱基体（GC）:G 中，第 3 个碱基 G 与第 2 个碱基形成 2 个氢键，与第 1 个 C 形成 1 个氢键。当三螺旋在水溶液中时，水分子也参与了三碱基之间的相互作用。在（TA）:T 三碱基体中，水分子作为媒介将第 3 个碱基 T 的 O^4 和第 1 个碱基 A 的 N_7 用氢键连接起来。同时 R 链上每一个碱基的电荷分布严格地与同源 Watson-Crick 碱基对大沟上的碱基电荷电性互补，因而提出了同源序列的相互识别可能是通过互补的静电相互作用进行的,即含有静电识别密码。

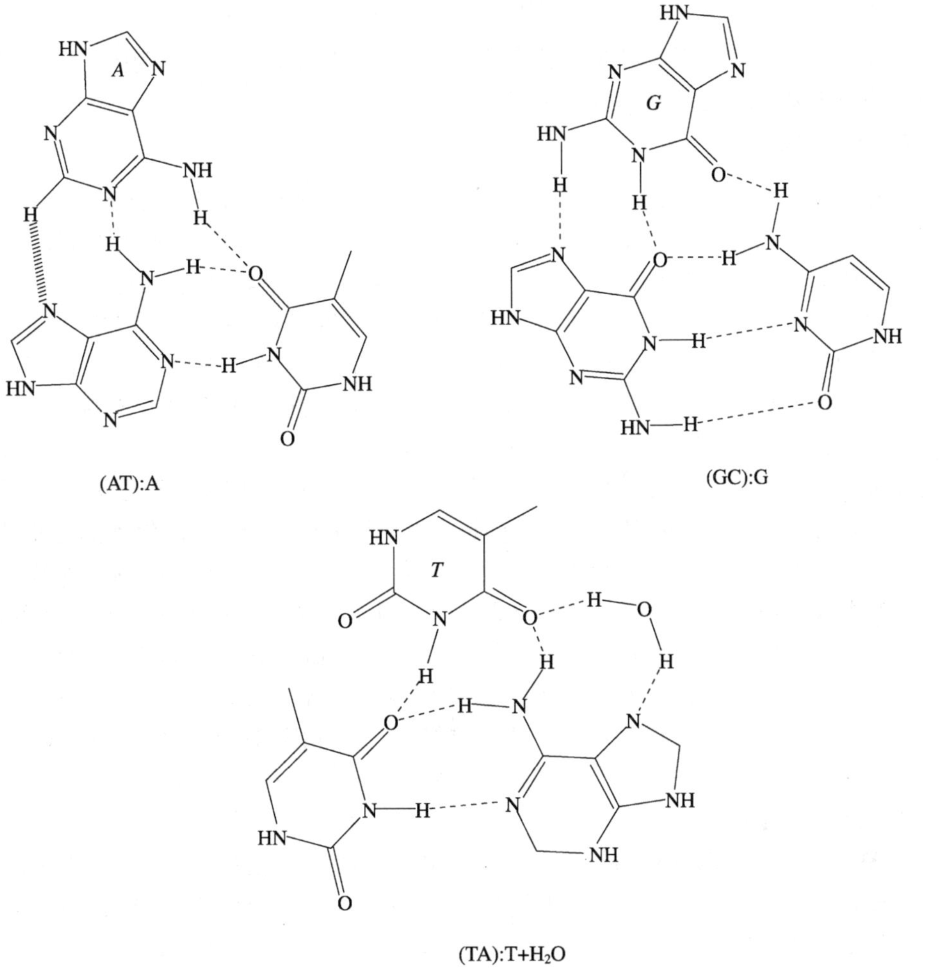

(AT):A

(GC):G

(TA):T+H₂O

图 8-3 新型混合三碱基体

3. RNA-DNA 杂合三螺旋 YRY 型 DNA 和 RNA 杂合三螺旋(RDD)的稳定性有显著的不同。第 3 条链为 RNA 寡核苷酸链和含有 DNA 嘌呤链 DNA 的双螺旋形成的杂合三螺旋是最稳定的,而且当发生 $2'-OCH_3$ 取代 $2'-OH$ 时能增加三螺旋的稳定性,相比之下,第 3 条链为 DNA 链和含有 RNA 嘌呤链的双螺旋形成的杂合三螺旋(DRR)是最不稳定的。显然,DNA 和 RNA 链都能识别含 DNA 的双螺旋,而含 RNA 链的双螺旋却只能被 RNA 链识别。这种杂合型的三链 DNA 在阻断 mRNA 的翻译具有潜在的应用价值。与 A 型 DNA 不同的是,第 3 条链上的 RNA 分子几乎垂直于螺旋轴,其 X-位移也更加类似于 B 型 DNA。RDD 和 DDD 三链螺旋的最大差异来自于小沟区的宽度,DDD 中小沟区的宽度由于第 3 条 DNA 在大沟区的结合使螺旋解开而变宽,而在 RDD 中,结合 RNA 却使小沟区的宽度变窄。RDD 沟区的宽度比 DDD 和双螺旋 DNA

的宽度都小，且 RDD 中核苷酸的糖环构象是 S 型和 N 型的混合体。

二、三螺旋 DNA 的稳定性及影响因素

三螺旋的稳定性并不仅仅取决于单个三碱基体的稳定性，而是依赖于序列的长度、组成、临近碱基的结构以及环境条件。

（一）核酸的构成

1. 碱基序列 碱基之间的氢键作用，是形成三螺旋的必要因素。三链 DNA 序列中众多嘌呤或多嘧啶的碱基成分和相同碱基串长度对其连接双链核酸的能力有显著影响。一般要求相同碱基串长度至少在 3~4 个碱基以上，串长度越长结合力越强。在嘧啶三碱基体中，以 T·AT 和 C·GC 最为稳定，G·TA 和 T·CG 次之。在嘌呤型三碱基体中，G·GC 最稳定，A·AT 和 T·AT 则与离子环境有关。除此之外，还有其他一些配对方式，但是大多不利于三螺旋 DNA 的形成，我们将这些配对方式称为"误配"。三链 DNA 中，单个误配引起的自由能损失大概在 3~6kcal/mol 之间。对于 aprt 序列，在同样条件下，由 G、A 构成的 ODN 会比由 T、C 构成的 ODN 对靶序列具有更高的亲和性和特异性。可见序列对三链的形成是不可忽视的。误配处于中间位置引起的破坏效应比位于末端的效应大，而 3′端的误配效应又大于 5′端。误配碱基两侧的碱基也影响误配碱基的稳定性。另外，空间因素和结构影响也是三螺旋的热力学性质的重要方面。三链 DNA 中双螺旋扭曲度对其稳定性也有明显影响。研究显示，与松弛的双链核酸相比，超螺旋和中等程度的扭曲更有利于三链的亲和及稳定。当第三条核酸链处于双螺旋的大沟，由于碱基的相互作用和糖环骨架的变化，空间限制使得某些三碱基体不能形成，或由于能量过高无法形成。实验发现改变 ODN 中某一位点的碱基会导致第三条链的扭曲，从而需要能量补偿。

2. 寡核苷酸链（ODN）的长度 寡聚核苷酸的构成直接决定三螺旋 DNA 能否形成。寡核苷酸序列一般设计在 10~40bp 左右，序列越短，形成三链 DNA 所需时间越短，但其稳定性相对较低。相反，序列较长时，三链 DNA 形成所需时间较长，但稳定性却较好。Hsieh 等发现在大肠杆菌 RecA 蛋白的存在下，ODN 识别其同源双螺旋 DNA，形成平行三螺旋，至少要有 15 个核苷酸，但其中只要有 8 个是同源序列就够了。如同源序列含有 26 个核苷酸，即使除去 RecA 蛋白，它们之间仍能保持结合的状态，但这并不是说 ODN 越长越好，特别是对由富含 G 的 ODN，它可通过自身的回折形成四聚体而阻止三链的形成。

3. 碱基修饰 寡核苷酸的修饰是增强三链 DNA 稳定性的重要方法。人们一方面致力于研究碱基类似物以提高三螺旋 DNA 的稳定性和识别能力，另一方面则着重研究寡聚核苷酸的主链修饰。

甲基化是最常使用的碱基修饰手段，在 C 的 C_5 位甲基化，不仅能扩大三链存在的酸度范围，还能提高它的 T_m 和亲和常数。这种稳定性很可能来源于甲基化所引起的疏水作用。但并不是所有疏水取代基在胞嘧啶 C_5 位上的取代都能增加三链的稳定性，例如用溴或丙基在 C 的 C_5 位取代就会降低三链的稳定性，但如用它们在 U 的 C_5 位取代则又会对三链的形成起促进作用。这种差异可能与取代后成键原子的电荷密度有关，因

为这些取代基不仅仅影响被取代位的电荷密度，同时还会影响其他邻近位置的电荷分布，如对于吸电子的溴取代基来说，它既会增加嘧啶 N_3 位电荷密度使氢键供体能力增强，同时还降低 N_1 位电荷密度使受体能力减弱，两种效应对成键原子影响不等，就会对三链稳定性产生两种不同的结果。

4. 寡核苷酸骨架修饰 近年来对寡核苷酸（ODN）进行了大量的化学改性。一类骨架修饰主要针对核糖部分。在嘧啶型三螺旋中，当 ODN 的糖基部分是由 $C2'$ 位具有羟基的核糖构成时，它要比相应的由脱氧核糖构成的 ODN 在形成三链时更加稳定。以甲基取代脱氧核糖中的呋喃氧，也能起到增强三链稳定性的作用。另一类骨架修饰主要是磷酸基团的替代，以避免在体内被核酸酶水解。实验发现对磷酸部分进行甲基化修饰后所形成的三链的稳定性与 ODN 长度相关，只有小于 19 个碱基时，才有利于三链的形成。磷酸硫代处理后，稳定性与三链 DNA 的结构相关，当 ODN 是嘧啶链时，会降低它对靶分子的亲和性，而当 ODN 是嘌呤链时，会适当促进它与靶分子的结合。肽核酸（PNA）的出现，是 TFO 的一个突破性进展。以多肽为骨架的核酸模拟物-肽核酸（PNA）在一定条件下可与靶基因形成极为稳定的 $(PNA)_2$-DNA 分子，10 个碱基长度的肽核酸与 DNA 形成的三螺旋的 T_m 可达 (60～90)℃；以胍盐为主链代替磷酸二酯键的脱氧核胍（DNG）也是寡核苷酸的类似物，它和肽核酸一样带正电，与互补 DNA 作用形成三螺旋时，对 Watson-Crick 碱基对的相互作用没有影响，且由于静电吸引，与互补 DNA 作用后有利于三螺旋 DNA 的稳定，脂溶性较好，在基因疗法中具有广阔的应用前景。

（二）环境因素的影响

三链 DNA 存在的溶液条件包括 pH 的改变、抗衡离子、温度、分子嵌入试剂和共聚物的存在等因素。

1. 溶液的 pH 嘌呤型和部分嘧啶型三链 DNA 的最适 pH 与生理条件下的 pH 一致，与之相反，富含 CGC 三碱基体的三螺旋 DNA 的稳定性强烈依赖于环境的 pH，低 pH 环境有利于三螺旋 DNA 的稳定。一般来说，第 3 条链上含胞嘧啶的嘧啶型三螺旋随着 pH 的减小其稳定性增加（但 pH 不能低于 3）。因为胞嘧啶在酸性溶液中，N_3 位可以质子化从而通过增加 1 个氢键使三螺旋更加稳定。受 pH 影响较大的主要为 $C^+ \cdot GC$ 型三螺旋，由于它在形成过程中需要对第三条链中的 C 碱基进行质子化，所以在酸环境下其稳定性对 pH 的依赖程度与取决于第三条链中 C 的比例。但是实验显示单链中 C 是可能不是全部，而是部分质子化的，或是在质子化与非质子化之间存在一个平衡，从而使总的结果表现为部分质子化。嘌呤型三链对 pH 变化不敏感。由于在体内 pH 范围较窄，所以人们希望通过对碱基进行修饰或引入新的非标准的核苷酸来降低 pH 的影响，例如对 C 的 C_5 进行甲基化可明显拓宽三链存在的 pH 范围。

2. 盐离子浓度 为了平衡三螺旋磷酸骨架所具有的高负电荷密度，起抗衡作用的阳离子的存在是非常重要的，阳离子的存在能够平衡负电荷或直接与磷酸基团配位。影响三链稳定性的盐离子主要为一价、二价和多价的阳离子。它们在溶液中不仅能降低双链和寡聚核苷酸磷酸基团之间的排斥力，还使它们形成一些疏水区。Mg^{2+}、精胺和亚精胺等阳离子有利于三链 DNA 的稳定，但 K^+ 和 Na^+ 却对其形成有抑制作用。K^+ 则是影响三链 DNA 稳定性最明显的阳离子。在 K^+ 的存在下，三链 DNA 发生立体构型的特殊改变，导致自体二聚体或四聚体的形成。由于在生理状态下这种多聚体结构很稳定，所以导致三链 DNA 的解离。研究显示，这种 K^+ 抑制效应对嘌呤型作用明显，而对嘧啶型的作用却较弱。与此类似，Na^+ 对三链 DNA 分子也有一定的抑制作用。

Py 型三螺旋需要低的电荷/离子半径比的阳离子（如 Na^+），而 Pu 型则需要一个高的电荷/离子半径比的阳离子（如 Mg^{2+} 和 Ca^{2+}）。但是 Pu 型的分子间三螺旋只要求 Li^+ 的存在。除了钠、镁等金属离子外，还有一类重要的阳离子就是多胺，它对于一些三链的影响是其他离子不可替代的。例如当溶液中缺少六胺或精胺时，即使钾离子浓度高达 500mmol/L，也观察不到三链的形成。

3. 配基的结合 许多嵌入剂如溴乙啶、丫啶、亚甲基蓝和喹啉衍生物等对三链都能起到稳定的作用。如在梳型共聚物存在时，嘧啶型三螺旋 DNA 在生理 pH 时的结合常数比无稳定剂存在时提高约 100 倍。其中，溴乙啶只对含有单一 TAT 结构单元的三链起作用，而对同时含有 TAT 和 CGC 结构单元的三链则无能为力。苯并吡啶吲哚衍生物能稳定由 TAT 及 CGC 组成的三链结构。二脒那秦（贝尼尔，Berenil）对三链 DNA 的稳定性的影响与钠离子浓度有关。但还有一些配基，如与小沟结合的纺锤菌素和偏端霉素，它们可使三链解离。

4. 温度 三链 DNA 形成的适宜温度在 20～45℃，在此温度范围中，随着温度的升高，连接力和稳定性增加，但超过 45℃时又开始明显下降。嘌呤型的三链 DNA 在较高温度时的稳定性强于嘧啶型。

5. 其他因素 如水合作用、分子内还是分子间形成三链结构等因素也会对三螺旋 DNA 的形成及稳定性产生影响。相较于双螺旋 DNA，三螺旋 DNA 还有很多疑问等待我们去解答。

第二节 三链核酸的生理功能及反基因技术

长期以来，对三链核酸的研究是与探索其潜在的生物学功能联系在一起的。三链核酸在生理活动中的功能以及寡核苷酸的人工合成及修饰为其在基因研究和治疗中的应用奠定了基础，开拓了广泛的前景。

一、调控基因转录

由寡聚核苷酸介导所形成的三链被认为是在转录水平调节基因表达的非常有效的手段。它通过作用于控制基因转录的转录子、增强子和启动子区，增强或抑制基因的转录。目前已有实验尝试利用上述方法作为一种反基因战略的手段来治疗癌症、艾滋病、病毒性感染等一些疑难病症。

1. 抑制蛋白质在启动子区的结合 在真核生物中，转录因子与启动子区的解离常数在 10^{-8} mol/L 左右，和 TFO 与靶 DNA 的解离常数相当，TFO 能和转录因子竞争与

DNA 元件作用。Hogan 等证实长 27 个碱基的 ODN 与人 c-myc 基因 P1 激活子的上游 130bp 处富嘌呤片断结合，抑制了 c-myc 基因的 RNA 聚合酶Ⅱ的转录起始。以后在人 Her/Neu 基因，CSF-1 受体基因，GM-CSF 基因，c-src 原癌基因等的启动子找到了抑制基因转录的 TFO。若在引入共价交联，能增强 TFO 的作用。Lavrovsky 等体外在 c-fos 原癌基因的启动子区通过带烷化剂的 TFO 引入共价交联，将带有此基因的质粒瞬时转染成纤维细胞，报告基因 CAT 的表达大幅下降。TFO 的结合位点与基础转录因子的结合位点重叠时可以阻断 RNA 聚合酶的招募，与 SP1、NF-κB 等的结合位点重叠时能阻止这些因子对启动子的活化。

2. 阻断转录的延伸 除了通过分子间三螺旋的形成抑制转录的起始，人们也研究了对转录延伸过程的影响。Young 等用 15 聚寡核苷酸与靶 DNA 作用，证实 ODN 对靶 DNA 的结合位点在 RNA 聚合酶Ⅱ激活子下游 180bp 处，是一个长 15bp 的结合位点。在该转录区形成了三链结构，并发现能得到截短的转录物，但加长时间后被截短的转录物能延伸至全长。共价交联对 TFO 的转录延长抑制作用有明显的影响。若形成共价交联，大多数转录物仍是截短状态。Ebbinghaus 等用 HER-$2/neu$ 编码区形成三链的 TFO 对 T7 RNA 聚合酶和真核 RNA 聚合酶的转录作用分析表明，未修饰的 TFO 不能抑制转录的延伸，只有当与模板链形成共价交联时才有转录抑制作用，与非模板链形成交联没有阻碍作用。由此可见，三螺旋寡核苷酸结构对转录的作用依赖于 RNA 聚合酶的本质和化合物内共价链接的存在。

3. 招募蛋白质因子 我们知道，DNA 的复制或转录不仅仅与转录相关的蛋白质有关，同时也依赖于 DNA 的状态（如核酸甲基化）。TFO 接上能够识别其他的蛋白质的物质，如双螺旋 DNA 和甲基化酶的配基等，可能对目的 DNA 产生序列特异的修饰或对 DNA 进行包装，使得 DNA 的状态发生改变，例如使 DNA "失活"，从而抑制转录。Svinarchuk 利用带上 c-fos 的增强子 SRE 的 TFO 招募转录因子。利用 TFO 招募酶等使 DNA 发生化学和结构改变从而进入失活状态，将是一个值得深入研究的领域。

4. 引起 DNA 链的断裂 TFO 一端或两端可接上基团，直接或间接的切断 DNA。与限制性内切酶相比，它具有更高的精确性和专一性。第一类是金属螯合剂，如 EDTA、Fe^{2+}、菲咯啉和 Cu^{2+} 等，通过产生活性自由基切断核酸。随着三链稳定性的升高，切割效率明显增加。第二类是放射性同位素。在 TFO 的胞嘧啶 C_5 位上接上 I^{125}，可通过放射性衰变切断 DNA。第三类是寡核苷酸与核酸酶的结合物，如多聚嘧啶-小球菌核酸酶的加合物。其他还有烷化剂及光活性反应基团等。

5. 其他机制 TFO 与 DNA 双螺旋结合后，负电荷密增高，螺旋参数改变，这种几何学上的改变不但减小了双螺旋的柔韧性，也可能引起组蛋白结合位置的改变，从而影响转录。研究还发现三螺旋与双螺旋的接头区的结构有变化，这可能反映了碱基堆积的不规则性。TFO 还可能诱导 DNA 的突变和重组。但是 TFO 引起的突变率还很低，突变的结果也难以预料，TFO 引入外源基因是相对随机整合，同源重组的频率较低。

二、反基因技术的应用

反义基因治疗主要有两种途径：一种是以 mRNA 为靶分子，反义药物结合到

mRNA 分子的特定部位,在剪接或翻译水平上调节基因表达,称为反义技术。另一种是以 DNA 为靶分子,反义药物序列特异性地与 DNA 双螺旋相结合,形成三链 DNA,在基因转录或复制水平上调节基因表达,称为反基因技术。由于转录是遗传信息放大的过程,因此对抑制基因表达来说,更接近基因表达的"源头"的反基因策略可能要比反义治疗更为有效。

(一) 反基因技术策略

能形成三链的寡聚脱氧核苷酸(triplex-formingoligodeoxyribonucleotide,TFO)与 DNA 双螺旋靶序列结合形成三链后,引起 DNA 结构改变,加上 TFO 本身的位阻效应,能够位点专一地干扰转录因子或 RNA 聚合酶与 DNA 的结合,抑制转录起始和链延伸过程。三链结构还可阻碍 DNA 聚合酶沿模板 DNA 的移动,抑制 DNA 的复制。TFO 的序列特异性非常强,1~2 个碱基的错配即导致三链的稳定性大大下降,甚至根本不能形成三链。反基因技术的关键在于寡核苷酸的设计:

1. 靶基因的优势结合位点应在 15~40bp 范围内。

2. 为了形成较高稳定性的三螺旋,与 ODN 结合的双螺旋 DNA 靶序列的富嘌呤链必须含有 65% 以上的嘌呤。

3. 能形成三螺旋的 ODN 必须要满足质子化 C 和 G 对 GC 或 T 和 A 对 AT 的识别,分别形成 CGC、GGC、TAT 和 AAT 三碱基体。

4. 对于 ODN 的嘌呤-嘧啶对称性较低的和富含 G-G 碱基对的靶位点,占优势的异构体是与双螺旋的富嘌呤链极性相反的 ODN。

基于上述简单原则,可以设计出能和双螺旋靶序列结合而形成三螺旋的 ODN。目前,这些原则已经成功应用于设计具有单个碱基选择性的 ODN。

(二) 反基因技术对在抗癌抗病毒方面的应用

1. 反基因技术对癌基因的作用　癌症的发生与癌基因的过度表达有密切的联系。如果能够阻断癌基因的表达则可以有效阻止癌症的发生。$c-myc$ 癌基因的激活与癌细胞增殖密切相关。根据 $c-myc$ 基因的 P1 启动子区的序列以嘌呤-嘌呤-嘧啶型配对方式合成的寡聚核苷酸,能特异性地与靶序列结合形成稳定的三链结构,抑制启动子启动转录,mRNA 量选择性下降。通过反基因技术抑制肿瘤细胞中原癌基因的表达,有可能结束肿瘤细胞所表现的不受机体约束的无限增殖状况,从而逆转肿瘤细胞的病变过程。已发现 Bcl-2 蛋白在许多肿瘤组织中如乳腺癌、结肠癌、肺癌、胃癌、肾癌、神经母细胞瘤、黑色素细胞瘤及慢性白血病等中异常增高,在肿瘤治疗中反义抑制 Bcl-2 表达的是一个有效的治疗策略,并且已经取得初步成果。能与 dsDNA 形成 3 链的 PNA 可以有效降低转录,转录产物的减少与 PNA 的量呈显著量效关系,并且随着正常转录产物的减少,出现转录截断片段的增多,当浓度达到一定程度时,转录几乎完全被抑制。

肿瘤细胞的耐药性严重影响了化疗、放疗的效果和肿瘤预后,是肿瘤治疗的重要障碍之一。多药耐药基因(multidrug-resistance gene,MDR)过度表达是多药耐药性产生的主要机制。以 mdr-1 编码区-同聚嘌呤-同聚嘧啶为靶序列,设计能形成三螺旋体的寡聚核苷酸可以抑制该基因转录。反基因技术为逆转肿瘤耐药性提供了一种新途径。

Taylor 等证明线粒体 DNA 的复制可以被 PNA 阻断。这种 PNA 介导的线粒体 DNA 复制抑制可能成为一种新的治疗与线粒体异种基因相关疾病的方法。野生型和突变型线粒体 DNA 同时存在于细胞中，实验显示，PNA 在生理条件下能够抑制突变 DNA 的复制，而对野生型 DNA 的复制没有影响。这一发现对于治疗线粒体 DNA 异常造成的疾病提供了新的思路。

2. 反基因技术在抗病毒治疗中的应用 反基因技术除应用在肿瘤治疗方面外，在治疗病毒方面亦得到了一定的应用。有研究证明与 HIV-1 基因的初始位点互补的 PNA 及 PNA-DNA 复合物能完全抑制 tRNA3Lys 的启动。因此阻断 HIV-1 基因组在体内逆转录的起始。不仅如此，在体外试验中，PNA 能阻断 HIV-1 的逆转录，而且这种作用具有浓度依赖性。研究数据还表明，在一定的浓度范围内，PNA 能选择性地抑制逆转录而不影响翻译，这就意味着如果选择合适的 PNA 浓度，就能做到专一抑制逆转录活性，而无其他毒性。另外相应的寡聚核苷酸在 HIV 的长末段重复序列整合酶的结合位点形成三链 DNA 后可以阻止病毒 DNA 整合到人宿主细胞基因组而间接抑制病毒的增殖。对于其他病毒，反基因技术也能起到显著的抑制作用。如三链 DNA 的形成有可能抑制 HBV DNA 的转录。HER-2/neu 基因的编码序列上，由三链引导的对 DNA 模板链的共价修饰可以抑制转录的延伸。因此，针对病毒基因组关键区域的反义化合物可能是一个非常有潜力的治疗制剂，它可以通过干扰包括病毒复制的多个环节起到治疗作用。

三、问题与展望

综上所述，以 PNA 为代表的反基因制剂虽然显示了对基因表达的强大抑制作用，但是进一步提高细胞对它们的摄入，以及怎样使其有效的进入细胞核一直是影响其广泛应用于临床的关键问题。人们已摸索了许多方法，但仍需进一步优化。

对 PNA 进行人工修饰可大大提高其对细胞及细胞核的穿透性。PNA 与细胞运输肽（如细胞穿透肽，反向释放肽，疏水肽）相连，或与 DNA 及阳离子脂质体复合物等连接（如 PNA-DNA-脂质体复合物）均可增加 PNA 进入细胞的效率。初步研究表明这些载体能不同程度地将 PNA 导入细胞，为 PNA 的基因治疗开辟了道路。

现在，人们对疾病的认识已经深入到基因水平，控制基因的表达是对疾病的本质治疗。目前的实验大多在分子水平或细胞水平，动物水平的研究很少，人体内研究更是罕见。例如，肽核酸是大分子复合物，其细胞穿透力差，不容易进入细胞，有限的研究表明 PNA 进入细胞的浓度为 10~1000nmol，费用昂贵，这可能是其应用少的根本原因。以后的研究方向在于构建合适的载体将其有效地导入细胞，增强其作用特异性，达到从分子水平治疗疾病的目的。

参考文献

[1] 凌联生，汪俊，方晓红，等. 三螺旋脱氧核糖核酸的研究进展. 分析化学，2004，32：

1252-1255.

[2] 孙雪光，曹恩华．三链核酸稳定性和生物功能的研究进展．生物化学与生物物理进展．1998，25：319-323.

[3] 张克斌，胡福泉，董解菊．三螺旋寡核苷酸在分子生物学中的应用．国外医学临床生物化学与检验分册，2002，23：235-245.

[4] 熊鸿雁．三螺旋结构寡核苷酸对特定基因抑制作用的研究进展．国外医学分子生物学分册，2000，22：243-247.

[5] 刘定燮，王昌才．三链DNA稳定性的影响因素．生物技术通讯，1998，9：121-124.

[6] 杨林静，刘次全，白春礼．三链DNA结构研究的新进展．动物学研究，1997，18：437-446.

[7] 李细清，周智兴．三链形成寡核苷酸的反基因作用机制．生命的化学，2002，22：27-29.

[8] 白春礼，方晔，唐有祺．三链核酸的结构与生物化学．第1版．北京：科学出版社，1996：109-132，202-233.

[9] Eric PG, Daniel SP, Scoff FS, et al. Nucleic acid hybridization: Triplex stability and Energetics. *Ann Rev Biophys Biomol Struct*, 1995, 24: 319-363.

[10] Colocci N, Dervan PB. Cooperative binding of 8-meroligonucleotides containing 5-(1-propynyl)-2'-deoxyuridine to adjacent DNA sites by triple-helix formation. *J Am Chem Soc*, 1994, 116: 785-786.

[11] Escude C, Francoes J, Sun JS, et al. Stability of a triple helices containing RNA and DNA strands: experimental and molecular modeling studies. *Nuleic Acids Res*, 1993, 21: 5547-5553.

[12] Egholm M, Buchardt O, Nielsea PE, et al. Peptide nucleicacids (PNA). Oligonucleotide analogues with an achiral peptide backbone. *J Am Chem Soc*, 1992, 114: 1895-1897.

[13] Wilson WP, Hopkins H, Mizan S, et al. Thermodynamics of DNA triplex formation in oligomers with and without cytosine bases: influence of buffer species, pH, and sequences. *J Am Chem Soc*, 1994, 116: 3607-3608.

[14] Pascal B, Genevieve P, Bernard M, et al. Cleavage of double-stranded DNA by metalloporphyrin-linker-oligonucleotide molecules: influence of the linker. *Nuleic Acids Res*, 1995, 23: 3895-3901.

[15] Ryoiti K, Michio O. Protection of sequences by tripl-bridge formation. *Nucleic Acids Res*, 1995, 23: 452-458.

[16] Panyutin IG, Neumann RD. Sequence-specific DNA double-strand breaks induced by triplex formation ^{125}I labled oligonucleotides. *Nucleic Acids Res*, 1994, 22: 4979-4982.

[17] Panyutin IG, Neumann RD. Radioprobing of DNA: distribution of DNA breaks produced by decay of I^{125} incorporated into a triple-forming oligonucleictide correlates with geometry of the triplex. *Nucleic Acids Res*, 1997, 25: 883-887.

[18] 蒋罗化，王新娟．三链DNA与基因治疗．国外医学遗传分册，1998，21：69-73.

[19] 方晔，白春礼．三链DNA与反基因技术的研究进展．生命科学，1994，6：1-3.

[20] 刘定燮，王昌才，黄建生．反基因策略及其靶序列的选择．生命的化学，1996，16：6-8.

[21] 田长海，李祺福，欧阳高亮．肿瘤反基因治疗进展．国外医学肿瘤分册，2001，28：274-276.

[22] 刘定燮，王昌才．反基因策略——基因治疗的新方向．生物技术通讯，1996，7：175-177.

[23] Lechanteur C, Princen F, Lo BS, et al. HSV-1 thymidine kinase gene therapy for peritoneal carcinomatosis. *Adv Exp Med Biol*, 1998, 451: 115-119.

[24] Cochet O, Kenigsberg M, Delumeau I, et al. Intracellular expression of anantibody fragment-neutralizing p21 Ras promotes tumor regression. *Cancer Res*, 1998, 58: 1170-1176.

第8章 三链核酸的分子结构及其反基因策略的分子机制

[25] Guha C, Guha U, Tribius S, et al. Antisense ATM gene therapy: a strategy to increase the radiosensitivity of human tumors. *Gene Ther*, 2000, 7: 852-858.

[26] Raizada MK, Francis SC, Wang HW, et al. Targeting of the rennin-angiotensin system by antisense gene therapy: a possible strategy for the long term control of hypertension. *J Hypertens*, 2000, 8: 353-362.

[27] Gowers DM, Bijapur J, Brown T, et al. DNA triple helix formation at target sites containing several pyrimidine interruptions: Stabilization by protonated cytosine or 5-(1-propargylamino) dU. *Biochemistry*, 1999, 38: 13747-13758.

[28] Gowers DM, Fox KR. DNA triple helix formation at oligopurine sites containing multiple contiguous pyrimidines. *Nucleic Acids Res*, 1997, 25: 3787-3794.

[29] Jensen KK, Orum H, Nielsen PE, et al. Kinetics for hybridization of peptide nucleic acids (PNA) with DNA and RNA studied with the biacore technique. *Biochemistry*, 1997, 6: 5072-5077.

[30] Ryan K, Kool ET. Triplex-directed self-assembly of an artificial sliding clamp on duplex DNA. *Chem Biol*, 1998, 5: 59-67.

(何梅孜)

小分子干扰 RNA 的作用途径与机制

RNA 是生物体内最重要的物质基础之一，它与 DNA 和蛋白质一起构成生命的框架。但长久以来，人们一直认为蛋白质是调节基因表达的主要因子，而 RNA 被认为仅仅是 DNA 和蛋白质之间的"过渡"——它从 DNA 获取遗传信息，并将信息传递给蛋白质。而且，对 RNA 的研究也主要集中在对长链大分子 RNA 上，然而，近几十年来的一系列的研究打破了这种观念，人们认识到小分子 RNA 实际上也具有不可替代的作用，它们可以干扰"遗传信息的流动"。

第一节 RNA 干扰的机制

1998 年，华盛顿卡耐基研究院的 Andrew Fire 和马塞诸塞大学医学院的 Craig Mello 报道，将特殊特殊的双链 RNA 引入线虫体内，可以特异性抑制线虫特定基因的表达，他们将这种现象称为 RNA 干扰（RNA interference，简称 RNAi），即由双链 RNA（dsRNA）引起的序列特异性的转录后基因沉默（post-transcriptional gene silencing，PTGS）过程。随后，人们发现 RNAi 广泛的存在于生物界中，包括植物、果蝇以及哺乳动物。

随着研究的不断深入，RNAi 的机制正在被逐步阐明，而同时作为功能基因组学研究领域中的有力工具如今 RNAi 在发育生物学、基因调控、基因功能的研究以及肿瘤和病毒的研究等方面发挥了重要作用，并有望在未来帮助科学家开发出治疗疾病的新疗法。Andrew Fire 和 Craig Mello 也为他们对 RNAi 作出的突出贡献而获得 2006 年度诺贝尔生理学和医学奖。诺贝尔奖评审委员会发布的公报说，他们两人"发现了控制遗传信息流动的基本机制"，这一机制为控制基因信息提供了基础性的依据。诺贝尔奖评审委员会指出，RNA 干扰机制将来有望应用于临床医学和农业等众多领域，用来开发针对病毒感染、心血管疾病和癌症等疾病的新疗法。

目前，随着 RNAi 的研究的深入和展开，越来越多的小分子 RNA 展现了独特而重要的作用，它们广泛参与多种基因表达的调控。而在这一大类家族中，目前研究最为深入且应用最为广泛的是 siRNA 和 miRNA，接下的内容来将对集中对其加以阐述。

一、RNAi 的机制研究

在最近的 5 年中，涉及 RNAi 的分子研究形成了一个高潮。现在已经非常清楚，与靶基因互补的 dsRNA 是启动 RNAi 的基础，而单股 RNA 不能诱导 RNAi。通过基因工程合成的 dsRNA，仅需要极少量的 dsRNA 拷贝就可完成 RNAi，导致基因表达沉默。

其他研究也表明，虽然开始时细胞制造非常长的 dsRNA，但其最终被分解为 21～25 个核苷酸长度的片段，这些片段才真正诱导了 RNAi。

目前比较公认的 RNA 干扰机制是转录后基因沉默机制，如图 9-1 所示，其过程至少包括两个阶段：起始阶段和效应阶段。也有学者认为有大致 3 个阶段，即其中还包括有 siRNA 扩增阶段。

（一）起始阶段

在起始阶段，长的 dsRNA 被具有核酸酶"Dicer"切割，形成 21～23 个核苷酸的双链小干扰 RNA（small interference RNA，siRNA），这些 siRNA 具有 5′磷酸、3′羟基末端，每个片段的 3′端都有 2 个碱基突出。两个游离碱基的突出，在 RNAi 调控途径中起着关键的作用。这些 dsRNA 可以是外源的，如病毒复制的中间体或人工导入的 dsRNA，也可以是内源的，如细胞中的单链 RNA 在 RNA 聚合酶的作用下形成的 dsRNA，或具有茎环结构的单链 RNA。Dicer 属于 RNA 酶Ⅲ核糖核酸酶家族，是一种 ATP 依赖性核酸内切酶，它是 dsRNA 特异的 RNA 酶Ⅲ家族中的一员，在植物、真菌、蝇类和哺乳动物中均是高度保守的。Dicer 的活性状态是二聚体，它不仅将 dsRNA 处理成为 siRNA，也参与处理内源性 miRNA。已经发现有多种蛋白质辅助 Dicer 识别和处理 dsRNA，例如 RDE-1 和 RDE-4 等。不同种属生物有不同数量的 Dicer 同源体。例如，果蝇体内的 Dicer-1 处理 miRNA 的前体，Dicer-2 则处理长链的 dsRNA。但到目前为止，在哺乳动物中仅发现了一个 Dicer 基因，而调节 Dicer 功能的结合蛋白则尚未明。现在已经在 Dicer 上发现了不同的功能区，包括 dsRNA 结合区、RNA 酶Ⅲ活性区、螺旋酶活性区和一个 PAZ 区（Piwi-Argonaut-Zwille domain，一个大约上百个氨基酸大小的区域，其介导与一个被称为 argonaute 的蛋白质相互结合）。

（二）效应阶段

在 RNAi 效应阶段，siRNA 双链结合一个核酶复合物从而形成 RNA 诱导沉默复合物（RNA induced silencing complex，RISC）。通过细胞内其他蛋白质的参与形成 RNA 介导的 RISC。RISC 实际上是介导 mRNA 序列特异性裂解的核酸内切酶复合物，是由 siRNA 中的反义链指导形成的一种核蛋白体。该复合物由多个亚单位构成。根据生物种属和 dsRNA 的不同，可形成不同的复合物，最终影响到目标 RNA。RISC 具有螺旋酶、核酸外切酶、核酸内切酶和同源搜索区。最初 RISC 处在失活状态，直到其被非卷曲的 siRNA 双链激活，转化为活化状态。在 ATP 作用下，RISC 中螺旋酶将小分子 RNA 双链解旋。dsRNA 分子失去其正义链，其反义链通过碱基配对特异性地与细胞中具有同源序列的 mRNA 结合，RISC 中的内切核酸酶在 mRNA 分子间与 siRNA 互补的区域进行切割，切割部位位于大约距离 siRNA 的 3′端 12 个碱基的位置，这种降解是通过活化的 RISC 中核酸内切酶的作用所实现的。切割后的 mRNA 由于没有 5′端帽子结构和 Poly（A）尾巴的保护，很快会被其他的核酸酶降解。

（三）siRNA 扩增阶段

线虫中关于 RNAi 研究的最有意义的发现之一，就是使用微量的 dsRNA 即可使 RNAi 的沉默信号整个机体，且可以传递给下一代，而在植物中也有类似现象。对此合理的解释是在整个 RNAi 过程中存在起始信号不断扩大的机制。研究表明，在线虫中，siRNA 特异性的与 mRNA 结合，siRNA 作为引物在 RNA 依赖的 RNA 聚合酶（RdRP）的作用下扩增，再次形成 dsRNA，新的 dsRNA 既可以传给其他细胞，也可以被 Dicer 内切酶切割产生 siRNA，反复循环构成 siRNA 的信号放大。

除了上述的转录后基因沉默机制，参与 RNAi 可能还有其他的途径，如调节蛋白表达水平以及基因组甲基化等。

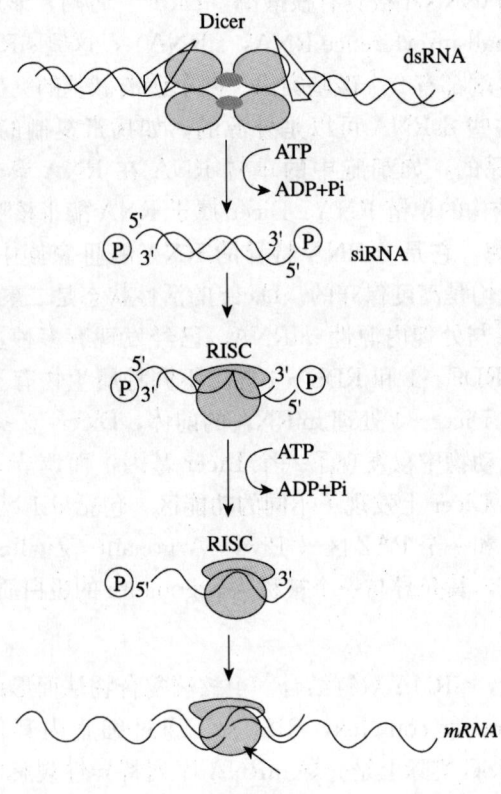

图 9-1 siRNA 的生成及主要作用途径

二、miRNA 的发生及其生理功能

从前面的叙述中，我们可以看到，RNAi 是生物用于对抗"恶意"基因（如入侵的病毒基因）的一种自我保护机制。那么，同为核糖核酸的细胞本身的内源 RNA 是否也有具有基因调控作用呢？答案是肯定的。2000 年，科学家在线虫幼虫体内发现了一类由 20 多个核苷酸组成的单链微小 RNA，并将其命名为 microRNA，简称 miRNA。此后，科学家又发现了 miRNA 调控基因的功能，但小 RNA 起如此大的作用还是首次发现。在 2005 年 1 月 14 日发表于美国《Cell》杂志的论文中，怀特黑德生物医学研究所的本杰明·刘易斯等研究人员提出，小 RNA 能通过阻断蛋白质合成的方式调控基因表达。

在真核细胞中，存在一类长度约为 22 个核苷酸，参与基因转录后水平调控的非编码小分子单链 RNA，能通过与靶 mRNA 特异性的碱基配对引起靶 mRNA 的降解或抑制其翻译，从而对基因进行转录后的表达调控，人们把这一类 RNA 称为微小 RNA（microRNA，简称 miRNA）。

如图 9-2 所示为 miRNA 的生成过程。首先，在细胞核内，编码 miRNA 的基因由 RNA 聚合酶Ⅱ转录生成长度约为几百到几千个碱基的单链 RNA——miRNA 原初转录物（pri-miRNA），随后被 RNA 酶Ⅲ家族中的 Drosha 切割，形成 60～70 个核苷酸长度、具有茎环结构的前体 miRNA（pre-miRNA），其 5′末端具有磷酸基团，3′末端具有二核苷酸突出。然后，转运蛋白 Exportin-5 通过识别前体 miRNA 的 3′端突出的二核苷酸而与前体 miRNA 结合，依赖 Ran-GTP 将前体 miRNA 输出至细胞质。然后，另一种核酸酶 Dicer（双链 RNA 转移性 RNA 内切酶），识别前体 miRNA 双链的 5′末端磷酸及 3′末端突出，在距茎环大约 2 个螺旋转角处切断螺旋体的双链，成 21～25bp 的双螺旋 miRNA，其中成熟的 miRNA 来自于前体 miRNA 的一条臂，而与之长度相同的互补链 miRNA* 则来源于前体 miRNA 的另外一条臂。随后，miRNA：miRNA* 二聚体被 RNA 解旋酶解螺旋，其中成熟 miRNA 进入 RNA 诱导的沉默复合物（RNA-induced silencing complex，RISC）中，形成非对称 RISC 复合物（asymmetric RISC assembley），称为 miRNP，该复合物会结合到目标 mRNA 上。在大多数情况下（例如在动物中），复合物中的单链 miRNA 与靶 mRNA 的 3′UTR 不完全互补配对结合，指导 miRNP 复合体对靶基因 mRNA 进行切割或者翻译抑制发挥调控作用，miRNA* 则被立即降解（图 9-2）。

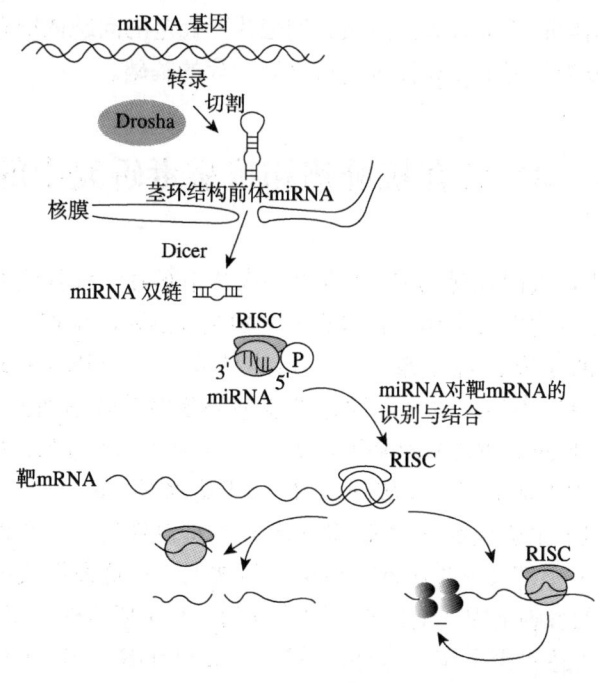

图 9-2 miRNA 的生成及主要作用机制

miRNA 到底是抑制还是切割取决于 miRNA 与靶序列互补配对的程度，互补配对高的可能进行切割，而配对低的只是抑制。植物的 miRNA 与靶基因配对程度高，多数进行切割，而动物中 miRNA 与靶序列的配对性不好，多数进行翻译抑制。由于 miRNA 这种允许一定程度的错配的性质，使得在生物体内 1 个 miRNA 可作用于多个靶基因，如 lin24 作用于 lin14 和 lin28，let27 作用于 lin41 和 Hbl21，这就是人们提出的"多个靶点"的假说。也有学者提出可能多个 miRNA 调控一个靶基因。因此，miRNA 的调控作用很可能是一种调控网络，它需要接受多种信号的刺激。

从上述内容我们可以发现，miRNA 和 siRNA 在作用机制中既有差异也有共同之处，通过对它们的深入研究和比较，可以使我们更好的开发 RNAi 技术的应用，例如开发短发卡 RNA（short-hairpin RNA，简称 shRNA）。研究发现将 21bp 的 siRNA 导入细胞，可以在哺乳动物中成功地实现 RNAi。但是，自然条件下在哺乳动物体内 RNAi 导致的基因表达抑制是暂时的，这种表达抑制现象会在细胞数次分裂后消失，这很像是由于 siRNA 被稀释而引起的。

为了解决上述问题，学者们建立了一种可以稳定表达 siRNA 的系统。根据从内源 miRNA 结构上获得的线索，设计了一种可以在哺乳动物细胞内表达 siRNA 的质粒。在该质粒中插入一个与目标基因相同的 19bp 片段，紧接着是一小段空白基因片段，再接一段与相同目标基因互补的反义序列。一旦被转录，就可产生一个 19bp 的发卡型结构。shRNA 可以被 Dicer 降解产生 siRNA，其可以通过 RNAi 机制抑制目标基因的表达。在这些 RNAi 载体上还包括选择性标记，通过它可以选择被成功转染的细胞，并且也包括可诱导元件用于调节 siRNA 的表达。在某些转染效率非常低的情况下，设计了表达 shRNA 的病毒质粒。以慢病毒（lenti-virus）为基础的病毒载体在感染非周期性细胞、干细胞和受精卵时非常有效。虽然长期表达不稳定的问题依旧存在，但是这种类型的载体极有可能成为利用 RNAi 技术进行基因治疗的基础。

第二节　RNAi 在抗肿瘤和抗病毒研究中的应用

随着研究的深入，人们发现 miRNA 在基因表达中起着无可替代的作用，它广泛参与细胞增殖、凋亡、分化以及个体发育等重要生物生理过程的调控，当然，也包括对癌基因的控制。目前的研究已经发现，多种癌症的发生与 miRNA 的调节紊乱相关。miRNA 可以抑制癌基因表达，也可能通过抑制抑癌基因的表达而充当癌基因的角色。Calin 等发现超过 50% 的 miRNA 的基因所处的位置是癌基因相关区等。发现大多数 miRNA 在肿瘤样本中出现下调，少部分 miRNA 表达水平上调。

现在已经有大量的报道显示 miRNA 能起到肿瘤抑制作用。半数以上 B 细胞慢性淋巴白血病（B-CLL）中都会发生 13q14 位染色体缺失，在这段缺失的染色体中，包括 miR15 以及 miR16 的编码基因。更详细的研究标明，几乎所有的 CLL 都存在 miR15 以及 miR16 的缺失或表达水平下调。另外，miR-15a 和 miR-16-1 在垂体瘤中的表达也有下调，而且它们的表达水平与肿瘤的体积呈负相关。以上种种数据显示，miR-15

和 miR-16 具有肿瘤抑制作用。另一类目前公认的抑癌 miRNA 是 let-7。正常的肺部细胞中有丰富表达的 let-7。Johnson 等研究发现 let-7 家族负向调节 RAS 信号转导通路，而 RAS 信号通路与细胞的恶性化倾向有着密切的联系。实验发现，肺癌组织中没有 let-7 表达，而在人肺癌细胞 A549 中大量表达 let-7，可以抑制肺癌细胞的生长。肺癌中 let-7 表达降低这常常提示预后不良。相反，在 B 细胞淋巴瘤，霍奇金淋巴瘤，Burkitt 淋巴瘤和乳腺癌中则发现了 miR-155 的高表达，意味着 miR-155 可能起癌基因的作用。此外，还有 miR-21 也被认为是癌基因，在恶性脑瘤等癌组织中，它都过量表达 miRNA，而将这一段基因敲除则导致起细胞凋亡。Iorio 等运用基因芯片及 Northern blot 等实验方法，检测到乳腺癌组织中 miR-125b、miR-145、miR-21 和 miR-155 等多种 miRNA 的紊乱表达。其中 miR-10b、miR-125b 和 miR2145 高表达，而 miR-21 和 miR-155 低表达。如表 9-1 所示，迄今为止，人们发现多种肿瘤的发生与 miRNA 有关。miRNA 通过对抑癌基因和（或）癌基因的调控与肿瘤的发生关系，可能同时具有癌基因和抑癌基因的双重作用。通过内源性 miRNA 及其产物的研究，可以更深刻阐明基因的调控作用，了解肿瘤的发生发展以及 RNAi 技术运用于临床治疗的潜力。

表 9-1 抗病毒 siRNA 作用靶点

病毒	siRNA 靶点	病毒	siRNA 靶点
HIV-1	LTR, vif, nef	HCV	EMCV-IRE5, NS3, NS5B, NA
	rev		Core, NS4B
	Tat, Rev		50 UTR
	Gag		NS3, NS5B
	CCR5		NS5A
	CD4, Gag (p24), nef		NS5B
	CCR5, p24	鲁氏肉瘤病毒	Gag
	CCR5	呼吸道合胞病毒	Fusion protein (F)
	CCR5	疱疹病毒	Rta, ORF45
	gag, pol		
	env	流感病毒 A	NP, PA, PB1, PB2, M, NS
	tat	轮状病毒	VP4
HBV	Core region	腺病毒 B	CD46

在基因沉默方面，RNAi 较反义寡核苷酸以及核酶等有着无法比拟的特点和优势：①高特异性，RNAi 只降解同源 mRNA，而其他 mRNA 的表达则不受影响；②高稳定性，以 3′端悬垂 TT 碱基的 dsRNA 尤为稳定，不必像反义核酸那样进行广泛化学修饰；③高效性，siRNA 能在低于反义核酸几个数量级的浓度下，显著抑制基因表达甚

至完全敲除，从而产生缺失突变体表型，比基因敲除更快更简单；④浓度依赖性，dsRNA 效应的 RNAi 强度随着其浓度增高而增高；⑤可传播性，siRNA 可在 RdRP 的作用下大量扩增，并转运出细胞，在不同细胞间长距离传递和维持，使 RNAi 扩散到整个机体并可以传代。

然而，首次尝试在人类细胞中引入 RNA 干扰机制的结局是失败的，双链 RNA 的导入引起了干扰素的抗病毒反应，所有基因的表达都受到抑制，细胞迅速死亡。当大于 30bp 的双链 RNA 进入哺乳动物的成体细胞后，会非特异地阻断基因的表达。这是由于当长的双链 RNA 进入哺乳动物成体细胞后，细胞内的病毒防御机制被激活。细胞内干扰素产生增加，蛋白激酶 PKR 激活，使转录因子 E2F 被抑制，非特异的阻断基因的转录，并诱导细胞凋亡。另一方面，RNA 酶 L（RNase L）被激活，产生非特异的 mRNA 降解。而未分化的胚胎细胞中，上述防御病毒的机制存在缺陷，因而双链 RNA 能特异的阻断基因的表达。相反，大量的研究报道小的 dsRNA 导致特异性的靶基因降解。尽管最近的研究报道即使是小 dsRNA 也可引起干扰素反应。但在绝大多数报道中，siRNA 介导的靶基因的降解是有效的和特异的，用于治疗人类疾病是有可能的。

一、RNAi 用于病毒感染的预防及治疗

病毒感染占人类难以治愈疾病中相当大的一部分。病毒可以将自身遗传物质整合到宿主细胞核，使一般药物难以直接发挥作用。由于 siRNA 可以介导沉默病毒相关基因，而且其高特异性对宿主细胞其他功能影响较小，所以 RNAi 很可能成为最终攻克病毒的工具之一。自首次报道 RNAi 以来，RNAi 技术由于其特有的优越性而被迅速地应用于抗病毒及相关方面的研究。目前的研究主要集中在沉默病毒特定基因、抑制病毒复制、抑制病毒重要蛋白的合成或沉默介导病毒入胞的细胞受体，从而干扰病毒的侵袭作用，以达到预防病毒感染的目的。其主要用途是通过直接合成特异的 siRNA 降解病毒 RNA 或其 mRNA，也有通过 RNAi 抑制参与病毒复制过程的宿主细胞的某些基因的表达而发挥抗病毒作用。

人免疫缺陷病毒（human immuno defficiency virus, HIV）是严重危害人类健康的逆转录病毒，Novina 等转染了针对 CD4 受体合成的 siRNA，使 HIV-1 感染 Magi-CCR5 细胞的能力降低 75%，沉默 gag 能使 p24 的表达下降 75%，nef-siRNA 则能使 nef 转录产物减少为原水平的 10%，p24 水平下降为原水平的 4%。这些实验都能大大降低游离病毒水平，可见 RNAi 沉默基因表达的强大效力。Jacque 等应用针对 LTR、vif 和 nef 基因的 siRNA 使 CD4$^+$ Hela 细胞内病毒复制下降 95% 以上。除了针对 HIV 自身基因，辅助受体的研究也为我们提供了新的思路。人群中 CCR5 受体纯合子突变的结果提示 CCR5 的缺失不引起人免疫功能严重损害，却可有效防御 HIV-1 感染。Martinez 等用 CXCR42-siRNA 和 CCR5-siRNA 转染细胞发现 CXCR4 和 CCR5 表达减少到原来的 63% 和 48%，且均不影响 CD4 细胞的功能，而使 HIV-1 侵袭减少 50%~60%。以慢病毒为载体的实验也证明，CCR5 水平降低 90%，被侵染的细胞减少为原水平的 10%~30%，但相对直接抑制 HIV 基因组来说，抑制辅助受体的效果稍差。HBV 和 HCV 在我国发病率相当高，危害严重。McCaffrey 等选择 7 个 HBV 基因组保守位点，用一个

shRNA 抑制多个基因结果发现，HBsAg-siRNA 使表面抗原降低了 90%，HBV RNA 水平下降了 77%，HBcAg（+）细胞数目下降了 99%。进一步的实验证明，RNAi 可以抑制 HBV 复制的各个阶段，shRNA 可以对抗病毒基因，并能抑制肝纤维化与肝硬化。Song 等首次采用尾静脉注射 Fas-siRNA 的方法，证明对 Fas 特异性激动抗体诱导的重症肝炎，siRNA 能保护肝细胞延长生存时间。应用一种针对 HCV5′非翻译区域的 siRNA 结果表明，siRNA 浓度在 2.5nmol/L 就可以抑制 80% 的 HCV 复制。针对其他 HCV 基因组的 siRNA 可以使病毒复制抑制 90% 以上，HCV RNA 水平下降 95%，作用时间超过 72 小时。

二、RNAi 用于抗肿瘤治疗

RNAi 技术在疾病特别是肿瘤基因治疗上有广阔的应用前景。众所周知，肿瘤的发生是一种多基因协同作用的结果，主要涉及癌基因的激活、肿瘤抑制基因的失活以及凋亡相关基因的异常表达过程，产生一些促进肿瘤生长的生长因子。利用 RNAi 技术可同时阻断多个癌基因的转录表达，从而有效抑制肿瘤的生长，达到治疗肿瘤的目的。

癌基因的激活被认为是肿瘤发生的根本原因之一，大量实验研究表明，利用 RNAi 技术特异地抑制癌基因、癌相关基因或突变基因的过度表达，使这些基因保持在静寂或休眠状态，从而有望达到抗肿瘤的目的。多种癌基因可以作为靶点设计相对应的 siRNA。Chijver 等使用高度特异的 RNAi 技术，沉默前列腺淋巴结癌（LNCaP）细胞中的 FASE 的表达，FASE 低表达导致了甘油三酯和磷脂的合成减少，从而使细胞产生显著的形态学变化，包括细胞体积变小，细胞与细胞之间的联系消失和蜘蛛状突起形成。而且，FASE 的沉默抑制了 LNCaP 细胞的生长和最终导致其凋亡，而不会影响非恶性的上皮成纤维细胞的生成能力。细胞凋亡在整个多阶段致癌过程中起主要作用。Bcl-2 基因有抑制细胞凋亡的功能，在许多不同类型的肿瘤细胞中表达水平均升高。Holle 等利用带 T7 启动子的 siRNA 表达载体系统在人类乳腺癌细胞 MCF-7 中表达针对 Bcl-2 mRNA 设计的 siRNA，结果显示在转染了该载体系统的 MCF-7 细胞中，Bcl-2 蛋白表达下降，细胞增殖减缓，凋亡细胞增加，提示该系统在肿瘤基因治疗中的应用潜力。Bohula 等在应用 siRNA 引起 IGF2ⅠR 的基因沉默时发现，siRNA 能序列特异性地抑制基因表达，阻断 IGF 信号，增强肿瘤细胞对射线的敏感性。针对肿瘤耐药这一肿瘤化疗中的主要问题（MDR1）编码的 P 糖蛋白在多药耐药性中发挥重要作用。Stege 等用 RNAi 技术完全抑制了多耐药基因 MDR1 mRNA 及其蛋白水平的表达，有效逆转了胃癌细胞的耐药。利用基因家族中多个基因具有同一段同源性很高的保守序列这一特性，针对这一区段序列设计相应的 siRNA，通过体外合成或构建在体内表达 siRNA 的载体的方法，转入细胞中，可以特异性地封闭这些基因的转录产物。Brummelkamp 等用逆转录病毒载体将 siRNA 导入肿瘤细胞中，特异性抑制了癌基因表达。对急性髓性白血病的研究已经取得了乐观的结果。Salvi 等用 RNAi 技术沉寂肝癌细胞中 u-PA 的表达，结果转染靶向 u-PA 的 siRNA 的肝癌细胞其侵袭、转移和增殖能力显著下降。Pardridge 等以人表皮生长因子受体（hEGFR）为靶点，应用 RNAi 技术干扰其表达从而抑制颅内肿瘤的生长。此外，还有存在许多环节被认为可以用作

RNAi 的靶点，表 9-2 对其中部分进行了归纳。

表 9-2 癌症治疗中 siRNA 作用靶点

靶点	细胞功能	癌症类型
B-raf	丝氨酸/苏氨酸激酶	黑色素瘤
Cyclin E	细胞周期调控	肝癌
Gp210	核小体组装	腺癌
c-Kit	信号转导	胃肠道癌
MDR	多重耐药	腺癌
Bcl-2	抗细胞凋亡	食道癌
livin	抗细胞凋亡	腺癌
survivin	抗细胞凋亡	腺癌
Rho C	细胞迁移	癌症转移

三、问题与展望

基于 RNAi 技术的抗病毒抗肿瘤治疗药物开发潜力巨大，然而仍有一些问题阻碍了 RNAi 治疗应用的快速发展，有待未来解决。例如体内普遍存在的核酸酶会迅速降解外源性 RNA。因此，如何使 siRNA 到达靶器官进入细胞而不被分解便成为一大难题。

以往多数学者认为 RNAi 是高度精确的，即使仅有一个碱基错配亦能使其效应明显下降。但近来有研究证实 RNAi 还存在所谓的"脱靶现象"（off target），指 siRNA 能造成非完全同源 mRNA 降解的现象。因为 siRNA 可能产生一种类似 miRNA 的效应，即可以分解存在 4~5 个错配碱基的 mRNA，这是造成一些靶外基因沉默的主要原因。另一类就是激活了干扰素相关基因，引起非特异性抑制基因表达。过去一直认为 30 个碱基以上的核苷酸链才会激活干扰素系统，而今已发现高浓度的 siRNA 和其他可能激活免疫反应的基序都可以引起非特异性反应。对于抗病毒治疗，病毒的高变异性可能是最终导致 siRNA 失去作用的主要原因。现已证明 1nt 的错配即可引起 RNAi 的抑制程度大大降低，长时间的 siRNA 抑制也可引起病毒点突变的积累，最终造成耐药。针对保守区域设计 siRNA 和同时应用针对多个区域设计的 siRNA 是两种主要的应对策略。

虽然 RNA 干扰技术的研究历程较短，但其发展速度却超乎人们的想象。目前，该项技术还在不断地演进和完善。RNAi 在各物种中的调控机制复杂，许多涉及 RNAi 机制的新基因、蛋白及其功能仍未鉴定等，将 siRNA 真正应用于人类疾病治疗仍然面临很多困难，这些问题的解决，仍有待于人们的进一步探索。但我们相信随着各种技术的完善，RNAi 将有望进入临床应用，为战胜疾病提供一个全新的有力武器。

参考文献

[1] Couzin J. Breakthrough of the year. Small RNAs make big splash. *Science*, 2002, 298: 2296-2297.

[2] Mello CC, Conte JD. Revealing the world of RNA interference. *Nature*, 2004, 431: 338-342.

[3] Gleave ME, Monia BP. Antisense therapy for cancer. *Nat Rev Cancer*, 2005, 5: 468-479.

[4] Nesterova M, Cho-Chung YS. Killing the messenger: antisense DNA and siRNA. *Curr Drug Targets*, 2004, 5: 683-69.

[5] Opalinska JB, Gewirtz AM. Nucleic acid therapeutics: basic principles and recent applications. *Nat Rev Drug Discov*, 2002, 1: 503-514.

[6] Orum H, Wengel J. Locked nucleic acids: a promising molecular family for gene-function analysis and antisense drug development. *Curr Opin Mol Ther*, 2001, 3: 239-243.

[7] Martinez J, Tuschl T. RISC is a 5-phosphomonoester-producing RNA endonuclease. *Genes Dev*, 2004, 18: 975-980.

[8] Elbashir SM, Harborth J, Lendeckel W, Yalcin A, Weber K, Tuschl T. Duplexes of 21-nucleotide RNAs mediate RNA interference in cultured mammalian cells. *Nature*, 2001, 411: 494-498.

[9] Tong AW, Zhang YA, Nemunaitis J. Small interfering RNA for experimental cancer therapy. *Curr Opin Mol Ther*, 2005, 7: 114-124.

[10] Soutschek J, Akinc A, Bramlage B, et al. Therapeutic silencing of an endogenous gene by systemic administration of modified siRNAs. *Nature*, 2004, 432: 173-178.

[11] Vanhecke D, Janitz M. High-throughput gene silencing using cell arrays. *Oncogene*, 2004, 23: 8353-8358.

[12] Wang L, Prakash RK, Stein CA, Koehn RK, Ruffner DE. Progress in the delivery of therapeutic oligonucleotides: organ/cellular distribution and targeted delivery of oligonucleotides in vivo. *Antisense Nucleic Acid Drug Dev*, 2003, 13: 169-189.

[13] 宋德懋. RNAi 的生物学机制及其应用——2006 年诺贝尔生理学或医学奖及其相关工作介绍. 生理科学进展, 2007, 38: 89-95.

[14] Hu S, Heidel JD, Barlett DW, Kohn DB, Davis ME, Triche TJ. Systemic targeted EWS-FLI1 siRNA abrogates growth of metastases in a murine Ewing's tumor model. *Proc Am Assoc Cancer Res*, 2005: 6104.

[15] Biroccio A, Leonetti C, Zupi G. The future of antisense therapy: combination with anticancer treatments. *Oncogene*, 2003, 22: 6579-6588.

[16] Hede K. Blocking cancer with RNA interference moves toward the clinic. *J Natl Cancer Inst*, 2005, 97: 626-628.

[17] Wacheck V. Strategies for designing clinical trials for oligonucleotide therapeutics. *Drug Discov Today*, 2004, 9: 918-923.

[18] Ui-Tei K, Naito Y, Takahashi F, et al. Guidelines for the selection of highly effective siRNA sequences for mammalian and chick RNA interference. *Nucleic Acids Res*, 2004, 32: 936-948.

[19] Bartel DP. MicroRNAs: genomics, biogenesis mechanism, and function. *Cell*, 2004, 116: 281-297.

[20] Chen CZ, Li L, Lodish HF, et al. MicroRNAs modulate hematopoietic lineage differentiation. *Science*, 2004, 303: 83-86.

[21] Calin GA, Sevignani C, Dumitru CD, et al. Human microRNA genes are frequently located at fragile

sites and genomic regions involved in cancers. *Proc Natl Acad Sci USA*, 2004, 101: 2999-3004.

[22] Lund E, G ttinger S, Calado A, et al. Nuclear export of microRNA precursors. *Science*, 2004, 303: 95-98.

[23] Chen CZ, Li L, Lodish HF, et al. MicroRNAs modulate hematopoietic lineage differentiation. *Science*, 2004, 303: 83-86.

[24] Pal-Bhadra M, Leibovitch BA, Sumit GG, et al. Heterochromatic silencing and HP1 localization in Dosophila are dependent on the RNAi machinery. *Science*, 2004, 303: 669-672.

[25] Verdel A, Jia S, Gerber S, et al. RNAi-mediated targeting of heterochromatin by the RITS complex. *Science*, 2004, 303: 672-676.

[26] Lee YS, Nakahara K, Pham JW, et al. Distinct roles for Drosophila Dicer-1 and Dicer-2 in the siRNA/miRNA silencing pathways. *Cell*, 2004, 117: 69-81.

[27] Kuwabara T, Hsieh J, Nakashima K, et al. A small modulatory dsRNA specifies the fate of adult neural stem cells. *Cell*, 2004, 116: 779-793.

[28] Novina CD, Sharp PA. The RNAi revolution. *Nature*, 2004, 430: 161-164.

[29] Yoshinari K, Miyagishi M, Taira K. Effects on RNAi of the tight structure, sequence and position of the targeted region. *Nucleic Acid Res*, 2004, 32: 691-699.

[30] Reynolds A, Leake D, Boese Q, et al. Rational siRNA design for RNAinterference. *Nat Biotechnol*, 2004, 22: 326-330.

(何梅孜)

G-四链体核酸的结构及其生物学功能的分子机制 10

第一节 DNA 结构的多态性及 G-四链体的结构

一、DNA 结构的多态性

（一）DNA 的一级结构

除少数 RNA 病毒外，DNA 几乎是所有生物遗传信息的携带者。DNA 的一级结构就是 DNA 分子中核苷酸的排列顺序。从结构上来讲，DNA 是由脱氧核糖核苷酸通过 3',5'-磷酸二酯键相连而形成的高聚物。在核酸分子的连接中有 6 种扭曲自由度，即 α、β、γ、δ、ε 和 ζ，它们每一种又有 2~3 个优先值，因此这些多重扭曲的可能性导致核酸的骨架具有很好的柔韧性。在大多数天然 DNA 分子长链的两端，总是有 1 个核糖带有自由的 5' 而另一端的核糖带有自由的 3'。在生理条件下，DNA 上每一个磷酸基团带有一个负电荷，使磷酸基之间存在静电排斥作用，同时整个 DNA 分子的电负性使其可以吸引反离子，阳离子的加入可以中和其负电荷，这也是利用电泳的方法来分离 DNA 的原理。

DNA 一级结构的重要意义在于它以密码子的方式蕴藏了遗传信息，而且决定了 DNA 的二级结构。从结构与遗传学功能的关系上来看，从一级结构中得到的许多信息都需要二级结构来进行解释，此外还有大量的遗传特征需要从二级结构和空间结构上加以发掘。所以，二级结构和空间结构已成为弄清生命遗传奥秘的主要研究领域之一。

（二）DNA 的二级结构

1. 双螺旋 DNA 在多数情况下，单链 DNA 分子可以根据碱基配对原则（即 A 对 T，C 对 G）通过 Watson-Crick 氢键形成双链 DNA 螺旋结构，在不同的条件下，双螺旋 DNA 结构可能有不同的构象。

（1）右双螺旋 DNA：B-DNA：1953 年，Watson 和 Crick 根据 R. Franklin 和 M. WilkinsWatson 对 DNA 纤维的 X-光衍射分析以及 Chargaff 的碱基当量定律的提示，首先提出 DNA 分子的右手双螺旋结构，即 B-DNA 见图 10-1。在 B-DNA 上沿螺旋轴方向观察，双螺旋的表面有两条凹槽，一条宽而深，叫做大沟；一条窄而浅，叫做小沟。这两条沟，特别是大沟，对于遗传上有重要功能的蛋白质识别 DNA 双螺旋结构上的特定信息是非常重要的，因为只有在沟内，蛋白质才能"感觉"到不同的碱基顺序。B-DNA 是细胞内最常见的 DNA 构象。

A-DNA：A 构象是于 1983 年由 R. Dickerson 等人以 Na^+、K^+ 或 Cs^+ 作为反离

子,将 DNA 纤维在 75% 的相对湿度下进行 X-射线衍射测定出来的。一般来说,DNA-RNA 杂交分子、RNA-RNA 双链结构均采用 A 型。A-DNA 结构是螺旋每圈含约 11 个碱基,呈右手螺旋,只是碱基对平面与螺旋轴的垂直线有 20°偏离,它的大沟区变得更深更窄了,而小沟区则变得更宽和更浅了,见图 10-1。DNA 双螺旋结构的构象是动态的,某些试剂(如色霉素)能使 DNA 构象由 B 型转向 A 型。

C-DNA:以 Li^+ 作为反离子,当相对湿度降到 66% 时就会出现 C 型 DNA(C-DNA)。C-DNA 呈右手螺旋,螺旋每圈含约 9.3 个碱基。目前这一构象仅在实验室中观察到,在生物体内还未有证据说明 C-DNA 的存在。

(2) 左双螺旋 DNA:1979 年 A. Rich 等人用 X-射线衍射技术在研究人工合成 CGCGCG 单晶时,发现该单晶呈向左的螺旋,它的 2 条主链呈 Z 字形(zigzag)环绕分子,于是把这种结构成为 Z-DNA,见图 10-1。后来发现在细胞 DNA 分子中也存在有 Z-DNA 结构。研究表明,Z-DNA 的形成是 DNA 单链上出现嘌呤和嘧啶相间排列造成的,如 ACACACAC 或 TGTGTGTG 等,甚至是 AT 的交替排列。在细胞内尽管 DNA 上具有这样的区段,但在正常情况下 DNA 仍形成稳定的 B-DNA 结构。只有当胞嘧啶的第 5 位碳原子甲基化时,在甲基的周围形成局部疏水区,这一区域扩展到 B-DNA 大沟中,使 B-DNA 不稳定而转变成 Z-DNA。这种 C5 甲基化现象在真核生物中是常见的。人们已经证明 Z-DNA 参与基因调节—控制基因的启闭,证实了 DNA 调节基因转录的区域中存在 Z-DNA(一个 DNA 短的片段),此外在细胞分裂过程中,Z-DNA 可能还参与基因的重组。又由于 Z-DNA 分子中大沟消失,小沟深而狭,含有更多的遗传信息,也可能通过蛋白的不同识别方式,来调节细胞的多种生命活动。

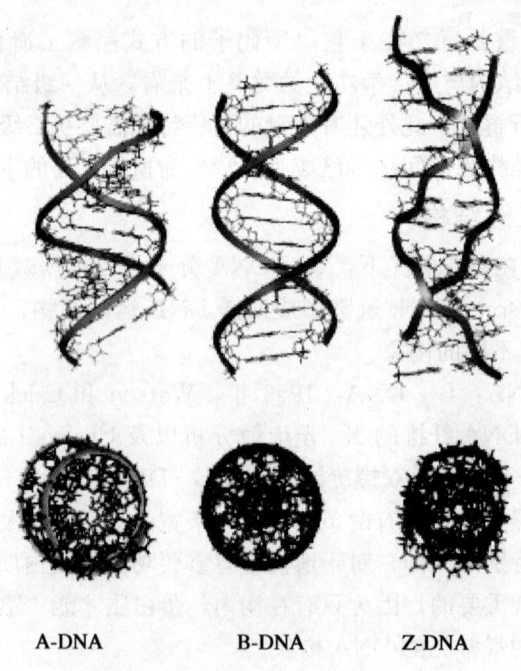

A-DNA　　　B-DNA　　　Z-DNA

图 10-1 双螺旋 DNA 的空间结构

虽然双螺旋 DNA 的结构具有多形性，但 B-DNA 是 DNA 在细胞内最常见也是最稳定的构象，只是由于 DNA 的结构是动态的，所以才会出现其他几种形式的双螺旋结构。特别是 A 型和 Z 型的出现，说明 DNA 的结构是可变的，动态的。但无论哪一型都是双螺旋的。DNA 双螺旋结构成功地说明了遗传信息是如何贮存和如何复制的，由此而展开的深入研究越来越深刻地影响了生物学的发展进程。表 10-1 比较了几种主要的双螺旋结构的性质。

表 10-1 双螺旋 DNA 的类型及其特点

类型	旋转方向	螺旋直径 (nm)	螺距 (nm)	每转碱基对数目	碱基对间垂直距离 (nm)	碱基对与水平面倾角
A-DNA	右	2.3	2.8	11	0.255	20°
B-DNA	右	2.0	3.4	10	0.34	0°
C-DNA	右	1.9	3.1	9.3	0.33	6°
Z-DNA	左	1.8	4.5	12	0.37	7°

2. 三链 DNA 三螺旋结构是在 DNA 双螺旋结构的基础上形成的，三链区的三条链均为同源嘌呤或同源嘧啶，即整段的碱基均为嘌呤或嘧啶。

(1) 三螺旋 DNA 的分类：根据第三条链的来源，三链 DNA 可分为分子间和分子内两种；根据三链碱基的组成及相对位置，其结构主要分成"嘧啶型"（又称嘧啶-嘌呤-嘧啶型，或 Y·RY 型）和"嘌呤型"（又称嘌呤-嘌呤-嘧啶型，或 R·RY 型）。这些三螺旋的基本单位是三碱基体，即有三个碱基通过相互作用而形成的单元，其中两个碱基是形成双螺旋的碱基，碱基间以 Watson-Crick 氢键相互作用，而第三条链的碱基以 Hoogsteen 氢键与嘌呤碱基连接，见图 10-2。

(2) 三螺旋 DNA 的稳定性：影响三螺旋 DNA 稳定性的主要因素有核苷酸结构和溶液条件。寡聚核苷酸的构成、序列长度、寡核苷酸的修饰以及三链 DNA 中双螺旋扭曲度对其稳定性有明显影响。三链 DNA 存在的溶液条件包括 pH 的改变、抗衡离子、温度、分子嵌入试剂和共聚物的存在等因素。

(3) 三链 DNA 的应用：三螺旋 DNA 在分子生物学、疾病诊断和基因治疗方面具有潜在的巨大应用前景。Bigey 等将一精胺衍生物连接于寡聚核苷酸上，目标切割 HIV-1 基因的双链 DNA，结果显示双链切割率高达 80%，显示出用三螺旋 DNA 技术灭活 HIV 的高度可行性。随着三链 DNA 稳定性的提高，三链 DNA 在选择性抑制基因的转录和基因调控等方面的研究将会更加深入。由于分子间三螺旋 DNA 的形成能在转录阶段抑制基因的表达，因此它在基因组定位、基因克隆、序列分辨药物的传输以及基因的选择性表达等方面所起的作用会更加突出。

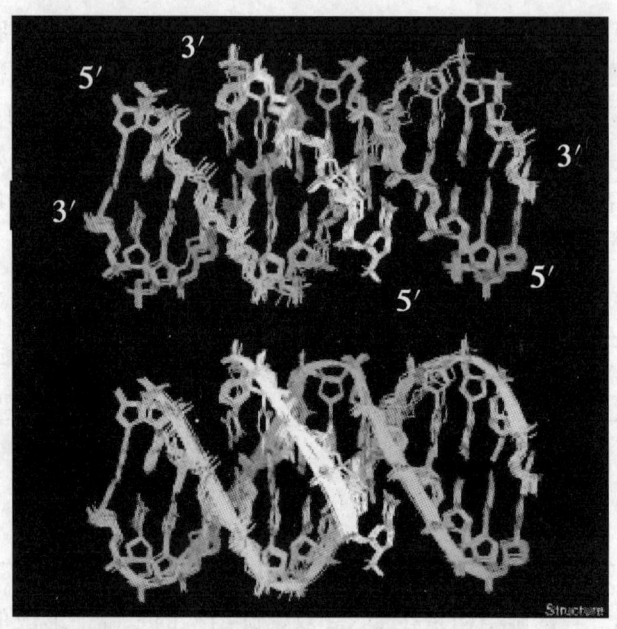

图 10-2 "嘧啶型"三螺旋 DNA 结构图

二、G-四链体 DNA（G-quadruplex）的结构

（一）四分体（G-quartet）

G-四链体 DNA 结构最早报道是在 1962 年，但一直没有引起人们的注意。直到 20 世纪 90 年代，人们陆续发现基因组中许多具有重要生物学功能的区域如端粒、免疫球蛋白开关区、一些重要基因如人的肾抑癌基因和 c-myc 基因启动区以及与人类某些疾病有密切关系的序列，都富含鸟嘌呤碱基，并且在体外能形成这种特殊的 G-四链结构，其新颖的结构类型和重要的生物学功能才引起了人们极大的兴趣并成为研究热点。

G-四链体 DNA 是由富 G 的 DNA 单链，在特定的离子强度和 pH 条件下，通过单链之间或单链内对应的 G 碱基之间形成 Hoogsteen 碱基配对，从而使 4 条或 4 段富 G 的 DNA 片段聚集形成一段四链体 DNA。其基本结构单元是 G-四分体（G-quartet），它由 4 个鸟嘌呤在一正方形平面内以氢键环形连接而成，每一个 G 既是氢键的受体同时也为配体，见图 10-3。由于富 G 碱基的 DNA 片段中的 G 碱基成串排列，因此 G-四分体平面通过纵向的疏水键相互作用，层层堆积，形成的 G-四链体结构就非常稳定。同时四分体之间是可以相互扭转的，形成螺旋结构。而且四分体的中心有一个由 4 个带负电的羰基氧原子围成的"口袋"，被认为是和 K^+、Na^+ 等阳离子作用的位点，从而使 G-四链体 DNA 的结构更稳定，见图 10-4。

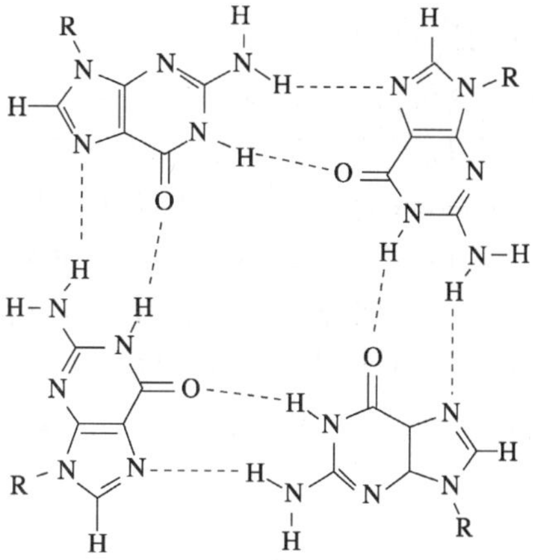

第 10 章 G-四链体核酸的结构及其生物学功能的分子机制

图 10-3 G-四分体的示意图,4 个 G 碱基通过 Hoogsteen 氢键相连。

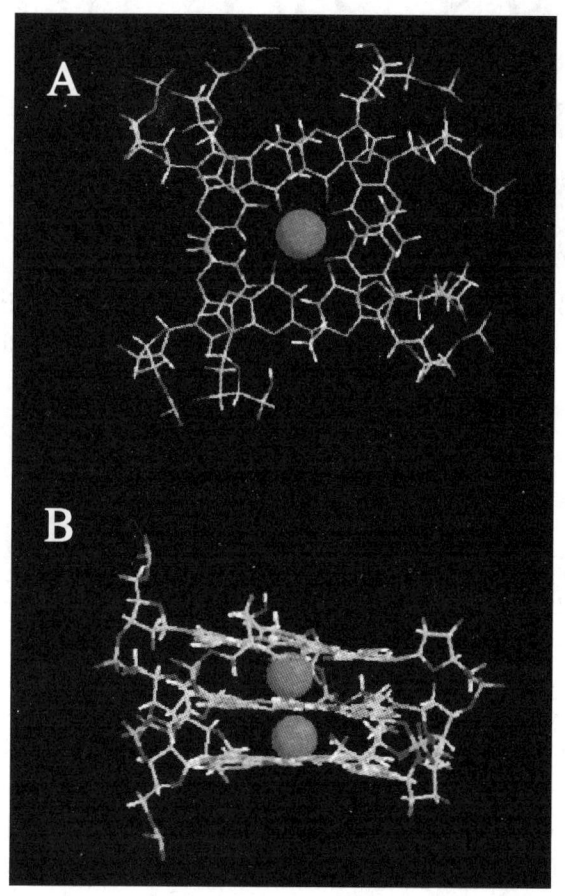

图 10-4 d($G_3T_4G_3$)$_2$ 四链体在 K^+ 中的俯视图 (A) 和侧面图 (B)。图中 K^+ 位于两层 G-四分体之间[6]。

(二) G-四链体结构的多形性

含有两个或更多的四分体就可以堆积形成 G-四链体,其最显著的特点就是具有多形性 (polymorphism),可以从以下几个方面来具体说明:

1. 链的数量 (strand stoichiometry) G-四链结构可以由四条单链的富 G 寡核苷酸形成四聚体 (tetrameric),即四分子 G-四链体;也可由两条含有两段富 G 区域的寡核苷酸折叠形成二聚体 (dimeric),即双分子 G-四链体;同时一条单链的含多个富 G 区域的寡核苷酸可以进行分子内折叠形成单分子 G-四链体 (monomeric),所以形成 G-四链体 DNA 的单链寡核苷酸的数目是可以不同的,见图 10-5。

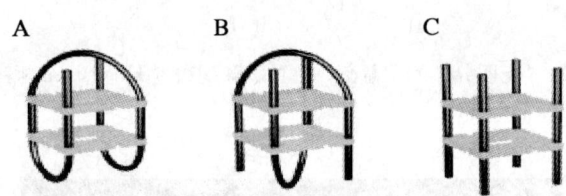

图 10-5 G-四链体可分别由一条 (A),两条 (B) 和三条 (C) 单链核苷酸构成[5]。

2. 链的方向 (strand polarity) 无论 G-四链体由几条单链寡核苷酸形成,根据核酸骨架的 5′ 端至 3′ 端的延伸方式,总的可以分为平行式 (parallel) 和反平行式 (antiparallel) 式两种形式,平行式中四条骨架的延伸方向都相同,而反平行式结构中至少有一条链的骨架方向和其余 3 条不同,多数情况下反平行结构中则是其中两条和另外两条的方向相反,方向相反的两条链可以是邻位的也可以是对位的,见图 10-6。

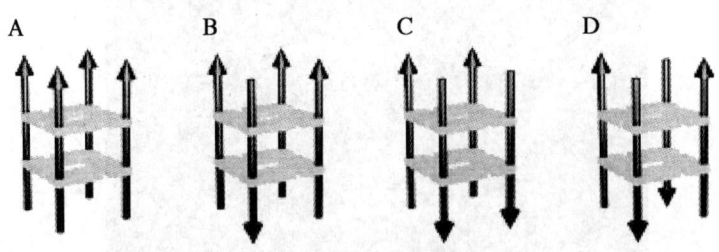

图 10-6 G-四链体结构中链的不同伸展方向。A 中所有链是平行的;B 中有 3 条平行链和一条反平行链;C 中相邻两条链平行;D 中对角的两条链平行。箭头所指方向为 5′→3′[5]。

3. 糖苷键构型 (glycosidic conformation) 和沟区宽度 (groove width) 对于常见的 B-型 DNA 中,糖苷键构型是绝对的反式 (anti)。G-四链体内的 G 则可采取许多苷键的组合,但目前观察到的多为全反或交替的顺-反构型 (S/A/S/A),也存在其他的糖苷键构型,如 S/S/A/A 等。可见同一 G-四链体内平行链上的糖苷键构型必须相同,而反平行链的苷键构型必须相反。正是由于不同的糖苷键类型，使鸟核苷上的糖环和嘌呤基团的连接有不同的扭转角，使糖环的空间伸展方向不同，导致了不同的沟区宽度，见图 10-7。

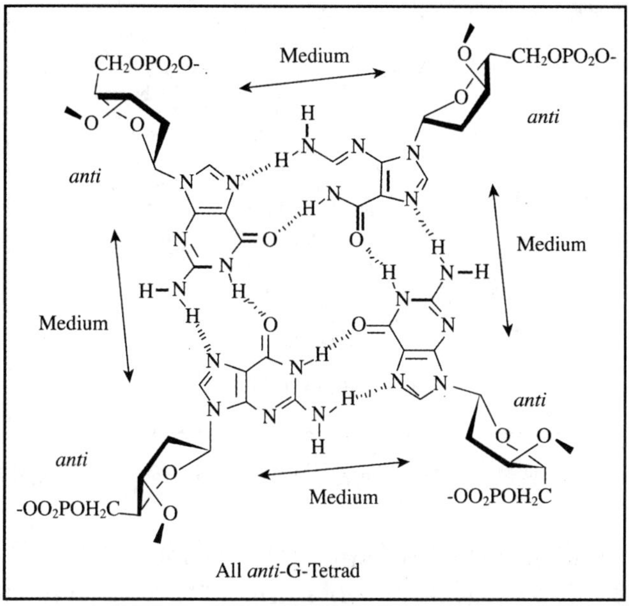
Medium
Medium
Medium
Medium
anti
anti
anti
anti
All anti-G-Tetrad

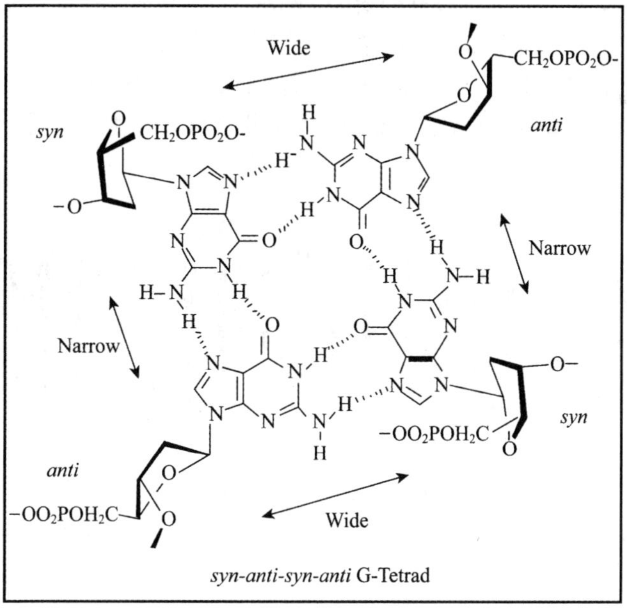
Wide
Wide
Narrow
Narrow
syn
anti
syn
anti
syn-anti-syn-anti G-Tetrad

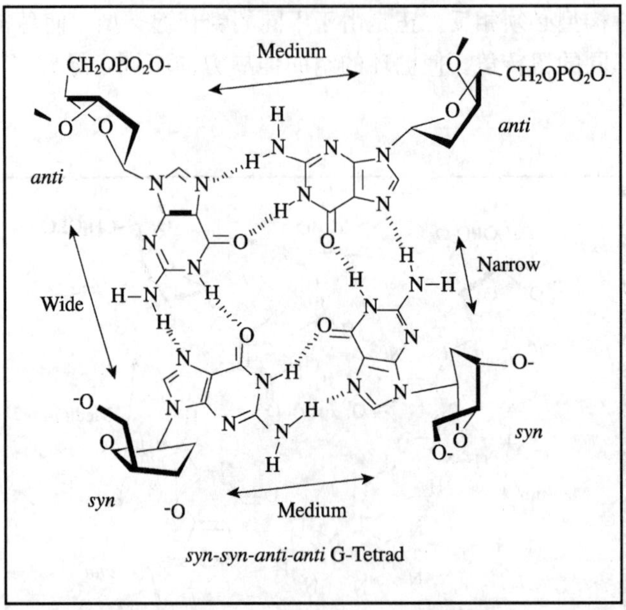

图 10-7　G-四链体结构中不同糖苷键的构型及其对沟区宽度的影响[10]

4. 环连接的几何构型（connecting loop）　当 G-四链体为分子内和双分子结构时，环 (loop) 的不同跨域可连接不同的 G-链（G-string）。对于双分子 G-四链，环可以是对位跨越连接，也可以是邻位连接，前者环在 G-四链中的空间位置由于其空间位阻的原因，两个环往往是一上一下，而邻位连接不存在空间位阻的问题，所以两个环的上下位置可以同侧，此时链的伸展方向也有两种，平行或反平行。两环也可异侧，具有两种不同的伸展方向，所以双分子的 G-四链环的连接具有明显的多形性，见图 10-8。

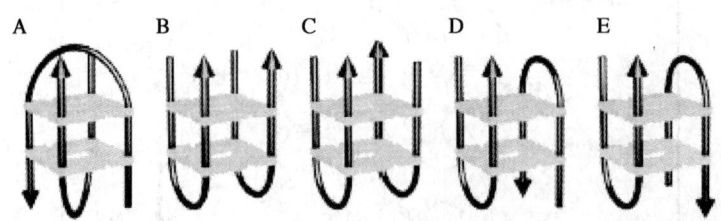

图 10-8　双分子的 G-四链体环连接的多形性：A 中两环对角交叉；B 中两条平行链形成的环在同侧；C 中两条反平行链形成的环在同侧；D 中邻近的两条平行链形成的环在异侧；E 中邻近的两条反平行链形成的环在异侧[5]。

单分子 G-四链结构，又叫分子内 G-四链结构也有几种环的连接方式，主要有邻位-邻位-邻位（椅式，chair）和邻位-对位-邻位（篮式，basket），另外也有较为罕见的邻位-外侧-邻位的结构（狗耳式，dog-eared）。这些结构中链的伸展方向都是反平行的（图10-9）。

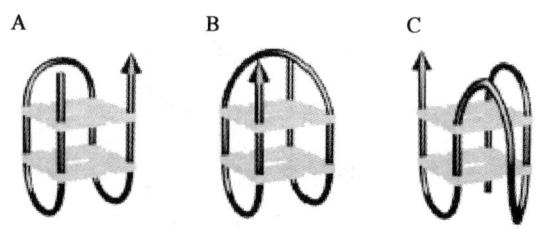

图10-9 单分子的G-四链体环连接的多样性：A中三环均从邻位在侧面形成椅式结构；B中有两个环邻位相连在侧面，一个环对位相接，整个结构成篮式；C中有一个环突出于四分体的外部，形成狗耳式结构[5]。

对于单分子G-四链的结构研究近两年已取得突飞猛进的成果，Gary及其同事于2002年首次测定了人端粒重复序列d(TAGGGTTAGGGT)和d[AGGG(TTAGGG)$_3$]的晶体结构，证明在K^+存在下所形成的结构中所有环都是外侧连接，形成所谓螺旋桨形（propeller）的独特结构，有趣的是形成的四条链的伸展方向相同，为平行型，同样的情形也在由序列d(TAGGGTTAGGGT)所组成的双分子G-四链结构中（图10-10）。Patel等用NMR方法也得到人的 *c-myc* 基因的启动子上的TGAGGGTGGGG-AGGGTGGGGAA等序列也有类似的平行结构。

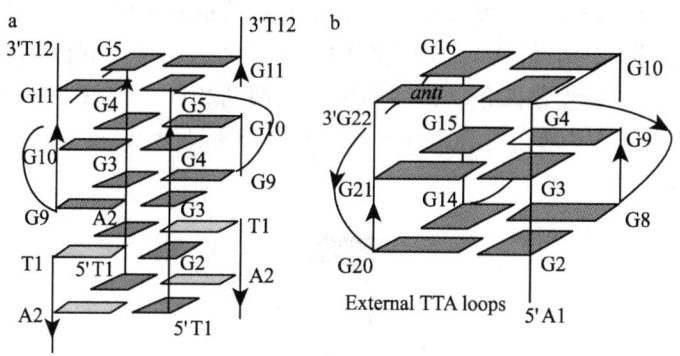

图10-10 人端粒重复序列的折叠示意图。a, b 分别为单分子和双分子的G-四链体结构，所有糖苷键均为反式扭曲，所有环均在外侧形成"螺旋桨"结构[11]。

以上所述的环的组成多为T、A等碱基，Plavec等又报道由序列d($G_3T_4G_4$)构建的更为奇特的G-四链体结构。见图10-11，这种结构的独特性表现在以下几个方面：(1) 其环上的组成没有规则，对位连接的环由5个碱基组成，还包括G碱基，此时G碱基并未形成四分体；另一方面，G19和G20之间的环上却没有碱基，直接由两个G碱基的磷酸骨架连接。这种环的连接在G-四链的构成中非常罕见。(2) 环的连接方式有邻位、对位和外侧等多种方式。(3) 四分体上糖苷键构型为 *syn-anti-anti-anti*，同时链的伸展方向为三条平行和一条反平行。(4) 在 K^+、Na^+ 和 NH_4^+ 溶液中均只形成一种结构,而没有其他异构体。

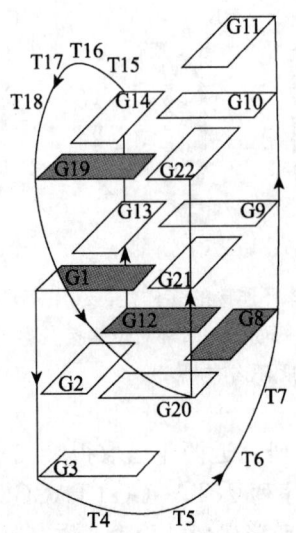

图 10-11　$d(G_3T_4G_4)_2$ G-四链体折叠的示意图。

5. 盖帽结构（capping base）　对于多数由四条较短的单链（如 TG_4T、TG_2TG_2C、TG_3CG_2T、AG_3T 等）形成 G-四链体 DNA,NMR 和晶体结构都同时证明了它的单一结构,即四条单链形成了平行式 G-四链结构,见图 10-6（A）。

直到 1997 年 Kettani 等发现 *Bombyx mori* 端粒的重复序列 d（TTAGG）所形成的 G-四链结构并非常规的平行式 G-四链结构,而是"三明治"式的反平行 G-四链结构,见图 10-12。其特点是四条单链的伸展方向两两相同,与另外两条则相反,方向相同的单链的 TTA 碱基则在两层四分体的上下两端通过 Watson-Crick 碱基配对形成盖帽结构。

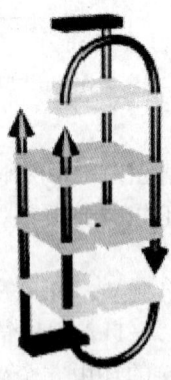

图 10-12　盖帽结构示意图。两个 T-A-A 三联体（浅灰）盖在两个四分体（深灰）的外面。

此外，单分子的 G-四链的盖帽结构自上世纪 90 年代以来也陆续有所报道，尤其是 $c\text{-}myc$ 基因上启动子的重要区域，即掌管 85%～90% 该基因转录的 NHE Ⅲ 部位的富 G 链（Pu27），可以形成篮式的盖帽结构，它一共有三层 G-四分体，中间夹有 2 个 K^+。2002 年，Hurly 等发现在 K^+ 存在条件下，Pu27 除了可以形成篮式结构外，并且能够形成椅式结构，两者在溶液中能达到平衡，从动力学和生物相关性来看，椅式构型更为优越。因为它只有两层 G-四分体平面，见图 10-13，其结合力小于三层 G-四分体，所以其热力学稳定性不如篮式构型，但却更容易形成，使 $c\text{-}myc$ 基因启动子的转录活性增加 3 倍。此外，凝血酶结合因子（TBA）和 HIV 整合酶抑制剂 T30695 都和 Pu27 一样，更趋于形成椅式的盖帽结构，三者的比较见图 10-14。

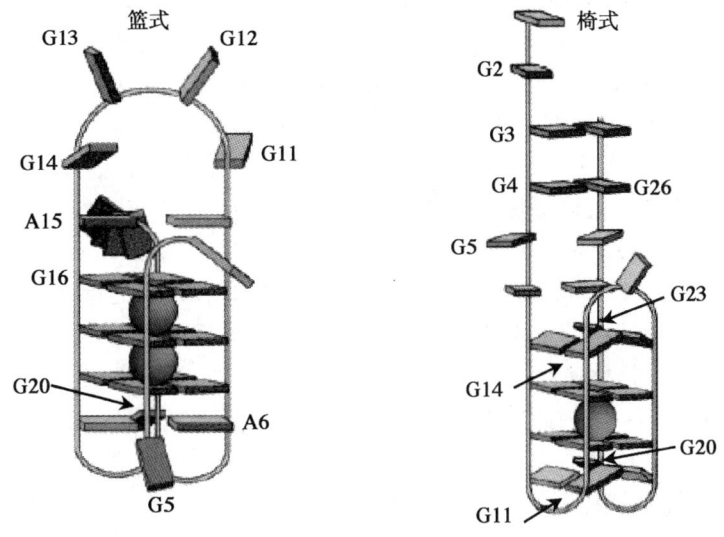

图 10-13 Pu27 在 100mmol/L KCl 中，37℃下温浴 48h 后形成单分子 G-四链体结构。左为篮式结构，右为椅式结构[9]。

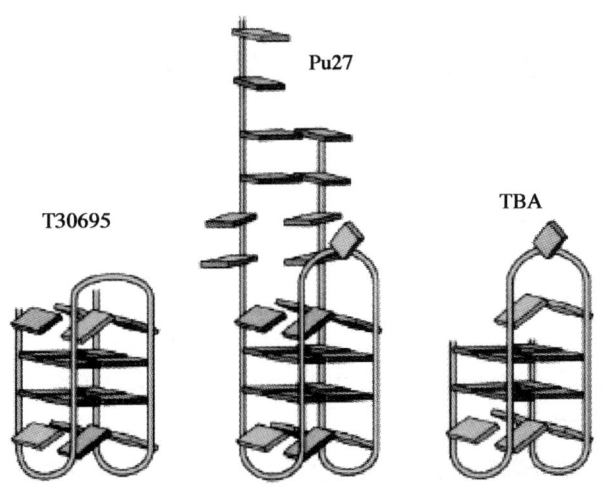

图 10-14 T30695、Pu27、TBA 三者结构的示意图

6. 阳离子的的结合异构（precise coordination of cation） G-四链体DNA对阳离子的类型有强烈的依赖性，不同的阳离子可以不同的数量及不同的作用方式与G-四链体DNA相互作用。比如人端粒重复序列d[AGGG(TTAGGG)$_3$]在K$^+$中形成全平行的螺旋桨结构的四链体，而同样的序列在Na$^+$溶液中则为反平行的篮式结构[N1]，另一方面d(G$_4$T$_4$G$_4$)、d(G$_3$T$_4$G$_4$)和d(G$_4$T$_4$G$_3$)在K$^+$、Na$^+$和NH$_4^+$溶液中形成G-四链体的构型却相差无几。这些单价阳离子和G-四链作用的方式与其离子半径和水化能有关。Na$^+$的半径较小，它就存在于四分体平面的中心，K$^+$和NH$_4^+$的离子半径稍大，故存在于两层四分体中间的口袋里。离子大小、电荷密度及配位性质都极大地影响离子交换的速度。

与DNA双螺旋结构相比，G-四链体结构具有两个不寻常的特点。一是它的稳定性对离子的类型具有强烈的依赖性。单价离子稳定G-四链体的作用大小为：K$^+$＞Na$^+$＞Cs$^+$＞Li$^+$。这些离子的半径不同，因此似乎只有与G-四链体中心"口袋"内径相匹配的离子才能较好地与G-四链体作用，离子的稳定作用可能只是简单的静电效应，因为与K$^+$半径相似的Sr^{2+}对G-四链体的稳定效果好于单价离子。G-四链体的另一特点是它在热力学和动力学上都很稳定。如在含K$^+$溶液中，d(TTGGGG)$_4$在85℃仍可稳定存在。对d(TTTTGGGG)形成的平行四链体螺旋的热力学计算显示，它在K$^+$存在下25℃时的ΔG$_0$为-47kcal/mol。另一方面，G-四链体DNA的折叠及解链速度又非常慢。纤毛原生动物端粒结合蛋白的结合实验显示，d(TTTTGGGG)$_4$在K$^+$溶液中的解链速度为$10^{-5}s^{-1}$，折叠速度为$0.02s^{-1}$。在Na$^+$溶液中，d(TTGGGGTT)四链体的解链速度估计为$0.01s^{-1}$。因此在测定端粒DNA热力学参数尤其是温度变性实验中，研究者必须有足够的时间使反应达到平衡，这样才可能获得较准确的结果。

综上所述，G-四链体DNA从多个层面上都有多型性，由于生物体内很多重要的基因都具有能形成G-四链体的序列，这些序列的立体结构和生物功能之间存在什么样的关系已经引起人们极大的关注并成为研究热点，因此研究G-四链体DNA结构的多样性具有非常重要的意义。

第二节 G-四链体可能的生物学功能

最常见的DNA是由两条互补链通过碱基配对的方式所形成的B-型双螺旋结构。然而当人们研究不同的重组质粒、人工合成寡核苷酸链及DNA的限制酶酶切片段时，发现在不同条件下，这些DNA片段可能在不同条件下形成不同的非B-DNA结构：单链、Z-型、十字型、三链螺旋及四链体DNA等。看来通常的DNA双螺旋DNA似乎只是一种保存遗传信息的"静态"结构，而打破双链DNA形成非B-DNA似乎才是执行功能的"动态"构型，而且DNA行使功能时的这种动态变化是在DNA-RNA-蛋白质-金属离子等共同作用下完成的。

过去十多年中，随着端粒/端粒酶分子生物学及DNA合成和生物物理学的迅速发展，提高了人们对G-四链体的分子结构和动力学的了解。尽管还没有G-四链体在体内存在的直接证据，但已经发现一些强有力的间接证据表明这种结构在细胞内存在并起着非常重要的作用。我们可以从以下几个方面进行说明。

一、G-四链体与端粒

（一）端粒

端粒是真核生物线性染色体末端的特化结构，是由端粒 DNA 和端粒相关蛋白组成的复合物。近年来的实验证明端粒 DNA 末端与端粒结合蛋白形成的是环套结构而不是单纯的线性结构。端粒 DNA 末端 3′端富 G 序列插入端粒重复序列的双链之间置换形成环状结构称为 T 环。端粒结合蛋白如 TRF1、TRF2 等可能参与 T 环的形成与保持该结构的稳定（图 10-15）。

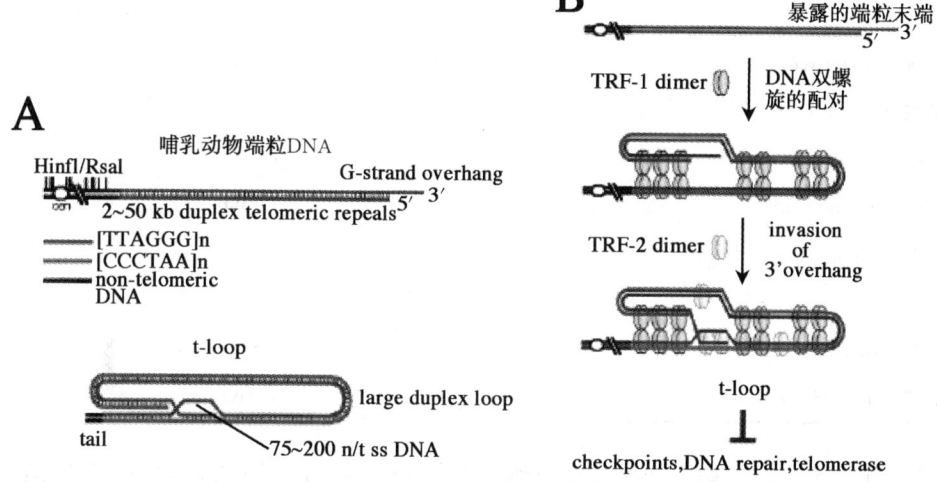

图 10-15 T 环可能的结构、形成及功能。A：哺乳动物端粒末端 DNA 结构及 T 环可能形成的构型；B：T 环形成的可能机制以及 TRF1，TRF2 对 T 环的稳定[16]。

端粒 DNA 由许多随机重复序列组成，富含 GC 碱基对，其中双链 DNA 的 3′端伸出一段富 G 单链，成为"端粒尾"。第一个被发现的端粒末端序列是原生动物四膜虫，其重复序列为 C_2A_2/T_2G_4，很多原生动物、真菌、植物、脊椎动物和无脊椎动物的末端序列可以总结为：$C_{2\sim4}T_{0\sim1}A_{2\sim4}/T_{2\sim4}A_{0\sim1}G_{2\sim4}$，大多数末端重复序列由 6～8 个碱基组成，不同生物的"端粒尾"重复序列如下见表 10-2。它们的长短由于种类不同而差别很大，比如纤毛虫其重复序列数为 2～3，总共碱基数为 20～30 个，在鼠类中则重复数多达 10 000，共有 60～100kb。而人的端粒有长达 15kb 的 2000 个重复序列。相同细胞的不同染色体的重复序列数也不相同，在细胞生长期，在一定范围内呈现逐渐的或随机的变化。端粒的实际长度是其增长和缩短活性相互作用的结果。

表 10-2 端粒末端的重复序列

生物体	重复序列
原生动物（Protozoa）	
Tetrahymena	T_2G_4
Oxytricha	T_4G_4
Euplotes	T_4G_4
黏菌类（Slime mould）	
Dictyostelium	$AG_{1\sim8}$
Didymium	T_2AG_3
真菌（Fungi）	
Candida	$ACG_2ATGTCTA_2CT_2CT_2G_2TTGT$
Saccharomyces	$(TG)_{1\sim6}TG_{2\sim3}$
植物（Plants）	
Chlorella	T_3AG_3
Chlamydomonas	T_4AG_3
无脊椎动物（Invertebrate）	
Ascaris	T_2AG_2C
Parascaris	T_2GCA
脊椎动物（Vertebrate）	T_2AG_3

端粒相关蛋白是直接或间接与端粒相结合的蛋白质。Raplp 蛋白和 Ku 蛋白是两类具有重要意义的酵母端粒结合蛋白。端粒结合蛋白 Raplp 与端粒 DNA 形成非核小体结构。Ku 蛋白是由 Ku70/Ku80 形成的二聚体蛋白，缺失 Ku 蛋白的酵母在 37℃培养时会使端粒异常变短，并出现衰老表型等现象。迄今为止已经克隆的人类端粒相关蛋白主要有 TRF1、TRF2、Tankyrase 和 UP1 等。

端粒的功能主要在于维持染色体的稳定，抑制染色体之间的融合和降解（如果没有端粒，染色体末端就会被误认为有双链缺口而进行"修复"，导致染色体融合及基因的不稳定），并参与核中的一系列与细胞增殖有关的活动，此外，端粒结合蛋白在维持端粒稳定和抑制细胞凋亡方面有着重要的作用。

在大多数正常人的体细胞中，端粒 DNA 会随着细胞的每一次有丝分裂而缩短，而当其缩短到一定程度以后，编码区基因被破坏就丧失了对染色体末端的保护能力。与此相反，在癌细胞中端粒的长度是相对稳定的。这可以用 Harley 等于 1991 年提出的较为完备的端粒-端粒酶假说来解释。该假说认为正常细胞的端粒缩短到一定程度时会启动中止细胞分裂的信号，使细胞进入第一死亡期 M_1 并退出细胞周期而老化，而极少数细胞（包括癌细胞）却激活了端粒酶，从而使端粒不再缩短，获得无限增殖能力而成为永生细胞。

端粒的长度和细胞衰老密切相关,最有力的证据是年轻人成纤维细胞内端粒的平均长度为 18～25kb,而老年人成纤维细胞内端粒的平均长度为 8～10kb,估计细胞每分裂一次,端粒缩短 50～100bp。端粒的长度一方面由于 DNA 的末端复制、端粒的加工和端粒的重组等原因而缩短,另一方面端粒酶的催化作用、端粒的特异性扩增等因素有使其延长,两者处在一种精确的平衡当中。

端粒酶由端粒酶 RNA(TR)、端粒相关蛋白和端粒酶催化亚基(TERT)三部分组成。其主要功能在于合成染色体末端的重复序列,以维持端粒的长度和稳定性。端粒酶以 RNA 为模版,在 TERT 的作用下催化合成端粒 DNA,其结构和催化机制都与逆转录酶相似,因此人们把它归属于逆转录酶家族。

大多数正常的人体细胞缺乏 hTERT 而没有端粒酶活性,使得细胞的端粒逐渐缩短而最终衰老。另一方面在约 84%～95% 恶性肿瘤细胞中可以检测到端粒酶活性,而良性肿瘤及正常组织的检出率只有 4% 左右,越来越多的研究表明抑制端粒酶的活性可以导致肿瘤细胞的凋亡和衰老,因此端粒酶抑制剂的研究也日益成为抗癌药领域的研究热点。

(二) G-四链体在端粒中的作用

端粒 $3'$ 末端突出的单链 DNA 可以形成各种折叠结构,以维持单链突出的完整性,来避免端粒的降解、端短融合、重排和丢失而引起基因不稳定和细胞衰老。其中形成 G-四链体结构是最为稳定的折叠构型,这种结构在生理条件的离子浓度就可以形成,所以起到保护端粒末端结构的功能。有以下三种模型可以说明:(1) 富含 G 的 $3'$ 单链重复序列(TTAGGG)可自身折叠,通过 G-G 碱基对,形成发卡结构,而来自不同染色体的发卡型结构相互结合形成 G-四链体;(2) $3'$-末端突出通过几次折叠形成分子内的自身折叠型 G-四链体,这种结构很可能出现在 DNA 复制阶段中一段较长的单链重复末端短暂存在时;(3) 双链重复序列折叠成 T 环,其末端单链和双链富 G 区形成分子间的 G-四链体结构。

G-四链体与端粒酶引起的端粒延长有一定关系。端粒酶往往以其 RNA 组分的 43～51 序列为模板,以端粒 $3'$ 末端为引物,合成端粒重复序列。令人感兴趣的是端粒酶仅用 9 个碱基片断的 RNA 为模板就可增加数以百计的端粒重复序列。一种可能的模型是端粒酶的延长作用涉及一易位步骤,在该步骤中,延长了的端粒 DNA 被从 RNA 上置换出来。其可能的机制是:端粒 DNA 短暂地形成自身折叠型 G-四链体结构,从而提供牵引力以置换及帮助 DNA 底物和 RNA 模板所形成的碱基对向后移动一个重复序列;其后在端粒 DNA 和 RNA 重新配对进行下一个延长循环前,G-四链又解聚为一单链。人们发现 G-四链体不能作为端粒酶的引物,其结构稳定剂(如 K^+)在每延长 4 个重复序列后可引起周期性短暂停顿,而抑制端粒酶的活性,该试验结果支持了上述端粒延长的模型设想。因此,由端粒 DNA 所形成的 G-四链体已成为开发端粒酶抑制剂的新靶点。二酰胺蒽醌类化合物、阳离子卟啉类化合物、茋类化合物都被证明能与 G-四链体有较强的结合作用,起到稳定 G-四链体的结构,从而具有端粒酶抑制剂的活性,我们将在后面进行详细讨论。

此外,至少有三方面的实验结果表明 G-四链体可能参与端粒 DNA 的复制:酵母端粒 3′ 突出单链末端的长短与细胞周期相关;纤毛原生动物端粒结合蛋白的 β-亚基能催化 G-四链体螺旋结构的形成;存在 G-四链体结构的特异性核酸内切酶,他们是从某些原生动物、动物肝细胞、酵母的染色质中提取的一类具有脱氧核酸酶(DNase)活力的端粒结合蛋白,这类蛋白在 Mg^{2+} 存在的条件下,其活力是依赖 G-四链体结构的,它不结合也不切割富 G 单链 DNA,可是一旦形成 G-四链后,它们便能和 G-四链体结合并切割四链体 5′ 端的单链 DNA。既然生物细胞中有能够特异性结合并切割 G-四链体的酶,这就说明 G-四链体是基因组中执行功能时的一种存在形式。

二、G-四链体的其他生物学功能

G-四链体在基因重组中可能有极其重要的作用。研究发现酵母的 SEP1 基因编码蛋白是一种 DNA 链交换蛋白,该蛋白能够促进单链 DNA 与同源染色体中双链 DNA 的配对和转移,并具有 G-四链体依赖型 DNase 活力。如果该基因完全缺失,那么它在接合生殖过程中,两个细胞核就不能融合(核配),基因重组频率会急剧下降。酵母的减数分裂过程就会停滞在 4N 期。由上可推测 G-四链体可能参与染色体的重组。

富 G 重复序列不仅提供了重组过程中染色体排列的机制,同时也会促使 DNA 发生异常重组。最近,两类重组因子-人 BLM 解旋酶和酵母 Sgs1 解旋酶已被证实具有解旋 G-四链体的作用,在缺乏这些解旋酶的细胞中,显示同源染色体之间相互交换水平的升高和染色体的不稳定。这些发现说明细胞内解旋酶可能被用来分解不需要的 G-四链体,以防止异常重组和其他基因的不稳定性。

某些重要基因的启动区,例如人或鸡 β-珠蛋白基因、鼠前胰岛素原 II 基因、腺病毒血清型 2、视网膜神经胶质瘤敏感性基因、人肾癌基因和 $c-myc$ 基因中,皆发现富含 G 的重复序列,因此它们都具有形成 G-四链体结构的可能性,这些发现促使研究人员推测 G-四链体在基因转录过程中起一定作用。

另外,G-四链体能阻断 RNA 聚合酶。当基因密码区的富 G 重复序列形成 G-四链体而又不易解聚时,可能会起到抑制 RNA 聚合酶的作用,从而引起早期转录的停止。比如 $c-myc$ 基因是与人和动物的多种恶性肿瘤,如乳腺癌、直肠癌、宫颈癌、小细胞肺癌等密切相关的致癌基因,该基因启动区的上游部分就是由富 G 碱基序列组成,实验证明该基因在一定条件下能形成分子内的 G-四链结构,并且其椅式构型比篮式构型更有动力学优先性和生物学相关性,实验发现 $c-myc$ 基因启动区上特定的 G-四链结构就是基因转录的负向调节剂,该部位的单链结构可使 $c-myc$ 基因的表达增加 3 倍;同时能够稳定 G-四链结构的阳离子金属卟啉化合物 TMPyP4 可以抑制该基因的转录活性而降低了基因表达。

三、G-四链体结合蛋白

的确,G-四链体的结构参与了细胞内的多种生物学事件,但越来越多的研究结果证明生物体内 G-四链体结构的形成和稳定及其生物学功能都离不开与之相关的结合蛋白。酵母阻遏物-活化剂蛋白 1(PAP1)被证明不仅具有与端粒末端双螺旋 DNA 结合的功能,而且能够在极低的 DNA 浓度条件下,促进端粒末端的 G-四链体的形成并与之结合。*Oxytricha* 端粒结合蛋白 β 亚单位也能促进 G-四链体的形成,*Tetrahymena thermophila* G-四链体结合蛋白却选择性地结合平行型的 G-四链体结构。小鼠肝核蛋白 uqTBP25 则表现最优先结合分子内 G-四链体结构,其次是双分子 G-四链体,而完全不与四分子的平行型 G-四链体结合。

人的拓扑异构酶 I(Top I)在 DNA 的复制、转录和染色体的缩合方面起十分关键的作用。已经发现 Top I 能够结合已形成的分子内和分子间的 G-四链体结构,并且使 69bp 的双螺旋 DNA 的螺旋打开形成稳定的分子内 G-四链体结构,Pommier 等发现 Top I 同样也能和富 G 的单链 DNA 和 RNA 有较强的结合,并发现富 G 的单链寡核苷酸和 G-四链体结构都能抑制 Top I 对特定序列位点的断裂。

巨噬细胞清除剂受体(MSR)是一个在动脉粥样硬化中起关键作用的膜蛋白,MSR 结合氧化的或乙酰化的低密度脂蛋白,同时也结合 G-四链体 DNA。虽然该蛋白与 G-四链体的结合对它的正常功能无关紧要,但 MSR 却似乎涉及了用于治疗作用的反意核酸的清除。

两类重组因子-人 BLM 基因(与人的 Bloom 综合征有关)解旋酶和酵母 Sgs1 解旋酶已被证实具有解旋 G-四链体的作用,在缺乏这些解旋酶的细胞中,显示同源染色体之间相互交换水平的升高和染色体的不稳定。这些发现说明细胞内解旋酶可能被用来分解不需要的 G-四链体,以防止异常重组和其他基因的不稳定性。

老鼠的小卫星 DNA(MN:minisatellite)的 *pc*-1 基因包含 d(GGCAG)的重复序列,体外实验证明在生理条件下可以形成分子内的 G-四链体结构,而且从 NIH 3T3 的细胞核中提取的一种 DNA 结合蛋白(UP1)对该 G-四链体有解螺旋作用,它也可以和单链 DNA 结合,同时对 d(TAGGG)$_4$ 也有解螺旋作用,消除了 DNA 合成时在 d(GGG)$_n$ 位点时的停滞效应。UP1 的这种功能预示了 DNA 生物合成过程中 G-四链体的解螺旋过程是必需的。

以上这些例子都说明相关蛋白对 G-四链体的形成或解旋是密不可分的,它们之间"精确"的相互作用,即在什么情况下形成 G-四链体结构,什么情况下又适宜地打开正是许多生物学事件得以发生的前提,研究 G-四链体与相关蛋白的相互作用过程将对进一步了解生命现象的本质有重大意义。

第三节 G-四链体在药学中的应用

一、以 G-四链体为靶点的端粒酶抑制剂

如前所述,端粒末端的重复序列富含 G 碱基,可以通过 Hoogsteen 氢键形成 G-四链体,由于端粒酶引物不需要任何折叠,因此形成 G-四链体可以抑制端粒酶的活性,在体内可能是端粒酶的反向调节因子。同时由于端粒酶大多存在于肿瘤细胞中,因此可以以 G-四链结构为靶点进行药物设计,凡是有利于 G-四链体的形成和稳定的小分子

化合物都有可能因为抑制端粒酶的活性而成为抗癌药。有三种途径可以影响小分子药物对 G-四链体结构的干预：①药物分子模拟伴侣蛋白来加速 G-四链体的形成；②药物分子能结合到 G-四链体上并改变它的分子识别特性和抑制阻断其信号通路；③药物分子阻止解旋酶对形成的 G-四链体结构解螺旋。已经发现一些小分子能催化 G-四链体的形成，并选择性地结合在 G-四链体上，并抑制解旋酶的解螺旋作用。

涉及 G-四链体为靶分子的药物设计，首先应考虑一个典型的 G-四链体的结构以及与之进行特异性识别的方式，简言之就是考虑药物是嵌插在内部 G-四分体平面之间，或是外部或末端的堆积，或是沟区结合，或是两种或多种作用方式的结合。也要考虑阳离子配体和 G-四链体阴离子骨架之间的离子相互作用，以及两个或更多个离子相互作用的适宜空间距离，下面对已经研究的以 G-四链体为靶点的药物小分子进行总结：

（一）二酰胺蒽醌类化合物（diaminoanthraquinone）

酰胺蒽醌（-AQ）及芴酮类（-FO）化合物可以以线形方式与 G-四链体结合。1997 年 Sun 等第一个报道了以 G-四链体为靶点的小分子端粒酶抑制剂-2,6-二酰胺蒽醌衍生物 BSU-1051，见图 10-16。用 NMR 氢谱研究了其结合模型，发现该化合物可使分子间 G-四链体 d$[T_2AG_3T]_4$ 的解链温度升高约 20℃，即可以稳定 G-四链体的结构而抑制端粒酶活性，其 IC_{50} 为 23μmol/L。Hurley 实验室应用非 Taq 聚合酶阻滞实验也证实该化合物可以与 d$[(TTGGGG)_4]$ 和 d$[(TTAGGGG)_4]$ 形成的 G-四链体相互结合并稳定其结构。

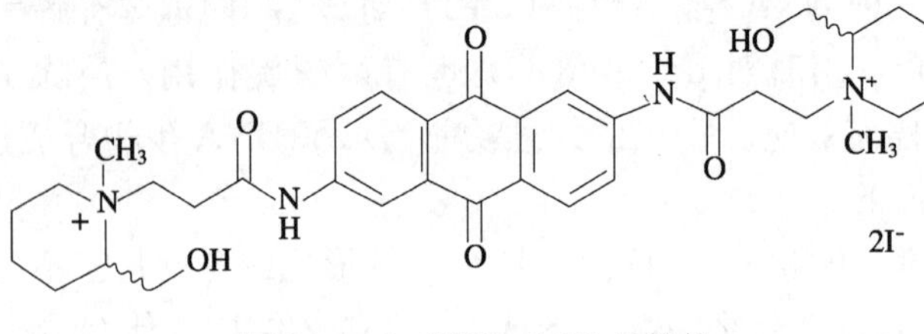

图 10-16 BSU-1051 的结构

随后人们对多种蒽醌衍生物进行了端粒酶活性实验。Perry 等合成了近百个 1,4-、1,5-、1,8-、2,6-及 2,7-取代的酰胺蒽醌化合物（图 10-17），采用改进的 TRAP（telomeric repeat amplification protocol）分析方法测定了这些化合物对端粒酶的抑制活性，其中一些化合物的 IC_{50} 为 1~5μmol/L，是到目前为止所报道的活性较强的化合物（表 10-3）。虽然酰胺蒽醌类化合物具有较高的端粒酶抑制活性，但由于它也能与双链 DNA 作用（表中可见活性最高的几种酰胺蒽醌化合物的 IC_{50} 与 EC_{50} 同在 μmol 数量级），因此细胞毒性较大，限制了这类化合物的进一步发展。为了降低其毒性，Perry 等对芴酮类化合物进行了研究（图 10-17）。芴酮与蒽醌结构类似，但少了一个氧原子，不能进行氧化还原循环，因此细胞毒性较类似的蒽醌类衍生物小 50%~90%，但其端粒酶抑制活性最高的化合物的 IC_{50} 也在 8~12μmol/L 之间，即药物活性相应降低了约 75%。分子模拟研究表明，其原因是芴酮中心为五元环，分子结构接近弯月形，两条侧链与 G-四链体沟槽结合时，引起了四链体结构的扭曲。

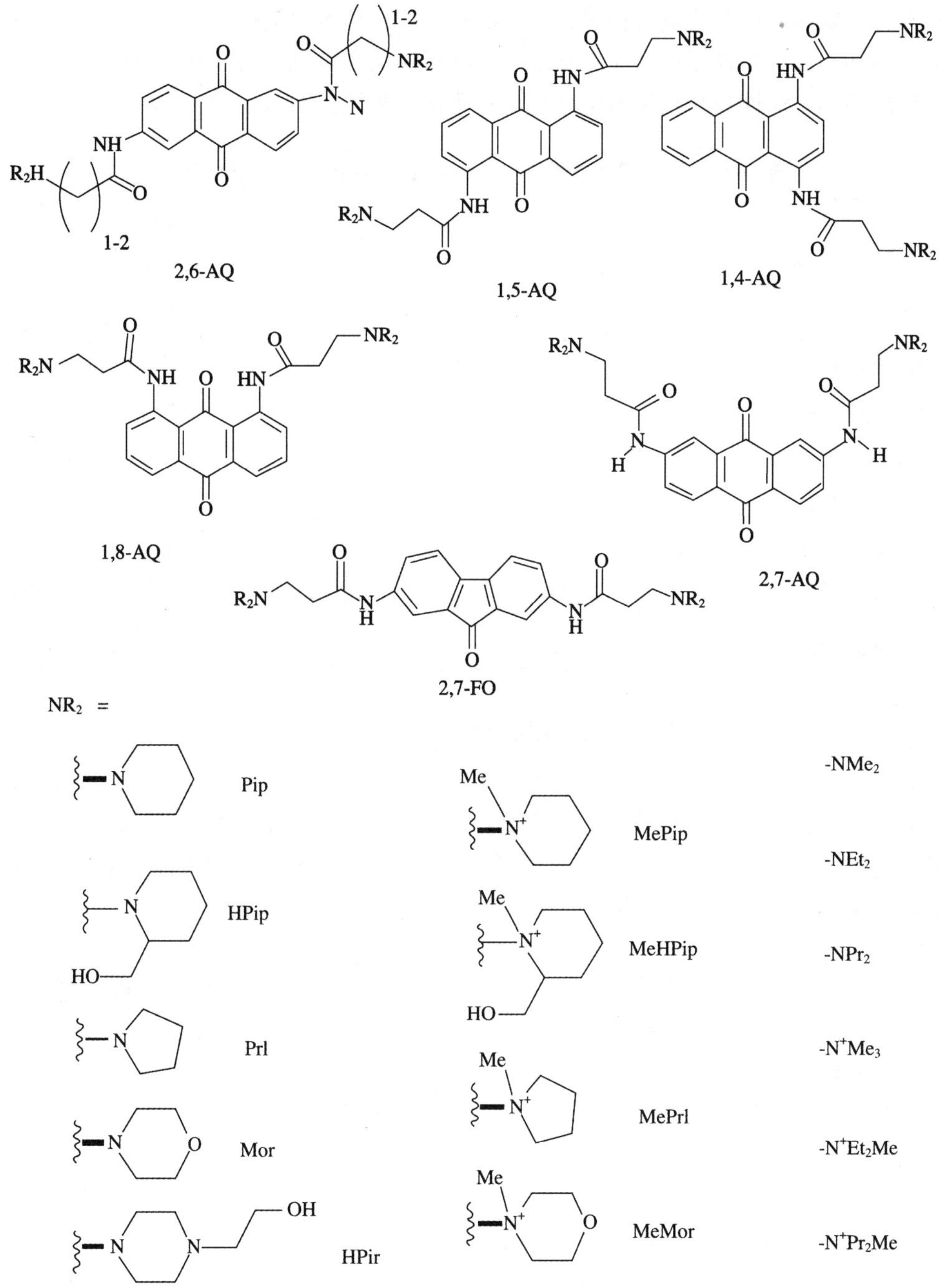

图 10-17 二酰胺蒽醌类及芴酮类化合物的结构[19]

在以上研究的基础上，研究人员总结了蒽醌类化合物作为端粒酶抑制剂的构效关系：
(1) 化合物应至少带有两条侧链，侧链中氨基与带正电荷的氮原子通过-$(CH_2)_2$-相连时，化合物的活性较高;(2) 侧链中引入的两个酰胺基团使蒽醌稠环的长度由 0.75nm 增至 1.2nm,更接近 G-四分体的大小,对活性的提高有一定作用;(3) 侧链末端所带的正电荷对化合物的活性起着重要作用;(4) 侧链的取代位置对活性影响较小;(5) 末端基团的大小和性质具有重要作用,哌啶或四氢吡咯作为末端基团时活性较高;(6) 化合物对端粒酶的抑制活性与其细胞毒性之间没有明显的相关关系(表 10-3)。

表 10-3 二酰胺蒽醌类化合物的端粒酶抑制活性及其细胞毒性

化合物	端粒酶活性 IC$_{50}$（μmol/L）	细胞毒性（μmol/L）
2,6-AQ-MeHPip	23	1.2~2.3
2,6-AQ-Pip	4.5	1.3~5.9
2,6-AQ-HPip	16.5	7~11
1,4-AQ-NMe$_2$	1.8	0.01~0.3
1,4-AQ-Mor	33.5	1.9~21
2,7-AQ-NMe$_2$	4.7	2.1~4.4
1,5-AQ-NMe$_2$	1.3	0.3~0.6
1,5-AQ-Mor	>50	>25
1,8-AQ-Pip	3.7	0.5~2.3

(二) 苝类化合物 (perylene diimide)

苝类化合物是应用计算机辅助药物设计软件 DOCK 而得到的一类与 G-四链体有较强相互作用的化合物。在分子模拟的基础上,Fedoroff 等合成了 N,N'-双 [2-(1-哌啶基) 乙基]-3,4,9,10-苝四甲酰二亚胺 (PIPER) 及衍生物 TEL01,随后 Grootenhuis 等又合成了 PIPER 的类似物 TEL03,RILL 等合成了 DAPER,结构见图 10-18。

在苝类化合物当中,研究最深入的就是 PIPER 了。Han 等的研究发现它可使发卡型双分子 G-四链体的形成速度提高约 100 倍,这说明除了被动结合和稳定 G-四链体,其还可能在细胞内诱导 G-四链体的形成,同时 PIPER 还能够抑制 Sgs1 解旋酶对 G-四链体的解旋。PIPER 可以以 1:2、1:1 或 1:2 的比例与不同的 G-四链体结合,结合方式依赖于 G-四链体的 DNA 序列,NMR 的结果显示低浓度的 PIPER 和 [d(TTAGGGG)]$_4$ 或 [d(TTAGGGTTA)]$_4$ 以 1:1 的模式结合,但是在配体浓度还未到达 1:1 的化学计量时,就已存在 G-四链体与 PIPER 以 2:1 的方式结合了。PIPER 与 G-四链体的结合模型与卟啉类化合物相似,即外向堆积在四分体上。此外,溶液的 pH 对 PIPER 的选择性也存在一定影响,在 pH 较低的条件下,它与双链 DNA 及 G-四链体的结合情况大致相同,选择性不高,但在 pH 较高的条件下,则对 G-四链体的选择性明显提高。

实验证实这类化合物能选择性地与 G-四链体结构有强特异性的相互作用,而与

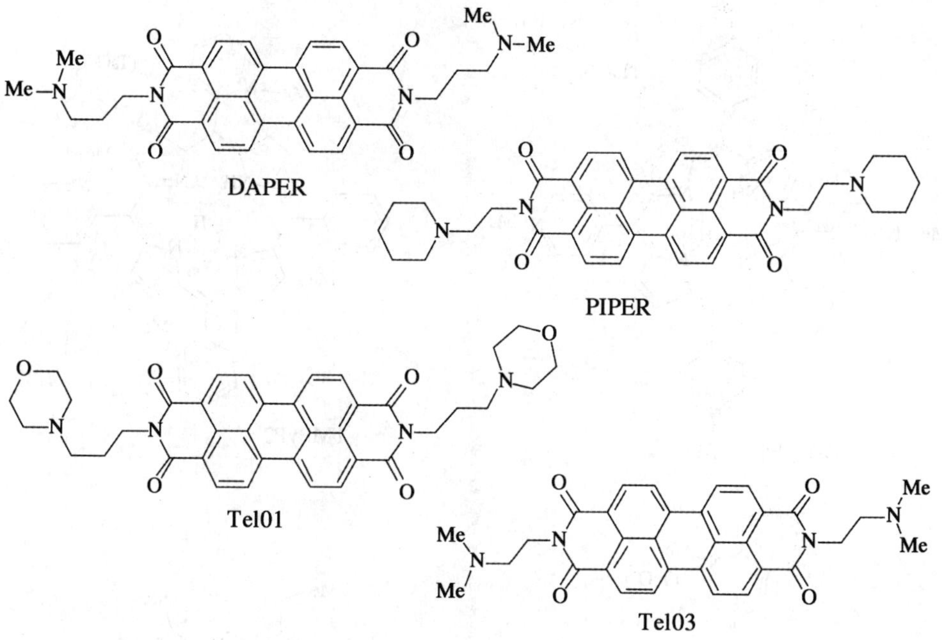

图 10 - 18 苝类化合物的结构

单、双链 DNA 之间的作用甚微,并具有良好的端粒酶抑制活性。其中 PIPER 和 Tel01 的 G -四链体选择作用最强,细胞毒性最低。Tel03 的选择性差一些,具有中等细胞毒性。另一方面,此类化合物的侧链对其诱导 G -四链体形成的能力有一定影响。侧链与四链体沟槽间的静电作用不仅影响到 G -四链体形成的数量,还影响到所形成 G -四链体的构型。如 PIPER、DAPER 和 Tel03 均能诱导 G -四链体的形成,但 DAPER 和 Tel03 专一性地诱导双分子四链体的形成,而 PIPER 不仅能诱导双分子G -四链体的形成,还能诱导平行型四链体的形成。

(三) 阳离子型卟啉类化合物 (porphyrin)

卟啉类化合物已知是双螺旋 DNA 结合试剂,已有实验证明它们能够和某些双链 DNA 有较强的嵌插作用,这类化合物能在肿瘤组织中蓄积达到较高的浓度,而在正常组织中却代谢很快,长期以来它们在肿瘤治疗方面备受关注。这类化合物含有芳香环平面结构,其大小和 G -四分体大小接近,根据推测它们可以通过与 G -四分体堆积作用而结合到 G -四链体结构上。

Sen 及合作者报道了 N -甲基-中卟啉 IX (NMM,见图 10 - 19) 和一系列 DNA 适体的亲和作用,发现它能与 G -四链体的亲和作用要远远大于和双链 DNA 的作用。Hurley 等及 Sheardy 等分别独立报道了用 NMR、UV 滴定、CD、荧光共振能量转移及 Taq 聚合酶终止实验方法研究四 (N -甲基吡啶- 2 -基) 卟啉 (TMPyP4) 与各种类型 DNA 作用的结果。实验表明 TMPyP4 能通过外部堆积而非插入的方式与 G -四链体结合,并稳定该结构。同时,TMPyP4 对 G -四链体有一定选择性,其对四链体的亲和性是对双链 DNA 的 2 倍,而且对不同类型的 G -四链体也有不同的选择性,其亲和性强

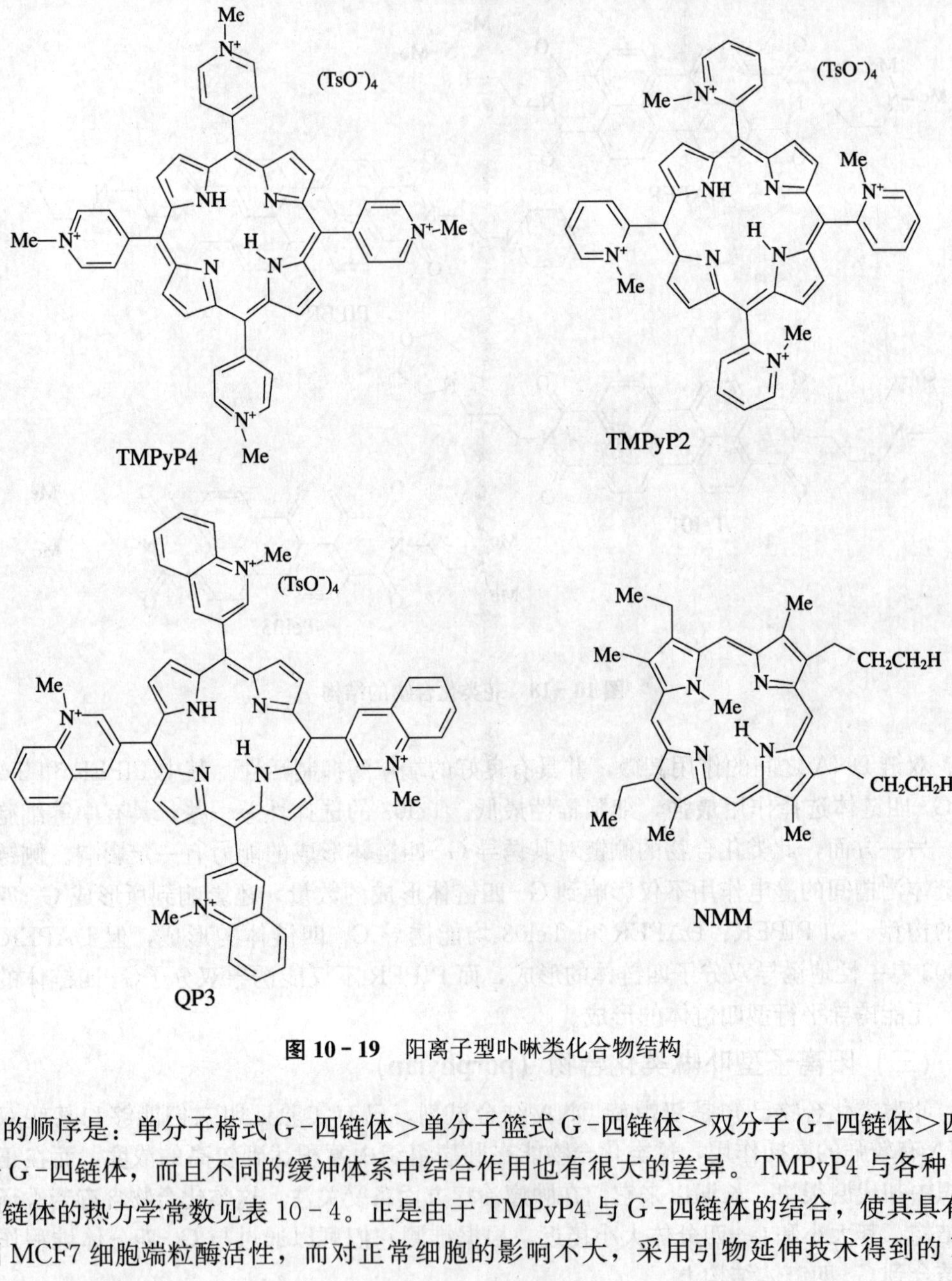

图 10-19　阳离子型卟啉类化合物结构

弱的顺序是：单分子椅式 G-四链体＞单分子篮式 G-四链体＞双分子 G-四链体＞四分子 G-四链体，而且不同的缓冲体系中结合作用也有很大的差异。TMPyP4 与各种 G-四链体的热力学常数见表 10-4。正是由于 TMPyP4 与 G-四链体的结合，使其具有抑制 MCF7 细胞端粒酶活性，而对正常细胞的影响不大，采用引物延伸技术得到的 IC_{50} 为 6.5μmol/L。

表 10-4 TMPyP4 与各种 G-四链体的热力学数据

G-Quadruplex	缓冲液	K_a ($\times 10^4$ [mol/L]$^{-1}$)	ΔG (kcal/mol)	ΔH (kcal/mol)	$T\Delta S$ (kcal/mol)
AG3(T2AG3)3	K-BPES	2.8	-6.1	-4.2	+1.9
[d(T4G4)]4	K-BPES	7.7	-6.7	-9.1	-2.4
[d(T4G4)]4	Na-BPES	162	-8.5	-6.7	+1.8
d(G2T2G2TGTG2T2G2)	K-BPES	17.8	-7.2	-9.6	-2.4
d[(GC)2ATAT(CG)2]2	Tris-K-Mg	1300	—	—	—

Hurley 等又研究了 TMPyP4 的异构体 TMPyP2 与 G-四链体 d [AG₃(T₂AG₃)₃] 的相互作用,发现虽然两者结构很相似,都能稳定 G-四链体结构,但结合部位却存在差异。TMPyP4 通过外部堆积的方式与 G-四分体发生作用,而 TMPyP2 则与 TTA 环相结合,这可能是两者活性差异的主要原因。根据理论推测,由于 2-位异构体存在较大的空间位阻,使得整个结构在与 G-四链体相互作用时难以形成平面而嵌入其中,需要较高的能量。此外,Izbicka 等研究了 TMPyP4 及其类似物 QP3 以及它们的金属络合物对癌细胞及端粒酶的影响,发现对端粒酶活性的抑制从强到弱的顺序为:TMPyP4>QP3 ~ TMPyP4-Cu(Ⅱ)>TMPyP4-In(Ⅱ)~QP3-Cu(Ⅱ)>>TMPyP2,TMPyP2 几乎没有端粒酶抑制活性,而 TMPyP4 具有较强的抑制细胞生长的作用,并且可以诱发后期染色体桥,而 TMPyP2 无此作用。这些结果一方面说明与 G-四链体相互作用的化合物在细胞内可能直接作用于端粒,另一方面也说明卟啉衍生物的结构与活性有着密切关系,这类化合物的构效关系如下:(1)卟啉芳香平面与 G-四分体之间的堆积对其活性起着非常关键的作用,平面型结构有利于插入 G-四链体结构中;(2)带有正电荷的侧链取代基是必需的,且电荷数目影响其相互作用的活性:$4^+>3^+>2^+$;(3)侧链取代应该位于卟啉环的中位,而且取代基的大小要与四链体沟槽相匹配;(4)氢键的引入以及边链的长度影响其活性;(5)某些不对称基团的引入可增强与反平行或自身折叠型 G-四链体的相互作用。

以上三类化合物是最主要的三类以 G-四链体为靶点设计的小分子药物,Hurley 分别称酰胺蒽醌类化合物、苊类化合物及卟啉类化合物为第一代、第二代、第三代与 G-四链体相作用的化合物,并用简图来表示了分子的大小和电荷的分布(图 10-20),从药物的毒性及细胞内的浓度等因素考虑,他们认为阳离子卟啉类化合物比其他两类更适于成为药物。

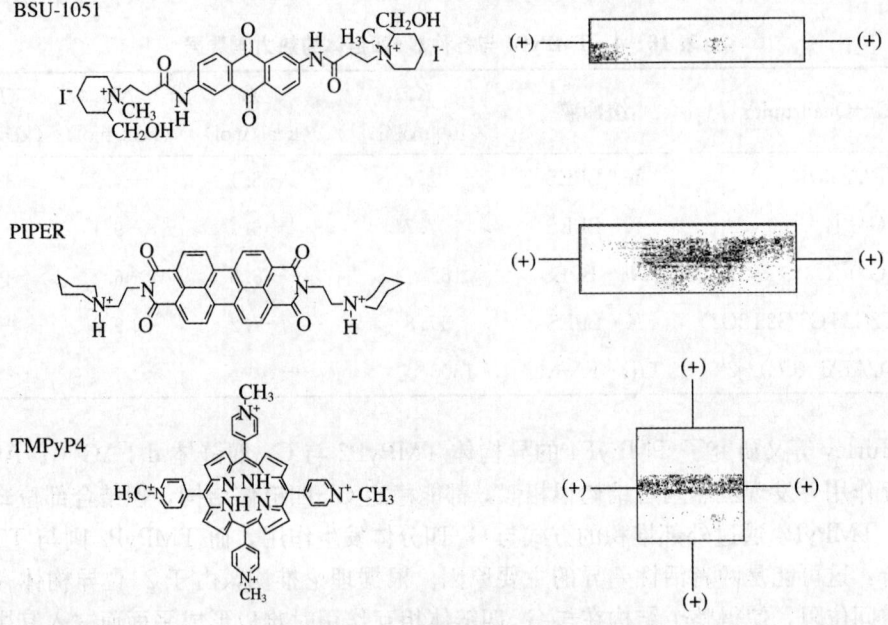

图 10-20 G-四链体相互作用的三类化合物的举例以及分子大小和电荷分布示意图

(四) 溴乙啶 (ethidium bromide) 衍生物

溴乙啶 (EtBr) (见图 10-21) 是较强的双链 DNA 嵌插剂，它也能嵌入 G-四分体之间并稳定 G-四链体结构。Kallenbach 等的热力学方面实验数据表明溴乙啶与 [d(T_4G_4)]$_4$ 结合，其亲和性略高于双链 DNA。荧光光谱显示，溴乙啶是嵌插在 [d(T_4G_4)]$_4$ G-四链体中，而不是末端堆积，在与由 d[T_4G_4(T_7G_4)$_3$] 组成的单分子 G-四链体的作用中也呈现相同的作用模式。同时 PAGE 的电泳结果显示 EtBr 还能促使单链的 d[T_4G_4] 形成四分子 G-四链体 [d(T_4G_4)]$_4$。Borisova 等报道了 EtBr 和 d(GT)n 重复序列的相互作用，发现 EtBr 嵌插在 d(GT)n 形成的具有间歇 T 碱基突出的四分子 G-四链体的 G-四分体平面之间。一系列溴乙啶衍生物对 G-四链体结构却有较高的亲和性和选择性，它们不仅能提高分子内四链体的解链温度，而且能够促进分子间四链体的形成。这些化合物与四链体结合后荧光增强，可以作为 G-四链体结构的荧光探针。

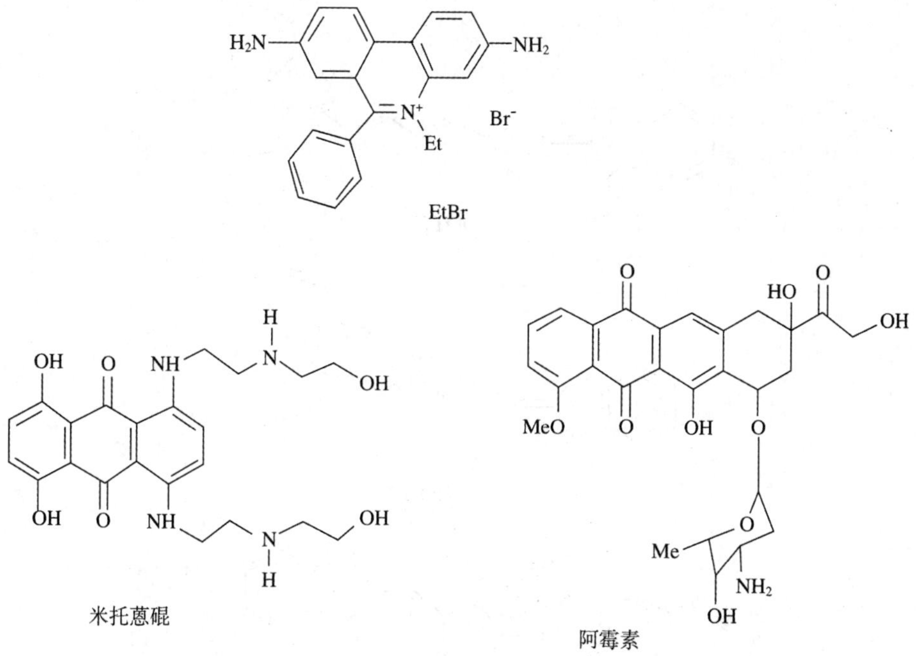

米托蒽醌

阿霉素

图 10-21 溴乙啶与其他双链 DNA 嵌插剂的结构

（五）花青染料类化合物（carbocyanine）

Shafer 等应用计算机辅助设计软件 DOCK 来寻找 G-四链体沟区结合剂，利用双分子 G-四链体 $[d(G_4T_4G_4)]_2$ 的晶体结构，他们建立了一套有机小分子的数据库，这些分子和双链 DNA 的相互作用小，而与 G-四链体结构的小沟区能很好地匹配。其中化合物 DOTC 就是其中之一（图 10-22），由于其溶解度的限制，Shafer 等研究了结构更小的类似物 DODC（3，3'-二乙基氧杂花青），发现 DODC 与双分子发卡型 G-四链体结合时，能够显示出独特的光谱特征，而与单链、双链或平行型 G-四链体结合时则无此特征，因此可以作为发卡型 G-四链体的特殊探针。实验还发现在浓度较低时（50μmol/L），DODC 并没有端粒酶的抑制作用，随着浓度升高，展现出较弱的抑制活性。Naasani 等报道了另一个类似物 MKT-077 对端粒酶具有抑制作用，这可能与它和 G-四链体的相互作用有关。MKT-077 已作为抗癌药应用于临床实验阶段，它能选择性地作用于肿瘤细胞，可能是因为它能选择性地聚集在癌细胞的线粒体中。

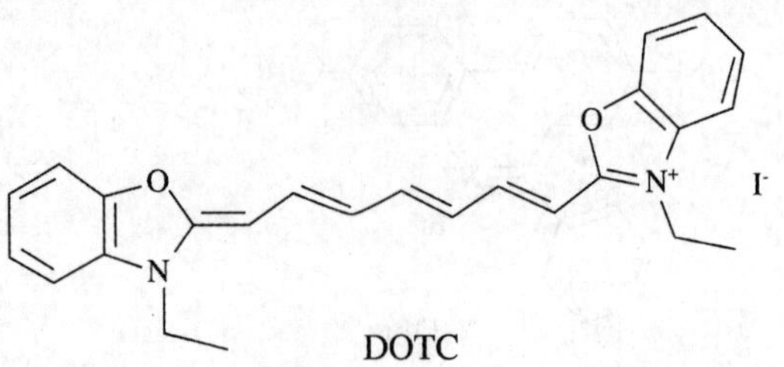

DOTC

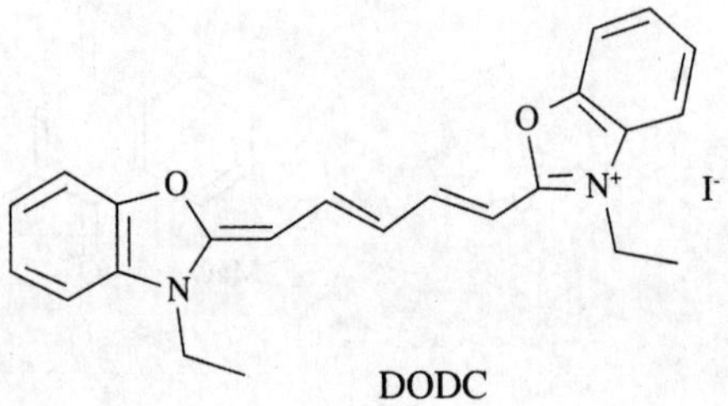

DODC

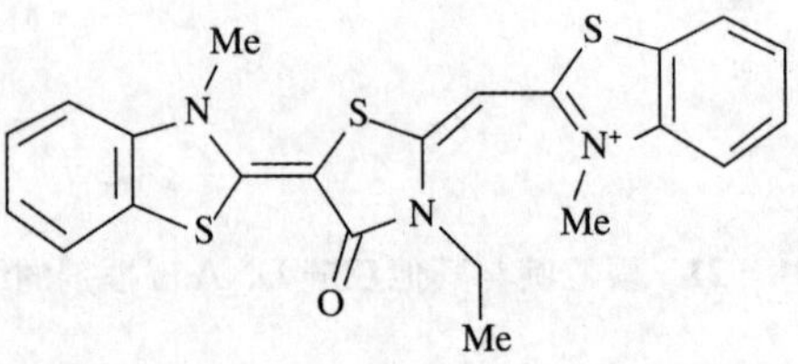

MKT-077

图 10-22 花青染料类化合物与端粒酶抑制剂 MKT-077 的化学结构

（六）吖啶类化合物（acridine derivative）

Harrison 等合成了一系列 3，6-二取代吖啶类衍生物，结构与蒽醌类相似，母核皆为三元环平面刚性结构，但其对端粒酶的抑制作用比蒽醌类化合物强，IC_{50} 在 1.3～8.0μmol/L 之间，这可能是由于吖啶稠环中的 N 原子质子化所带的正电荷使其更准确地堆积在 G-四分体的中心位置，而与四分体平面的负电荷产生静电相互作用所致。之后又用计算机模拟设计了一系列 3，6，9-三取代吖啶，它们能与 G-四链体有更好的选择性作用，其中化合物 a 对 G-四链体的亲和性比对双链 DNA 的亲和性高 30 倍，对端粒酶的抑制作用显著，IC_{50} 达 0.06μmol/L。

Heald 等合成的一系列甲基化五环喹诺吖啶盐中，化合物 b 和 c 的端粒酶抑制活性较高，IC_{50} 分别为 0.25μmol/L 和 0.33μmol/L（图 10-23）。其中化合物 c 由于在吖啶稠环的 3 位和 11 位上的取代基是吸电子的 F 原子，使其对三链和四链 DAN 结构的选择性更高，并且该化合物具有良好的水溶性和稳定性，活性强而细胞毒性小，是非常具有潜力的端粒酶抑制剂，具有很好的应用前景。

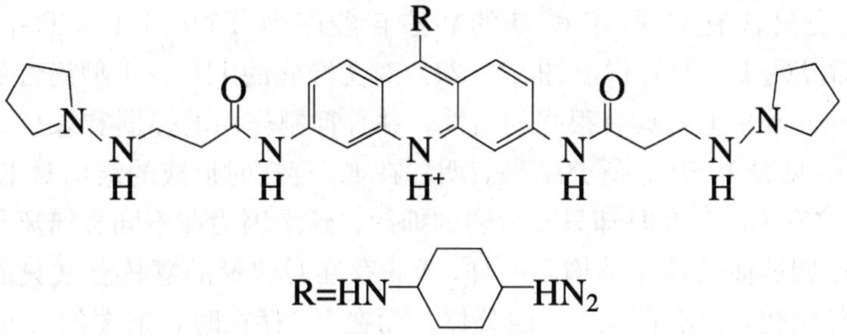

图 10-23 吖啶类化合物的化学结构

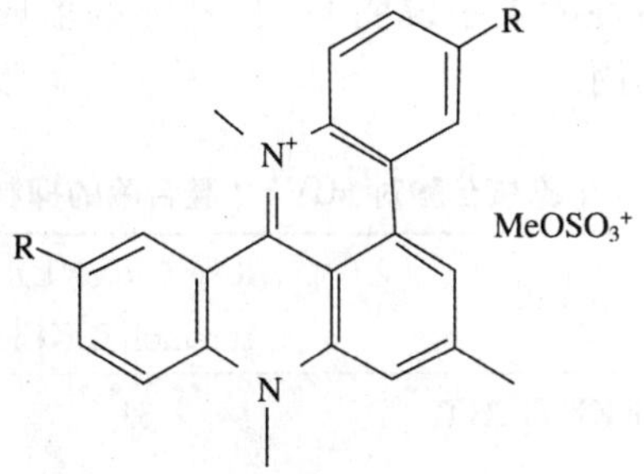

(七) 其他化合物

除了以上几类主要的作用于 G-四链体的小分子化合物外,二苯邻二氮杂菲衍生物、三吖嗪衍生物、氟代喹诺吩噁嗪及 ATP(三磷酸腺苷)等都对 G-四链体有较高的选择性,显示了不同程度的端粒酶抑制活性。此外,传统的抗癌药博莱霉素的 Ni(III)络合物,即 BLM-Ni(III)能选择性地断裂单分子 G-四链体而对双分子的 G-四链体没有作用。

综上所述,DNA 二级结构 G-四链体可能是药物设计,尤其是端粒酶抑制剂设计的新的合适靶点,与其他以端粒酶本身为靶点的抑制剂相比,以 G-四链体为靶点的小分子化合物直接破坏了端粒酶的催化位点,因而能更为迅速地减缓细胞增殖。但目前人们对小分子化合物与 G-四链体以及端粒酶之间的作用机制尚未完全清楚,从现有的 G-四链体结构信息和生物学结果来看,有可能所设计的药物最终仍可能是作用于 G-四链体-蛋白质的复合物,同时小分子化合物的选择性、特异性还有待提高。

二、作为 HIV 整合酶抑制剂

如前所述,用一些小分子化合物来稳定 G-四链体的结构可以抑制癌细胞中端粒酶的活性或通过阻止 RNA 聚合酶的功能来抑制 $c-myc$ 癌基因的转录,这样这些小分子药物就可以作为抗癌药来使用。然而,G-四链体本身也可以作为一些功能蛋白如 HIV-1 整合酶或凝血酶的抑制剂,特别是对于艾滋病,由于 G-四链体所具有的药物潜力,其结构和活性关系的研究成为许多实验室的研究课题。

Jing 等发现只含有 G 和 T 碱基的寡核苷酸序列 T30695（$G_3TG_3TG_3TG_3T$）、T30177（$GTG_2TG_3TG_3TG_3T$）（图 10-24）对艾滋病的 HIV-1 型病毒的整合酶有抑制作用，在 nmol 水平上就具有很强的活性，并且抑制作用的强弱和寡核苷酸形成的结构有密切关系，见表 10-5。研究结果表明：在 K^+ 存在时形成的结构对 HIV 整合酶有强烈抑制，反之在 Li^+ 存在时却只有较弱的抑制，这是因为在不同金属离子中寡核苷酸序列形成的 G-四链体的具体结构不一样，Li^+ 存在时线形的寡核苷酸只能形成末端打开的 G-四链体结构，只有两层 G-四分体；而在 K^+ 存在时，末端的 T 碱基也参与了 G-四分体的形成，使整个 G-四链体为末端封闭的结构，具有近似四层的 G-四分体（图 10-25）。这种结构和活性的关系说明 G-四链体的形成及其四分体的数量在抑制 HIV 方面起了非常重要的作用。

表 10-5　几个寡核苷酸对 HIV-1 整合酶的抑制活性比较

Oligomers	5'- Sequence -3'	IC_{50} (nmol/L) 10mmol/L KCl	IC_{50} (nmol/L) H_2O (with Li^+)
T30695	GGGTGGGTGGGTGGGT	31	530
T30177	GTGGTGGGTGGGTGGGT	26	480
TBA	GGTTGGTGTGGTTGG	470	790

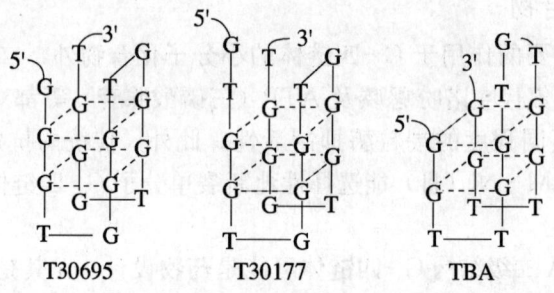

图 10-24　T30695、T30177 以及 TBA 的的折叠模式

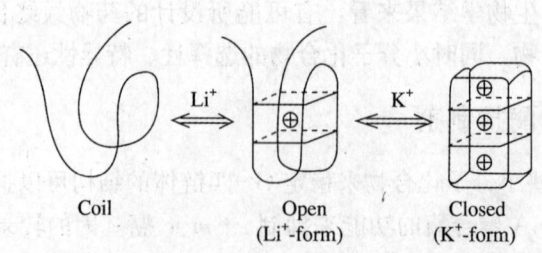

图 10-25　T30695 在 K^+ 和 Li^+ 条件下的不同折叠模式

迄今为止，绝大多数已报道的G-四链体结构都由一条、两条或四条富G碱基的DNA链形成的四分体构成。这些DNA链的伸展方向可以是全-平行型，全-反平行型，平行与反平行交错的混合型，并且结构中可以没有环（loop）或者环以对角或同侧的方式存在。最近证明由Patel团队命名为93del的DNA适体（aptamer）结构上是一种新的在K^+条件下形成的双分子G-四链体，93del在体外浓度在nmol水平上就具有抗HIV-1整合酶的活性。同时93del具有独特的拓扑学结构，具体表现在以下几个方面：(1) 该结构由两个相同的单分子G-四链的第一个G-碱基伸入到对方的结构中与其他三个G-碱基形成四分体G'-G6-G2-G13，形成互锁的二聚体，因此结构异常稳定。这种结构特征很少在其他G-四链结构中出现，但确实是由几个内部-亚单元（inter-subunit）的NOE结果所支持；(2) 该结构中每跨越一个G-四分体堆积层，就有三个逆转环，并且每个环上只有一个碱基。三个逆转环使分子内的G-四链结构均采取全-平行型的DNA链的伸展方向。(3) 在二聚体结构四分体核心的外面有四个残基的结构特征对药物设计非常重要，因为环上的残基的改变不会影响中心的核心结构。

虽然93del和T30695在结构上都是G-四链体结构，但两者的拓扑学却差异很大。低分辨的T30695结构在K^+溶液中，包括四个像G-四分体一样的堆积层，并有四条平行伸展的DNA链和三个邻位的环，环上没有任何碱基使环高度扭曲，因此G-T-G-T的四分体并不是平面的。这个T30695的结构可能需要更精确的测定因为其亚氨基的质子峰很宽并有交叠现象，就说明又有两个或更多个拓扑结构同时存在。然而，基于广泛的来自环上碱基替换以及G-四分体躯体长度变化的生物学数据的分析，Jing等提出了T30695-HIV-整合酶复合物模型，这个模型提示了T30696的T-G-T-G环的区域和HIV-1整合酶催化部位的Asp64、Asp116和Glu152的重要的氨基酸残基以"面对面"的方式相互作用。

与之相比，Phan等却对93del进行了对接实验的研究，把圆筒状的93del G-四链体对接在了由HIV整合酶四聚体所形成的腔道中，其机制在于93del和四分子的HIV-1整合酶结构上相互匹配，93del刚好位于四分子的HIV-1整合酶形成的内部空隙中，阻止了对整合酶功能非常重要的几个催化氨基酸残基，从而具有抗HIV-1的活性。然而这样一个模型和许多实验结果不相符。如果这一假设是正确的话，结构中外围环上的碱基就是和HIV-1整合酶接触的主要部位，因此也是决定其抗HIV-1整合酶活性的主要部位。然而，情况看来并非如此，因为替换环上的碱基或进行结构改造，其活性并无太大改变。

意识到G-四链体结构的柔性是非常重要的，DNA序列或溶剂系统的轻微改变都可使其拓扑结构有巨大的改变。因此即使93del和T30695有相似的序列特征，它们可能采取不同的结构。而且模型中HIV-1整合酶亚单位的数目也有待确定。重要的是，G-四链体在与HIV-1整合酶结合后的结构有可能由于"诱导-适应（induced-fit）"机制而与非结合的游离态的结构不一样。为解决这个复杂问题，有必要使用更精细的实验方法，如NMR和X-射线衍射对此进行研究。

虽然具有G-四链体结构的DNA适体比较容易制得，而且在体外展示了极好的抗HIV-1整合酶的活性，但作为药物人们所关注的是如何有效地把这种高电荷的大分子输送到感染的细胞中。Jing 等已经开始探索这个问题，他们把 G-四链体变性后形成了 lipofectin-DNA 复合物后就可以把 DNA 分子运送到细胞内，然后被输送的 DNA 分子由于体内高浓度的 K^+ 而自动形成具有抑制 HIV-1 整合酶功能的 G-四链体结构。通过这种方法，另一个 DNA 适体 T40214，也是高效的 HIV-1 整合酶抑制剂，被成功地输送到几种细胞株的核内并有效地抑制了 HIV-1 的复制。不过，这种细胞内输送系统的有效性依赖于富 G 碱基的寡核苷酸的序列。因此，93del 通过该系统能否成功地运送到感染细胞还有待于进一步的研究。

总之，抗 HIV-1 整合酶的 DNA 适体的 G-四链体结构已经成功地被高分辨的 NMR 确证了，对接研究提出了其高效的抑制 HIV-1 整合酶活性的可能机制。利用细胞内输送系统，DNA 适体因此可能成为有效的抗艾滋病药物。然而，由多次静脉给药后造成的耐药性还是一个有待解决的问题。

参考文献

[1] Philippe B, Francois CJ, Martine D. Nucleic acid conformation diversity: from structure to function and regulation. *Chemical Society Reviews*, 2001, 30 (1): 70-81.

[2] Asensio JL, Brown T, Lane AN. Solution conformation of a parallel DNA triple helix with 5′ and 3′ triplex-duplex junctions. Structure, 1999, 7: 1-11.

[3] Han H, Hurley LH. G-quadruplex DNA: a potential target for anti-cancer drug design. *Trends in Pharmacological Sciences*, 2000, 21 (4): 136-42.

[4] Ghosal G, Muniyappa K. Hoogsteen base-pairingr evisited: Resolving a role in normal biological processes and human diseases. *Biochem and Biophy Research Commun*, 2006, 343: 1-7.

[5] Tomas S. G-quadruplex DNA structures-Variations on a Theme. *Biol Chem*, 2001, 382: 621-628.

[6] Keniry MA. Quadruplex Structure in Nucleic Acids. *Biopolymers Nucleic Acid Sciences*, 2001, 56: 123-146.

[7] Mills M, Lacroix L, Arimondo PB, et al. Unusual DNA conformations: implications for telomeres. *Curr Ded Chem*, 2002, 2: 627-644.

[8] Wellinger RJ, Sen D. The DNA structures at the ends of eukaryotic chromosomes. *European Journal of Cancer*, 1997, 33 (5): 735-749.

[9] Adam SJ, Grand CL, Bearss DJ, Hurley LH. Direct evidence for a G-quadruplex in a promoter region and its targeting with a small molecule to repress c-MYC transcription. PNAS, 2002, 99: 11593-11598.

[10] Kerwin SM. G-quadruplex DNA as a Target for Drug Design. *Current Pharmaceutical Design*, 2000, 6: 441-471.

[11] Parkinson GN, Lee MPH, Neidle S. Crystal structure of parallel quadruplexes from human telomeric DNA. *Nature*, 2002, 417: 876-880

[12] Phan AT, Modi YS, Patel DJ. Propeller-Type Parallel-Stranded G-Quadruplexes in the Human c-myc Promoter. *J Am Chem Soc*, 2004, 126: 8710-8718.

[13] ÅÅket P, ÄÄrnugelj M, Plavec J. d ($G_3T_4G_4$) forms unusual dimeric G-quadruplex structure with the same general fold in the presence of K^+, Na^+ or *Formula Not Shown* ions. *Bioorganic*

and Medicinal Chemistry, 2004, 12: 5735-5744.

[14] Kettani A, Bouaziz S, Wang W, Jones RA, Patel DJ. Bombyx mori single repeat telomeric DNA sequence forms a G-quadruplex capped by base triads. *Nature structural biology*, 1997, 4 (5): 382-389.

[15] Sket P, Crnugelj M, Plavec J. d (G3T4G4) forms unusual dimeric G-quadruplex structure with the same general fold in the presence of K^+, Na^+ or NH_4 ions. *Bioorganic & Medicinal Chemistry*, 2004, 12: 5735-5744.

[16] Griffith JD, Comeau L, et al. Mammalian Telomeres End in a Large Duplex Loop. *Cell*, 1999, 97: 503-514.

[17] Cairns D, Anderson RJ, Perry PJ, et al. Design of Telomerase Inhibitors for the Treatment of Cancer. *Current Pharmaceutical Design*, 2002, 8: 2491-2504.

[18] Attila A, Chen D, Dai J, et al. Solution Structure of the Biologically Relevant G-Quadruplex Element in the Human c-myc Promoter. Implications for G-Quadruplex Stabilization. *Biochemistry*, 2005, 44 (6): 2048-2058.

[19] Hurley LH. Secondary DNA structures as molecular targets for cancer therapeutics. *Biochemical Society Transaction*, 2001, 29: 692-695.

[20] Mergny JL, Claude H. G-quadruplex DNA: a target for drug design. *Nature Medicine*, 1998, 4 (12): 1366-1367.

[21] Han H, Hurley LH, Salazar MA. DNA polymerase stop assay for G-quadruplex-interactive compounds. *Nucleic Acids Res*, 1999, 27 (2): 537-542.

[22] Jing N, Hogan ME. Structure-activity of tetrad-forming oligonucleotides as a potent anti-HIV therapeutic drug. *J Bio Chem*, 1998, 273 (52): 34992-34999.

[23] Jing N, Erik DC, Rando, et al. Stability-activity relationships of a family of G-tetrad-forming oligonucleotides as potent HIV inhibitors. A basis for anti-HIV drug design. *J Bio Chem*, 2000, 275 (5): 3421-3430.

[24] Haider SM, Parkinson GN, Neidle S. Structure of a G-quadruplex-Ligand Complex. *J Mol Biol*, 2003, 326 (1): 117-125.

[25] Lyonnais S, Gorelick RJ, Mergny, JL, et al. G-quartets direct assembly of HIV-1 nucleocapsid protein along single-stranded DNA. Nucleic Acids Res, 2003, 31: 5754-5763.

[26] Kelland LR. Overcoming the immortality of tumour cells by telomere and telomerase based cancer therapeutics-current status and future prospects. *European Journal of Cancer*, 2005, 41: 971-979.

[27] Chou SH, Chin KH, Wang AHJ. DNA aptamers as potential anti-HIV agents. *Trends in Biochemical Sciences*, 2005, 30: 231-234.

（周田彦）

病毒转录调控 RNA 为靶的 HIV-1 抑制剂研究中的分子识别

11

人免疫缺陷病毒（human immunodeficiency virus，HIV）的不断变异和遗传异质性是对全球艾滋病（AIDS）药物和疫苗研究的最大挑战。解决这一难题的重要途径之一是从 HIV 复制周期分子生物学的基础研究中，发现新的机制，寻找新的靶点，特别寻找那些在遗传上相对稳定的环节作为抗 HIV 药物的新靶标。

第一节 HIV 的基本结构

HIV 属于逆转录病毒科（retroviridae）的慢病毒亚属（lentivirus）。它具有所有逆转录病毒的共有特征，包括核糖核酸（RNA）组成的基因组，以及由三个多蛋白基因（gag、pol 和 env）分别编码的核心蛋白、病毒的聚合酶类与被膜蛋白所共同组成的一般性病毒结构。成熟的 HIV 病毒颗粒呈球形，类似 20 面体结构，直径约 110nm。毒粒外层是由脂双层膜构成的被膜，其表面有突起，由 gp120 和 gp41 构成。gp120 是外膜糖蛋白，gp41 插入被膜中，故称跨膜糖蛋白。被膜上还有宿主细胞的各种成分，如Ⅰ类及Ⅱ类主要组织相容性抗原（MHC-Ⅰ和 MHC-Ⅱ）等。被膜内面为 p18/p17 蛋白构成的核壳其内为 p24 蛋白构成的衣壳，它包裹着核心蛋白、酶类（逆转录酶、RNase H、整合酶和蛋白酶）以及两条基因组 RNA（如图 11-1 所示）。

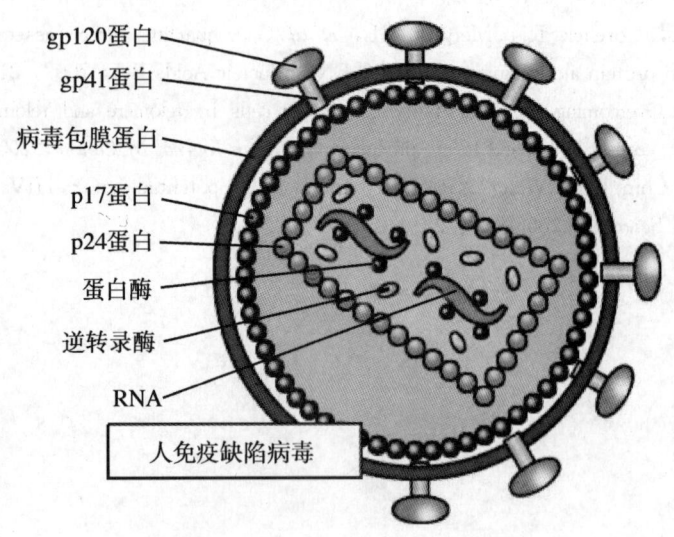

图 11-1 HIV 病毒的基本结构

第 11 章 病毒转录调控 RNA 为靶的 HIV-1 抑制剂研究中的分子识别

HIV 基因组由两条相同的单链正股 RNA 组成，每条含 9213 个碱基。其前病毒（provirus）长 9749 个碱基。基因组两端各含一个结构相同的长末端重复序列（LTR），属非编码区，包含激活、增强和调节病毒复制及表达的重要序列。整个 LTR 共分 5 个功能区：负调控区（NRE）、增强子区、SP1 区、TATA 区和 TAR 区。各区都有独特的结构和功能，它们之间也相互作用并需要细胞因子的介入，共同构成了 HIV 基因表达的调控系统。HIV 基因组编码区至少含有九个基因，结构蛋白基因 gag、pol 和 env 为逆转录病毒共有，分别编码核心蛋白、病毒酶类和被膜蛋白。其中，env 的变异性较大，对于研制开发抗 HIV 药物造成了极大的困难。除了结构蛋白以外，HIV-1 还含有许多调控基因，这些基因编码相应的调控蛋白 Tat、Rev、Nef、Vpr、Vpt、Vpx 和 Vif，它们在 RNA 转录、转录后加工、蛋白质翻译直到病毒颗粒从细胞膜释放的过程中发挥调节作用。特别是病毒基因组的长末端重复序列（long terminal repeat，LTR）位于 HIV 基因组两端，其序列高度保守。在 LTR 5′端中含有 HIV 基因调控所必需的多个调控区，是一组真核增强子和启动子单位。在 HIV 基因组+1～+60 的一段核苷酸序列是 HIV-1 反式激活因子（transactivator，Tat）激活病毒转录的必需区，称为反式激活应答元件（transactivating responsive element，TAR），它位于病毒 LTR 转录起始位点的下游。HIV-1 TAR RNA 在+1～+59 位间形成一个由四段颈区、三个突起区和一个六核苷酸环区构成的稳定二级结构，其中的 UCU 三核苷酸突起区及其上下的两对碱基对是 Tat 蛋白的特异结合位点，他们的结合激活了转录，使病毒的复制得以正常进行。因此，Tat 蛋白和 HIV-1 TAR RNA 的结合在病毒的生命周期中扮演了重要的角色。HIV-1 的 rev 基因由两个外显子组成，分别编码由 25 个氨基酸和 91 个氨基酸组成的肽段，这两个肽段最终组成一个 116 个氨基酸、分子量为 19kD 的调节病毒颗粒蛋白表达的蛋白质 Rev 蛋白（regulator of expression of virion protein）。Rev 蛋白是一个调节 HIV 基因复制的重要的反式激活因子，具有调节各种病毒蛋白模板相对水平的作用。对 HIV 调节蛋白有负调控作用，对病毒颗粒蛋白有正调控作用，其主要功能是促进 HIV 基因表达由早期（转录调节蛋白 mRNA）向晚期（转录 HIV 结构蛋白 mRNA）的转化，并促进晚期转录的进行。没有 Rev 的参与，结构蛋白和酶就不能表达，其作用机制与 Tat 蛋白类似。即 Rev 在胞浆中合成之后，进入细胞核与 HIV RNA 的 Rev 响应单元 RRE RNA 结合从而促进其表达，而且 Rev 被发现是以多聚体的形式与 RRE 结合的。Rev 不直接影响 HIV mRNA 的合成，但能促进较长 mRNA 由细胞核的输出和胞浆内的稳定性。Rev 蛋白的直接作用是使 Gag、Pol 和 Env 蛋白在胞浆内与全长的 HIV mRNA 同时积累和合成。与 Tat 相似，Rev 也是 HIV 的重要调节蛋白。当 HIV mRNA 转录之后，由细胞核内被转运至胞浆中翻译为蛋白时，病毒蛋白 Rev 通过其富亮氨酸核转运信号（NES）来完成对这一转运过程的调节，无论 Rev 蛋白基因还是 RRE RNA 结构的突变都会使 HIV 丧失感染性，因此 Rev 蛋白及 RRE RNA 也是抗 HIV 的重要靶点。除了这些基因及其专一性的结合蛋白外，HIV 还存在着许多在其生命中起作用的蛋白，包括 Nef、Vpr、Vpu 及 Vif 蛋白。Vif、Vpr、Vpu、Tat、Rev 和 Nef 这六个非结构基因编码调控蛋白大多参与了 HIV 生命周期的调节作用，是构成 HIV 致病的分子基础。

第二节 HIV 的生命周期

HIV 的生命周期主要包括下面几个关键环节：吸附、融合和进入；逆转录和整合；HIV 基因的合成和表达；组装和芽生、释放和成熟（如图 11-2 所示）。

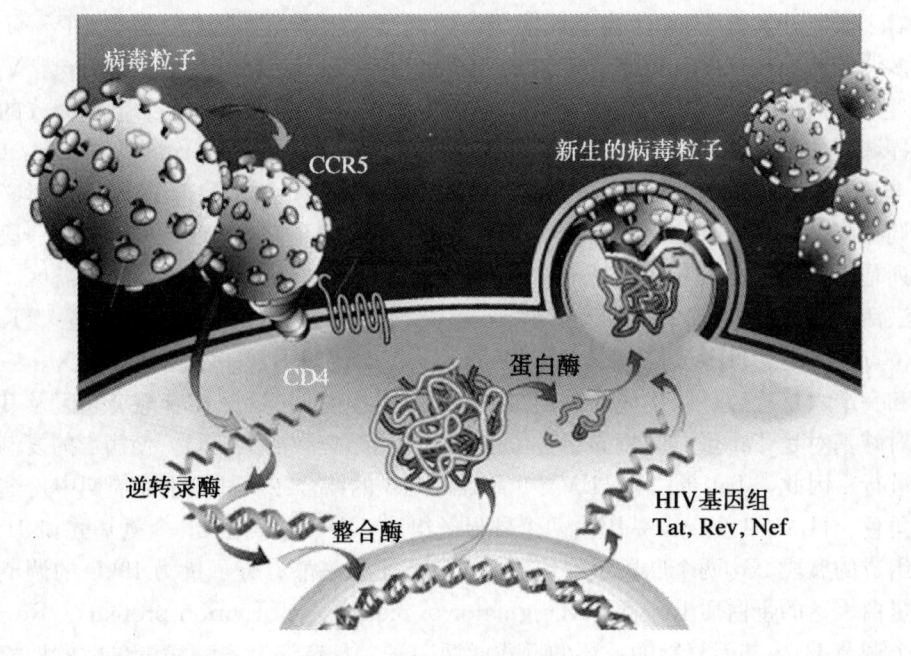

图 11-2 HIV 的生命周期

在病毒吸附、融合和进入吸附与穿入环节有以下 3 个步骤：病毒的表面糖蛋白 gp120 与细胞表面受体蛋白 CD4 以高亲和力结合，吸附到宿主细胞上；gp120 再与宿主细胞表面辅助受体（CCR5 或 CXCR4）相互作用，使病毒与宿主细胞膜更接近；而后 gp41 产生一系列构象变化，其 N 端的融合肽片段插入宿主细胞膜，导致病毒包膜与细胞膜的最终融合，将病毒基因组 RNA 释放入胞浆中。然后病毒逆转录酶以其本身 RNA 为模板，合成与其互补的第一条 DNA 链，继而 RNase H 消除 RNA，再以新合成的 DNA 为模板合成另一条互补的 DNA，形成双链 DNA。双链 DNA 进入细胞核，在整合酶的作用下整合入宿主细胞的染色体，形成前病毒。前病毒 DNA 随宿主细胞 DNA 的复制而复制，因而造成长期潜伏感染。一旦被激活，前病毒 DNA 在宿主细胞转录因子的作用下，由宿主细胞 RNA 聚合酶Ⅱ低水平转录形成病毒 mRNA，这种初始阶段的转录物经多次剪切，被转运到胞浆内翻译成调节蛋白 Tat 和 Rev。Tat 能够反式激活 LTR 的表达，Rev 能够抑制早期调节性 mRNA 的表达并激活晚期结构 mRNA 的表达，在它们共同作用下，全长的 HIV mRNA 进入胞浆翻译合成相应的病毒蛋白和酶类，再经过 HIV 蛋白酶的剪切过程，病毒的核心蛋白、酶类以及 HIV 全长 mRNA 一起装配形成病毒的核心结构，然后穿过胞浆膜，以芽生的方式获取宿主细胞的脂质双层膜及附在其上的病毒被膜糖蛋白 gp41 和 gp120，再经过成熟阶段，释放到细胞外，形成新的具有感染性的病毒颗粒。

人免疫缺陷病毒（human immunodeficiency virus，HIV）复杂的复制周期为抗病毒药物的干预提供了多种可能性。由于 HIV 是逆转录病毒，所以最初用于临床的抗 HIV 药物多是逆转录酶（reverse transcriptase，RT）抑制剂，包括核苷类和非核苷类。通过 HAART 治疗的确减少了死亡率。但由于 HIV RT 系非特异性的酶，催化过程中极易发生错误，所以一般 RT 抑制剂均有较大的毒性，而且易产生抗药性。后来人们选择了以 HIV 蛋白酶（protease，PR）为靶标研制抗 HIV 药物。自 1996 年以来，已有 8 种 HIV 蛋白酶抑制剂（PRI）经美国 FDA 认证。这使 AIDS 病人的死亡率大大减少，但仍然存在着严重抗药性问题。据统计，目前其抗药性产生的速度甚至已经超过了抗生素对细菌产生耐药的速度。所以治疗 AIDS 药物研制中一个十分棘手的问题是 HIV 的快速变异及高度的遗传异质性，使 HIV 病毒株迅速产生耐药性，这就迫使科学家认识到必须再回到 HIV 的基础研究中去，从 HIV 生命周期的关键环节，特别是从病毒自身携带基因的表达调控的机制中去寻找新的靶点，寻找那些在遗传上相对稳定的环节作为抗 HIV 药物的新靶标。

第三节　Tat 蛋白和 TAR RNA 作为抗 HIV 药物靶点的结构基础

上节已经提到 HIV 基因表达是由一类病毒编码的蛋白调控的，随着对 AIDS 基础研究的不断深入，人们发现由 HIV-1 编码的两个基因调节蛋白，Tat 和 Rev，能分别特异地结合到相应的病毒 RNA TAR 序列和 RRE 序列，从而控制病毒的基因表达。所以能作用在 RNA 的特异部位、影响这些调控蛋白与 RNA 结合的抑制剂可以有效地干扰病毒生命周期。反式激活蛋白 Tat，在病毒的复制中起到决定性的作用。反式激活机制目前尚未知，但是关键点是依赖 Tat 蛋白和一个 RNA 序列特异区 TAR 的相互作用。

Tat 是 HIV 编码的病毒调节蛋白之一，主要通过结合反式激活应答序列（TAR RNA）而促进 HIV 基因转录的延伸。在离体实验体系中，Tat 的有无可使 HIV 转录活性相差数百倍。Tat 的作用类似原核抗终止因子，它是第一个已知与 RNA 作用而不与 DNA 作用的真核转录因子。据推测，Tat 的作用环节可能是有效打破 RNA 聚合酶 II 移动时的限速步骤。

Tat 是一个由两个外显子编码，含有 86 个氨基酸的碱性蛋白。分为几个功能区域：①N 末端区域：富含脯氨酸及许多酸性氨基酸残基；②半胱氨酸丰富区域：由 22～37 位氨基酸组成，含有 7 个高度保守的半胱氨酸，它们可与锌结合而介导 Tat 的聚合作用；③核心区域：由 37～48 位氨基酸组成，含有几个疏水残基；④碱性区域：由 48～59 位氨基酸组成，含有 6 个精氨酸和 2 个赖氨酸，是这类 RNA 结合蛋白的标志；⑤谷氨酰胺丰富区域：位于第一个外显子编码的 C 末端，含有几个规则间隔的谷氨酰胺。

Tat 蛋白的碱性区域和核心区域对于 Tat 蛋白与 TAR RNA 的特异识别是必不可少的（图 11-3）。

```
                    5                      10
      Met Glu Pro Val Asp Pro Arg Leu Glu Pro
                   15                      20
      Trp Lys His Pro Gly Ser Gln Pro Lys Thr
                   25                      30
      Ala Cys Thr Asn Cys Tyr Cys Lys Lys Cys
                   35                      40
      Cys Phe His Cys Gln Val Cys Phe Ile Thr
                   45                      50
      Lys Ala Leu Gly Ile Ser Tyr Gly Arg Lys
                   55                      60
      Lys Arg Arg Gln Arg Arg Arg Pro Pro Gln
                   65                      70
      Gly Ser Gln Thr His Gln Val Ser Leu Ser
                   75                      80
      Lys Gln Pro Thr Ser Gln Ser Arg Gly Asp
                   85
      Pro Thr Giy Pro Lys Glu
```

图 11-3　Tat 蛋白的结构（下划线部分为精氨酸富集区）

TAR RNA 是位于 HIV 转录物的 5′LTR 中的一个含有 59 个碱基的稳定茎环（hairpin or stem-loop）结构，含有一个六核苷酸的 Loop 区和一个三核苷酸的嘧啶骨架突起（U23-C24-U25），这个三核苷酸的骨架突起把双螺旋颈区分成两部分（图 11-4）。Tat 蛋白主要识别 RNA 的三碱基突起，Tat 对 TAR 识别的分子基础已通过广泛的基因突变研究、化学探针和肽键研究确定。它主要和碱基的 U23 以及 C24 和 U25 作用，C24 和 U25 主要起容纳空间的作用，它们也可以用其他核苷酸或链连物代替，除了碱基突起，在三碱基突起的上面和下面两个碱基对对于 Tat 蛋白的贡献也很大。识别机制包括两步：首先，Tat 蛋白碱性区中精氨酸残基的胍基与 TAR RNA 的三碱基突起结合，这种分子内识别诱导了 TAR RNA 的构象变化，进而诱导了 Tat 蛋白的其他功能基团在 TAR RNA 的三碱基突起大沟区的识别。TAR RNA 序列的高度保守和相对不易变异的特性，以及其与 Tat 蛋白作用机制的揭示，使得 Tat-TAR 成为近年来抗 AIDS 药物设计中极具吸引力的新靶点。

第 11 章 病毒转录调控 RNA 为靶的 HIV-1 抑制剂研究中的分子识别

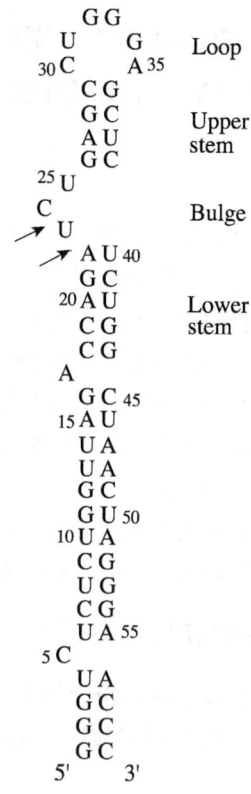

图 11-4 TAR RNA 的结构

Tat-TAR 结合的重要特征是蛋白诱导的 TAR 的构象变化，该变化能重新调整与 TAR RNA 骨架中特异分子识别相关的功能基团位置。TAR RNA 的三碱基突起对 Tat 的识别和特异结合具有关键作用，三碱基突起加宽了 TAR RNA 主沟区以利于 Tat 结合，根据 NMR 方法的结构测定，在结合 TAR RNA 中，所有三个碱基都环于螺旋之外，U23 被位于其与 G26 间的精氨酸而拉近二者距离。TAR RNA 由开放的和可接近的大沟区结构转变为堆积在 Tat 碱性侧链周围的结构。5′末端的 U23 残基与大沟区中 G26 和 A27 接近，U23 和 G26 与精氨酸残基的胍基和氨基接触。体现 TAR RNA 与 Tat 的碱性核心区域为多点相互作用。说明 HIV Tat 蛋白 RNA 结合区域的一个精氨酸残基对 Tat 与 TAR RNA 的顺序特异识别具有关键作用。精氨酰胺诱导了相似的 TAR RNA 构象改变。有人对胍及精氨酸与 TAR RNA 的相互作用进行了 CD 谱的研究，得出了同样的结论，它们都诱导了 TAR RNA 构象的改变，这与 Tat 蛋白诱导的 TAR RNA 的构象改变类似。NMR 的研究还证明了精氨酸能给 TAR RNA 大沟区 G26 的两个磷酸分子提供氢键，加上它与三碱基突起的相互作用使得形成的复合物稳定化。这些结构分析是寻找小分子和拟肽类 Tat-TAR 相互作用抑制剂的分子基础。

第四节 以 Tat-TAR RNA 相互作用为基础的 HIV-1 抑制剂

由于 Tat 与 TAR RNA 的结合在反义激活转录过程中具有关键作用，该过程又具有高度特异性的特点，加之 TAR RNA 序列的高度保守性，使抑制 Tat-TAR RNA 的结合过程成为阻止 HIV-1 病毒复制的重要靶点之一。而且，这个新靶点的发现有可能在克服 HIV-1 抑制剂耐药性方面有新的优势。20 世纪 90 年代以来，人们针对这新一靶点，设计、合成并发现了一些具有抗 HIV-1 活性的新型化合物结构。

根据 TAR RNA 的结构特点及 Tat TAR 相互作用的分子基础，通过这个环节抑制 HIV-1 的小分子设计按作用靶标可分为四种：(1) 以 TAR RNA 的三核苷酸突起区为靶；(2) 同时以三核苷酸突起区和环区为靶。(3) 以 TAR RNA 的环区为靶；(4) 以 Tat 蛋白为靶。另外，按抑制剂结构特征又可分为反义核酸和肽类及仿肽类抑制剂。

一、以 TAR RNA 的三核苷酸突起区为靶

结构如图 11-5 所示的吖啶（acridine）衍生物及乙酰吩噻嗪（acetylpromazine）衍生物都是典型的以 TAR RNA 的三核苷酸突起区为靶的 HIV-1 抑制剂。

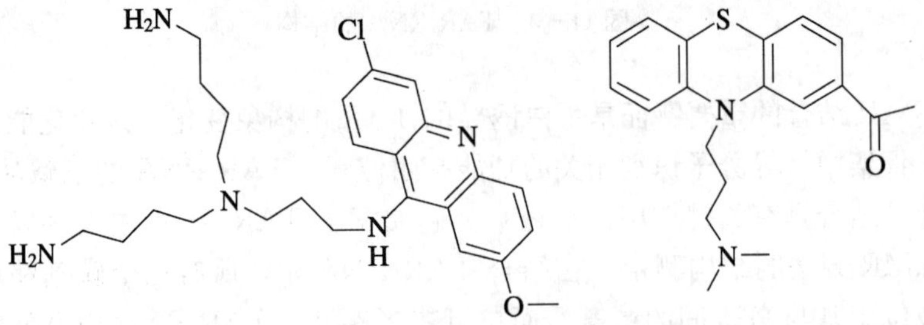

图 11-5 吖啶及乙酰吩噻嗪衍生物结构

这类化合物的结构特点主要为含有多个氨基功能团，分子中含有与 DNA 可形成嵌插作用的含杂原子或不含杂原子的平面芳稠环结构。他们能与 TAR RNA 三核苷酸突起区通过静电、氢键以及与突起部位的大沟区以嵌插的形式作用，这些作用较强，常常能阻断 Tat 与 TAR RNA 的结合，因此他们的 IC_{50} 都较小。例如，新霉素类衍生物 PRN 抑制 Tat-TAR RNA 结合的 IC_{50} 仅为 $2.8×10^{-8}$ mol/L，显示了较强的竞争结合，相当于 Tat 蛋白和 TAR RNA 的结合。这些化合物具有一些共同的特点：①含有平面芳稠环的结构；②具备特定长度的柔性连接侧链；③在侧链末端具有活性基团。由于 Tat 蛋白中精氨酸富集区域是与 TAR 结合的关键部位，而精氨酸上的胍基是关键的活性基团，且基于研究 Tat-TAR 识别抑制剂时所发现的一类能够抑制 Tat-TAR 相互

第 11 章 病毒转录调控 RNA 为靶的 HIV-1 抑制剂研究中的分子识别

作用的化合物具备的结构特点,杨铭教授研究组设计并合成了一系列具有如下结构模式的化合物:

Ancho — Linker — Activator
(核酸结合部位) (柔性连接侧链) (胍基等)

通过体外抗 HIV-1 的筛选,发现两类化合物(结构见图 11-6 及图 11-7)在低于细胞毒性的浓度下显示了较好的活性,并通过分子水平验证了其对 HIV-1 Tat-TAR 结合的抑制。

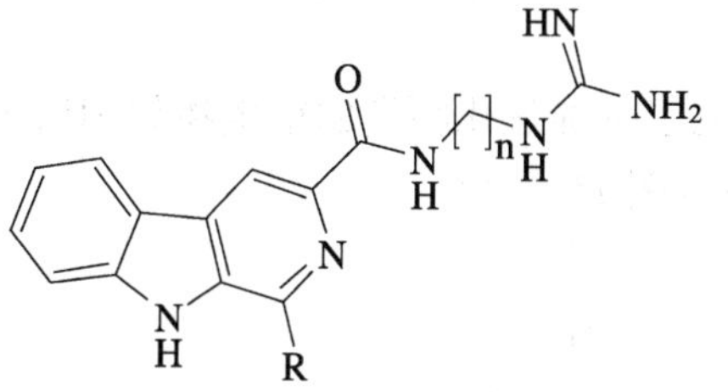

R=H 或 -CH$_3$
CB(1) n=1
CB(2) n=2
CB(3) n=3

图 11-6 咔啉衍生物 CB(1), CB(2) 和 CB(3) 的结构

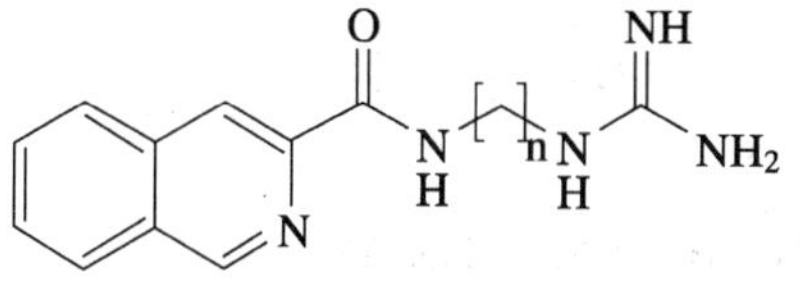

IG(1) n=2
IG(2) n=3

图 11-7 异喹啉衍生物 IG(1) 和 IG(2) 的结构

最近证明能特异作用在 TAR RNA 的三核苷酸突起的化合物是一个 6-氨基喹诺酮衍生物 WM5,结构见图 11-8。作用机制研究表明它能够抑制病毒的复制,但对逆转录酶、整合酶和蛋白酶都没有抑制活性,而在浓度为 5 μmol/L 时对 Tat 介导的 LTR 转录活性抑制率为 80%以上。分子机制研究表明它对 TAR RNA 的三核苷酸突起部位有很高的亲和力而对其环区和颈区没有作用。

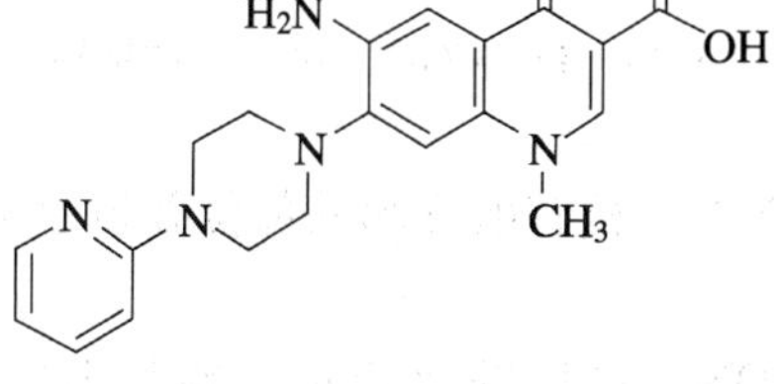

图 11-8 6-氨基喹诺酮衍生物 WM5 的结构

目前所发现的以 TAR RNA 的三核苷酸突起为靶的化合物类型还有喹唑啉-2,3-二酮,结构见图 11-9。

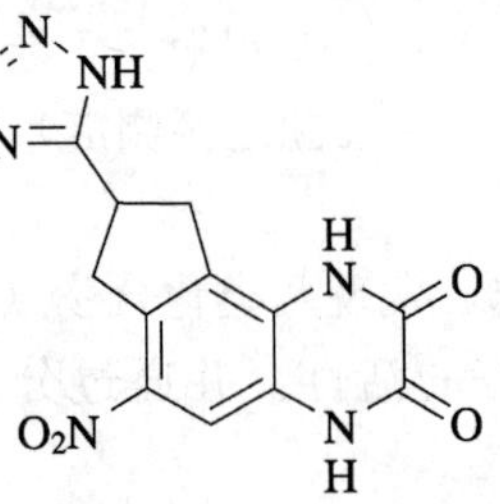

图 11-9 喹唑啉-2,3-二酮

基于以上研究,人们又设计合成了吡啶氧化物类的衍生物如 JPL-32(图 11-10)及吖啶类的衍生物如 CGP-40336A(图 11-11)

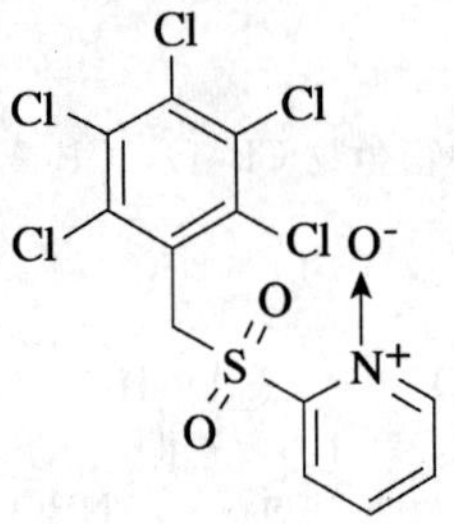

图 11-10 JPL-32 的结构

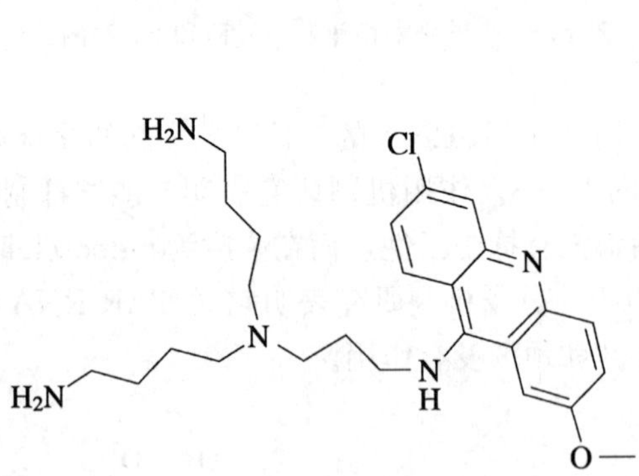

图 11-11 CGP-40336A 的结构

它们都结合在 TAR RNA 三核苷酸突起的部位并显示了很强的抑制 Tat-TAR 结合的活性。

人们发现很多能够与 DNA 作用的化合物也能与 RNA 作用,它们通过与 TAR RNA 三碱基突起部位的高亲和性作用,特异地阻断了 TAR RNA 与病毒 Tat 蛋白的结合。如化合物 WO 0200614 (结构如图 11-12 所示)。

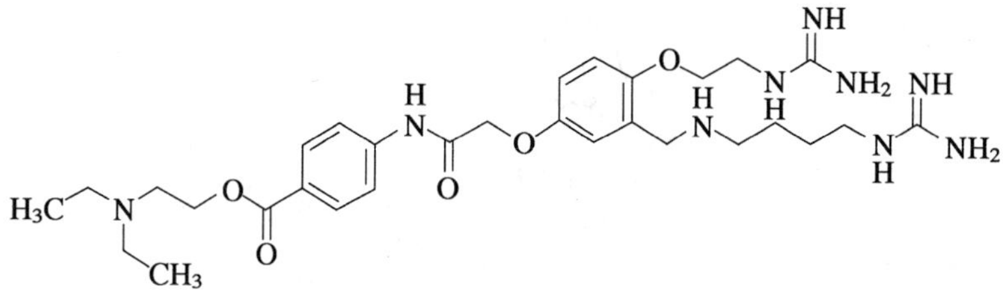

图 11-12 WO 0200614 的结构

二、同时以三核苷酸突起区和环区为靶

目前已经研究的具有抗 HIV-1 活性的乙啶衍生物（结构如图 11-13 所示）就属于这类化合物。Peytou 等把具有平面芳稠环的乙啶和精氨酸结合起来，并用分子模拟的手段研究了该类化合物与 TAR RNA 的结合作用，发现芳稠环部分插入 TAR RNA 下部颈区的双螺旋中，侧链臂精氨酸部分与三核苷酸突起区以氢键形式作用，两种作用大大增强了化合物与靶 TAR RNA 的亲和力，双功能区的结合抑制了 Tat-TAR 的结合，体外也显示了较好的抗 HIV-1 活性。

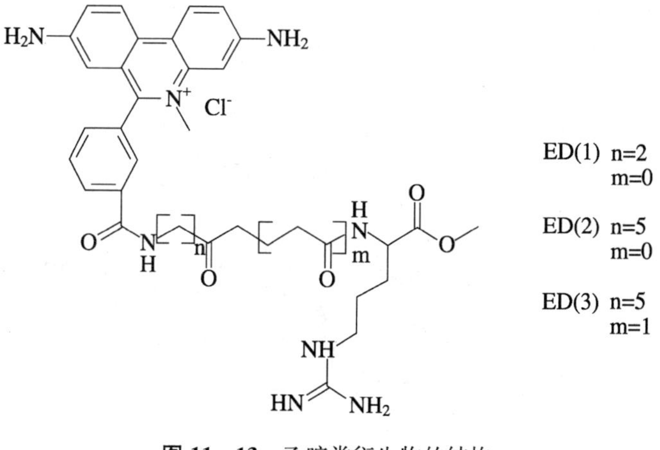

ED(1) n=2 m=0
ED(2) n=5 m=0
ED(3) n=5 m=1

图 11-13 乙啶类衍生物的结构

能与核酸特异识别的氨基糖苷类化合物与 TAR RNA 的作用也属于这种类型。他们主要与 TAR RNA 颈环部的碱基形成氢键。主要结构特点是分子中有多个糖及多个氧原子（羟基）和氮原子（氨基）。Hamasaki 等所研究的新霉胺衍生物（PRN）就是一个明显的例子，其结构如图 11-14 所示。他们发现 PRN 能够通过与 TAR RNA 的强结合，有力地抑制 Tat-TAR 的相互作用。

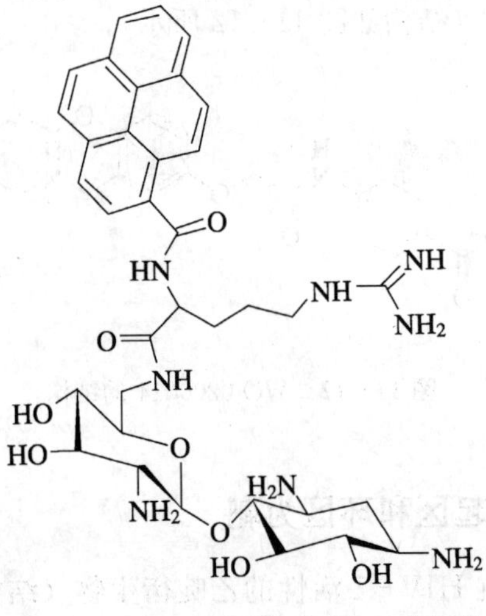

图 11-14 新霉胺衍生物 PRN 的结构

新霉素和链霉素也是能与 RNA 分子特异结合的化合物。Litovchick 根据 Tat-TAR 结合的模型将一个新霉素 B 与六个精氨酸连接,偶联物的结构如图 11-15 所示。活性研究表明它在细胞外和细胞内对于 Tat 功能都显示有抑制作用,同时它也能通过与 CXCR4 作用阻断病毒的进入。

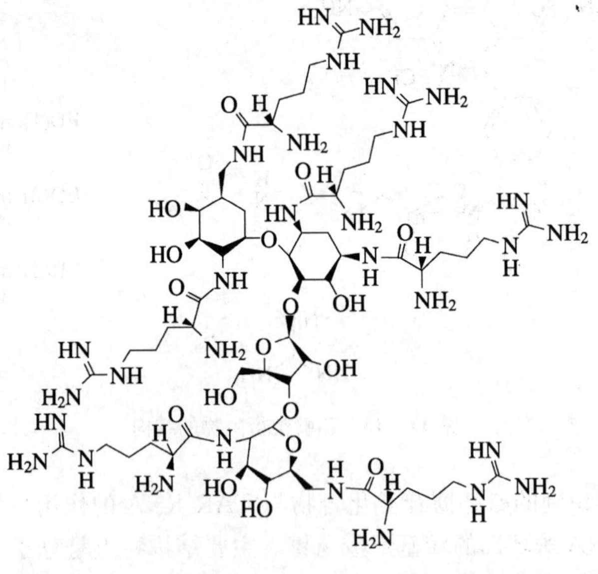

图 11-15 新霉素 B 与六个精氨酸偶联物的结构

在以上工作的启发下,王敏、杨铭等又以 TAR RNA 为靶,设计合成了一系列胍基缀合的海藻糖衍生物(结构如图 11-16 所示)。抗 HIV-1 Tat-TAR RNA 结合活性表明,所设计、合成的带胍基的海藻糖新衍生物具有抑制 HIV-1 Tat-TAR RNA 结合的活性。在海藻糖连接精氨酸或带有胍基的侧链后可以增强活性,并且随着胍基连接链延长其活性增强。

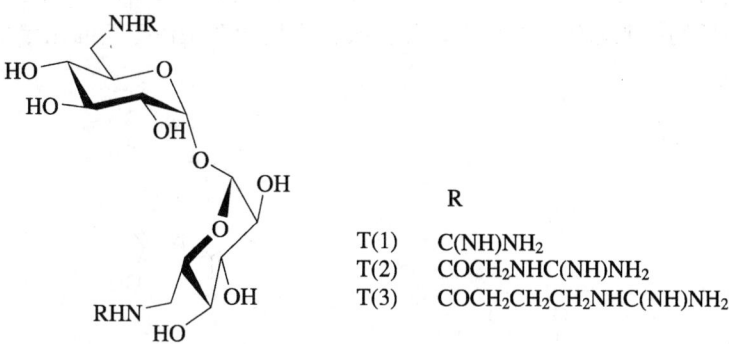

图 11-16 胍基缀合的海藻糖衍生物结构

三、仅以 TAR RNA 的环区为靶

这些药物主要有喹唑啉类衍生物、大环多胺衍生物,结构见图 11-17。它们主要通过分子内的氨基与 TAR RNA 环区的碱基及磷酸中的氧原子以氢键形式作用,改变 TAR RNA 的空间构象,抑制 Tat 蛋白与 TAR RNA 的识别作用,从而抑制 Tat 蛋白反式激活作用,使转录失活,达到抑制病毒复制的效果。

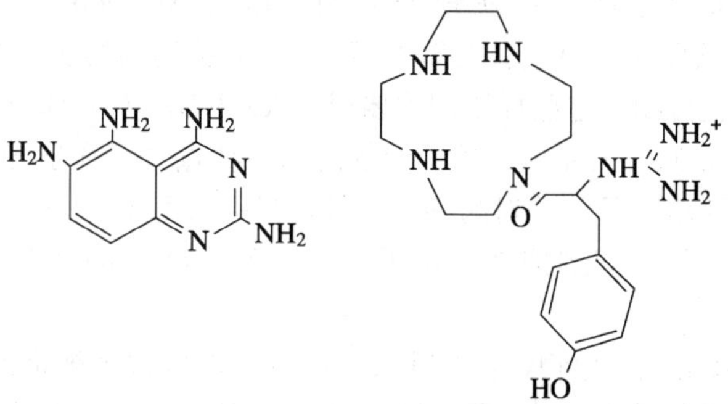

图 11-17 2,4-二氨基喹唑啉和大环多胺衍生物的结构

四、以 Tat 蛋白为靶

Tat 是 HIV 编码的病毒调节蛋白之一,主要通过结合反式激活应答序列(TAR RNA)而促进 HIV 基因转录的延伸。HIV-1 LTR 被 Tat 激活是有效打破 RNA 聚合酶Ⅱ移动时的限速步骤。在离体实验体系中,Tat 的有无可使 HIV 转录活性相差数百倍。Tat 的作用类似原核抗终止因子,它是第一个已知与 RNA 作用而不与 DNA 作用的真核转录因子。以上所提到的化合物多数是通过结合在核酸上来干扰 Tat-TAR 复合物的形成。实际上,Tat 蛋白也应该能够成为药物直接作用的一个靶点。第一个被发现的靶向 Tat 蛋白的新化合物是 2000 年提出的 CGA137053,其结构如图 11-18 所示。

后续的研究进一步证实 CGA137053 对 TAR RNA 没有亲和力，但能够通过直接与 Tat 蛋白结合，特异性地干扰 Tat－TAR 的相互作用。而且，在细胞水平上对 HIV－1、HIV－2 及 SIV 均有明显的抑制活性。作为抗艾滋病的新型治疗剂的先导化合物具有明显的发展前景。

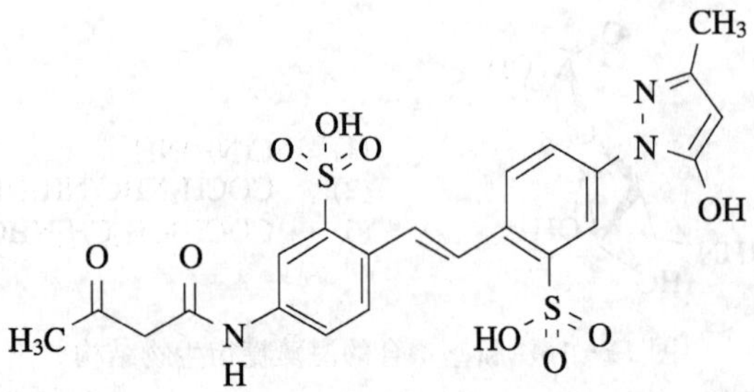

图 11－18　CGA137053 的结构

五、反义核酸类及拟肽类抑制剂

　　Beatrice 及 Kaushik 等基于 HIV－1 Tat－TAR 的结合特点及 TAR RNA 的结构，设计并合成了几个不同的聚反义寡核苷酸序列，发现了一些对核酶稳定的能抑制 HIV－1 Tat－TAR 结合的反义寡核苷酸，它们均能够以高亲和力与 TAR RNA 结合通过阻断 Tat 介导的反式激活作用干扰病毒的复制。随后 Mayhood、Terreux、Hamy 及 chakraborti 等将肽核酸（PNA）引入 Tat－TAR 结合抑制剂的设计中，基于 PNA 的结构特点设计了一些化合物。这些抑制剂主要以 TAR RNA 发夹部位为靶，其结构如图 11－19（a）、(b) 和 (c) 所示。这些抑制剂的结构特点主要在于分子中含有碱基、氨基酸等基团，一方面增加了分子对酶的稳定性，另一方面又加强了分子本身对靶分子 TAR RNA 的结合，从而起到抑制 Tat 蛋白与 TAR RNA 的结合，显示了良好的抗 HIV－1 的作用。

　　除此之外，Tat 的肽类似物，包括其核心区或碱性区都曾被报道能够抑制 HIV 复制，而且能够有效阻断反式激活过程。Talmilarasu 基于 Tat 蛋白功能区和精氨酸富集区的结构设计并合成了一些含有 Tat 功能片断的肽类及拟肽类衍生物，结构如图 11－20 所示。活性研究表明这类化合物能在 HIV Bu－L 病毒株感染的单细胞内有效抑制由 Tat 诱导的病毒激活。最近，Hwang 和 Rana 等运用组合化学和高通量筛选的方法发现了一些能够竞争性地抑制 Tat－TAR 结合的拟肽类化合物，其中结构如图 11－21 所示的化合物 TR－87 在无细胞毒情况下显示出的有效抗病毒浓度为 $5\mu mol/L$。

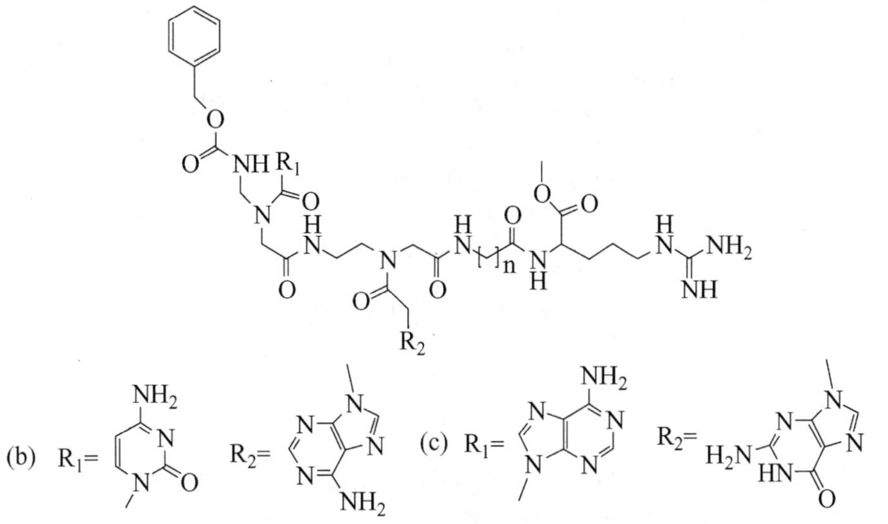

第11章 病毒转录调控RNA为靶的HIV-1抑制剂研究中的分子识别

图11-19 PNA (a)、(b) 和 (c) 的结构

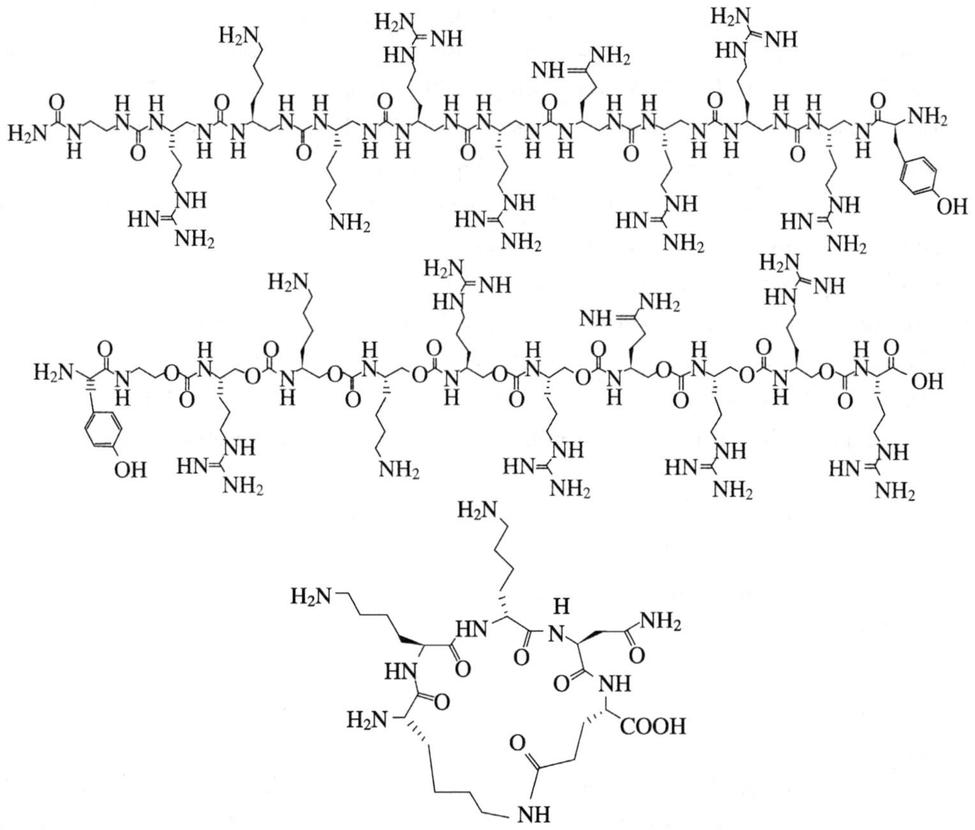

图11-20 含有Tat功能片断的肽类及拟肽类衍生物的结构

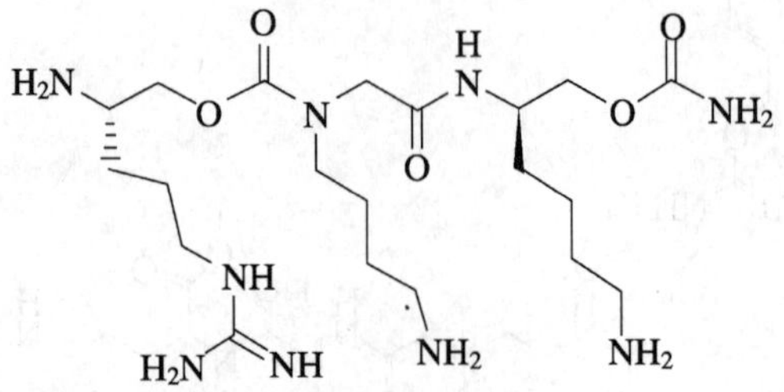

图 11-21　TR87 的结构

参考文献

[1] Turpin JA. The next generation of HIV/AIDS drugs: novel and developmental antiHIV drugs and targets. *Expert Rev Anti-infect Ther*, 2003, 1: 97.

[2] Fischer M, Hafner R, Schneider C, et al. HIV RNA in plasma rebounds within days during structured treatment interruptions. *AIDS*, 2003, 17 (2): 195.

[3] King JT, Justice AC, Robert MS, Chang CC, Fusco JS. Long-term HIV/AIDS survival estimation in the highly active antiretroviral therapy era. *Med Decis Making*, 2003, 23 (1): 9.

[4] Tamilarasu N, Huq I, Rana TM. Targeting RNA with peptidomimetic oligomers in human cells. *Bioorganic & Medicinal Chemistry Letters*, 2001, 11: 505.

[5] Hirsch FF, Battegay M. Lipodystrophy syndrome by HAART in HIV infected patients: manifestation, mechanisms and management. *Infection*, 2002, 30 (5), 293.

[6] Greene WC, Peterlin, BM. Charting HIV's remarkable voyage through the cell: basic science as a passport to future therapy. *Nature Med*, 2002, 8 (7): 673.

[7] De Clercq E. Srategies in the design of antiviral drug. *Nature Rev Drug Discov*, 2002, 1 (1): 13.

[8] Temegen Z. Current status of antiretroviral therapies. *Expert Opin Pharmacother*, 2001, 2 (8): 1239.

[9] Kaufmann GR, Copper DA. Antiretroviral therapy of HIV-1 infection: established treatment strategies and new therapeutic options. *Curr Opin Microbiol*, 2000, 3 (5): 508.

[10] De Clercq E. Highlights in the development of new antiviral agents. *Mini Rev Med Chem*, 2002, 2 (2): 163.

[11] Moore JP, Stevenson M. New targets for inhibitors of HIV-1 replication. *Nature Rev Mol Cell Biol*, 2000, 1 (1): 40.

[12] De Clercq E. Current lead natural products for the chemotherapy of human immunodeficiency virus (HIV) infection. *Med Res Rev*, 2000, 20 (5): 323.

[13] Santhosh KC, Paul GC, De Clercq E, et al. Correlation of Anti-HIV Activity with Anion Spacing in a Series of Cosalane Analogs with Extended Polycarboxylate Pharmacophores. *J Med Chem*, 2001, 44, 703.

[14] Huq I, Tamilarasu N, Rana TM. Visualizing tertiary folding of RNA and RNA-protein interactions by a tethered iron chelate: analysis of HIV-1 Tat-TAR complex. *Nucl Acids Res*, 1999, 27 (4): 1084.

[15] Sannes-Lowery KA, Hu P, Mack DP, Mei HY, Loo JA. HIV-1 Tat peptide binding to TAR RNA by electrospray ionization mass spectrometry. *Anal Chem*, 1997, 69 (24): 5130.

[16] Metzger AU, Bayer P, Willbold D, Hoffmann S, Frank RW, Goody RS, Rösch P. The interaction of HIV-1 Tat (32-72) with its target RNA: a fluorescence and nuclear magnetic resonance study. *Biochem Bioph Res Co*, 1997, 241 (1): 31.

[17] Rana TM, Jeang K. Biochemical and Functional Interactions between HIV-1 Tat Protein and TAR RNA. *Arch Biochem Biophys*, 1999, 365: 175.

[18] Aboul-ela F, Varani G. Recognition of HIV-1 TAR RNA by Tat protein and Tat-derived peptides. *J Mol Struc Theochem*, 1998, 423: 29.

[19] Berkhout B, Silverman RN, Jeang KT. Tat trans-activates the human immunodeficiency virus through a nascent RNAtarget. *Cell*, 1989, 59: 273.

[20] Churcher M, Lamont C, Hamy F, et al. High affinity binding of TAR RNA by the human immunodeficiency virus type-1 tat protein requires base-pairs in the RNA stem and amino acid residues flanking the basic region. *J Mol Biol*, 1993, 230: 90.

[21] Calnan BJ, Biancalana S, Hudson D, Frankel AD. Analysis of arginine-rich peptides from the HIV Tat protein reveals unusual feasures of RNA-protein recognition. *Gene*, 1991, 5: 201.

[22] Puglisi JD, Tan R, Calnan BJ, Frankel AD, Williamson JR. Conformation of the TAR RNA-Arginine Complex by NMR Spectroscopy. *Science*, 1992, 257: 76.

[23] Hamy F, Brondani V, Flörsheimer A, Stark W, Blommers MJJ, Klimkait T. A new class of HIV-1 Tat antagonist acting through Tat-TAR inhibition. *Biochemistry*, 1998, 37: 5086.

[24] Tamilarasu N, Huq I, Rana TM. Design, Synthesis, and Biological Activity of a Cyclic Peptide: An Inhibitor of HIV-1 Tat-TAR Interactions in Human Cells. *Bioorg Med Chem Lett*, 2000, 10: 971.

[25] Kaushik N, Basu A, Pandey VN. Inhibition of HIV-1 replication by anti-trans-activation responsive polyamide nucleotide analog. *Antivir Res*, 2002, 56: 13.

[26] Hamma T, Saleh A, Huq I, Rana TM, Miller PS. Inhibition of HIV Tat-TAR Interactions by an Antisense Oligo-2'-O-methylribonucleoside Methylphosphonate. *Bioorg Med Chem Lett*, 2003, 13: 1845.

[27] Mestre B, Arzumanoy A, Singh M, Boulme F, Litvak S, Gait MJ. Oligonucleotide inhibition of the interaction of HIV-1 Tat protein with the trans-activation responsive region (TAR) of HIV RNA. *Biochimica et Biophysica Acta*, 1999, 1445: 86.

[28] Mei HY, Cui M, Heldsinger A, Lemrow SM, Loo JA, Sannes-Lowery KA, Sharmeen L, Czarnik AW. Inhibitors of protein-RNAcomplexation that target the RNA: specific recognition of human immunodeficiency virus type 1 TAR RNA by small organic molecules. *Biochemistry*, 1998, 37: 14204.

[29] Hamy F, Felder EU, Heizmann G, et al. An inhibition of the Tat/TAR RNA interaction that effectively supressives HIV-1 replication. *Proc Natl Acad Sci USA*, 1997, 94: 3548-3553.

[30] Gelus N, Bailly C, Hamy F, et al. Inhibition of HIV-1 Tat-TAR interaction by diphenylfuran derivative: effects of the terminal basic side chain. *Bioorganic & Medicinal Chemistry*, 1999, 7 (6): 1089.

[31] Mayhood T, Kaushik N, Pandey PK, et al. Inhibition of Tat-Mediated transactivation of HIV-1 LTR transcription by polyamide nucleic acid targeted to TAR hairpin element. *Biochemistry*, 2000, 39: 11532.

[32] Hao M, Yang M, Bo X. Molecular recognition of macrocyclic Polyamines to RNA and their inhibition of

HIV-1 Tat-RNA interaction. *US Journal of microbiology and immunology*, 2000, 2 (1): 9.

[33] Hamasaki K, Ueno A. Aminoglycoside antibiotics, neamine and its derivatives as potent inhibitors for the RNA-Protein interactions derived from HIV-1 activators. *Bioorg & Med Chem Lett*, 2001, 11: 591.

(杨 铭)

小分子药物与 DNA 作用的特异性研究 12

作为以 DNA 为靶分子的抗肿瘤、抗病毒药物,要求其与 DNA 有选择性的强结合,损伤 DNA 分子或改变 DNA 构象,从而影响 DNA 功能使其不能或不易复制。药物分子对 DNA 的低特异性结合往往其是毒副作用的原因,所以小分子与 DNA 特异性、选择性作用研究在药物设计中是非常有意义的。DNA 测序方法的诞生给药物与 DNA 特异性结合的研究带来了飞跃,而计算机分子图形学的发展更促进了这一研究。然而,许多 DNA 结合药物的序列特异性目前尚属未知,尤其是从核酸的分子识别出发,包括序列选择性识别、位点专一性识别及形状选择性识别进行药物的理性设计,仍是我们当前面临的课题。

以前,人们一般认为具有高反应活性和相对简单的细胞毒性小分子与 DNA 的反应缺乏特异性。固然有些早期使用的抗癌药仅具有简单的使 DNA 烷基化的功能,如氮芥对细胞的作用就基本没有选择性,但这也与 DNA 特异性反应检测技术不发达有关。随着更敏感和更精确的检测方法的发展,如分子生物学技术的突破使得测定这些小分子药物对 DNA 碱基的选择性及碱基序列选择性成为可能,这些技术将为发展以 DNA 为靶、选择性强的抗肿瘤抗病毒新药提供重要依据。药物与 DNA 作用的特异性识别包括碱基特异性识别及序列特异性识别,现分述如下。

第一节 小分子药物与 DNA 作用的碱基特异性

目前已有多种方法用于分离和鉴定小分子药物与 DNA 碱基的结合物。特别是运用 HPLC 技术对 DNA 水解产物核苷中碱基结合物的分离,再综合运用电泳及 MS 鉴定的方法。杨铭等运用 HPLC 技术对于新合成的两类铂络合物,环己二胺方酸合铂(环方铂)及环己二胺去甲斑蝥酸合铂(环斑铂)与组成 DNA 的 4 种单核苷酸(dAMP、dTMP、dCMP、dGMP)的选择性作用进行了深入研究。实验中将药物与单核苷酸按一定比例(如摩尔比 1∶1)进行混合,放置反应 24h 后进行测定,观察加药后保留时间并根据峰面积的改变及是否有新峰出现判定药物对碱基的反应特异性。研究发现新合成的铂络合物对 4 种单核苷酸具有结合特异性。dAMP 和 dTMP 加入环方铂后原保留时间无明显变化,峰面积无明显的下降,而加入环斑铂后却变化显著。dGMP 和 dCMP 加入环斑铂后原保留时间及峰面积都无显著变化,而加环方铂后原特征峰面积明显减少,且有新峰出现,说明有新的共价化合物生成。研究还发现,这两类新的铂络合物的手性特征在其与 DNA 作用的碱基特异性方面很有影响,对 DNA 碱基选择性作用最强的都是 *RR* 构型的。

第二节 小分子药物与 DNA 作用的序列特异性

DNA 测序方法的诞生给药物与 DNA 相互作用的序列特异性研究带来了飞跃。药物与 DNA 的作用方式不同，它们与 DNA 作用的序列特异性的研究方法也不同。下面，介绍几种研究 DNA 序列特异性的定性及定量的方法。

一、研究药物与 DNA 共价结合序列特异性的方法

一种方法是 Cralla 及其同事建立的引物延伸法。这种方法先用能与 DNA 特定序列共价作用的药物如顺铂处理一种未经标记的双链 DNA 限制片段。在铂化作用（platination）后，以热变性将 DNA 二条链分开。为了观察顺铂结合在分开的单链 DNA 寡聚体上的位点，用一种标记引物（约 10~20 个核苷酸的 DNA 寡聚体）与其中一条单链 DNA 分子的适当部分杂交。引物的序列应该是特定的，且能够和所要研究的特异信息所在区域的单链杂交。如果在有四种三磷酸单核苷酸存在的情况下，以大肠杆菌 DNA 聚合酶处理引物结合的 DNA 分子，具有放射活性的寡核苷酸将在其 $3'$-方向被延伸。当 DNA 聚合酶遇到模板上的阻断点（blocking lesion），即连有顺铂的位点时，DNA 合成将终止，产生一种仍具有原引物 $5'$ 端但 $3'$ 端对应在阻断位点的放射性标记的 DNA 链。根据合成链的终止点确定对应链（相反链）上的药物聚合位置。利用高分辨 DNA 序列胶对延伸物进行分离，随之进行放射自显影就可以证实准确的药物结合位点。由于引物的 sap 末端标记是放射活性的唯一来源，因此放射自显影后只能观察到延伸的引物。

第二种方法是用蛇毒磷酸二酯酶消化已铂化的 DNA。由于该酶从 $5'$ 端开始降解 DNA，酶能识别的特异位点是固定的，如果 DNA 在酶的识别位点结合了铂，酶就不能再识别出这个位点，那么降解（酶解）过程的终止点就是铂的结合位点。为了通过 DNA 测序胶证实结合位点，首先必须用氰离子或硫脲处理被消化的 DNA，这些试剂可以使结合于 DNA 的铂离子从聚合物上移走，将由此得到的寡核苷酸与 Maxam‑Gilbert 反应产物一起进行电泳（化学测序法）就能够证实 DNA 上的铂结合位点。

第三种研究方法是引物延伸法。用已知序列的标记引物，以铂化的 DNA 为模板，在有 DNA 聚合酶的情况下加入有放射性标记的寡核苷酸，DNA 链将会沿着 $3'$-方向被延伸。遇到模板上连有顺铂的位点时，DNA 的合成就被阻断了，这样，再利用高分辨的序列胶进行分离，通过放射自显影就可以证实准确的药物结合位点。

最近，Millard 等人报道了研究丝裂霉素 C 与 DNA 作用的序列特异性的方法。在还原条件下，使丝裂霉素 C 与一种单末端标记的 DNA 限制性片段发生作用，然后用 EDTA‑Fe(Ⅱ)‑H_2O_2‑抗坏血酸对药物作用后的片段进行切割，这种切割作用是由羟自由基（·OH）介导的，并且可以导致糖的降解，使原来完整的 DNA 链断裂成两条新的 DNA 片段。如果双链是由丝裂霉素 C 分子交叉连接的，那么在交叉连接位点和标记物之间的切割会产生短的带有放射活性的 DNA 寡聚体。若切割发生在标记链上，而交

叉连接位点却在切割位点和标记物之间时,所产生的 DNA 寡聚体会相对长些。这是因为交叉连接将放射标记链与未标记链连接在一起,从而产生一种长的 DNA 寡聚体。利用电泳检查由这些实验产生的梯带(ladder),就有可能确定药物发生交联作用的邻近的 DNA 位点。

二、研究药物与 DNA 非共价结合序列特异性的方法

对于非共价键结合的药物,药物与 DNA 结合是可逆的,它们与 DNA 发生动态的结合,所以研究这类药物的结合位点必须用 DNA 印迹法(footprinting)来进行。在这类实验中先将药物与一种单末端标记的 DNA 限制性片段作用,平衡后再用 DNA 非限制性内切酶或 DNA 切割剂对药物-DNA 复合物作用,通过聚丙烯酰胺凝胶电泳分析,确定药物的结合位点。如果药物结合在某一区域,那么该区域的位点切割程度就会弱于无药物结合的位点切割程度,这些缺失区域,利用放射自显影可以找出缺失区域,这些缺失区域就是药物结合区域。

对于足迹研究中的放射自显影结果也可以用光密度扫描仪进行扫描,扫描密度可用于计算药物对 DNA 特异性位点的结合常数,并进行定量研究。在进行定量印迹实验中,首先要以同样浓度的 DNA 和探针对不同浓度的药物进行多个消化反应,以确定结合反应在限制性片段上进行的合适浓度范围。通常要在反应中加入过量的、未标记的载体 DNA,作为一种药物缓冲液,以控制存在于反应系统中游离和结合的药物浓度。

合适的药物浓度范围确定之后,第二轮的印迹滴定则应在较窄的药物浓度范围内进行,所选的浓度范围应只允许多聚体最强的结合位点接受药物。此外,还要注意提早终止消化反应,以使由电泳实验分离开的产物在统计学上是全长片段单一切割的结果。这样,所测的结合位点有关的放射自显影强度会随位点被药物分子占据而呈线性降低的趋势。定量印迹实验的另一个难点是在每个凝胶孔中所加的放射活性物质的量应一致,而实际上凝胶上每一泳道(lane)对应于每一特定药物的总放射强度可能有所差异。为了校正这种现象并降低实验的干扰,可以通过一种凝胶上每一泳道放射自显影图总积分强度与对应泳道药物浓度之间的作图(全切割图)来获得一种共用的因子。在特定泳道的所有不同斑点强度都可以乘以这种因子,用来校正不准确的凝胶载样和其他误差,一旦对实验数据作出校正,就可以作出一系列反映药物浓度对每种寡聚体作用的放射自显影斑点强度的图来。通过分析这些印迹图,就能由足印迹资料计算出结合常数。

三、研究有 DNA 断裂活性的药物与 DNA 作用序列特异性的方法

对于能断裂 DNA 的药物,要先对 DNA 的限制性片段进行同位素标记,将标记片段与药物一起作用。利用高分辨聚丙烯酰胺凝胶电泳对药物所切割的寡聚核苷酸片段进行分离,通过放射自显影观察,用化学测序法(Maxam - Gilbert 反应)读出标准序列(对照序列)就能确定药物的切割位点。

首先要选择一种 50～200bp 的 DNA 限制性片段,并以放射性同位素如 ^{32}P 进行标记,使其在序列的特定位点带有放射性同位素物质。将该标记片段与被试药物放在一起进行鸭浴,然后利用高分辨聚丙烯酰胺凝胶电泳对药物作用产生的寡聚核苷酸片段进行

检测。

在能使 DNA 链断裂的药物存在时,药物对标记片段的切割导致 DNA 的磷酸骨架的断裂。切割产物可用 DNA 序列胶进行分离,并通过放射自显影进行观察。将所得的片段通过化学测序法(Maxam-Gilbett 反应)进行分析,就能确定药物的作用序列。根据放射自显影图上的斑点强度还可以获得药物对限制性片段上各位点的相对亲和力。为了保证由序列胶分离得到的每一片段均是对全长 DNA 分子单一切割的结果,应该尽早终止切割反应,保持 70%~80%DNA 不被切割。同时要确保所有位点的切割速率常数是相同的,而且在一定时间切割后的斑点强度是与实际结合于位点的药物量成正比的。

在对几种药物作用的特异性进行比较研究时,要注意调节反应条件,以使所有的反应都能对标记片段产生同样水平的切割。如果是这样,就可以直接比较由不同切割药物所产生区带(band)的强度,从而确定不同药物在切割某一特定位点的有效性。

四、利用序列胶获得药物与 DNA 相互作用的动力学数据

除了热力学因素以外,动力学因素在抗癌药物作用分子机制方面也起重要作用。在建立 DNA 测序方法学以前,我们很难获得一种药物和天然 DNA 分子上某一特异位点结合或解离方面的信息。1986 年,Phillips 和 Crothers 介绍了一种用于获得 DNA 与药物相互作用的位点特异性资料的测定方法。当以聚合酶和三磷酸核苷酸处理一种含 RNA 聚合酶启动因子的限制性片段时,就会产生具有共同起点但在药物结合位点终止的 RNA 分子。若转录体被放射标记,所产生的核苷酸产物能经电泳分离并通过放射自显影观察。在测定 RNA 聚合酶的自然终止点以后,由测序放射自显影图而来的斑点强度可被用于计算药物的位点特异性解离速率。利用这种转录测定,White 和 Phillips 在以 *lac* UV5 启动子开始的 DNA 主动转录条件下,测定了 DNA 上放线菌素 D 的 6 个结合位点的序列特异性和解离动力学。

除了获得位点特异性动力学资料外,转录印迹法还可被用于测定药物的序列特异性。Phillips 等人利用这种方法测定了放线菌素 D、偏端霉素、棘霉素(echinomycin)、金霉素(mithramycin)、阿霉素和诺加霉素(nogalamycin)与 DNA 作用的序列特异性。最近,这种技术的新发展被称为双向转录印迹技术。通过在同一 DNA 限制片段上使用两个方向的启动子,就有可能进行链启动子的转录印迹分析。使用一种限制性内切酶,通过选择性灭活各个启动子,可以确定药物结合位点。比较由相邻片段链而来的转录体,就有可能高度精确地定位药物的结合位点(±1bp)。这种分辨能力大大超过常规的 DNase Ⅰ 印迹的分辨力。

五、提高药物与 DNA 作用序列特异性的方法——药物-寡核苷酸偶合物设计

由于药物-寡核苷酸偶合物能在三维结构上与病毒 mRNA 互补,亦能与靶 DNA 形成三链而应用在反基因技术中,因而被认为是除了酶性核酸和反义核酸以外的选择性抑

制基因表达的抗肿瘤、抗病毒的又一类化疗新药物。它们一般具有强抗肿瘤、抗病毒活性及较好的生物体内分布，并在一定程度上能抵抗核酸酶对寡核苷酸的降解。

这类复合物的设计要考虑三个方面：被结合的分子（如嵌插剂、生物碱嵌入物、烷化剂、过渡金属络合物等）及其最佳的结合位点的设计；偶合的寡核苷酸碱基顺序及链长的设计；连接臂长度及其刚性和柔性的设计。现分述如下：

（一）功能性小分子的设计

设计的主要目的在于利用寡核苷酸的分子识别优势，克服其缺陷，引入可产生新功能的小分子。目前，已经有五十余种药物分子和寡核苷酸进行了连接实验。按引入的功能来划分则包括：

1. 可阻断基因表达的小分子

这种偶合物一方面可以与靶基因结合抑制基因表达，同时可以利用其小分子特异性地切断 DNA 或 RNA，起核酸内切酶的作用，更彻底地阻断基因表达。Vlassov 等研究了烷基化试剂与寡核苷酸的结合，由于烷基化试剂作用于碱基的亲核中心，而烷基化的碱基很容易从 DNA 或 RNA 上清除，就可造成 DNA 或 RNA 在这些位些位点上的断裂。除此之外，可断裂核酸的基团还包括修饰的寡核苷酸衍生物与酶性核酸的偶合物以及能够产生自由基的小分子与寡核苷酸的偶联，如 Dervan 将药物与 EDTA 结合于同一寡核苷酸的两侧，形成一种多功能性的反义核酸。Zarytova 研究了 BLMA5 与寡核苷酸的结合，这类偶合物是通过氧化降解核糖从而切断核酸的，并且它能特异性地断裂 DNA 或 RNA。另一类可阻断基因表达的小分子是光敏活性化合物。如 Truay 研究了叠氮原黄素和卟啉与寡核苷的偶合物，Byrn 研究了叠氮吖啶与寡核苷酸的结合，Smith 则报道了补骨脂素与寡核苷酸的偶联。这些光敏物质的引入，可使偶合物在一定条件控制下发挥核酸内切酶的作用，不仅可以成为研究基因调控的重要工具之一，而且提供了通过光谱分析药物-寡核苷酸偶联物结构的方法。

2. 可辅助寡核苷酸片段进入细胞的活性分子

引入这类特殊结构可通过增强核苷酸在细胞表面的吸附，利用受体介导的内吞（endocytosis）作用和细胞膜蛋白的融合作用等提高细胞透过率。Letsinger 等研究了胆固醇与寡核苷酸的结合，发现由于胆固醇的亲脂作用所产生的膜效应导致寡核苷酸活性增强。利用融合多肽-寡核苷酸的偶合物也可以大大增强其细胞的透过率，其活性可以是未修饰寡核苷酸的 5~10 倍。而且利用包裹蛋白衍生多肽-寡核苷酸偶合物在生物相容性方面可能更有发展前途。

3. 可增强杂交稳定性的分子结构

寡核苷酸与靶 mRNA 及 DNA 的杂交稳定性是由寡核苷酸的长度和 GC 含量所决定的。短的寡核苷酸杂交的稳定性往往稍差，但如果把 DNA 嵌插剂如吖啶和寡核苷酸偶合，解链温度明显升高（升高 50%），说明亲和性加强。另一方面，由于偶联的寡核苷酸与靶 DNA 或 mRNA 的互补性又大大提高了作用的特异性，这对于增大药物的选择性是很有意义的。

（二）寡核苷酸部分的设计——碱基序列、链长度及其修饰

偶合物中寡核苷酸部分是识别特异靶基因的关键。它的碱基顺序和链长度是由靶基

因的顺序和长度所决定的。Zamecnik 对一系列寡核苷酸进行研究后发现,片段过短的寡核苷酸识别活性低,含 11～12 个碱基的寡核苷酸最合适。Matsukura 最近合成了核苷酸硫代磷酸酯,这类经过链修饰后的寡核苷酸不仅本身显示出抗 AIDS 的作用,而且与药物结合后可使其效应提高 10 倍。

(三) 连接臂的选择

连接臂 (linker) 的长度、刚性及生物降解性对偶合物的功效有很大的影响,所谓连接基团的刚性和柔性是指连接基团的空间结构的运动性而言。比如连接臂是由亚甲基类似的结构组成,可以有多种不同的空间排布,则为柔性连接臂。由于药物与寡核苷酸偶合物要求活性基团更接近靶基因,而柔性连接臂对这点有利。所以柔性连接的偶合物其生物活性大多高于刚性连接的偶合物,因而在偶合分子设计中多选择柔性连接臂。连接臂的长度也会影响偶合物的活性,Helene 提出,$-(CH_2)_6-$是吖啶与寡核苷酸偶合的最佳连接臂。Byrn 发现连接臂的长度能决定嵌插剂结合于寡核苷酸的哪个碱基对。补骨脂素以较短的连接臂$-(CH_2)_2-$,交叉结合最合适。而生物素和荧光标记物以含 11 或 12 个碳的长连接臂在与寡核苷酸偶合时可以减少杂化作用的位阻。Bym 对形成结合物的自由能用分子模拟技术进行了计算,结果表明小分子与寡核苷酸第 4、5 个碱基结合能较小。另外为了药物代谢方面的需要,有时也将连接臂设计成可生物降解的基团,如含有二硫键、酯键和多个肽键。这样进入细胞后容易降解而使寡核苷酸与水分子易于分离。

总之,药物小分子与寡核苷酸偶联,由于核苷酸本身的序列识别特点,极大地增强了与靶基因作用的特异性,增强了药物作用的选择性,能使结合的药物有效地运送至靶细胞,而且能减少核酸酶对寡核苷酸的降解。这类偶合物有着广泛的应用前景,是发展抗肿瘤、抗病毒新药物的有效途径,是基因治疗剂的新发展,也是研究基因表达调控和基因功能的有力工具。

参考文献

[1] Yang M, HU QY, Li RC, et al. Chiral specificity of novel platinum complexes in their cross-membrane transport and DNA molecular recognition. S Afr J Chem, 1997, 50 (4): 227-231.

[2] Blackburn GM, Gait MS, Wilson WD. Nucleic acids in Chemistry and Biology. New York: Oxford University press, 1990.

[3] Coll M, Aymami J, van der Marel GA. Molecular Structure of the Netropsin-d (CGC-CATATCGCG) Complex; DNA Conformation in an Alternating Segment. Biochemistry, 1989, 28: 310-319.

[4] Dbrowiak JC. Sequence Specificity of Drug-DNA Interaction. Life Sci, 1983, 32: 2915-2918.

[5] Gzarny A, Boykin D W, Wood AA. Analysis of van der Waals and Electrostatic Contributions in the Interactions of Minor Groove Binding Benzimidazoles with DNA. J Am Chem Soc, 1995, 117: 4716-4718.

[6] Hertzberg RP, Hecht SM, Reynolds V1. DNA Sequence specificity of the pyrrolo [1, 4] benzodiazepine Antitumor Antibiotics. Methidiumpropyl-EDTA Iron (II) Fottprinting Analysis of

DNA Bindingsites for Anthramycin and Related Drugs. *Biochemistry*, 1986, 25: 1249-1258.

[7] Kopka ML, Yoon C, Goodsell D. The molecular Origin of DNA - Drug Specificity in Netropsin. *Proc Nat Acad Sci USA*, 1985, 82: 1376-1379.

[8] Lin CH, Beale JM, Hurley LH. Structure of the (+) - CC - 1065 - DNA Adduct: Critical Role of Ordered Water Molecules and Implications for Involvement of Phosphate Catalysis in the Covalent Reaction. *Biochemistry*, 1991, 30: 2597-2605.

[9] Neidle S, Waring MJ. Molecular Aspects of Anticancer Drug Action. Germany: Verlag - Chemie, Weinheim, 1983.

[10] Pelton JG, Wemmer DE. Structural Characterization of a 2∶1 Distamycin A - d (CGCAAATTGGC) Complex by Two - Dimen - sional NMR. *Proc Natl Acad Sci USA*, 1989, 86: 5723-5728.

[11] Uesugi M, Villanl G, Hoffmann JS. New Insights into sequence recognition process of esperamicin A and Calicheamicin R. *Biochemistry*, 1993, 32: 4622-4633.

（杨　铭）

方法与技术篇

13 计算机技术在小分子与生物靶相互作用中的应用

计算机科学和技术的迅速发展，使计算机从过去单一计算的功能发展到拟合、模拟、制表、绘图、选择、判别、存储、检索、统计、管理、自动控制、人工智能和专家系统。近二十年来这些计算机新技术在药学及其相关学科中的广泛应用，特别是在药物开发过程中日益重要的作用，改变了药物学科的面貌。从药学科学的各个分支学科，如药物化学、药理学、毒理学和药剂学的每一个领域中。从教学到科研，从开发到生产，从实验室到临床的各个方面，都渗入了计算机的应用。而对药学学科带来最显著、最具革命意义的是计算机技术与新药开发过程的结合，使药物从构效关系研究发展到了三维构效关系研究和三维定量构效关系研究，以及用计算机处理并在屏幕上显示生物大分子和药物分子模型，特别是计算机辅助设计技术与药物设计过程的相结合产生了计算机辅助药物设计。

计算机辅助药物设计，即利用计算机的计算及逻辑判断、图形显示等功能进行药物设计。设计中许多繁重的工作，如计算、数据的存储和处理、显示、预测等，均由计算机来完成。

随着计算及科学的进步，以及数学、化学、物理学、生物化学、药物化学、分子药理学等基础学科的发展，利用量子化学、分子力学、分子动力学计算和计算机图形学、数据库技术、人工智能技术进行药物分子设计的研究不断发展丰富和完善，随之引起药物设计理论和技术不断发展。药物结构及活性关系的研究已由以往的二维平面分析上升到如今的三维空间研究，开辟了药物研究的新天地。根据理论计算结果和物理化学测定数据以及计算机分子图形模拟技术，可以展示已知三维结构的生物大分子，显示模拟药物与受体间契合情况，计算相互作用的能量变化，研究药物分子的药效构象，诱导契合和与受体作用的动态过程，设计出新的药物分子。还可以预测部分仅知一级结构的生物大分子的三维结构，以此进而反推作用于该生物大分子的药物应有的结构式和空间结构，间接的设计出药物分子。此外，还可进一步修饰药物的分子结构。它不仅能够大大减少了寻找新药的盲目性和偶然性，也能为药物学家提供理论思维形象化的表达，是药物设计的强有力且方便直观的手段。计算机辅助药物设计从二十多年前的初始阶段发展成为现在的一门新兴学科，已显示出了强大的威力，大大提高了药物设计水平，并且趋于定向化和理性化，为加速新药的发展开辟了广阔的前景。

计算机辅助药物设计涉及的内容很多，本章主要从药物设计方法学与相关生物大分子（蛋白质、核酸）结构与功能研究的发展方面进行阐述，对计算机辅助药物设计的理论方法与工具进行总结。并在此基础上，针对后基因组时代的药物设计发展趋势，阐述和讨论基于生物网络的药物设计新方法。

第一节 药物设计方法概论

1894 年 Fischer 提出的生物大分子（如酶）与配体（如底物）作用的锁钥原理（lock and key principle）距今已有一百多年的历史了，但仍然具有顽强的生命力并一直指导着药物设计工作。几乎所有的计算机辅助药物设计方法均是以锁钥原理为基础的。例如，分子对接方法和全新药物设计方法，是直接从数据库搜寻或设计与生物大分子活性部位或结合部位的结构相匹配的化合物，这就是锁钥原理的最形象的应用。总的来讲，理论计算和计算机辅助药物设计方法可以用来研究受体生物大分子上药物结合部位的结构与性质、药物-受体复合物的结构和立体化学特征、药物与受体结合的模式和选择性、药物分子的活性基团和"药效构象"等，为改进现有的生物活性物质的结构、设计新的药物，提供理论上的指导和思路。

计算机辅助药物设计应用于创新药物先导结构的发现和优化并取得突破性进展始于20世纪80年代中期，主要的推动力是分子生物学和结构生物学的发展，使得一些靶标生物大分子的功能被阐明，三维结构被测定。计算机科学的发展，出现了功能先进的图形工作站，极大提高了计算和数据分析的速度和精度，使许多药物分子设计方法快速发展，如基于生物大分子三维结构的分子对接（molecular docking）方法和基于药物小分子的三维定量构效关系分析方法和数据库搜寻方法等，这些方法均已用于具体的新药研究与开发过程中，特别是用于先导化合物的发现和优化（图 13-1）。

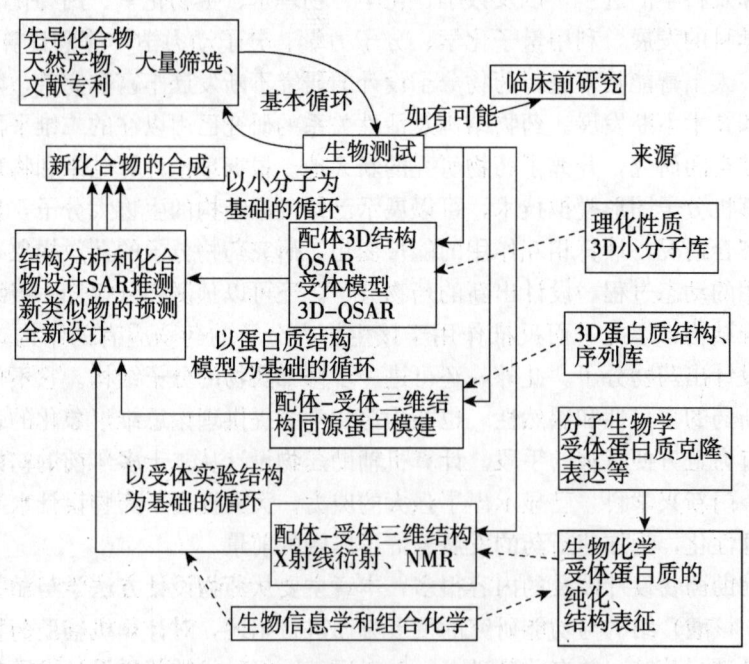

图 13-1　药物先导结构发现的几个循环

第13章 计算机新技术在小分子与生物靶相互作用中的应用

计算机辅助药物设计的出发点是基于药物与受体间相互作用的理解和研究。根据生物大分子（受体）的结构是否已知，计算机辅助药物设计有两种不同的策略——直接药物设计和间接药物设计。具体方法的层次如下所示：

直接药物设计：基于靶点结构的三维结构搜索和全新药物设计，后者包括模板定位法、原子生长法、分子碎片法和动力学算法。

间接药物设计：药效基团模型的建立，包括活性类似物法（AAA）和药效基团模型法。基于药效基团模型的三维结构搜索，如距离几何法（DG）。3D-QSAR，包括假想受体点阵（HASL）、分子形状比较（MSA）和比较分子场分析（CoMFA）等。

直接设计法是从已知受体的三维结构设计配基分子。对于已知结构的靶点（如受体），可用全新药物设计，即根据受体的形状和性质利用计算机程序计算和分子图形显示，直接设计其结构互补的激动剂或拮抗剂，这是一种建模的方法。已知受体三维结构设计配基的方法是基于靶点三维结构的，用分子对接方法三维结构搜索小分子数据库。它是依据受体位点，在一个已知的三维数据库中进行搜索，从而找到与之结构和性质互补的配基分子。

但是，由于人体是一个复杂的体系，迄今为止，大部分受体的结构并未阐明，只能依据药理实验来假设它的存在。同时，虽然许多药物作用靶分子的一级序列已经测定，但它们的三维结构还没有测定。另外，受体是嵌在细胞膜上的蛋白结构，离子通道是跨细胞膜的蛋白结构，当它们从半流体状的细胞膜上分离后，脱离了原先存在的环境，其空间排列发生了很大的变化，很难得到真实的三维空间结构。在这些情况下，可以根据生物活性分子，利用计算机技术对有活性的各种类型化合物进行计算分析，以得到一个三维定量构效关系模型，并通过计算机图形显示化合物的构象并推测受体的空间形象，然后以此虚拟受体为依据进行药物设计。这时，可用分子模拟和同源蛋白模建等方法建立这些生物大分子的三维结构，然后用数据库搜寻或全新药物设计等方法设计新的先导化合物或对原有的先导化合物进行研究结构优化，发现有苗头的化合物进入临床前研究，即"以蛋白质结构模型为基础的循环"。

随着分子生物学和结构生物学的发展，许多受体生物大分子的三维结构已被测定，在此基础上也可以用数据库搜寻或全新药物设计等方法设计新的先导化合物或对原有的先导化合物进行结构改造，发现有苗头的化合物进入临床前研究，即"以受体结构为基础的循环"，文献上称这种方法以及上面介绍的"以蛋白质结构模型为基础的循环"为基于结构的药物设计（structure based drug design，SBDD）。

间接法是在未知受体三维结构的情况下，从一系列配基分子中归纳出受体结合位点的要求，再以此设计新的配基。常用的方法是以药物小分子构效关系研究为基础，结合分子模拟，建立一系列具有相同药理作用分子的药效基团模型和 QSAR/3D-QSAR 模型，然后用数据库搜寻或其他药物设计方法设计新的先导化合物，合成或购买设计的化合物，进行药理测试，以此发现有苗头的化合物进入临床前研究，这就是图 13-2 中所示的"以小分子为基础的循环"，这种方法经常应用于缺乏受体生物大分子三维结构（X-射线衍射晶体结构或 NMR 结构）的情况。

20世纪90年代，药物分子设计（包括分子模拟和计算机辅助药物分子设计）已作为一种实用化的工具介入并应用到了药物研究的各个环节，并已成为创新药物研究的核心技术之一。与此同时，药物分子设计技术给制药工业发展带来了新的契机，推动药物的研究从懵懂走向合理规划，大大提高了药物研究的成功率。21世纪，新药研究的热点将集中于先导化合物的发现与设计，计算机辅助设计将是先导化合物发现的重要方法之一。特别是在高度重视生命安全的今天，药物研究的成本在与日倍增，提高研究的成功率更是药物研究机构和制药企业面临的重中之重。

第二节 基于配体的药物设计方法

一、定量构效关系

研究药物分子的结构与其生物活性之间的关系，一直是药物化学和药理学研究的中心内容之一。早在1868年，Crum-Brown和Fraser就曾提出化合物的生物活性Φ和化学结构之间存在某种函数关系$\Phi=f(C)$。他们提出了一个设想，通过药物结构上的改变导致生物活性发生变化，可以找到某些构效关系的规律，间接阐明药物的作用机制，从而指导药物设计。1964年，Hansch和Fujita从热力学原理出发，考察药物作用的条件和状况，认为复杂结构的药物分子之所以呈现生物活性，是因为它同作用部位的某些细胞成分或特定的受体发生相互作用。他们认为药物在体内的转运和与受体作用的过程，自由能变化或活化自由能变化的内涵，包括有药物分子在生物相中分配性质，与受体分子的作用部位的电性和立体效应的改变，也就是说药物的分配系数，电性参数和立体参数的改变，直接影响药物的转运和受体作用的自由能变化。Hansch因此提出了包罗各种与自由能相关的参数的普遍方程，亦即线性自由能相关方法（linear free-energy related method）：

$\log(1/C) = a(\log P)^2 + b \cdot \log P + \rho\sigma + \delta E_s + C$

对于系列化合物，若只改变基本结构上的取代基，上面方程可简化为：

$\log(1/C) = a\pi^2 + b\pi + \rho\sigma + \delta E_s + C$

式中，logP为分配系数。π是取代基的疏水性常数，代表化合物的疏水性质对转运或与受体作用的影响。σ是Hammett方程取代基电性常数，代表药物分子的电性对活性的影响。Es是Taft基团立体常数，代表药物分子的立体因素与活性的关系。C为常数，与化合物类型、测定生物活性所用的生物材料及试验条件等有关。

与此同时提出的Free-Wilson模型是以取代基活性贡献的加和来确定定量构效关系。Kier等的分子连接法则将化合物的化学结构用拓扑性来描述。这些用理化参数、结构参数、几何参数、电性参数和拓扑参数等对生物活性进行的相关性研究，大多采用多元回归方法求解出数学模型。此外还应用模式识别和人工神经网络方法来进行相关分析。由于使用的参数都是基于化合物二维结构得到的，所以也被称为2D-QSAR。

20世纪80年代以来，在QSAR的研究中，陆续出现了几种考虑生物深入活性与分子和受体结合三维结构性质的研究方法，统称为三维定量构效关系（3D‐QSAR）。3D‐QSAR 方法有活性类似物法（active analogue approach，AAA）、理想活性位点网格法（hypothetical active site lattic，HASL）、分子形状分析（molecular shape analysis，SA）、距离几何法（distance geometry，DG）和比较分子分析（comparative molecular field analysis，CoMFA，图 13‐2）等。与 2D‐QSAR 相比，这些方法能较为精确地反映生物活性分子与受体作用的图像，更深刻地揭示药物‐受体相互作用的机制。1988 年 Doweyko 提出了一种称为假想受体点阵的 3D‐QSAR 模型并用于多种 3D‐QSAR 分析中，获得了一定成功。

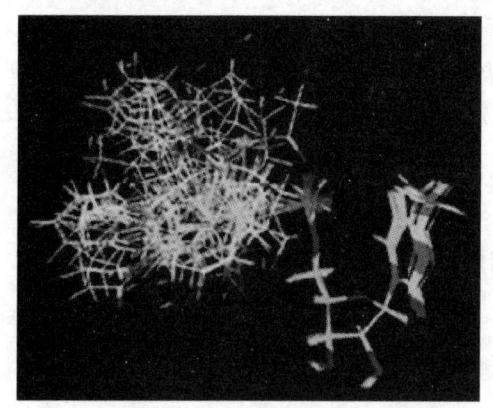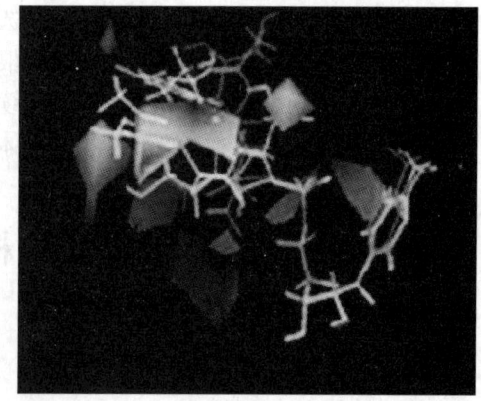

图 13‐2 分子的叠合与三维构效关系研究（CoMFA）

3D‐QSAR 方法在药物设计中的成功实例很多，如二氢叶酸还原酶（DHFR）抑制剂、HIV‐1 蛋白酶抑制剂、乙二醛酶抑制剂、谷氨酰胺合成酶抑制剂、己糖激酶抑制剂对 DNA 烷基化的研究。

二、药效团模型

药效团是药物研究中的一个重要概念，简单地讲就是指药物分子产生某种生物活性所必需的结构特征在空间的排列方式。由于具有使用简单和计算量小等优点，而且重点考察了关键位点的匹配，实现了对结合构象的约束，被认为是很好的受体与配体分子结合信息的有效简化，是一种重要的虚拟筛选策略。

药效团模型（pharmacophore model）方法是对一系列活性化合物进行 3D‐QSAR 分析，结合构象分析，总结出一些对活性至关重要的原子和基团以及空间关系（即 pharmacophore model），以其为提问结构，使用适当的三维结构匹配算法，进行小分子三维结构数据库搜索（3D database searching），可能得到有活性的化合物。

寻找药效团的方法有很多，DISCO 是一个典型的方法。首先对所研究的化合物进行构象分析，挑出若干典型的低能构象，把各个化合物的各个构象依次叠加在一个选定的模板分子上，寻找药效特征能够最大重合的叠加方式，进而导出药效核心也就是药效团模型。这是一种基于对活性配体分子结构的构象叠和分析导出药效团模型的自动化方法。利用 3D-QSAR 的方法建立三维空间的构效关系模型也是常用的方法，相关的程序如 Flarm。从蛋白质提取药效团的程序有 PRO_PHARMEX 和北京大学来鲁华实验室自主开发的程序 Pocket 等。药效团信息可以用做提问结构直接做筛选，寻找和药效团特征匹配的先导化合物开发成药物。例如 Unity, Ph4Dock, Catalyst 等，已经有了很多成功的药物设计的例子。

此外还有一类被称为虚拟受体模型（pseudoreceptor model）的方法，是从配体反推出与之结合的受体的立体形状、结构和性质。一个代表方法是 Yak，其前提条件是必须建立在蛋白质与小分子相互作用中普遍存在的功能团与氨基酸相互作用模式的数据库基础上的。具体方法如下：选择分子及构象并叠合，从分子的功能基团中产生基于相互作用方向的向量，确定桩点，从数据库中选择适当的残基，自动对接到桩点，并使其采取正确的取向，以利于形成酰胺键，最后根据重现结合数据的能力来进行总体优化，得到受体模型。结果的受体模型可以是不连续的氨基酸片段，也可以将这些片段用一定方法连接，形成具有一定结构的蛋白质准受体。

第三节 基于结构的合理药物设计

一、生物信息与分子结构数据库

数据库已经成为生命科学研究中的重要手段，数据库筛选也是发现先导化合物的重要方法之一。伴随着基因组计划带来的生命科学革命，过去的十几年里，生物信息数据库得到了飞速的发展，数据呈现海量增长的趋势，如何对这些数据进行整理和有效的利用成为生命信息科学面临的一个课题。有效的组织和利用来自不同生命科学学科的数据和知识对未来的药物研究和发现至关重要。

分子结构数据库是生命科学数据库中重要的一类。除了文本的注释信息以外，还给出了研究对象三维结构方面的信息，目前主要是以蛋白质结构和小分子结构为主，因为有人又称分子结构数据库是更贴近生命的信息，是开发药物、解决临床治疗和攻克疾病的分子基础（图 13-3）。结构数据库提供了结构及其衍生信息，因此除了文本检索以外，还可以提供基于结构的在线计算等多种功能，实现了数据库功能的拓展。

伴随着生物分子数据库的发展，目前出现的一个新趋势就是数据的整合和实效性改进。生命现象是非常复杂的，因此也绝不可能依靠一方面的知识完全来解释和研究。学科的交叉首先是信息的共享，其次是研究手段的借鉴互补。因此在一个统一的标准上，不局限于某一个学科，而是根据一个问题的需要全盘考虑和整合已有的信息，进而达到解决问题的目的，是现代生命科学信息技术发展的需要和未来的方向。

生物信息科学作为当今生命科学研究最重要的平台，肩负着对海量数据进行收集、整理以及阐明生命发育和进化规律的重要任务。人类基因组计划的完成以及后基因组时代各项生命科学计划的推进，揭开了从单一到复杂研究生命科学现象的序幕。生命科学已经不再仅仅是基于实验观察的科学，理论和计算将发挥越来越重要的作用。特别是对

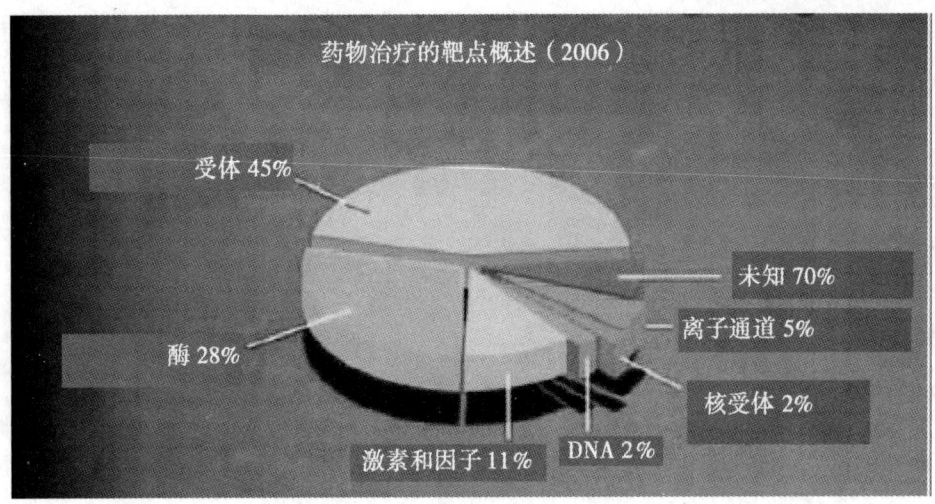

图 13-3 目前药物治疗的作用靶点

实验产生的海量数据的收集、分析、整理和二次利用,更是生命信息科学施展身手的大好空间。基于数据库的数据挖掘已经成为生命科学研究的重要手段,并深入到生命科学的方方面面。

生物信息学已经成为药物创新和开发成功的关键,特别是以基因组为基础的药物发现。伴随着复杂疾病研究的深入进展,人们越来越发现还原论指导下的单因素致病因素分析方法的局限性,越来越多的研究人员开始从相互作用和动态网络的角度来研究和分析疾病的发生机制和治疗机制。在过去因为数据不充分和缺失导致的工作无法开展和进行的现象正在随着实验数据的迅速增加而得到改善。但是我们同时也应该意识到数据并不等于信息和知识,只有用科学的手段对数据进行管理和利用,才能真正把它转变为知识的源泉。20世纪90年代以来,生命科学和生物技术的飞速发展,人类基因组和小鼠、水稻等模式生物基因组计划的实施,使分子生物学数据大量积累。核酸序列数据库的数据量已经超过了180亿,包括病毒、细菌在内的已经测定的基因组总数已经超过了1000个。蛋白质结构数据库 PDB 的晶体结构以每月数倍于以前的速度在增长,截至2006年7月20日已经达到了37500个,其中2005年全年增长超过5500个,2006年前六个月新收录的数据已经达到了3500个之多(图13-4)。

目前广义范畴定义的生物信息数据库包含医学疾病信息,基因组核酸及衍生信息,蛋白质序列、结构及衍生二次数据库,小分子信息数据库,主要以药物数据库为主。医药学信息的整理绝大多数是文献型数据库,最著名的就是美国国立医学图书馆编制的MEDLINE 数据库,这也是目前世界上免费提供的常用数据库,内容包括了基础医学、临床医学、护理医学、公共卫生等多个方面。其检索语言是由字顺表和反映等级关系的树状结构表组成的规范化主题词表,通过主体词表中的主题词与限制这些词的副主题词组配,从而增加所检索课题的专指度。类似的还有 EMBASE,CJACS 等。这类数据库发展的一个趋势是平台的整合和扩大,允许在同一个平台上共享尽可能多的数据量,数据更加规范化。伴随着基因组计划的深入推进,目前已经完成并且建立数据库的基因组

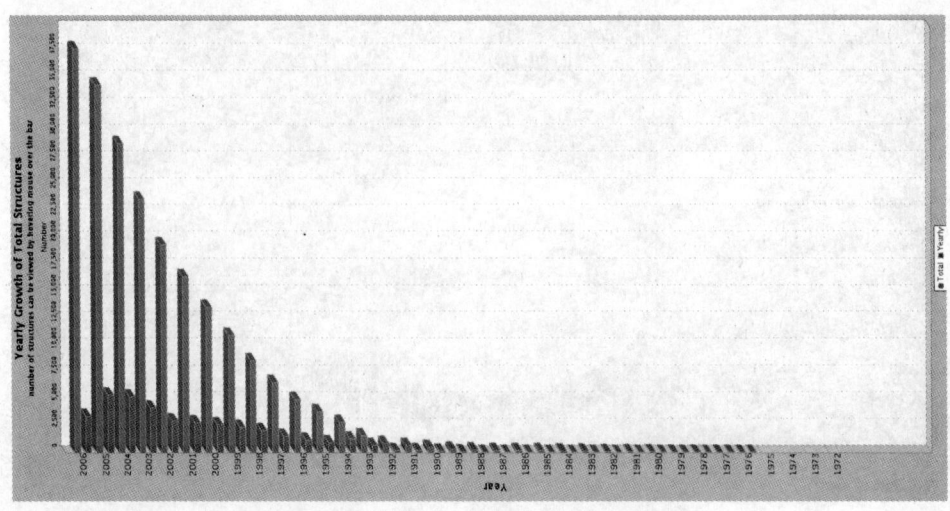

图 13-4　PDB 数据库收录结构的增长

除了人类基因组数据库 GDB 以外，还有 DICTYDB（盘基网柄菌基因组数据库）、EcoGene（大肠杆菌 K12 基因组数据库）、FLYBASE（果蝇基因组数据库）、MAIZEDB（玉米基因组数据库）、SGD（酵母菌基因组数据库）、STYGENE（沙门氏菌 LT2 基因组数据库）、SUBTILIST（纤小杆菌 168 基因组数据库）和 WORMPEP（蠕虫基因组计划蛋白数据库）等，这些数据对于在整体基因的水平上研究生物的进化规律有重要的意义。常用的核酸数据库主要有两个：EMBL 数据库是欧洲分子生物学实验室核酸序列数据库，目前由其分支机构——EBI 维护，为欧洲最主要的核酸序列数据库。GenBan 是美国国家生物技术情报中心（NCBI，National Center for Biotechnology Information）基因序列数据库。也是美国最主要的核酸序列数据库，世界两大核酸数据库之一，数据量从 1982 年的不足 1000 条信息增加到 2004 年底的 40 604 319 条，并且还在以每年超过 25% 的速度增长。除此之外，日本建立了自己的核酸序列数据库 DDBJ，这也是亚洲最主要的核酸序列数据库。

蛋白质数据库主要包括蛋白质序列数据库，蛋白质结构数据库以及在此基础上衍生的作用位点数据库，蛋白质复合物数据库等。蛋白质序列数据库是这一类数据库中出现最早的，早在 1960~1970 年代，Margaret Dayhoff 小组的开创性工作建立了第一个蛋白质序列数据库，后来发展成为现在国际通用的蛋白质序列库 PIR；目前 PIR 由美国国家生物医学研究基金会维护。是美国最主要的蛋白序列数据库，为世界两大蛋白序列数据库之一。20 世纪 80 年代，Amos Bairoch 研究小组发布了著名的 SWISS-PORT 数据库。目前的 SWISS-PROT 蛋白序列数据库，由日内瓦大学医学生物化学系与 EMBL 共同维护，是欧洲最主要的蛋白序列数据库，世界两大蛋白序列数据库之一。Brookhaven 蛋白质三维立体结构数据库是目前最重要的蛋白质结构数据库，也是所有二次结构数据库的数据来源。在此基础上建立的结构数据库有蛋白质复合物数据库，例如 Relibase、Ligand-Protein DataBase（LPDB）、The Binding Database 等。此外还有蛋白质序列特征数据库 PROSITE 等。作为二次数据库的一种新形式，目前的蛋白质数据库中出现了一类专门的靶点数据库,力图从疾病的角度出发,整合相关的蛋白质结构和功能信息,应用于药物筛选和药物毒副作用的研究,代表性的有新加坡国立大学计算科学中心开发的 TTD (therapeutic target database) 数据库以及我们实验室建立的人类疾病相关蛋白质结构数据库 (HDRPD) 等,这部分数据库也代表了应用型生物分子数据库发展的方向。

作为药物设计的基础,配体数据库正逐渐受到重视,其中比较著名的有 Relibase 数据库和日本京都大学建立的生物学数据库中的 LIGAND 数据库。传统的药物数据库依然在小分子数据库中占据了最为重要的位置,例如 MDDR 数据库,WDI (world drug index),这些分子因为具有明确的生物活性而受到生物学家的重视,特别是伴随着化学基因组学的发展,利用小分子对蛋白质进行功能注释和分类已成为研究蛋白质功能的重要手段之一。开发内源性生物活性分子数据库目前受到越来越多的重视,这也是我论文工作的重要内容之一。表 13-1 是目前常用的分子生物学数据库以及其相关检索信息。

表 13-1 常用的生物分子数据库

数据库名称	数据库内容	网址
MEDLINE	Reference database	http://www.ncbi.nlm.nih.gov/entrez/query.fcgi?DB=pubmed
DBcat	Biological databases	http://www.infobiogen.fr/services/dbcat/
GDB	Genome database	http://www.gdb.org/
DICTYDB	Genome database	http://glamdring.ucsd.edu/others/dsmith/dictydb.html
EcoGene	Genome database	http://susi.bio.uni-giessen.de/ecdc.html
FLYBASE	Genome database	http://www.ebi.ac.uk/flybase/index.html
MAIZEDB	Genome database	http://www.agron.missouri.edu/
SGD	Genome database	http://www.yeastgenome.org/
STYGENE	Genome database	http://www.ucalgary.ca/~kesander/salty.html
SUBTILIST	Genome database	ftp://ftp.pasteur.fr/pub/GenomeDB/SubtiList/
WORMPEP	Genome database	http://www.sanger.ac.uk/Projects/C_elegans/
GenBank	Nucleotide sequences	http://www.infobiogen.fr/services/dbcat/
EMBL	Nucleotide sequences	http://www.ebi.ac.uk/embl/
DDBJ	Nucleotide sequences	http://www.ddbj.nig.ac.jp/
PIR	Protein sequences	http://pir.georgetown.edu/
SWISS-PROT	Protein sequences	http://www.expasy.ch/sprot/
PDB	Protein Structure	http://www.rcsb.org

续表

数据库名称	数据库内容	网址
Relibase	Protein Complex	http://relibase.ebi.ac.uk/
TTD	Drug Target	http://xin.cz3.nus.edu.sg/group/cjttd/ttd.asp
LIGAND	Protein Ligand	http://www.genome.jp/kegg/ligand.html
MDDR	Drug Structure	
WDI	Drug Structure	

现在生物分子数据库已不仅仅局限于静态数据的收集整理工作，有效的组织和利用来自不同生命科学学科的数据和知识是近年来一个新的发展趋势，对于未来的药物研究和发现至关重要。特别是在后基因组时代，如何整合现有的数据信息，用电脑描绘和预测出比较复杂的细胞内的生命活动，调控网络甚至生物的复杂行为。这方面已经做了一些初步的工作，包括 NCBI 和 EMBnet 在内的多个国际知名生命科学研究中心都在力图整合现有的信息资源，以达到推陈出新，最大限度挖掘数据信息的目的。近年来，这方面最为典型的一个例子就是日本京都大学开发的 KEGG（kyoto encyclopedia of genes and genomes）数据库系统（图 13-5）。

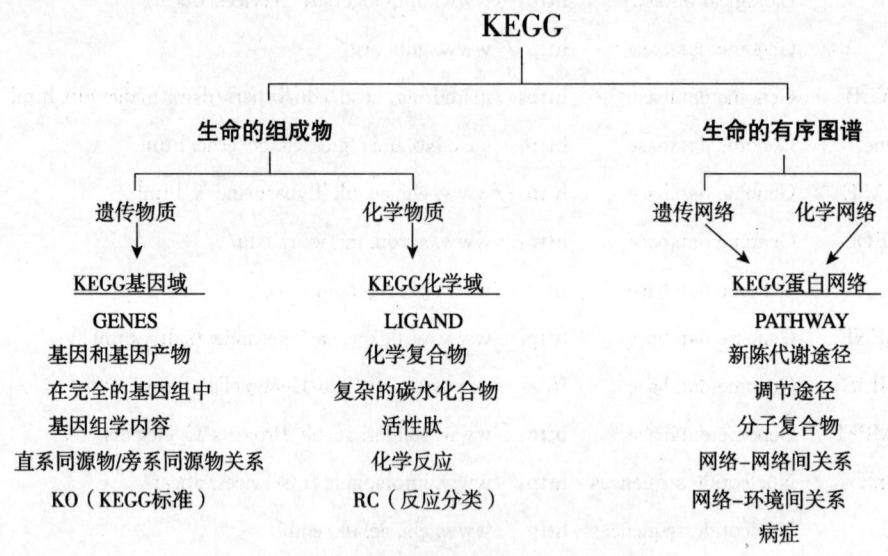

图 13-5 KEGG 数据库系统的知识结构

KEGG 是一个综合性的系统分析基因功能，联系基因组信息和功能信息的知识库。在整个体系中，基因组信息存储在 GENES 数据库里，包括完整和部分测序的基因组序列。更高级的功能信息存储在 PATHWAY 数据库里，包括图解的细胞生化过程如代谢、膜转运、信号传递、细胞周期，还包括同系保守的子通路等信息。KEGG 的另一个数据库是 LIGAND，包含关于化学分子、酶分子、酶反应等信息。KEGG 提供了

Java 的图形工具来访问基因组图谱，比较基因组图谱和操作表达图谱，以及其他序列比较、图形比较和通路计算的工具，可以免费获取。特别需要指出的是 KEGG 提供的 PATHWAY 数据信息及其与蛋白质、基因、小分子之间的链接，给我们提供了一条在网络水平上研究药物设计相关问题的思路，也启示我们去整合现有的以疾病和药物开发为核心的一系列资源来实现后基因组时代药物发现的综合性完备策略。近年来，作为对系统实验研究结果的整理，出现了很多具有"流程"特征的数据库、例如代谢数据库、分子相互作用数据库、信号传导通路数据库。有效地整合和分析这些数据有利于我们在整体思想的指导下看待生命现象和疾病的发生与治疗。

生物体是由组织、器官、细胞组成的，生命科学发展的一个最终目标就是通过模拟人体的部分，进而达到组装"人体模型"。从第一个电子细胞到虚拟组织、虚拟人体，医学家和药物学家期望着将来有一天，实验的结果能够在模型上重现，模型能够最终代替人来担当研究工作的对象。虽然现在这个目标看上去还很遥远，但是通过大量的知识积累，逐步揭示细胞的每一个生理功能和病理变化，直到完全清楚为止，进而按照模拟细胞、组织器官直至整个人体是完全有可能的。

2001 年日本和美国科学家建立的电子细胞模型已经可以模拟在外来信号的条件下，人体的代谢和生物合成途径是怎么变化的，精度达到了 90% 以上。现在我们所看到的虚拟人是一种高级形态的模拟，它首先解决的是人体微观结构方面的问题，进而才能考虑动态的生理过程。因此，从目前来讲，还仅仅是停留在图纸上的一种静态模型。

二、全新药物设计

全新药物设计的思想和方法是近十几年才出现的。1989 年 Lewis 和 Dean 用自动模板定位进行药物设计。1991 年 Nishibata 和 Itai 提出了基于受体结构的自动原子生长法。同年 Moon 和 Howe 提出了基于受体结构的分子碎片法的概念。北京大学来鲁华实验室发展的 RASSE 和 LigBuilder 程序目前在全新药物设计中有较为广泛的应用。

全新药物设计的出发点也是受体受点与配基之间的互补性。在受体的受点上搭配基本构件块，然后通过数据库的搜索和计算，在构件块上安置合适的原子或原子团，得到与受体的性质和形状互补的真正的分子。根据构件块的不同，全新药物设计的方法可分为活性位点分析法（active site analysis method，ASA）、整体分子法（whole molecule method，WM）、分子连接法（connection method）。其中分子连接法又包括 4 种不同的方法，分别是位点（site point）连接法、碎片（fragment）连接法、连续构造（sequential build-up）法和随机（random）连接法。

三、分子对接方法

分子对接也就是 Docking，是诸多全新药物设计方法中的一种。有人撰文说过去的 2001 年对于药物设计而言是"Docking 年"，充分说明了这种方法对于药物研究的重要性。分子对接是将小分子配基放置于受体的活性位点处，并寻找其合理的取向和构象，使得配体与受体的形状和相互作用达到最佳匹配。在药物设计中，分子对接方法主要用于从小分子数据库中搜索与受体生物大分子有较好亲和力的小分子，并在其后进行药理测试,从中发现新的先导化合物。下面我们对分子对接的原理,常见的对接程序进行简单的介绍,并从实际应用的角度出发讨论分子对接中存在的问题。

图 13-6 形象地表示了一个分子对接的过程。配体与受体的结合是一个非常复杂的过程。涉及配体与受体的去溶剂化,配体与受体的构象变化以及配体与受体之间的相互作用。Docking 的理论背景是经典受体学说,它的基本思想是药物分子与受体活性部位的几何和化学匹配,这是结合的前提,而结合是小分子对于生物大分子具有抑制或激活的前提条件。

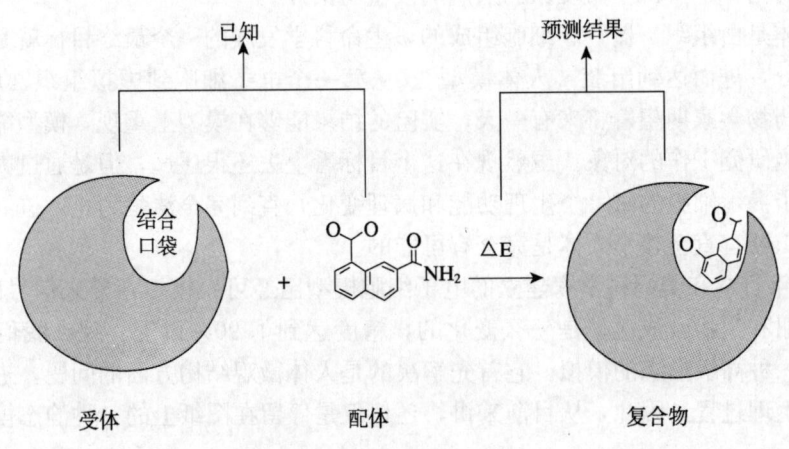

图 13-6 分子对接示意图

以 UCSF 的 Kuntz 教授实验室发展的 DOCK 程序为例,一个完整的对接过程分为五个步骤。首先是选取蛋白的活性位点,简单地讲,就是小分子要放在什么地方。第一步是结合口袋的选取,一般上可以由复合物中小分子的结合部位指定,或者根据文献研究给出的信息确定。选好口袋以后,我们要选取具体作用的活性部位,目前采用的主要方法有:如果研究的蛋白具有复合物结构,可以选取复合物中配基所在的位置构成活性位点的负影像。在没有复合物的情况下,活性位点的选取依据主要来源于文献的报道,也有一些程序可以帮助确定结合位点,例如 AutoDock 等。

确定好结合位置以后,下一步就是产生小球来充满结合部位,构成结合部位的负影像。小球的大小和多少可以根据计算精度的需要来确定,进一步影响到构象搜索的计算量。

小球与配体分子的叠合情况反映了小分子与生物大分子的几何匹配性,计算结果提供的 RMSD 值可以作为判断依据,这个值越小,说明几何匹配性越好,结合的可能性也会大一些。

除了几何匹配性以外,分子对接也要考察小分子与生物大分子的化学匹配性,这也是结合的重要条件。从化学角度来讲,每个分子上都会有氢键受体、氢键给体、静电中心和疏水中心等重要结合位点,分子对接程序要求在小分子和生物大分子上的这些部位在化学性质上应该是互补的。

最后是打分,给出结合模式的可能情况评分,可以用这个分数来判断结合的可能性。一般来讲，对接程序都会提供几种打分结果供参考，常见的主要有生物活性评价打分、能量打分、化学匹配性打分、几何匹配性打分等。

按照分子对接程序寻找配体和受体结合构象的方法上的差异，可以从原理上将对接程序分为三种：

（1）**局部优化法**。不对配体和受体进行构象搜索，只是对初始构象进行优化，得到配体与受体结合的一个局部最优结合构象。

（2）**深度优化法**。采用树搜索中的深度优先搜寻法或广度优先搜索法，通过有限的步骤，找到一个相对较好的局部最优结合构象。

（3）**全局优化法**。在进行构象搜索时，利用模拟退火算法或遗传算法，寻找受体与配体的全局最优结合构象，受问题的规模以及计算资源的影响，实际应用中一般很难找到真正的全局最优值。

不同的程序，在考虑和处理配体与受体结合的柔性问题时采取了不一样的策略。有的将受体和配体都当成刚性的，有的只考虑配体的柔性，而有的程序则同时考虑配体与受体的柔性。

目前的柔性对接程序很多，常用的包括 Sybyl 程序中的模块 Docking、加州大学旧金山分校 Kuntz 小组开发的 DOCK 程序、Scripps 研究所开发的 Autodock 程序、柔性分子对接算法 FlexX、还有考虑受体柔性的分子对接程序 FlexiDock、PSI_DOCK 程序等。虽然它们的算法各不相同，有的采取的是力场的方法，有的采取的是经验参数的方法，但基本思想都如前所述是相同的。Kuntz 等人开发的 Dock 程序是最早的分子对接程序，也是目前应用最为广泛的分子对接程序之一，他的第一篇论文发表于 1982 年，从 20 世纪 90 年代开始逐步受到广泛重视。Dock 程序因为具有运算速度快，平台移植相对简单等优点，目前被广泛用于三维数据库筛选和药物与受体的结合情况研究中，这也是为数不多的几个可被用于大规模数据库筛选的对接程序，是虚拟筛选的重要方法。Dock 目前已经发展到了 Dock6.0 版本，发表的与之相关的被重要期刊收录的文章有上百篇之多。AutoDock 是一种较好的研究药物与生物大分子如何结合的柔性对接方法，具有很好的准确性，目前的最新版本是 Autodock4.0。由于计算量的限制，AutoDock 目前还不能很好的应用于虚拟数据库筛选过程，这构成了程序本身一个比较大的制约因素。

下面我们具体介绍几个常用的分子对接程序。

（1）**Dock4.0**

Dock 是第一个分子对接程序，由加利福尼亚州立大学旧金山分校的 Kuntz 小组于 1982 年开发。最新的版本是 2006 年 7 月发布的 Dock6.0，用 C++语言重新编写了原有的代码，在打分评价中可以考虑熵变对自由能变化的影响，实现了并行计算的策略。在目前的研究工作和发表的论文中，主要应用的是 Dock4.0 程序。下面主要对这个版本进行介绍。

Dock4.0 考虑了配体的柔性，以分子力场势能函数作为评价函数，采用 Amber 力场参数，包含静电作用和范德华作用，氢键作为静电作用处理。为了减少计算量，Dock4.0 在进行分子对接时主要考虑了受体分子与配体分子的形状匹配。在进行柔性构象搜索的时候，Dock 采取了两种方法，一种是锚优先搜索（anchor search），另一种是随机搜索（random search）。Dock 提供三种打分评价结果：几何形状匹配打分评价，化学性质匹配评价和分子力场势能函数能量打分评价。

（2）AutoDock3.05

AutoDock 由 Scripps 研究所 Olson 小组开发，最新版本是 AutoDock4.0。Autodock 考虑小分子配体的柔性，在进行配体取向和构象搜索时，采用模拟退火和遗传算法搜索最优结合取向和构象。模拟退火算法和遗传算法是很好的多变量全局优化算法，能够有效的寻找全局最优解或近似全局最优解。AutoDock 的评价函数包括经验势能函数以及经验结合自由能。

AutoDock 软件包含三个独立的程序：Autodock、AutoGrid 和 AutoTors。AutoDock 用来将小分子对接到大分子的结合部位上，AutoGrid 被事先用来计算打分格点，AutoTors 的作用是确定配基分子上的可旋转单键。

Autodock 是比较好的研究大分子-配基相互作用的对接程序，但在 PC 机上对接一个典型的药物分子需要十几分钟。这对于单个分子的对接是可以接受的，但相对于数据库搜索就太慢了。因此 Autodock 的实用性还需要进一步的改进。与此同时，目前 Olson 研究小组正在对 Autodock 作进一步的改进，希望能在做分子对接时，同时考虑配体的柔性和蛋白质结合部位侧链的柔性。

（3）Flex-X

Flex-X 是一种快速、精确的柔性对接算法，在对接时考虑了配体分子的许多可能构象。Flex-X 的对接算法是建立在逐步构造策略基础之上的，模型可以分为三部分：构象的柔性、蛋白质-配基的相互作用以及用于评价的打分函数。首先是选择配体的一个连接基团，称为核心基团。第二步将核心基团放置在活性部位，此时不考虑配体的其他部分。最后一步称为构造部分，通过在已知放好位置的核心基团上逐步增加其他基团，构造出完整的配体。Flex-X 的评价函数采用的是 Bohm 的结合自由能打分函数。

Flex-X 在 PC 机上对接一个典型的药物分子需要几分钟的时间，是个非常有前途的药物设计程序，目前作为一个重要模块已经加入到 Tripos 公司的商业化程序 Sybyl 中。

从生物体系的特点出发，目前发展出来的对接方法有反向对接技术和多重对接技术两种，所谓反向对接主要是研究和评价一个小分子的生物活性特征，由于和通常的对接不同，它考察的是一个小分子和一系列蛋白质之间对接结果的特征，因此称之为反向对接。多重对接方法是库对库的对接筛选模式，即研究一系列活性小分子和一系列蛋白质之间的作用网络特征。由于生物体系中的蛋白质和活性分子都是相互联系的，因此利用多重对接的方法在某种程度上可以降低计算结果的假阳性率。

四、数据库搜寻与虚拟筛选

虚拟药物筛选是计算机辅助药物设计技术的一个重要应用,简单地讲,就是指在计算机上利用软件筛选和挑选出具有特定活性分子的过程。它的生物学基础是 1874 年 Paul Ehrlich 提出的受体模型学说,即我们常说的钥匙和锁的学说,首先解决了能不能筛选的问题。目前在虚拟筛选中使用的常见方法仍然是我们前面介绍过的分子对接程序 Dock、Flex-X、AutoDock 和 GOLD 等。

虚拟筛选被大规模应用于药物活性化合物的发现开始于 20 世纪 90 年代中期,超级计算机技术的发展,极大促进了虚拟筛选研究,由此发展了虚拟筛选并行算法,实现了虚拟筛选的高通量化。近年来,PC 集群式计算机的普及,又进一步促进了虚拟筛选技术的发展和应用。图 13-7 是一个典型的虚拟筛选过程。

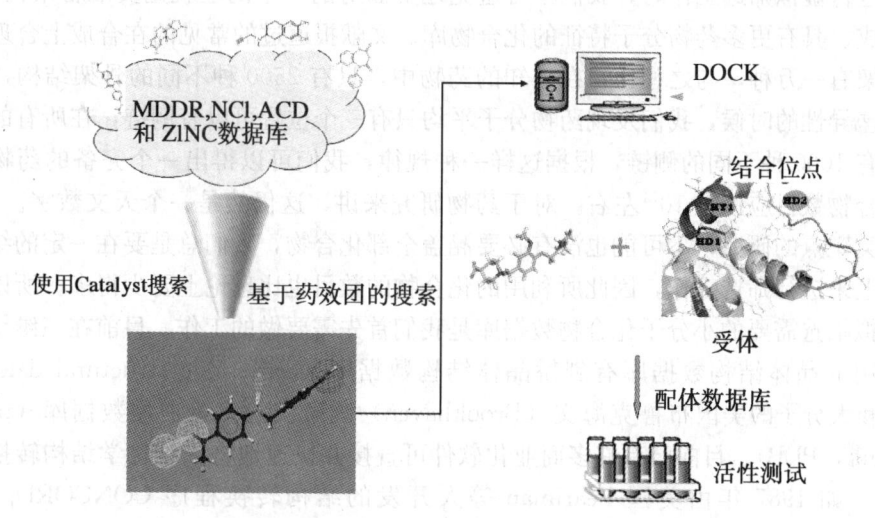

图 13-7 一个典型的虚拟筛选过程

虚拟筛选技术在药物研究中的应用是药物发现本身的客观需要。现在人们预测分子量小于 750 且理论上可以被合成的化合物总数高达 10^{180} 个。目前 CA 登录的化合物数目有 2800 万。在一个生物学筛选过程中,药物公司可能会使用到高达 100 万个化合物。化学家用来进行后继研究的化合物数目大概是 50~100 个,最终能够成为潜在药物的化合物只有 1~2 个。药物研究的一个特点是,每多一个化合物进入下游实验评估,费用都会成倍增长,受模型、化合物等诸多因素的综合影响,很多化合物在实验筛选中都不能被考察,我们最终得到的也仅是一两个方面的信息。虚拟筛选技术,由于具有费用低、速度快等优点,在很大程度上扩大了筛选的范围,是实验筛选技术的有力补充。

三维结构搜索又称数据库搜索法或数据库算法。它是利用计算机人工智能的模式识别技术,把三维结构数据库中的小分子数据逐一的按照搜索标准(即提问结构)进行匹配计算,寻找符合特定性质和三维结构形状的分子,从而发现合适的药物分子。受体的分子识别理论告诉我们,受体对配基的分子识别是配基的某些部位与受体的部位(包括识别部位和结合催化部位）在性质上呈某种互补性,包括基团配置、电性疏水性和空间排布。这一理论为直接及间接药物设计提供了依据。通过三维结构搜索,有望寻找到与受体受点性质和形状互补的、与已知活性化合物类似的配基,也有可能是完全没有想象到的与已知活性分子结构不同的新的结构类型,因此,三维搜索为设计新型化合物提供了一种新的方法。三维结构搜索方法可以在实验药理筛选之前为数据库中的分子作生物活性的可能性预报,在某种意义上是进行计算机辅助药物筛选。三维搜索得到的化合物都是已知的,从而可不必在实验室合成,直接购得进入生物测试阶段,缩短了药物开发的时间并提高了效率。该方法的缺点是不能很好地对形状合适的分子进行结构性质的调整和改造,使之完全与受体匹配。

目前,在已知靶蛋白结构的情况下,基于分子对接的虚拟筛选的普遍策略是在"锁和钥匙"模型基础上的高通量并行计算方法。

在进行虚拟筛选工作时,我们不可避免地要面对的一个问题就是要准备结构多样、易于合成、具有更多药物分子特征的化合物库。文献报道过的常见的在合成上合理的化合物骨架有一万种,与之相比,在已知的药物中,只有2500种不同的骨架结构,当考察这种差异性的时候,我们发现药物分子平均只有三个位置可以有侧链,在所有的药物中大概有1000种不同的侧链,根据这样一种规律,我们可以得出一个完备的药物分子库的化合物数目应该在10^{13}左右。对于药物研究来讲,这仍然是一个天文数字。然而,对于一类靶点的研究,不可能也没有必要涵盖全部化合物,人们总是要在一定的结构信息基础上来进行筛选工作,因此所利用的化合物的数目也比理论上要少得多。所以建立适合虚拟筛选需要的小分子化合物数据库是我们首先需要做的工作。目前在三维结构搜索中常用的晶体结构数据库有剑桥晶体结构数据库(cambridge structural database,CSD)和大分子的美国布鲁克海文(Brookhaven)国家实验室蛋白质数据库(protein data bank,PDB)。目前已有许多商业化软件可直接并快速地将二维化学结构转换为三维结构。如1987年由美国Pearlman等人开发的结构转换程序CONCORD。通过CONCORD转换,得到了ACD-3D、MDDR-3D、CMC-3D、CASRF、CAST-3D和Pomona-92C等三维结构数据库。除此之外,结构转换软件还有WIZARD/COBRA、AIBA、CORINA、CHEM-X、MOLGEO和MIMUMIBA等。

作为高通量筛选的一个积极有益的补充手段,虚拟筛选可以有效地提高先导化合物筛选的成功率,降低药物开发的盲目性,缩短开发周期,降低开发成本。William L. Jorgensen曾采用MAYBRIDGE化合物库进行虚拟筛选验证,采用多种手段对数据库处理筛选后,50%以上的活性化合物最终排名都在前5%,比起高通量实验筛选其效率以及成功率要高出许多,而且成本也降低了许多。因此,虚拟筛选现在也成为药物开发中一个十分重要的手段,并已有了许多成功的例子。

第四节 生物大分子的结构模拟与功能研究

蛋白质是生命体中一大类重要的组成物质。在生物体内蛋白质种类繁多,功能复杂，行使着包括：催化、调节、转运、贮存、运动、结构成分、支架作用、防御进攻和其他异常功能等各种生物学功能，几乎覆盖了生命活动的各个方面。蛋白质各种生物学功能的行使与其三维结构有着密不可分的联系。为了完成特定的功能，要求蛋白质具有特定的三维结构，而一旦蛋白质发生变性，丧失了其天然构象，其正常的生物学功能也就无从谈起。

当前对蛋白质的研究大致可以分为三个层次：（1）对单个蛋白质结构功能的研究。这里研究主要围绕单个蛋白质展开，包括对其结构的测定和预测，生物学功能的研究，以单个蛋白为靶标的药物设计以及设计特定结构的蛋白质和改造已有的蛋白质等。在三个层次当中，第一个层次的研究历史最为悠久，手段方法也最为成熟，已经积累了大量的经验、知识和数据，但是仍然留有许多重要问题有待解决，比如蛋白质结构的从头预测以及蛋白质结构全新设计等，而且每前进一步都非常艰难；（2）蛋白质-蛋白质相互作用的研究。随着基因组计划的接近尾声和蛋白质组学的兴起，蛋白质-蛋白质相互作用的研究逐渐成为热点，在计算和实验手段上最近都得到了长足的发展，尤其是在基因组尺度上的研究；（3）生物网络的研究。近来，人们对于生物学网络进行了大量的研究，而在此当中，蛋白质构成了生物网络的核心，早期的研究更加注重生物学网络本身的性质，最近的研究逐渐开始关注网络中的各个节点对于网络的功能的影响，这些研究从系统的和整体的角度丰富和加深了我们对于生命过程的了解。

核酸具有重要的生物生理功能——遗传信息的储存、复制和翻译以及催化功能（酶性核酸），是药物研究时重要的生物靶；随着人类基因组计划的顺利完成以及随之开展的功能基因组学的研究，调节和抑制基因的表达和翻译过程越来越显示其在生命过程中以及疾病过程中的重要性。因此，在核酸水平研究治疗药物的概念已越来越深入人心。一些具有多糖链的抗生素已经知道是以 mRNA 为作用靶的，同时第一个合成的反义寡核苷酸 Formivisen1997 年也被美国 FDA 批准上市用于治疗巨细胞病毒引起的视网膜炎。以 DNA 和 RNA 的特定序列为作用靶的药物研究将成为 21 世纪的一个重要研究方向。但由于以核酸为生物靶的药物设计在实际操作过程中的各种控制环节非常复杂，目前的相关研究还刚起步不久。

本节中我们主要介绍蛋白质和核酸结构与功能研究中常用的设计方法和手段。

一、蛋白质结构预测

自从 1961 年 Anfinsen 以核糖核酸酶的可逆变性研究证实了"蛋白质序列决定其天然结构的假说"以来，从蛋白质一级序列直接预测三级结构一直是无数人梦寐以求的目标。经过这么多年的不断发展，人们在这个问题上取得了一定的进展，但是距离最终问题的解决仍然需要很长的时间。就目前而言，蛋白质结构预测的方法可以分为三类：

1. 同源模建（homology modeling）

人们对已经解出的蛋白质结构进行观察发现，两个进化相关的蛋白质往往具有类似的三维结构，因此这类方法的基本出发点是序列相近的蛋白质结构也比较相似。对于待预测的未知结构蛋白质，如果能够在现有 PDB 库中找到跟其同源性比较高的序列，我们即认为该未知蛋白质具有与其相类似的结构。同源模建方法一般包括一下几个步骤：

通过序列比对寻找模板蛋白；识别和复制结构保守区结构；模建结构非保守区（通常为 loop 区）结构；侧链安装和对整个结构的精修（refinement）。影响同源模建方法准确性的主要有两个因素：目标蛋白和模板蛋白的结构保守性；比对的准确性。目前来说，如果存在与目标蛋白序列等同性（sequence identity）在 50% 以上的模板蛋白，在此基础上搭建的结构准确性可以到 1Å 左右（C_α 的 RMSD）；对于序列等同性在 30%～50% 的情况，一般两者会共享 80% 以上的结构，CASP 结构预测比赛的结果显示最好的预测结构准确性不超过 4Å，典型情况在 2～3Å，现在的问题一般是在环区的模建和结构的精修上。对于序列等同性在 20%～30% 的情况，两者结构保守性可以低到 55%。从比对的角度来说，等同性在 30% 以上的情形比较简单，30% 以下的情况比较困难，尤其是对于 20% 以下的情形，错误比对的残基经常可以达到总残基数的 50% 左右。当前最有代表性的同源模建程序主要有 Modeller 和 COMPOSER。两者的差别主要在于对模板结构的使用方法上，Modeller 是根据模板结构产生一些结构特征限制，然后在这些约束条件下进行优化得到最终结构，COMPOSER 则是直接拷贝模板的保守区结构片断。

2. 折叠模式识别（fold recognition）

这类方法与前面的同源模建方法可以归为一个大类：基于知识的结构预测方法。随着大量蛋白质结构的解析，人们发现尽管已知结构的数量增长得很快，但是蛋白质折叠种类的增长却比较缓慢（图 13-8，摘自蛋白质晶体结构数据库 PDB 网站 http://www.rscb.org，2006 年 4 月 25 日）。因此人们普遍猜测蛋白质的折叠种类是有限的，并建立了几个折叠模式数据库，常见的有 SCOP 和 CATH 等。近来有研究表明，当前 PDB 的数量已经足够多，从而原则上在现有的 PDB 库基础上可以解决单结构域蛋白的预测问题。在此基础上，人们提出来了折叠模式识别的预测方法，即假定当前已经知道了所有的蛋白质折叠类型，这样对于一个待预测的蛋白质，我们只需要通过判别一下它属于那个折叠类型便可以得知其大致的结构，然后再进一步通过结构精修得到最终的构象。具体做法上，传统的方法一般是把未知结构序列逐个比对在一个已有的折叠模式库中的每个结构上，由于在比对的过程中未知序列在已知结构上滑动，因此折叠模式识别方法又被称之为 Threading 方法。在早期的方法当中，序列的插入和删除是不进行考虑的，后来的方法则考虑了序列的插入和删除。然后用 3D-profile 或者统计平均势的方法进行判别，这方面的代表程序有 THREADER，PROSPECT 等。

除此之外，近来也有人简单地直接将其作为一个模式识别问题看待，应用支持向量机（support vector machine，SVM）、神经网络（neural network）等机器学习方法直接进行折叠模式判别并取得了不错的效果，也有的方法综合考虑了这两类方法。

3. 结构从头预测（*ab initio* structure prediction）

与前面两种基于知识的方法不同，顾名思义，结构从头预测方法则是直接从物理化学的基本原理出发对蛋白质结构预测，即通过计算模拟的方法直接寻找蛋白质的自由能最低态。因此与同源模建方法要求有与待预测蛋白同源的已知结构蛋白、折叠模式识别方法要求待预测蛋白属于已知的折叠类型不同，从头预测方法原则可以适用与所有的蛋白质，当然这个目标的达到也是非常非常的困难。对于一个从头预测方法来说，一般由

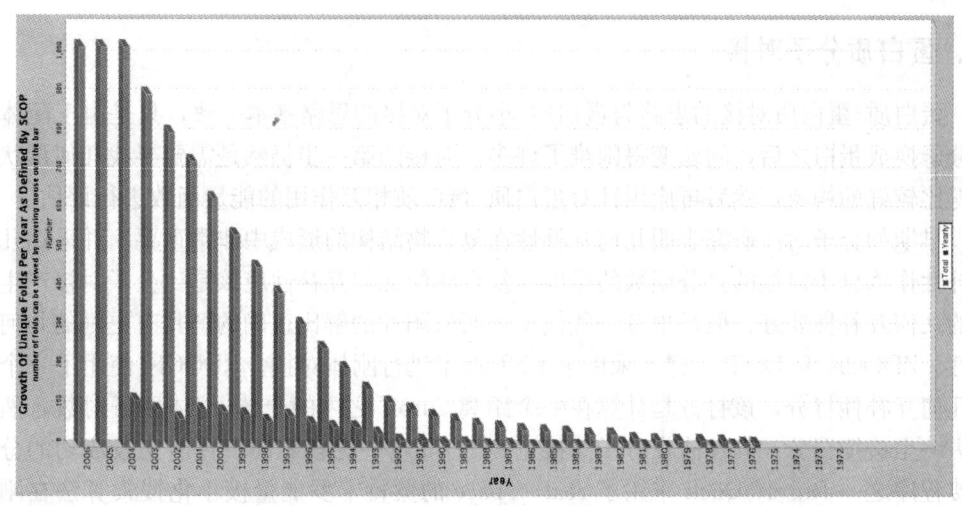

图 13-8 SCOP 定义的蛋白质折叠类型的数目近 30 年来增长的情况

三个部分组成：

(1) 结构的描述和候选构象的生成策略　对于蛋白质结构的模型描述，常见的有全原子模型、全重原子模型和各种虚原子模型（每个残基用一个、两个或者多个虚原子来表述）等。从构象生成策略来说，大致可以分为两类：晶格（lattice）和非晶格（off-lattice）模型。前者中构象的变化在取值上是离散的（比如主链二面角限制为给定的几对），而后者构象则是可以连续变化的。

(2) 能量函数　在本章第二节提到的力场方法和统计平均势的方法都可以被用在这里作为判断构象好坏的能量函数。

(3) 构象全局优化算法　当前面的工作准备好了之后，现在我们面临的就是一个势能函数全局极小化的问题了，如果能量函数足够准确的话，只要我们能找到使得能量函数取到全局极小的构象，那么我们也就正确预测出了蛋白质的天然构象。因此，一个有效的全局极小化算法是我们所需要的，常见的搜索算法大致可以分为三类：遗传算法、蒙特卡罗模拟方法和分子动力学方法。

就目前来说，最好的从头预测方法仍然是 David Baker 等人自 1997 年就开始发展的 ROSETTA 方法。ROSETTA 方法主要是基于片断组装的方法，通过对已知的蛋白结构进行统计得到一个片断库，然后在此基础上搭建构象并进行筛选。

国际上对于蛋白质结构预测方法有一个比赛：CASP（critical assessment of structural prediction）。CASP 从 1994 年开始，之后每两年一届，至今已经进行了 8 届。CASP 比赛的组织者向那些实验结构生物学家征集即将解出结构的蛋白质序列，然后作为预测的目标序列提供给参赛者。因此 CASP 比赛的结果可以比较真实地反映出一个预测方法的准确性和能力。十多年来，随着新技术的不断出现和计算能量的不断提高，人们在蛋白质结构预测问题上取得了长足的进展。

二、蛋白质分子对接

蛋白质-蛋白质对接的思路与蛋白质-小分子对接的思路基本一致，只是由于配体由小分子换成蛋白之后，问题变得困难了许多。对接的第一步仍然是需要寻找几何形状匹配得比较好的构象，然后再应用针对蛋白质-蛋白质相互作用的能量函数进行评估。

早期的分子对接研究表明几何互补性在复合物结构的形成中非常重要。并采用几何互补性作为分子对接的打分函数的标准。复合物的几何互补性应该是比分子对接产生的解的几何互补性要好，但是也有一些例子表明假阳性的解比正确的解具有更好的几何互补性。ZDOCK 和 DOT 一样，采用了 FFT 技术进行刚体对接。RDOCK 使用了一个新的几何互补性打分，该打分是计算在一个距离 cutoff 之内的受体-配体原子对数，然后减去一个碰撞罚分。其性能在分子对接竞赛 3～5 轮中比较靠前。目前比较成功的分子对接程序之一 RosettaDock 采用了 real-space 的蒙特卡罗能量极小化搜索算法在刚体对接中先低分辨率搜索主链构象，然后用相同的搜索算法重新安装了侧链。这两步使用的自由能函数是由 LJ 势、方向依赖的氢键势和隐式溶剂模型组成。最后采用聚类算法选择最大的类作为预测结果。这个算法在蛋白质-蛋白质分子对接竞赛 3～5 轮中取得了初步的成功。Wang 等人利用在 off-rotamer 空间进行转子采样循环中让扭转角能量极小化加上未结合天然结构的侧链堆积的信息实现了一个快速的侧链安装算法。这个算法极大提高了 RosettaDock 的精度和速度。

与蛋白质结构预测类似，从 2001 年开始国际上组织了蛋白质-蛋白质复合物结构的预测比赛 CAPRI（critical assessment of prediction of interactions），迄今为止已经结束了 8 轮比赛，当前正在进行的是第 9 轮比赛。从预测结果来看，当前蛋白质-蛋白质复合物结构的预测还相当不理想，有待于进一步的发展。

三、蛋白质的分子动力学模拟

对于蛋白质动态结构的模拟，分子动力学（molecular dynamics，MD）模拟是基本的计算研究手段。分子动力学模拟方法是利用牛顿力学基本原理，通过求解运动方程从而得到体系中所有原子的轨迹。

由于绝大多数生命活动都是在水溶液中完成的，因此在模拟当中一个重要的问题如何处理溶剂水。现在处理方法可以分为两类，一类是模拟中水不在模拟体系中出现，与之相匹配的力场称之为隐式溶剂力场；另外一类是模拟中水出现在模拟体系中，相应的称之为显式溶剂力场。前者由于水不直接出现在模拟体系中，因此大大减小了体系的粒子数，计算速度较快，但是结果相对来说不如显式溶剂力场可靠。常见的隐式溶剂力场有 ACE、EEF1 和 GBSA 方法等。后者则需要发展相应的描述水分子的模型，水分子的模型有非常多种，目前在生物大分子计算中常用的有 SPC、TIP3P、TIP4P 等，水分子模型的研究本身就是一个非常有趣和重要的问题，比如近期还有人在 Nature 上发表文章用 TIP4P 模型和 MD 方法研究水的相变（过冷水的结冰过程）。一般来说，各个力场与水分子模型有其习惯的搭配，比如 GROMOS 力场搭配 SPC，CHARMM 力场搭配 TIP3P，OPLS/AA 力场搭配 TIP4P 等。

另外，在模拟中我们还需要考虑边界的处理问题。对于边界的处理存在两种思路：(1) 应用周期性边界条件，将体系向空间周期性的拓展，从而不再存在边界的问题（图13-9）；(2) 采用随机动力学模拟，对于体系边界的分子加入随机扰动（图13-10，白色区域内执行正常的分子动力学模拟，在边界的黑色区域内加入随机扰动）。

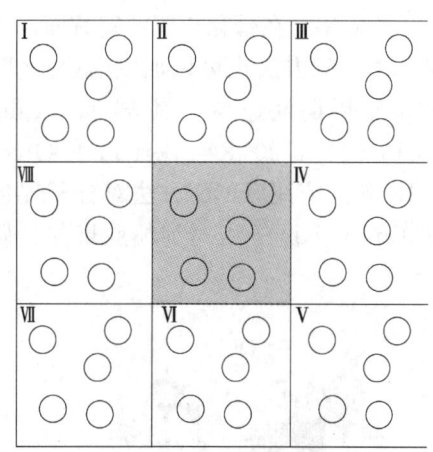 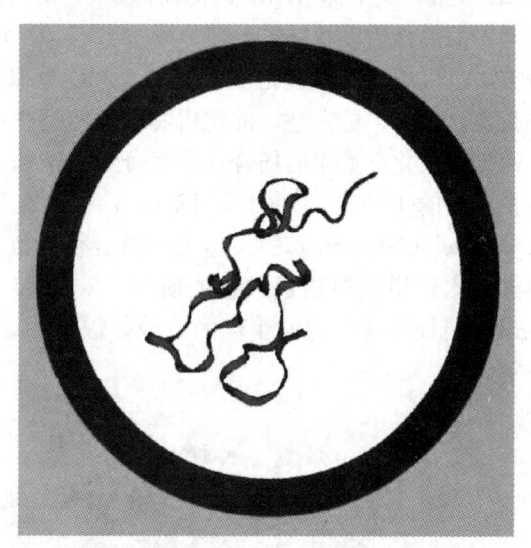

图 13-9　周期性边界条件　　　　　图 13-10　随机动力学模拟

最后，模拟中我们还会碰到如何控制温度、压力、表面张力等宏观热力学量的问题。对于温度控制，常见的算法有 Berendsen 和 Nose-Hoover 方法等。对于压力控制，常见的算法有 Berendsen 和 Parrinello-Rahman 方法等。在这些方法中，温度控制的 Nose-Hoover 方法和压力控制里面的 Parrinello-Rahman 方法能够与相应系统的情况相对应，使得模拟更加接近于真实情况。

对于 MD 方法而言在应用上主要需要克服的是计算量巨大的问题。围绕着如果减小计算量的问题，人们采取了一系列的措施。由于在模拟中主要花费时间的地方在于对非键相互作用项的计算上，因此人们在这方面花费了不少精力，指导思想是在不影响计算精度的前提下尽可能提高计算速度。对于范德华相互作用，由于其随距离衰减非常迅速，因此简单的 cutoff 策略就已经非常有效，但是对于库仑相互作用，由于静电为长程力随距离的衰减比较缓慢，简单的 cutoff 策略不是太有效，处理起来比较麻烦，常见的有 PME（particle-mesh Ewald）方法。另外，分子动力学方法的有效并行化也是一个大家较为关注的问题。

经过 20 多年的发展，目前已经发展了很多比较成熟的分子动力学模拟程序，常见的有 CHARMM、AMBER、GROMOS、GROMACS、NAMD 等。这里前三个更注重各种新方法技术的研究，后两个则是着重于应用。其中 GROMACS 提供了非常快的单机性能和比较方便易用的分析工具，而 NAMD 则更加关注大规模并行时的效率。

除此之外，前面我们所提到的 MD 方法其原则上模拟轨迹就是其系统真实的演化轨迹。但是 MD 作为一种采样手段也有着广泛的应用，针对这方面的需求，为了提高采样效率，人们发展了诸如 Multicanonical MD、Conformational Flooding、Essential Dynamics Sampling 和 Targeted MD 等诸多技术。

MD 模拟在应用类型上可以分为三类：（1）作为一种采样方法。比如在 XRD 或者 NMR 解蛋白质结构时用于结构的修正；（2）体系的平衡态模拟。可以从中获取结构或运动方面的性质以及体系的热力学参数；（3）模拟体系真实的运动情况。前两者其他模拟方法也可以达到，但是对于（3），MD 模拟是唯一的手段。MD 模拟在蛋白质折叠、去折叠、聚合、稳定性、催化机制等方面都有着广泛的应用。在催化机制研究方面，对于需要涉及化学反应的场合，采用分子力学结合量子力学的方法也可以加以描述。MD 模拟典型的工作有：1998 年 Duan Y 等人在显式水＋周期性边界下对 36 肽（villin headpiece subdomain）的长达 1μs 的折叠模拟（图 13-11），2001 年 Bert L. de Groot 等人对水通道蛋白输运过程的研究，2000 年 Ma JP 等人应用 TMD 方法对分子伴侣 GroEL 行使功能时构象变化的研究，以及 2003 年 Dmitri KK 等人对淀粉肽聚集的研究等。

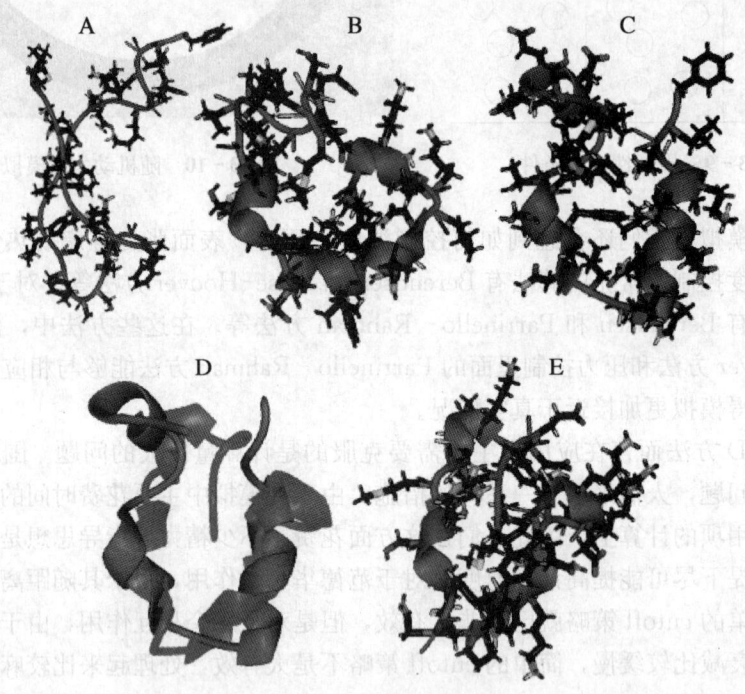

图 13-11 用分子动力学方法进行蛋白折叠模拟的情况

这里尤其值得一提的是两个工作。1998 年段勇等人在 Science 上发表的工作，他们经过长达 1μs 的模拟观察到了 36 肽（villin headpiece subdomain）的部分折叠过程（图 13-12）A 是模拟起始时的去折叠态，B 是模拟中观察的部分折叠态，C 是蛋白的天然构象，E 是模拟中得到的构象聚类之后最稳定构象类的代表构象，D 是构象 C 和 E 结构叠合的情况。以此为基础，段勇等人认为如果能将模拟时间跨度进一步提到毫秒量级，则可以用来解决小蛋白的折叠问题。他们的工作大大增强了人们对于 MD 模拟的信心，稍后 IBM 宣布启动 Bluegene 计划，准备建造超级计算机，通过 MD 的方法进行蛋白质结构预测，该计划目前仍然在进行中。

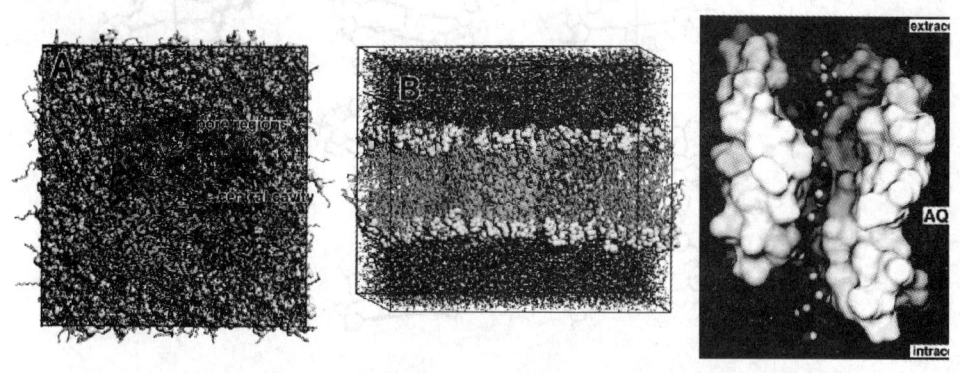

图 13-12 水通道蛋白与水输运的动力学模拟

2001 年 Bert L. de Groot 和 Helmut Grubmuller 对人的水通道蛋白 AQP1 和细菌的甘油通道蛋白 GlpF 进行了 MD 模拟研究其生物学功能。模拟在模仿生理条件的环境下进行，模拟时间 10ns，成功观测到了水分子穿过通道的事件，由此得到的水分子通过蛋白的速率于实验结果基本相符，同时根据折叠过程的观察，对这两个蛋白对水和甘油选择性通过的原因作出了解释。

四、核酸结构的分子动力学模拟与功能研究

生物大分子的结构与其功能是密切相关的，核酸也不例外。要阐明核苷酸在人体内的作用机制，我们必须了解其空间结构和动力学性质，在分子和原子水平上对某些实验过程中出现的实验现象进行解释，从而为进一步的研究打下基础。X 射线衍射和 NMR 技术是获得三维结构信息的重要实验手段，可以方便的测得核酸分子的晶态和液态结构。从 1953 年至今，由实验数据得到 B-DNA 结构所经历的四个阶段（图 13-13）。Watson 和 Crick 在 1953 年首次确立了 DNA 的双螺旋结构模型，阐明了碱基配对原则（图 13-13A）。随后纤维衍射技术被用来测定 DNA 的结构，图 13-13B 显示了 1976 年 Arnott 等人测得的含有 12 个碱基片段的大肠杆菌（EcoRI）DNA 寡核苷酸 d(CGCGAATTCGCG)的结构。到了 1980 年，利用 X-射线衍射技术，确定了这一寡核苷酸的单晶结构，这是第一个 DNA 双螺旋的单晶结构（图 13-13C）。利用 NMR 技术，Bolton 等人在 2000 年得到了这一结构的溶液构象（图 13-13D）。

伴随着计算机技术的发展和理论化学的不断完善，基于分子动力学的分子模拟技术也被应用到核酸结构的相关研究中。由于大多数生物化学反应或过程是在溶液中进行的，分子溶液构象的研究具有重要意义。测定分子溶液构象的实验手段主要是 NMR 方法，但核磁共振方法受到实验因素的限制，测定的相对分子质量一般最大在 2 万，而且

即使 NMR 得到 NOE 等实验数据，也要借助分子模拟方法才能将分子溶液构象的三维结构模建出来，因此分子模拟方法在分子溶液构象研究中起着重要作用。

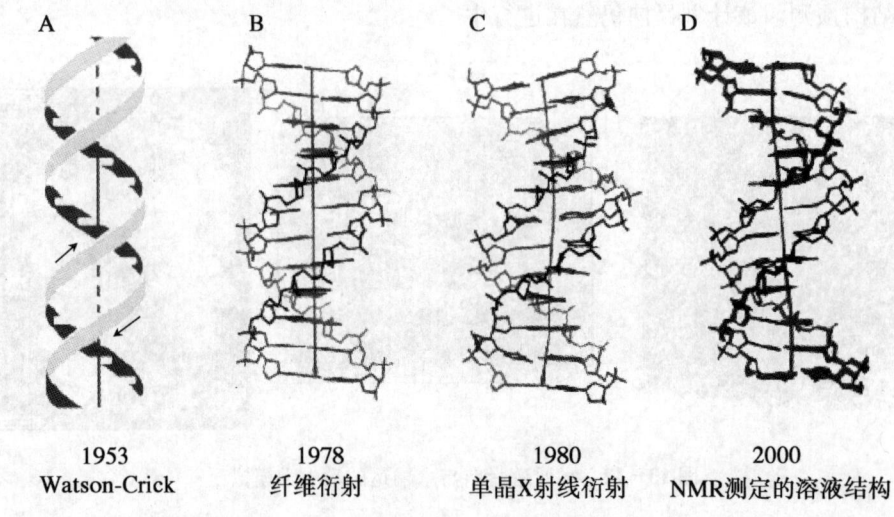

图 13-13 DNA 结构研究的四个阶段

近年来，一些 DNA 和 RNA 序列的晶体结构相继被报道，它们常常被用来与理论计算的结果进行比较。但是由于晶体结构受晶格堆积力的限制和影响，并不能完全反映 DNA 或 RNA 在溶液中的动力学构象，这就使得分子动力学模拟成为研究核酸在溶液中的结构和运动的一个重要手段。

用分子动力学模拟的方法研究核酸的溶液构象是一个具有挑战性的课题。DNA 和 RNA 在中性和生理 pH 条件下是一个带多个电荷的电解质，其磷酸骨架中的基团全部电离，因此，电荷-电荷之间的静电相互作用将是决定其结构和推动分子动力学模拟的主要作用力。根据 Coulomb 定律（库仑定律），这种静电作用随距离的增加而递减，但是减小的速度比较慢，并且由于其他许多条件的限制而变得复杂。另外，核酸的表面积（比蛋白质大，这就使其溶剂效应更加显著，从某种程度上讲，溶剂效应起着很重要的作用。因此在对核酸进行分子动力学研究时，正确处理长程静电相互作用和溶剂效应是非常必要的。目前，在分子动力学模拟过程中普遍使用的 particle mesh Ewald (PME) 加和方法和各种溶剂化模型已被证明能够很好地解决这一问题，节省了计算时间，使得核酸分子的动力学模拟变得更容易、更准确。

模拟核酸分子所使用的力场主要包括 AMBER、CHARMM 和 BMS 力场等。大量的研究结果表明应用这些力场可以很好的模拟核酸分子的三维结构以及动力学性质。

（一）正常反义寡核苷酸双链的分子动力学研究

1983 年，Levitt 首次对 d(CGCGAATTCGCG)$_2$ 双链进行了在真空中的分子动力学研究。之后不久，第一个含有抗衡离子和水分子的 DNA 双链的分子动力学模拟也被报道。从那以后，有关核酸大分子的计算机分子动力学研究逐渐为人们所重视，并取得了很大进展。

1. 寡核苷酸双链的稳定结构和构型转化

在实验和理论计算中研究的比较多的寡核苷酸是大肠杆菌（EcoRI）的 12 碱基 DNA 双链 d(CGCGAATTCGCG)$_2$（其中 GAATT 部分是 EcoRI 限制性内切酶的作用位点）。X 射线晶体衍射结果表明该双链为 B 型结构。York 等人首先在晶体环境下对该体系进行了分子动力学模拟，模拟时间为 2.2ns。Young 及其合作者以及 Duan 等人在不同环境下以 B-DNA 为初始模型对该体系进行了在溶液中的分子动力学研究，模拟时间分别为 1.5ns 和 1ns。这些模拟使用的都是 AMBER 力场，最终都得到了 B 型稳定结构，与晶体结构非常相近。Young 等人在其 1.5ns 模拟结果基础上又对 d(CGCGAATTCGCG)$_2$ 双链进行了长达 5ns 的模拟，并得到了相当稳定的 B-DNA。Bolton 等人的 14ns 的模拟结果也显示，在整个模拟过程中，体系始终保持 B 型稳定结构，而且与核磁共振结果符合得很好。Karplus 等人以 X 射线晶体结构为起始模型对 d(CGATTAATCG)$_2$ 进行了 1.2ns 的分子动力学研究，计算中分别使用了 CHARMM27，AMBER 和 BMS 力场，用 PME 方法处理长程静电相互作用。结果显示，使用三种力场都得到了 B 型稳定结构，并且与 X 射线结果非常接近。这些研究结果表明，如果选用了正确的分子动力学模拟参数，那么得到的结构与实验数据基本一致。

在进行分子动力学模拟过程中，会出现 A-DNA 和 B-DNA 之间的转化。Kollman 等人用 AMBER 力场对双链 d(CCAACGTTGG)$_2$ 进行了分子动力学研究。共进行了四次，两次以 A-DNA 为初始模型，两次以 B-DNA 为初始模型，模拟时间都为 1ns。结果发现，A-DNA 转变为 B-DNA。表明从不同构型的 DNA 出发进行分子模拟时，最终都可转化为同一构型的 DNA，这就与 X 射线衍射和核磁共振得到的结果比较一致。Cieplak 等人以 A-和 B-DNA 为初始模型对双链 d(CGCGAATTCGCG)$_2$ 进行了 1.5ns 的分子动力学模拟，发现 A 型和 B 型 DNA 都向由 X 射线衍射得到的结构发生收敛。他们还发现，A、B 两种构型的转化与碱基序列没有太大关系，因为对 d(CCAACGTTGG)$_2$ 进行分子动力学模拟也发生了类似的现象。

2. 溶剂环境和离子浓度对 DNA 分子结构的影响

溶剂环境和离子浓度的不同会对 DNA 的稳定构象产生影响。Cheatham 等人用 AMBER 力场，以 A-DNA 为初始构型研究了 d(CCAACGTTGG)$_2$ 在不同溶剂中的结构。结果显示在水溶液中，DNA 分子由 A 型结构转化为 B 型结构；在纯乙醇溶液中，DNA 分子结构被破坏；而在 85% 的乙醇水溶液中，A 型结构稳定。计算结果与实验相吻合。Yang 和 Pettitt 选用 CHARMM 力场对 d(CGCGAATTCGCG)$_2$ 的研究发现，当使用浓度为 0.45mol/L 的盐溶液作溶剂时，DNA 双链由 B 型转化为 A 型。MacKerell 对这一序列在无盐、低盐（0.26mol/L Mg^{2+}）和高盐（0.50mol/L Mg^{2+} 和 0.59mol/L Cl^-）三种环境条件下的研究表明，其结构都介于 A 型和 B 型之间，接近 A 型，符合实验结果。Cheatham 和 Kollamn 研究了 $Co(NH_3)_6^{3+}$ 存在条件下，序列 d(ACCCGCGGGT)$_2$ 的溶液构象，A 构型稳定，并出现了 B 构型向 A 构型的转化。Feig 等人对 d(CCCCTTTT)$_2$ 进行了相关研究。这些研究结果表明通过分子动力学模拟可以成功的再现由于环境不同引起的分子结构变化。

3. 抗衡离子和水分子与DNA分子的作用

Young等人在对d(CGCGAATTCGCG)$_2$双链进行分子动力学研究时发现，在整个5ns的模拟过程中，有一个Na$^+$抗衡离子在超过一半的时间内都被局域在ApT碱基附近的小沟区，而这一区域被认为具有非常高的负静电势。Cheatham和Kollman对d(CCAACGTTGG)$_2$的研究并没有发现有Na$^+$结合在小沟区。关于抗衡离子和DNA的相互作用，不断有新的实验研究证明一价阳离子会优先结合在DNA分子中的A$_n$T$_n$（A-tract）序列小沟区，小沟区阳离子结合位点是A-tract所独有的，抗衡离子的结合使得A-tract结构发生弯曲，并且小沟区变窄。但是计算机模拟研究并没有给出明确的结论：一部分研究认为Na$^+$紧密结合在A-tract的小沟区；而其他人持相反意见。Madhumalar和Bansal对d(CGCAAATTTGCG)$_2$进行了7ns的分子动力学模拟，结果表明在A$_3$T$_3$区域的小沟区变窄，并且有水合作用形成的水脊（spine of hydration），但是并没有Na$^+$进入小沟区。在A-tract区域的小沟区变窄主要是由于AT碱基本身固有的性质（如高propeller twist值和负的slide值）。对于抗衡离子与DNA分子的结合机制，要想达成共识，有待于更多、更精确的理论研究。

水分子是影响DNA分子结构的重要因素之一。大量的实验结果——主要来自于核磁共振和X射线晶体衍射——已经证明了这一观点。对d(CGCAAATTTGCG)$_2$双链的模拟得到了与实验一致的结果，即水分子在DNA小沟区形成水脊。在对d(CCAACGTTGG)$_2$的研究中也观察到了水脊的存在。计算得到的水合作用模式的不同表明其具有序列依赖性。

4. 特殊结构DNA分子

除了双螺旋DNA，一些具有特殊结构的DNA分子的计算机模拟研究也被报道。Shields研究了d(T)$_{10}$·d(A)$_{10}$·d(T)$_{10}$平行三螺旋的分子构象，与实验所得数据一致。杨洁等人以TAT三链DNA为模板，采用同源模建的方法，分别建立起两个含21nt的脱氧寡核苷酸Cp1(G3TG2TGT2G5TG2TGT)和Cp3(TGTG2TG5T2GTG2TG3)的三维结构，采用分子力学和分子动力学的方法进行构象研究，证明了Cp1与乙肝病毒的核心启动子片段之间能稳定地形成三链DNA，并能特异地抑制DNA结合蛋白与Cp片断结合。Orozco等人研究了几种反平行三链DNA d(G♯G·C)、d(A♯A·T)和d(T♯A·T)的稳定构象及其分子动力学性质。Berger及其合作者利用计算机模拟了5′-GCGAAAGC-3′由于碱基错配形成的拉链（zipper）结构。Silva对由DNA序列d(GCGGTGGAT)$_2$形成的平行四链结构进行了分子动力学研究，得到了一个含有两个平面和四个G·C·G·C平面的稳定结构。此外，作为潜在的抗癌药物，G-四链DNA分子（G-DNA）引起了人们的注意。Hurley等人用CHARMM程序和BMS对d[AG$_3$(TTAG$_3$)$_3$]形成的反平行G-四链结构（含有三个G·G·G·G平面）进行了分子动力学模拟，并研究了5,10,15,20-(N-甲基-2-吡啶基)-四取代卟啉与它相互作用的情况。Sponer及其合作者用AMBER力场研究了由d(GGGG)$_4$形成的平行G-四链结构的形成过程，给出了结构和结合自由能的信息。

（二）化学修饰的反义寡核苷酸双链的分子动力学研究

在利用计算机辅助核酸分子构象研究中，有关正常寡核苷酸的研究比较多。近年来，经过化学修饰的杂寡核苷酸的构象研究也越来越为人们所重视，如 PNA（peptide nucleic acid）、DNG（deoxyribonucleic guanidine）、HNA（hexitol nucleic acid）等的分子动力学模拟研究。

PNA（图 13-14）由于其可与互补链形成亲和性较高的双链、三链结构，有较强的抗核酸酶活性，而成为很有潜力的反义核酸药物，从而引起人们的研究兴趣。Sen 和 Nilsson 研究了具有相同序列的 PNA、DNA 和 RNA 的单链结构，发现 PNA 链最初的碱基堆积结构在整个模拟过程中都保持着，而 DNA 和 RNA 链出现了堆积消失的情况。此外他们还发现，相比较而言，RNA 链的柔性最大而 PNA 链的刚性最强。紧接着他们研究了 PNA·PNA 以及平行 PNA·DNA 和反平行 PNA·DNA 在溶液中的构象（图 13-15），平行 PNA·DNA 为 B 型结构，而 PNA·PNA 和反平行 PNA·DNA 结构介于 A 型和 B 型之间，更偏向于 A 型，与 NMR 和 X 射线衍射结果一致。Soliva 等人也研究了 PNA·DNA 和 PNA·RNA 的双链结构，结果表明无论以哪种构型为初始模型，最终结构都会向由 NMR 得到的结构发生收敛。他们还发现 PNA 比 DNA 和 RNA 具有更高的柔性，但这并没有影响碱基的堆积排列。PNA·DNA·PNA 三链的分子动力学模拟研究结果显示，最终得到的稳定结构与晶体结构类似。并且与正常的 DNA·DNA·DNA 三链结构相比，有不同的螺旋特征但相同的碱基堆积作用。

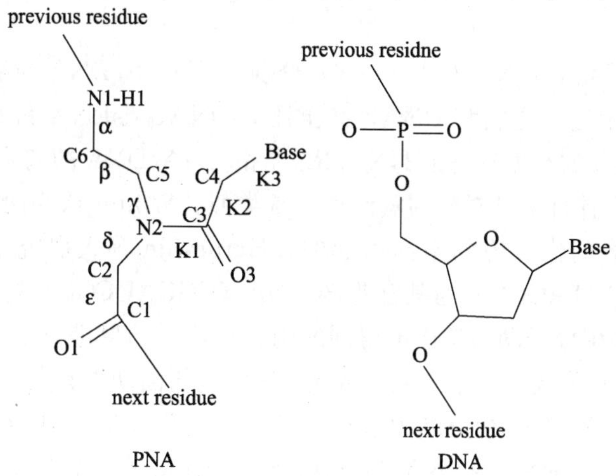

图 13-14 PNA 结构

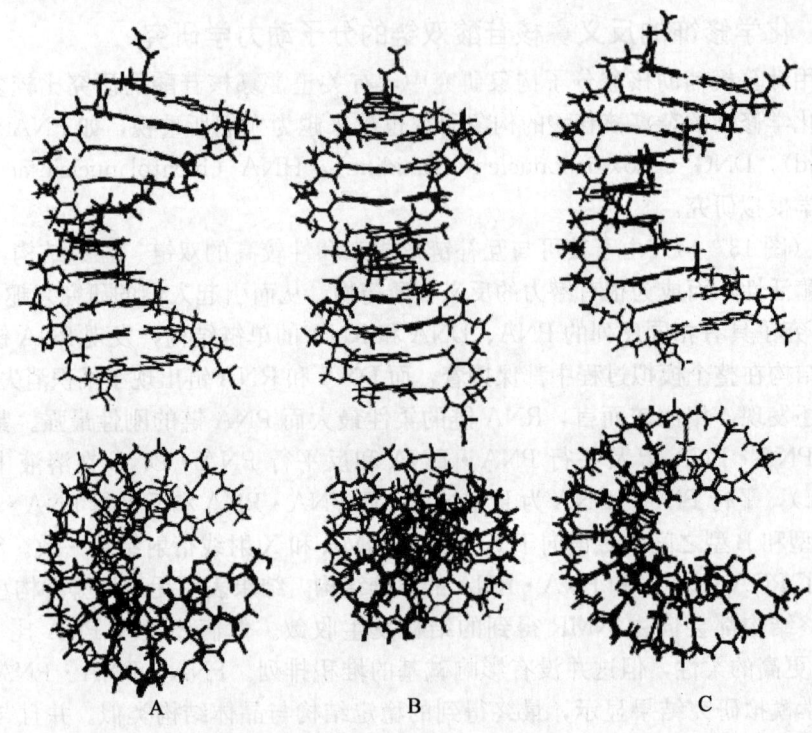

图 13-15 计算机模拟得到的
A. 反平行 PNA·DNA；B. 平行 PNA·DNA；C. PNA·PNA 平均结构

  Winter 等人研究了 HNA（图 13-16）分别与 RNA 和 DNA 的杂交构象，HNA 与 RNA 的结合非常稳定，比它和 DNA，甚至比 dsDNA、dsRNA 和 DNA/RNA 都要稳定。他们根据 HNA 的数据建立了 HNA/RNA 和 HNA/DNA 的初始结构，这两个复合物都类似于 A 型，并且碱基对间的氢键也非常类似。Winter 认为两个复合物稳定性的差别是由小沟区溶剂化效应的不同引起的。Herdewijn 等人研究了 MNA（mannitol nucleic acid）（GCGTAGCG）与其互补链 RNA（CGCAUCGC）的杂交性质，发现其杂交能力很差，并用分子动力学模拟得到的构象对这一结果进行了解释，认为 $3'$-OH 与磷酸酯基中的 $O6'$ 形成的分子内氢键造成的链结构扭曲使得其杂交能力减弱。

  Allart 等人对 ANA 的杂交能力进行了分子动力学研究，其杂交能力的强弱顺序为：dsANA＞ANA∶RNA＞ANA∶DNA。Somerville 等人对化学修饰的寡核苷酸序列 d(GCTAAGthioGAAAGCC)∶d(GGCTTTCCCTTAGC)（其中 thioG 为 6-巯基鸟嘌呤）进行了分子动力学模拟，结果显示 thioG 的存在对整个双链结构的影响是局部的。与正常 G∶C 碱基对相比，thioG∶C 碱基对儿的氢键作用减弱，并且碱基寿命减少了 80 倍，这就使得这一化学修饰的寡核苷酸双链（$T_m = 39.4$℃）稳定性比正常 DNA 双链（$T_m = 45.0$℃）低。Nielsen 等人用 AMBER 力场研究了一种新型的嵌合型核苷酸 INA d(CTCAACXCAAGCT)∶d(AGCTTGXGTTGAG) 中 X 为嵌合体 1-O-(1-芘基甲基) 丙三醇（图 4.11）。从计算结果来看，INA∶INA 结构为 B 型。嵌合体的嵌入使得

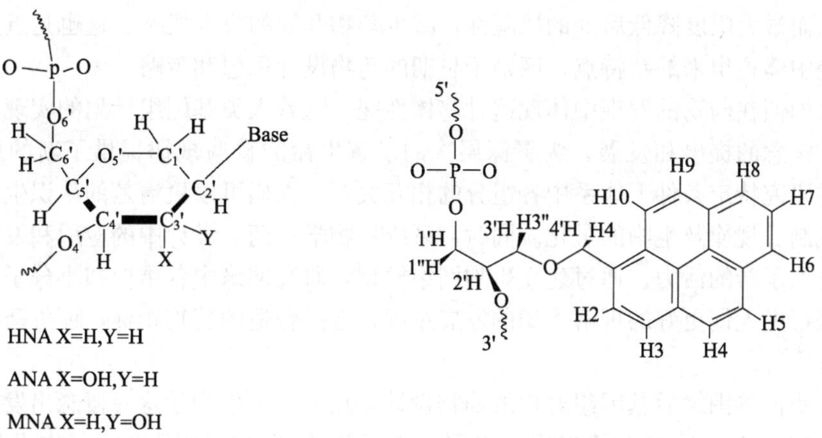

图 13-16 HNA、MNA、ANA 和 INA 的分子结构

双螺旋在嵌入部位解开,但两个嵌合体仍旧位于螺旋中心,彼此之间以及和相邻碱基之间发生堆积,形成一个阶梯状结构,并且嵌合体的嵌入使分子的小沟区变宽。实验证明这一双链仅比正常 DNA 双链的亲和性略低,可能的原因就是嵌合体虽然对双链结构有影响,但影响只是局部的。而且嵌合体之间以及与周围碱基之间的堆积作用增强,因此 INA∶INA 双链比较稳定。Cheatham 和 Kollman 在这方面做了很多工作。他们研究了序列为 d(CCAACGTTGG) 的 DNA 与 RNA 的杂交情况,还对 d(CGCGAATTCGCG)$_2$ 及其 3'-磷酰胺化的类似物进行了分子动力学模拟,发现无论初始模型为 A-还是 B-DNA,最终得到的 3'-磷酰胺化的寡核苷酸的结构都为 A 型,发生了 B 型向 A 型的转化。而且在模拟过程中出现了碱基对儿张开再闭合的过程。Barsky 等人使用 CHARMM 力场研究了 3'-磷酰胺化 DNA 和 5'-磷酰胺化 DNA 与互补 RNA 形成的杂交双链的结构,结果显示 3'-磷酰胺化 DNA 链中的 NH 基团容易进入水中,而 5'-磷酰胺化 DNA 链中的 NH 不容易进入水中,这一骨架溶剂化特点使得 3'-磷酰胺化 DNA∶RNA 双链比 5'-磷酰胺化 DNA∶RNA 双链更稳定。James 等人研究了硫代磷酸酯基修饰 DNA∶RNA 双链的结构与 RNase H 活性的关系,发现小沟区宽度介于 A 型和 B 型结构之间以及 DNA 链糖环构象转化引起整个螺旋结构柔性增加的结构特点使得该杂交双链能够被 RNase H 识别。

第五节 基于生物网络的药物设计

药物创制是一项系统工程,涉及包括医学、化学、生物学等多个学科的合作与分工。近年来,作为药物研究的前期工作,药物的设计工作也愈来愈表现出整体性和系统性的特点。即在药物研究计划的早期,就对药物靶点的选择、备选化合物的选择等多个方面进行综合、全面的考虑,而不仅仅局限于自己确定的那个目标靶蛋白。这样做的目的很大程度上是在尽可能早的阶段考虑药物可能存在的毒副作用、吸收代谢方面的不良性质，从而最大限度降低后期的风险性，减少药物开发的投入成本。这也是近几年药物设计发展中体现出来的新特点，区别于早期的药物设计思想和策略。

那么如何在药物的发现中体现这种整体性呢？随着人类基因组计划的实现，系统生物学这一概念的提出和发展，为更深层次的了解生命的普遍规律提供了新的思路和方法。通过研究特定条件下体系中各组分的相互关系，人们可以更清楚的认识生命过程中的基本机制、规律及生物的进化。同时，系统生物学在药物设计中的应用和发展，也为制药业注入了新的活力。通过建立生物网络模型，研究网络中各蛋白和小分子的相互作用，可以帮助人们更好的理解疾病的发展过程，选择合适的药物靶标，评价药物的疗效与毒副作用等。

本节我们将围绕后基因组时代的药物设计特点和系统生物学这一概念出发，讨论系统生物学在药物设计方面的应用和发展，进而阐述基于生物网络的药物设计理念和方法。

一、系统生物学与药物设计

根据系统生物学的创始人之一 Leroy Hood 的定义，系统生物学是研究一个生物系统中所有组成成分（RNA 和蛋白质等）的构成，以及在特定条件下这些组分间的相互关系的学科。整体性和系统性是这一学科的显著的特征。

系统生物学是在人类基因组计划的带动下逐渐兴起，不过早在 20 世纪 40 年代就有科学家提出了从系统的角度理解生物体系的概念。但由于当时的实验数据较少，计算机技术还不够发达，因此提出后并没有马上得到大量的实施，只有少数的科学家利用这一思路对一些小型的生物网络进行了尝试。

一般系统生物学研究有以下三个步骤：（1）整理实验数据，确立研究对象。这一步是研究的决速步骤，也是最关键的一步。数据收集全面、正确与否，关系到模型本身的精确程度。对生物过程的理解，选择相对独立的体系，进行必要的近似与假设，直接关系到所建模型的正确性与适用范围；（2）建立数学模型，通过拟合实验结果验证模型的可靠性。这一步需要具有很好的数理基础，对计算机比较熟悉的研究人员完成。合理的方程形式，决定了理论模型在多大程度上与实验模型具有一致性；（3）分析网络的动力学性质，解释生物过程发生机制，预测改变不同条件可能产生的结果。本步是在第一、第二步基础上的应用，是采用系统生物学方法的目标所在，体现方法的应用成果。

系统生物学可以为人们提供许多有用信息，它可以使人们更清楚的认识体系的结构，理解系统的动力学性质，发现生物过程的基本机制和规律。通过比较不同生物行使相同或相似生物功能的生物网络的异同，研究网络的优化问题，探索生物的进化；在药物设计方面，通过计算机模拟疾病治疗过程，人们可以更有效的发现新的药物靶标，判断药物的药效与毒性。

系统生物学的兴起在药物设计研究领域中掀起了一股热潮。传统的药物设计具有新药开发周期长、消耗大量人力财力，难于设计多靶点的复合治疗途径及难以估计药物的毒副作用等缺点。系统生物学注重整体性及系统性的特征，为克服这些缺点提供了理论与方法。现在越来越多从事药物设计的研究人员开始关注系统生物学在药物开发中的应用,并在药靶的发现、药效及毒性的评估、优化治疗方案与药物作用机制等各方面进行研究尝试。

(一) 系统生物学在药靶开发中的应用

构建生物网络模型,通过流量分析、参数稳定性分析等方法可以有效地发现新的药物靶标。2000 年 Haugh 小组发表了他们在 PLC 通路的研究工作。PLC 通路是影响细胞的运动性和定向性的重要信号传导通路。从直观上判断,PLC 是很好的治疗癌症的药物靶标。然而 Haugh 小组的研究发现 PLC 的抑制剂 U73122 只有在较高浓度下才具有治疗效果,这样可能导致一定的毒副作用。相对的,PLC 的底物 phosphatidylinositol (4,5) - bisphosphate,它能被较快的代谢并需要不断的稳定的补给给血管膜,是更为有效的治疗癌症的药物靶标。类似的,Helfert 小组结合遗传学实验与计算机模拟,发现磷酸丙糖异构酶对锥体虫的成活十分关键。抑制该酶可以导致锥体虫死亡,从而治疗卡格氏疾病。

(二) 系统生物学在药物活性研究中的应用

哮喘是由嗜酸性粒细胞、肥大细胞和 T 淋巴细胞等多种炎症细胞参与的气道慢性炎症。Stokes 小组建立了 Asthma PhysioLab 模型,用于模拟气道在变态反应原刺激下的哮喘症状。和动物实验相反,该模型的计算结果显示抑制白介素 5 (IL-5) 对哮喘的治疗效果并不明显。临床实验证实了这一计算结果。Asthma PhysioLab 模型成功地预测了药物的活性,Pfizer 公司已将该模型用于实际新药开发中哮喘药靶的筛选与药效的评估。

碱性成纤维细胞生长因子 (FGF-2) 受体信号传导通路是心血管疾病中的重要通路。不少实验小组已通过搭建该通路的计算模型,用于解释 FGF-2 在心血管疾病中的调控作用。临床研究发现冠状动脉内灌注 FGF-2 对心血管疾病治疗效果不大。利用 FGF-2 受体信号传导通路数学模型计算发现,由于受通路中一个速控反应的控制,灌注的 FGF-2 只能短暂地增加细胞内 FGF-2 的浓度,这就解释了临床中采用灌注 FGF-2 治疗心血管疾病的方法失效的原因。

(三) 系统生物学在药物毒性评估中的应用

通过建立生物网络模型,人们可以更直观的考虑药物分子对非靶点通路的影响,判断药物可能存在的毒副作用。例如吡嗪酰胺是一种治疗肺结核病的药物,Bugrim 小组通过网络分析,预测了该药存在的毒副作用。Apic 小组在他们 2005 年发表的文章中指出,通过网络分析 Viagra 的毒副作用可以更早地被发现。该药物具有蓝视的毒副作用的原因是因为它一方面可以与平滑肌中的磷酸二酯酶-5 结合实现疗效,另一方面它也可以与眼球中磷酸二酯酶-5 的同源蛋白磷酸二酯酶-6 结合导致毒副作用产生。

(四) 系统生物学在优化药物治疗方案中的应用

NF-κB 家族蛋白是细胞凋亡过程中的重要转录调节因子。NF-κB 的活性与肿瘤的形成和转移密切相关,因此 NF-κB 通路的研究在癌症治疗具有重要意义。bortezomib 通过抑制 NF-κB 的核易位对多发性骨髓癌具有治疗效果。然而 Sung 小组建立的 NF-κB 通路模型揭示只有当 bortezomib 对其作用靶点的抑制率超过 95%时才能有效降低 NF-κB 在核处的浓度。而临床上所能使用的 bortezomib 的最大剂量也只能达到 65% 的抑制率，因此 bortezomib 并不是十分有效的治疗癌症的药物。他们的计算结果发现，直接抑制细胞质的 NF-κB 能更有效的治疗癌症。这一研究结果不仅提供了新的治疗癌症的药靶，同时为制定药物使用剂量、优化药物治疗方案提供了新的方向。

糖尿病是常见的慢性疾病之一。Kitano 小组建立了计算模型用于研究糖尿病的治疗方案，他们的模型包括了脂肪细胞、肝细胞、骨骼肌细胞与胰腺 β 细胞的相互作用。在文章中，Kitano 小组讨论了可能的多靶点治疗糖尿病的方案，特别提到了使用 infliximab（一种 TNF-α 抗体）与其他抑制 TNF-α 策略相结合治疗 2 型糖尿病。

（五）系统生物学在药物作用机制研究中的应用

系统生物学不仅可以帮助人们寻找新的药靶，更快速、简便的判断药物的药效和毒性，设计最优的疾病治疗方案，还可以帮助人们理解药物的作用机制，从根本上解释药物的药效和毒副作用。一个很好的例子是 Christopher 小组建立的癌细胞模型。该模型包括 1000 多个与细胞存活和动态平衡相关的基因与蛋白质，引用的文献超过 3650 篇。他们在计算机上模拟了一系列基因敲除实验，同时用 siRNA 方法加以验证。现在该模型已用于寻找新的治疗癌症的药靶，解释药物的作用机制。

另一个关于系统生物学在药物作用机制研究中的应用的例子，是关于 EGFR 的研究。EGFR 是治疗的癌症的重要的靶点。关于 EGFR 的计算模型已经建立起来用于更好的理解 EGFR 抑制剂治疗癌症的机制。目前已开发出许多 EGFR 抑制剂，但它们具体的作用机制仍然不是十分清楚，人们建立了数学模型模拟 EGFR 抑制剂的作用过程。

二、基于网络的药物设计

人体是一个复杂的平衡体系，通过信号传导、抑制、激活等多种调节手段来维持正常的生理功能。当疾病发生的时候，人体的某一部分平衡被打破，一个或者多个蛋白质的功能发生异常，药物的作用就在于通过调节这些酶的活性，使内环境平衡恢复正常，从而消除疾病的症状表象，达到缓解疾病发展的目的。进而，免疫系统发挥作用，达到恢复的目的。因此，我们可以看到，人体可以抽象为一个复杂的分子调控网络。网络的成员包括了大分子物质和小分子调控物质，通过大分子和小分子的相互作用以及大分子之间的相互作用，达到调节机体平衡的目的。在这个体系中，包含了两种相互作用指导下的网络类型，即蛋白质-蛋白质相互作用网络和蛋白质-内源性分子相互作用网络。从药物设计的需要来看，在机体内后者的作用更大一些。生物体内的网络是多对多的类型，很少有一对一的情况发生，这种冗余的存在，是生物体在长期进化中演变的结果。合理药物设计的初衷往往是要设计专一性抑制或者激动剂，但由于人体调节网络的特点，药物在体内的作用也不可能是完全单一性的，而是多靶点作用的模式。另外，由于阻断或者激活了某个生理环节，就会导致整个网络或者部分网络负反馈的发生，从而间接影响到其他蛋白质的功能，这也是抗药性产生的一个最主要的原因。在这里，我们提出基于网络的药物设计的概念。

基于网络的药物设计，顾名思义，就是指在整理前人实验、临床数据的基础上建立疾病的数学网络模型，通过计算模拟疾病的发生过程与药物的治疗的过程，发现新的治疗靶标，评估药物的药效与毒性，选择优化疾病治疗方案，研究药物的作用机制，辅助药物设计（图 13-17）。基于网络的药物设计与靶向药物设计相对应，着眼的不是一个特定的药靶的控制，而是整个疾病网络平衡的调节。在将网络从疾病状态转移到正常生理平衡的过程中，可以考虑多个小分子、多靶点的复合治疗手段，力求在控制疾病通路的同时也能维持其他通路的正常生理状态，实现有效而无毒副作用的治疗过程。由于使用计算机模拟，基于网络的药物设计可以更迅速的、直观的反映药物治疗疾病的真实过程，减少时间、人力、财力的消耗。

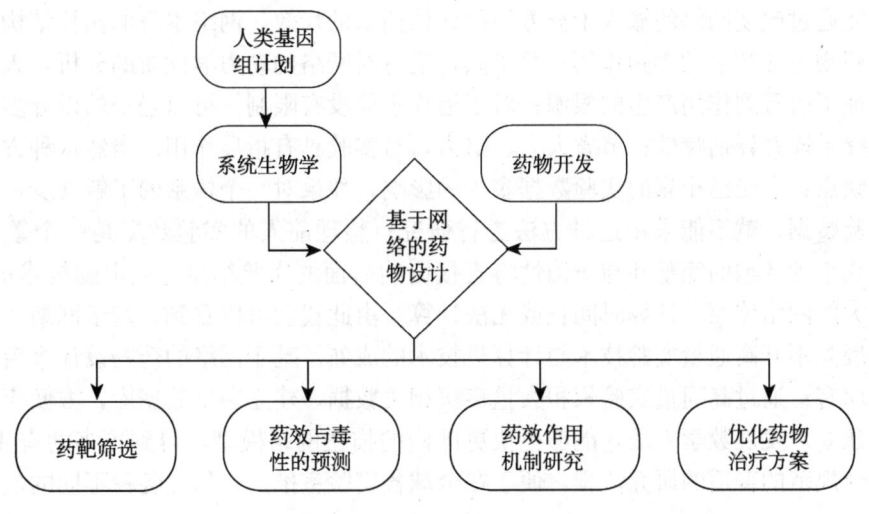

图 13-17 基于网络的药物设计

以炎症的病理过程为例，这是在人体内研究的比较深入的一个生理过程，我们这里所讲的炎症体系包括了花生四烯酸代谢途径以及一系列白介素通过激活受体介导的病理条件下的反应。这个体系中涉及包括环氧酶、脂氧酶、磷脂酶 A_2 等在内的一系列重要靶点蛋白，是药物设计研究中的热点。但正如我们所看到的。一系列设计出的抑制剂在体外都有良好的活性，在体内却都出现了诸如胃肠道反应、瑞氏综合征在内的不良反应。

对于这样的体系，从基于网络的药物设计角度出发，我们至少需要搞清楚以下几个问题：(1) 哪一个或者几个蛋白是最适合做药物设计靶点的，这样的蛋白质应该具有以下的特征：在通路的关键位置，负反馈调节比较少，另外具有很高的选择性。因为在这样的体系中，不同酶的同源性很高，甚至有些就是同工酶（例如 COX-1 和 COX-2），如果不加以选择，设计出来的抑制剂很有可能是不专一的，通过激活或者阻断其他酶的活性，进而影响到其他的生理功能。如果在这个过程中，有负反馈机制的发生，情况将会更加复杂。(2) 体系中那些蛋白是最重要的，对生理过程起着至关重要的作用，这些环节往往是药物毒性产生的原因，应该在药物设计的早期加以挑选和避免。这样的蛋白质往往调控着通路当中的速控步骤，同时接受体内多个内源性活性分子的调节，专一性比较差。

目前，基于网络的药物设计一般遵循以下流程：
①前人的研究数据，建立疾病网络模型；
②网络动力学性质分析；
③筛选药靶；
④优化治疗方案。

从系统生物学的角度提出的基于网络的药物设计，为药物的开发提供了新的思路。它的优点在于：从系统的角度出发，考虑药物对网络平衡的整体效应，更符合人体内药物治疗疾病的真实情况；通过参数敏感性分析等手段，可以快速的找到网络中潜在的药靶，并能通过改变网络的输入十分方便的评估药物的疗效。网络本身的拓扑结构可以让人们对药物可能产生的毒副作用一目了然，通过对网络的动力学性质的分析，人们可以更清楚地了解毒副作用产生的根源；对于治疗手段没有限制，可以轻松的设计多靶点的复合治疗手段并评估疗效；节省人力、财力，对实验具有指导作用。当然这种方法也具有一定缺点：它受已积累的实验数据多少的影响，如果对一个体系的了解甚少，缺乏关键的实验数据，就不能采用这种方法进行研究；整理前人的实验数据是一个繁重的过程，所收集的数据的完整性与正确性将直接影响后面的实验结果。受电脑技术的限制，对于庞大的网络体系，计算时间长或无法计算。由此我们可以看到，基于网络的药物设计的发展离不开高通量实验技术与计算机技术的成熟。基于网络的药物设计今后的主要发展方向有：通过高通量实验累积大量疾病相关数据，建立网络数据库，方便疾病网络模型的建立。发展数学方法，能够更快更准确的描述网络模型，得到更多的有用信息。形成一套规范的普适的研究流程，便于在全球各实验室推广，研究各种不同的疾病。

第六节 小结

计算机辅助药物设计实际上是多学科的综合应用。具有强大的生命力和发展空间。诚然，计算机辅助药物设计作为一种借助计算机进行合理药物设计的方法，不可避免的存在着合理药物设计所具有的缺陷，如体外设计有效的化合物在体内不一定必然有生物活性，因为影响药效学的还有药物的吸收分布代谢和排泄。目前已经发展了理论计算与分子模拟方法来研究药物在体内的传输和代谢。此外，目前受体结构不易获得，受体药物作用尚未彻底明了，设计出的化合物需要人工合成等，给药物设计带来一定的困难。我们应综合看待计算机辅助药物设计在药物研究中的作用，可以预见，伴随着计算机技术和生命科学的研究进展，计算机辅助药物设计方法将会在药物研发过程中起到越来越重要的作用。

参考文献

[1] Blaney JM, Dixon JS. A Good Ligand is Hand to Find: Automated Docking Methods. *Pres Drug Discov Des*, 1993, 1: 301.

[2] Kubinyi H. 3D - QSAR in Drug Design: Theory. Methods and Applications. Leiden: Escom Science Publishers, 1993.

[3] 唐赟, 陈凯先等. 计算机辅助药物设计的三维结构搜索方法. 化学通报, 1995 (1): 11.

[4] 陈凯先, 蒋华良, 等. 计算机辅助药物设计. 上海: 上海科学技术出版社, 2000.

[5] Hansch C, Fujita T. P - Σ - Π Analysis - Correlations of Biological Activity and Chemical Structure. *J Am Chem Soc*, 1964, 86: 1616.

[6] Clayton JM, Purcell WP. Hansch and Free - Wilson Analyses of Inhibitory Potencies of Some 1 - Decyl - 3 - Carbamoylpiperidines against Butyrylcholinesterase and Comparison of the Two Methods. *J Med Chem*, 1969, 12 (6): 1087 - 1088.

[7] Kier Lb. Molecular Orbital Conformation of Phenyl Choline Ether. *J Med Chem*, 1971, 14 (1): 80 - 81.

[8] Mayer D, Neylor CB, Motoc I, et al. A Unique Geometry of the Active Site of Angiotensin - Converting Enzyme Consistent With Structure - Activity Studies. *J Comput Aided Mol Des*, 1987, 1: 3 - 36.

[9] Doweylo AM. The Hypothetical Active Site Lattice Approach to Modelling Active Sites from Data on Inhibitor Molecules. *J Med Chem*, 1998, 31: 1396.

[10] Tokarski JS, Hopfinger AJ. Three - Dimensional Molecular Shape Analysis - Quantitative Structure - Activity Relationship of A Series of Cholecystokinin - A Receptor Antagonists. *J Med Chem*, 1994, 37: 3639 - 3654.

[11] Kubinyi H. 3d - Qsar in Drug Design: Theoretical Methods and Applications. Leiden: Escom Science Publishers, 1993.

[12] Crippen GM. Distance Geometry Approach to Rationalizing Binding Data. *J Med Chem*, 1979, 22: 988 - 997.

[13] Doweyko AM. the Hypothetical Active Site Lattice. An Approach to Modelling Active Sites from Data on Inhibitor Molecules. *J Med Chem*, 1988, 31 (7): 1396 - 1406.

[14] Martin YC, Bures MG, Danaher EA, et al. A Fast New Approach to Pharmacophore Mapping and Its Application to Dopaminergic and Benzodiazepine Agonists. *J Comput Aided Mol Des*, 1993, 7: 83 - 102.

[15] Vedani A, Zbinden P, et al. Pseudoreceptor Modeling: the Construction of Three - Dimensional Receptor Surrogates. *J Am Chem Soc*, 1995, 117: 4987 - 4994.

[16] Gurrath M, Muller G, Holtje HD. Pseudoreceptor Modeling in Drug Design: Application of Yak and Prgen. *Perspect Drug Discovery*, 1998, 12: 135 - 157.

[17] Peng T, Pei J, Zhou J. 3d - Qsar and Receptor Modeling of Tyrosine Kinase Inhibitors With Flexible Atom Receptor Model (Flarm). *J Chem Inf Comput Sci*, 2003, 43 (1): 298 - 303.

[18] Goto J, Kataoka R, Hirayama N. Ph4dock: Pharmacophore - Based Protein - Ligand Docking. *J Med Chem*, 2004, 47 (27): 6802 - 6811.

[19] Wang RX, Gao Y, Lai LH. LigBuilder: A Multi-Purpose Program for Structure-Based Drug Design. *Journal of Molecular Modeling*, 2000, 6 (7-8): 498-516.

[20] Cary MP, Bader GD, Sander C. Pathway Information for Systems Biology. *Febs Lett*, 2005, 579 (8): 1815-1820.

[21] Schaefer CF. Pathway Databases. *Ann N Y Acad Sci*, 2004, 1020: 77-91.

[22] Mattes WB, Pettit SD, Sansone SA, et al. Database Development in toxicogenomics: issues and Efforts. *Environ Health Perspect*, 2004, 112 (4): 495-505.

[23] Kell DB. Metabolomics and Systems Biology: Making Sense of the Soup. *Curr Opin Microbiol*, 2004, 7 (3): 296-307.

[24] Shoichet BK. Virtual Screening of Chemical Libraries. *Nature*, 2004, 432 (7019): 862-865.

[25] Chin DN, Chuaqui CE, Singh J. Integration of Virtual Screening into the Drug Discovery Process. *Mini Rev Med Chem*, 2004, 4 (10): 1053-1065.

[26] Kitchen DB, Decornez H, Furr JR, et al. Docking and Scoring in Virtual Screening for Drug Discovery: Methods and Applications. *Nat Rev Drug Discov*, 2004, 11: 935-949.

[27] Toledo-Sherman L, Deretey E, Slon-Usakiewicz JJ, et al. Frontal Affinity Chromatography With Ms Detection of Ephb2 Tyrosine Kinase Receptor 2 Identification of Small-Molecule Inhibitors via Coupling with Virtual Screening. *J Med Chem*, 2005, 48 (9): 3221-3230.

[28] Evers A, Klabunde T. Structure-Based Drug Discovery Using Gpcr Homology Modeling: Successful Virtual Screening for Antagonists of the Alpha1a Adrenergic Receptor. *J Med Chem*, 2005, 48 (4): 1088-1097.

[29] Blueggel M, Chamrad D, Meyer HE. Bioinformatics in Proteomics. *Curr Pharm Biotechnol*, 2004, 5 (1): 79-88.

[30] Whittaker PA. What is the Relevance of Bioinformatics to Pharmacology? *Trends Pharmacol Sci*, 2003, 24 (8): 432-439.

[31] Searls DB. Data Integration: Challenges for Drug Discovery. *Nat Rev Drug Discov*, 2005, 4 (1): 45-58.

[32] Veselovsky AV, Ivanov AS. Strategy of Computer-Aided Drug Design. *Curr Drug Targets Infect Disord*, 2003, 3 (1): 33-40.

[33] Uetz P, Finley RL JR. From Protein Networks to Biological Systems. *Febs Lett*, 2005, 579 (8): 1821-1827.

[34] Tong W. Analyzing the Biology on the System Level. *Genomics Proteomics Bioinformatics*, 2004, 2 (1): 6-14.

[35] Hirschman L, Park JC, Tsujii J, et al. Accomplishments and Challenges in Literature Data Mining for Biology. *Bioinformatics*, 2002, 18 (12): 1553-1561.

[36] Liu H, Wong L. Data Mining tools for Biological Sequences. *J Bioinform Comput Biol*, 2003, 1 (1): 139-167.

[37] Foster JM, Zhang Y, Kumar S, et al. Mining Nematode Genome Data for Novel Drug Targets. *Trends Parasitol*, 2005, 21 (3): 101-104.

[38] Cox B, Kislinger T, Emili A. Integrating Gene and Protein Expression Data: Pattern Analysis and Profile Mining. *Methods*, 2005, 35 (3): 303-314.

[39] Helma C. Data Mining and Knowledge Discovery in Predictive toxicology. *Sar Qsar Environ Res*, 2004, 15 (5-6): 367-383.

[40] Foster JM, Zhang Y, Kumar S, et al. Mining Nematode Genome Data for Novel Drug Targets. Trends Parasitol, 2005, 21 (3): 101-104.

[41] Tacke F, Manns MP, Trautwein C. Influence of Mutations in the Hepatitis B Virus Genome on Virus Replication and Drug Resistance - Implications for Novel Antiviral Strategies. Curr Med Chem, 2004, 11 (20): 2667-2677.

[42] Hoffmann R, Valencia A. Protein Interaction: Same Network, Different Hubs. Trends Genet, 2003, 19 (12): 681-683.

[43] Lesage G, Sdicu AM, Menard P, et al. Analysis of Beta - 1, 3 - Glucan Assembly in Saccharomyces Cerevisiae Using A Synthetic Interaction Network and Altered Sensitivity to Caspofungin. Genetics, 2004, 167 (1): 35-49.

[44] Chen X, Ji ZL, Chen YZ. TTD: Therapeutic Target Database. Nucleic Acids Res, 2002, 30 (1): 412-415.

[45] Hendlich M, Bergner A, Gunther J, et al. Relibase: Design and Development of a Database for Comprehensive Analysis of Protein - Ligand Interactions. J Mol Biol, 2003, 326 (2): 607-620.

[46] Chen YZ, Zhi DG. Ligand - Protein Inverse Docking and Its Potential Use in the Computer Search of Protein Targets of A Small Molecule. Proteins: Structure, Function and Genetics, 2001, 43: 217-226.

[47] Rockey WM, Elcock AH. Progress toward Virtual Screening for Drug Side Effects. Proteins: Structure Function and Genetics, 2002, 48: 664-671.

[48] Lamb ML, Burdick KW, Toba S, et al. Design, Docking, and Evaluation of Multiple Libraries Against Multiple Targets. Proteins: Structure Function and Genetics, 2001, 42: 296-318.

[49] Su AI, Lorber DM, Weston GS, et al. Docking Molecules By Families to Increase the Diversity of Hits in Database Screens: Computational Strategy and Experimental Evaluation. Proteins, 2001, 42 (2): 279-293.

[50] Berman HM, Westbrook J, Feng Z, et al. Bourne: the Protein Data Bank. Nucleic Acids Research, 2000, 28: 235-242.

[51] Anfinsen CB, Haber E, Sela M, et al. The Kinetics of formation of Native Ribonuclease during Oxidation of the Reduced Polypeptide Chain. Proc Natl Acad Sci, 1961, 47: 1309-1314.

[52] Schonbrun J, Wedemeyer WJ and Baker D. Protein Structure Prediction in 2002. Curr Opin Struct Biol, 2002, 12: 348-354.

[53] Ginalski K. Comparative Modeling for Protein Structure Prediction. Curr Opin Struct Biol, 2006, 16 (2): 172-177.

[54] Murzin AG, Brenner SE, Hubbard T, et al. Scope: A Structural Classification of Proteins Database for the Investigation of Sequences and Structures. J Mol Biol, 1995, 247: 536-540.

[55] Ding CH and Dubchak I. Multi - Class Protein Fold Recognition Using Support Vector Machines and Neural Networks. Bioinformatics, 2001, 17: 349-358.

[56] Cheng J and Baldi P. A Machine Learning Information Retrieval Approach to Protein Fold Recognition. Bioinformatics, 2006, 22 (12): 1456-1463.

[57] Han S, Lee BC, Yu ST, et al. Fold Recognition by Combining Profile - Profile Alignment and Support Vector Machine. Bioinformatics, 2005, 21: 2667-2673.

[58] Hardin C, Pogorelov TV and Luthey - Schulten Z. Ab Initio Protein Structure Prediction. Curr Opin Struct Biol, 2002, 12: 176-181.

[59] Norel R, Petrey D, Wolfson HJ, *et al*. Examination of Shape Complementarity in Docking of Unbound Proteins. *Proteins*, 1999, 36 (3): 307-317.

[60] Connolly ML. Shape Complementarity at the Hemoglobin Alpha 1 Beta 1 Subunit Interface. *Biopolymers*, 1986, 25 (7): 1229-1247.

[61] Katchalski-Katzir E, Shariv I, Eisenstein M, *et al*. Molecular Surface Recognition: Determination of Geometric Fit Between Proteins and Their Ligands By Correlation Techniques. *Proc Natl Acad Sci*, 1992, 89 (6): 2195-2199.

[62] R. Norel, S. L. Lin, H. J. Wolfson, and R. Nussinov. Molecular Surface Complementarity At Protein-Protein Interfaces: the Critical Role Played By Surface Normals At Well Placed, Sparse, Points in Docking. *J Mol Biol*, 1995, 252 (2): 263-273.

[63] Li L, Chen R and Weng Z. Rdock: Refinement of Rigid-Body Protein Docking Predictions. *Proteins*, 2003, 53 (3): 693-707.

[64] Mandell JG, Roberts VA, Pique ME, *et al*. Protein Docking Using Continuum Electrostatics and Geometric Fit. *Protein Eng*, 2001, 14 (2): 105-113.

[65] Chen R and Weng Z. A Novel Shape Complementarity Scoring Function for Protein-Protein Docking. *Proteins*, 2003, 51 (3): 397-408.

[66] Mendez R, Leplae R M, Lensink MF, *et al*. Assessment of Capri Predictions in Rounds 3-5 Shows Progress in Docking Procedures. *Proteins*, 2005, 60 (2): 150-169.

[67] Schueler-Furman O, Wang C, Baker D. Progress in Protein-Protein Docking: Atomic Resolution Predictions in the Capri Experiment Using Rosettadock With An Improved Treatment of Side-Chain Flexibility. *Proteins*, 2005, 60 (2): 187-194.

[68] Wang C, Schueler-Furman O, Baker D. Improved Side-Chain Modeling for Protein protein docking. *Protein Sci*, 2005, 14 (5): 1328-1339.

[69] Matsumoto M, Saito S, Ohmine I. Molecular Dynamics Simulation of the Ice Nucleation and Growth Process Leading to Water Freezing. *Nature*, 2002, 416: 409-413.

[70] Weiner SJ, Kollman PA, Case DA, *et al*. A New force Field for Molecular Mechanical Simulation of Nucleic Acids and Proteins. *J Am Chem Soc*, 1984, 106: 765-784.

[71] Johnson DE, Wolfgang GH. Predicting Human Safety: Screening and Computational Approaches. *Drug Discov today*, 2000, 5 (10): 445-454.

[72] Karplus M, Mccammon JA. Molecular Dynamics Simulations of Biomolecules. Nat Struct Biol, 2002, 9: 646-652.

[73] De Groot BL, Grubmuller H. Water Permeation Across Biological Membranes: Mechanism and Dynamics of Aquaporin-1 and Glpf. *Science*, 2001, 294: 2353-2357.

[74] Chen YZ, Zhi DG. Ligand-Protein Inverse Docking and Its Potential Use in the Computer Search of Protein Targets of A Small Molecule. *Proteins: Structure Function and Genetics*, 2001, 43: 217-226.

[75] Brunner D, Nestler E, Leahy E. In Need of High-Throughput Behavioral Systems. *Ddt*, 2002, 7: 18.

[76] Haugh JM, Wells A, Lauffenburger DA. Mathematical Modeling of Epidermal Growth Factor Receptor Signaling Through the Phospholipase C Pathway: Mechanistic Insights and Predictions for Molecular Interventions. *Biotechnol Bioeng*, 2000, 70: 225-238.

[77] Bugrim A, Nikolskaya T, Nikolsky Y. Early Prediction of Drug Metabolism and toxicity:

Systems Biology Approach and Modeling. *Drug Discov Today*, 2004, 9: 127-135.

[78] Sung MH, Simon R. In Silico Simulation of Inhibitor Drug Effects on Nuclear Factor - Kappab Pathway Dynamics. *Mol Pharmacol*, 2004, 66: 70-75.

[79] Kitano H, Oda K, Kimura T, *et al*. Metabolic Syndrome and Robustness Tradeoffs. *Diabetes*, 2004, 53: 6-15.

[80] Christopher R, Dhiman A, Fox J, *et al*. Data - Driven Computer Simulation of Human Cancer Cell. *Ann N Y Acad Sci*, 2004: 132-153.

（刘振明）

小分子化合物作为探针研究 DNA 的结构 14

化学探针是一种检测分析核酸的结构及功能的有力手段。无论针对细胞结构中的核酸还是针对非细胞环境中纯化后的核酸，均可利用多种化学小分子探测天然 DNA 和 RNA 的二级结构及其配体诱导的构象改变。新技术和新化学探针的发展为灵敏地、高分辨率地检测 DNA 及 RNA 二级结构奠定了基础。另一些化学探针侧重于检测化疗药物对核酸结构的作用。许多抗肿瘤及抗病毒药物产生药效的机制在于其与 DNA 发生作用进而抑制 DNA 的复制、转录及肿瘤细胞或病毒繁殖的其他关键环节。因此，研究药物与 DNA 的相互作用时是否造成 DNA 双螺旋的扭曲以及怎样造成 DNA 双螺旋的扭曲具有重要意义。

尽管许多尖端的光谱技术，例如 NMR 及 X-射线晶体学，可以提供有关药物诱导的 DNA 结构改变的大量信息，但是这些技术应用受 DNA 分子的大小限制。即这些技术仅限于短链寡核苷酸的实验。另外，在这些实验中，有时必须用极高浓度的 DNA 及配体的溶液，或是需要加入化学试剂以稳定药物-DNA 复合物。比较而言，使用化学探针进行检测不受这些因素的限制，在体内或体外的多种条件下，短链或长链 DNA 分子都可以被探测。这种探测适用于在原子水平探测局部和扩展的 DNA 构象变化。

目前，许多具有不同化学敏感性或立体灵敏性的探针可以用于分析 DNA 结构及配体-DNA 相互作用。本章着重介绍几种探针的应用。

第一节 双氧铀离子（UO_2^{2+}）探针研究 DNA 的结构

一、概述

双氧铀离子（UO_2^{2+}）可以与 DNA 磷脂发生很强的结合。其机制可能为：通过长波长的紫外辐射，双氧铀离子成为其光化学激发态，具有很强的氧化能力，而最接近的脱氧核糖被这种双氧铀离子的光化学激发态所氧化，从而在 DNA 中产生 3'-磷脂和 5'-磷脂末端，并释放游离的核酸碱基。因此，双氧铀离子是一种有效的 DNA 断裂试剂，常被应用于研究 DNA 主链的磷酸酯键与各种蛋白的 DNA 识别位点之间的序列特异性相互作用。

另外，双氧铀离子还可应用于 DNA 构象分析。其原因在于双氧铀离子造成的 DNA 断裂的序列依赖会被介质的 pH 所影响。具体而言，在中性 pH 条件下裂解的形式是始终如一的，但是在弱酸性的条件下可以观察到明显的序列依赖调节，窄小的小沟区（AT 富集区）相对于宽阔的大沟区（GC 富集区）会被更有效地裂解。

双氧铀离子介导的RNA光裂解还可以被应用于探测RNA的三级结构,尤其可以用于鉴别金属离子结合位点,如对酵母tRNA中的金属离子结合位点的研究。

二、研究实例

(一) 研究实例一

在此,选用偏端霉素(distamycin)作为小分子药物的例子,介绍双氧铀离子作为光探针在研究小分子药物与DNA的结合中的应用。包括分析DNA构象,进而探索药物结合位点与DNA螺旋构象之间的联系。

具体方法为:在pH=7.2时(此时DNA裂解比较均衡),利用双氧铀离子光裂解,显示偏端霉素的印迹;在pH=6.2时,通过双氧铀离子光裂解探测小沟区结构。其中,采用 tyrT 引物作为研究的核酸。tyrT 引物被广泛应用于不同探针(例如DNAseI探针以及Fe/EDTA探针)的印迹分析研究中,这样可以更直观的比较双氧铀离子裂解方法和其他方法的不同。

在图14-1及图14-2中显示了双氧铀离子光印迹实验的结果。可以明显地看出当偏端霉素的浓度升高(见图14-1左图中由泳道1至泳道7;右图中泳道1至泳道6)时,两条链中都出现保护区域(见图14-1中的左右两图的右侧虚线标志处)。

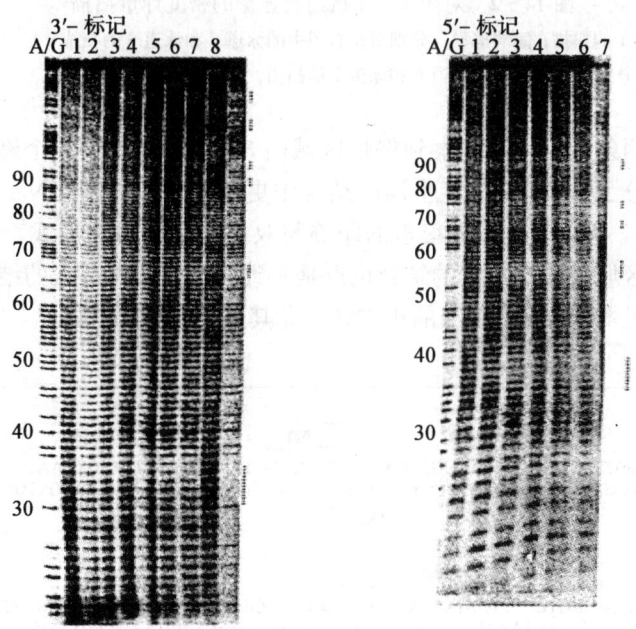

图14-1 偏端霉素结合的双氧铀离子光印迹以及tyrT引物小沟区宽度的探测

左图:3′端标记的片断A/G:A+G序列条带;泳道1:无偏端霉素;泳道2-7:分别为0.5μmol/L,1μmol/L,2μmol/L,4μmol/L,8μmol/L,16μmol/L的偏端霉素;泳道8:双氧铀离子裂解剂溶于pH=6.2的50μmol/L的NaAc溶液.

右图:5′端标记的片断A/G:A+G序列条带;泳道1:无偏端霉素;泳道2-6:分别为1μmol/L,2μmol/L,4μmol/L,8μmol/L,16μmol/L的偏端霉素;泳道7:双氧铀离子裂解剂溶于pH=6.2的50μmol/L的NaAc溶液.

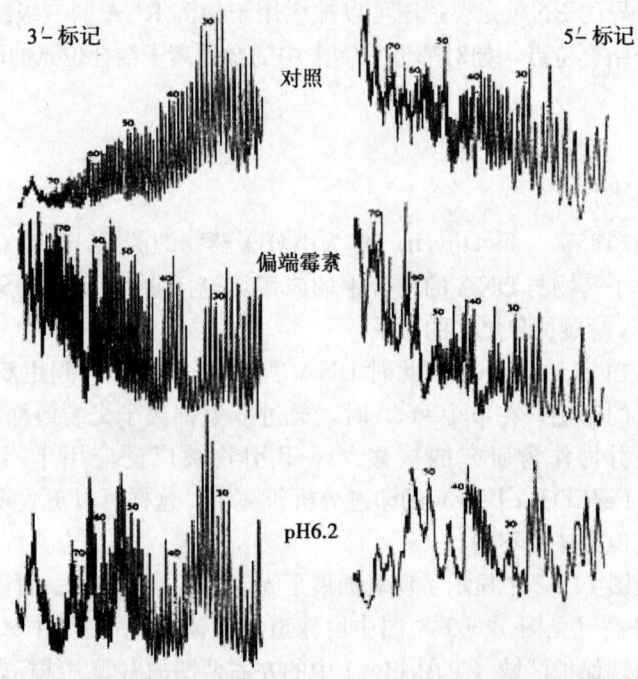

图 14-2 对图 14-1 放射自显影的密度计量扫描

对照：泳道 1 的扫描；偏端霉素：分别对左右图中的泳道 7 和泳道 6 的扫描；
pH=6.2：分别对左右图中的泳道 8 和泳道 7 的扫描。

进一步比较两条链，可以观察到保护区域向 3′端移动了 2～3 个碱基（图 14-3）。这种现象，在小分子与 DNA 螺旋小沟区结合中更加典型，表明 DNA 与偏端霉素的结合。比较 pH=6.2 条件下，偏端霉素的印迹与双氧铀离子裂解形式，可以看出具有裂解超敏性的主要区域与偏端霉素的结合位点是一致的，即偏端霉素的结合和双氧铀离子高敏性结构域都是 DNA 螺旋狭窄的小沟区，尤其是 A/T 富集区。

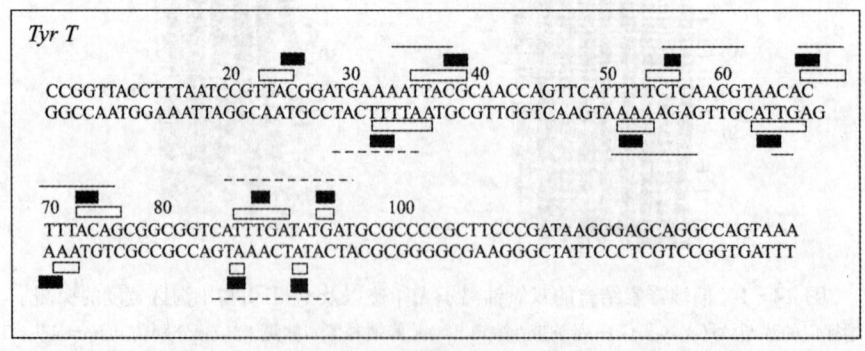

图 14-3 DNA 序列中偏端霉素的保护区和双氧铀超敏区

空白长方条表示偏端霉素保护的核苷；黑色长方条表示双氧铀离子超敏区；
虚线表示通过 Fe/EDTA 方法检测的偏端霉素保护区；直线表示弱保护区。

已报道的偏端霉素的 Fe/EDTA 印迹结果与图 14-3 中的 tyrT 作为引物片断的双氧铀离子光印迹相比，后者在分子量大约为 90 的位置处可以辨析出两个结合位点，而运用 Fe/EDTA 只能检测出一个结合位点，因此双氧铀离子光印迹更精密。另外，蛋白质双氧铀离子光印迹同样比通过 Fe/EDTA 探针获得的结果精密。因此，双氧铀离子光探测获得的信息对 Fe/EDTA 的印迹可以起到一定的补足作用。

（二）研究实例二

Drew-Dickerson 序列寡核苷酸（5′-dGATCACGCGAATTCGCGT）具有自互补的双螺旋形式，将它复制到 pUC19 的 BamH1 位点上作为双氧铀离子的光裂解底物，在 pH 为 6.5 的醋酸缓冲液中，可以观察到 3′端的 AATT 发生了较强的光裂解。另外，应用插入 [CGCG（A/T)$_4$]$_n$ 质粒，分析（A/T）$_4$ 区可能的序列结合方式，在所有不同序列的情况下均可观察到在小沟区（A/T）$_4$ 发生了最强的双氧铀离子介导的光裂解，这表明双氧铀离子诱导的 DNA 裂解是序列依赖的，与核酸的宽度有关，即主要发生在最狭窄的小沟区处，进而也可以推断所有（A/T）$_4$ 序列的 DNA 双螺旋结构均有狭窄的小沟区双螺旋构象。

第二节　焦碳酸二乙酯（DEPC）探针研究 DNA 的结构

一、概述

DEPC 能够与 DNA 嘌呤碱基的 N_7 原子发生强烈的反应（图 14-4），即在腺嘌呤碱基（A）和鸟嘌呤碱基（G）发生乙氧甲酰化反应，在 N_7 原子引入正电荷，扰乱了嘌呤环的电子共振，造成嘌呤核心不稳定，导致 N-7 和 C-8 之间的咪唑环开放，因此产生了碱不稳定的加合物（图 14-5）。DEPC 对嘌呤的攻击反应的机制目前尚不十分清楚，但是根据模型推测可能是一种质子催化形式。

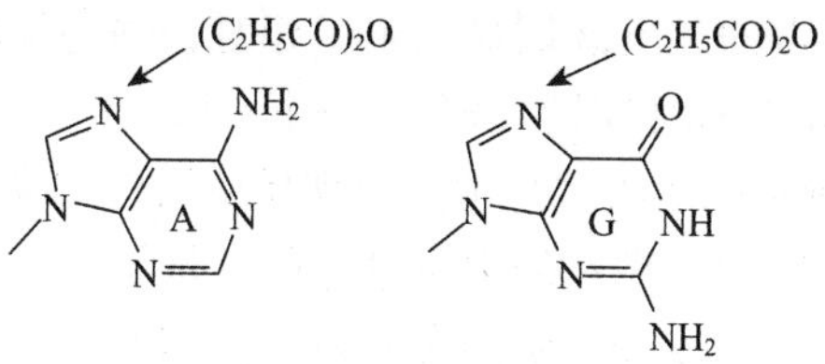

图 14-4　腺嘌呤和鸟嘌呤的结构及其与 DEPC 反映的位点

另外，在 pH 为中性的环境下，鸟嘌呤与腺嘌呤相比，DEPC 与腺嘌呤发生的反应更强烈。而在酸性环境下，DEPC 与鸟嘌呤的反应性增强。

依据 DEPC 与嘌呤碱基的反应特点，DEPC 已被用于 DNA 结构的相关检测，如多聚嘌呤·多聚嘧啶序列，三螺旋结构 DNA，平行链 DNA 结构，甲基化的 DNA，弯曲的 DNA 序列，单链区域，发卡结构，蛋白-DNA 相互作用，分叉的 DNA 结构等。它

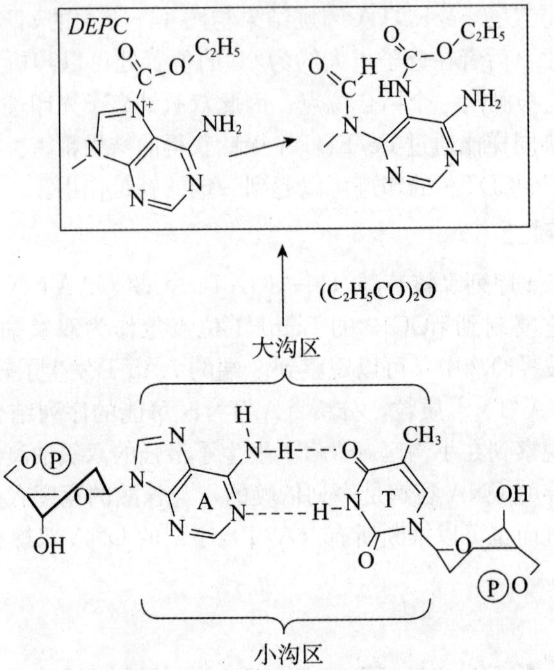

图 14-5 腺嘌呤与 DEPC 的反应

已经是一种很有应用价值的探针。

二、研究实例

Kallenbach 等在研究腺嘌呤的半数甲基化和甲基化对于模型 DNA 双螺旋的结构和稳定性的影响时，就是利用 DEPC 作为嘌呤特异性的探针进行研究的（图 14-6）。在该研究中，选用了不能自身配对的含有十个碱基对的 DNA 双螺旋作为模型 DNA（图 14-6A）。在模型 DNA 的结构中，分别含有处于未甲基化，半数甲基化（包括甲基化和未甲基化两种形式）和甲基化状态的 5′-GATC 序列。当模型 DNA 与 DEPC 探针反应时，在腺嘌呤甲基化位点的邻近区域显示出了相对较强的反应活性（图 14-6B）。将 DEPC 探针的切割模式与其他两种探针（EDTA·Fe^{II} 和 Cu^{I}-邻二氮杂菲）切割模式进行比较，可看出 DNA 双螺旋结构的甲基化位点表现反应活性增强（图 14-6C 和 D），表明腺嘌呤甲基化的位点相对于完全配对的未甲基化的双螺旋结构更易靠近。这些结果说明腺嘌呤甲基化作用可以诱导其临近区域的碱基对发生扭曲，而且双螺旋结构大沟区处的局部结构改变使含有十个碱基对的双螺旋 DNA 的不稳定性增加。

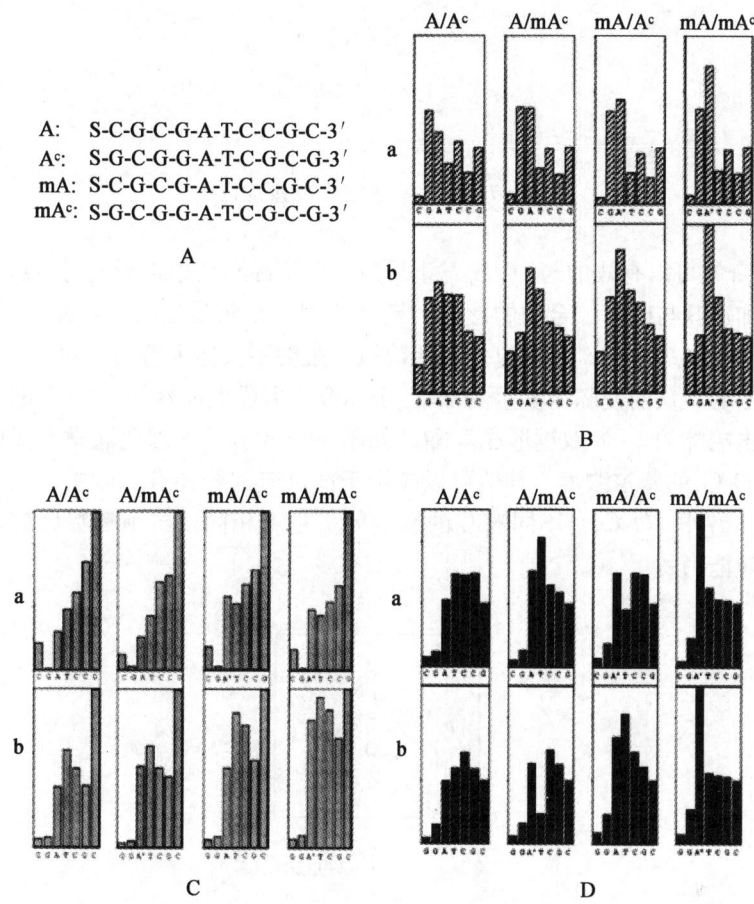

图 14-6 半数甲基化和甲基化对于模型 DNA 双螺旋结构和稳定性的影响

A：模型 DNA 序列（A：含有 5'GATC 序列的模板链；A^c：A 链的互补链；mA：腺嘌呤甲基化的 A 链；mA^c：腺嘌呤甲基化的 A 链互补链）；B：DEPC 与模型 DNA 碱基的反应活性比较，a 和 b 分别代表两条互补链；C：EDTA·Fe^{II} 探针的切割模型 DNA 碱基的反应活性比较；D：Cu^I-邻二氮杂菲切割模型 DNA 碱基的反应活性比较。

第三节 四氧化锇（OsO_4）探针研究 DNA 的结构

一、概述

不同于 DEPC，OsO_4 能够在 DNA 双螺旋的大沟区内与嘧啶碱基发生特异性反应，它们发生反应的位点如图 14-8。

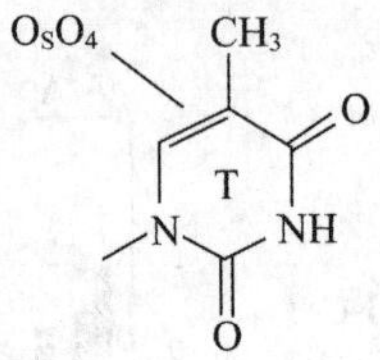

图 14-7 嘧啶碱基与 OsO₄ 反应位点

OsO₄ 本身就可以有效的与 DNA 发生反应，但实际科研中常把它与叔胺预先混合后使用，以便加速其与碱基加合物的形成。最常应用的叔胺是吡啶，它能使 OsO₄ 与胸腺嘧啶的反应性增加 100 倍。在反应的初始阶段，吡啶不仅作为溶剂，同时可能引起序列依赖的结构改变，从而使随后发生的嘧啶-锇加合物形成更加容易，2∶1 的吡啶-OsO₄ 复合体再攻击嘧啶的 5-6 双键形成环酯，如图 14-8 所示。因此通常需要吡啶的摩尔浓度要高于 OsO₄ 的摩尔浓度。其他可以应用于此反应的胺还有二吡啶、二氮菲和四甲基乙二胺等。另外，OsO₄ 与不同嘧啶的反应能力也不相同，与胞嘧啶反应的能力是与胸腺嘧啶反应能力的 1/40。

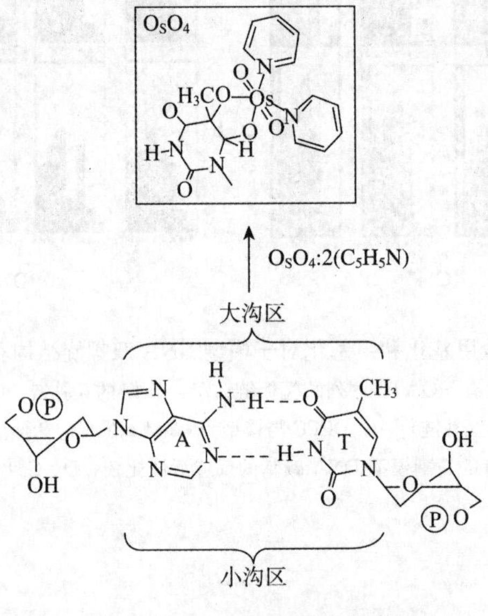

图 14-8 胸腺嘧啶碱基与 OsO₄ 的反应

OsO₄ 与 DNA 嘧啶碱基的反应有一定立体特性。大体积的 OsO₄-吡啶复合体必须以顺式的形式连接到胸腺嘧啶环上，所以可能与螺旋骨架以及 C_5 位连接的面内甲基相互抵触。当 DNA 局部结构未卷绕时，即在 DNA 插入试剂存在的情况下，探针较容易靠近靶点目标 C_5-C_6 双键，从而形成胸腺嘧啶-锇-吡啶酯（图 14-8）。研究表明，在 DNA 的胸腺嘧啶残基引入锇-吡啶导致的 DNA 构象整体变化相对比较小。值得特别指出的是，在 B-DNA 双螺旋结构中，胸腺嘧啶的 C_5-C_6 双键位于大沟区，大体积的亲电锇探针不容易靠近这个位置，于是造成了锇探针对天然 B-型双螺旋中的胸腺嘧啶

C_5-C_6双键无反应或者只能发生很弱的反应。也有报道OsO_4可用于DNA的鸟嘌呤特异性化学序列分析。在没有吡啶的情况下，特别是$CaCl_2$存在降低背景胸腺嘧啶反应的情况下，用OsO_4处理天然B-DNA，诱导的断裂主要发生在鸟嘌呤残基。

和DEPC一样，OsO_4是一种探测DNA结构变异的有效工具。但OsO_4和DEPC探测的机制不是探测DNA碱基对的破坏，而是探测碱基对的堆积。这是由OsO_4和DEPC与DNA反应的共同特点决定的。OsO_4和DEPC都是与不参与Watson-Crick氢键的碱基发生反应。具体而言，与OsO_4反应的胸腺嘧啶C_5-C_6双键完全位于嘧啶环与腺嘌呤氢键结合的对侧；同样，被DEPC乙氧甲酰化的鸟嘌呤的N_7位点，位于鸟嘌呤环与胞嘧啶氢键结合的对侧，因此OsO_4和DEPC与DNA的反应是在碱基对没有被破坏的情况下进行的。从另一个角度讲，OsO_4和DEPC与DNA的反应会受碱基的堆积限制，因为加合物的形成需要来自于平面外的亲电进攻，而邻近的碱基对堆积会造成立体位阻会限制反应的进行，所以说OsO_4和DEPC探测DNA结构变异的机制在于探测碱基对的堆积情况。

在应用方面，OsO_4是一种很有应用价值的探针，已经被成功地用于检测多种DNA结构。如多聚嘌呤·多聚嘧啶序列、左手螺旋Z-DNA、平行链DNA结构、三螺旋DNA结构、单碱基对错配、十字型结构和药物DNA相互作用等。

二、研究实例

Jovin等合成了四个25个碱基的脱氧寡核苷酸链，它们的结构中包含dA和dT可以形成平行链或反平行链双螺旋结构。在这项研究中，研究者应用OsO_4-吡啶复合物，结合焦碳酸二乙酯（DEPC），$KMnO_4$以及1,10-邻二氮杂菲-亚铜复合物作为探针探测了所用寡核苷酸单链、平行链及反平行链的结构。

由于单链DNA对OsO_4-吡啶复合物具有比较高的反应活性，而平行链和反平行链双螺旋低反应活性的特点，OsO_4探针检测的结果可以用于确证一条给定的寡核苷酸链是单链结构还是参与反平行链或平行链双螺旋结构。进一步比较平行链和反平行链的探测结果，可以发现在低盐浓度情况下，OsO_4-吡啶复合物和平行链反应活性略高于反平行链。而在高盐情况下，OsO_4-吡啶复合物与平行链有过度的反应，与反平行链双螺旋并不发生过度反应。DEPC可以区分单链和双螺旋状态的DNA，并且可以与平行链和反平行链构型中的一端序列进行反应而得到不同形式的修饰。1,10-邻二氮杂菲-亚铜复合物对于反平行链DNA显示特殊的裂解形式，但是并不进攻平行链DNA。因此，OsO_4探针结合其他特异性检测可以进行DNA结构依赖的活性研究。

第四节 手性金属配合物作为探针研究DNA的结构

一、概述

1982年，通过$Zn(phen)_3^{2+}$与小牛胸腺DNA（CT-DNA）相互作用的研究，发现有一种手性金属配合物可优先与 CT-DNA 结合,并证实 Zn(phen)$_3^{2+}$ 是以插入方式与 DNA 结合的。Zn(phen)$_3^{2+}$ 因此而成为第一个具有立体选择性的 DNA 插入试剂。这一发现促进了金属配合物在 DNA 结构研究中的应用。目前,已有许多八面体金属多吡啶配合物用于这类研究,如 [Fe(phen)$_3$]$^{2+}$、[Ni(phen)$_3$]$^{2+}$ 以及 Ru(phen)zphi^{3+}。这些配合物能以插入、静电和沟面键合三种方式与 DNA 作用。它们不仅可作为 DNA 二级结构探针,还可用于 DNA 特殊结构位置的探测。因此,金属离子的八面体多吡啶配合物被认为是一类较好的 DNA 识别试剂,其中钌多吡啶配合物为探针研究 DNA 的结构变化最为热门,如研究 Δ-[Ru(5,6-dmp)$_2$(dppz)]$^{2+}$ 与 DNA 的对映异构体选择性结合,利用钌插入剂作为局部氧化剂研究 DNA 装配中长距离的鸟嘌呤氧化的干预错配效应,以及 Λ-[Ru(bpy)$_2$(HPIP)]$^{2+}$ 和 Δ-[Ru(bpy)$_2$(HPIP)]$^{2+}$ 两种异构体对小牛胸腺 DNA 不同键合速率方面的研究等。

二、钌多吡啶配合物

钌多吡啶配合物具有稳定、惰性、同位饱和、颜色醒目及具有水溶性等特点。因此该类化合物是非常理想的核酸化学非共价探针,在探测其结构及功能方面具有重要的意义。具体而言,在研究 DNA 内部的电子转移和识别 DNA 的结构,如区别 Z 型和 B 型 DNA,A 型和 B 型 DNA,鉴定有无双链 DNA 存在等方面,钌多吡啶配合物都起着重要作用。下面介绍几个重要的用作 DNA 结构探针的钌多吡啶配合物。

(一) Ru(phen)$_3^{2+}$

Ru(phen)$_3^{2+}$ 是研究得比较多的金属多吡啶配合物之一,也相应地引起较多争论。其对映异构体结构如图 14-9 所示。

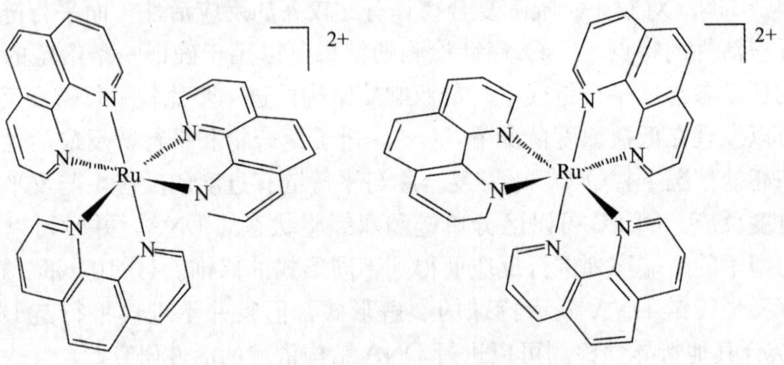

图 14-9 Ru(phen)$_3^{2+}$ 对映异构体结构

Barton 等人曾用光谱法、流体力学、荧光光谱、光物理和 NMR 等方法研究了这一配合物与 DNA 的相互作用。实验结果表明 Ru(phen)$_3^{2+}$ 与 DNA 的相互作用存在插入和静电结合两种方式,但以插入结合为主。此外,Barton 等认为对于 B-DNA,Ru(phen)$_3^{2+}$ 的 Δ-异构体主要以插入作用结合在 DNA 的大沟处,而 Λ-异构体主要以沟面结合作用在 DNA 的小沟处。Norden 等详细研究了 Λ，Δ - Ru (phen)$_3^{2+}$ 与 ct - DNA 的相互作用后认为两者相互作用只有一种模型，即非插入结合模式，而且都是结合在 DNA 的小沟里，且都优先结合在 AT 碱基对处，只是这种趋势对 Δ-异构体要强于 Λ-异构体。另外，Chaires 等通过实验证明盐浓度对配合物与 DNA 作用的键合常数有直接影响，因而认为反应主要是静电结合。不论作用模式如何，Ru (phen)$_3^{2+}$ 已经作为 DNA 二级结构的研究探针进行应用。

（二）[Ru (bpy)$_2$ (dppz)]$^{2+}$ 和 [Ru (phen)$_2$ (dppz)]$^{2+}$

钌的二吡啶并吩嗪（dppz）配合物（图 14 - 10）与 DNA 有很强的亲和能力，原因在于其结构中的二吡啶并吩嗪（dppz）比邻菲咯啉（phen）具有更大的芳香平面，更有利于钌的二吡啶并吩嗪（dppz）配合物以插入方式排在 DNA 的碱基对之间。尽管在水溶液中钌的二吡啶并吩嗪配合物不具备发光性，在 DNA 存在的条件下，它们却有很强的发光性。并且其发光性能与其所处的环境及 DNA 的序列和结构密切相关，因而这类配合物是 DNA 结构很好的光谱探针。其中以[Ru (bpy)$_2$(dppz)]$^{2+}$ 及[Ru (phen)$_2$ (dppz)]$^{2+}$ 最具代表性。

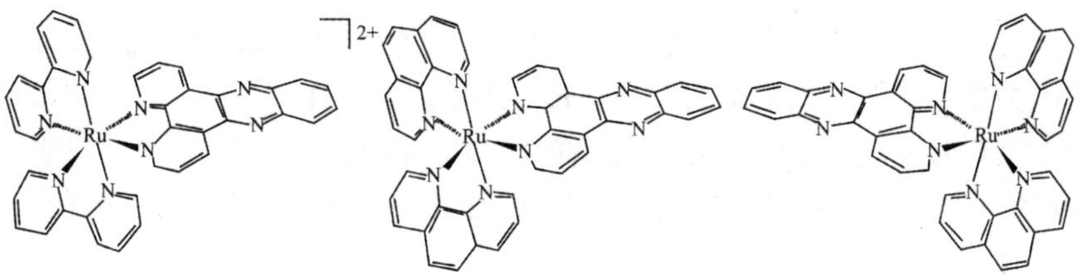

图 14 - 10 钌的二吡啶并吩嗪配合物结构

A. [Ru (bpy)$_2$ (dppz)]$^{2+}$ 结构示意图；B. [Ru (phen)$_2$ (dppz)]$^{2+}$ 结构示意图

Barton 等发现 [Ru (bpy)$_2$ (dppz)]$^{2+}$ （其中 bpy 表示联吡啶）结合 DNA 后，其荧光强度增强 104 倍，为已知 DNA 插入试剂溴乙啶（EB）的 20 倍左右。进一步研究表明，通过强度的不同可以敏感的区分其发光特性，通过不同的最大发射波长可以区分与其结合的 DNA 链的不同。具体而言，当 [Ru (bpy)$_2$ (dppz)]$^{2+}$ 插入到 B - DNA 的双链中时，它的最大发射波长位于 632nm；而当它插入到 A - DNA 或 Z - DNA 的双链中时，它的最大发射波长分别红移到了 650nm 和 640nm。也就是说，[Ru (bpy)$_2$ (dppz)]$^{2+}$ 不仅可作为 DNA 的二级结构探针，还可用来识别不同类型的双链 DNA 的存在。形象地说，[Ru (bpy)$_2$ (dppz)]$^{2+}$ 具有 DNA 结构的分子"光开关"的功能。

[Ru (phen)$_2$ (dppz)]$^{2+}$ 是另一个具有 DNA 分子"光开关"功能的钌多吡啶配合物。这一配合物与双链 DNA 具有很强的亲和力，它能插入到 DNA 的小沟一侧，而使发光增强。它的发光寿命因与不同的 DNA 碱基序列结合而不同，这使得该化合物可作为 DNA 碱基部位的光谱探针。

(三) DNA 结构特异性探针

1. A-DNA 探针——Ru（TMP）$_3^{2+}$　根据 A-DNA 小沟既浅又宽的特点，在 Ru（phen）$_3^{2+}$ 结构的基础上，设计出的 Ru（TMP）$_3^{2+}$（其中 TMP 为 3，4，7，8-四甲基邻菲咯啉）可以特异的作为 A-DNA 探针。该配合物可以以平面式模型选择性的与 A-DNA 相结合。因为平面式结合是由疏水作用和静电作用共同使之稳定的，四甲基取代的邻菲咯啉增加了配合物的疏水性，从而增加了它的平面式结合能力。而且四甲基的空间位阻使插入方式不可能发生。这样的一种配合物与 B-DNA 作用时，是不能够在大沟处以插入方式结合的，又由于 B-DNA 小沟太小，而 3，4，7，8-四甲基邻菲咯啉体积较大，因此也无法在小沟处以面式模型与 B-DNA 结合。因此，较为浅宽的 A-DNA 的小沟是 Ru（TMP）$_3^{2+}$ 的最佳结合位置。故 Ru（TMP）$_3^{2+}$ 与 A-DNA 可较容易地结合。对 Ru（TMP）$_3^{2+}$ 与 DNA 的相互作用的荧光研究表明，Ru（TMP）$_3^{2+}$ 的荧光（在 $\lambda_{ex}/\lambda_{em} = 438/610$ nm 处）不因 B-DNA 的存在而发生改变，但却因 A-DNA 的存在而增强，这表明 Ru（TMP）$_3^{2+}$ 确实能成为判断 A-DNA 存在与否的光谱探针。

2. Z-DNA 探针——Λ-Ru（DIP）$_3^{2+}$　Z-DNA 探针应符合下列条件，它不能和右螺旋的 B-DNA 结合，但能和左手螺旋 Z-DNA 结合。由于 Z-DNA 的大沟又浅又平，对于手性识别并不是一个好的模板，而且 Z-DNA 结构较硬，碱基对重叠受限，不利于插入的进行。但实验结果表明 Λ-Ru（DIP）$_3^{2+}$（DIP 为 4，7-二苯基邻菲咯啉）与 Z-DNA 结合时表现出较明显的立体选择性。它不能与 B-DNA 结合，但能与 Z-DNA 以插入方式强烈结合。这一特性证明 Λ-Ru（DIP）$_3^{2+}$ 可以作为 Z-DNA 的结构探针。

(四) 其他探针

配合物以插入方式与 DNA 结合要求配合物的插入配体要有较好的平面性、适中的平面面积和疏水性。因此若增大插入配体的立体位阻，则有可能导致配合物与 DNA 嵌插结合能力的下降。为探讨这一问题，甄启雄等合成了三个钌多吡啶配合物，即 [Ru（bpy）$_2$tatp]$^{2+}$、[Ru（bpy）$_2$dptatp]$^{2+}$、[Ru（bpy）$_2$dmtatp]$^{2+}$（其中 tatp、dptatp 和 dmtatp 分别指 1，4，8，9-四氮三联苯、2，3-二苯基-1，4，8，9-四氮三联苯和 2，3-二甲基-1，4，8，9-四氮三联苯），并用光谱方法和黏度测定研究了它们与 DNA 的作用，证明三个配合物均以插入方式与 DNA 结合，其键合能力大小顺序与它们的插入配体（tatp、dptatp 和 dmtatp）的空间位阻及平面性相一致。

吴建中等还合成了另一组 4 个钌的多吡啶配合物：[Ru（bpy）$_2$（IP）]$^{2+}$、[Ru（bpy）$_2$（PIP）]$^{2+}$、[Ru（phen）$_2$（IP）]$^{2+}$ 和 [Ru（phen）$_2$（PIP）]$^{2+}$（其中 IP 和 PIP 分别表示咪唑并(f)邻菲咯啉和 2-苯基咪唑并(f)邻菲咯啉），并用光物理方法证明了它们与 DNA 以插入的方式结合，且插入能力与配体的平面大小、电子扩展程度和疏水性顺序相关。另外，值得一提的是，Barton 等将一系列钌的多吡啶配合物用于特异的探测 DNA 的错配，开拓了钌的多吡啶配合物作为 DNA 结构探针的应用。

总之，钌的多吡啶配合物的光谱性能对它所处环境的敏感性及与 DNA 的结构和碱基序列的密切相关性，使得它们不仅能作为 DNA 的二级结构探针，还可用作 DNA 的特殊结构位置及其定量分析的探针。使得这类配合物在 DNA 的研究中发挥重要作用。

参考文献

[1] Hugh DB, Maria da G, Miguel A. Applications and limitations of uranyl ion as a photophysical probe. *Advances in Colloid and Interface Science*, 2001, 89-90: 485-496.

[2] Jeppesen C, Nielsen P. Uranyl mediated photo footprinting reveals strong *E. coli RNA* polymerase - DNA backbone contacts in the +10 region of the deoP1 promoter open complex. *Nucleic Acids Res*, 1989, 17: 4947-4956.

[3] Nielsen PE, Jeppesen C. Photochemical probing of DNAcomplexes. *Trends Photochem Photobio*, 1990, 1: 39-47.

[4] Nielsen PE, Mφllegard NE, Jeppesen C. DNA conformational analysis in solution by uranyl mediated photocleavage. *Nucleic Acids Res*, 1990, 18: 3847-3851.

[5] Nielsen PE, Mφllegard NE. Sequence/structure Selective Thermal and Photochemical Cleavage of yeast - tRNA^{Phe} by UO_2^{2+}. *J Mol Recognition*, 1996, 9: 228-232.

[6] Portugal J, Waring MJ. Comparison of binding sites in DNAfor berenil, netropsin and distamycin A footprinting study. *Eur J Biochem*, 1987, 167: 281-289.

[7] Portugal J, Waring MJ. Hydroxyl radical footprinting of the sequence - selective binding of netropsin and distamycin. *FEBS lett*. 1987, 225: 195-200.

[8] Coll M, Frederick CA, Wang AH, *et al*. A bifurcated hydrogen - bonded conformation in the d (A·T) base pairs of the DNAdodecamer d (CGCAAATTTGCG) and its complex with distamycin. *Proc Natl Acad Sci*, 1987, 84: 8385-8389.

[9] Sönnichsen SH, Nielsen PE. Enhanced uranyl photocleavage across the minorgroove of all $(A/T)_4$, sequences indicates a similar narrow minor grooveConformation. *J Mol Recognition*, 1996, 9: 219-227.

[10] Vincze A, Henderson REL, McDonald F, *et al*. Reaction of diethylpyrocarbonate with nucleic acid components. Bases and nucleosides derives from guanine, cytosine, and uracil. *J Am Chem Soc*, 1973, 95: 2677-2682.

[11] Guo Q, Lu M, Kallenbach NR. Effect of hemimethylation and methylation of adenine on the structure and stability of model DNAduplexes. *Biochemistry*, 1995, 34: 16359-16364.

[12] Palecek E. Probing DNAstructure with osmium tetroxide complexes I in vitro. *Methods Enzymol*, 1992, 212: 139-155.

[13] Dobi AL, Matsumoto K, Santha E, *et al*. Guanine specific chemical sequencing of DNA by osmium tetroxide. *Nucleic Acids Res*, 1994, 22: 4846-4847.

[14] Bianchi A, Wells RD, Heintz NH, *et al*. Sequence near the origin of replication of the DHFR locus of Chinese hamster ovary cells adopt left - handed Z - DNAand triplex structures. *J Biol Chem*, 1990, 265: 21789-21796.

[15] Klysik J, Rippe K, Jovin TM. Reactivity of parallel - stranded DNAto chemical modification reagents. *Biochemistry*, 1990, 29: 9831-9839.

[16] 杨频，靳兰，杨斌盛．三菲咯啉合铁手性配合物键合 DNA 的立体选择性．高等学校化学学报，1994, 15 (12): 1742.

[17] 靳兰，杨频，李青山．荧光法研究手性金属配合物与 DNA 的作用机理．高等学校化学学报，1996, 17 (9): 1345.

[18] Maheswari PU, *et al*. Synthesis, characterization and DNA - binding properties of *rac* - [Ru (5,

6 - dmp)$_2$ (dppz)]$^{2+}$ - Enantiopreferential DNAbinding and co - ligand promoted exciton coupling. *J Inorg Biochem*, 2006, 100: 3 - 17.

[19] 刘劲刚, 叶保辉, 计亮年. Δ- 和 Λ- [Ru (bpy)$_2$ (HPIP)]$^{2+}$ 两种异构体对小牛胸腺 DNA 不同键合速率的 CD 光谱证明. 高等学校化学学报, 1999, 20 (4): 523.

[20] Holmlin RZ, Stemp ED, Barton JK. [Ru (phen)$_2$ dppz]$^{2+}$ luminescence: Dependence on DNAsequences and groove - binding agents. *Inorg Chem*, 1998, 37: 29.

[21] Collins JG, Sleeman AD, Aldrich - Wright JR. A^{1}H NMR study of the DNA binding of ruthenium (Ⅲ) polypyridyl complexes. *Inorg Chem*, 1998, 37: 3133.

[22] Barton JK, Danishefsky AT, Goldberg JM. Tris (phenanthroline) ruthenium (Ⅲ): stereoselectivity in binding to DNA. *J Am Chem Soc*, 1984, 106: 2172.

[23] Kumar CV, Barton JK, Turro NJ. Photophysics of ruthenium complexes bound to double helical DNA. *J Am Chem Soc*, 1985, 107: 5518.

[24] Barton JK, Goldberg JM, Kumar CV, *et al*. Binding modes and base specificity of tris (phenanthroline) ruthenium (Ⅱ) enantiomers with nucleic acids : tuning the stereoselectivity. *J Am Chem Soc*, 1986, 108: 2081.

[25] Rehmann JP, Barton JK. Proton NMR studies of tris phenanthroline metal complexes bound to oligonucleotides: structural characterizations via selective paramagnetic relaxation. *Biochemistry*, 1990, 29: 1701.

[26] Eriksson M, Leijion M, Norden B, *et al*. Minor groove binding of Ru (phen)$_3^{2+}$ to d (GCGATCGCG)$_2$ evidenced by two - dimensional nuclear magnetic resonance spectroscopy. *J Am Chem Soc*, 1992, 114: 4933.

[27] Satyanarayana S, Dabrowiak JC, Chaires JB. Neither Δ- nor Λ- tris (phenanthroline) ruthenium (Ⅲ) binds to DNA by classical intercalation. *Biochemistry*, 1992, 31: 9319.

[28] Satyanarayana S, Dabrowiak JC, Chaires JB. Tris (phenanthroline) ruthenium (Ⅱ) enantiomer interactions with DNA: Mode and specificity of binding. *Biochemistry*, 1993, 32 : 2573.

[29] Friedman AE, Chambron JC, Sauvage JP, *et al*. Molecular "light switch" for DNA: [Ru (bppy)$_2$ (dppz)]$^{2+}$. *J Am Chem Soc*, 1990, 112: 4960.

[30] Jenkins Y, Friedmann AE, Turro NJ, *et al*. Characterization of dipyridophenazine complexes of ruthenium (Ⅲ): The light switch effect as a function of nucleic acid sequence and conformation. *Biochemistry*, 1992, 31: 10809.

[31] Holmlin RZ, Stemp ED, Barton JK. [Ru (phen)$_2$ (dppz)]$^{2+}$ luminescence : Dependence on DNAsequences and groove - binding agents. *Inorg Chem*, 1998, 37: 29.

[32] Mai HY, Barton JK. Chiral probe for A - form helices of DNAand RNA : Tris (tetramethylphenathroline) ruthenium. *J Am Chem Soc*, 1986, 108: 7414.

[33] Pyle AM, Barton JK. Probing nucleic acids with transition metal complexes. *Prog Inorg Chem*, 1990, 38: 413.

[34] 甄启雄, 叶保辉, 刘劲刚, 等. 钌多吡啶配合物的合成及插入配体的位阻效应对键合 DNA 的影响. 高校学校化学学报, 1999, 201 (11): 1661.

[35] 吴建中, 王雷, 杨光, 等. 钌多吡啶配合物的合成及结合 DNA 的研究. 高校学校化学学报, 1996, 17 (7): 1010.

(何山杉　于德红)

凝胶阻滞实验研究小分子与DNA的结合对DNA与蛋白质结合的影响 15

第一节 概述

化疗药物已被广泛应用于各种恶性肿瘤的治疗,但这些药物杀死肿瘤的基本原理并不相同。临床化疗药物的作用机制总的来说可以分为三种。第一种,通过阻碍DNA和RNA组成成分的生成来抑制肿瘤细胞合成DNA和RNA,从而抑制肿瘤细胞的生长。其中包括抑制叶酸、碱基、核苷酸的合成,以及由此带来的对核糖核酸及脱氧核糖核酸合成的阻断。这样的药物有甲氨蝶呤、氟尿嘧啶、羟基脲等;第二种,直接破坏肿瘤细胞的DNA和RNA,扰乱DNA的复制、转录和RNA的翻译过程。通过这种机制作用的化疗药物有铂、柔红霉素、阿霉素等。第三种,通过抑制有丝分裂过程来阻碍肿瘤细胞的分裂,比如化疗药物长春新碱和紫杉醇。当然很多药物是几种机制并存的。譬如,对抗癌药物阿霉素20多年来的研究表明它可能通过多种途径达到抗肿瘤的效果。大量事实证明DNA仍是临床化疗药物的主要靶分子,表明药物分子与DNA的结合可以干扰DNA的复制、转录、翻译过程。很多调节蛋白和辅因子参与这一复杂的过程。由于在基因转录活化的细胞核基质中,$5'$-非翻译区处于解螺旋状态,那么药物分子便容易直接作用于DNA分子。这一点使得关于DNA结合蛋白识别药物修饰过的DNA序列的研究就更具意义。确定DNA结合蛋白识别药物修饰过的DNA同一序列的能力便成为一种研究药物-DNA相互作用的有力途径。而通过对药物分子的序列选择便可决定哪些DNA结合蛋白的作用将受到影响,从而预测哪些基因表达有可能受到干扰。

目前很多物理化学和分子生物学的方法被用来研究药物与DNA分子之间的可逆或不可逆的相互作用。凝胶阻滞实验方法已广泛应用于定量研究核酸与蛋白质的相互作用。由于药物分子可以通过改变DNA双螺旋的结构或者修饰DNA分子而调节DNA-蛋白质的相互作用,因此凝胶阻滞技术也适用于对药物修饰的DNA分子的研究。具体而言,药物分子可以导致DNA结合蛋白不能识别其原有结合位点,或者在某种情况下增强DNA结合蛋白与DNA分子结合位点的结合。凝胶阻滞实验方法的一大优点是其温和性。它的实验条件不需要进行变性、加热或者碱处理,从而可以保持药物与DNA相互作用的完整性。这一点对于半衰期短且不稳定的DNA结合物的研究尤为重要。

凝胶阻滞实验是以凝胶电泳实验方法为基础发展起来的,所以本章将重点介绍凝胶电泳和凝胶阻滞实验的基本原理及基本操作过程,并举例介绍如何应用凝胶阻滞实验方法来研究小分子与DNA结合物对DNA与蛋白质结合的影响。

第二节 凝胶电泳的基本原理

凝胶电泳是根据分子的物理特性，比如分子大小、形状或等电点，来分离分子的一种实验方法。在分离蛋白质或者小的核酸分子时（DNA、RNA或寡核甘酸），我们常使用不同浓度的丙烯酰胺（acrylamide）和交联剂（N，N'-亚甲基双丙烯酰胺，N，N'-methylene bis acrylamide，简写为Bis）配制成不同孔径的聚丙烯酰胺凝胶。此聚合反应可通过加入过硫酸铵来启动，加入N，N，N'，N'-四甲基乙二胺（TEMED）来加速反应进行。而在分离分子量较大的核酸分子时，我们较常使用琼脂糖。将所研究的分子加入凝胶中的载样孔内并接通电源加入电流，分子将以不同速率移动。若分子带负电，它将移向正极；反之，带正电的分子将移向负极。

具体而言，由于核酸分子的戊糖-磷酸骨架带负电，在电泳中，核酸分子由负极迁移至正极。双螺旋DNA分子片段通常以长链的形式泳动。所以，对于非环状的核酸分子，它们的迁移速率正比于其链的长度，即其分子大小。对于单螺旋核酸分子，它们趋向于折叠成复杂的三级结构。所以，电泳前需要使用过氧化钠（sodiumhydroxide）或甲酰胺（formamide）等试剂破坏其氢键，使其恢复链状结构。

对于分离蛋白质而言，最常用的是十二烷基硫酸钠聚丙烯酰胺凝胶电泳（SDS-PAGE）。十二烷基硫酸钠（sodium dodecyl sulfate，SDS）是一种阴离子去污剂。加入SDS可以使蛋白质变性，破坏其二级结构和非二硫键的三级结构。同时，SDS以一定比例与蛋白质分子结合成复合物，使蛋白质分子带负电。这种负电荷远超过了蛋白质分子原有的电荷差别，从而降低或消除了各种蛋白质分子天然电荷的差别。在多数情况下，1.4g SDS可结合1.0g蛋白质。这样对大多数蛋白质来说，其质量、电荷比是一定的，从而使得SDS-蛋白质复合物在电泳中的迁移速率只和蛋白质的分子质量成正比。另外，100℃加热和加入还原剂DTT或2-巯基乙醇可以还原二硫键，破坏蛋白质的三级和四级结构，使蛋白质以链状结构在凝胶中迁移。这种加入还原剂的SDS-PAGE被称为还原性SDS-PAGE，在实际应用中最为常用的。在有些情况下，蛋白质的天然结构对于进一步的研究很重要，我们需要使用非变性SDS-PAGE，既不加入还原剂，也不进行加热。聚丙烯酰胺凝胶电泳其缓冲系统有连续和不连续两种。其中不连续系统最为常用。在不连续缓冲系中，蛋白质样品在从小孔径的分离胶分离之前，先经过大孔径的浓缩胶（stacking gel）。由于蛋白质分子在浓缩胶中的泳动不受阻碍，这样样品可以浓缩至一条极窄的区带再进入分离胶分离，从而达到更好的分离效果。

对于凝胶电泳的显色，我们常使用溴化乙啶、金属银或考马斯亮蓝或者放射自显影方法显色。目前，凝胶电泳已被应用在分子生物学、遗传学和微生物学等领域。通过对电泳条带亮度的测量还可以对被研究的分子进行半定量分析。

第三节 凝胶阻滞实验的基本原理及操作

一、概述

凝胶阻滞实验(electrophoretic mobility shift assay，又称 gel shift assay 或者 gel retardation assay)是在凝胶电泳实验的基础上发展起来的，已广泛应用于定量研究核酸与蛋白质的相互作用。凝胶阻滞的实验基础为：假如所研究蛋白质能够与 DNA 特异结合，那么 DNA-蛋白质复合物在非变性的聚丙烯酰胺凝胶或琼脂糖凝胶电泳中的迁移速率将减慢，其形成的条带相对于对照样品孔中加入的游离 DNA 片段形成的条带将发生滞后迁移。这也是这项技术名称的由来。这项技术主要包括在线状双螺旋 DNA 分子中加入蛋白质，蛋白质-DNA 复合物与游离 DNA 在电泳中的分离，以及通过放射自显影方法或者溴化乙啶标记 DNA 分子的方法显示结果这样几步。凝胶阻滞实验的广泛应用不光源于其操作的简便性，更由于它的高度敏感性使实验过程中只需要极少量的反应物。同时，它还适用对几个蛋白质对一条 DNA 片段同时特异结合的研究。蛋白质-DNA 的相互作用对于反应缓冲液的各种成分尤其是离子浓度的浓度非常敏感。因此没有一种反应结合条件可以适用于各种反应底物。根据不同的 DNA 和蛋白质，应该对反应条件，如 pH、盐浓度、温度等进行优化。

二、凝胶阻滞实验的物理化学基础

(一)决定 DNA 分子在凝胶中迁移速率的因素

线状 DNA 分子在琼脂糖和聚丙烯酰胺凝胶电泳中移动的迁移速率的决定因素可以表示为方程：

$$\nu = \frac{h^2 \cdot Q \cdot E}{L^2 \cdot f}$$

ν 表示迁移速率，Q 表示有效电荷，E 表示电场，L 表示线性 DNA 分子链的绝对长度，f 表示摩擦系数，h 表示 DNA 分子的从一端到另一端平行于电场方向的直线距离(图 15-1)。

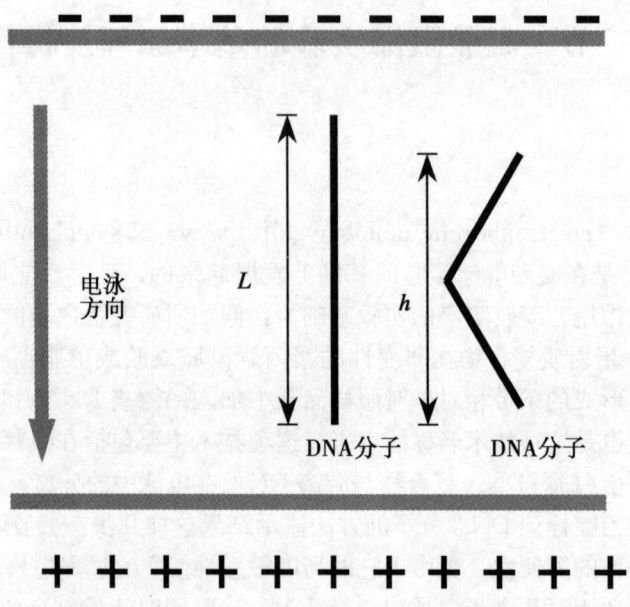

图 15-1 DNA 分子绝对长度 L 和对端距离 h 示意图

如果 DNA 分子在凝胶中保持直线形状，则 h 和 L 相等。但是，线状 DNA 分子在凝胶电泳时常常并非以直线移动，发生弯曲现象，从而缩短了以上方程中的端端距离 h，使其电泳速率大大减慢。那么，是什么原因导致了 DNA 分子在凝胶电泳中的非正常性弯曲呢？研究表明，连续的腺嘌呤碱基（A_n）可以在双螺旋 DNA 分子的长轴上产生小的弯曲。如果连续的腺嘌呤碱基链（A_n）重复出现多次，并且每一次 A_n 出现的周期与 DNA 分子螺旋的周期相同或成整数倍，那么，A_n 所产生的多个小的弯曲即可以加和形成大的分子弯曲。譬如，连续的 5 个腺嘌呤碱基重复出现，若它们相隔 5 个其他的碱基【表示为（A_5N_5）$_n$】，那么 A_5 的周期为 10bp。我们知道 DNA 分子每一螺旋为 10.3bp，这样，每一个 A_5 链导致的弯曲方向一致即可以加和起来形成大的 DNA 分子变形。实验也证明，在聚丙烯酰胺凝胶电泳操作中，（A_5N_5）$_n$ 的出现导致了 DNA 分子电泳速率的大幅度减慢。而相对而言，若 DNA 分子中含有（A_5N_6）$_n$，它引起的电泳速率减慢则幅度较小，而（A_5N_4）$_n$ 和（A_5N_7）$_n$ 则更小。若是 A_5 出现的周期为 DNA 分子螺旋周期的一半，它形成的弯曲则会因方向相反而相互抵消。比如，含有（A_5N_{10}）$_n$ 的 DNA 分子，其在聚丙烯酰胺凝胶中的电泳速率接近正常线性 DNA 分子（图 15-2）。

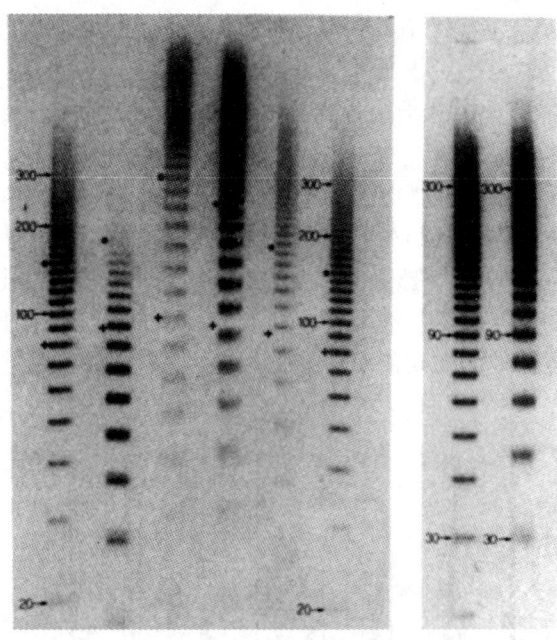

图 15-2 多聚体 $(A_5N_k)_n$ ($k=4, 5, 6, 7, 10$) 在 8% 的非变性聚丙烯酰胺凝胶电泳中的放射自显影结果。+，表示序列长度为 80bp 的 DNA 多聚体；*，表示序列长度为 150bp 的 DNA 多聚体。电泳结果显示：相比较于线性无弯曲现象的标尺 DNA 分子，(A_5N_5) 和 (A_5N_6) 电泳迁移率减慢幅度最大。而相对而言，(A_5N_4) 和 (A_5N_7) 迁移率减缓幅度较小。(A_5N_{10}) 的电泳迁移率接近正常线性的标尺 DNA 分子。

腺嘌呤碱基链 (A_n) 导致的 DNA 分子弯曲的幅度也决定于每一个 A_n 链中腺嘌呤的个数，A 个数的不同而也导致了 DNA 分子的不同的电泳速率。据计算，每一个腺嘌呤可以产生大约 20°角的弯曲。实验证明，在聚丙烯酰胺凝胶电泳中，从 A_3 到 A_6，由于分子弯曲度从 60°增加到 120°，DNA 分子的电泳速率逐渐减慢。但是，实验发现 A_7，A_8 的电泳速率反而较 A_6 加快。其原因主要是由于此时 DNA 分子在凝胶中自动转动使其泳动的长轴发生改变。此时，DNA 分子在凝胶中由虫样爬行（reptation）转变为胶内渗透（gel filtration）性移动，从而迁移率反而增加（图 15-3）。

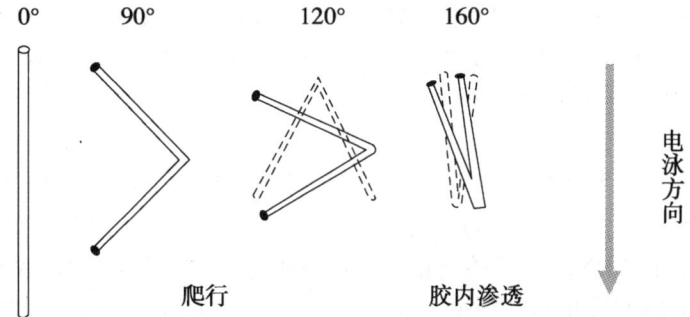

图 15-3 当 DNA 分子弯曲角度不断增加至大于 120°时，DNA 分子在凝胶中移动的长轴方向会发生改变，从而由爬行转为渗透的示意图。

另外，腺嘌呤碱基链（A_n）在 DNA 分子中出现的位置或者说是 A_n 导致的分子弯曲在 DNA 分子中的位置也决定了 DNA 分子的电泳速率。弯曲的位置越靠近 DNA 分子的中心，则其导致的电泳中分子的对端距离 h 就越短，从而分子电泳速率就越慢（参照图 15-4）。

当然，除了这里重点讨论的 DNA 分子弯曲及相应的端端距离 h 改变，若改变上述方程中的其他参数也可以导致 DNA 分子的电泳速率的变化。比如，通过增加凝胶的浓度而减少胶孔大小，从而增加摩擦系数 f，或者通过加入 Mg^{2+} 和其他二价阳离子，都可以较低 DNA 分子的电泳速率。许多蛋白质与 DNA 的结合即是通过同样的原理而改变 DNA 分子在凝胶电泳中的泳动速率。

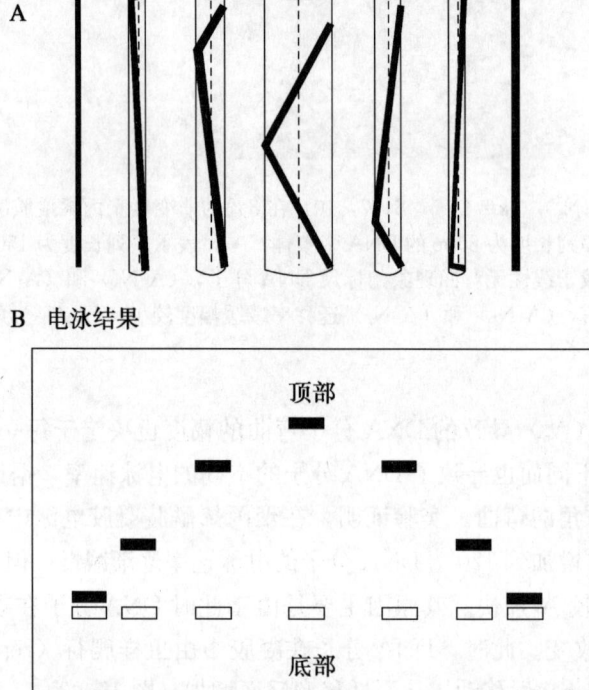

图 15-4 DNA 分子弯曲发生的位置对电泳结果的影响。A. 固定的弯曲角度由于发生在 DNA 分子长链上不同的位置导致了不同的对端距离 h。B. DNA 分子的电泳结果。结果表明弯曲越靠近 DNA 分子中心，其对端距离 h 越小，而电泳迁移率约低。

（二）蛋白质与 DNA 分子的结合改变 DNA 分子电泳速率的原理

蛋白质-DNA 分子复合物相对于游离 DNA 分子的电泳速率的改变主要取决于以下三个因素：蛋白质和 DNA 分子的质量比，蛋白质与 DNA 结合对 DNA 分子带电荷的改变，结合对 DNA 分子的构象改变（如 DNA 分子发生弯曲）。下面，我们将分别详细介绍这三点。

1. 蛋白质及 DNA 分子的质量的影响　在凝胶阻滞实验中，一般来说，所研究的

DNA 分子的大小为 60~500bp，质量为 40~330k，而 DNA 结合蛋白的质量范围为 10~100k。所以，二者的质量是在同一量级。蛋白质与 DNA 分子的结合对 DNA 分子质量的增加本身就会降低它的电泳速率。在没有蛋白质结合所导致的 DNA 分子弯曲现象发生，并且没有 DNA 分子电荷大的改变时，蛋白质-DNA 复合物的电泳滞后程度是与结合的蛋白质的质量成正比的。比如，在研究 Lac 抑制因子（repressor）对含有其操纵子（operator）的 DNA 序列的结合时，随着 Lac 抑制因子四聚体每一个单元的逐一加入，蛋白质-DNA 复合物的电泳滞后程度成比例增加（图 15-5）。在这种情况下，Lac 抑制因子并没有引起明显的 DNA 分子的构象改变。但是，随着含有操纵子的 DNA 分子长度的增加，蛋白质结合对其电泳阻滞的程度则不断减小。可见，决定凝胶阻滞实验分辨率的是蛋白质-DNA 分子的质量比而并非蛋白质或 DNA 分子的绝对质量。

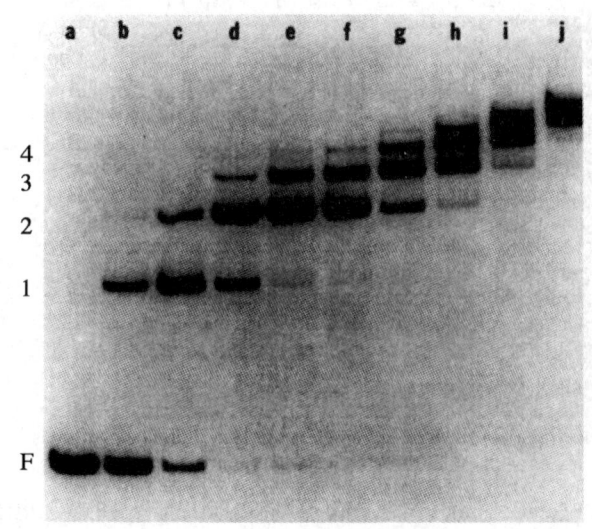

图 15-5 203bp 的含有 L8-UV5 乳糖启动子（promotor）与操纵子（operator）的 DNA 分子片段与 Lac 抑制因子（repressor）的相互作用对 DNA 分子电泳结果的影响。DNA 分子片段的浓度为 18.5nmol/L。Lac 抑制因子的浓度由 a 至 j 分别为：0、12.4、24.8、37.0、49.4、61.6、74.0、98.8、123.4 和 148.0nmol/L。图中 1、2、3、4，分别表示了复合体中 Lac 抑制因子与 DNA 分子片段的个数的比例。电泳结果表明，随着 Lac 抑制因子在复合体中的由一个单元增加至四个单元，复合体的电泳速率也成比例的减慢。F，表示游离 DNA 分子[17]。

2. 电荷的影响 对于蛋白质所带电荷是如何影响蛋白质-DNA 复合物的电泳速率这一问题，我们可以举一例说明。Trp 抑制因子属于酸性蛋白质，在一定的 pH 范围内它都可以有效地与含有其操纵子的 DNA 序列结合。但是，凝胶阻滞效应却只发生在较低的 pH 值的情况下。原因很简单，如果反应的 pH 值高于 Trp 抑制子的等电点（pI≈6），那么，Trp 抑制子的负电荷便会加速蛋白质-DNA 复合体在电泳中的迁移速率，从而抵消了由于分子质量的增加带来的电泳滞后。

3. 构象的影响 许多蛋白质在与其识别位点相结合后都会导致 DNA 分子的弯曲或折叠，即构象改变。DNA 分子的弯曲改变使蛋白质- DNA 复合体的电泳速率较直线的复合体进一步下降。前面已经介绍，这种 DNA 分子弯曲变形对于它电泳速率的影响主要取决于弯曲的角度以及弯曲相对于 DNA 分子两端的位置。有趣的是，有时，蛋白质与 DNA 分子的结合导致的 DNA 分子结构的改变也会加速 DNA 分子在凝胶的迁移速率。原因是蛋白质的结合使得 DNA 分子结构发生压缩改变。这种情况较常发生在超螺旋 DNA 分子与蛋白质的结合上。譬如，DNA 结合蛋白 HMf 在与 2kb 以上的线性双螺旋 DNA 分子特异结合后就有此效应（图 15-6）。所以，DNA 分子构象的改变在凝胶阻滞实验中分辨蛋白质- DNA 复合体与游离的 DNA 分子是极其重要的。

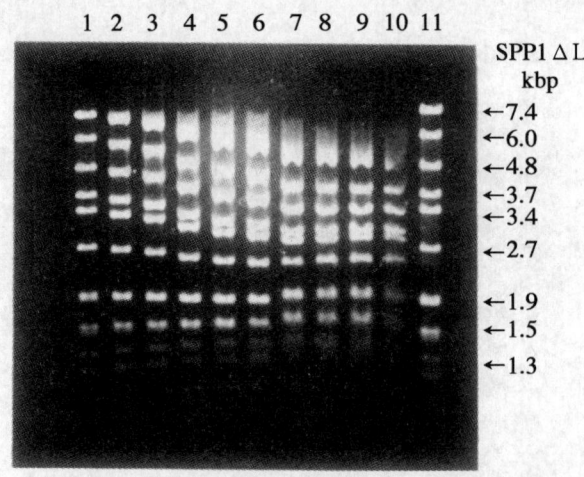

图 15-6 噬菌体 SPP1△L DNA 分子结合于不同数量的 HMf 蛋白后的凝胶电泳分离结果（8% 的琼脂糖电泳）。从泳道 2 至 10 HMf 与 DNA 分子的质量比分别是 1∶8，1∶4，1∶2，3∶4，1∶1，5∶4，3∶2，7∶4，5∶2。泳道 1 和 11，以不含有蛋白的 DNA 分子的 EcoR1 消化产物作为标尺[19]。

结果表明随着 DNA 分子结合的 HMf 蛋白的数量的增加，DNA -蛋白质复合体在电泳中的迁移率反而增加。

（三）影响蛋白质- DNA 结合物稳定性的几个因素

1. 特异性结合与非特异性结合 绝大多数 DNA 结合蛋白除了具备序列特异性结合活性以外，还具备与非特异序列结合的性质。非特异结合位点可以存在于特异结合位点（即靶点）同一 DNA 片段，或存在于与靶点不同的 DNA 片段。如果所研究的蛋白质具有较低的序列结合特异性或者蛋白质的数量超过 DNA 的数量，那么非特异结合的情况就更易发生。这种非特异的结合会严重影响对于序列特异的 DNA -蛋白质结合的检测。解决这一困难的最佳方法就是加入竞争性非特异性 DNA 片段以提供非特异结合的位点，或者是使用含有除靶点外尽量少的 DNA 位点的短探针。

2. 盐浓度 带负电的 DNA 磷酸基团与带正电荷的蛋白质的静电作用对于 DNA 与

蛋白质结合的稳定性甚至是特异性有很重要的意义。DNA与蛋白质结合时，蛋白质会交换掉溶液中与DNA紧密接触的一些阳离子。DNA与蛋白质结合时发生的离子交换使得它们结合的稳定性很大程度上取决于盐浓度。在多数情况下，DNA-蛋白质的非特异结合比特异结合对盐浓度更敏感。这主要是因为DNA-蛋白质的特异性结合除了依赖于静电作用，还有其他作用力的参与。因此，尽可能提高盐浓度可以有效减少非特异性DNA-蛋白质结合。在某些系统中，以谷氨酸取代氯离子作为溶液中主要的阴离子可以有效地增加DNA-蛋白质结合的稳定性，但这种"谷氨酸效应"既可以提高特异性结合又可以提高非特异结合，只是程度不同，所以使用时要谨慎。至于这一现象的普遍性还不是十分清楚。

3. 水合效应 对一些系统的研究表明，DNA结合溶液中水分子的活性同样能影响到DNA与蛋白质的结合程度。譬如加入一定浓度的小分子的中性渗透剂（osmolyte）以增加渗透压可以大幅度的增加一些系统的蛋白质-DNA特异性结合的稳定性。水合效应的原理是增加渗透剂的浓度减少了水的活性，从而使DNA-蛋白质作用表面的水分子倾向于大分子结合。在被研究的大多数系统中，渗透压可增加特异性结合。所以，渗透压可以作为一个有效的工具来加强DNA-蛋白质特异性结合。

4. 大分子群集现象 研究发现即使只存在低浓度到中等浓度的中性聚合体（polymer）也可在很大程度上加强蛋白质对DNA的结合。这一效应被称为大分子群集。这一现象最早由Allen Minton和Steven Zimmerman发现。它不只是一种物理化学现象，更是实际生物体内蛋白和核酸分子高浓度现象的体现。含有高浓度中性大分子的溶液较单纯的盐溶液更能准确代表真正的细胞内环境。这些高浓度大分子对于大分子相互结合产生了巨大影响。

三、凝胶阻滞主要实验过程及应注意的问题

一般来说，在与所研究的DNA分子大小相匹配的情况下，凝胶分子平均孔径越小则凝胶阻滞实验的分辨率越高。所以，凝胶阻滞实验一般使用聚丙烯酰胺凝胶。4%～10%的聚丙烯酰胺凝胶的平均孔径是5～20nm，这样孔径的凝胶分子会对大小相当的蛋白质-DNA分子复合物的电泳移动产生有效的摩擦力，比如，三维直径分别是3.5、3、13nm的Lac抑制子四聚体与其操纵子的复合体。在实际操作中，凝胶分子的浓度多数取决于DNA分子片段的大小。比如，大约200bp的DNA分子，胶浓度为5%～7.5%，而交联剂的浓度为2%～3.3%。在研究短的寡核苷酸和小RNA时，可以将胶浓度升到10%～20%，而使用同样的交联剂的浓度。相比之下，琼脂糖胶的平均孔径要大的多，一般在70～700nm。所以，琼脂糖胶在凝胶阻滞实验中的分辨率较低。它一般被用来研究超大分子量的蛋白质-DNA复合体（DNA＞1kb）或者研究蛋白质-RNA复合体。另外，蛋白质-DNA复合体在聚丙烯酰胺凝胶中稳定性要比在琼脂糖胶中的稳定性高。

对于蛋白质-DNA复合体的电泳缓冲溶液，我们一般使用适用于天然非变性DNA分子的电泳缓冲溶液，如0.25～1×TBE缓冲溶液（1×TBE＝89mmol/L Tris，89mmol/L 硼酸，2.5mmol/L Na_2EDTA）。

在进行凝胶阻滞实验时，电泳的目的是分离反应物与产物。然而，这一过程使DNA-蛋白质系统远离平衡状态，从而使结合反应向解离的方向发展。为增加凝胶阻滞实验的敏感性，我们需要尽量缩短这一非平衡状态解离过程的时间。一般来说，这一非平衡过程分为两个阶段：（1）自由电泳阶段，也就是药品从溶液中电泳移动至胶中，这一过程又被称为凝胶阻滞技术的"死亡时间"；（2）电泳阶段，也就是产物与反应物分离的阶段。电泳死亡时间主要取决于加样时的电泳电压，而不是DNA分子的大小。所以，在电泳开始时使用高电压可以缩短死亡时间。同时，可尽量减少样品体积使加入胶内的样品带尽可能的窄，这样也会缩短自由电泳的时间。由于凝胶阻滞实验的机制在于蛋白质与DNA以天然状态的结合体形式在电泳中移动，所以电泳中避免胶内过热就称为一个非常重要的问题。否则，胶内温度增加会使DNA、蛋白质或二者都发生变性。

DNA与蛋白质的反应要尽可能在高盐浓度下进行，这样有利于抑制DNA与蛋白质的非特异结合。在使用未标记的DNA作为非特异结合竞争剂时，最好使用一段简易的序列或一段合成的多核苷酸，而不用使用随机序列，因为随机序列可能含有所研究蛋白质的特异结合序列。由于加入的竞争抑制性DNA的量远大于所研究的DNA片段的量，这样抑制剂也可能会影响到蛋白质与DNA的特异结合。另外，竞争剂DNA的构象要与靶序列相同，一般情况下多为双螺旋B-形DNA。所以，poly d(I-C)·d(I-C)是最常用的非特异DNA竞争剂。

在DNA与蛋白质的结合反应中，非常重要的另一点是保证DNA片段或寡核苷酸片段的纯度。在实验中不能检测到特异性复合体的原因往往由于污染物的存在。污染物可以是与蛋白质竞争靶DNA的物质，比如在PCR扩增反应中使用的聚合酶。污染物还可以是与蛋白质结合而抑制其与DNA的结合的物质，比如在某些琼脂糖中存在的多硫化物。所以，DNA片段要经过酚-氯仿提纯，再经乙醇沉积，或者经商业DNA纯化试剂盒处理才能使用。对于所加的非特异竞争性多核苷酸片段，也要注意这一点。

对凝胶分离后蛋白质-DNA复合体的观察显色，一般可用荧光染剂（如溴化乙啶）使DNA着色，再使用紫外光观测。也可以使用放射自显影的方法检测DNA，这种方法的分辨率很高，其中二维β粒子检测仪或磷酸荧光显影板都被非常广泛的使用。无论使用那一种方法，都应在DNA-蛋白质复合物条带的旁边加入特异DNA靶序列作为曝光对照。在对于DNA结合蛋白的检测和鉴定中，也可以加入识别特异蛋白质的抗体，再采用Western blot方法观测，这也就是我们常说的"超移（super shift）"方法，即抗体的结合使DNA-蛋白质复合物进一步在电泳中发生滞后移动。

凝胶阻滞方法的一大优点是它可以同时研究结合于同一段DNA序列的多个蛋白质，或是可以结合在多段不同DNA序列的一种蛋白。由于生物体在DNA复制、转录和修复过程中，多个调节蛋白是作为一个复合体通过加和效应共同作用以调控这些过程，这样凝胶阻滞方法就具备很高的实用性。另外，凝胶阻滞方法还可以提供DNA和蛋白质的构象信息，同时，它也被应用于序列特异的DNA结合蛋白的纯化。

第四节 应用实例

下面我们以两个实例阐述凝胶阻滞系统的具体操作方法。例一，以一种识别八聚核甘酸序列 ATGCAAAT 的八聚体结合蛋白为例；例二，以结合于 70bp 的 lac UV5 启动子序列的大肠杆菌 RNA 聚合酶为例[8]。图八中介绍了药物分子阿霉素-DNA 结合物抑制了大肠杆菌 RNA 聚合酶对于 lac 启动子序列的结合。这些例子只代表了用凝胶阻滞方法研究 DNA-蛋白质相互作用的模型。至于对任何一种药物的全面研究，我们有必要通过检测它对一系列的转录激活因子的作用，从而确定哪些 DNA 序列和转录激活因子最易受到这种药物的影响。

一、实验原料

（一）反应原料及试剂盒

1. 磷酸盐缓冲盐水（PBS）。
2. A2058 细胞（每 10 毫升盐水中含有 10^7 个细胞）。
3. Bradford 蛋白试剂盒（Bio-rad）。
4. 10% 乙基苯基聚乙二醇（Nonidet P-40）。配制后，用 $0.22\mu m$ 滤纸过滤，以减少二价金属离子、有机物或细菌的污染。
5. 含有八聚体共同序列的质粒 pUC119 H2B（H2B 启动子序列片段接合于 pUC119）。
6. 含有 lac UV5 启动子的质粒 pCC1。
7. 琼脂糖（不含 DNA 酶和 RNA 酶）。
8. EcoRⅠ，HindⅢ和 PvuⅡ限制性内切酶。
9. DNA 洗脱设备（Biotrap）。
10. 饱和溶于 0.5mol/L Tris 缓冲液的酚试剂，pH 8.0。
11. 3mol/L 醋酸钠。
12. 糖原。
13. 30% 丙烯酰胺和双丙烯酰胺。
14. TEMED。
15. 过硫酸铵。
16. 大肠杆菌 RNA 聚合酶（$7U/\mu l$），不含核酸酶。
17. 2mg/ml 肝素，保存于 $-20°C$。
18. $[\alpha-^{32}P]$ dATP（3000Ci/mmol）。
19. Klenow 片段，$5U/\mu l$。
20. 三磷酸脱氧核糖核酸混合物：7mmol/L dATP、dCTP、dGTP、dTTP。各种核酸单独保存，储备液为 100mmol/L。
21. 牛血清蛋白（BSA），3mg/ml。

22. 乙酰化 BSA，10mg/ml。

23. DTT。DTT 具有不稳定性，配制为 200mmol/L 溶液，分装为 1ml 每小瓶，保存于 -20℃。

24. Nensorb-20 核酸纯化盒。

25. Poly（dI-dC）·Poly（dI-dC），重新悬浮于 TE 缓冲液，最终 DNA 浓度为 1μg/μl。

26. 开环线状质粒。

27. 5×Tris-甘氨酸缓冲液：125mmol/L Tris-HCl，pH 8.3，1.25mol/L 甘氨酸。

28. 甘油。

29. 凝胶载样混合液：50%甘油，20mmol/L DTT。当日准备。

30. 7%乙酸，用于固定胶。

（二）反应缓冲液及配制方法

31. 缓冲液 A：10mmol/L HEPES，pH 7.9，10mmol/L KCl，0.1mmol/L EDTA，0.1mmol/L EGTA，0.5mmol/L PMSF，1mmol/L DTT，1μg/ml 抑肽酶（aprotinin），0.5μg/ml 亮肽素（leupeptin），0.7μg/ml 胃酶抑素 A（pepstatin A），40μg/ml bestatin。

32. 缓冲液 B：20mmol/L HEPES，pH 7.9，0.4mol/L NaCl，1mmol/L EDTA，1mmol/L EGTA，1mmol/L PMSF，1mmol/L DTT，1μg/ml 抑肽酶，0.5μg/ml 亮肽素，0.7μg/ml 胃酶抑素 A，40μg/ml bestatin。

33. 1×TBE 缓冲液（Tris-硼酸盐-EDTA）：89mmol/L Tris，89mmol/L 硼酸，2mmol/L EDTA，pH 7.5。保存于室温，可以配制 10×缓冲液保存。

34. TE 缓冲液：10mmol/L Tris-HCl，pH 8.0，1mmol/L EDTA。

35. 2×转录缓冲液：80mmol/L Tris-HCl，pH 8.0，200mmol/L KCl，6mmol/L $MgCl_2$，0.2mmol/L EDTA。保存于 4℃。

36. 10×八聚体（Octomer）结合缓冲液：100mmol/L HEPES（pH7.9），625mmol/L KCl，40mmol/L $MgCl_2$，1mmol/L EDTA，2.5mmol/L DTT，1mg/ml 乙酰化 BSA。将 10×结合缓冲液分装于 100μl 每小瓶，保存于 -20℃。

二、实验方法

例一：八聚体结合蛋白

A. 核酸提取物的准备

1. 将 $1×10^7$ 的 A2058 细胞在 2000g 下离心 5min。

2. 将细胞重新悬浮于 10ml PBS 中，再转移至 10 个 Eppendorf 管中，每管 1ml，即 10^6 个细胞/管。

3. 15 000g 离心 20s。

4. 除去上清，将沉淀重新悬浮于 400μl 的冰 A 缓冲液中。

5. 将细胞放于冰上冷却 5min。
6. 加入 25μl 10%的乙基苯基聚乙二醇（Nonidet P-40），振荡 10s。
7. 在 15 000g 下离心 30s，以沉淀细胞核。
8. 再悬浮于 50μl 的冰 B 缓冲液中。
9. 置于冰上，并放在旋转台上旋转 15min。
10. 在 4℃ 15 000g 离心 5min。
11. 使用 Bradford 蛋白试剂盒测量所得蛋白量。应该得到约 2~4μg/L 蛋白。
12. 将上清分装，每管 20μl，冷冻于-70℃。冷冻的蛋白最好只在使用前解冻一次。

B. 八聚体探针的纯化

1. 用 300U 的 EcoR I 和 300U 的 Hind III 于 37℃消化大概 250μg 的 pUC 119H2B 盒 2h。
2. 用 2%的琼脂糖电泳（10V/cm，1.5h）分离消化后的 DNA 片段。
3. 切下含有 100bp 的琼脂糖胶。
4. 于 120V 的条件下，使用 Biotrap 洗脱仪器电洗脱 DNA 3h。
5. 收集 DNA，先后加入等体积的苯酚和氯仿以提取 DNA。
6. 使用乙醇沉淀 DNA：加入 0.1 体积的 3mol/L 的乙酸钠、2 体积的乙醇和 1μl 的糖原。在这里，糖原作为无活性的 DNA 携带物，使得很少量的 DNA 也可形成易被看见的沉淀物。
7. 将 DNA 重悬浮于 150μl 的 TE 溶液中。使用分光光度法测量 DNA 浓度，大约在 50ng/μl。

C. 八聚体探针的标记

1. 取出 10μl 的 100bp 的 DNA 片段用于标记。加入终浓度为 1mg/ml 的乙酰化 BSA，10mmol/L 的 DTT，100μCi [α-^{32}P] d ATP，1× 的 Klenow 缓冲液，和 1μl 的 Klenow 片段。总反应体积为 30μl。
2. 室温放置 20min。
3. 加入 4 种三磷酸脱氧核糖核酸混合物，每种终浓度为 2mmol/L。室温放置 20min。
4. 使用 Nensorb20 盒纯化标记的 DNA。
5. 真空干燥 DNA。
6. 将 DNA 重悬浮于 20μl 的 TE 溶液中。

D. 八聚体结合实验

1. 加入以下试剂并混匀：1μl 10×八聚体结合缓冲液，2μl 50%甘油，3μl Poly (dI-dC)·Poly (dI-dC)，和 2μl MilliQ 水。
2. 在每只反应管内加入 8μl 的八聚体结合缓冲液。
3. 加入 2μl 细胞核提取液（2~4μg 蛋白/μl），室温放置 15min。
4. 加入 5μl 的标记过并与药物反应过的八聚体探针，室温放置 15min。
5. 加入 4μl 的新鲜配制的凝胶载样混合液。

E. 电泳分离结合物
1. 使用 Tris-甘油缓冲液准备 6% 的非变性聚丙烯酰胺胶。
2. 使用凝胶载样混合液冲洗载样小孔，预电泳 30min。
3. 每小孔加样 $10\mu l$，于 10V/cm 的条件下跑电泳 3.5h。
4. 使用 7% 的乙酸固定胶。
5. 使用胶干燥器干燥。
6. 放射自显影（过夜）。

F. DNA-蛋白质结合物的定量：放射自显影
1. 将干燥过的胶放于 Kodak XAR5 X-射线胶片上室温过夜。
2. 使用浓度计（densitometer）扫描 X 射线照片。
3. 测量出每一条带的放射性，并相加得出放射性探针的总放射性。从而可以计算出滞后的 DNA-蛋白质结合的条带的放射性占总探针放射性的百分比。

例二：RNA 聚合酶与 lac UV5 启动子结合

A. 188bp 启动子 DNA 的分离和标记
1. 使用 EcoRI（10U）和 PvuⅡ（10U）37℃消化 $10\mu g$ pCC1 质粒 DNA 2h。
2. 1% 琼脂糖电泳分离 188bp DNA 片段，条件为 10V/cm，1h。
3. 使用上述同样方法分离和纯化 188bp DNA 片段。

B. RNA 聚合酶-启动子结合物的形成
1. 将与药物反应过的 DNA 溶于 1×转录缓冲液。配置新鲜的转录混合液：15mmol/L DTT，$240\mu g/ml$ BSA，615nmol/L RNA 聚合酶，溶于 1×转录缓冲液。每 $5\mu l$ DNA 加入 $8\mu l$ 转录混合液。
2. 37℃孵育 15min。
3. 加入 $5\mu l$ 肝素，37℃孵育 5min。
4. 加入 $6\mu l$ 载样缓冲液。

C. DNA-蛋白质结合物的分离
1. 以 5% 的非变性聚丙烯酰胺胶电泳分离 DNA-蛋白质复合物。
2. 使用凝胶载样混合液冲洗载样小孔，预电泳 30min。
3. 每小孔加样 $15\mu l$，于 10 V/cm 的条件下电泳 3.5h。
4. 使用 7% 的乙酸固定胶。
5. 使用胶干燥器干燥。

D. DNA-蛋白质结合物的定量：放射自显影
1. 将干燥过的胶放于 Kodak XAR5 X-射线胶片上室温过夜。
2. 使用浓度计（densitometer）扫描 X 射线照片。
3. 测量出每一条带的放射性，并相加得出放射性探针的总放射性。从而可以计算出滞后的 DNA-蛋白质结合的条带的放射性占总探针放射性的百分比。

图 15-7 显示了在凝胶阻滞实验（以电泳分离 DNA 片段，放射自显影）中，阿霉素与 DNA 的结合抑制了 RNA 聚合酶与 lac UV5 启动子的结合，其抑制作用具有时间和浓度依赖性。阿霉素浓度增加，RNA 聚合酶与 DNA 结合率减少。阿霉素与 DNA 反

应时间增加，RNA 聚合酶与 DNA 结合率减少。证明阿霉素对 RNA 聚合酶与 DNA 的结合有明显的抑制作用。

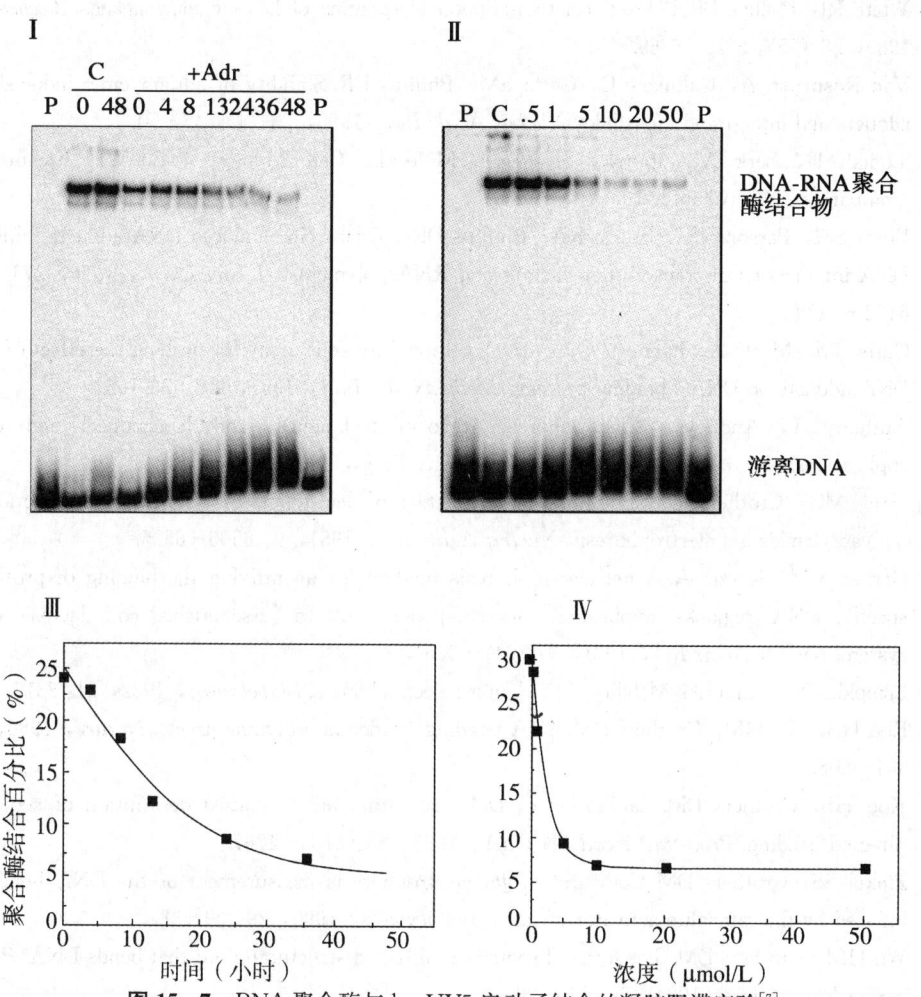

图 15-7　RNA 聚合酶与 lac UV5 启动子结合的凝胶阻滞实验[7]

Ⅰ. 在加入 RNA 聚合酶前，188bp 的 DNA 片段与 5μmol/L 阿霉素于 37℃反应 0~48h。C 代表空白对照；Adr 代表加入阿霉素；P 代表只加入 RNA 聚合酶。

Ⅱ. 188bp 的 DNA 片段与 0.5~50μmol/L 的阿霉素反应 24h。C 代表空白对照；Adr 代表加入阿霉素；P 代表只加入 RNA 聚合酶。

Ⅲ. 随阿霉素浓度增加，RNA 聚合酶与 DNA 结合率的减少的曲线。

Ⅳ. 随阿霉素与 DNA 反应时间的增加，RNA 聚合酶与 DNA 结合率减少的曲线。

参考文献

[1] Cutts SM, Phillips DR. Use of oligonucleotides to define the site of interstrand cross-links induced by Adriamycin. *Nucleic Acids Res*, 1995, 23 (13): 2450-2456.

[2] Broggini M, D'Incalci M. Modulation of transcription factor——DNA interactions by anticancer drugs. *Anticancer Drug Des*, 1994, 9 (4): 373-387.

[3] Phillips DR, Cullinane CM, Crothers DM. An in vitro transcription assay for probing drug-DNA interactions at individual drug sites. *Molecular Biotechnology*, 1998, 10: 63-75.

[4] White RJ, Phillips DR. Bidirectional transcription footprinting of DNA binding ligands. *Biochemistry*, 1989, 28 (15): 6259-6269.

[5] Van Rosmalen A, Cullinane C, Cutts SM, Phillips DR. Stability of adriamycin-induced DNA adducts and interstrand crosslinks. *Nucleic Acids Res*, 1995, 23 (1): 42-50.

[6] Lodish H, Berk A, Zipursky SL, *et al*. Molecular Cell Biology, 4 Ed. WH Freeman and Company, 2001: Chapter 10.

[7] Cutts SM, Parsons PG, Sturm RA, Phillips DR. Adriamycin-induced DNA adducts inhibit the DNA interactions of transcription factors and RNA polymerase. *J Biol Chem*, 1996, 271 (10): 5422-5429.

[8] Cutts SM, Masta A, Panousis C, *et al*. A gel mobility shift assay for probing the effect of drug-DNA adducts on DNA-binding proteins. *Methods Mol Biol*, 1997, 90: 95-106.

[9] Anthony T, Andrews: Electrophoresis theory, techniques, and biochemical and clinical applications. 2 Ed. New York: Oxford University Press, 1986.

[10] Frid MG, Crothers DM. Equilibria and kinetics of lac repressor-operator interactions by polyacrylamide gel electrophoresis. *Nucleic Acids Res*, 1981, 9: 6505-6525.

[11] Garner MM, Revzin A. A gel electrophoresis method for quantifying the binding of proteins to specific DNA regions: applications to components of the Escherichia coli lactose operon system. *Nucleic Acids Res*, 1981, 9: 3047-3060.

[12] Lumpkin OJ, Zimm BH. Mobility of DNA in gel electrophoresis. *Biopolymers*, 1982, 21: 2315-2316.

[13] Koo HS, Wu HM, Crothers DM. DNA bending at adenine-thymine tracts. *Nature*, 1986, 320: 501-506.

[14] Koo HS, Crothers DM. Calibration of DNA curvature and a unified description of sequence-directed bending. *Proc Natl Acad Sci USA*, 1988, 85: 1763-1767.

[15] Zinkel SS, Crothers DM. Comparative gel electrophoresis measurement of the DNA bend angle induced by the catabolite activator protein. *Biopolymers*, 1990, 29: 29-38.

[16] Wu HM, Crothers DM. The locus of sequence-directed structural motif that bends DNA. *Proteins Struct Funct Genet*, 1984, 5: 281-288.

[17] Fried MG. Measurement of protein-DNA interaction parameters by electrophoresis mobility shift assay. *Electrophoresis*, 1989, 10: 366-376.

[18] Carey J. Gel retardation at low pH resolves trp repressor-DNA complexes for quantitative study. *Proc Natl Acad Sci USA*, 1988, 85: 975-979.

[19] Sandman K, Krzycki JA, Dobrinski B, Lurz R, Reeve JN. HMf, a DNA-binding protein isolated from the hyperthermophilic archaeon Methanothermus fervidus, is most closely related to histones. *Proc Natl Acad Sci USA*, 1990, 87: 5788-5791.

[20] Leirmo S, Harrison C, Cayley DS, Burgess RR, Record MT. Replacement of potassium chloride by potassium glutamate dramatically enhances protein-DNA interactions in vitro. *Biochemistry*, 1987, 26: 2095-2101.

[21] Garner MM, Rau DC. Water release associated with specific binding of gal repressor. *EMBO J*, 1995, 14: 1257-1263.

[22] Zimmerman SB, Minton A. Macromolecular crowding: biochemical, biophysical, and physiological consequences. *Annu Rev Biophys Biomol Struct*, 1993, 22: 27-65.

[23] Fried MG. Measurement of protein-DNA interaction parameters by electrophoresis mobility shift assay. *Electrophoresis*, 1989, 10: 366-367.

[24] Singh H, Sen R, Baltimore D, Sharp PA. A nuclear factor that binds to a conserved sequence motif in transcriptional control elements of immunoglobin genes. *Nature*, 1986, 319: 154-156.

[25] Kristie TM, Roizman B. α4, the major regulatory protein of herpes simplex virus type I, is stably and specifically associated with promoter-regulatory domains of α genes and of selected other viral genes. *Proc Natl Acad Sci USA*, 1986, 83: 3218-3222.

(邓 波)

表面等离子共振技术   16

    研究药物与核酸的相互作用有许多种方法，目前被广泛使用的主要包括：光谱测量法（spectrophotometry）、DNA印迹（DNA footprinting）、平衡透析（equilibrium dialysis）、凝胶过滤（gel retardation study）、荧光淬灭（fluorescence quenching）、热变性（thermal denaturation）和超速离心法（ultracentrifugation）等。要使用这些方法检测药物与核酸分子间的相互作用，通常必须满足下列条件之一：一是有合适的标记物；二是待测分子本身能发光或显色；三是药物与核酸分子结合后能够引起核酸的某些物理特性发生变化。比如说，光谱测量法需要待测药物对核酸的紫外-可见吸收性质有影响作用，平衡透析法需要加入放射性标记物质等。对于一些不能满足上述条件的分子间相互作用，这些方法就无能为力了。表面等离子共振技术（surface plasmon resonance technology，SPR）较好地解决了上述问题，它能够在不需要任何标记物的情况下对不具有发光能力以及无其他物理性质变化的分子与分子间的相互作用进行实时地检测。

    表面等离子共振技术最早是在20世纪90年代发展起来的，它是应用表面等离子共振原理检测生物传感芯片（biosensorchip）上的配体与分析物作用的一种新技术。早在1900年，Wood就发现光波通过光栅后，光频谱发生了小区域损失，这是关于表面等离子共振电磁场效应的最早记载。1909年，Sommerfeld从麦克斯韦的电磁理论出发，引入了复介电常数的概念，得到了局限在表面附近的电磁波的波动解。1957年，Ritchie首次发现了金属等离子共振现象，为表面等离子共振仪的诞生提供了理论依据，1971年Kreschmann利用衰减全反射方法激发了光学表面等离子共振。1990年第一台商业制造的生物传感器（Biacore AB）诞生。目前，表面等离子共振技术在药物筛选、药物分子靶点鉴定、药物化合物结构优化以及对肿瘤细胞中信号传导途径和癌变机制的理解和设计干预肿瘤细胞生化反应过程的特异性药物分子开发中已经得到了广泛的应用。

    我们在本章中主要介绍一下表面等离子共振的原理以及表面等离子共振技术在研究药物与核酸相互作用方面的应用和实验方法，在本章附录中还介绍了瑞典Biacore公司对表面等离子共振数据处理的软件以及使用方法。

第一节   表面等离子共振技术的原理

一、基本物理光学原理

    当光波从光密介质（折射率大）射向光疏介质（折射率小）时，光在界面处发生反射和折射,且折射角大于入射角。当入射角大于临界角时,没有折射光产生,入射光全部反射回去,这一现象称为全反射。深入研究表明,全反射时光波将透入光疏介质很薄的一层表面(深度约为光波波长),如图 16-1 所示。

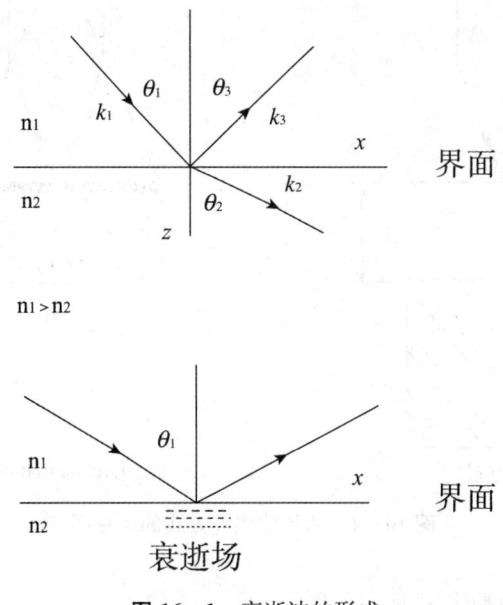

图 16-1 衰逝波的形成

图中 k_1、k_2、k_3 分别代表入射光、折射光、反射光的波矢;n_1 为棱镜的折射率;n_2 为空气的折射率。由菲涅尔定律 $n_1\sin\theta_1 = n_2\sin\theta_2$,可以看出,当 $\theta_1 > \theta_c$ (临界角)的情况下,即当入射角大于临界角时,透射波的空间相移为

$$\bar{k}_2 \cdot \bar{r} = \frac{\omega}{c}(x\sin\theta_2 + z\cos\theta_2)$$

$$= \frac{\omega}{c}\left[(n_1\sin\theta_1)x - iz(n_1^2\sin^2\theta_1 - n_2^2)^{\frac{1}{2}}\right]$$

式中 ω 为光波频率;i 为虚数单位;c 为光速。于是透射波表达式为

$$\bar{E}_2 = E_{20}\exp\left\{i\left[\omega t - (\frac{\omega}{c}n_1\sin\theta_1)x\right]\right\} \times \exp\left[-\frac{\omega}{2}z(n_1^2\sin^2\theta_1 - n_2^2)^{\frac{1}{2}}\right]$$

这表示沿 X 轴方向传播而振幅衰减的一个波,这就是衰逝波。衰逝波最后仍返回第一介质,总的来说光的能量没有进入第二介质。

二、表面等离子共振仪的光学原理

20 世纪 60 年代,在 Sommerfeld 理论的指导下,Otto 和 Kretschmann 等人研究了在金属和介质界面用光学方法激发表面等离子共振的问题。他们分别采用了图 16-2 的两种棱耦合方式。

在 Otto 结构中,棱镜的底部与金属膜之间有一段间隙。待测物质放置在这个间隙中,但这种结构在制作时不容易,在使用时也不方便,目前在表面等离子共振传感器中已经很少采用。目前人们普遍采用 Kretschmann 结构。其中的棱镜有 2 种:一种是等

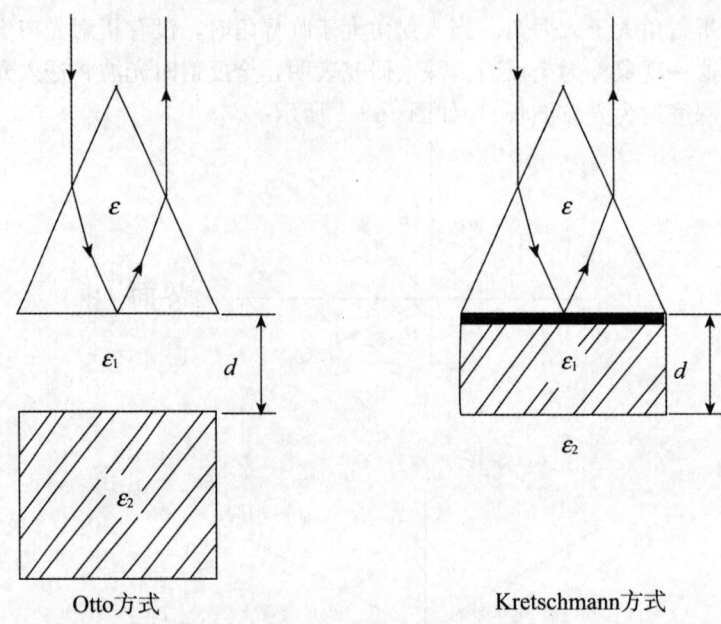

图 16-2　两种棱耦合方式的示意图

边直角三角形，另一种是半球形。

当一束平面单色偏振光以一定角度入射到介质上镀有的一层几十纳米的良导体（金或银）时，光波在界面处发生全反射，产生衰逝波。金属在衰逝波作用下，其自由电子集中分布于金属表面，并形成电荷密度变化，该变化在金属与介质的交界面产生表面等离子波（surface plasmon wave，SPW）。SPW 是一种表面波，在界面以行波形式传播，它对界面处的介电常数变化极为敏感。当入射波以某一角度或某一波长入射，近场波矢 K 和 SPW 的波矢相等，发生谐振，入射光能量耦合到 SPW 波，反射光强度出现一个凹陷。此时的入射光角度称为表面等离子共振角。表面等离子共振角随金表面折射率的变化而变化，而折射率的变化又与金表面结合的分子质量成正比。表面等离子共振仪正是基于这一原理，将探针或配体固定于传感芯片的金膜表面，含分析物的液体流过传感片表面，分子间发生特异性结合时可引起传感片表面折射率的改变，通过检测表面等离子共振信号的改变而检测分子间的相互作用（图 16-3）。

目前常用的瑞典 Biacore 公司生产的表面等离子共振仪的光学系统并不是直接在棱镜底部淀积金属膜，而是将金沉积在传感芯片上，传感芯片的玻璃表面与玻璃棱镜接触。利用棱镜与传感芯片表面之间的硅树脂光学界面来保证棱镜与传感芯片良好的光学耦合关系。仪器采用高效率的近红外光二极管作为光源，通过棱镜的作用楔形光束被聚焦在传感芯片的玻璃表面。一排固定的感光二极管接收光信号，这排感光二极管能接收所有反射楔形光。通过楔形光和线性排列探测器的使用，就能在不移动光源，传感芯片和探测器的条件下实时检测表面等离子共振角度的变化。本章主要以瑞典 Biacore AB 公司生产的 Biacore 系列表面等离子共振仪为例，介绍表面等离子共振仪的组成及工作原理以及该技术在研究药物与核酸相互作用方面的应用及方法。

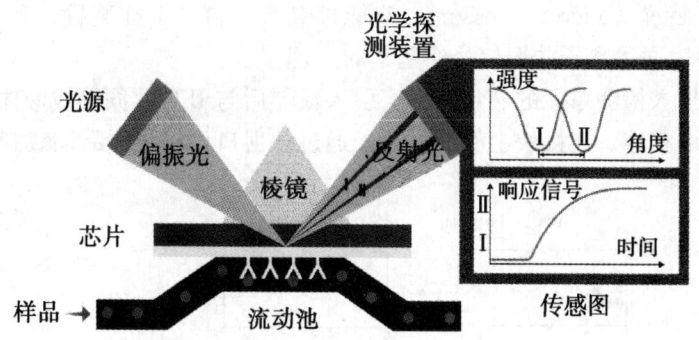

图 16-3　表面等离子共振仪光学系统工作示意图

第二节　表面等离子共振仪的组成及工作原理

以瑞典生产的 Biacore 3000 型表面等离子共振仪（图 16-4）为例，简要介绍一下这种仪器的工作原理。Biacore 3000 由工作单元和一台安装有 Biacore Control 软件的电脑组成。

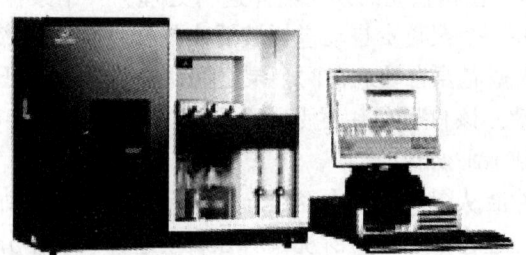

图 16-4　Biacore 3000 型表面等离子共振仪外观[9]

一、Biacore 3000 的工作单元

Biacore 3000 的工作单元由以下六部分组成（图 16-5）：
- 两个液体传送泵：其中一个泵负责保持稳定流速的液体流过传感芯片表面，另一个泵负责自动进样装置中的样品传送。
- 自动上样装置（autosampler）：负责样品的混合、注射和回收。
- 一体化 U 型射流器（integrated u-fluidic cartridge，IFC）：包含液体传送通道、样品环和阀门。
- 检测单元：包括能够产生和测量表面等离子共振信号的光电组分。

- 四个可探测的液体池（flow cell）：该液体池通过将 IFC 靠在传感芯片上而形成。
- 微处理装置（microprocessor）：它能控制泵，自动上样装置，和 IFC 的阀门并且能对表面等离子共振信号作基本的处理。

传感芯片插入检测单元的芯片盒中，引入仪器后与 IFC 共同形成液体池。IFC 通过连接块与缓冲液相连。连接块上有注射口，通过注射口可以将样品加载到 IFC 上。

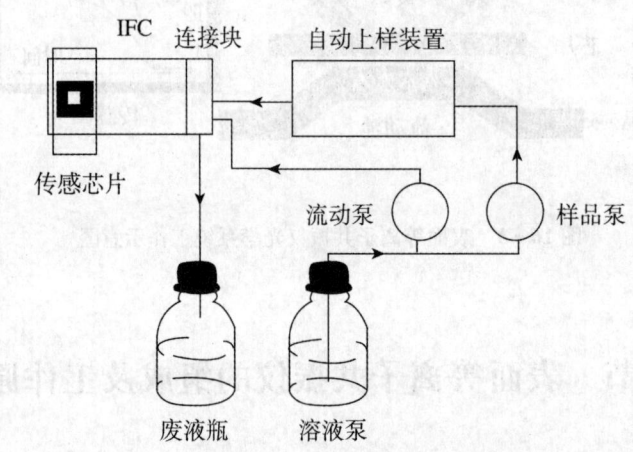

图 16-5 Biacore 3000 的液体流路简图

（一）泵

Biacore 3000 有两个互相独立的泵对液体进行处理。一个泵保持稳定流速的液体流过传感芯片表面，另外一个泵负责自动进样装置中的样品转移、稀释和混合并且将样品注射入 IFC。系统会根据需要自动地在两个泵之间切换，从而保证在进样过程中液体池中始终有连续液体流动。该仪器使用的是注射器式泵，优点是能够精确的非脉冲式注射，最低流速可以达到 $1\mu l/min$。

连续流动泵将缓冲液从缓冲液瓶中经过连接块泵入 IFC。自动进样泵有时也使用缓冲液瓶中的缓冲液，但这通常是为了清洗或者在自动进样装置中分配样品，还能自动将缓冲液加入自动进样管中。

（二）自动进样装置

自动进样装置用来转移、稀释、混合以及向 IFC 注射样品，还能进行样品的回收。自动进样架基（rack base），可以放置两个样品架和一个试剂架（样品架之间）。样品放入小瓶中再放在样品架上。不锈钢制成的自动上样针安装在转运臂上，转运臂在三个马达的控制下可以做左右、前后、上下的运动，从而将上样针带到指定的位置或连接块。

自动进样装置由 Biacore 控制软件通过简单的命令如：TRANSFER，MIX，INJECT 来控制。自动进样架基的温度可以通过仪器右侧面的接口，外接恒温水浴来调节。

（三）连接块

连接块（connector block）包括两个入口（见图 16-6），一个是连续流动泵泵入缓冲液的泵孔，另一个是自动进样泵注射样品的注射口，这些入口与 IFC 的液体通道直接相连。

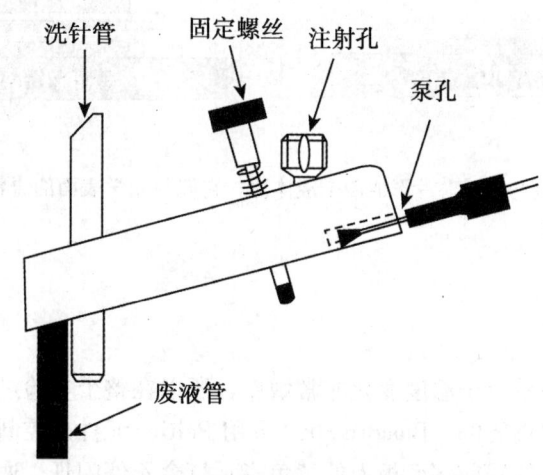

图 16-6 连接块侧面示意图

（四）一体化 U 型射流器

IFC 由特殊塑料制成，内部具有一系列通道和气阀，它的作用是控制液体转运到传感芯片表面的过程。IFC 直接与可探测的液体池相连。

通过 IFC 注射样品有两种方式：一是直接注射，二是样品环注射。

通常情况下常使用直接注射，它一次最多能注射 325μl 的样品。IFC 中的样品环容积是 100μl，它与直接注射的上样方向相反，样品环注射在以下特殊情况下使用：

- 注射样品量大于 325μl。这时通过顺序进行直接注射—样品环注射—直接注射，可以使一次最大注射量达到 750μl。
- 连续注射（co‑inject）。此时第一个样品以样品环方式注射，第二个样品是直接注射。
- 手动注射（manually controlled injection）。

为了避免样品和缓冲液之间的扩散现象，自动进样装置能够自动的在样品与缓冲液之间引入一系列气泡。注射时利用阀门的转换，样品前后端的气泡和缓冲液被冲入废液瓶，样品注射入液体池。

液体池（图 16-7）通过直接将 IFC 的液体池块靠在传感芯片上而形成。IFC 的液体池块具有四个陷入 IFC 表面的长方形凹槽。每个凹槽都具有独立的液体传送渠道和阀门。液体池块压在传感芯片上形成四个独立的液体池，它的三面由 IFC 提供，第四面由传感芯片提供。

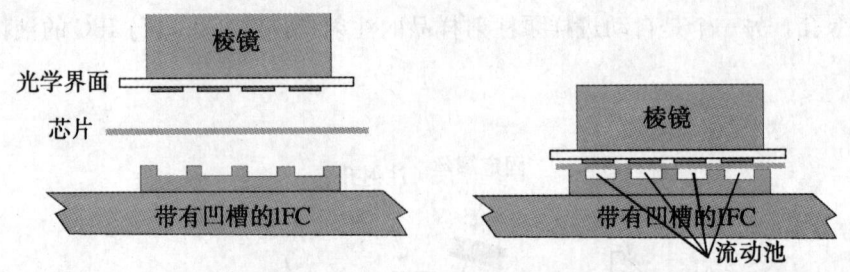

图 16-7 IFC 表面的凹槽与传感芯片形成四个液体池，它们与光学表面的脊精确对应从而保证系统组分间良好的光学接触。

二、温度控制

表面等离子共振信号对于温度变化非常敏感，所以在整个实验过程中保持传感芯片表面的温度恒定是非常重要的。Biacore 3000 采用 Peltier 元件来控制传感芯片的表面温度。如果温度不稳定，仪器前部面板上的黄色指示灯会不停闪烁。通过预先设定，我们可以把温度控制在 4~40℃ 之间任意一点（不能比环境温度低 20℃ 以上）。

三、LED 状态指示器

仪器前部面板上有五个 LED 状态指示器：
Ready（green）：灯亮表示电源打开，仪器准备就绪。
Error（red）：灯亮表示仪器出现问题。当电源打开时，此灯亮几秒钟，如果在其他情况下亮起都说明仪器出现严重问题。
Temperature（yellow）：灯光稳定表明温度恒定，灯光闪烁表明温度不稳定。
Sensor chip（green）：灯光稳定表明传感芯片安装到位，灯光闪烁表明未安装传感芯片或安装不到位，出现错误。
Run（green）：仪器在工作时此指示灯亮起。

四、表面等离子共振仪的传感芯片

应用于表面等离子共振仪的传感芯片（sensor chip）有两个基本特征：一是传感芯片的玻璃表面覆盖有薄的金涂层，这是产生表面等离子共振信号所必需的条件，是探测生物分子间相互作用的基础；二是在金涂层的上面又有另外一种覆层，这种覆层不影响表面等离子共振效应，能够连结配体并为所要研究的分子相互间作用提供适宜的环境。为方便起见通常我们把连接在传感芯片上的分子称为配体（ligand），把待测的分子称为分析物（analyte）。

传感芯片（图 16-8）表面的金层和其上的覆层是很稳定的，它能够耐受极端 pH 和多种中等浓度的有机溶剂。一旦配体被固定在传感芯片上之后，传感芯片对于各种试剂和条件的耐受程度就主要取决于所连配体的性质。传感芯片本身镶嵌在塑料的载体上，并有一个塑料鞘，以方便拿用。了解各种传感芯片的不同特性及使用条件，针对实验选用合适的传感芯片，对于取得真实可靠的实验结果，降低成本具有重要的意义。下面我们简要介绍几种传感芯片。

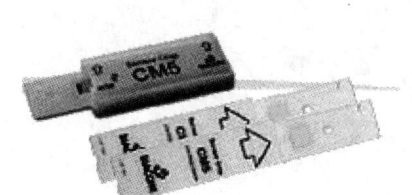 

图 16-8　商品化传感芯片的外观及通路图[6]

（一）CM 系列传感芯片

该系列传感芯片都具有羧甲基葡聚糖覆层，配体能通过常见的功能集团例如：氨基、巯基、乙醛基偶联在葡聚糖网架中。葡聚糖网架具有一定的柔韧性，从而允许偶联上的配体在表层中有一定程度的自由运动。

1. CM5 传感芯片　该型号芯片是最常用的一种传感芯片（图 16-9），能够固定多种配体，包括：有机小分子、蛋白质、核酸以及碳水化合物。在生理缓冲液的条件下葡聚糖网架覆层的伸展厚度约为 100nm。

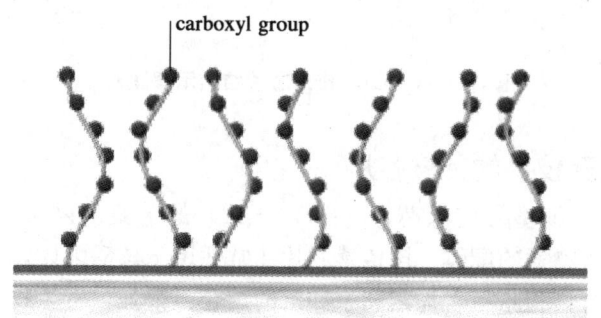

图 16-9　CM5 传感芯片结构示意图[9]

2. CM4 传感芯片　该型号传感芯片（图 16-10）与 CM5 的区别在于葡聚糖的羧甲基化程度较低（约为 CM5 传感芯片的 30%），固定能力和表面电荷密度均相对较低，低表面电荷密度能够降低带正电分子对于传感芯片表面的非特异性结合，所以该传感芯片适用于配体筛选处于复杂混合物的待分析物（例如细胞提取液和培养液）。该传感芯片由于配体固定程度较低因而适用于动力学分析。

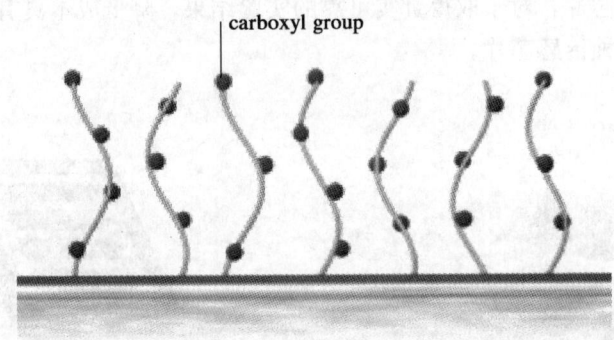

图 16-10　CM4 传感芯片结构示意图[9]

3. CM3 传感芯片　该型号传感芯片（图 16-11）与 CM5 传感芯片具有相同的羧甲基化程度，但是它的葡聚糖链较短。这样在研究大分子（分子量大于 100 万）或者是例如病毒或整个细胞的大颗粒时能减少空间效应。固定能力约是 CM5 的 30%，在动力学分析上比 CM5 有优势。

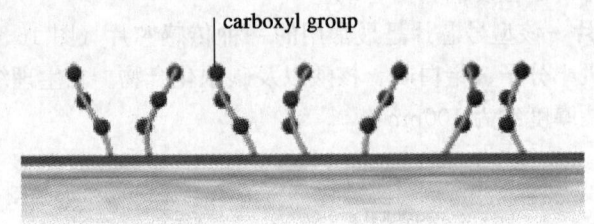

图 16-11　CM3 传感芯片结构示意图[9]

（二）用于捕获技术的传感芯片

1. SA 传感芯片　该型号传感芯片（图 16-12）的葡聚糖网架上共价偶联有 SA，因此能够捕获带有生物素的配体。该传感芯片非常适用于核酸配体，也适用于连接生物素的蛋白、碳水化合物和脂。生物素和亲和素的结合力很强，带生物素的配体偶联到传感芯片表面后其稳定性几乎相当于共价偶联上的配体。

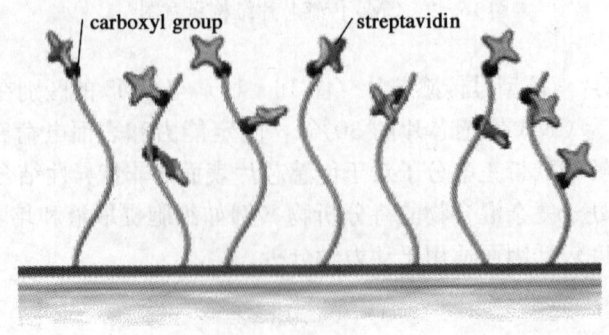

图 16-12　SA 传感芯片结构示意图[9]

2. NTA 传感芯片 该型号传感芯片（图 16-13）的葡聚糖网架上固定有 NTA（氨三乙酸，nitrilotriacetic acid），通过 Ni^{2+} 能与带有多聚组氨酸尾巴的配体络合。该表面在 EDTA 的作用下很容易再生。

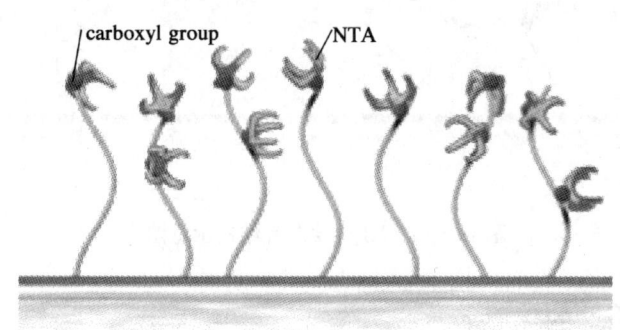

图 16-13 NTA 传感芯片结构示意图[9]

（三）用于疏水配体的传感芯片

1. HPA 传感芯片 该型号传感芯片（图 16-14）具有一个疏水性的表面，由长链巯基链烷（long-chain alkanethiol）分子直接连在金层表面而形成。该传感芯片主要研究分子与脂分子以及分子与脂结合分子的相互作用。脂分子流经传感芯片表面能在其疏水表面上形成单层膜作为配体，也可将膜结合蛋白组装入脂单层作为结合分析的配体。

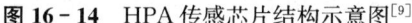

图 16-14 HPA 传感芯片结构示意图[9]

2. L1 传感芯片 该型号传感芯片（图 16-15）具有类似 CM5 传感芯片的葡聚糖网架。网架上共价偶联有亲脂性残基。传感芯片通过亲脂性残基插入膜从而直接捕获脂质体和脂泡（lipid vesicle）。该传感芯片的优点是保持了膜的双层结构。尤其适合对于跨膜蛋白的研究。

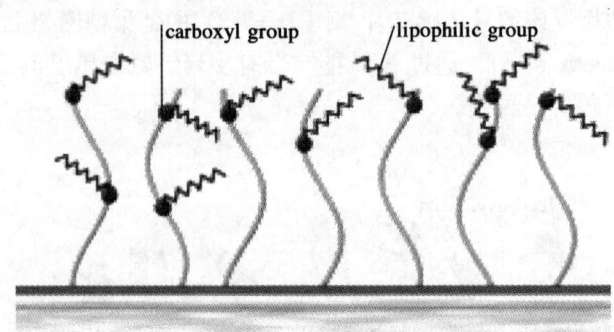

图 16-15 L1 传感芯片结构示意图[9]

(四) 特殊用途的传感芯片

1. C1 传感芯片 该型号传感芯片具有一个羧化聚苯乙烯树脂表面，不含葡聚糖网架。不具有亲水性质，固定水平只相当于 CM5 传感芯片的 10%。该传感芯片适用于非常大的配体（病毒和细胞），由于缺少柔韧的葡聚糖网架，固定的配体不能在表层自由运动，多价分析物的舞蹈现象降低。

2. Au 传感芯片和 SIA 传感芯片 该型号传感芯片只在玻璃表面含有一层金。SIA 传感芯片也只在玻璃表面含有一层金，与 Au 传感芯片不同的是 SIA 传感芯片的托采用特殊材料，而不是塑料制成的。

第三节 表面等离子共振技术在研究药物与核酸相互作用中的应用

新药研发的核心是药物靶点的发现以及药物分子与药物靶点相互作用机制的研究。表面等离子共振技术因具有实时、高通量、特异性以及能在天然状态下研究药物分子与靶点的相互作用的特点，从而为新药研发提供了有力的工具。

利用表面等离子共振技术能够很方便快捷的检测药物与待测分子的结合以及测定结合常数。目前，在药物与核酸相互作用的定性与定量研究等方面都获得了广泛的应用。利用从表面等离子共振技术获得的信息，可以进行药物的筛选、药物分子靶点的鉴定、药物化合物结构的优化、研究肿瘤细胞信号传导途径和癌变的机制以及设计干预（拮抗与激活）肿瘤细胞生化反应过程的特异性药物分子。表 16-1 就是近年来报道的利用表面等离子共振技术测量的多种药物与核酸分子之间相互作用的动力学参数。

测量药物与核酸的相互作用，通常情况下我们选择将核酸先进行生物素修饰，然后连接在 SA 传感芯片（或共价偶联有链亲和素的 CM5 传感芯片）上，将药物作为流动相。以下用 SA 传感芯片为例，简单介绍一下常用的实验方法。当然对于不同的实验，要根据实际情况具体分析，对实验条件进行优化。

表 16-1 利用 SPR 仪测定的一些药物与核酸分子相互作用的动力学参数

Analyte(DNA binding drug)	Ligand(argee DNA)	K_a(mol/L)$^{-1}$	K_b(mol/L)$^{-1}$	n^e
Sandramycin	5'-d(GCATGCTTTTGCATGC)	9.0×10^7	7.8×10^7	1.0
	5'-d(GCGCGCTTTTGCGCGC)	3.8×10^7	4.0×10^7	1.0
	5'-d(GCCGGCTTTTGCCGGC)	2.5×10^7	1.5×10^7	0.83
	5'-d(GCTAGCTTTTGCTAGC)	2.3×10^7	1.8×10^7	0.83
Actinomycin	47 bp DNA sequence including five G-C sltes		1.9×10^6	
Mlthramycin	HIV-1 Sp1 DNA			6
Distamycin	HIV-INF-κB NDA			5
Carbazole dicatlon derivattves	DNA hairpin ollgoner with stem sequences CGAATTCG		$K_1 = 1.2 \sim 6.1 \times 10^6$ $K_2 = 2.5 \sim 4.2 \times 10^5$	1.4
DB293(aromattc dicatton)	Ollgo2-1 hatrpin duplex		$K_1 = 2.8 \times 10^6$, $K_2 = 7.3 \times 10^7$	2
DB293 derivative	CTATGAC-containing Ollgo2-1		$K_1 = 1.38 \times 10^7$, $K_2 = 6.20 \times 10^7$	2
DB293 derivative	AATT-containing Oligol		$K_1 = 3.11 \times 10^7$, $K_2 = 1.22 \times 10^4$	1
DB358(trithiophene derivates of furimidazoline)	AT. AATT. and GC-containing hairpin loop DNA sequence		$1.7 \times 10^6, 1.4 \times 10^6$, 0.6×10^6, respectively	3
Acridine derivative 1,2,3,4	d(AG$_3$IT$_2$AG$_3$I$_3$) duplex sequence	1.1×10^6, 2×10^5, 4×10^5, 5×10^5		
Acridine derivative 1,2,3,4	d(AG$_3$IT$_2$AG$_3$I$_3$) quadruplex sequence	1.3×10^6, 8.3×10^5, 0.6×10^7, 1.6×10^7		
2.7bis-amidine carbazole	d(CATATATATCCCCATATATATG) d(CGCGCGCGTTTTCGCGCGCG)		$K_1 = 11.5 \times 10^6, K_1 = 2.5 \times 10^6$, $K_2 = 0.9 \times 10^6, K_2 = 0.8 \times 10^5$	
3.6bis-amidine carbazole	d(CATATATATCCCCATATATATG) d(CGCGCGCGTTTTCGCGCGCG)		$K_1 = 2.3 \times 10^6, K_1 = 4.7 \times 10^5$, $K_2 = 0.3 \times 10^6, K_2 = 1.1 \times 10^5$	
DB293(aromanic dicatlon)	Various 13-bp sequences including ATGA motif		$K_1 = 0.3 \sim 1.8 \times 10^6$, $K_2 = 4.1 \sim 9.5 \times 10^2$	2
Ditercallntum	d(CGAATTCGTCTCCGAATTCG)	0.9×10^7		2
	d(CGCGCGCGTTTTCGCGCGCG)	1.0×10^7		2
	d([AG$_3$[TTAG$_3$)$_3$])	3.0×10^7		2
AT2433-B1 (indolocarbazole aglycone compound)	AT-rich DNA sequence GC-rich DNA sequence		$13 \times 10^5 (25℃)$, $15 \times 10^5 (4℃)$ $89 \times 10^5 (25℃)$, $76 \times 10^5 (4℃)$	4-5 3

续表

Analyte(DNA binding drug)	Ligand(argee DNA)	K_a(mol/L)$^{-1}$	K_b(mol/L)$^{-1}$	n^c
DB75 - related diphenylfuran dications	5′- biotin - CATATATATCCCCATATA TATG - 3′ 5′- biotin - CGCGCGCGTTTTCGCGCGCG - 3′			
Macrocyclic compound BOQ1	d(CGAATTCGTCTCCGAATTCG) d(CGCGCGCGTTTTCGCGCGCG) d([AG$_3$(TTAG$_3$)$_4$)		1.1×10^6 1.5×10^6 1.2×10^7	2 2 3
Macrocyclic monomer MOQ2	d(CGAATTCGTCTCCGAATTCG) d(CGCGCGCGTTTTCGCGCGCG) d([AG$_3$(TTAG$_3$)$_3$]		1.1×10^6 1.9×10^6 1.4×10^6	1 1-2 2
Macrocyclic compound MMQ1	d(CGAATTCGTCTCCGAATTCG) d(CGCGCGCGTTTTCGCGCGCG) d([AG$_3$(TTAG$_3$)$_4$)		4.7×10^5 4.1×10^5 8.6×10^5	3 4-5 4

a 结合常数 $K_b = K_a/K_d$

b 稳态结合常数 $R/C = K_b R_{max} - K_b R$

c 结合位点数

一、实验方法

（一）实验原理

通过亲和素和生物素的特异性高亲和作用，将连接有生物素的核酸分子固定于传感芯片表面，当待测的小分子化合物流过传感芯片表面时，如果能与被偶联在传感芯片表面的配体分子结合（图16-16），表面等离子共振角会发生变化，我们通过观察传感图（图16-17）可以研究配体与分析物的结合情况，并可以测定动力学参数。

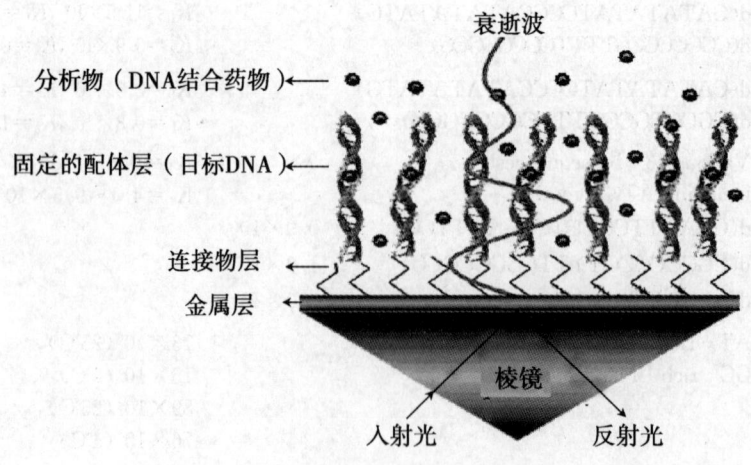

图 16-16 实验原理模式图

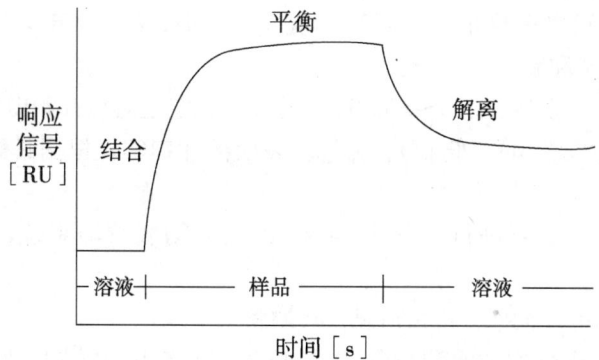

图 16-17 小分子化合物与核酸分子结合的传感图

(二) 仪器和试剂

Biacore 3000 表面等离子共振仪，SA 传感芯片，BIAnormalize 溶液，HBS-EP buffer，Desorb 和 Sanitize 溶液，以上试剂均购自 Biacore 公司。核酸，药物。

(三) 实验步骤

1. 仪器的准备

(1) desorb 和 sanitize。

(2) 换新 SA 传感芯片，换新的流动相液体，冲洗（prime）系统。

(3) normalize 探测信号。

2. 分子的固定

(1) 选择 SA 传感芯片的其中一个通道 FC=4，流速设为 $2\mu l/min$。

(2) 注射 $35\mu l$ 核酸溶液（根据实际情况可以增减注射量直到达到需要的水平）。

(3) 以 $2\mu l/min$ 的流速稳定 3~4h，直到基线基本平稳。

(4) 注射待分析的药物。

(5) 选择合适的再生条件（regeneration）：反复注射待分析物，随之注射再生溶液 1~3 min，合适的再生溶液应该能使曲线回到基线水平且不损害核酸的结合能力。

3. 结合动力学实验

(1) 准备 6~7 种不同浓度的药物的 HBS-EP buffer 溶液，浓度在 0.02~$30\mu mol/L$ 之间。一个空白对照（HBS-EP buffer），一个阴性对照，有条件时可再选用一个阳性对照。

(2) 流速设定要大于或等于 $30\mu l/min$，通道选择 FC=3，4。

(3) 选择 kinject 模式，逐一注射样品 $90\mu l$，并选择 4min 解离时间。

(4) 在样品注射间要注射 2(5) 中选定的再生溶液。

(四) 注意事项

1. 做动力学实验要求固定在传感芯片上的配体要尽量少，待测物质的流速要大于或等于 $30\mu l/min$。

2. 固定核酸前可以先脉冲式注射 2~3 次 50mmol/L 的 NaOH，以洗去未与传感芯片共价结合的链霉亲和素。

3. 核酸固定后一般要等待 3~4h，待基线基本稳定之后再开始做动力学实验。

4. 再生溶液包括高 pH、低 pH、高盐、表面活性剂等，根据具体情况从最温和的条件开始实验。

5. 做实验之前一定要进行 desorb 和 sanitize 以彻底清洁系统，以防止核酸分解失活。

6. 流动相液体可以根据分析物情况自行调整。

7. 一些小分子化合物的水溶性较差，这时可以使用 DMSO，但最大浓度要小于 10%，而且要对最后的结果进行校正。

二、实时测量药物与核酸分子之间相互作用动力学参数的原理

核酸靶分子（A）固定在表面等离子共振传感芯片的表面，待测药物（B）从一端进入，通过液流和扩散作用到达芯片表面，同固定在芯片表面的核酸分子发生作用。通过传感图获得数据，对数据进行分析从而确定相互作用的动力学参数。

我们用以下公式表示在液体池中复合物 AB 的形成。

$$A_{bulk} \underset{K_m}{\overset{K_m}{\rightleftharpoons}} A_{surface} + B \underset{K_b}{\overset{K_a}{\rightleftharpoons}} AB$$

公式中 K_m 代表液流到芯片表面以及从芯片表面到液流的质量转移（mass transfer）数率常数，K_a、K_b 分别代表核酸-药物复合物的反应速率常数。在理想状态下，药物从液流到芯片表面以及从芯片表面到液流的转移应该不影响结合常数，这就要求转移速率 K_m 比结合速率 K_a 快得多。在实验中我们通过将低芯片表面核酸的固定量以及提高流速来达到这个目的，所以在动力学实验中一般要求流速要大于 $30\mu l/min$，这种情况下我们测得的数据就代表结合的情况。

通过采用不同浓度（$\geqslant 5$ 个浓度）的药物进行实验，从而得到一系列传感图，利用分析软件，将这些传感图与预设的模型拟合，可以得到各种动力学参数。具体的数据处理拟合方法将在附录中介绍。

由于核酸分子的多价性以及小分子药物的特殊性质，因此对于药物与核酸分子各种参数的测定还有一种特殊分析方法，下面具体介绍一下利用作 Scatchard 图来确定各种参数的实验和数据处理方法。

当我们观察传感图发现药物流过传感芯片的响应值大于按照 1:1 结合模式计算出的理论 R_{max}，这就表示核酸分子上与药物结合的位点不止一个。此时我们可以通过利用 Scatchard 图来计算位点的数目。定义 r 为结合百分数（在这里等于各浓度达到稳态的 R_U 值与理论 R_{max} 的比值），C 为药物浓度，K_A 为结合常数，n 为每个核酸分子上能结合的药物分子数。可以推导出下列结合公式：

$$r/C = K_A (n-r)$$

根据上式作 r/C 对 r 的图为一直线，此图称为 Scatchard 图（图 16-18）。此直线的斜率为 $-K_A$，其与横轴的交点即为结合部位的总数 n。因此 Scatchard 图常被用来计

算核酸与药物的结合常数以及核酸上药物结合位点的数目。

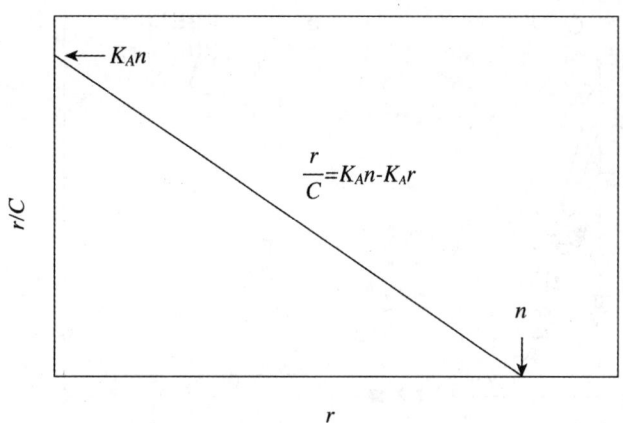

图 16-18 Scatchard 图

下面举例说明：Neomycin B（图 16-19）是一种小分子化合物，它能够选择性地与一些 RNA 序列结合，比如 HIV-1 的 mRNA 的 Rev responsive element（RRE）片断。我们分别将三种 RRE 相关肽（图 16-19）：野生型 RRE 片断 II（wt-RRE-II）、野生型 RRE 片断 II 的环状区（RBE3）及其突变体（RBE3-neg）固定在传感芯片上，用不同浓度的 Neomycin B 作为流动相，可以得到一系列传感图。以 r 为横坐标，r/C 为纵坐标作 Scatchard 图（图 16-20），拟合后从图中求出结合常数 K_A 与核酸上药物结合位点的数目 n。三段核酸与 Neomycin B 结合位点的数目分别为：3（wt-RRE-II）、1（RBE3）和 1（RBE3-neg）。

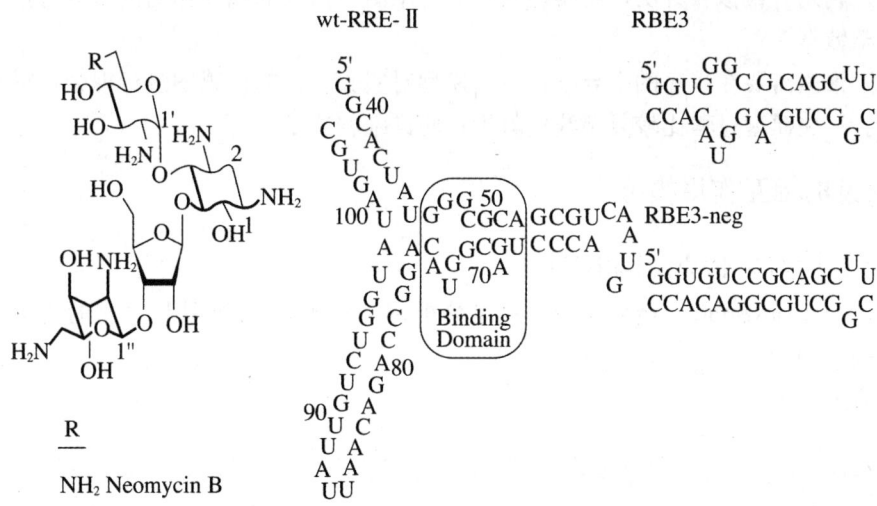

图 16-19 Neomycin B 及三种核酸分子结构图[11]

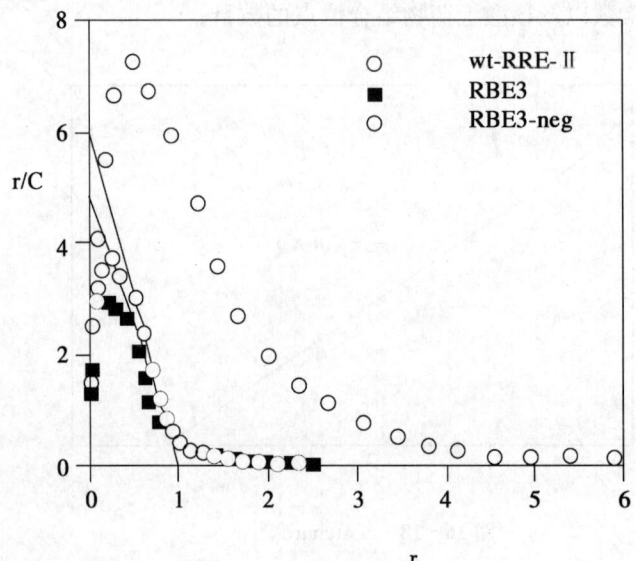

图 16-20 neomycin B 与 wt-RRE-Ⅱ，RBE3 和 RBE3-neg 结合的 Scatchard 图

附录 Biacore 仪数据处理软件使用说明

BIAevaluation（BIAevaluation version 4.0）是一个独立分析处理从 Biacore 控制软件得来的数据的软件，利用这个软件我们可以做如下的工作：

（1）利用各种拟合方法，将实验获得的传感图与预设的相互作用模型进行拟合，得到动力学数据。

（2）根据需要在程序的引导下，自建模型对实验获得的传感图进行拟合，得到动力学数据。自建模型过程比较复杂我们就不在此详细叙述了。

一、预设的相互作用模型

（一）同时分析 K_a/K_d 的模型

1. 1∶1 (Langmuir) 结合模型 这是分析物与配体分子之间以 1∶1 的比例结合的最简单的模型。

反应式如下：

$$A+B \underset{K_d}{\overset{K_a}{\rightleftharpoons}} AB$$

（A-分析物，B-配体，AB-complex）

2. 1∶1 结合伴有基线漂移模型 此模型描述的是分析物与配体分子 1∶1 相互结合，同时基线有线性漂移的情况。

3. 1∶1 结合伴质量转移模型 此模型描述的是分析物与配体分子 1∶1 相互结合同时有质量转移的情况。

4. 二价分析物结合模型 该模型（bivalent analyte）描述二价的分析物与固定在传感芯片表面的配体之间的作用情况，此时一个分析物分子能够结合一或两个配体。

反应式如下：

$$A + B \underset{K_{d_1}}{\overset{K_{a_1}}{\rightleftharpoons}} AB$$

$$AB + B \underset{K_{d_2}}{\overset{K_{a_2}}{\rightleftharpoons}} AB_2$$

（A-分析物，B-配体，AB-复合物，AB_2-复合物）

5. 竞争反应模型 该模型（heterogeneous analyte/competing reaction）的设计目的是为了研究两种分析物的混合物与配体的结合的动力学情况，拟合时需要知道两种分析物的浓度和分子量。模型不适合分析混合比例和分子相对大小不明的混合物。

反应式如下：

$$A_1 + B \underset{K_{d_1}}{\overset{K_{a_1}}{\rightleftharpoons}} A_1B$$

$$A_2 + B \underset{K_{d_2}}{\overset{K_{a_2}}{\rightleftharpoons}} A_2B$$

（A_1-分析物，A_2-分析物，B-配体，A_1B-复合物，A_2B-复合物）

6. 双配体非竞争反应模型 此模型（heterogeneous ligand-parellel reaction）描述一种分析物与两种不同配体的相互作用，得到的结合曲线是两种互相独立的反应的加和。

反应式如下：

$$A + B_1 \underset{K_{d_1}}{\overset{K_{a_1}}{\rightleftharpoons}} AB_1$$

$$A + B_2 \underset{K_{d_2}}{\overset{K_{a_2}}{\rightleftharpoons}} AB_2$$

（A-分析物，B_1-配体，B_2-配体，AB_1-复合物，AB_2-复合物）

7. 伴构象变化的结合模型 此 two-state reaction（conformation）模型描述分析物与配体结合后引起了复合物的构象变化。需要注意的是通常情况复合物的构象变化并不会引起传感信号的变化，如果利用该模型得到了很好的拟合结果，还需要利用其他方法（例如核磁或波谱）来进一步验证其构象是否发生了改变。

反应式如下：

$$A + B \underset{K_{d_1}}{\overset{K_{a_1}}{\rightleftharpoons}} AB \underset{K_{d_2}}{\overset{K_{a_2}}{\rightleftharpoons}} AB_X$$

（A-分析物，B-配体，AB-复合物，AB_X-复合物）

(二) 分别分析 K_a/K_d 的模型

分别分析 K_a/K_d 模型分别描述传感图的结合和解离，利用这些模型可以单独拟合分子间相互作用的结合和解离情况。

1. 1∶1（Langmuir）结合模型 此模型描述分析物与配体分子之间以 1∶1 的比例结合的结合相，使用该模型拟合时需要知道 K_d 值。

速率方程如下：

$$R = R_{eq}(1 - e^{-(K_a C + K_d)(t-t_0)}) + RI$$

$$R_{eq} = K_a \cdot C \cdot R_{max} / (K_a C + K_d)$$

2. 1∶1（Langmuir）解离模型 此模型描述分析物与配体分子之间以 1∶1 的比例结合的解离相。

速率方程如下：

$$R = R_0 e^{-K_d(t-t_0)} + \text{offset}$$

（三）一般拟合模型

一般拟合中所包括的模型主要是为了拟合非动力学数据，包括 4 参数方程、线性拟和（linear fit）和稳态亲和力拟合（steady affinity）等，在此进行简单的介绍。

1. 4 - parameter equation 模型 此模型是为了浓度测定时绘制标准曲线而设计。将一系列浓度所引起的响应值与下式进行拟合。

$$\text{Response} = R_{hi} - (R_{hi} - R_{lo}) / [1 + (conc/A_1)^{A_2}]$$

[R_{hi} 为特定浓度的响应值，R_{lo} 为零浓度的响应值，$conc$ 为分析物浓度，A_1、A_2 为拟合常数]

2. 线性拟合模型 利用此模型将数据与直线进行拟合，公式如下：

$$Y = kx + m$$

3. 稳态亲和力拟合模型 此模型用于测量分析物与配体的亲和常数。具体方法是采用一系列浓度（≥5 个浓度）的分析物流过传感芯片，得到饱和状态时的 R_U 值，并与模型进行拟合。

$$K_a \cdot conc \cdot R_{max} / (K_a \cdot conc \cdot n + 1)$$

二、应用

下面我们分析一个简单的例子，从而帮助我们了解 BIA evaluation version 4.0 软件的使用方法。

（一）打开文件，处理曲线

1. 打开 BIA evaluation version 4.0 软件，并在此程序中打开待分析曲线

在 project 窗口中选择待分析曲线 1～5（图 16 - 21）。点击 Overlay plot 图标，在一个窗口中显示所选曲线的图形（图 16 - 22）。

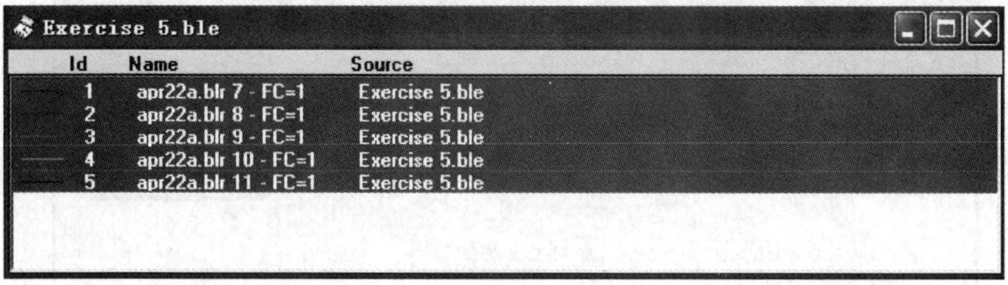

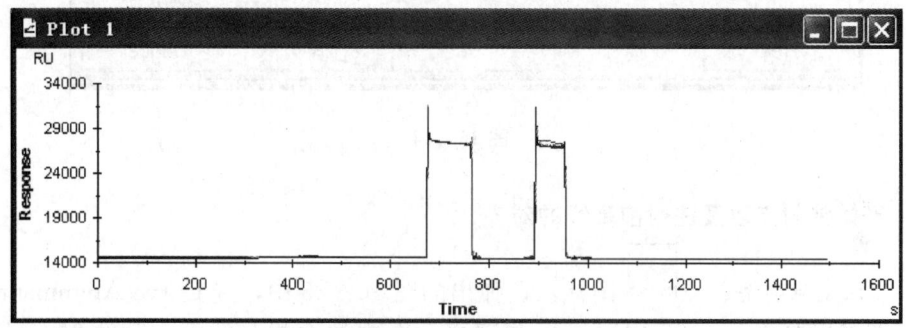

图 16 - 21

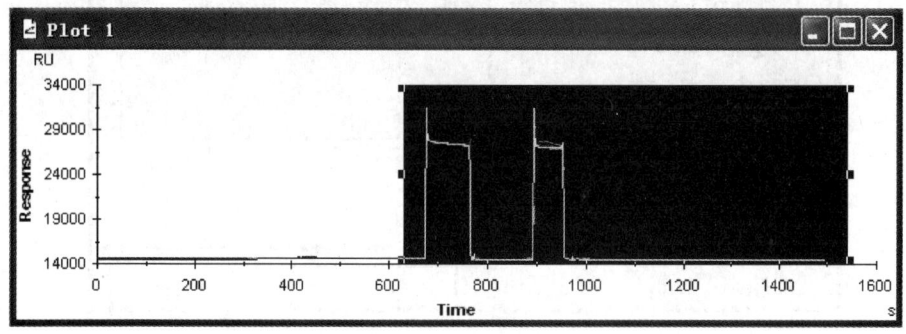

图 16 - 22

2. 多余曲线的剪切 用鼠标右键托动选取多余部分（图 16 - 23），选择 Fit —— Kinetics Simultaneous Ka/Kd，或点击 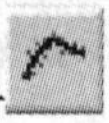 图标，在弹出的对话框中选"Cut"（图 16 - 24）。

图 16 - 23

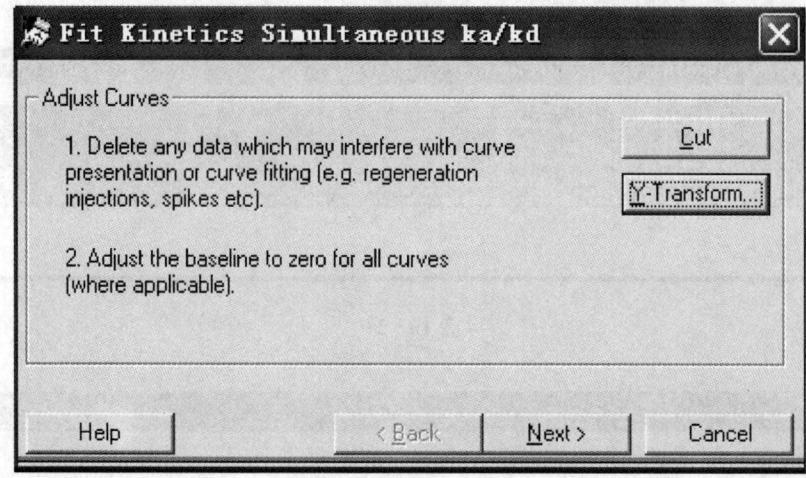

图 16 - 24

3. 开始注射点以及注射前基线的对齐

（1）注射点对齐：点 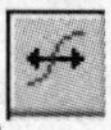 图标，在弹出的图 16 - 25 中，选 Curve Alignment——Next。在弹出的图 16 - 26 中以鼠标左键移动图中的两相对的箭头至注射点处——Finish，得到图 16 - 27。

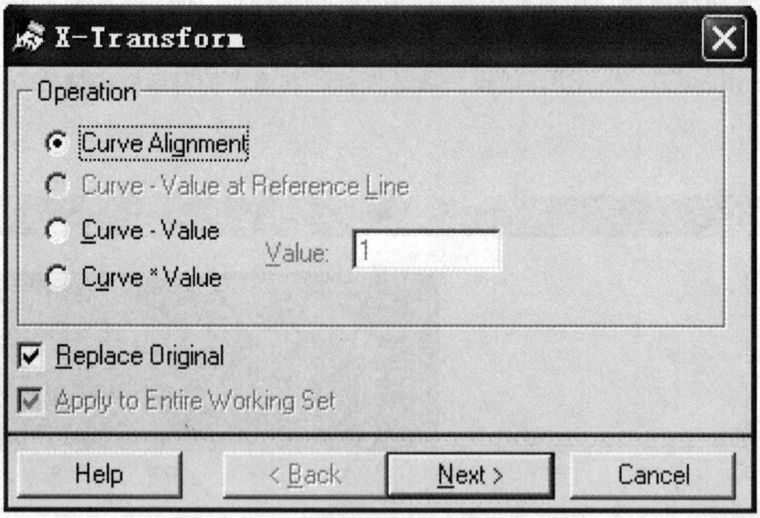

图 16 - 25

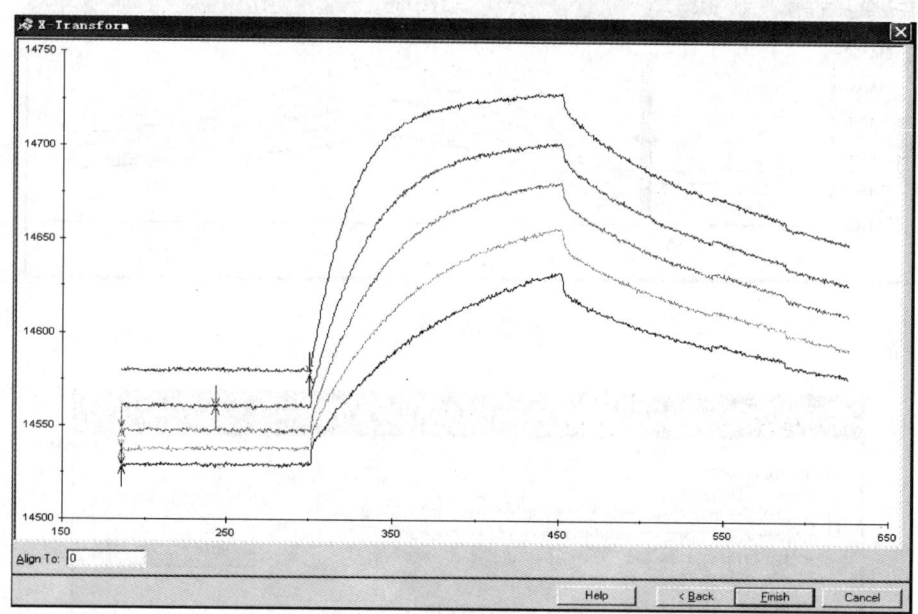

图 16-26

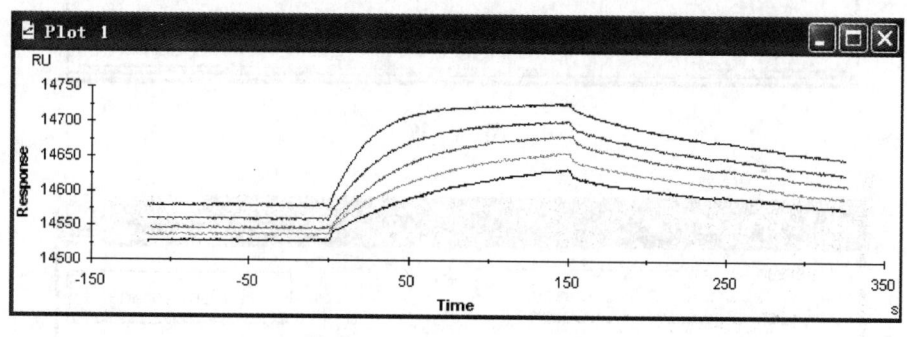

图 16-27

(2) 注射前基线的对齐：如图 16-28 示，以鼠标右键选择对齐位置，选择 Fit ——Kinetics Simultaneous Ka/Kd，或点击 图标，在弹出的对话框（图 16-29）中选 "Y-Transform"，在接下来出现的对话框（图 16-30）中，如图示选择，点击 Replace Original。

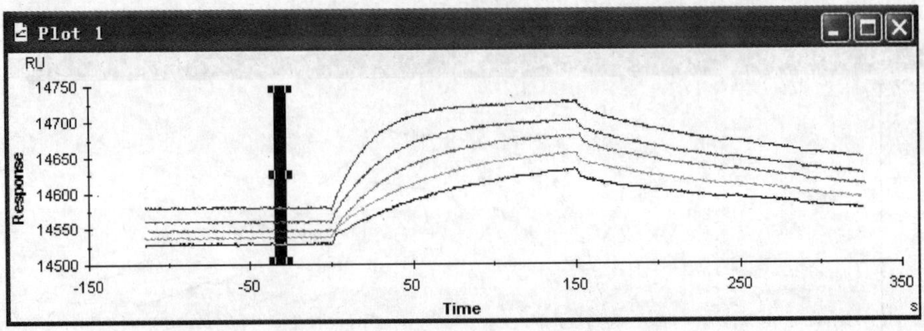

图 16-28

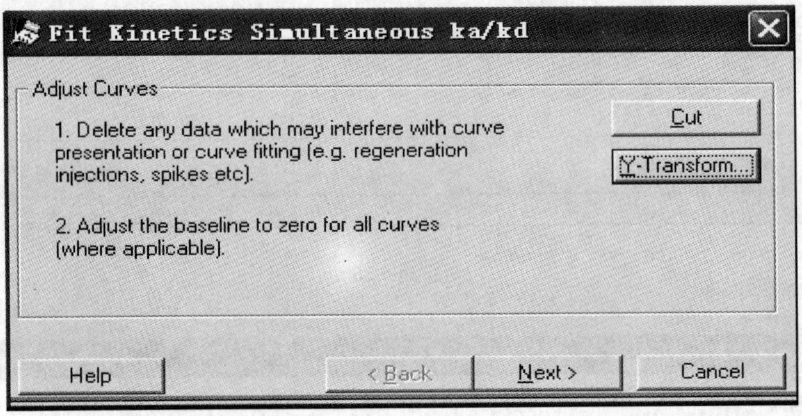

图 16-29

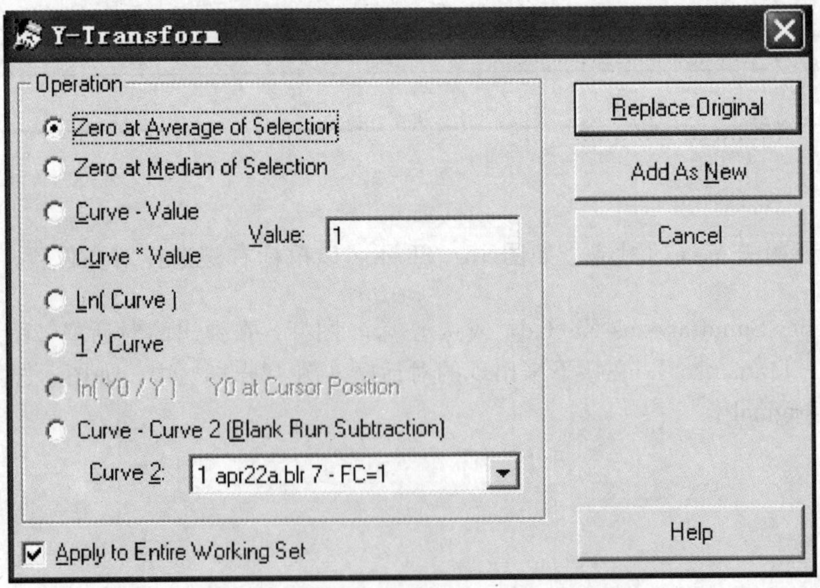

图 16-30

(二) 曲线的拟合

1. 接前一步处理，此时对话框（图16-29）又弹出，选Next。得到图16-31，用鼠标拖动顶端的黑色条带选择注射起止点，灰色条带选定分析区域，然后点击对话框（图16-32）中的"Next"进入下一步。在图16-33中Conc的空格中键入各曲线所对应的样品浓度，选择所要拟合的模型，点击"Fit"，开始拟合。

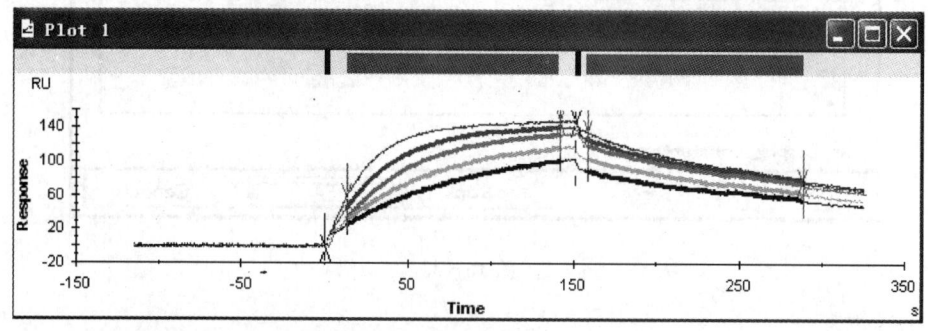

图 16-31

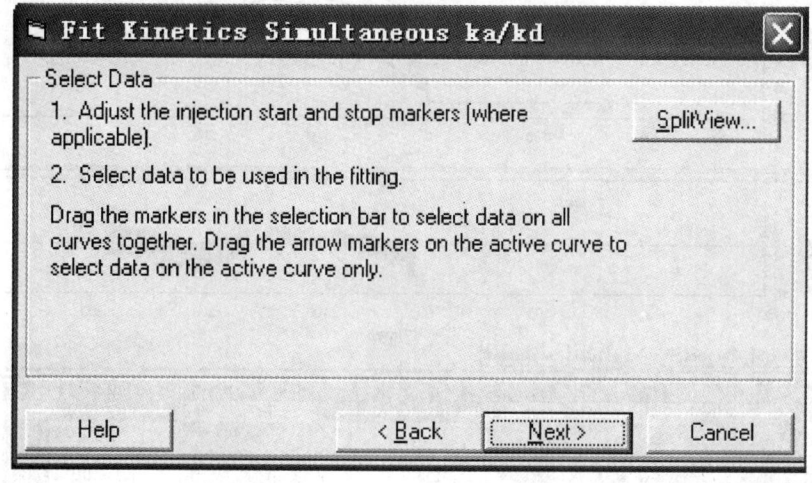

图 16-32

2. 图16-34是拟合的结果。通过上述分析过程，我们就可以得到该反应的多种动力学参数。但是拟合出的结果是不是真实可信哪？我们一般通过Chi2，R_{max}的值以及拟合偏离情况（Residuals）进行判断。一般来说Chi2和偏离程度越小越好，而且R_{max}要达到理论值的70%以上。具体分析时当Chi2小于R_{max}的10%，此时的拟合结果就是可以接受的。当然要获得一个好的拟合结果不是一蹴而就的，需要反复的进行各种参数的变化并且根据具体实验对象选择合适的模型。

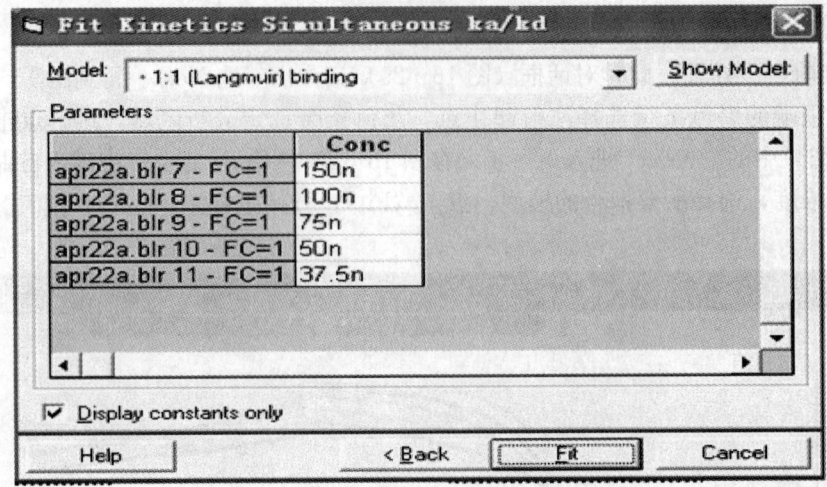

图 16 - 33

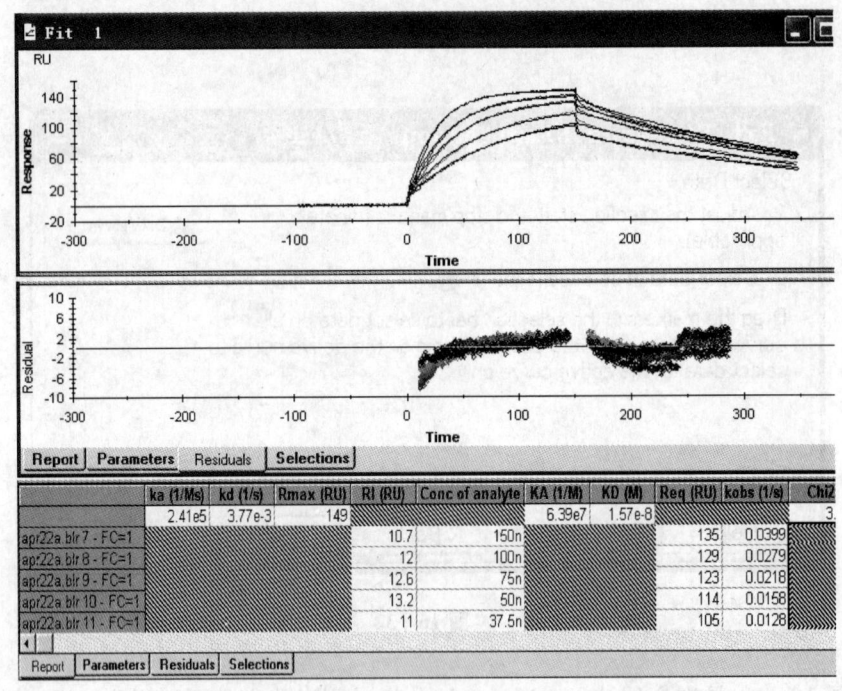

图 16 - 34

参考文献

[1] 金红涛,马万云. 远场光学探测与近场光学探测. *Journal of Transducer Technology*,2001,20 (8):10 - 15.
[2] 吴英才,袁一方,徐艳平. 表面等离子共振传感器的研究进展. *Journal of Transducer Technology*,2004,23 (5):1 - 5.

[3] 陈丽华,苏忠民,王荣顺.用表面等离子共振仪进行生物分子相互作用研究的评述.分子科学学报,2004,20(4):44-49.
[4] Biacore 3000 Instrument Handbook.
[5] BIAevaluation Software Handbook.
[6] Biacore Sensor Surface Handbook.
[7] BIAtechnology Handbook.
[8] Biacore getting start handbook.
[9] Biacore 2005 catalog.
[10] Lin LP, Huang LS, Lin CW, *et al*. Determination of Binding Constant of DNA-binding Drug to Target DNA by Surface Plasmon Resonance Biosensor Technology. *Current Drug Targets - Immune, Endocrine & Metabolic Disorders*, 2005, 5: 61-72.
[11] Hendrix A, Priestley ES, Joyce GF, *et al*. Direct observation of aminoglycoside-RNA interaction by surface plasmon resonance. *Journal of the American Chemical Society*, 1997, 119: 3641-3648.

(王丽珺)

荧光染色与荧光探针技术 17

第一节 荧光与荧光染色

某些化学物质能从外界接吸收并储存能量,使原处于基态的电子被激发到处于较高的能级而进入激发态;当其从激发态回到原来的基态时,过剩的能量可以电磁辐射的形式发射,这种辐射现象称为发光。物质吸收光能而发光称为光致发光。在光致发光现象中,若某物质受到一定波长的光(如紫外光)照射时,在极短的时间内能发射出光波长较照射光波长为长的光,则称为荧光(fluorescence)。当停止供能时,荧光现象随之消失。荧光是发光体分子中原子的核外电子由高能级回跳到低能级所产生的辐射,因此是冷光,其颜色多为红、蓝、绿或黄等。物质能否产生荧光主要取决于物质本身的结构及其周围的介质环境(如溶剂极性、温度、pH 等)。

多种能量可以引发荧光,由光激发产生的荧光称为光致荧光;由化学反应所引起的称为化学荧光;由 X 线或阴极射线所引起的则分别称为 X 线或阴极射线荧光。物质的荧光还可分为自发荧光与诱发荧光两种。自发荧光是组织在短波长光照下自行发射出的荧光,例如组织中的蛋白质和脂质在紫外线照射下能发出微弱的淡蓝色荧光。诱发荧光是指组织与荧光色素结合后,经一定波长的光照后发出的荧光。医学实践活动中常用的是诱发荧光。

经紫外线或蓝紫色(短波长光)激发而发射荧光的生物染色剂称为荧光染料(荧光色素)或荧光探针。常用的荧光染料多属于吖啶类,如吖啶橙、吖啶黄、罗丹明、荧光黄钠等。按其化学反应性不同,荧光染料可分为三类:①碱性荧光染料:含碱性助色团,在酸性溶液中电离,荧光色离子为阳离子。吖啶类染料吖啶黄能与 DNA 和 RNA 结合而染色,溴化乙啶也可嵌入 DNA 双螺旋结构,在紫外线照射下发红色荧光;②酸性荧光染料:含酸性助色团,在碱性溶液中电离,荧光色离子为阴离子;③中性荧光染料:由酸性荧光染料和碱性荧光染料混合而成的复合燃料。

组织或细胞的荧光染色只有在配备了适当光源的荧光显微镜或激光扫描共聚焦显微镜下才能显示与观察。

第二节 荧光信号检测

一、荧光信号

特定荧光基团的荧光输出依赖于吸收和发射光子的功效,以及经受重复发射/激发循环的能力。吸收和发射光子的功效大多数根据吸收的摩尔消光系数（ε）和荧光量子产率（QY）进行量化。在特定的环境条件下,二者都是常数。每个染料分子荧光强度与 ε 和 QY 的乘积成正比。

背景荧光是影响荧光检测敏感性重要因素。这些干扰可来源于样品的固有成分,即自发荧光。例如,在酵母菌细胞和植物细胞中可看到红色的叶绿素荧光。某些试剂尤其是戊二醛固定剂可能是指法荧光的来源,但经氢硼化处理后可降低或消除。未结合或非特异性结合的探针也可产生背景荧光,称为试剂背景。应通过选取适当的滤片和荧光染料降低与消除背景荧光。

二、荧光检测

荧光检测系统的基本组成包括：激发光源、荧光团、将发射光子与激发光子分离的波长滤片、检测与记录单元。四种组成单元的有机组合与兼容性是进行最优化的荧光检测的基础。

荧光检测仪器大致可分为四类：①荧光显微镜,可分辨出直径在 0.1mm 或以下目标的二维或三维空间结构；②荧光分光光度计（spectrofluorometor）和微孔板读板仪（microplate reader）,可同时检测多个微量（μl 至 ml）样品的平均特性；③荧光扫描仪（fluorecence scanner）,可分辨凝胶、印迹和层析图中荧光标记的二维空间结构；④流式细胞仪（flow cytometry）,测定流体中每个细胞的荧光,进行定性与定量检测。目前,有人将荧光显微镜、荧光微孔板读板仪与流式细胞仪结合起来,发展成为高内涵筛选分析（high content screening and analysis）系统,在不破坏细胞整体结构的条件下,对细胞进行多通道、多靶点扫描,获得高分辨率的荧光图像与量化的荧光参数,最终获取药物等外源刺激对细胞作用的综合性生物学评价,也是进行细胞组学研究的总体解决方案之一。

第三节 荧光染色在核酸检测与基因组学研究中的应用

一、核酸染料

荧光核酸染料,因其高灵敏度和易操作性,近年来逐渐取代了放射性同位素作为检测标记物。常用的核酸染料包括经典核酸染料和花青染料两大类。经典核酸染料包括：

①插层染料，如溴化乙啶（EB）和碘化丙啶（PI）；②小沟结合剂，如 DAPI 和 Hoechst 染料。花青染料包括：①进行溶液中核酸超敏定量和凝胶染色的染料；②细胞非通透性的 TOTO，TO-PRO，SYTOX 染料家族；③细胞通透性的 SYTO 染料家族；④能用来形成生物交联物的化学反应性 SYBR 染料。不同性质的核酸染料各具特性。

（一）经典核酸染料

1. 菲啶（phenanthridine）和吖啶 为经典的核酸嵌插染料，可分为以下几类。

（1）细胞非通透性的溴化乙啶和碘化丙啶：溴化乙啶（EtBr）和碘化丙啶（PI）是结构与 phenanthridine 相似的层间化合物。PI 比 EtBr 的水溶性更好，膜通透性更差。二者都能被水银弧光灯或氙弧光灯激发，也可被氩离子激光激发，因此适合荧光显微镜、激光扫描共聚焦显微镜、流式细胞仪和荧光计进行测定。EtBr 和 PI 也可以结合 RNA，因此进行 RNA 和 DNA 鉴别时，要用核酸酶处理。一旦这些染料核酸结合，他们的荧光增强 20～30 倍，最大激发波长红移 30～40nm，发射波长蓝移约 15nm。PI 是常用的核和染色体复染剂，可作为死细胞的染料。EtBr 是目前应用最广泛的核酸凝胶染料。但应注意 SYBR Gold 和 SYBR Green 核酸凝胶染料比 EtBr 更敏感。EtBr 和 PI 是强诱变剂，操作时应特别小心。

（2）细胞通透性的经典核酸染料：①hexidium iodide 试剂是一种中度亲脂性的菲啶染料，能通过哺乳动物细胞的细胞膜，在革兰阴性菌存在时，几乎可选择性染色所有革兰阳性菌。hexidium iodide 与 DNA 结合产生的光谱波长比乙啶或丙啶染料短。通常情况下，真核细胞的细胞质和核都可被 hexidium iodide 染色，线粒体和核仁也能被染色。②二氢乙啶（dihydroethidium）是一种化学还原的乙啶衍生物，对活细胞有通透性，在细胞质中呈现蓝色荧光。许多活细胞可将探针氧化为乙啶，与 DNA 发生插层后产生红色荧光。

（3）高亲和力乙啶同型二聚体：乙啶同型二聚体-1（EthD-1）和乙啶同型二聚体-2（EthD-2）可与 dsDNA、ssDNA、RNA 和寡聚核苷酸强烈结合，结合后荧光强度增强 30 倍以上。EthD-1 也可与三联结构以高亲和力结合。乙啶同型二聚体染料对完整细胞的细胞膜没有通透性，因此 EthD-1 可以作为死细胞探针。

（4）单叠氮乙啶（ethidium monoazide）：一种光致交联试剂。单叠氮乙啶是一种荧光光亲和标记试剂，在光解作用后可与溶液中以及有损伤细胞膜的细胞内核酸共价结合，其共价光标记的量子产率很高（>0.4）。据报道膜非通透性的单叠氮乙啶只标记死细胞，因此可部分用来评价致病性细胞的活力。

（5）吖啶橙：一种双荧光染料，可通过插层反应或静电引力与 DNA 和 RNA 产生相互作用。这种阳离子染料具有绿色荧光，与 DNA 结合的最大发射波长为 525nm。与 RNA 结合，则发射波长移位至约 650nm（红色荧光）。有固体和水溶液形式。

（6）AT 选择性染料：①吖啶同型二聚体。水溶性吖啶同型二聚体双-(6-氯-2-甲氧-9 吖啶基)精胺，是几种吖啶同型二聚体之一，与核酸富含 AT 的区域具有相当高的亲和力，结合后发射蓝绿色荧光，荧光强度与 AT 碱基对含量的 1/4 幂成正比，并且具有更好的光稳定性；②AT 选择性的 ACMA。9-氨基 6-氯-2-甲氧吖啶（ACMA）是一种 DNA 层间化合物，可选择性结合 poly [d(A-T)]，在 pH7.4 条件下，结合亲和常数为 $2\times10^5\,\text{mol/L}$。ACMA-DNA 络合物的最大激发/发射波长约为 419/483nm，可使用大多数 UV 光源激发，因此更适合与更短和更长波长的染料配合使用。

2. 吲哚和咪唑 经典的核酸小沟区（minor groove）结合染料。

(1) DNA 选择性的 Hoechst 染料：双苯甲亚胺（bisbenzimide）染料 Hoechst33258、Hoechst33342、Hoechst32580 是膜通透性的小沟区结合 DNA 染料，与 DNA 结合时，产生蓝色荧光。易溶于水且相对无毒性。可使用氩离子激光器的 UV 谱线和大多数普通荧光激发光源激发，从而产生相当大的 Stokes 移位，其最大激发/发射波长约 350/460nm，因此更适合于多色标记实验。Hoechst33258、Hoechst33342 在未与核酸结合时，具有复杂的 pH 依赖的光谱，在 pH 5 的条件下，具有比 pH 8 更高的荧光量子产率。Hoechst 染料可以在多种细胞实验中应用，包括细胞周期和凋亡研究，也是常用的核复染剂。Hoechst33258 对疟原虫有选择性毒性，也可用流式细胞术筛选含有疟原虫的血样，并可检测它们的药物敏感性。某些 SYTO 染料可能对于这些分析更优越。

(2) AT 选择性的 DAPI：DAPI（4′,6-diamidino-2-phemylindole）与 DNA 结合显示蓝色荧光，能被水银弧光灯激发，也可被氩离子激光器的 UV 谱线激发，与 Hoechst 染料一样，蓝色荧光 DAPI 染料与 dsDNA 小沟结合，优先结合 AT 碱基对。有证据表明 DAPI 也能与含有至少 2 个连续 AT 碱基对的 DNA 序列结合，可能采取不同的结合模式。DAPI 与 RNA 结合是采取插入的结合方式，具有 AU 选择性。DAPI 对 DNA 结合的选择性高于 RNA，比溴化乙锭和 PI 显示的选择性更大，明显是由于 DAPI 和小沟水分子置换所致。尽管 Hoechst 染料在某些应用中略为明亮，但与 dsDNA 结合的光稳定性比 DAPI 差。在适当盐浓度存在的条件下，DAPI 与 ssDNA 或 GC 碱基对结合通常不出现荧光增强；与去垢剂、硫酸葡聚糖、缩聚磷酸盐和其他聚阴离子结合，DAPI 的荧光增加也不显著。DAPI 是出色的复染剂，可显示出清楚的染色体显带图案。DAPI 相当易溶于水，但在 PBS 中溶解度有限。

(3) 其他核酸染料：①层间化合物 7-氨基放线菌素 D 和放线菌素 D（7-AAD）是一种荧光层间化合物，与 DNA 结合后可产生光谱移位。7AAD/DNA 络合物可被氩离子激光器激发，发射波长超过 610nm，因此这种核酸染料可在多色荧光显微镜、激光扫描共聚焦显微镜检查中应用，也可使用流式细胞术进行免疫分型。7-AAD 与放线菌素 D 可与 DNA 的 GC 区选择性结合，该性质可用来进行染色体显带研究。②多色羟基芪脒（hydroxystilbamidine）是一种抗丝虫药物，以前作为神经元示踪剂使用，可与具有一定二级结构的核酸区域结合。羟基芪脒与核酸结合具有一些独特的光谱性质，与 DNA 结合时显红色荧光，但与 RNA 结合则未观察到这种现象，因此可用来鉴别两类核酸。③长波长 LDS751，是一种细胞通透性核酸染料，可将完整的有核细胞与无核细胞和损伤的有核细胞区分开。尤其适合进行多色标记研究，因其具有长波长的发射光谱，最大发射波约 712nm。LDS751 与 dsDNA 结合荧光强度可增强约 20 倍；而与 RNA 结合时，其最大激发波长红移至 590nm，最大发射波长蓝移至 607nm，因此可用来鉴别细胞内的 DNA 和 RNA。④NeuroTrace 荧光 Nissl 染料，当神经元损伤和再生时,Nissl 物质在胞体内发生再分布。因此,Nissl 染料也可用来探查神经元的生理状态。这类染料包括:吖啶橙、溴化乙啶、中性红、结晶紫、亚甲基蓝、番红精-O 和甲苯胺蓝-O。这些染料对溶液中的 RNA 染色并不特异。

表 17-1 经典核酸染料的特性

染料名称	荧光发射颜色	Ex/Em*	性质及应用†
吖啶同型二聚体	绿色	431/498	膜非通透性,AT 选择性,与 DNA 高亲和力
吖啶橙	绿色/红色	500/526(DNA) 460/650(RNA)	非透膜,RNA/DNA 区别鉴定,溶酶体标记,流式细胞仪测定,细胞周期研究
7-AAD(7-氨基-放线菌素-D)	红色	546/647	弱通透性,GC-选择性,流式细胞仪测定,染色体显带
放线菌素-D	无	442	染色体显带
ACMA	蓝色	419/483	AT 选择性,代替米帕林进行染色体 Q 显带,膜现象
DAPI	蓝色	358/461	半透性,AT 选择性,细胞周期研究,支原体检测,染色体和核复染,染色体显带
二氢乙啶	红色§	518/605	膜通透性,氧化为乙啶产生蓝色荧光
溴化乙啶	红色	518/605	膜非通透性,dsDNA 探针,死细胞染料,染色体复染,电泳,流式细胞仪测定,氢离子激光器激发
乙啶同型二聚体-1(Eth D-1)	红色	528/617	膜非通透性,高亲和力 DNA 标记,死细胞染料,电泳预染色,氩离子和绿色 He-Ne 激光器激发
乙啶同型二聚体-2(Eth D-2)	红色	535/624	膜非通透性,非高亲和力 DNA 标记,电泳预染色
单叠氮乙啶	红色	464/625(未结合)**	膜非通透性,光交联,适合进行固定处理
hexidium iodide	红色	518/600	透膜性,G⁻菌除外;染色真核细胞的细胞核和细胞质以及某些细菌
hoechst 33258(双苯甲亚胺,bis-benzimide)	蓝色	352/461	透膜性,AT 选择性,小沟结合,dsDNA-选择性结合,细胞周期研究,染色体和核复染
hoechst 33342	蓝色	350/461	透膜性,AT 选择性,小沟结合,dsDNA-选择性结合,细胞周期研究,染色体和核复染

续表

染料名称	荧光发射颜色	Ex/Em*	性质及应用†
hoechst 34580	蓝色	392/498	透膜性，AT 选择性，小沟结合，dsDNA-选择性结合，细胞周期研究，染色体和核复染
羟基芪脒（hydroxystil bamidine）	多种	385/发射波长根据核酸而不同	AT 选择性，光谱依赖性二级结构和序列，RNA/DNA 鉴别，组织中核染色
LDS-751	红色/远红外	543/712（DNA）590/607（RNA）	膜通透性，大 Strokes 移位，长波长光谱，流式细胞仪测定
nuclear yellow	黄色	355/495	膜非通透性，细胞核复染
propidiun iodide，PI	红色	535/617	膜非通透性，死细胞染料，染色体和核复染剂

* 最大激发和发射波长；除指明者外，所有最大激发和发射波长都是染料与水溶性溶液中双链小牛胸腺 DNA 结合测定的；

† 染料的"通透性"或"膜非通透性"是指最常见应用的情况，对细胞膜的通透性可因细胞类型、染料浓度和其他染色条件而发生变化；

§ 在氧化为乙啶后；

** 光解前，光解后染料/DNA 复合物光谱与溴化乙啶-DNA 复合物光谱相似。

（二）花青染料

与核酸结合的花青染料衍生物的性质如下：①高摩尔吸光系数，在可见光波长消光系数大于 50 000 cm^{-1}·mol/L；②非常低的固有荧光，未与核酸结合时量子产率常小于 0.01；③与核酸可有中等至高度亲和力结合，对其他生物高分子基本不染色；④遇核酸可使荧光大大增强（常在 1000 倍以上），量子产率可增高至 0.9。

该类核酸染料的荧光激发和发射波长涵盖了从蓝色至近红外的可见光区域，且有额外的 UV 吸收峰值，因此适合大多数仪器检测。花青染料对细胞膜的通透性和核酸特异性不同，可以根据这些特性对其进行明确分类。

1. 进行超敏核酸检测和定量的花青染料 PicoGreen，OliGreen，RiboGreen 定量试剂是进行溶液中 DNA、RNA、寡核苷酸检测和定量的基准。SYBR Gold，SYBR Green Ⅰ，SYBR Green Ⅱ核酸凝胶染料是超敏凝胶染料，比溴化乙啶（EB）的敏感性高一个数量级。此外 SYBR Green Ⅰ的诱变作用比 EB 要低得多。SYBR DX DNA Blot 染料可直接检测 Southern 转移后的滤膜上的 DNA，敏感性与银增强金染色得到的结果相当。CyQUANT GR 染料是进行细胞增殖定量的试剂，能可靠检测 50 个细胞含有的核酸。

2. 细胞非通透性的花青二聚体 染料的 TOTO 家族常指的是花青染料的对称二聚体 TOTO 家族，对核酸具有高亲和力因而特别敏感。主要特点如下：①对核酸高亲和力，核酸结合染料的二聚体与核酸的亲和力比他们的母体化合物大几个数量级。二聚花青染料是可得到的核酸染料中亲和力最高的荧光探针；②与核酸结合产生荧光增强和量子产率增高，TOTO-1 染料和其他花青二聚体在无核酸时，基本无荧光，与 DNA 结合后其荧光强度显著增强 100~1000 倍；③通过修饰二聚体产生具有不同光谱性质的化合物，通过简单改变芳香环和连接在花青单体的碳原子数目，可以合成一系列具有不同光谱性质的这类染料。化学修饰作用可以使分子的吸收和发射光谱产生显著移位，并使结合染料的量子产率降低，但几乎不影响其对 DNA 的高亲和力。由于上述特点，花青二聚体家族的染料基本上覆盖了几乎所有可得到光源的峰值激发光。④花青二聚体结合模式，花青二聚体结合模式研究主要集中在 YOYO-1 和 TOTO-1 染料。已经发现 YOYO-1 染料至少有两种不同的结合模式。在染料：碱基比率低时，结合模式主要由双嵌插反应（bis-intercalation）组成。每个单体单位插入碱基之间，苄唑啉（benzazolium）环系统夹在嘧啶和位于嘌呤环之间的喹唑啉律（quinolinium）环之间，因此螺旋不能展开。在染料：碱基比率高时，为另外一种结合方式。同时环二色性测量也提示 YOYO-1 染料与 ssDNA 和 dsDNA 的结合模式也不同。在高染料碱基比率时，YOYO-1 染料与单链核酸络合后，其荧光发射波长发生红移，YOYO-1 染料与 DNA 结合的盐、乙醇、十二烷基磺酸钠敏感性是染料碱基比率的函数。TOTO-1 染料具有双插层反应能力，研究提示其为一种双层间化合物（bis-intercalator），荧光团插入在碱基之间，在小沟具有相互作用的连接区。染料的结合可引起 DNA 部分展开，是螺旋扭曲和伸长。使用荧光偏振测量的另一种研究提示外部结合模式，在这种情况下，染料分子的偶极子与 DNA 沟呈直线排列，这可能更为重要。据报道 TOTO-1 染料对 5′-CTAG-3′具有序列选择性。TOTO-1 是检测凝胶中核酸的合适染料。TOTO 染料系列其他成员的结合模式也部分被鉴定出来，以插入模式为主。

3. 活细胞非通透性的花青单体 TO-PRO 染料家族中，每一种染料都由一个花青染料和一个阳离子侧链组成。该系列的 11 种染料的光谱与对应的二聚花青染料类似，但只有两个正电荷和一个插入单位；与之相比，这些单体花青染料对细胞具有非通透性，但 YO-PRO-1 染料可穿透凋亡细胞，并能通过活细胞的 P2X7 受体通道。与 TOTO 系列染料相比，TO-PRO 染料与核酸的亲和力略低。

TO-PRO 染料家族保留了以上讨论的二聚体花青染料的所有特别的光谱性质，并覆盖了可见光和近红外光谱的吸收和发射光波长。它们具有相当窄的发射带宽，因此适合进行多色标记成像和流式细胞分析。

TO-PRO 系列染料与 dsDNA 的结合亲和力低于 TOTO 系列染料，但仍然是很高的，解离常数为微摩尔范围，并且没有序列选择性。TO-PRO 染料也可与 RNA 以及 ssDNA 结合，但荧光量子产率低。

4. 进行死细胞染色的细胞非通透性的 SYTOX 染料 SYTOX 染料为细胞非通透性的花青染料，是良好的死细胞染料。

SYTOX Green 染料是一种高亲和力核酸染料，容易穿透损伤细胞的细胞膜，但不能通过活细胞的细胞膜。尤其适合进行革兰染色，也可逆染色病毒颗粒。用 SYTOX Green 染料简单孵育后，用氩离子激光器的 488nm 谱线或任何其他 450~500nm 光源的光线激发时，死细胞的核酸显示亮绿色。由于所有 SYTOX 染料在水性介质中基本无荧光，因此不需要进行洗涤步骤。并且 SYTOX Green 染料几乎不显示碱选择性。这些性质，加上与核酸结合使荧光强度增加约 1000 倍，而且量子产率高，因此 SYTOX Green

是一种简单的、定量性的一步染色的死细胞探针，可使用普通荧光显微镜和激光扫描共聚焦显微镜、荧光计、荧光微孔板读数仪和流式细胞仪检测。SYTOX Green 核酸染料可与蓝色和红色荧光标记物进行多参数分析，并且是优秀的进行固定细胞和组织染色体标记的 DNA 衬染剂。

SYTOX Blue 染料是一种高亲和力核酸染料，只能穿透那些质膜有损伤的细胞。SYTOX Blue 染料可标记 DNA 和 RNA，在接近 480nm 中线具有相当明亮的蓝色荧光。核酸结合的 SYTOX Blue 染料最大吸收波长约 431nm，可被水引弧光灯的 436nm 谱线有效激发产生荧光，也可以被钨-卤素灯和在光谱的 UV 部分具有相当弱发射的其他光源有效激发。该染料的亮度可用荧光计、微孔板读数仪、装备有弧光灯的流式细胞仪和荧光显微镜敏感检测，包括没有装配 UV 通道光学器件的显微镜。

与 SYTOX Green 染料比较，SYTOX Blue 染料进行膜损伤细胞进行定量时，可获得同样结果，并不干扰细菌生长。由于它们的发射光谱有某种程度的重叠，因此一起使用时不够理想，但 SYTOX Blue 染料的发射荧光可与橙色或红色荧光探针明显区分，因此可联合标记进行多色分析。

SYTOX Orange 染料可明确区分死细菌、酵母或哺乳动物细胞。它与 PI 相比发射波长更短，与罗丹明滤片匹配更好。另外 SYTOX Orange 染料比 PI 具有更高的摩尔吸收率（消光系数），与 DNA 结合后 SYTOX Orange 染料产生更大的荧光增强。题诗作为死细胞染料或作为核衬染剂具有更高的敏感性。

5. 细胞通透性花青染料——SYTO 核酸染料 许多 SYTO 染料是具有较低亲和力的核酸染料，可通过被动扩散方式透过大多数细胞的细胞膜。SYTO 染料的重要特性包括：①对所有细胞膜的通透性，包括哺乳动物细胞的细菌；②高摩尔光吸收率，在最大可见光吸收，消光系数大于 $50\,000 \text{cm}^{-1} \cdot \text{mol/L}$；③相当低的固有荧光，未与核酸结合时，量子产率小于 0.01，与核酸结合时量子产率大于 0.4。

SYTO 染料可以染色 DNA 和 RNA。在大多数情况下，荧光波长和发射强度与溶液中测定的 DNA 或 RNA 结合相似。

6. 化学反应性花青染料 SYBR101、SYBR102、SYBR103 染料的胺反应性琥珀酰亚胺基酯可与肽、蛋白质、药物、聚合基质和带有初级胺基的生物分子交联。交联物与核酸络合前基本无荧光，与核酸络合后则产生强的绿色荧光。因此对于研究核酸与不同生物分子的结合是有价值的，如 DNA 结合蛋白。其他生物分子的交联物可以用来监测生物分子向细胞核内的转运。固体或半固体基质 SYBR 染料交联物（如微球、磁微珠或不同的树脂可用来检测核酸分离的亲和力。

反应性 SYBR 染料也可与胺修饰核酸交联。与核酸胺基交联 SYBR 染料也可出现荧光，也可用来建立齐性的杂交方法，可定量溶液中的特殊序列而不需要将结合和游离的探针进行分离。例如，类似的反应性核酸染料已经作为探针，在实时荧光 PCR 中标记肽核酸。标记的肽核酸探针与互不序列杂交后，可出现荧光增强，并可在 10 个碱基的目标序列中测出一个碱基错配。

二、寡核苷酸与核酸的荧光标记

（一）ChromaTide 核苷酸法

尿苷三磷酸（UTP）和脱氧尿苷或脱氧胞苷三磷酸（dUTP，OBEA-dCTP）可与许多半抗原以及荧光团交联，是生成标记核酸的试剂。这些标记物在分子生物学和分子细胞遗传学广泛应用，包括染色体和 mRNA FISH 实验、基因表达研究和阵列、微阵列的突变检测，原位 PCR 和 RT-PCR。

ChromaTide dUTP、ChromaTide OBEA-dCTP、ChromaTide UTP 具有多样性光谱，使得研究人员在多标记实验中选择适宜的标记物更加容易。用荧光 ChromaTide 核苷酸制备的探针可直接成像，某些荧光团可作为半抗原进行信号放大。

（二）氨基丙烯基 UTP 和氨基丙烯基 dUTP 法

采用常规酶掺入技术可将氨基丙烯基 UTP 和氨基丙烯基 dUTP 分别掺入 RNA 和 DNA，由此产生的胺修饰的核苷酸可用任何胺反应染料和其他试剂进行标记，标记效率高且恒定。这种标记方法适用于 FISH 探针和基于微阵列的实验研究。

（三）5-溴-2′-脱氧尿苷、5-溴-dUTP（BrdUTP）和 5-溴-UTP（BrUTP）

在细胞分裂过程中，胸腺嘧啶核苷类似物 5-溴-2′-脱氧尿苷（BrdU）可被掺入到细胞的 DNA 中，因此这种核苷类似物是细胞周期和细胞增殖过程的有效标记物。由于 BrdU 掺入 DNA 是特异的，使用标记的抗 BrdU 抗体可直接检测 BrdU 修饰的 DNA，或通过核酸染料的荧光改变进行检测。荧光标记的抗 BrdU 抗体与已经掺入溴尿苷或 BrdUTP 的核糖核酸有交叉反应，因此，该方法也是采用荧光染料检测细胞转录 RNA 的唯一方法。

（四）ULYSIS 核酸标记试剂盒法

ULYSIS 核酸标记试剂盒是将荧光染料与通用连锁系统（Universal Linkage System，ULS）铂基进行化学结合，产生的一种简便、保险的生产明亮荧光团标记杂交探针的方法。ULS 标记技术直接标记核酸，不需要修饰核苷酸的酶掺入。该试剂盒可采用多种选择的荧光染料标记 DNA。ULS 方法已应用于制备多种探针，包括用于点杂交、Southern 和 Northern blot 分析、DNA 和 RNA 原位杂交、多色 FISH、比较基因组杂交和微阵列分析的探针。

（五）ARES DNA 标记法

DNA 标记试剂盒是一种用荧光染料进行通用的二步法 DNA 标记的工具。该法可获得均匀恒定的标记，其标记效果是常规的酶掺入标记法很难达到的。该方法采用比普通荧光染料更优越的 AlexaFluor 染料进行核酸标记。

（六）寡核苷酸标记

使用荧光团标记的随机寡核苷酸引物，可经 RNA 模板和未标记的脱氧核苷酸三磷酸通过反转录标记 DNA。例如，Alexa Fluor 寡核苷酸胺标记试剂盒可采用常见的胺末端化寡核苷酸化学标记法制备最好的单一标记荧光交联物。

此外，还有一些核酸修饰的特殊方法，包括：①使用荧光尿苷 5′-三磷酸和末端脱氧核苷酸转移酶 2′或 3′-酰基衍生物进行 DNA 合成；②使用荧光碘乙酰胺或马来酰亚胺，结合 T4 多核苷酸激酶和 ATP-γ-S，将硫代磷酸盐引入 5′-脱磷酸化的 RNA 或 DNA 的 5′末端；③荧光 4-叠氮基-2，3，5，6-四氟苯甲基衍生物进行质粒 DNA 光标记等。

总之，用于核酸荧光标记的技术方法多种多样，应根据不同的实验目的进行合理的选择。

三、检测技术与方法

(一) 荧光显微镜

荧光显微镜是免疫荧光细胞化学的基本工具。它是由光源、滤板系统和光学系统等主要部件组成。是利用一定波长的光激发标本发射荧光，通过物镜和目镜系统放大以观察标本的荧光图像。

1. 主要组成部件　①光源：现在多采用 200W 的超高压汞灯作光源，它是用石英玻璃制作，中间呈球形，内充一定数量的汞，工作时由两个电极间放电，引起水银蒸发，球内气压迅速升高，当水银完全蒸发时，可达 50~70 个标准大气压，这一过程一般约需 5~15min。超高压汞灯的发光是电极间放电使水银分子不断解离和还原过程中发射光量子的结果。它发射很强的紫外和蓝紫光，足以激发各类荧光物质，因此，为荧光显微镜普遍采用。②滤色系统：滤色系统是荧光显微镜的重要部位，由激发滤板和压制滤板组成。激发滤板根据光源和荧光色素的特点，可选用以下三类激发滤板，提供一定波长范围的激发光。紫外光激发滤板：此滤板可使 400nm 以下的紫外光透过，阻挡 400nm 以上的可见光通过。常用型号为 UG-1 或 UG-5，外加一块 BG-38，以除去红色尾波。紫外蓝光激发滤板：此滤板可使 300~450nm 范围内的光通过。常用型号为 ZB-2 或 ZB-3，外加 BG-38。紫蓝光激发滤板：它可使 350~490nm 的光通过。常用型号为 QB24（BG12）。最大吸收峰在 500nm 以上者的荧光素（如罗达明色素）可用蓝绿滤板（如 B-7）激发。压制滤板的作用是完全阻挡激发光通过，提供相应滤长范围的荧光。与激发滤板相对应，常用以下 3 种压制滤板：紫外光压制滤板：可通过可见光、阻挡紫外光通过。能与 UG-1 或 UG-5 组合。常用 GG-3K430 或 GG-6K460。紫蓝光压制滤板：能通过 510nm 以上滤长的荧光（绿到红），能与 BG-12 组合。通常用 OG-4K510 或 OG-1K530。紫外紫光压制滤板：能通过 460nm 以上波长的荧光（蓝到红），可与 BG-3 组合，常用 OG-11K470AK 490，K510。③反光镜：反光镜的反光层一般是镀铝的，因为铝对紫外光和可见光的蓝紫区吸收少，反射达 90% 以上，而银的反射只有 70%；一般使用平面反光镜。④聚光镜：专为荧光显微镜设计制作的聚光器是用石英玻璃或其他透紫外光的玻璃制成。分明视野聚光器的暗视野聚光器两种，另外还有相差荧光聚光器。在一般荧光显微镜上多用明视野聚光器，它具有聚光力强，使用方便，特别适于低、中倍放大的标本观察。暗视野聚光器在荧光显微镜中的应用日益广泛。因为激发光不直接进入物镜，因而除散射光外，激发光也不进入目镜，可以使用薄的激发滤板，增强激发光的强度，压制滤板也可以很薄，因紫外光激发时，可用无色滤板（不透过紫外）而仍然产生黑暗的背景。从而增强了荧光图像的亮度和反衬度，提高了图像的质量，观察舒适，可能发现亮视野难以分辨的细微荧光颗粒。相差聚光器与相差物镜配合使用，可同时进行相差和荧光联合观察，既能看到荧光图像，又能看到相差图像，有助于荧光的准确定位。一般荧光观察很少需要这种聚光器。⑤物镜：各种物镜均可应用，但最好用消色差的物镜，因其自体荧光极微且透光性能（波长范围）适合于荧光。由于图像在显微镜视野中的荧光亮度与物镜镜口率的平方成正比，而与其放大倍数成反比，所以为了提高荧光图像的亮度，应使用镜口率大的物镜。尤其在高倍放大时其影响非常明显。因此对荧光不够强的标本，应使用镜口率大的物镜，配合以尽可能低的目镜（4×、5×、6.3×等）。⑥目镜：在荧光显微镜中多用低倍目镜，如5×和6.3×。过去多用单筒目镜，因为其亮度比双筒目镜高一倍以上，但目前研究型荧光显微镜多用双筒目镜，观察很方便。⑦落射光装置：新型的落射光装置是从光源来的光射到干涉分光滤镜后，波长短的部分（紫外和紫蓝）由于滤镜上镀膜的性质而反射，当滤镜对向光源呈45°倾斜时，则垂直射向物镜，经物镜射向标本，使标本受到激发，这时物镜直接起聚光器的作用。同时，滤长长的部分（绿、黄、红等），对滤镜是可透的，因此，不向物镜方向反射，滤镜起了激发滤板作用，由于标本的荧光处在可见光长波区，可透过滤镜而到达目镜观察，荧光图像的亮度随着放大倍数增大而提高，在高放大时比透射光源强。它除具有透射式光源的功能外，更适用于不透明及半透明标本，如厚片、滤膜、菌落、组织培养标本等的直接观察。近年研制的新型荧光显微镜多采用落射光装置，称之为落射荧光显微镜。

2. 荧光显微镜标本制作要求 ①载玻片：载玻片厚度应在0.8~1.2mm之间，太厚的坡片，一方面光吸收多，另一方面不能使激发光在标本上聚集。载玻片必须光洁，厚度均匀，无明显自发荧光。有时需用石英玻璃载玻片。②盖玻片：厚度在0.17mm左右，光洁。为了加强激发光，也可用干涉盖玻片，这是一种特制的表面镀有若干层对不同波长的光起不同干涉作用的物质（如氟化镁）的盖玻片，它可以使荧光顺利通过，而反射激发光，这种反射的激发光可激发标本。③标本：组织切片或其他标本不能太厚，如太厚激发光大部分消耗在标本下部，而物镜直接观察到的上部不被充分激发。另外，细胞重叠或杂质掩盖，影响判断。④封裱剂：封裱剂常用甘油，必须无自发荧光，无色透明，荧光的亮度在pH8.5~9.5时较亮，不易很快褪去。所以，常用甘油和0.5mol/L pH9.0~9.5的碳酸盐缓冲液的等量混合液作封裱剂。⑤镜油：一般暗视野荧光显微镜和用油镜观察标本时，必须使用镜油，最好使用特制的无荧光镜油，也可用上述甘油代替，液状石蜡也可用，只是折光率较低，对图像质量略有影响。

（二）激光共聚焦显微镜

激光扫描共聚焦显微镜是20世纪80年代发展起来的一项具有划时代意义的高科技产品，它是在荧光显微镜成像基础上加装了激光扫描装置，利用计算机进行图像处理，把光学成像的分辨率提高了30%~40%，使用紫外或可见光激发荧光探针，从而得到细胞或组织内部微细结构的荧光图像，在亚细胞水平上观察诸如Ca^{2+}、pH、膜电位等生理信号及细胞形态的变化，成为形态学、分子生物学、神经科学、药理学、遗传学等领域中新一代强有力的研究工具。

1. 基本原理 传统的光学显微镜使用的是场光源，标本上每一点的图像都会受到邻近点的衍射或散射光的干扰；激光扫描共聚焦显微镜利用激光束经照明针孔形成点光源对标本内焦平面的每一点扫描，标本上的被照射点，在探测针孔处成像，由探测针孔后的光电倍增管（PMT）或冷电耦器件（cCCD）逐点或逐线接收，迅速在计算机监视器屏幕上形成荧光图像。照明针孔与探测针孔相对于物镜焦平面是共轭的，焦平面上的点同时聚焦于照明针孔和发射针孔，焦平面以外的点不会在探测针孔处成像，这样得到的共聚焦图像是标本的光学横断面，克服了普通显微镜图像模糊的缺点。

2. 应用 激光共聚焦成像系统能够用于观察各种染色、非染色和荧光标记的组织和细胞等，观察研究组织切片，细胞活体的生长发育特征，研究测定细胞内物质运输和能量转换。能够进行活体细胞中离子和 pH 变化研究（RATIO），神经递质研究，微分干涉及荧光的断层扫描，多重荧光的断层扫描及重叠，荧光光谱分析荧光各项指标定量分析荧光样品的时间延迟扫描及动态构件组织与细胞的三维动态结构构件，荧光共振能量的转移的分析，荧光原位杂交研究（FISH），细胞骨架研究，基因定位研究，原位实时 PCR 产物分析，荧光漂白恢复研究（FRAP），胞间通讯研究，蛋白质间研究，膜电位与膜流动性等研究，完成图像分析和三维重建等分析。

（三）流式细胞术

流式细胞术（flow cytometry，FCM）也称为荧光激活细胞分类术（fluo rescence activated cell sorting，FACS），是利用流式细胞仪对生物颗粒（如细胞、细胞器、微生物）或其他粒子（如人工合成的微球等）的多种物理和生物学特性进行快速、准确、多参数的定量分析，并可根据测量的参数，同时将测量群体中的一个或两个亚群加以分选的细胞分析测量技术。简单地说，流式细胞术就是对处在快速直线流动状态中的细胞或生物粒子进行多参数、快速的定量分析和分选的技术。

1. 工作原理 流式细胞术主要包括了样品的液流技术、细胞的分选和计数技术，以及数据的采集和分析技术等。标本首先将被制备成细胞悬液，染色后在一定的气体压力下，以一定速度进入流动室。流动室里充满了同轴方向的鞘液（一般为磷酸盐缓冲液或生理盐水），细胞悬液在鞘液的约束下排列成有序的单列，逐个快速的通过喷嘴，形成细胞液柱，与喷嘴下方入射的激光束垂直相交，相交点即为测量区。被染色的细胞在激光的照射下，产生两种信号，一种是散射光信号，其又可以分为前向散射光（forward scatter，FSC）信号，一般与细胞体积的大小成正比；侧向散射光（side scatter，SSC）信号，与细胞的颗粒度和复杂性有关。另一种是荧光信号，发射的荧光与结合位点成正比。这些光学信号通过各种光学镜接受，被检测器转变成电脉冲信号，放大后经模拟-数字（A/D）转换器转换成数字信号，最后由计算机获取数字，储存，处理和分析，细胞的一系列重要理化特性就被快速、大量地测定出来了。

此外，FCM 的另一个极为重要的功能是可以进行细胞分选（sorting），利用分选功能可获得某一类细胞并进行培养，以供进一步的研究。一般分选方法有两种，即静电分选法和捕获管分选法。

静电分选法的基本原理是通过流束形成含有细胞的带电液滴而实现的。首先加高频信号在喷嘴上，使含有细胞的液束成为液滴，加一个电脉冲信号，小液滴就全部带上了电荷。FCM 的电学系统通过分选设门特性迅速判定其是否为靶细胞。当带电液滴通过由高压极板组成的电场时，就根据自身所带的电荷性质产生偏转落入各自的收集管中，带正电荷的液滴，向带负电压的电极偏转，带负电荷的液滴，向带正电压的电极偏转，不带电荷的就进入废液器中，从而达到分选的目的。

捕获管分选法，是一种封闭式的分选方法，基本原理是在流动室内装一个机械的捕获管，一遇到该分选的细胞来到时，捕获管进入液流中心，将该细胞捕获至收集管路。随着科技的不断进步，FCM 的分选功能也得到了不断的改进。例如，应用免疫磁珠技术先对细胞进行预分选，可提高流式分选的速度、纯度和回收率。还可利用免疫学的抗原抗体原理，只要有相应的荧光抗体，就可分离出任何所需的细胞群体，尤其是含量稀少但重要的亚群，其在免疫学研究中有着重要的地位。此外，新型的 FCM 可通过配置 CCD 相机（冷光源相机）和相应的光学照明系统及数据处理和控制电路，及时处理高速液流和液滴的图像，调整参数及自动处理计算，得到最佳分选结果。

2. 应用 流式细胞术的雏形早在 20 世纪 30 年代就出现了，但那仅仅是一种从显微镜下肉眼观察毛细玻管中流动的细胞，并以简易的光电装置加以记录的方法。而随着半个多世纪以来无数人的不断努力，流式细胞计量术不断的完善发展，成为今天高度先进的一种技术方法，并被广泛的应用于肿瘤学、免疫学、细胞生物学、血液学、病理学、遗传学以及临床检验等多学科领域。

（四）实时荧光 PCR 技术

实时荧光 PCR 技术是根据荧光共振能量转移（fluorescence resonance energy transfer，FRET）原理，设计相应的荧光标记核酸探针，通过 PCR 反应对相应靶 DNA 进行均相定性定量测定的技术。PCR 反应体系中加入的荧光基团在光刺激下释放的荧光能量的变化直接反映出 PCR 扩增产物的变化，荧光信号变量和扩增产物变量成正比，并用足够灵敏的自动化仪器实现对荧光的采集和分析，最后通过标准曲线对未知模板进行分析，以达到对原始模板量定量的目的。

FRET 现象指的是当一个荧光分子（供体分子）的荧光光谱与另一个荧光分子（受体分子）的激发光谱相重叠时，供体荧光分子自身的荧光强度衰减，受体荧光分子的荧光强度增强。FRET 现象的发生与供、受体分子的空间距离紧密相关，一般为 7~10nm 时即可发生。随着距离的延长，FRET 现象显著减弱。当 PCR 反应开始后，根据荧光共振能量转移的原理，荧光探针的发光基团所发出的荧光强度与 PCR 产物的数量呈对应关系，因此对荧光信号进行检测就可以实现对 PCR 产物的准确定量。

1. 定量检测 实时荧光 PCR 中有一个很重要的概念，即 Ct 值。C 代表循环（cycle），T 代表阈值（threshold）。Ct 值是指每个反应管内的荧光信号到达设定的阈值时所经历的循环数。一般取 PCR 反应的前 15 个循环的荧光信号作为荧光本底信号，荧光阈值的缺省设置是 3~15 个循环的荧光信号的标准偏差的 10 倍。研究表明，每个模板的 Ct 值与该模板的起始拷贝数的对数存在线性关系，起始拷贝数越多，Ct 值越小。利用已知起始拷贝数的标准品可做出标准曲线。因此，只要获得未知样品的 Ct 值，即可从标准曲线上计算出该样品的起始拷贝数。

2. 荧光探针 均相荧光 PCR 检测需要在普通 PCR 的基础上加入荧光化合物，这些荧光化合物广义上可分为嵌入荧光染料和特异性荧光探针两大类型。利用嵌入荧光染料检测只是简单的反映 PCR 反应体系中总的核酸量，是一种非特异性的检测方法。这些可与双链 DNA 结合的嵌入型荧光染料包括溴化乙啶、YO-PRO、YOYO、SYBR Green Ⅰ 及 SYBR Gold。他们和双链结合后发出的荧光比和单链结合后发出的荧光强得多。这种方法存在的问题是他们不能分辨特异性的 PCR 产物和其他双链 DNA，如引物二聚体。因此，需要在 PCR 后进行熔链曲线分析，而且利用嵌入荧光染料也不适合进行多重 PCR 分析。为了克服这些缺陷，人们发展了特异性的荧光探针技术。特异性荧光探针是把荧光化合物标记到特异性的寡核苷酸上形成荧光标记的 DNA 探针。通过探针与 PCR 产物特异性的结合，在 PCR 过程中可对产物实现均相、实时、定量检测。同时也适用于多通道检测。已报道的实时荧光 PCR 检测系统（如 TaqMan、分子信标），其杂交探针的设计是建立在两种染料-荧光供体和受体之间的能量共振转移的基础上的。

根据荧光基团标记和实现能量共振转移方式的不同，荧光 PCR 所用的探针可以分为五大类：TaqMan 探针、分子信标、双链探针、杂交探针、单标记荧光探针与双链嵌入染料相结合的检测模式。

荧光 PCR 技术自建立以来，发展迅速、应用广泛，表明其具有强大的生命力。近些年来，许多科研工作者基于荧光 PCR 的基本原理对荧光 PCR 技术进行不断深入的研究和改进，使荧光 PCR 技术得到了进一步地完善，并在此基础上开发出了许多新的荧光 PCR 技术。同时，自问世以来，荧光 PCR 技术以其高特异性、高灵敏性、可定量、无污染等特点，而得到了广泛的应用。例如，应用该技术进行病原体的定量监测及治疗药效评价，基因的点突变及单核苷酸多态性（SNP）分析，肿瘤基因的检测和诊断，转基因产品的检测等。随着荧光 PCR 技术的不断发展该技术将在生物学和医学基础研究、农业、疾病诊断、新药开发、食品、环保等广泛的领域中得到更加广泛的推广应用。

四、应用举例

（一）溶液中核酸的检测与定量

某些核酸染料与核酸具有高亲和力，与核酸结合可产生很大的荧光增强。因此，复杂体系中的少量核酸在数分钟内可被直接检测到，通常不受其他生物分子的干扰。例如 PicoGreen dsDNA、OliGreen ssDNA、RiboGreen RNA 定量试剂分别是测定双链 DNA、寡核苷酸、RNA 的最佳试剂，可进行溶液中核酸快速、敏感的定量检测。上述试剂与定量方法具有多项优点。①敏感：基于 PicoGreen、OliGreen 和 RiboGreen 染料的荧光分析比 UV 吸光度测量敏感 10000 倍以上，至少是使用 Hoechst 染料测定的 400 倍，而且定量测定时所需的样品量更少；②准确：UV 吸光度测量不同，这些方法不受蛋白质、游离核苷酸等物质的影响。因此，可对复杂混合物如血清或全血中完整寡核苷酸与核酸进行更准确的定量；③精确：试验重复性好，三次测定值的标准差低于 5%；④动态范围宽：单一浓度 PicoGreen 或 OliGreen 的定量分析精确度可提高 4 个数量级，而 RiboGreen 定量分析可提高 3 个数量级；⑤操作简便、所用检测仪的兼容性广；⑥可用 96 孔或 384 孔板进行高通量分析。

其他染料如二聚体花青染料 TOTO-1 和 YOYO-1 也能用于溶液中 dsDNA、ssDNA 和 RNA 的敏感荧光定量检测。Hoechst33258 与核酸结合，也能使荧光强度增加，而且优先结合 AT 区，并已广泛用于溶液中 dsDNA 的定量。

（二）电泳凝胶中核酸的检测与定量

溴化乙啶是最常用的检测凝胶中 DNA 和 RNA 荧光染料。SYBR Gold，SYBR Grenn1 和 SYBR Grenn2 是新一代荧光核酸凝胶染料，也是目前进行电泳凝胶中 DNA 和 RNA 染色的最敏感试剂。与溴化乙啶相比具有敏感性高、背景荧光低等特点。此外，有报道称 SYBR Grenn1 的诱变性低于溴化乙啶。

（三）核酸杂交的检测

核酸的双螺旋结构中，两条核苷酸链互补成分特异性结合。采用荧光染色与分析技术，可设计多种分析核酸杂交的方法。从核酸序列测定到微阵列实时 PCR 分析都离不开基于荧光检测技术对核酸片断杂交的分析。

原位杂交（in situ hybridzation，ISH）是利用两条互补单链之间通过核酸分子碱基的氢键配对反应形成杂交体，然后再应用与标记物相应的检测系统，在组织、细胞、间期核及染色体上对核酸进行定性、定位和相对定量研究的一种手段。

1. 荧光原位杂交（fluorescence *in situ* hybridization，FISH） FISH 技术是近年发展起来的非放射性原位杂交技术，它是将 DNA 探针用特殊修饰的核苷酸分子标记（如 bioth-DUTP 或 digoxigenin-DUTP），然后将标记的探针原位杂交到染色体上，再用与荧光素分子偶联的单克隆抗体与探针分子特异性结合来检测 DNA 序列在染色体上的定位。FISH 技术克服了放射性杂交的一系列缺陷，并且实验结果直观，具有敏感、快速、安全、经济、特异性强、能同时显示多种颜色等优点，已成为近十几年来微生物检测技术中一种重要的、应用广泛的检测方法。

根据杂交原理不同，FISH 分为直接法与间接法。①直接法：直接用荧光素标记探针组织细胞内靶核酸所形成的杂交体的方法称为直接标记。直接标记的探针杂交后可马上观察到荧光信号，省去了烦琐的免疫荧光反应步骤，不再需要购买荧光抗体，也由于近年来荧光团（荧光素）的亮度和淬灭性的不断改进和提高，直接标记的荧光探针越来越成为首选，如 Vysis 公司的 FISH 探针均采用直接荧光标记，并采用多种不同颜色的荧光，方便在同一样本上同时检测多种异常。其荧光强度和信号大小都易于在普通荧光显微镜下观察，操作过程中也不需要严格避光，使 FISH 过程变得简便易行。其优点为背景低，特异性强。②间接法：用生物素（biotin）或地高辛精（digoxingenin）标记探针称为间接标记，用间接标记探针进行的原位杂交称为间接原位杂交。杂交后需要通过免疫荧光抗体检测方能看到荧光信号，因而步骤较多，操作麻烦，其优点是在信号较弱时可经抗原抗体反应扩大，同时也可与信号放大和超敏检测系统相结合进行信号放大的监测。其检测手段可为免疫组织化学法显色或荧光法显示。免疫组织化学法显色采用生物素或地高辛等半抗原标记探针，探针与组织细胞内靶核酸形成杂交体通过酶联标记的半抗原抗体结合后经免疫组织化学法显色。荧光法显色则是首先经生物素或地高辛精标记的探针与组织细胞内靶核酸形成杂交体，再通过与荧光标记的抗体结合而进行荧光检测。

用激发光谱和吸收光谱不同的荧光素按一定调色方法标记探针，就可同时分析不同探针对应的靶 DNA。探针荧光素颜色调配的方法有：①非调色法（color uncoding）：是用 n 种不同颜色的荧光素标记 n 种探针。②混合调色法（combination coding）：是用 n 种不同的荧光素分别标记 2^n-1 种探针，如 n=3 时，用红、绿和蓝三种荧光素把七种探针分别标记为：红、绿、蓝、红+绿、红+蓝、绿+蓝、红+绿+蓝七种颜色。③比率调色法（ratio coding）即用两种以上不同荧光素按不同比例混合标记探针，如用红色和绿色两种荧光素，按红∶绿一定比率可把四种探针分别标记为红、橙、黄、绿四种颜色。这三种调色法中比率调色法只需要极少荧光素就可标记多种探针，因而更有发展潜力。

2. 原位 PCR　通过 PCR 技术对靶核酸序列在染色体上或组织细胞内进行原位扩增使其拷贝数大增，然后通过 ISH 方法检测，从而对靶核酸进行定性定位定量分析。原位 PCR 技术能使常规的 ISH 技术不易探测到的低拷贝核酸序列被探测到，同时还可对含靶序列的组织细胞进行形态分析。原位 PCR 技术在低拷贝基因定位、基因表达等分子生物学领域、在染色体重排与转位遗传理论问题以及肿瘤病源探测等方面发挥重要作用。原位 PCR 是原位杂交技术在提高检测信号方面的方法改进，目前用于信号扩增的方法还有侧链系统、酪胺信号放大、催化报告分子沉淀、尾探针原位杂交和原位引物延伸标记等。这些方法的建立，不同程度地提高了信噪比，使原位杂交的灵敏性增加并得到广泛的应用。

3. 生物芯片（biochip）　该技术可将大量探针同时固定于支持物上，一次可对大量的生物分子进行检测分析，从而弥补传统核酸印迹杂交（Southern blot 和 Northern blot 等）技术复杂、自动化程度低、检测目的分子数量少、通量低等不足。目前生物芯片技术在临床病原菌、毒力基因、抗药性基因、致病因子的快速检测等方面已取得了突破性进展，显示出诱人的应用前景。

（四）DNA 结构、DNA 结合与 DNA 损伤分析

1. DNA 结构分析　①核酸构象分析：许多传统核酸染料可用来进行体内和体外核酸构象分析。吖啶橙可提供许多含核酸细胞组分原位含量、分子结构、构象和环境的信息。乙啶叠氮化物光解标记 DNA 的荧光光漂白作用可用来测定慢速重新取向运动。Hoechst 染料的荧光强度和结合亲和力高度依赖于 DNA 碱基对的序列和构象，例如，Hoechst33258 染色可鉴别发夹 DNA 构象中平行和反平行干区。与单链 DNA 结合的 Pico Green 染料荧光寿命和与双链 DNA 结合的不同。某些花青染料与核酸结合可产生环境敏感的异染性改变。②单个核酸分子行为的检查：某些花青染料与核酸结合后，足够明亮的荧光可使荧光显微镜直接观察单个核酸分子。YOYO-1 和 POPO-3 染料染色还可用于追踪单个化学键的形成和断裂。这些染料的高敏感性可用来检测单个核酸分子并研究生物（高分子）聚合物的行为。视频显微镜检查已经用来观察 YOYO-1 染料染色的 λ 噬菌体 DNA 多聚体，在流体、表面或用光钳拉伸后的松弛。TOTO-1 染料也有相似应用。个别 YOYO-1 染料-ssDNA 分子复合物可用荧光视频显微镜进行检查。分子梳就是使用 YOYO-1 染料建立的可进行染色体位点光学作图的技术。使用 YOYO-1 染料染色的 dsDNA 与光钳和荧光显微镜检查相结合可进行解旋和分离 dsDNA 链的单一 RecBCD 酶活性的研究。通过改变电场，YOYO-1 染料可进行 DNA

片段的自动分析。此外，YOYO-1 染料染色还可用来观察 DNA 与不同脂质体的相互作用，并可测量流体中质粒大小，也可检测单个电致拉伸的细菌 DNA 分子和辐射诱导的双链断裂。POPO-1 和 POPO-3 染料已经用于流式细胞术检测单个 DNA 片段。POPO-3 染料已经用于研究单个 DNA 分子的单一化学反应。伸展在玻璃表面松弛的 POPO-3 染料染色的 DNA 分子，当用聚焦的激光束照射时可引起荧光相关的 DNA 骨架断裂，形成可用荧光显微镜观察的缺口。TOTO-1、YOYO-1、POPO-3、SYBR Green I 染料可用来观察伸展在微珠和光钳之间的 λ-DNA。用 Pico Green 试剂染色可用于 dsDNA 单分子片段的大小的测定。SYTOX Orange 染料是用流式细胞术测定 DNA 片段单分子大小的首选染料。DAPI 早已用来检测溶液中单个 DNA 分子。其他花青二聚体的高亲和力和明亮荧光可追踪染色和转染的质粒，或染色细胞内的病毒颗粒。

2. DNA 结合分析 ①电泳淌度移位（迁移率、带移位）分析：带移位方法是使用放射性标记的 DNA 片段来分析 DNA-蛋白质相互作用的方法之一。使用高敏感性的荧光染料可使这些分析更简单，并可避免放射性废物的污染。例如 SYBR Green I 核酸凝胶染料可以高敏感性检测电泳后染色凝胶中的结合与未结合的 DNA 片段。荧光染料已经用来在电泳前染色 DNA 片段和蛋白质。例如，蛋白质或 DNA 用反应性荧光染料共价标记，在毛细管电泳过程中容易追踪检测 DNA-蛋白质相互作用。尽管与蛋白质结合的潜在干扰可改变在凝胶上的迁移，但高亲和力核酸染料仍可在电泳前应用，如乙啶同型二聚体-1 (EthD-1)、YOYO-1、TOTO-1 染料等。所有的高亲和力二聚体花青染料和乙啶同型二聚体都可在多组分分析中应用。②溶液 DNA 结合分析：分子信标利用荧光共振能量传递（FRET）检测溶液中核酸杂交。这种方法对于研究溶液中 DNA-蛋白质相互作用也有用。分子信标与乳酸脱氢酶的结合可将荧光团和淬灭剂分隔在标记寡核苷酸的两端，导致荧光强度增强。该方法可十分精确地测定结合常数。③化学核酸酶选择性裂解核酸：硫醇反应性 1,10-邻二氮杂菲的碘乙酰胺是进行带移位分析的有用辅助试剂。与含硫醇配体的交联赋予这种配位剂与配体的金属结合性质。例如，寡核苷酸的共价铜邻二氮杂菲络合物，或核酸-结合分子与过氧化氢结合作为化学核酸酶选择性裂解 DNA 或 RNA。这种试剂也能与蛋白质交联检测核酸结合和靶定目标的裂解。

3. DNA 损伤的分析 ①彗星（单细胞凝胶电泳）分析检测损伤 DNA：彗星分析，也称单细胞凝胶电泳分析是根据损伤位点不稳定 DNA 的碱性溶解进行单个细胞快速检测和定量损伤 DNA 的方法。细胞被固定在切片的薄层琼脂糖基质中，并逐渐溶解。当进行碱性电泳时，解旋的、松散的 DNA 迁移出细胞。用核酸染料染色后，具有 DNA 损伤的细胞显示出明亮的荧光彗星图像，尾部为 DNA 片段或未解旋 DNA。相反，正常无损伤 DNA 的细胞，由于完整 DNA 不能迁移出细胞，所以看起来似圆点。彗星分析也可与 FISH 结合识别含有损伤 DNA 的特异序列。彗星分析传统上使用溴化乙啶染色 DNA，但 YOYO-1 染料与溴化乙啶相比，分析的敏感性可增加 8 倍，来自未结合 YOYO-1 染料的荧光背景可以忽略。SYBR Gold 和 SYBR Green I 染料的使用可进一步增强该方法的敏感性。②TUNEL 法分析原位检测片段化 DNA：当 DNA 链断裂或被核酸酶切割后，暴露出大量 3′-羟基末端，可利用哺乳动物末端脱氧核糖核苷酸转移酶

(terminal deoxynucleotidyl transferase, TdT) 进行原位检测。标记的核苷酸以模板非依赖的方式共价结合到这些 DNA 片段的 3′-羟基末端, 当 TdT 与荧光团、生物素或半抗原标记的 dUTP 同时加入细胞, DNA 碎片越多, 可利用的 3′末端越多, 荧光信号强度越强。③DNA 损伤的微孔板分析: 自发产生或由自由基、电离辐射或诱变剂如MMS 所致的 DNA 无碱基位点改变, 是 DNA 最常见的损伤之一, 据认为是突变形成的中间阶段。可使用 ARP 进行无碱基位点快速、敏感的微孔板分析。ARP 是一种生物素化的羟胺, 可与无碱基位点暴露的醛基反应。生物素与无碱基位点结合, 可通过荧光或酶交联的链亲和素复合物进行定量检测。Pico Green 试剂已经用于 DNA 损伤的简易变性分析。染料可直接加到样品中, 荧光信号可通过荧光微孔板读数仪进行测定。这种方法可以高通量筛选样品。Pico Green 试剂也用来建立相似的基于 PCR 的基因型分析方法。由于产物不需要凝胶电泳, 因此尤其适合高通量分析; 可使用 96 孔板或 384 孔板进行 Pico Green dsDNA 分析。

4. 核酸酶的分析 ①核酸酶检测: SYBR GreenⅠ染料已经用来建立 DNase 分析方法, 敏感性比基于溴化乙啶的分析方法高 64 倍, 比传统 UV 增色方法高 10 000 倍。在快速简单分析中, DNA 单一长度片段与样品孵育, 随后进行凝胶电泳, 可检测小于约 5pg 的 DNase 活性。DNase 污染是导致 DNA 片段分辨率差、样品的降解和超螺旋质粒产生切口的常见原因。常规的通过检测 UV 吸光度变化的 DNase 分析法敏感性差, 需要的样品量大。相反, 核酸检测染料与核酸结合可使荧光强度显著增加, 荧光不受大量存在的过量核苷酸或非常短的寡核苷酸的影响。因此, 核酸酶的活性可通过这些染料存在时荧光强度的降低进行精确测定。例如, 核酸染料 YOYO-1 可用于微孔板法荧光测定, 分析核酸酶活性。其他染料, 尤其是 PicoGreen dsDNA 定量试剂可能更适合进行这种分析。同理, 使用 RiboGreen RNA 定量试剂可进行核糖核酸酶 (RNase) 活性的超敏检测。②逆转录酶活性分析: EnzChek 逆转录酶活性分析试剂盒是一种方便、有效、便宜的测定逆转录酶活性的方法, 检测下限为 0.02U (HIV 逆转录酶), 具有约 50 倍的线性范围, 适合大量生物标本的检测。该方法的简便性使得它可用于自动高通量筛选逆转录酶抑制剂。③端粒酶检测: 在人细胞和肿瘤端粒酶活性的检测方法 (TRAP) 中, SYBR GreenⅠ染料染色比银染更敏感, 得到的结果可与放射性同位素分析得到的结果相比。此外, 与银染不同, SYBR GreenⅠ染料不标记蛋白质。

第四节 免疫荧光染色

一、概念与基本原理

免疫荧光技术是标记免疫技术中发展最早的一种, 也是现代生物学和医学中广泛应用的技术之一。免疫荧光技术自 1941 年由 Coons 等建立以来, 经过近半个世纪的发展, 已与形态学技术相结合发展成为免疫荧光细胞 (或组织) 化学。它与亲和化学技术如葡萄球菌 A 蛋白 (SPA)、生物素与卵白素、植物血凝素 (ConA) 等) 相结合拓宽了领域,与激光技术、电子计算机和扫描电视等技术结合发展为定量免疫荧光细胞化学技术。荧光激活细胞分类器（FACS）的应用使免疫荧光细胞化学技术发展到更高的阶段，开创了免疫荧光技术的新领域。

免疫荧光细胞化学是根据抗原抗体反应的原理，先将已知的抗原或抗体标记上荧光素制成荧光标记物，再用这种荧光抗体（或抗原）作为分子探针检查细胞或组织内的相应抗原（或抗体）。在细胞或组织中形成的抗原抗体复合物上含有荧光素，利用荧光显微镜观察标本，荧光素受激发光的照射而发出明亮的荧光（黄绿色或桔红色），可以看见荧光所在的细胞或组织，从而确定抗原或抗体的性质、定位，以及利用定量技术测定含量。

由于免疫荧光细胞化学的特异性，快速性和在细胞和分子水平定位的敏感性与准确性，在免疫学、微生物学、细胞和组织学、病理学、肿瘤学以及临床检验学等生物学和医学许多方面得到广泛应用，日益发挥重要的作用。细胞显微分光光度计与图像分析仪的结合使免疫荧光组织化学的定量检测更加准确。在免疫荧光细胞化学中应用单克隆抗体日益增多，将会不断提高特异性、敏感性和应用范围。激光扫描等聚集显微镜的应用又开创了新的发展时代。

二、免疫荧光测定分析

（一）免疫分析可分为竞争型与夹心型两类

竞争型免疫分析是测定样品未结合的位点数，一般是将样品与已标记待测物混合后再去竞争结合位点，再将复合物与游离抗原或抗体分离后测定其相对量。竞争模式的应用比较普遍，在反应过程中抗原或抗体中的一种必须是过量的，以保持测定具有较高的灵敏度。但其缺点在于待测物标记后抗原和抗体的结合能力可能变化甚至消失，特别是当标记时使用了抗原决定位处的基团后结合能力消失得更快。夹心型是免疫分析中另一种常用的反应类型，该反应是将待测抗原先由某种抗体（第一抗体）捕获而从样品中分离出来，再与过量的第二抗体结合在一起形成夹心模式复合物。由于在夹心反应中要使用两种抗体，在步骤上较为复杂，但是由于抗原-抗体反应的特异性，使得测定结果往往比竞争法更为准确，检测信号值的大小在一定范围内同抗原浓度之间有直接的线性关系。

根据在免疫分析中是否分离又可分为异相免疫分析和均相免疫分析两大类。异相免疫分析是在抗原抗体反应后以物理方法将抗原-抗体复合物与游离的抗原、抗体相分离，然后检测与复合物相结合的标记物。经过分离可以有效去除基体中的干扰物质，提高检测的灵敏度和特异性。在异相免疫分析中可采用竞争模式或夹心模式。均相免疫分析不必对自由抗原和结合抗原进行分离，使测定步骤更为简化省时，分析费用降低，对样品处理简单，从临床应用的角度是最实用的一种方法。几乎所有的均相免疫分析都采用竞争模式进行测定，其基本原理是根据标记抗原与抗体反应生成抗原-抗体复合物后，标记物的活性降低，导致检测信号值降低。

根据实验目的与荧光标记物的不同，上述各种免疫分析可分别通过荧光显微镜、荧光分光光度计、流式细胞仪和激光共聚焦检测得以完成。

(二) 时间分辨荧光技术

以常用荧光素作为标记物的荧光免疫测定往往受待测样品成分如血清、试管、仪器组件等的本底荧光干扰，以及激发光源的杂射光的影响，使灵敏度受到很大限制。时间分辨荧光免疫测定（time-resolved fluorescence immunoassay，TRFIA）是针对这缺点加以改进的一种新型检测技术。其基本原理是以镧系元素铕（Eu）螯合物为荧光标记物，利用这类荧光物质荧光寿命长的特点，延长荧光测量时间，待寿命短的自然本底荧光完全衰退后再行测定，所得信号完全为长寿命镧系螯合物的荧光，从而有效地消除非特异性本底荧光的干扰。所用检测仪器为时间分辨荧光计，与一般的荧光分光光度计不同，采用脉冲光源（每秒闪烁 1 000 次的氙灯），照射样品后即短暂熄灭，以电子设备控制延缓时间，待非特异本底荧光衰退后，再测定样品发出的长镧系荧光。检测灵敏度可达 $0.2 \sim 1 ng/ml$。此外，TRFIA 还具有标记物制备简便、储存时间长、无放射性污染、检测重复性好、操作流程短、标准曲线范围宽、不受样品自然荧光干扰和应用范围十分广泛等优点。在过去的几年中，时间分辨荧光技术在药物筛选领域的应用发展迅速。

(三) 荧光偏振免疫测定

荧光物质经单一平面的偏振光蓝光（波长 485nm）照射后，可吸收光能跃入激发态；在恢复至基态时，释放能量并发出单一平面的偏振荧光（波长 525nm）。偏振荧光的强度与荧光物质受激发时分子转动的速度成反比。大分子物质旋转慢，发出的偏振荧光强；小分子物质旋转快，其偏振荧光弱。利用这一现象建立了荧光偏振免疫测定（fluorescence polarization immunoassay，FPIA），用于小分子物质特别是药物的测定。

FPIA 的试剂为荧光素标记的药物和抗药物的抗体，模式为均相竞争法，标本中的药物与荧光标记的药物与定量的抗体竞争结合。反应平衡后，与抗体结合的荧光标记药物的量与标本中药物浓度的量成反比。由于抗体的分子量远大于药物的分子量，游离的荧光标记药物与结合抗体的荧光标记药物所产生的偏振荧光强度相差甚远。因此在 FPIA 中测定的偏振荧光强度与标本中药物的浓度成反比。

三、应用举例

(一) 细胞骨架微管蛋白的荧光检测

微管是真核细胞骨架的重要组成部分，参与许多细胞功能，包括维持细胞形态、细胞内运输、鞭毛和纤毛的运动、染色体运动和细胞分裂等。无限制的快速增殖是肿瘤细胞的重要特点，而微管的聚集和解聚是细胞分裂中的重要环节，任何干扰这一过程的药物都可能影响肿瘤细胞生长。大量文献表明多数抑制微管活性的化合物都对肿瘤细胞生长有不同程度的抑制作用，而且肿瘤细胞增殖失控和浸润转移等恶性行为也可能与细胞骨架失去正常装配的动态平衡、持续解聚或重组有关。以微管为靶点的药物在肿瘤临床治疗中的成功应用，说明微管是抗癌药物的有效靶点。经典的微管稳定剂体外筛选方法是依据微管蛋白随温度的升降而聚合/解聚的循环变化设计的过滤-比色测试技术（filtration-colorimetric assay）。另外，根据微管蛋白的聚合程度与溶液的浑浊度成比例而设计的浊度法也是测定微管蛋白聚合度的重要方法之一。

荧光检测技术具有灵敏、易于微型化的特点，免疫荧光技术为微管的深入研究提供了很大的技术支持，多种应用荧光染料检测与分析细胞骨架蛋白的方法也应运而生。

1. 荧光染料直接标记微管蛋白 此类微管蛋白由于内部含有荧光团可用来在体内或体外研究微管的动力学，如高纯度的来自牛脑的微管蛋白、俄勒冈绿 514 标记的微管蛋白和四甲基罗丹明标记的微管蛋白等。其中四甲基罗丹明标记的微管蛋白被用来直接观察细胞周期依赖的微管蛋白动态变化、非洲爪蟾卵母细胞提取物有丝分裂纺锤体形成、神经元微管蛋白的转运、用抗微管试剂处理后细胞内荧光强度的缺失以及帮助确定 α-与 β-微管蛋白在微管的正负端等。

2. 利用抗微管蛋白单克隆抗体进行检测 研究人员利用抗 α-微管蛋白单克隆抗体标记细胞内微管蛋白，再加入带有荧光团的抗小鼠第二抗体将抗原抗体复合物标记荧光素，对固定细胞、不同种属动物或人体固定或冷冻组织切片的微管进行观察（图 17-1）。紫杉醇和秋水仙碱为已知的干扰微管聚合/解聚过程的阳性化合物，前者可促进微管聚合而后者则促进其解聚，将这两种化合物作用于 $HepG_2$（图 17-1A、B、C），Hela（图 17-1D、E、F）和 U373（图 17-1G、H、I）三种人肿瘤细胞，观察化合物对细胞内微管的影响。以 0.1%DMSO 为对照，可以观察到上述三种细胞内微管呈致密的网状分布，荧光染色清晰（图 17-1A、D、G）。经过 $10\mu mol/L$ 紫杉醇处理的细胞内微管聚集成束，荧光强度明显增加（图 17-1B、E、H）；而在 $10\mu mol/L$ 秋水仙碱作用下细胞内微管明显解聚，网状结构稀疏或消失，呈星点状分布，荧光强度明显减弱（图 17-1C、F、I）。

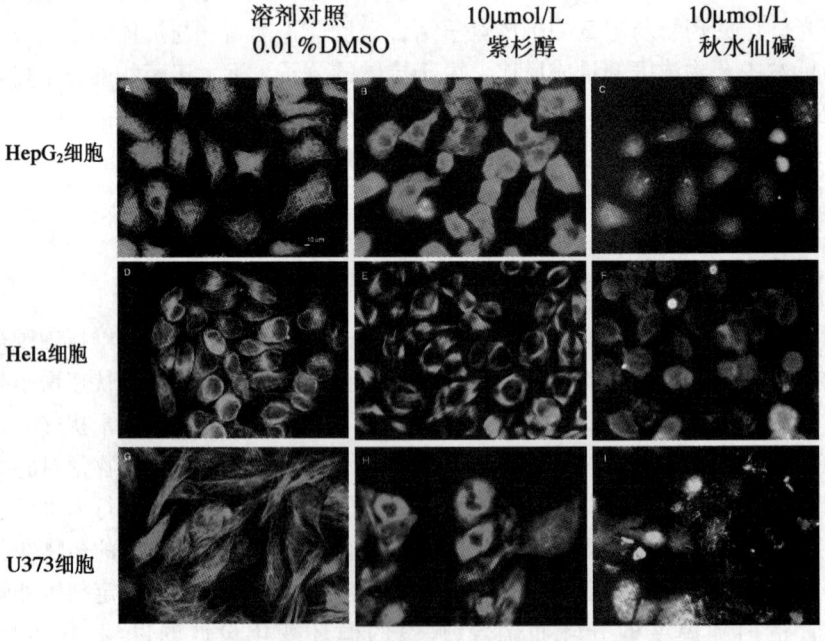

图 17-1 免疫荧光法检测紫杉醇和秋水仙碱对不同肿瘤细胞微管的影响

3. 荧光紫杉醇交联物 紫杉醇是一种能促进微管蛋白组装，使微管聚合的化合物，荧光 Paclitaxel 衍生物是对微管形成和运动进行研究的有用工具，也是筛选影响微管装配化合物的有用试剂。三种常用的紫杉醇荧光衍生物为俄勒冈绿 488－紫杉醇，BODIPY FL 紫杉醇和 BODIPY 564/570 紫杉醇。其中俄勒冈绿 488－紫杉醇是一种标记活细胞微管蛋白丝的重要探针，可用来筛选紫杉醇生物类似物。与其相反，BODIPY FL 和 BODIPY 564/570 紫杉醇衍生物在大多数情况下不适合标记细胞内的微管蛋白。

4. BODIPY FL 长春碱 BODIPY FL 长春碱是抗癌药长春碱的荧光类似物，是进行微管蛋白标记或研究药物转运机制的有用探针。长春碱通过在微管末端加帽而抑制细胞增殖，因此可抑制有丝分裂纺锤体微管的动力学。另一种荧光长春碱衍生物可与 β-微管蛋白初级序列的中央区结合，抑制微管蛋白聚合。另外，由于长春碱细胞内的积聚与 P-糖蛋白上长春碱特异性的调节位点有关，还可用来测定多药耐药细胞药物转运的动力学。

5. 其他微管蛋白探针 核染料 DAPI 可与体外纯化的微管蛋白牢固结合，并伴随着吸收光谱的移位和荧光强度的增加，与聚合微管蛋白的亲和力非常强，因此成为研究微管装配动力学的敏感工具。

双 ANS 是体外微管装配的有利抑制剂。这种荧光探针亲和力强，结合后荧光强度显著增强，用来研究在时间和温度依赖的退化中微管蛋白单体和二聚体的结构改变。

DCVJ 可用于活细胞微管蛋白聚合和钙调素的研究。

（二）细胞凋亡的荧光检测

1. 检测凋亡细胞的 DNA 染料 在细胞凋亡的过程中，细胞核崩解的特征是细胞核的萎陷染色质的碎裂、核膜的崩解和核泡的形成，从而导致微核（micronuclear）的形成。因此，核酸染料是在细胞群中识别少量凋亡细胞的有用工具。YO-PRO-1 核酸染料是用荧光显微镜和流式细胞术进行凋亡细胞检测的基础。与 Hoechst 33342 染料不同，YO-PRO-1 染料不影响染色后 T 细胞的增殖。而且，YO-PRO-1 染料的可见光吸收特性，在流式细胞术中可不需要 UV 激发。YO-PRO-1 是 Vybrant 凋亡分析试剂盒的关键试剂。某些细胞通透性的、绿色荧光 SYTO 染料，包括 SYTO13 和 SYTO16 核酸染料，可用来识别凋亡的胸腺细胞。Hoechst 33342 在凋亡的最初阶段容易被细胞摄取，而细胞非通透性的染料，如碘化丙啶（propidium iodide, PI）和溴化乙啶则被排斥。凋亡晚期阶段，随着膜通透性的增加，PI 可进入细胞。因此，将 Hoechst 33342 和 PI 联合应用可同时进行凋亡分期和细胞周期分布的流式细胞术和荧光成像分析。Hoechst 33342 可将凋亡细胞的细胞核选择性染成蓝色，也可与钙黄绿素 AM 结合应用，后者可将完整细胞膜（甚至是凋亡细胞）标成绿色荧光。7-aminoactinomycin D（7-ADD）可单独或者与 Hoechst 33342 联合使用，用流式细胞术进行活细胞、早期凋亡细胞和晚期凋亡细胞的分离。细胞通透性的核酸染料 LDS751 已经用来区分完整的有核细胞、无核细胞和非凋亡细胞。吖啶橙显示出异染性（metachromatic）荧光，对 DNA 构象敏感，是检测凋亡细胞的有用探针。DAPI 和磺基罗丹明 101 可在固定后的凋亡细胞联合应用，可显示伴随的蛋白质和 DNA 崩解。DNA 片断化（fragmentation）也可在体外通过电泳检测。来自凋亡细胞的 DNA 提取物，经电泳分离后用溴化乙啶染色，可显示出低分子质量 DNA 片段特征性的梯状 "ladder" 图案。溴化乙啶已经用于点印迹分析检测凋亡细胞的 DNA 片段。超敏感的 SYBR Green I 核酸染料和 SYBR DX DNA 印迹染料可检测更少量的凋亡细胞。

2. TUNEL 分析法　DNA 断裂的检测是确定凋亡的最可靠的方法之一，TUNEL（terminal deoxynucleotidyl transferase dUTP nick end labeling，末端脱氧核糖核苷酸转移酶 dUTP 切口末端标记法）分析广泛用于凋亡细胞 DNA 缺口的检测。当 DNA 链断裂或被核酸酶切割后，可暴露出大量 3′-羟基末端。一旦细胞固定后，哺乳动物末端脱氧核糖核苷酸转移酶（terminal deoxynucleotidyl transferase, TdT）可用于 DNA 链断裂的原位检测。首先，标记的核苷酸以模板非依赖的方式共价结合到这些 DNA 片段的 3′-羟基末端；而后用 Chroma Tide 生物素-11-dUTP、Chroma Tide BOODIPY FL-14-dUTP 或 Texas Red-12-dUTP 作为 TDT 底物检测凋亡细胞。其中，基于 BOODIPY FL 染料的单步分析方法比使用生物素化的或半抗原化的核苷酸进行的检测具有更多优点，步骤更简单，产率更高。如果使用抗染料抗体间接标记则有信号放大的作用。

3. 使用 annexin V 交联物进行凋亡分析　磷脂酰丝氨酸（phosphatidylserine, PS）在正常活细胞位于细胞膜的胞质面。但是在凋亡细胞，PS 从细胞膜的磷脂内层转位到外层。人抗凝（血）剂 annexin V 是一种钙依赖性的磷脂结合蛋白，能专一性地结合暴露在膜外侧的 PS，再通过简单的显色或发光系统进行检测。强荧光 annexin V 交联物是研究磷脂酰丝氨酸外表性的快速、可靠的检测方法，这是凋亡最早的指标之一，因此可与 DNA 染料或别的晚期检测方法相结合来标记凋亡的发展阶段（图 17-2）。图中左下象限内为对两种荧光染料均不着色的正常细胞，右下象限内为对被 annixin V 着色的早期凋亡细胞，右上象限内为对两种荧光染料均着色的晚期凋亡或坏死细胞。

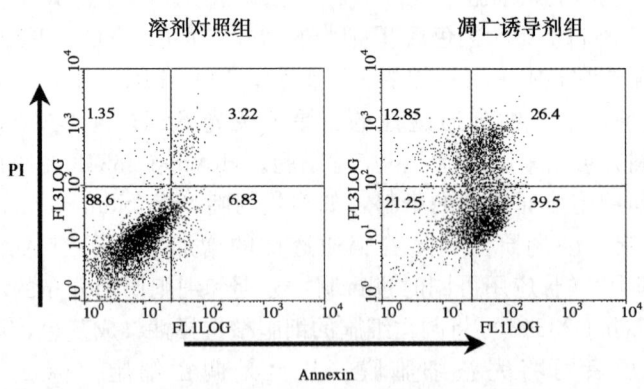

图 17-2　Annixin V 与 PI 双染观察药物对细胞凋亡的诱导作用

annexin V 交联物包括：①Alexa Fluor 488 annexin V，一种绿色荧光交联物，比荧光黄更亮、光稳定性更好，pH 依赖更小，可进行流式细胞检测和凋亡细胞定量；②荧光黄/FITC annexin V，是广泛应用的检测凋亡细胞的绿色荧光交联物，经常与碘化丙啶结合检测坏死细胞。俄勒冈绿 488 annexin V，是一种光谱特点与荧光黄 annexin V 交联物相似的绿色荧光交联物，但更明亮、光稳定性更好；③Alexa Fluor 568 annexin V，是一种红色荧光交联物，荧光特别亮、光稳定性非常好，可与绿色荧光探针同时染色。另外，还有 Alexa Fluor 594 annexin V，Alexa Fluor 647 annexin V 和生物素-X annexin V 等。annexin V 交联物对于流式细胞术、共聚焦或荧光显微镜检查都非常重要。

4. 使用线粒体荧光染料进行凋亡分析 早期细胞凋亡的显著特征是活性线粒体的破坏，这种细胞器破坏的表现包括膜电位的改变、线粒体氧化还原电位的改变。在受到凋亡诱导后线粒体转膜电位会发生变化，导致膜穿透性的改变。阳离子探针 MitoSensor 对此改变非常敏感。正常细胞中，它在线粒体中形成聚集体，发出强烈的红色荧光，发生凋亡后，因线粒体跨膜电位的改变，它以单体形式存在于细胞液中，发出绿色荧光。用荧光显微镜或流式细胞仪可清楚地分辨这两种不同的荧光信号。但是，这种方法不能区分细胞凋亡或其他原因导致的线粒体膜电位的变化。研究凋亡过程中线粒体变化的试剂还包括绿色荧光染料 JC-1、JC-9、MitoTracker Red CMXRos、罗丹明 123、短（$C_1 \sim C_6$）烷基链的碳花青染料等。

另外，细胞色素 C 作为一种信号物质，在细胞凋亡中发挥着重要的作用。正常情况下，它存在于线粒体内膜和外膜之间的腔中，凋亡信号刺激使其从线粒体释放至细胞液，结合 Apaf-1（凋亡蛋白激活因子-1，apoptotic protease activating factor-1）后启动 caspase 级联反应。细胞色素 C 氧化酶亚单位Ⅳ（cytochrome c oxidase subunit Ⅳ，COX4）是定位在线粒体内膜上的膜蛋白，凋亡发生时，它保留在线粒体内，因而它是线粒体富集部分的一个非常有用的标志。可先分离出高度密集的线粒体部分，再通过 Western 杂交用细胞色素 C 抗体和 COX4 抗体标示细胞色素 C 和 COX4 的存在位置，从而判断凋亡的发生。

5. 基于蛋白酶活性的凋亡分析方法 ①caspase：caspase（CED-3/ICE）蛋白酶家族的成员是与凋亡相关的复杂生化反应的关键介质。尤其是 caspase-3（CPP32/apopain），对具有 Asp-Glu-Val-Asp 氨基酸序列（DEVD）的底物具有特异性，它可裂解多种不同的蛋白质，包括多聚（ADP-核糖）聚合酶［poly（ADP-ribose）polymerase，PARP］、DNA-依赖的蛋白激酶、蛋白激酶 C 和肌动蛋白。在凋亡过程中，caspase-3 前体或酶原（procaspase-3）被激活为 caspase-3。EnzCheck Caspase-3 分析试剂盒能分析 caspase-3 活性，是检测凋亡简单、可靠的方法，也可检测其他 DEVD-特异性的蛋白酶活性（如 caspase-7）。②组织蛋白酶：尽管组织蛋白酶 B 在某些 caspase 激活的作用已经确定，但细胞内组织蛋白酶和 calpain 在凋亡中的作用还不清楚。选择性抑制组织蛋白酶的抑肽素 A（pepstatin A）可抑制部分细胞的凋亡。细胞通透性的 BODIPY FL 抑肽素衍生物在体外可抑制组织蛋白酶并可标记活细胞或固定细胞溶酶体内的组织蛋白酶 D，可用来追踪凋亡过程中组织蛋白酶 D 的迁移。③calpain：calpain 是普遍存在的钙活化硫醇蛋白酶家族，与许多细胞功能有关，如胞吐作用、细胞融合、细胞凋亡和增生。caspase 依赖的 calpain 下游加工过程已经报道，提示 calpain 在凋亡的降解期可能起作用，与 caspase 作用明显不同。caspase 依赖的一种机制似乎是 caspase 对内源性 calpain 抑制剂的加工。但是，在辐射诱导的凋亡中，calpain 活化也发生在 caspasc 的上游。基于 CMAC 的 t-BOC-Leu-Met-CMAC 荧光底物已经用来测定加入细胞外 ATP 时，肝细胞的 calpain 活性，在活的单个细胞可用来检测 caspase 激活的 procalpain 加工过程。

6. 其他方法 ①使用自由基探针进行凋亡分析：随着凋亡信号的产生，用顺十八碳四烯酸（cis-parinaric acid）检测到细胞发生持续的脂质过氧化，这种作用可被具有抗氧化作用的 bcl-2 的过表达抑制。cis-parinaric acid 也可用来评价 Down 综合征神经元的脂质过氧化。通过单核细胞诱导的人自然杀伤细胞的凋亡，可被过氧化氢酶和叠氮钠封闭。最常见的用来检测活性氧的荧光探针是 $2'$, $7'$-二氯二氢荧光黄双乙酸盐（H_2DCFDA），已经用来检测 caspase-3 抑制剂对凋亡过程中、凋亡的胚胎、化学敏感性和化学抗性的癌细胞过氧化氢产生的影响。其他进行活性氧检测的主要探针有二氢罗丹明 123 和二氢乙啶。二氢钙黄绿素 AM 是活性氧的清除剂，氧化后可形成绿色荧光染料钙黄绿素，在细胞内的存留比大多数其他染料优越；②使用离子探针进行凋亡分析：伴随凋亡可出现细胞内 pH 和 Ca^{2+} 浓度的显著变化。羧基 SNARF-1 AM 乙酸盐和细胞通透性的 BCECF AM 可被用于凋亡中酸化作用的研究。大量 Ca^{2+} 探针、笼锁 Ca^{2+} 试剂、Ca^{2+} 离子载体和螯合剂可供选择分析细胞内 Ca^{2+} 水平的变化，有助于阐明凋亡过程中 Ca^{2+} 作用的机制；③使用酯酶底物进行凋亡分析：凋亡过程中发生的膜变化也会影响多种酯酶底物和其他细胞内酶底物的摄取和留存。在多种酯酶底物中，钙黄绿素 AM 可能是检测伴随凋亡产生的膜通透性改变的最好试剂，已经被广泛用来检测凋亡晚期伴随出现的线粒体膜通透性的转换，并且在某些细胞内可检测早期凋亡，也可测量凋亡细胞的其他重要特征，包括细胞膜出泡和膜完整性的保持。

（三）时间分辨免疫荧光法定量检测

时间分辨免疫分析技术（TRFIA）是近年发展起来的无环境污染的高灵敏度免疫标记检测技术，因稀土离子本身激发光谱宽荧光发射光谱窄，使这一精密检测技术在普通实验室能够进行。它以稀土离子为标记物，通过时间延迟，去除非特异性荧光干扰，在固定时间检测特异性荧光，解决了自然背景干扰问题，明显提高检测灵敏度。并通过激发光与发射光之间较大的 STOKES 位移，明显排除非特异性荧光的干扰，提高了光谱的分辨率，使特异性明显增强。在肿瘤与病毒性疾病的诊断与药物研究中得到了广泛的应用。

甲胎蛋白（alpha fetoprotein，AFP）是人体在胚胎时期血液中含有的一种特殊蛋白，正常成人肝细胞失去合成 AFP 的能力，因此血清中含量极微 AFP。当人体患肝细胞癌时血清中 AFP 显著升高，血清 AFP 检测对肝细胞癌有特异诊断价值。另外，该指标对筛查先天愚型和神经管畸形等新生儿缺陷也有重要的临床意义。由于临床检测血清 AFP 所用的放射免疫法、（电）化学发光法或、ELISA 等方法的灵敏度及稳定性不够理想，并存在放射性污染等问题，而改用时间分辨免疫荧光法定量检测 AFP 一举克服了上述所有问题。另有报道，采用时间分辨免疫荧光法进行乙型肝炎、丙型肝炎病毒的定量检测以及与 HIV 逆转录酶活性分析等。例如，TRFIA 动态、定量检测乙肝病毒的抗原抗体阳性模式有助于临床分析机体免疫反应的机制，判断临床转归，及时预测耐药病毒株的出现和监测停药反弹能起到积极的指导作用。

(四) 抗核抗体检测

抗核抗体（antinuclear antibody，ANA）是以哺乳动物的细胞核成分为靶抗原的一组自身抗体，是自身免疫性疾病（autoimmune diseases，AID）重要的血清学指标。近年来研究发现，ANA 不仅与自身免疫性疾病有关，而且在许多慢性疾病（如慢性肝炎、肝硬化、慢性胃溃疡）和某些肿瘤（肝细胞癌、肺癌、骨髓瘤、淋巴瘤等）患者的血清中存在，提示 ANA 可能参与许多疾病的病理过程。ANA 包含抗 DNA 抗体和抗组蛋白抗体。结合于异常 DNA 的抗体可作为检测探针，例如，通过免疫荧光技术可发现真核细胞染色体中 Z 型 DNA 和具有三重结构的 DNA。ANA 的检测方法很多，其特异性和敏感性与检测方法和核抗原的制备密切相关。已报道的检测 ANA 的荧光染色方法包括间接免疫荧光法、荧光偏振光谱法（fluorescence polarization），以及数字荧光强度分析法等。

参考文献

[1] 黄晓峰，张远强，张英起主编. 荧光探针技术. 北京：人民军医出版社，2004：298-376.

[2] 徐顺清，刘衡川主编. 免疫学检验. 北京：人民卫生出版社，2006：139-159.

[3] 许屏主编. 荧光和免疫荧光染色技术及应用. 第2版. 北京：人民卫生出版社，2000：101-116.

[4] Giuliano KA, DeBiasio RL, Dunlay RT, et al. High-content screening: a new approach to easing key bottlenecks in the drug discovery process. *J Biomol Screen*, 1997, 2：249-259.

[5] Giuliano KA, Haskins JR, Taylor DL. Advances in high content screening for drug discovery. *Assay Drug Dev Technol*, 2003, 1：565-577.

[6] 孙婉，李敏. 药物筛选技术的最新进展——高内涵筛选. 中国新药杂志，2006，15：12-16.

[7] 孙婉，李敏，魏少荫等. 以微管蛋白为靶的高通量药物筛选方法的建立与应用研究. 中国新药杂志，2006，15：1828-1831.

[8] Li M, Min JM, Cui JR, et al. Z-ajoene induces apoptosis of HL60 cells: involvement of Bcl-2 cleavage. *Nutrition and Cancer*, 2002, 42：241-247.

[9] 徐伟文，吴英松，杭建峰等. 时间分辨免疫荧光法定量检测甲胎蛋白（AFP）试剂的性能研究. 热带医学杂志，2005，5：738-742.

[10] Paz E, Adawi M, Lavi I, et al. Antinuclear antibodies measured by enzyme immunoassay in patients with systemic lupus erythematosus: relation to disease activity. *Reumatol Int*, 2007, 27：941-945.

（李　敏）

高内涵筛选分析技术 18

创新药物的发现离不开采用适当的药物作用靶点对大量化合物样品进行筛选,而且筛选规模越大,发现新药的机会就越多。目前,高通量药物筛选(high throughput screening, HTS)技术已经使采用适当的药物作用靶点对利用天然产物和组合化学生成的大量化合物样品进行筛选成为现实。然而,新药研究领域目前仍面临许多严峻的挑战。传统的、针对单一靶点的研究方法已难以适用于一些多基因疾病(如肿瘤、神经退行性疾病、代谢性疾病)和病毒感染等相关治疗药物的研究。而高内涵筛选(high content screening, HCS)技术的创立使得人们从疾病相关基因调控通路和网络水平上研究药物的作用机制、代谢途径和潜在毒性,从而使在细胞水平全面评价活性化合物的成药性成为可能。本章节将对 HCS 的概念、系统组成、在药物筛选中的优势及其应用进行简要介绍。

第一节 高内涵筛选的概念

1997 年,美国 Cellomics 公司成功开发出首个高内涵药物筛选技术平台,该技术的问世揭开了药物筛选研究崭新的一页。而后国外其他一些公司也相继开发出同类产品,加入了高内涵药物筛选技术的研究,为细胞组学研究提供了总体解决方案。

高内涵筛选是指在保持细胞结构和功能完整性的前提下,多通道、多靶点同时检测被筛样品对细胞形态、生长、分化、迁移、凋亡、代谢途径及信号转导各个环节的影响,在单一实验中获取大量与基因、蛋白质及其他细胞成分相关的信息,确定其生物活性和潜在毒性的过程。同时,高内涵筛选也是一种应用高分辨率的荧光数码影像系统,旨在获得被筛样品对细胞产生的多维立体和实时快速的生物效应信息,亦是在细胞水平上检测多个指标的多元化、功能性筛选技术平台。

第二节 高内涵筛选的优势

通过与目前广泛使用的 HTS 技术进行比较,HCS 有许多优势。相比于传统的药理学实验方法,HTS 以其快速、高特异性、高灵敏度的特点在短短数年内,就受到国际药物研究机构的极大重视,成为新药发现过程中的主要技术手段。虽然其发现活性化合物的速度快,但是其检测模型均建立在单个药物作用靶分子的基础上,无法全面反映被筛样品的生物活性特征,只得到有限的数据,初筛得到的阳性结果需要进一步确认。此外，HTS 是针对单个靶点筛选量的极大提高，而 HCS 不仅在筛选量上超越了 HTS，而且实现了对多个靶点的同时筛选，拓展了检测范围。

更重要的是，HCS 获取信息是以细胞为单位，而不像 HTS 是以微板孔为单位，这就意味着研究者可以从细胞群体中的各种反应获取信息，而不是像以前那样信息仅仅来源于一个微板孔中的所有细胞的平均反应。HCS 这种获取多个终点，包括单个细胞和细胞群体的定量数据的能力全面加深了研究者对筛选中得到信息的理解。这为过去劳动强度和难度均很大的细胞功能和作用机制研究提供了新颖的视角。

通过同步应用报告基因、荧光标记、酶学反应和细胞可视化等高内涵筛选常规检测技术，研究人员可以在新药研究的早期阶段获得活性化合物对细胞产生的多重效应的详细数据，包括细胞毒性、代谢调节和对其他靶点的非特异性作用等，从而显著提高发现先导化合物的速度，降低开发后期的失败率。

虽然 HCS 作为一种在新药研发中应用的全新研究手段才仅仅几年，但是国外业界人士一致评价 HCS 是新药研发的具有重要意义的组成部分，如果说高通量自动化 DNA 测序技术对顺利完成人类基因组计划的贡献是革命性的，那么高内涵筛选在当今药物发现中将起到同样的关键作用。

第三节 高内涵筛选系统的组成

高内涵筛选系统是一个从活细胞中提取信息并建立系统化认识细胞形态或分子变化的综合体系。体系中各组成发挥不同的作用，并联合起来共同完成全面的筛选工作。主要包括以下几部分：

一、荧光显微系统

由于许多化合物只能引起在细胞形态，细胞器形态和分子分布方面相对微弱的改变，高分辨率荧光显微镜成为检测这些变化的理想选择。该系统中，细胞结合荧光标记物可反映出细胞生理条件上的变化，并通过将光源引入到细胞内的荧光探针捕获到细胞变化的丰富图像信息。

二、自动化荧光图像获取系统

在观察到荧光标记的细胞变化后，高分辨率 CCD 相机可用来拍摄图像。自动化荧光图像获取系统可快速并精确地移动细胞培养板或载玻片，自由转换各种波长的激光及散射滤光片以满足多种研究需要。同时使用激光共聚焦技术可以与多种培养板匹配，在较短时间内完成 96 孔板或 384 孔板样品的分析。另外还可增加温度控制系统以维持细胞活性，也可增加自动加样系统以及白光系统等功能，便于灵活使用。

三、检测仪器

观察并获取图像只是 HCS 技术的第一步，为了有效完成分析工作，必须利用检测仪器从图像中提取有价值的信息。为了拓展检测的范围，一些国外医药公司开发了以变化终点检测和动态活细胞检测相结合的分析方法。例如通用电气医疗系统集团（GE HealthCare）开发的活细胞图像分析系统 IN Cell Analyzer 1 000，3 000 等以及美国 Cellomics 公司开发出的 ArrayScan HCS Reader 和 KineticScan™ HCS Reader 等。在 Kinetic Scan Reader（KSR）系统中，配置了 Zeiss 活细胞检测荧光显微镜，高清晰度 −30℃冷 CCD 以及自动三维温度、湿度、CO_2 浓度控制系统，可以进行长达 5 天的在线活体观测。此外，该系统还可自由选择需要的滤光片组合与物镜组合，辅以 8 通道多功能液体处理系统，同时应用广泛的分析软件和信息学软件进行高达每小时 3 000 张的在线检测分析，可提供多参数、多指标、可量化的丰富信息，极大地提升了药物筛选与相关研究工作的效率与科学性。此外，该系统对固定细胞与活细胞均可进行检测。

四、图像处理分析软件

随着 HCS 的开发，需要一种新型的软件使 HCS 操作简化和自动化，有利于基于形态学和荧光标记的细胞特征和参数的测定。例如 Cellomics 公司开发的 BioApplication 软件，它可在适合的环境下将图像数据转化为生物学信息，能够处理多种来源的图像和数据，包括来自荧光检测、激光共聚焦、扫描流式细胞检测以及其他 HCS 仪器的图像与数据。

已有的生物学应用软件包括：动力学细胞结构分析（Kinetic Compartmental Analysis），靶点激活（Target Activation），动力学靶点激活（Kinetic Target Activation），分子转位实验（Molecular Translocation），动力学分子转位分析模块描述（Kinetic Molecular Translocation），药物基因毒性检测（Micronucleus），细胞形态学检测（Morphology Explorer V2），细胞周期检测（Cell Cycle），蛋白偶联受体信号通路（GPCR Signaling G），细胞质-膜转位实验（Cyto - Cell Mem Translocation），多参数细胞毒性检测（MP Cytotoxicity），细胞运动性检测（Cell Motility），细胞黏附实验（Cell Spreading），细胞质-核转位实验（Cytoplasm - to - Nucleus Translocation），受体内化（Receptor Internalization），有丝分裂检测（Mitotic Index），细胞活力检测（Cell Viability），细胞结构分析（Compartmental Analysis），细胞凋亡与健康状态检测（Cell Health Profiling V2），神经突生长（Neurite Outgrowth），高级神经突生长分析（Extended Neurite Outgrowth），逐点筛选检测（Spot Detector V2）。上述软件可广泛应用于肿瘤、中枢神经系统疾病、心肺疾病、内分泌疾病、传染性疾病以及毒理学研究。而且，一种应用软件可应用于不同疾病的研究；同时，一类疾病也可采用多种应用软件进行分析。

五、结果分析和数据管理系统

上述应用软件可用于分析单个和群体细胞水平的多种特征，追踪分析多种细胞变化过程，包括信号分子转位、受体内源化、钙离子化、酶活化、细胞凋亡、细胞周期以及神经突生长等，获取有意义的生物信息并转变为药物与细胞相互作用的全面认识，加速新药的研究与开发。数据管理系统用来储存和管理已获取的图像和定量分析结果，并能够将结果以显像、图表和数字等多种形式在个体细胞和细胞群体的水平输出，便于研究者回顾和总结这些信息以辅助其做出决策。

除上述这些主要组成外，生物信息学工具、新型细胞株的研制和选择性试剂也是HCS综合系统的组成部分，在实验检测中同样发挥着重要作用。

基于上述组成的HCS系统按照一定的工作流程（图18-1）可广泛应用于新药研究的不同方面。

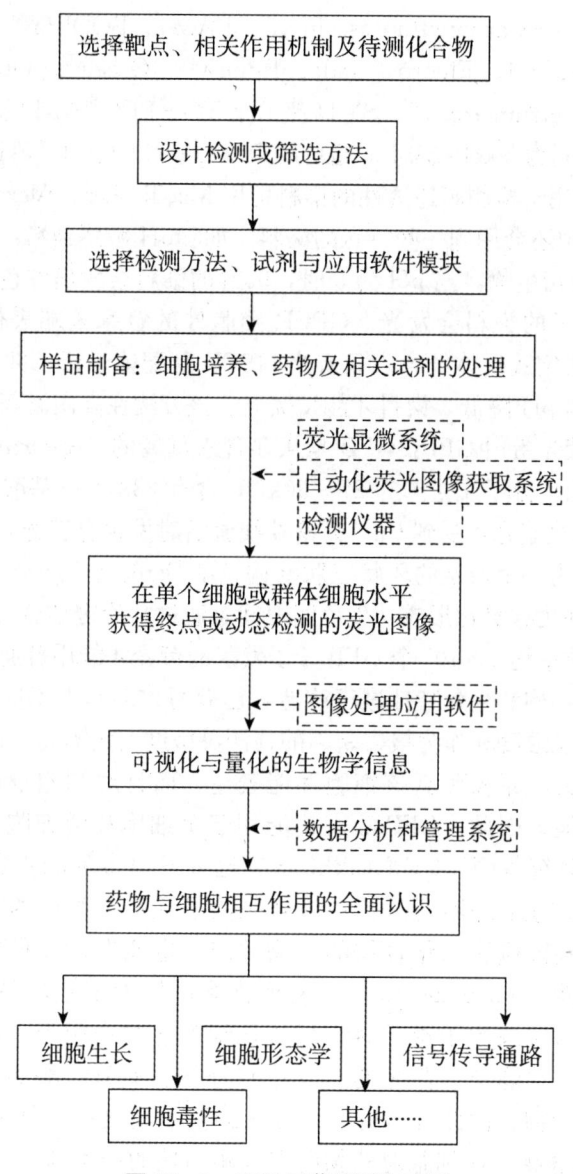

图 18-1　HCS 工作流程与应用

第四节 用于 HCS 筛选与分析中的荧光染料与探针

HCS 筛选与分析系统常用的染料包括 hoechst33342、FITC（Fluorescein）、TRITC（Tetramethylrhodamine）、Texas Red 和 Cy®5。其他可用的染料还有：DAPI、Alexa Fluor® 488、Alexa Fluor® 546、Alexa Fluor® 647、Cy2®、Cy3®、Cy5®、EGFP（enhanced）、5-Carboxyfluorescein（5-FAM）、BODIPY® FL、Calcein、DiO（$DiOC_{18}$（3））、Fluo-4、Fluoro-Jade、FluorX®、Green®、Oregon Green® 488、Rhodamine 110、SpectrumGreen®、SYTO® 13、YO-PRO®-1 以及 YOYO®-1。

常用于染核的染料为 hoechst33342，也可用 DAPI 或 YOYO-1。FITC 或 TRITC 多用于荧光抗体的标记。而用于检测膜通透性的染料可用 MitoTracker，Alexa Fluor® 488 等。此外，HCS 检测过程中还会用到一些特殊的染料。如①pH 敏感染料：CypHer-5 是一个对 pH 敏感的花青苷衍生物，当 pH 为 5 时，95% 的染料会发出红色荧光，而当 pH 为 7.4 时，仅有不到 5% 的染料会发光。GPCR 细胞外的氨基末端表位决定簇可与标记 CypHer-5 的表位决定簇抗体结合。只有当 GPCR 受配体激活，并由细胞表面被吞入细胞内，由于细胞内 pH 降低，染料才能发荧光。该方法在高内涵药物筛选中具有广泛应用前途；②绿色荧光蛋白 GFP：GFP 是从多管水母属的 *Aequorea victoria* 中分离出的一种天然荧光蛋白，分子质量约为 27～30kD，含有 238 个氨基酸残基。*Aequoria* 的 GFP 在 395nm 能吸收蓝光，受到 Ca^{2+} 或紫外线激活时发绿色荧光，最大发射峰为 509nm。GFP 的生色团为一个稳定的环状三肽结构，由 Ser65、Tyr66 和 Gly67 这 3 个氨基酸残基通过自身环化和氧化形成，生色团之间是通过共价键结合。野生型 GFP 的荧光强度较低，细胞质中约 1×10^4 个 GFP 分子发射的荧光才能用普通荧光显微镜精确测定。通过对 GFP 的结构和生化特性进行改造，已获得许多具有不同激发峰和发射峰的突变体，使 GFP 荧光强度和作为报告基因的检测灵敏度大大提高。由于 GFP 的表达与受体细胞的种属无关，原核和真核细胞都能表达，而且对细胞没有毒性，不会扰乱受体细胞的正常功能。因此，GFP 的表达能用于单细胞和活细胞观察。值得一提的是，通用电气医疗系统集团（GE HealthCare）已开发出多种能稳定表达 GFP 融合蛋白的转染细胞株，通过示踪不同的蛋白或转录因子在活细胞内的表达与运动轨迹特征，不仅可了解某些被检测的化合物的生物效应，也能发现某种靶蛋白的激活剂与抑制剂；③氮氧化酶（nitroreductase）：氮氧化酶可作为某些转录因子的报告基因，共同转染于细胞。当转录因子激活时，氮氧化酶表达并作用于其特异性底物。由于底物具有膜通透性，并能与非荧光的 Cy5 染料连接。氮氧化酶能使底物生成带荧光的可被检测的 Cy5 产物，由此可分析信号分子的激活程度；④其他荧光染料：JC-1 为 P-糖蛋白的荧光底物，而细胞对药物的多药耐药性的产生与 P-糖蛋白的过度表达密切相关。通过检测肿瘤细胞对 JC-1 的外排能力，可间接推测细胞的 P-糖蛋白水平，有助于筛选多药耐药逆转剂。

由于高内涵筛选技术目前尚处于发展阶段，还有大量需要解决的技术难题，如常用的荧光蛋白灵敏度尚需提高。由于 GFP 和它的衍生物是天然荧光蛋白，没有酶的信号放大作用，一个分子的 GFP 只能产生一个光子，相对酶来说敏感性有待提高。另外，许多荧光染料对活细胞来说是器质性染色，染料浓度的选择必须非常谨慎，确保细胞在孵育过程中保持活性，最大限度降低潜在的毒性反应，因此选择合适的荧光探针也是高内涵药物筛选成功的关键。

第五节　HCS 的应用

作为药物筛选技术发展前沿的 HCS 已在新药研究的多个方面开始应用，并且随着 HCS 操作系统和应用工具的不断开发，HCS 已成为基于细胞的药物筛选靶点优化、二次筛选、先导化合物的确立以及药物结构与功能关系研究的重要技术手段。HCS 技术在实际应用中的巨大潜力已为研究者所认同，下面将从细胞毒性研究、细胞增殖、信号传导通路和神经细胞生长等方面简述 HCS 的应用。

一、药物对细胞毒性作用的检测

细胞毒性（toxicology）检测一直是药物发现过程中的重要部分，细胞模型在高通量筛选中应用最广泛的是观察样品的细胞毒性，其中对肿瘤细胞株的毒性作用可用来筛选抗肿瘤药物。以前几乎所有针对细胞增殖的高通量检测方法都是基于酶活性或细胞蛋白量等单一指标的生化反应，如 SRB 法、MTT 法、3H 参入法等。细胞增殖的生物学反应非常复杂，包括几条通路的活化，如受体刺激后信号转导、蛋白激酶激活、受体底物磷酸化、DNA 合成增加等都可促使细胞增殖。传统的比色法不足以反映样品产生细胞毒时的作用机制。

高内涵细胞毒性筛选模型，可以直接反映细胞数目与形体、细胞膜通透性改变、细胞骨架蛋白的变化、线粒体聚集、核形态学变化等多个方面的信息。自动化的 Array Scan HCS Reader 或标准荧光显微系统均可检测到分别被不同的细胞膜可透性荧光染料标记的死细胞与活细胞，并且可以实现与其他参数（如细胞毒性其他特征、信号传导通路、细胞器等）的同步检测。主要的检测指标如下：

（一）细胞活力（cell viability）检测

根据活细胞以及死细胞的数量比例来判断细胞活力。

（二）多参数细胞毒性（multiparameter cytotoxicity）检测

首先同时快速获取细胞毒性四个特性变化的有关信息，即细胞核的形态学、细胞膜通透性、溶酶体内的物质和细胞密度。通过软件分析，最后判定药物的细胞毒性是属于早期、中期或晚期细胞毒性。

（三）微核（micronucleus）检测

微核是常用的遗传毒理学指标之一，指示染色体或纺锤体的损伤。由于这种损伤会因细胞受到的外界诱变因子的作用而加剧，而微核产生的数量又可与诱变因子剂量的强弱呈正比，因此在体外实验中，可以用微核出现的频率来评价环境诱变因子对生物遗传物质的损伤程度。通过检测细胞核的完整性，细胞膜的通透性，细胞整体染色几个方面的指标来综合评判。既可以研究候选化合物的基因毒性，也同时检测它的细胞毒性。

（四）细胞运动功能（cell motility）检测

细胞的运动特性影响细胞的很多生理和病理学过程，包括癌细胞的侵袭与转移、炎症、血管形成、创伤修复和胚胎发育等。用 HCS 直接测定迁移细胞产生的运动轨迹可分析细胞的运动能力。实验在铺满标记荧光珠子的毯状结构上进行，随着细胞移动，它们会吞噬珠子，并在所到之处留下动态轨迹，故轨迹面积与细胞运动能力大小是成比例的。

（五）细胞黏附性（cell spreading）检测

细胞附和扩散是一个包括细胞表面和细胞外基质分子之间的相互作用等多方面因素组成的综合事件。很多生理过程，例如癌细胞转移、炎症反应和肿瘤发生，都与细胞的黏附有关。如果手动分析这些形态学的特征，将花费大量的时间和人力，并且使用大量编程的脚本文件并非生物科学家们所熟悉的内容。美国 Cellomics 公司提供了一个简单易用的方法，通过对每个细胞的多参数检测，药物对于细胞黏附和扩散影响，来评判是否会有效抑制癌症。细胞识别并结合固定的配体，进而吸附到组织特异性的底物上，由于受体配体的相互作用，细胞伸长变平。这种细胞伸展的过程受细胞表面的黏附分子和细胞外基质的调节。HCS 系统检测细胞伸展性并不是测定细胞-配体结合力的持久与否，而是通过测定特异底物的吸附和伸展，来反映细胞的应答能力，这种测定提供了一个对细胞形态学变化所需要的调节和结构分子进行功能性检测的方法。那些以这些分子的功能和表达为靶点的药物的有效性可通过测定细胞在组织特异性底物上吸附和伸展的频率得到分析。

（六）细胞凋亡（multiparameter apoptosis）检测

凋亡是在细胞生长与死亡的重要过程之一，凋亡过程受阻将会引起许多疾病。凋亡信号的模式大致相似，但传导通路的细节会随着细胞种类和凋亡诱导物的变化而不同。经过不同的荧光染料染色，再经图像分析和数据处理得到多个细胞基本特征，以及细胞健康状态的综合信息。这些综合信息被定义为"事件"（events），用于区分不同的细胞健康状态。例如，通过检测细胞核是否固缩、细胞膜通透性是否增加以及 Annexin V 是否染色，来判断和定义不同的细胞"事件"。通过软件分析，最后可以分别得到凋亡前期和后期的细胞亚群百分比。Lövborg 等在实验中用药物处理 HeLa 细胞和淋巴瘤 U937 细胞，再加入 DNA 结合染料 hoechst 33342 和荧光素标记探针。运用 HCS 的自动图像获取和分析工具，在同一个细胞中可检测到具有时间和剂量依赖性的 caspase-3 激活、线粒体膜电位增加和细胞核分裂或固缩。由此可筛选与评价具有诱导凋亡作用的新化合物。图 18-2 显示 1μmol/L 紫杉醇作用于 Hela 细胞 24h 后，用 Hoechst33342 染为蓝色的细胞核发生明显的固缩（通道①）；而被 MitoTracker 染为红色的线粒体膜电位发生变化，红色增强（通道②）；由于细胞膜通透性增强，绿色的细胞膜染料 Alexa Fluor488 得以进入胞浆并且颜色更深（通道③）。

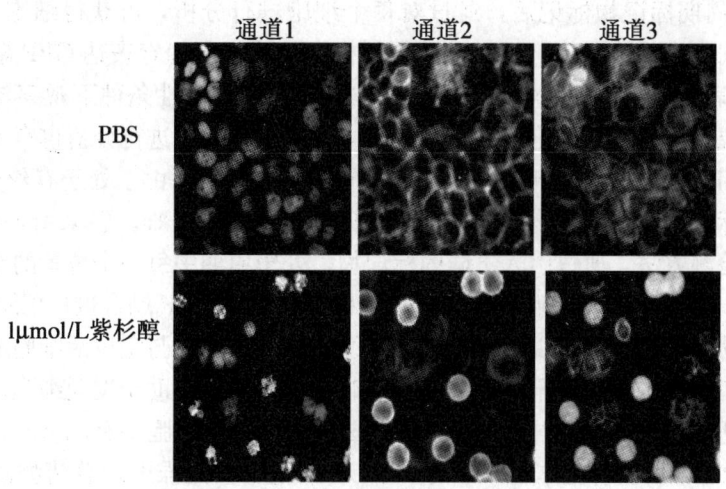

图 18-2 紫杉醇诱导 Hela 细胞凋亡

二、药物对细胞增殖的影响

有关细胞增殖的分析研究在药物研发过程中,特别是在评价药物的药效与毒性方面意义重大。药物对有丝分裂、细胞周期及其相关调节通路的影响都可用 HCS 技术进行检测。

(一) 有丝分裂

有丝分裂指数是指在一个细胞群体中经历分化过程的细胞比例,可用于研究细胞增殖过程中的每个生理或病理过程,例如免疫应答、炎症、组织内环境稳定性与血管生成等。细胞增殖包括多个复杂的亚细胞变化的精细调控过程,但其中两个关键的有丝分裂现象很容易辨别,即微管纺锤丝的形成和染色体的浓缩。利用识别核内组蛋白磷酸化抗原决定基的特异性抗体以及荧光标记的第二抗体可辨认处在有丝分裂过程中的细胞。有丝分裂指数可作为评价生长因子对细胞的刺激潜能以及药物抗增殖活性的指标之一,不仅可用于识别增殖细胞和筛选诱导或抑制有丝分裂过程的化合物,同时也可作为一种诊断方法发现癌细胞。研究表明,以 Array Scan 为检测仪的 HCS 技术测定有丝分裂指数与荧光激活细胞分选 (FACS) 的效果相同,而且 HCS 使用 96 孔板,并可检测黏附细胞,使得样品制备过程更为简单。

(二) 细胞周期检测

细胞周期检测常用于评价药物的抗癌活性,是一种全新的检测和分析方法。目前对于细胞周期的研究方法,譬如流式细胞仪,都需要大量的悬浮细胞,对于筛选和自动化,流式细胞仪并不能很好的解决目前所有的问题。此外,流式细胞仪的分辨率仅为 $2\sim5\ \mu mol/L$。灵活、多通道、高内涵软件模块能够测定每个细胞所处的细胞周期阶段,报告细胞亚群分布,并且同时鉴定某种细胞周期相关蛋白以获得更多更丰富的信息。例如,肿瘤细胞经 DNA、全部 Rb (retinoblastoma,视网膜母细胞瘤) 和磷酸化

Rb 三种细胞周期标记物标记后，通过对每个细胞进行分析，可获得细胞周期的信息，区分不同的细胞亚群。GFP-G_2M 细胞周期标记细胞株可稳定表达 GFP 融合蛋白并示踪 Cyclin B_1 表达和降解动力学过程，可以在非破坏性和线性条件下观察与定位活细胞所处的周期位置。在相同细胞群中用几个不同的标记物同时进行分析也有助于发现细胞周期不同时相的特异性阻断剂。以往对细胞周期的研究中，由于处于有丝分裂和 G_2 细胞是非荧光标记的，所以分辨进入 G_2 和 S 期的细胞就很困难。但采用 HCS 系统的细胞增殖荧光检测方法，通过引入不同的标记物，处于周期中每一个位置的细胞均可得以分辨。例如，GFP-G_2M 细胞周期标记细胞株稳定表达 GFP 融合蛋白可示踪 Cyclin B_1 表达和降解动力学过程，可以在非破坏性和线性条件下观察与定位活细胞所处的周期位置。在相同细胞群中用几个不同的标记物同时进行分析也有助于发现细胞周期不同时相的特异性阻断剂。例如，通过检测免疫荧光标记的 G_2 期细胞特有的 phospho-histone H3，经 $5\mu mol/L$ 长春新碱作用 24h 的 HepG2 细胞内荧光强度随着药物浓度增加明显增强，荧光染色的细胞也逐渐增多，表明细胞被阻断在 G_2/M 期（图 18-30）。

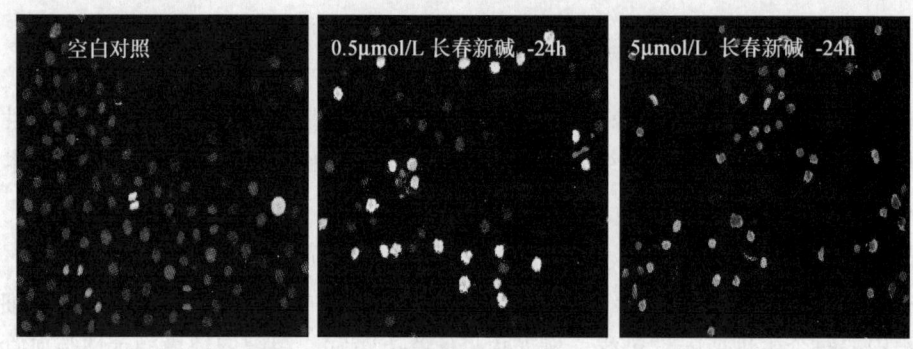

图 18-3 长春新碱阻断 HepG2 细胞于 G_2/M 期

（三）调节通路

细胞的增殖反应也会引起多个通路的激活，应用新颖的细胞增殖 HCS 分析方法可同时检测属于不同通路的生物标记物。Gasparri 等建立了 HCS 自动多参数分析法测定正常人体真皮成纤维细胞（normal human dermal fibroblast，NHDF）的体外增殖指数。他们用胰岛素样生长因子、血小板来源的生长因子、表皮生长因子、成纤维细胞生长因子或血清饥饿的 NHDF，测定 Ki-67 抗原表达、BrdU（bromodeoxyuridine）掺入和 pRb（retinoblastoma protein）磷酸化来定量检测增殖指数。这一方法的突出优点在于每种增殖标记物可单独分析也可与其他标记物结合起来综合分析。

三、信号传导通路的研究

信号传导是一个生物大分子物质激活和转位的复杂过程。例如，转录因子在从细胞质转移到细胞核过程中，传递了目的基因的转录信息而实现其生物功能。包括配体与受体结合、与 $NF\kappa B$、NFAT、C-jun 和 STATs 等转录因子的信号传导途径都是从激活和转位到细胞核中开始的。因此检测特异性的转录因子从细胞质到细胞核的转位过程可以反映出转录因子本身激活的事实。除了转录因子外,许多激酶的磷酸化过程也是一个转位过程,用来传导信号形成信号通路。

大部分的信号传导包含了细胞中多种成分的相互作用过程。例如,激活作用通常就是某个靶标分子在细胞中重新定位,并且传导生物学信号的过程。HCS 系统可进行多分子转位研究,对受到上游信号刺激的多个相关靶点同时检测,并研究其相互之间的关系。

以体内某些与疾病密切相关的信号分子为靶点来研究药物作用机制或筛选化合物是新药研究的重要内容之一。绝大部分信号分子的激活与其在细胞内的转移有密切关系,所以 HCS 系统经常通过测定信号分子的转移来间接检测传导通路上的信号激活过程。

NF-κB 与肿瘤和炎症的发生都有密切关系,是目前研究较多的信号分子之一。Ding 等人利用 HCS 技术测定 IL-1 和 TNF 诱导的 NF-κB 核转移。HCS 系统作为快速、敏感和自动化定量检测体系可用于监测 NF-κB 信号传导过程中的早期事件,并可用于自动化筛选抑制或诱导 NF-κB 激活的化合物。例如,经免疫荧光染色,细胞核由 Hoechst 33324 标记为蓝色,NF-κB 由 P65 单克隆抗体 FITC 标记的羊抗鼠二抗染成绿色。对照组细胞的 NF-κB 均匀分布于细胞质中;当细胞受到 TNF-α 刺激后,NF-κB 转位至胞核内,荧光染色集中于胞核区域(图 18-4)。

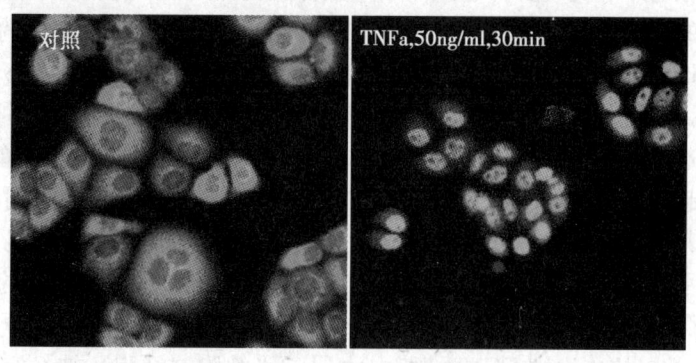

图 18-4　TNF-α 诱导 Hela 细胞的 NF-κB 核转位

HCS 系统还可解决一些更复杂的关于信号传导的问题。不同的刺激物可激活不同的信号分子,而一些分子会参与多个信号通路,这种复杂性使得特异受体或刺激物激活信号通路的过程的研究成为一个富有挑战性的问题。例如,MAPK(mitogen-activated protein kinase)信号通路及其激活的研究。MAPK 的信号传递在很多信号传导通路中扮演重要角色,并且是抗肿瘤药物研究中的关键靶点。ERK(extracellular signal-regulated protein kinase)是 MAPK 的一种。阐明特异受体激活 ERK 的过程可发现特异作用于此通路的化合物。Ghosh 等人用 HCS 分析了表皮生长因子(EGF)受体特异激活 ERK 的过程,发现 ERK 结合并激活受体可导致两个效应,即 ERK 磷酸化并转移至核内及 EGF 受体-配体复合物内源化并在核内体(endosome)与溶酶体中降解。用 HCS 可以同时检测、确认和联系这两个平行过程，显示出基于细胞的 HCS 分析方法具有同时测定多个靶点以及追踪动态变化过程的能力。该实验中，采用了 3 种荧光标记物，检测 3 个不同的靶点（蓝色荧光标记细胞核、绿色荧光标记 ERK 和红色荧光标记 EGF），而 HCS 系统应用的灵活性还可以允许更多的相关靶点（最多至 6 个）被同时定量检测，为我们的实际研究工作及基于 HCS 技术的自主研发提供了有利条件。其自动化操作、客观准确性及易于掌握的分析方法给我们带来了丰富的信息和定量的结果，并且显示出 HCS 在解决细胞内信号通路方面的巨大潜力。

除此之外，还有很多信号分子如：ATF-2、AKT1、c-Jun、NFAT、PKCa、STAT1、STAT2 和 STAT3 等可以用 HCS 来进行检测。

四、HCS 对药物神经生长活性的评价

在中枢神经系统药物研发中，如何识别作用于神经突生长的化合物是研究的核心内容。但是现有的检测方法有劳动强度大、主观性强、无法准确区别神经细胞本身及其轴突等缺点。HCS 技术可利用对神经细胞特异性的荧光标记抗体识别神经细胞，并且可用不同颜色的荧光区分神经细胞及其轴突，由此取代了以往从不同类型细胞的混合体中分离神经细胞这一非常耗时的步骤，使得检测工作的速度大大提高，并且降低了人为误差。

神经元细胞的形态受到多种刺激因素，如神经营养因子、电活性、轴突形成、功能成熟和分化等的调控；能够快速、自动地分析神经元形态上的各种变化的方法将成为研究中的利刃。HCS 分析模块 Extended Neurite Outgrowth（ENO）能够识别神经元或类神经元细胞，定量分析其形态特征，给出一系列测量数据，以辅助识别能影响神经元形态的因素。这些数据包括荧光强度测定和细胞形状及面积、神经细胞单个突起的长度及总长度、突起的数量和枝点数等一些整体形态学指标。ENO 可以通过分析神经递质和细胞表达的其他特异性蛋白来区分、确认和比较神经元细胞亚群，并报告每个细胞亚群在单细胞水平和群体细胞水平的状况。因此，它能够比较出各个亚群的区别，并获取细胞应答时的微小而重要的变化。Nakashima 等人利用抗微管蛋白的特异抗体和 Alexa Fluor 488 标记的二抗体识别 PC12 细胞（大鼠嗜铬细胞瘤细胞）神经突，检测了神经生长。还有人用 PC12 细胞的亚克隆 Neuroscreen-1 细胞，进行同类实验，发现 Neuroscreen-1 细胞比 PC12 细胞生长快 50%~80%，而且对于神经生长因子有更灵敏和更快的反应性，且在 2 天内可测量到轴突长度的变化，而不是往常的 6~8 天。所以这种细胞更适用于更高通量的筛选。

五、G 蛋白偶联受体与钙离子通道检测

G 蛋白偶联受体（G-protein coupled receptor，GPCR）广泛表达于各种细胞的表面，能够结合种类繁多的配体，如神经递质、激素、光子、气味分子、趋化物和各种生长因子等，是小分子调节剂治疗干预的丰富靶点来源。据估计大约有 80% 的已知激素和神经调节因子都是通过 GPCR 发挥作用的。目前，世界上大约 40% 的畅销药物是以 GPCR 为靶点的。

研究表明，应用荧光生物传感器如荧光染色、蛋白标记等方法对 G 蛋白偶联受体活化或调节剂进行高内涵药物筛选，可平行得到 GPCR 本身以及与之相连的第二个蛋白在细胞的位置、数目等多种信息数据。除了绿色荧光蛋白对 GPCR 标记检测方法外，最近又出现了一种新方法——pH 敏感花青苷（cyanine dyes）染色法。CypHer-5 是一个对 pH 敏感性花青苷衍生物，当 pH 为 5 时，95% 的染料会发出红色荧光，而当 pH 为 7.4 时，仅有不到 5% 的染料会发光。GPCR 细胞外的氨基末端表位决定簇可与标记 CypHer-5 的表位决定簇抗体结合。只有当 GPCR 受配体激活并由细胞表面被吞入细胞内时，由于细胞内 pH 降低，染料才能发荧光。该方法在高内涵药物筛选中具有广泛应用前景。

钙离子信号调节许多重要的生物过程，在药物发现过程中，细胞水平的钙离子检测被认为是最重要的筛选技术之一，50% 以上与钙离子信号相关的药靶是通过 GPCR 和相关受体进行的。经钙离子荧光指示剂与核染料作用后，HCS 可对细胞逐一进行钙流检测，分析药物对钙离子信号的影响，进而了解药物对相关药靶的作用。例如，成神经细胞瘤株 SK-N—SH 中 M_3 毒蕈碱受体的活化可刺激钙离子的释放，通过检测核周围特定区域钙离子信号的反应，可定量分析化合物对 M_3 毒蕈碱受体的影响。

六、肿瘤细胞多药耐药逆转剂的检测

肿瘤细胞的多药耐药性（multidrug resistance，MDR）是肿瘤难治疗的原因之一，涉及临床常用的多种抗肿瘤药物，也是肿瘤成功化疗最严重的障碍之一。多药耐药的作用机制复杂，主要与 P-糖蛋白过度表达有关。JC-1 为 P-糖蛋白的荧光底物，通过检测肿瘤细胞 P-gp 对 JC-1 的外排能力，有助于筛选多药耐药逆转剂。

七、HCS 与 RNA 干扰

RNA 干扰（RNAinterference，RNAi）是近年来日益受人们青睐的一种有效抑制基因表达的技术。它将与目的基因相对应的正义 RNA 和反义 RNA 组成的含 21 个核苷酸的小分子干扰 RNA 双链（small interfering RNA，siRNA）转染至靶细胞，可使目的基因降解从而抑制基因的表达。不断有报道利用 siRNA 在培养哺乳动物细胞中进行基因功能分析方面的研究，那些出现靶蛋白水平剧烈减少的细胞被称为基因敲除（knockdown）细胞。可以预期，在后基因组时代，siRNA 将在基因产物功能鉴定，以及确定基因产物的基本细胞事件和病理过程中发挥关键作用。

RNAi 技术是一种发展很快并有应用前景的基因控制技术，目前已广泛地应用于多学科的研究，尤以医学领域的研究最为突出，它不仅可用于基础研究，而且为病毒感染性疾病和肿瘤的防治开辟了更为广阔的前景。在肿瘤研究中可广泛应用于：①癌基因及抑癌基因的敲除；②有关肿瘤性疾病信号传导途径的研究；③肿瘤免疫逃逸方面的研究；④提高肿瘤对化疗及放疗的敏感性等诸多方面。RNAi 是机体的一种由小分子 RNA 介导的序列特异性免疫保护性机制，它可以对抗侵入性遗传因子（如病毒、转基因）的作用，抑制其复制，减弱或消除其基因毒性。在病毒学研究中，目前多数的研究是通过直接合成特异的 siRNA 以降解病毒 RNA 或其 mRNA，也有通过 RNAi 抑制参与病毒复制过程的宿主细胞的某些基因的表达而发挥抗病毒作用。RNA 干扰技术在抗病毒方面的研究主要集中在抗 HIV、抗 HBV 和抗 HCV 的研究上，也有一些抗植物病毒方面的报道。最近，将 RNAi 技术用于对 SARS 病毒的防治的研究也获得了突破性进展。

RNAi 基因沉默效果的评价，一方面需通过基因功能地改变来评价，另一方面需检测基因表达水平。常规 RT - PCR，Northern blot，免疫组化及 Western blot 等方法可用于目的基因 mRNA 和蛋白水平表达抑制的检测，但在定量检测上仍有一定地局限性。于是，人们进一步采用实时定量 RT - PCR，流式细胞技术（flow cytometry）和激光共聚焦等方法进行检测，大大提高了结果的客观真实性。由于目前多采用瞬时转染的方法获得基因敲除细胞，其靶蛋白水平一般在 siRNA 转染后 5～7 天就会恢复，而采用常规的实验方法难于同时动态检测上述多项指标。新近发展起来的高内涵筛选分析系统可在活细胞状态下动态观察 siRNA 对细胞的形态、生长、靶分子的变化，以解决上述难题，并将更加提升结果评价的科学性与有效性。RNAi 与 HCS/HCA 的结合为应用全基因组 siRNA 文库或以蛋白激酶、离子通道和受体等基因家族亚类研究细胞表型提供了强大的分析工具。网格蛋白和 caverolae/raft 介导的胞质分裂是胞内分裂（endocytosis）的两个主要途径。Krausz 等应用 RNAi 与 HCS/HCA 技术在基因组范围内开展了人类激酶在不同胞内分裂途径中功能的研究。为了证明激酶在胞内分裂中的作用，首先采用 VSV 和 SV40 病毒进行 HCS 筛选，当感染发生时，胞内分裂途径是上述两种病毒特异性的靶点。通过分析荧光病毒蛋白的表达，发现了能影响病毒感染 HeLa 细胞的一组激酶。进一步的基因敲减与表型变化的 HCS 技术评价确证了单个的"活性"激酶。该研究分析了两条胞内分裂途径中的 20 多种表型，由此可见 HCS 在大规模 RNAi 研究中的特殊作用。除了证明大量参与胞内分裂的激酶以及参与不同的胞内分裂过程的激酶亚类外，该研究还发现了一组在两条不同的胞内分裂途径中发挥完全相反作用的激酶，表明两条通路的共同调节作用。Bettencourt - Dias 等在果蝇系统中用 RNAi 研究了参与细胞周期进程的激酶，并以图像分析为基础的 HCS 检测有丝分裂缺陷的细胞表型，例如通过高分辨率的图像分析系统捕获 Aurora A 敲除所致中心体和仿垂体聚集缺陷，阐明基因的功能。

第六节　小结

虽然高内涵筛选技术尚处于发展初期，但它的巨大潜力和将要在新药研发领域占据的重要地位不容小视。高内涵筛选不仅能阐明被筛样品与药靶的相互作用关系，而且可同时了解细胞的其他生物学改变，进而研究其对相关代谢途径的影响，并通过观察细胞形态来预测化合物的毒性。应用高内涵筛选技术能够加速发现具有潜在开发前景的活性化合物，设定深入评价的优先次序，为构效关系研究和结构优化改造提供有力的支持。因此，高内涵筛选代表着创新药物研究技术发展的必然趋势。

随着现代科学技术的发展，HCS 还将被不断完善与发展，尤其是在荧光检测、

HCS 筛选试剂、多功能多参数筛选方法以及与之匹配的软件开发应用等方面都有望在近年内获得长足发展，使 HCS 成为新药研发的强大工具与平台。

参考文献

[1] Edwards BS, Oprea T, Prossnitz ER, et al. Flow cytometry for high-throughput, high-content screening. *Curr Opin Chem Biol*, 2004, 8 (4): 392-398.

[2] 陈凯先，蒋华良，罗小民，等. 后基因组时代的药物发现：趋势和实践. 中国天然药物，2004，2 (5): 257-260.

[3] Giuliano KA, DeBiasio RL, Dunlay RT, et al. High-content screening: a new approach to easing key bottlenecks in the drug discovery process. *J Biomol Screen*, 1997, 2 (Winter): 249-259.

[4] Giuliano KA, Haskins JR, Taylor DL. Advances in high content screening for drug discovery. *Assay Drug Dev Technol*, 2003, 1 (4): 565-577.

[5] Wylie P. Neural cell differentiation—HCS confronts the challenges for high-throughput and secondary screening assays. *Modern drug discovery*, 2004, 7 (7): 61-62.

[6] Liptrot C. High content screening—from cells to data to knowledge. *Drug Discov Today*, 2001, 6 (16): 832-834.

[7] Gasparri F, Mariani M, Sola F, et al. Quantification of the Proliferation Index of Human Dermal Fibroblast Cultures with the ArrayScan™ High-Content Screening Reader. *J Biomol Screen*, 2004, 9 (3): 232-243.

[8] Nakashima S, Ikeno Y, Yokoyama T, et al. Secretory phospholipases A2 induce neurite outgrowth in PC12 cells. *Biochem J*, 2003, 376 (Pt3): 655-666.

[9] Ding GJF, Fischer PA, Boltz RC, et al. Characterization and Quantitation of NF-κB Nuclear Translocation Induced by Interleukin-1 and Tumor Necrosis Factor-a. *J Bio chem*, 1998, 273 (44): 28897-28905.

[10] Lowes VL, Ip NY, Wong YH. Integration of signals from receptor tyrosine kinase and G protein-coupled receptors. *Neurosignals*, 2002, 11 (1): 5-19.

[11] Widmann C, Gibson S, Jarpe MB, et al. Mitogen-activated protein kinase: Conservation of a three-kinase module from yeast to human. *Physiol Rev*, 1999, 79 (1): 143-180.

[12] Ghosh RN, Grove L, Lapets O. A quantitative cell-based high-content screening assay for the epidermal growth factor receptor-specific activation of mitogen-activated protein kinase. *Assay and Drug Development Technologies*, 2004, 2 (5): 473-481.

[13] Lövborg H, Nygren P, Larsson R. Multiparametric evaluation of apoptosis: effects of standard cytotoxic agents and the cyanoguanidine CHS 828. *Mol Cancer Ther*, 2004, 3 (5): 521-526.

[14] Minguez JM, Giuliano KA, Balachandran R, et al. Synthesis and high content cell-based profiling of simplified analogues of the microtubule stabilizer (+)-discodermolide. *Mol Cancer Ther*, 2002, 1 (14): 1305-1313.

(李　敏)

19 新型核苷酸的合成与核酸标记在基因芯片技术中的应用

  生物芯片诞生于20世纪80年代末，生产工艺在90年代越来越成熟，因此，生物芯片在生命科学和医学等领域的应用越来越广泛。生物芯片技术通过微加工工艺在一平方厘米左右的芯片上集成成千上万个与生命相关的信息分子，它可以对生命科学与医学中的各种生物化学反应过程进行集成，从而实现对基因、蛋白质、配体和抗原等生物活性物质进行高效快捷的测试和分析。利用生物芯片技术，一次可以对被检测对象进行多个指标的检验。生物芯片可以用在实验研究和临床诊断等方面。如同计算机芯片是为了制作计算机一样，生物芯片技术能够把样品制备、生化反应和结果检测分析三步骤集成在一起制成微型全分析系统。

  根据不同的用途可将生物芯片分为不同的类型，例如用于样品制备的生物芯片、生化反应生物芯片及各种检测用生物芯片等，检测用生物芯片包括基因芯片、多肽芯片、蛋白质芯片及多糖芯片等。基因芯片是发展最为成熟，应用最为广泛的一类生物芯片。本章对基因芯片技术作一个简单介绍后，将重点讨论样品的扩增与标记和新型标记核苷酸（labeled nucleotide）的设计、合成与应用。

  基因芯片技术是一项融表面化学、有机合成、光化学、分子生物学、生物化学以及生物信息学等领域的交叉科学高新技术，一块芯片可对数千种基因的表型（geneotype）、表达（gene expression）水平、突变（mutation）和多态性（polymorphism）进行快速、准确的检测。美国Affymetrix公司是第一家有商品化基因芯片上市的公司，上市的基因芯片按用途可分为三大类，分别为基因表达（gene expression）分析芯片，检测核酸突变及基因组多态性（polymorphonism）分析芯片和疾病诊断（genotyping for diagnostics）芯片。基因表达分析芯片和基因多态性分析芯片主要用于研究机构和生物制药公司，可以用来寻找新基因、基因测序、疾病基因研究、基因制药研究、新药筛选等许多领域；疾病诊断芯片则主要用于从人类疾病的分子机制到医学临床诊断，包括各种遗传病和肿瘤等，目前Affymetrix公司与Roche公司合作生产了三种商品化诊断芯片，分别为p53基因突变诊断芯片、艾滋病病毒基因突变诊断芯片和细胞色素P_{450}基因突变诊断芯片。Affymetrix公司生产的通用寡聚核苷酸芯片用于基因表达谱分析和基因多态性分析。

  基因芯片技术包括三个核心部分：探针（probe）的设计与芯片（genechip）的制备，样品［靶核酸（target nucleic acid）］的扩增（amplification）与标记（labeling），分子杂交（hybridization）与信号检测（detection）。

  基因芯片（genechip）的基本原理是通过杂交（complementary hybridization）来检测样品溶液中靶核酸的序列。已知序列的核苷酸探针首先被固定在一块基片表面的特定位置上，当样品溶液中带有荧光标记的核酸序列，与基因芯片上对应位置的核苷酸探针产生互补匹配杂交时,已知序列探针的特定位置就会显示最强的荧光信号,通过确定荧光强度最强的探针位置,获得一组与探针序列完全互补的寡聚核苷酸序列,据此可重组出样品溶液中靶核酸的序列(图示 19-1)。

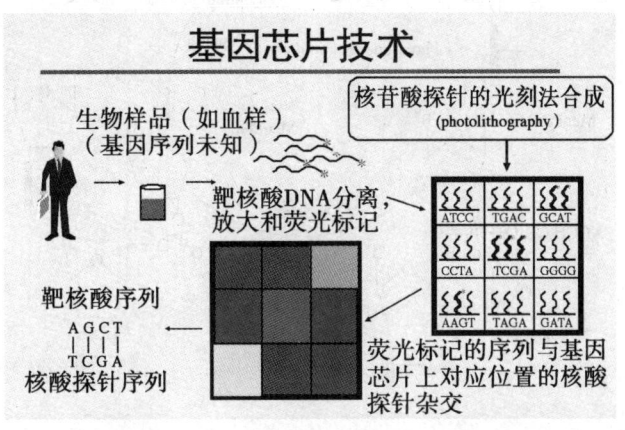

图 19-1　基因芯片的测序原理图

第一节　基因芯片的制备

基因芯片(genechip)分为高密度和低密度两大类,后者通常被称为基因点阵(spotted array)。二者的概念经常被互用,但它们的生产工艺、探针密度和应用却有很大的差别。

基因芯片一般是指由光刻法直接在硅片上合成探针的芯片,探针面积目前可小到 $5\mu m^2$,其探针密度高,在一块面积为 $1.28cm \times 1.28cm$ 的芯片上,可以合成数百万个探针。美国 Affymetrix 公司于 2002 年已经推出检测整个人类基因的芯片。

基因点阵一般是指在一块约 $1cm^2$ 的由多聚赖氨酸(poly-lysine)包被的硅片或其他固相支持物(如玻璃片、硅片、聚丙烯膜、硝酸纤维膜、尼龙膜等)上将已合成好的寡核苷酸或 cDNA 在芯片上做成点阵,采用机器人或点样针头以大规模阵列的形式排布,探针的固定是通过化学反应或者光化学交联。基因点阵的探针面积一般为 $150\mu m$,因此其探针密度低。

光刻法合成技术(photolithography)是美国 Affymetrix 公司开发的专利技术,生产过程同电子芯片的生产过程十分相似。原理是在合成碱基单体的 $5'$ 羟基末端连上一个光敏保护基。合成的第一步是利用光照射使羟基端脱保护,然后一个 $5'$ 端保护的核苷酸单体连接上去,这个过程反复进行直至合成完毕。一个含 n 个核苷酸的寡聚核苷酸,通过 4n 个化学步骤能合成出 4^n 个可能结构。例如:一个完整的十核苷酸通过 32 个化学步骤,可能合成 65 536 个探针。光刻法基因芯片合成反应步骤与核酸自动合成仪类似。唯一的区别是基因芯片采用光照定位去保护,后者是用酸去保护。图 19-2 示出了二者的区别。

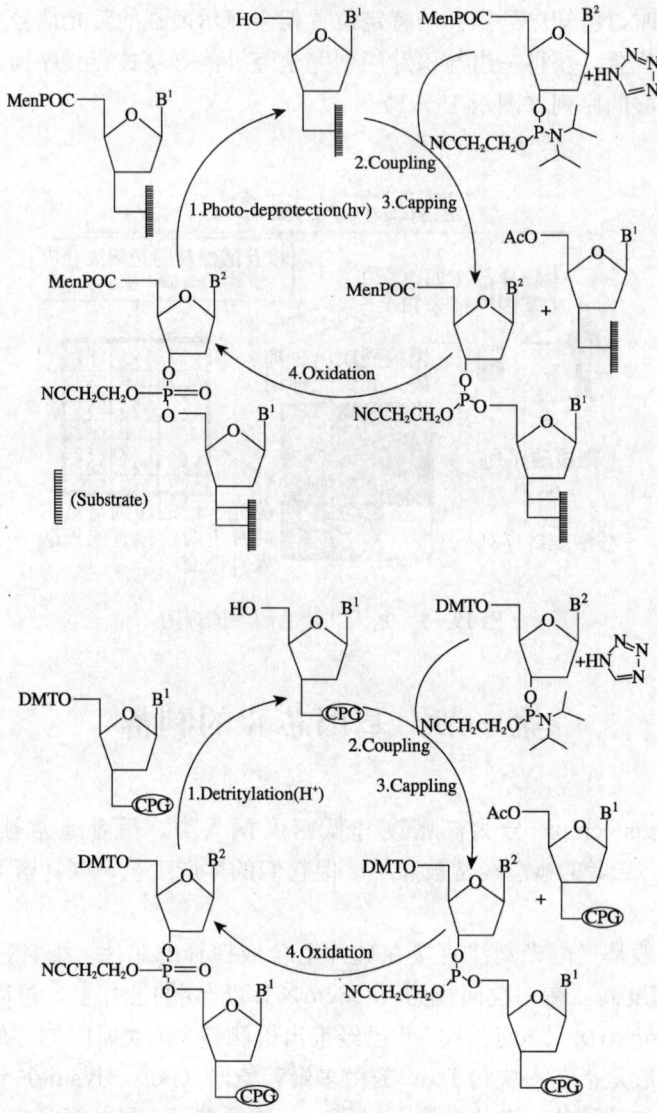

图 19-2 光刻法基因芯片与自动合成仪合成核酸的比较

采用这种技术，Affymetrix 公司制备的基因芯片产品在 1.28cm×1.28cm 玻璃表面上可固定 1 600 000 个 20mer～25mer 核苷酸探针，每个探针单元的大小为 $10\mu m \times 10\mu m$。其实验室芯片的阵列数已超过 6 400 000 个探针，每个探针单元的大小为 $5\mu m \times 5\mu m$（图 19-3 和表 19-1）。光刻法合成技术不仅可以生产基因芯片，也可用于生产多肽芯片（peptide array），多糖芯片（polysaccharide array）等生物芯片（biochips）。因此，Affymetrix 公司也就成了生物芯片领域的"Intel"。

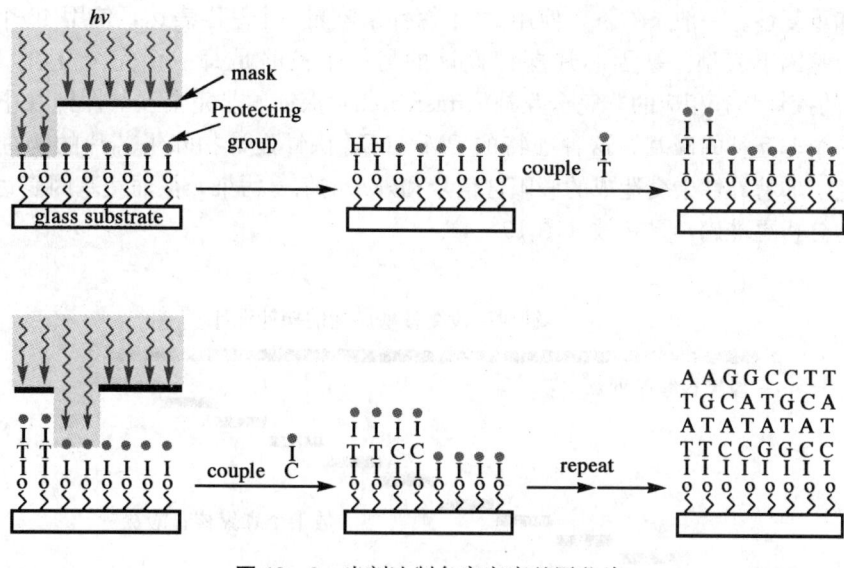

图 19 - 3　光刻法制备高密度基因芯片

表 19 - 1　高密度基因芯片的特征

探针面积	探针数量*	基因多态性分析[1]	基因达监测[2]	基因表型鉴定[3]
10μm	16 000	2kb	400～2 000	800 标记
50μm	64 000	8kb	1 600～8 000	3 200 标记
20μm	400 000	50kb	10 000～50 000	20 000 标记
10μm	1.6million	200kb	40 000～20 000	80 000 标记
5μm	6.4million	800kb	160 000～800 000	240 000 标记

* 1.28cm² 芯片面积
[1] 8 探针/碱基
[2] 8～40 探针/基因
[3] 20 探针/标记

第二节　基因芯片探针的设计

芯片上每个探针的选择与设计都是为了测定样品中是否存在与探针序列互补的 DNA 或 RNA。在分子水平上，探针的选择与设计必须能够将一个序列与其他成千上万个类似序列区别开来。Affymetrix 的探针是 25 聚核苷酸，其设计充分利用基因芯片高密度的优势，采用多个探针来同时旁证测定同一个靶核酸，因此，Affymetrix 基因芯片探针的专一性强，从而能够监测两个非常相似基因的表达。在基因组表型分析时，能够区别只有一个碱基差异的四个几乎相同的核酸序列。多个探针的策略也提高了检测的灵敏度和重复性。一般条件下,使用 22 个探针来监测一个基因表达,使用 40 个探针来检测一个基因组表型。基因芯片探针设计的另一个策略是每一个完全互补(perfect match)的探针都有相应的非完全互补(mismatch)探针,非完全互补探针在中间位置引入了一个非互补的碱基。这种独特的 PM - MM 探针设计扣除了芯片的物理背景信号,避免了非特异性杂交造成的假阳性信号和外来的信号污染,从而使基因表达以及基因组表型分析更准确,更有效(图 19 - 4)。

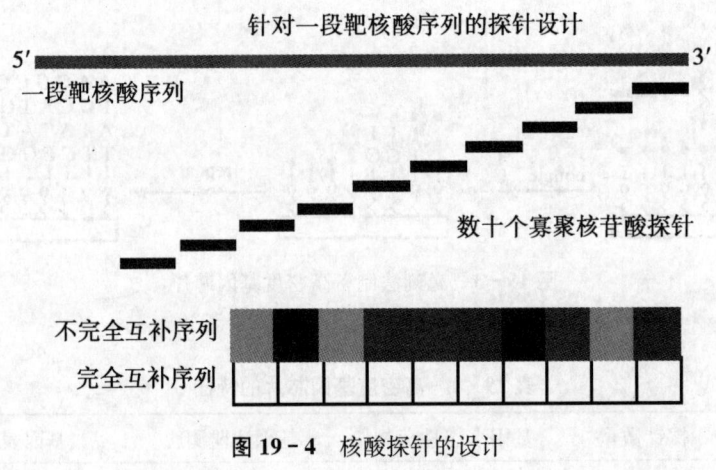

图 19 - 4 核酸探针的设计

第三节 靶核酸样品的制备——扩增和标记

靶核酸的制备需要运用常规手段从细胞和组织中提取模板分子,进行模板的扩增和标记。基因芯片包括大量探针分子,因此靶核酸样品的制备方法将根据基因芯片的类型和所研究的对象(如 mRNA、DNA 等)而决定。对于大多数基因来说,mRNA 的表达水平大致与其蛋白质的水平相对应,因此,对细胞内 mRNA 表达水平进行定量检测对于了解细胞的性质与状态十分重要。用基因芯片可以对细胞内大量基因的 mRNA 表达差异进行检测,其靶核酸的制备一般采用 RT - PCR 方法以寡聚 dT 作为引物进行扩增。聚合酶链反应(PCR 或称体外基因倍增技术),它利用一对位于待扩增的 DNA 序列两端的取向相对的 DNA 引物,在 DNA 聚合酶的介导下,经过多次变性、退火和延伸过程的重复性循环,大量合成靶 DNA 序列。在标记 dNTP 存在时,经 PCR 反应产生的靶 DNA 片段均参入了标记物,用此法标记的探针标记率高达 97.4%。此法重复性好,简便、快速、特异、不要求模板 DNA 的纯度,可以大量制备。

放射性标记靶核酸是经典的核酸标记方法,最常用的同位素标记的单核苷酸分子有 α - 32PdNTP、3HdNTP 及 35SdNTP,多用缺口平移法、末端标记法、随机引物延伸法和反转录标记法。在以 mRNA 制备 cDNA 时,同时参入标记的脱氧核苷酸,制出标记 cDNA。

$$5'-\text{HO}-\text{DNA} \xrightarrow[\substack{\gamma^{-32}\text{P}-\text{ATP} \\ \text{DTT} \\ \text{T}_4\text{PNK}}]{Mg^{2+}} 5'\ ^{32}\text{P}-\text{DNA}+\text{ADP}$$

由于放射性标记存在的健康危害和在使用中的限制,非放射性标记核酸的研制得到了迅速发展,在许多方面已代替放射性标记,推动分子杂交技术的广泛应用。目前已形成两大类非放射标记核酸技术,即酶促反应标记法和化学修饰标记法。标记的单核苷酸分子在转录和复制过程中,通过聚合酶的催化被嵌入新合成的 DNA 或者 RNA 片段中。后者变性后,即可与基因芯片上的微探针阵列进行分子杂交。使用荧光标记的单核苷酸时,可以直接读出荧光信号。使用生物素标记的单核苷酸时,利用亲和素对生物素有极高亲和力的原理,分子杂交后用亲和素(Avidin)或链霉亲和素(Streptavidin)进行检测。亲和素可以与酶(过氧化物酶、碱性磷酸酶等)复合(conjugate),然后用酶-底物颜色反应检测。亲和素也可以与荧光素或高电子密度的标志物(铁蛋白、胶体金等)标记,然后测量荧光信号或其他光信号。生物素标记靶核酸稳定,不失活,并能配用多种检测系统,简单方便。1988 年德国 Boehringer Manheims 公司推出了一种地高辛(Digoxigenin)标记靶核酸检测试剂盒。先将地高辛标记的单核苷酸,用随机引物法标记靶核酸。平均每 20~25 个核苷酸中标记一个地高辛分子,然后用抗地高辛抗体与碱性磷酸酶的复合物和 NBT+BCIP 底物显色检测。地高辛属类固醇化合物,仅存在于洋地黄类植物中,其抗体与其他任何固醇类似物如人体中的性激素都没有交叉反应,因此可以避免用生物素标记靶核酸时,由于体内内源性生物素的存在而易出现的非特异性信号。

一、酶促反应标记脱氧核糖核酸(DNA)

酶促反应标记 DNA 的方法包括缺口平移法(nick translation),随机引物法(random priming)或末端加尾法(end-labeling)等把修饰的核苷酸如含有生物素或荧光标记的 dNTP(其中至少一种或两种为标记的)掺入到探针 DNA 中,制成标记靶核酸样品。其敏感度高于化学修饰法,但操作程序复杂,产量低,成本高。

1. 缺口平移法(图 19-5A) 缺口平移标记法先由 DNase Ⅰ 在 DNA 双链上切出随机切口,DNA 聚合酶 Ⅰ 沿缺口水解 $5'$ 端核苷酸和 $3'$ 端修复加入被标记核苷酸同时进行,切口平行推移,可均一标记 DNA 链。缺口平移法快速、简便、成本相对较低、比活性较高、标记均一。主要利用了 DNA 聚合酶 Ⅰ 修复 DNA 的功能,用于大分子 DNA 的标记>1000bp 最好,单链 DNA、RNA 不能用该法标记。此外大小、单双 DNA 均可标记,标记均匀,标记率高,但不能标记环状 DNA。

2. 随机引物法(图 19-5B) 将六聚体随机引物混合物加到变性的 DNA 模板中。整个正义链和反义链都能结合随机引物。用 *E. coli* DNA 聚合酶 Ⅰ 的 Klenow 片段,来延伸放大和标记合成 DNA。随机引物的优点是不需要知道模板的序列,使得标记过的探针能够结合到整个模板上,亦具有缺口平移法的优点,可代替缺口平移法。

3. 末端加尾法(图 19-5C) 利用末端转移酶可进行"尾标",尾标适用于寡核苷酸探针标记,用于大分子核酸标记因尾巴短而标记比活性降低。尾标不能用 dTTP 标记，因 mRNA 的多聚（A）尾而影响杂交特异性。寡核苷酸探针多用于核酸"点"突变检测，该探针可用核酸合成仪人工合成。

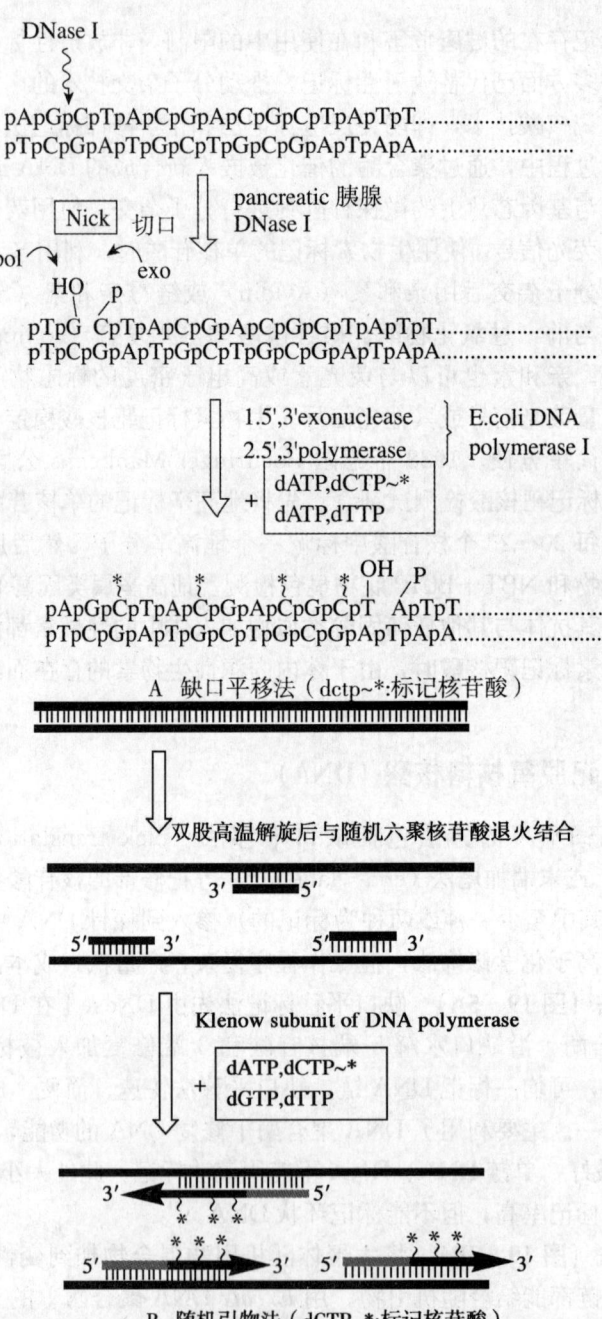

A 缺口平移法（dCTP~*:标记核苷酸）

B 随机引物法（dCTP~*:标记核苷酸）

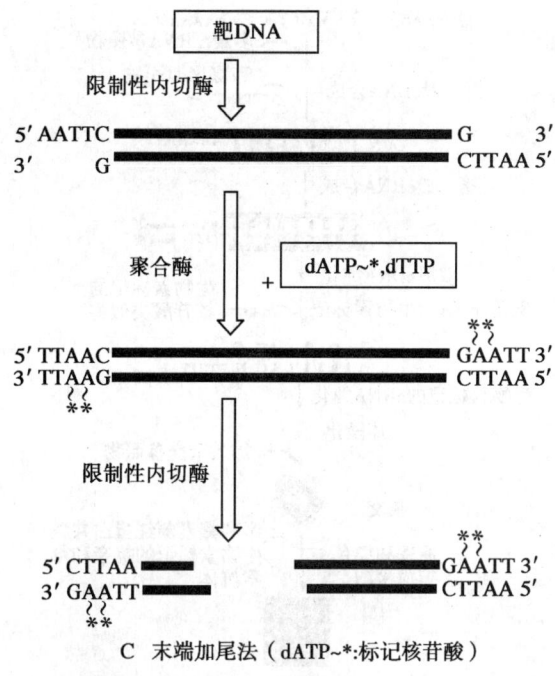

C 末端加尾法（dATP~*:标记核苷酸）

图 19-5 酶促反应标记 DNA 的方法

二、酶促反应标记 RNA

由于 DNA-RNA 比 DNA-DNA 的杂交亲和力强，因此检测靶核酸 RNA 比靶核酸 DNA 的敏感性高 10 倍以上，具有许多优点。同时 RNA 是单链，不需变性，也没有互补链的干扰，与脱氧核糖寡核苷酸探针杂交更稳定。待转录的基因克隆与合适的转录载体的多克隆位，在基因比邻的上游或下游，载体含有 T7 或 SP6 RNA 聚合酶启动子。转录前，需要用合适的限制性内切酶在待转录的基因的下游酶切，使载体线性化。生物素或地高辛标记的核苷酸（UTP 或 CTP）可通过 Sp6、T_3 和 T_7 RNA 聚合酶掺入到 RNA 转录子中。使用 T4 RNA 连接酶，将生物素标记在 RNA 的 3′端，在适量的模板（100~1 000ng）一般可以生成 5~10 倍模板的标记产物，实际产量取决于模板的长度和纯度。图 19-6 和图 19-7 分别示出了单循环和双循环 RNA 放大与标记的过程，单循环所需样品 1~15μg，双循环只需样品 10~100ng。

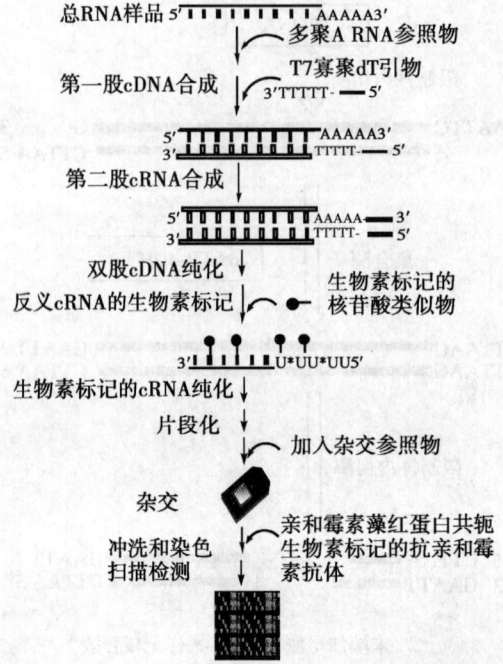

图 19-6 RNA（1~15μg）的单循环放大和标记

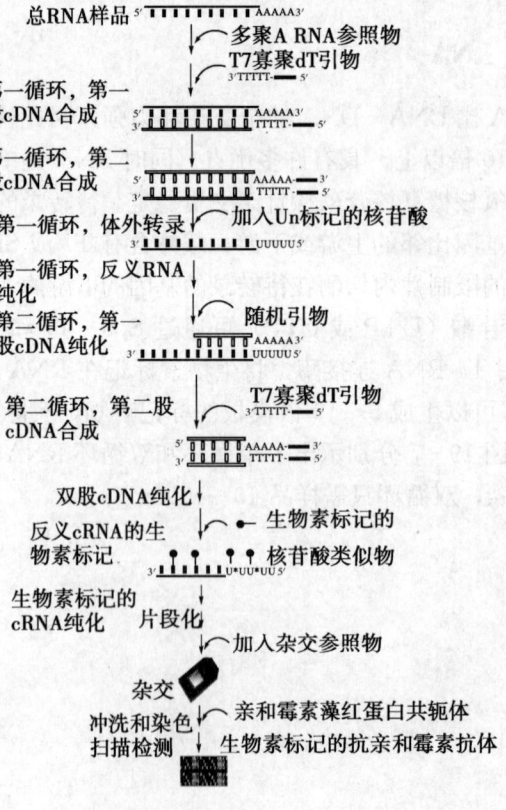

图 19-7 RNA（10~100ng）的双循环放大和标记

三、化学或光化学法标记 DNA 或 RNA

酶学法标记虽然成功了，但仍存在着许多缺点。不同的核酸需要不同的标记方案及不同的酶，并且对于大量探针的制备则需大量价格昂贵的酶和底物。化学或光化学法是将不同标记物用化学或光化学法连接到 DNA 或 RNA 分子上，方法简单，成本低，适用于大量制备（>50g）。如光敏生物素标记核酸方法，不需昂贵的酶，只需光照 10~20min，生物素就结合在 DNA 或 RNA 分子上，但是化学或光化学法重复性和特异性不高。

1. 光敏生物素标记法 光敏生物素有一个连接臂，一端连接生物素，另一端有芳基叠氮化合物。在可见光照射下，芳基叠氮化合物可能变成活化芳基硝基苯，很容易与 DNA 或 RNA 的腺嘌呤 N_7 位置特异结合，大约每 50 个碱基结合一个生物素，所以只用于标记大于 200 个核苷酸的片段。光敏生物素的醋酸盐极易溶于水，与核酸形成的共价结合很稳定。此法有以下优点：方法简便易行，快速省时，不需昂贵的酶和生物素标记的 UTP 等，只需光照，探针稳定。该法适用于 DNA、RNA 抗体和酶等的标记。

2. 生物素-补骨脂素（Biotin-Psoralen）标记法 生物素补骨脂素是另一种生物素光敏物质，在长波长紫外线照射下与嘧啶碱基发生光化学反应，加成到 DNA 中，去除小分子后，得到生物素标记核酸。此法可标记单链或双链 DNA、RNA 及寡核苷酸。杂交后可用链霉亲和素与酶的复合物去检测。

3. 生物素-α-氨基乙酸-N-羟基琥珀标记化学修饰的 DNA 法 此法是在亚硫酸盐催化下，生物素置换寡核酸中胞嘧啶上的氨基，使生物素结合到 DNA 分子上。

第四节 检测方法

本章着重介绍应用最为广泛的生物素化探针杂交信号的检测方法。对于生物素标记核酸探针的检测有许多方法。一般使用生物素-链霉亲和素系统（biotin-streptavidin）。如前所述，亲和素分子上有四个与生物素结合的位点，利用二者之间高特异性的亲和作用进行检测。链霉亲和素是从链霉菌中提取的一个分子量为 60kD 的蛋白质，它不含糖链，其等电点为 6，接近中性 pH，在生理 pH 或轻度碱性 pH 下仅带微量电荷。因此 streptavidin 克服了 Avidin 的许多缺点，特别在核酸杂交技术中，运用胶体金标记的 streptavidin 可以使原位杂交技术深入到电镜水平。生物素类标记探针进行分子杂交时，为避免产生高本底，可在操作中进行一些改进以达到低背景，如在杂交液中加入一定量的牛血清白蛋白（BSA）、甘氨酸或硫酸葡聚糖钠盐等。另外，增加反应时间也可降低本底。

生物素-链霉亲和素的检测方法的基本步骤包括：

①介于生物素与亲和素分子有很强的亲和力，彼此间形成稳固的复合体；
②通过简单的生化反应可把像酶或抗体及核酸等大分子连接在生物素上；
③对亲和素可以标记上不同的标志，如酶、重金属或荧光素；
④也可以把亲和素当作桥，两头连接不同的生物素化分子，如酶、核酸或抗体。

在图 19-8 中，被生物素标记的靶核酸杂交到芯片上与其互补的探针后，荧光分子或者酶标记的链霉亲和素（SA）与生物素结合，然后直接测量荧光，或者通过酶的底物显色。

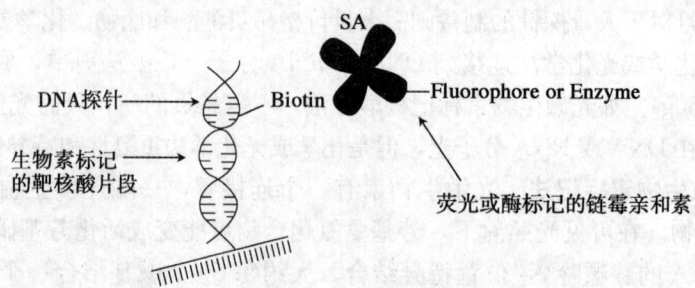

图 19-8　生物素标记核酸的信号检测

第五节　标记核苷酸的设计与合成

1981 年，耶鲁大学 Langer 和 Ward 教授等人报道，嘧啶核苷酸（尿嘧啶和胸腺嘧啶）在 C_5 位上，或者嘌呤核苷酸（腺嘌呤和鸟嘌呤）在 N_7 位标记生物素后仍然可以作为有效底物被核酸聚合酶所识别。从此，C_5 位标记的尿嘧啶和胸腺嘧啶，或者 C_7 位标记的腺嘌呤和鸟嘌呤，一直是商业和研究应用为标记单核苷酸的重点（图 19-9）。然而，在天然嘧啶和鸟嘌呤环碳上引入基团都必须使用汞试剂，产率低，有环境污染。

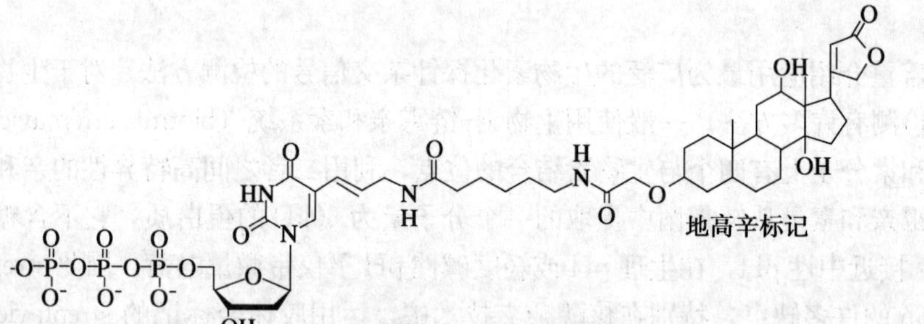

图 19-9　商业用标记核苷酸的例子

随着基因诊断分析的快速发展，寻找新型的更有效的标记核苷酸仍然具有商业动力和学术意义。图 19－10 示出了在碱基或糖环上标记的几个代表例子。筛选实验表明（图 19－11），标记的尿嘧啶最有效，其次是标记的胸腺嘧啶和腺嘌呤，鸟嘌呤的标记在合成方面比较困难。在碱基上标记的位置十分重要，嘧啶 C_5 位和嘌呤 N_7 位是最佳的选择，其他位置碳的标记可能改变了分子的空间构象，不再能被酶所识别，在氮上标记显然破坏了核苷酸的氢键体系。

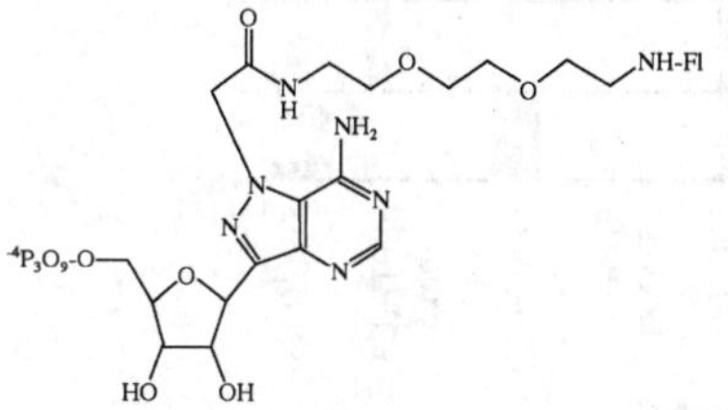

formycin

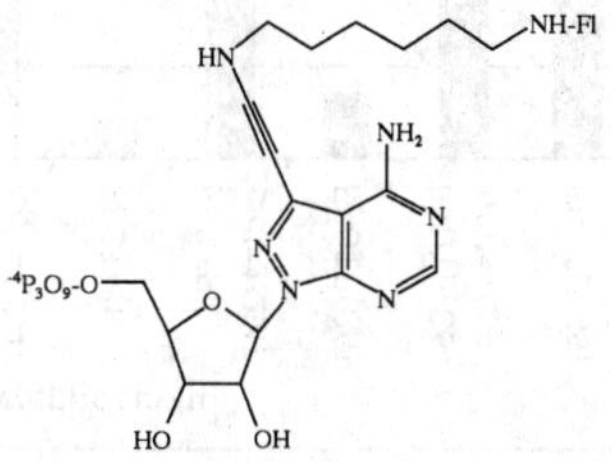

pyrrazalopyrimidinc

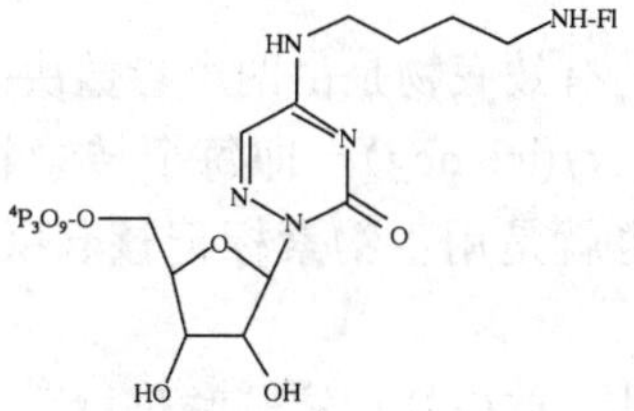

6-azacytidine

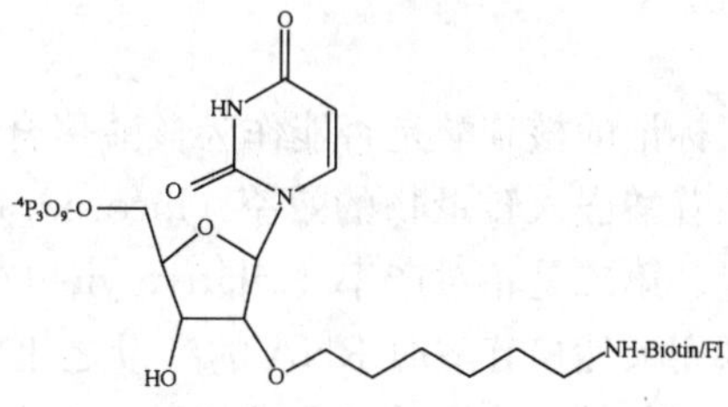

2'O-alkyl-uridine

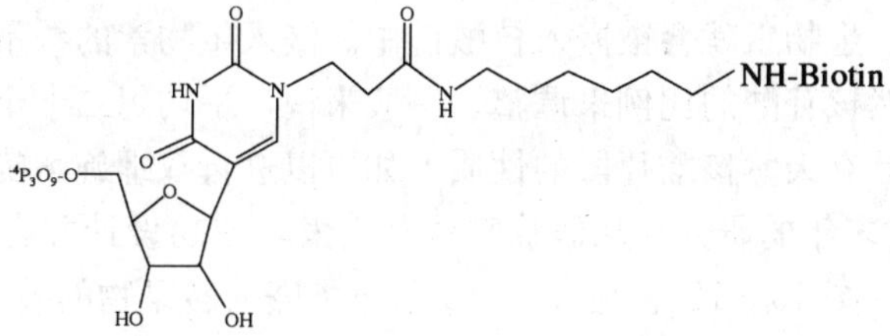

pseudouridine

图 19－10　碱基或糖环上标记的核苷酸

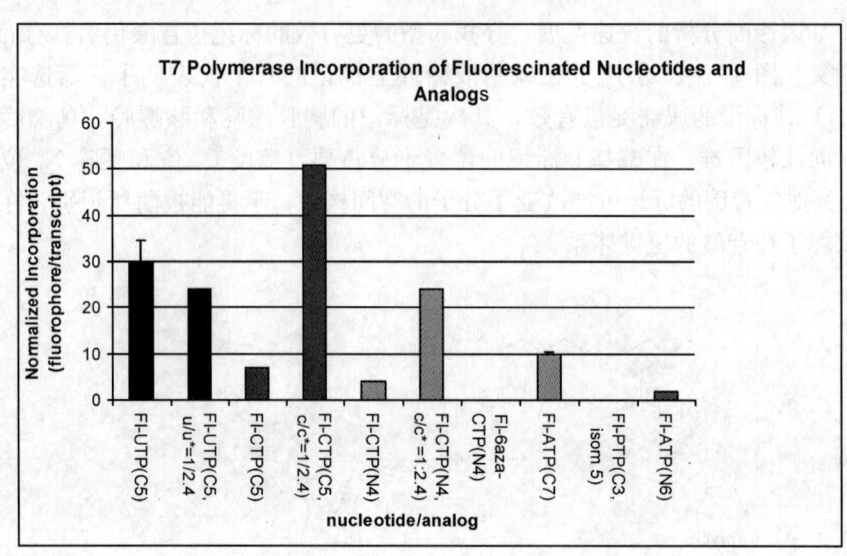

图 19 - 11 标记的核苷酸嵌入转录物的效率：U＞C＞A；C5＞N4；C7＞N6；6 叠氮 CTP and C3 - PTP：无活性。

生物素标记的核苷酸是否能作为核酸聚合酶的有效底物是由两个参数决定的。第一是标记的核苷酸嵌入转录物的效率（incorporation efficiency），即每个转录物被嵌入生物素的数量。第二是相对产率（relative yield），也就是用生物素标记核苷酸时的 RNA 产量与全部用天然核苷酸时 RNA 的产量之比。

标记核苷酸的结构设计必须满足以上两个条件：首先标记核苷酸仍然可以作为核酸聚合酶有效的底物，然而仅仅是有效底物还不够，第二是当生物素嵌入核酸时不干扰杂交的过程和双螺旋的稳定性。

如果生物素标记的核苷酸是聚合酶的有效底物，当核酸进行翻录复制过程中加入生物素标记的核苷酸时，生物素就会被嵌入核酸链中。嵌入生物素的数量可通过控制生物素标记的核苷酸与天然核苷酸的比例来调整。一般来说，平均每二十个碱基嵌入一个生物素的核酸片段仍然具有天然核酸片段的性质，如可以进行双螺旋解旋和杂交等。

Affmetrix 公司通过多年的研究，从假嘧啶核苷出发，成功设计并合成了一代新型的有效的标记单核苷酸（图 19 - 12）。图 19 - 13 示出了嵌入转录物的效率和相对产率，也就是用生物素标记的核苷酸时 RNA 的产量与全部用天然核苷酸时 RNA 的产量之比。对照组是用生物素- 16 - UTP 和生物素- 16 - CTP。

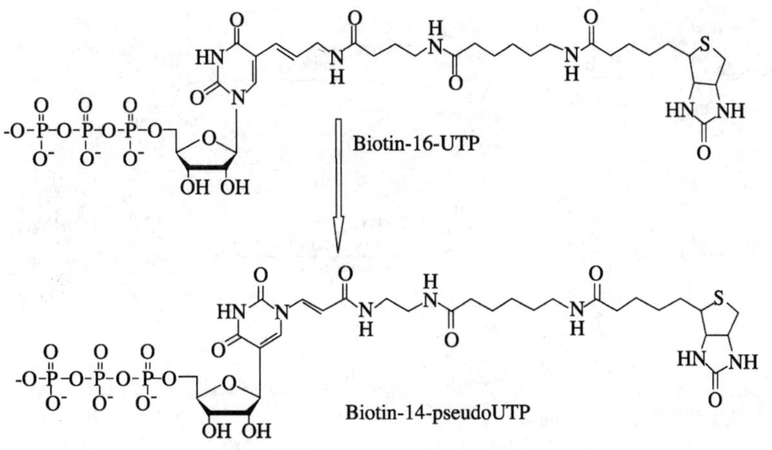

第 19 章 新型核苷酸的合成与核酸标记在基因芯片技术中的应用

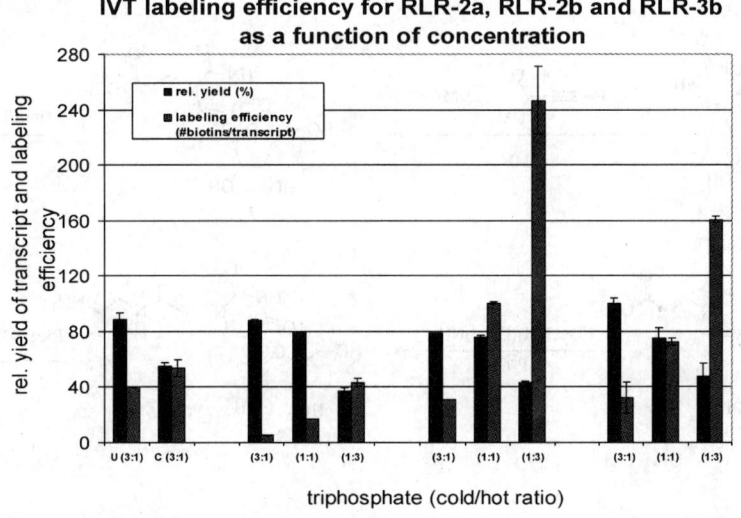

图 19-12 新型标记核苷酸的设计——从天然碱基到假天然碱基

图 19-13 生物素标记的假天然碱基核苷酸嵌入转录物的效率和相对产率

图 19-14、图 19-15 和图 19-16 分别示出了三个新型生物素标记的假天然碱基核苷酸的合成路线。其中关键步骤都是选择性地在 1-位氮上烷基化，在合成 RLR2a 时，首先尝试了亲核取代反应，所用试剂包括：① phthalimidoethyl chloride；② ethyl iodoacetate；③ iodoacetyl-LC-biotin；④ phthalimidohexanol，但是，选择性都不是专一性的在 1 位氮上。2-位羰基氧也被烷基化。幸运的是，使用丙烯酸甲酯，通过 1，4-迈克尔加成（Michael addition），可以专一性地在 N_1 上烷基化，进一步与乙二胺的酯交换反应在烷基上引入氨基后，通过琥珀酰亚胺活性酯引入生物素。在酯交换反应中，1 位氮-碳键非常稳定。

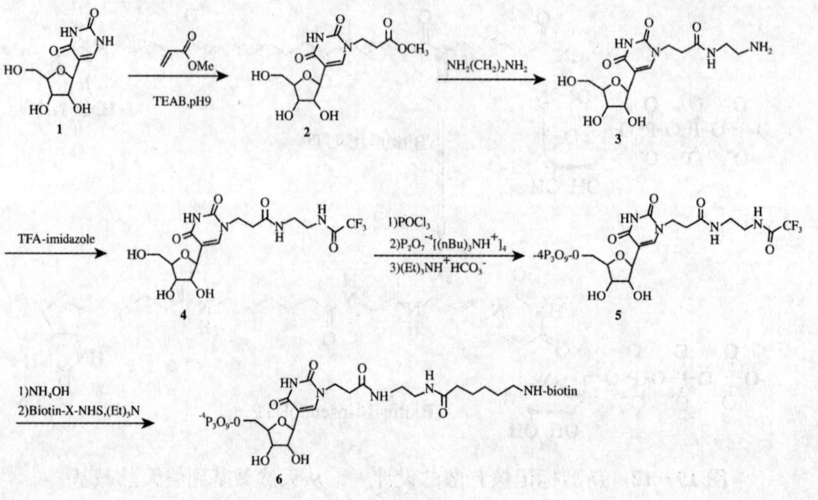

图 19-14　RLR2a 的合成

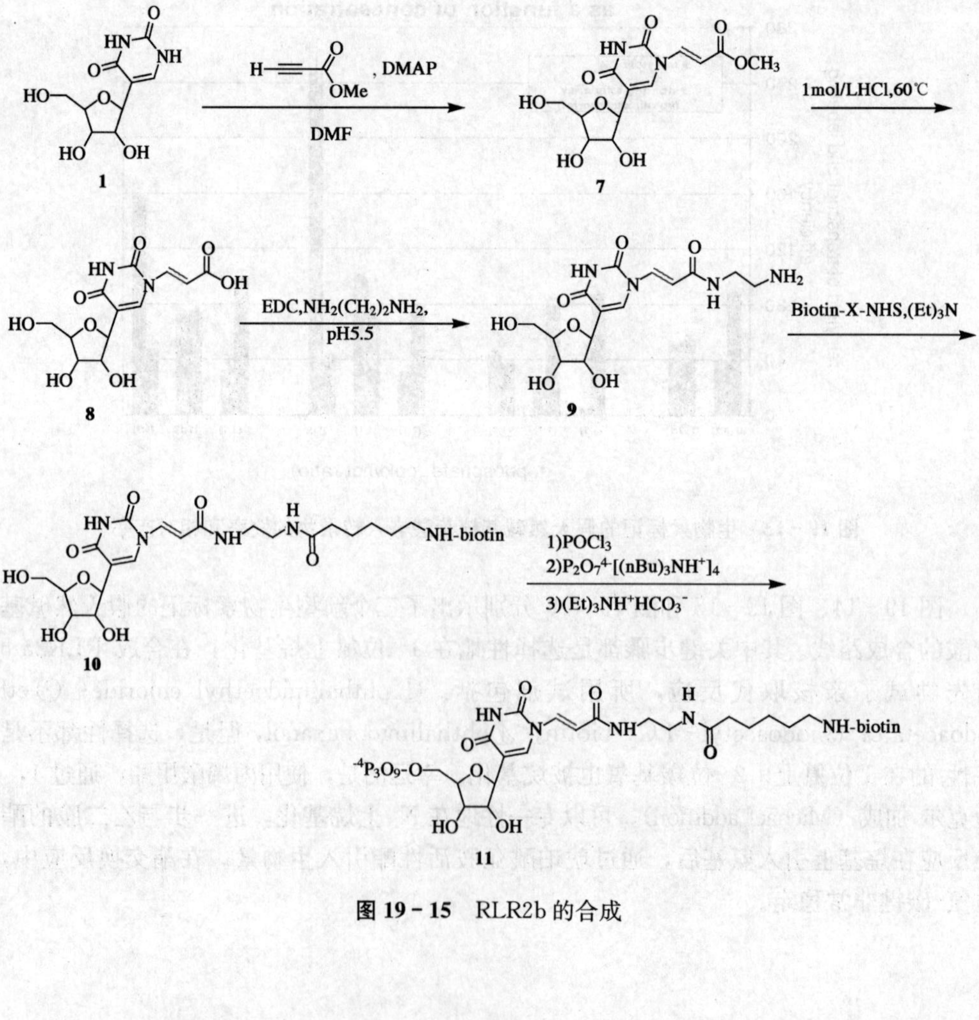

图 19-15　RLR2b 的合成

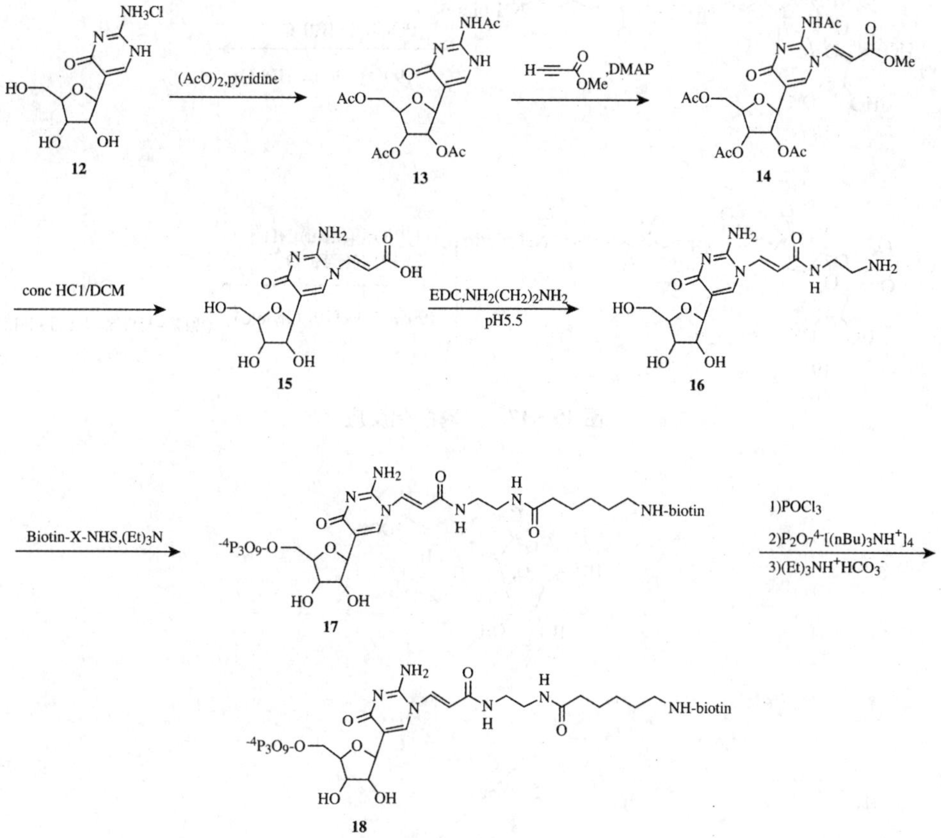

图 19-16 LR3b 的合成

在合成 RLR2b 和 RLR3b 时，选用丙炔酸甲酯，通过 1,4-迈克尔加成，可以专一性地在 N_1 位上烯基化，然而进一步与乙二胺的酯交换反应却导致了 1 位氮-碳键的断裂。原因是在碱性条件下，逆迈克尔加成（retro-Michael addition）导致了 1 位氮-碳键的断裂。为了避免 1 位氮-碳键的断裂，我们选择了在酸性条件下衍生 1 位氮烯基的路线，首先通过酸性条件下水解酯得到羧酸，然后通过活化酯与乙二胺反应引入氨基，成功地合成了 RLR2b 和 RLR3b 的中间体。RLR3b 合成中的第一步是乙酰化进行环外氨基的保护。

三磷酸化反应是用三氯氧磷在 5′-羟基生成二氯磷酸酯，由于磷酸三甲酯不仅作为溶剂，同时通过氢键的形成保护 2′, 3′-羟基，进一步与焦磷酸三丁胺盐反应生成三磷酸，三磷酸化反应的 HPLC 产率为 70%，通过离子交换树脂及反相色谱后分离产率为 35%～40%（图 19-17）。

1-位氮烯基化的位置选择性和几何选择性可以通过 2D-NMR 来验证。NOE 谱显示了嘧啶环上 C_6 位质子与烯基上质子的强相互作用与一维核磁共振谱化学位移一起，明确地证明了烯基化的位置是专一性地在嘧啶环的 N_1 位上以及双键的反式几何构型（图 19-18）。

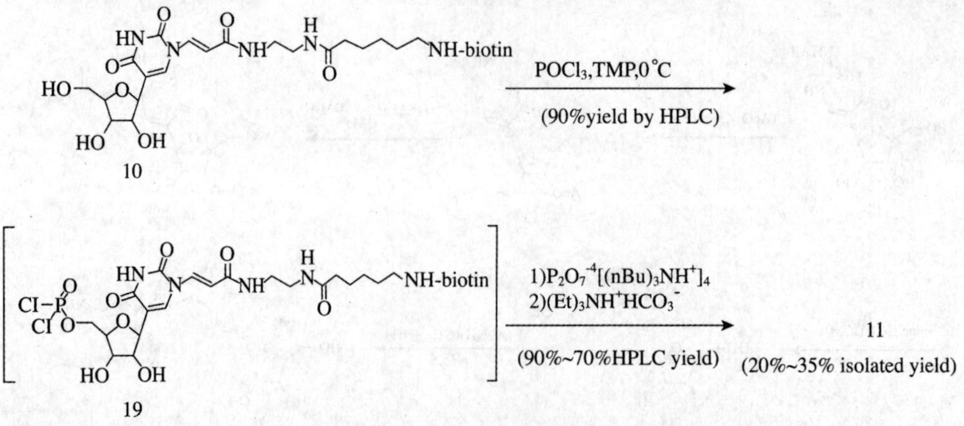

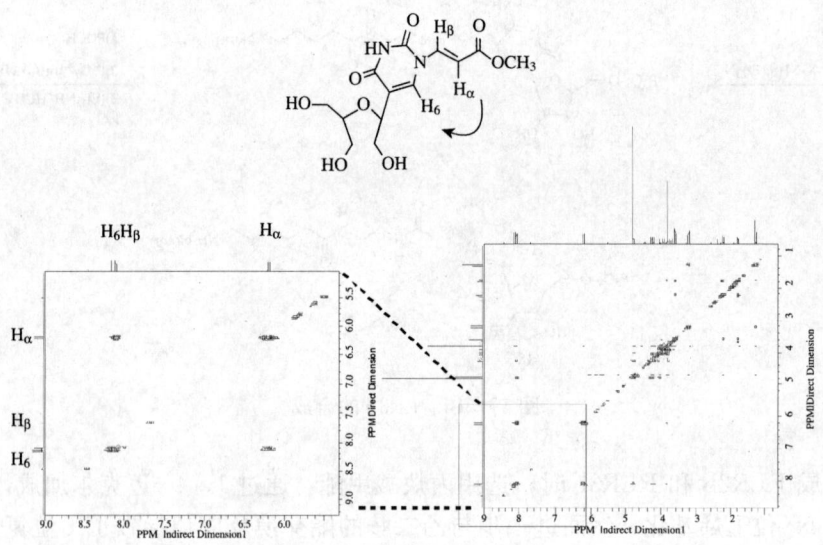

图 19 - 17　三磷酸化反应

图 19 - 18　迈克尔加成反应的区域立体选择性——2D - NMR NOESY 分析

第六节　基因芯片技术在新药筛选和药物代谢动力学上的应用

一个合格的新药必须满足药效、安全性、代谢动力学性质等多方面的严格要求，任何一方面达不到要求，均会导致研究的失败。经典的药物研发，主要是针对化合物对靶标作用的活性（即药效），尚未能在药物研究早期充分考虑药代动力学性质及药物安全性等方面的要求，使得所发现的先导化合物在后续研究阶段的成功率不高。积极发展基于疾病相关基因调控途径或网络的药物研究模式，建立在药物先导化合物发现阶段早期预测和评价药物的药效、药代动力学性质和安全性等，是提高药物后期开发的成功率的关键。

药物基因学（pharmacogenetics）/药物基因组学（pharmacogenomics）可以说是基因功能学（单个基因/基因组）与分子药理学的有机结合，在很多方面这种结合是非常必要的。药物基因组学区别于一般意义上的基因学，它不是以发现人体基因组基因为主要目的，而是相对简单地运用已知的基因理论改善病人的治疗。药物基因组学以药物效应及安全性为目标，研究各种基因突变与药效及安全性的关系。正因为药物基因组学是研究基因序列变异及其对药物不同反应的科学，所以它是研究高效、特效药物的重要途径，通过它为患者或者特定人群寻找合适的药物。图 19-19 显示的是基因芯片技术在新药开发中的一般应用流程。

基因表达谱芯片，可以让我们看到在病人基因怎样表达的，进而怎样进行临床干预。基因表达谱分析能够在基因分子水平上研究细胞的生理状态，以此来寻找某种药物，在治疗的意义上，能够将细胞的生理状态从不正常转化为正常。分析对比细胞在药物处理前后的基因表达谱可以在基因分子水平上发现药物的作用机制，这在新药开发的每一个阶段都有非常重要的意义。

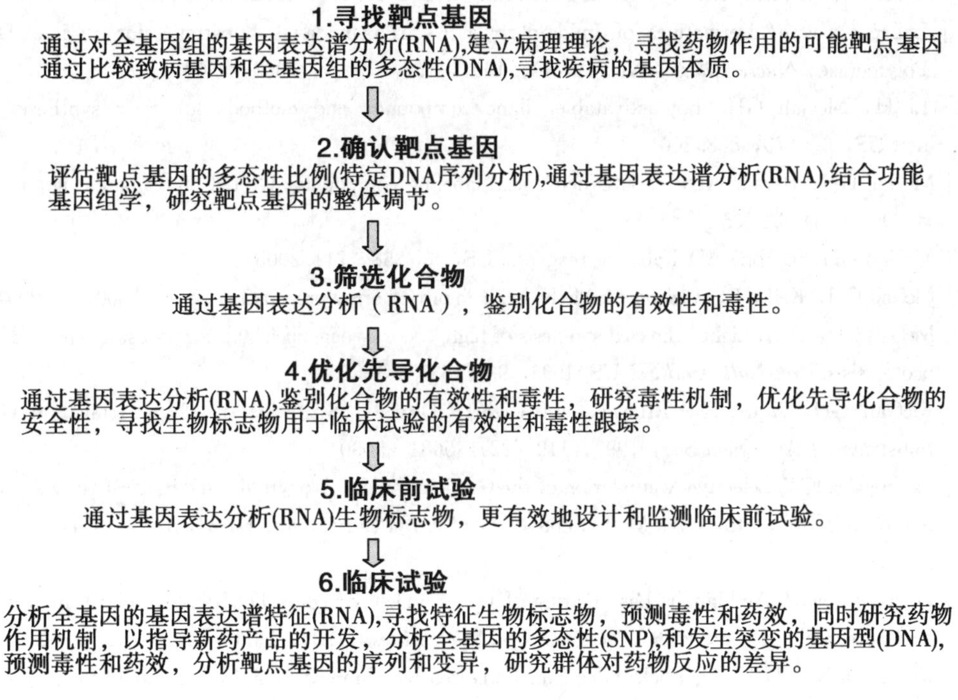

1. 寻找靶点基因
通过对全基因组的基因表达谱分析(RNA),建立病理理论，寻找药物作用的可能靶点基因
通过比较致病基因和全基因组的多态性(DNA),寻找疾病的基因本质。

2. 确认靶点基因
评估靶点基因的多态性比例(特定DNA序列分析),通过基因表达谱分析(RNA),结合功能基因组学，研究靶点基因的整体调节。

3. 筛选化合物
通过基因表达分析（RNA），鉴别化合物的有效性和毒性。

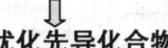

4. 优化先导化合物
通过基因表达分析(RNA),鉴别化合物的有效性和毒性，研究毒性机制，优化先导化合物的安全性，寻找生物标志物用于临床试验的有效性和毒性跟踪。

5. 临床前试验
通过基因表达分析(RNA)生物标志物，更有效地设计和监测临床前试验。

6. 临床试验
分析全基因的基因表达谱特征(RNA),寻找特征生物标志物，预测毒性和药效，同时研究药物作用机制，以指导新药产品的开发，分析全基因的多态性(SNP),和发生突变的基因型(DNA),预测毒性和药效，分析靶点基因的序列和变异，研究群体对药物反应的差异。

图 19-19　基因芯片技术在新药开发中的应用

参考文献

[1] 杨铭主编. 结构生物学与药学研究. 北京：科学出版社，2006. 73-81
[2] Bergerin G, *et al*. Reagents for the stepwise functionalization of spermine. *Journal of Organic Chemistry*, 1998, 53: 3108-3111

[3] Bergstrom DE, et al. Design and Synthesis of Heterocyclic Carboxamides as Natural Nucleic Acid Base Mimics. *Nucleosides & Nucleotides*, 1996, 15 (1-3): 59-68

[4] Bol D, Ebner R. Gene expression profiling in the discovery, optimization and development of novel drugs: one universal screening platform. *Pharmacogenomics*, 2006, 7 (2): 227-235.

[5] Chee M, et al. Accessing Genetic Information with High-Density DNA Arrays. *Science*, 1996, 274: 610-614

[6] Depelley J, et al. New Non-Aromatic Triazinic Nucleosides: Synthesis and Antiretroviral Evaluation of Beta-Ribosylamine Nucleoside Analogs. *Nucleosides & Nucleotides*, 1996, 15 (5): 995-1008

[7] Fodor S, et al. Light-directed, spatially addressable parallel chemical synthesis. *Science*, 1991, 251: 767-773

[8] Izuta S, et al. Chain Termination with Sugar-Modified Nucleotide Analogs in the DNA Synthesis by DNA Polymerase Y. *Nucleosides & Nucleotides*, 1996, 15 (1-3): 683-692

[9] Johnson WT, et al. The Synthesis and stability of oligodeoxyribonucleotides containing the deoxyadenosine mimic 1 - (2'-deoxy-beta-D-ribofuranosyl) imidazole-4-carboxamide. *Nucleic Acids Research*, 1997, 25 (3): 559-567

[10] Langer PR, Waldrop AA, Ward DC. Enzymatic Synthesis of Biotin-Labeled Polynucleotides: Novel Nucleic Acid Affinity Probes. *Proc Natl Acad Sci USA*, 1981, 78: 6633-6637

[11] LeBec C, et al. Derivatives of Imidazole-4-Carboxamide as Substrates for Various DNA Polymerases. *Nucleosides & Nucleotides*, 1997, 167 (7-9): 1301-1302

[12] Li H, McGall GH. Photoactivatable silane compounds and methods for their synthesis and use. US, 6, 773, 888. 2004

[13] McGall GH, Barone AD, Li H. Nucleic acid labeling compounds. United States patent application # 20050003496. 2005

[14] McGall GH, Barone AD. Labeling reagents. US, 6, 858, 711. 2005

[15] McGall GH, Kajisa L, Trulson M. Methods for improved array preparation. US, 6, 800,439. 2004

[16] McGall GH, et al. Light-directed synthesis of high-density oligonucleotide arrays using semiconductor photoresists. *Proc Natl Acad Sci* USA1996, 93: 13555-13560

[17] McGall GH, et al. The Efficiency of Light-Directed Synthesis of DNA Arrays on Glass Substrates. *J Am Chem Soc*, 1997, 119 (22): 5081-5090.

[18] Pankiewicz KW. Selective Methylation of the C-Nucleoside, Isocytidine and its 2'-Deoxy Analog: Synthesis of 1-Methyl, 3-Methyl and 4-O-Methyl Derivatives. *Tetrahedron*, 1984, 40 (1): 33-38

[19] Pochet S, et al. Ambiguous Base Pairing of 1-(2-Deoxy-beta-D-Ribofuranosyl) Imidazole-4-Carboxamide During PCR. *Nucleosides & Nucleotides*, 1997, 16 (7-9): 1749-1752

[20] Ramzaeva N, et al. Oligonucleotides Functionalized by Fluorescein and Rhodamine Dyes: Michael Addition of Methyl Acrylate to 2'-Deoxypseudouridine. *Helvetica Chimica Acta*, 2000, 83: 1108-1126

[21] Rosemeyer H, et al. Stereoelectronic Effects of Modified Purines on the Sugar Conformation of Nucleosides and Fluorescence Properties. *Nucleosides & Nucleotides*, 1997, 16 (5-6): 821-828

[22] Seela F, et al. Synthesis of 7-alkynylated 8-aza-7-deaza-2'-deoxyadenosines via the Pd-catalysed cross-coupling reaction. *J Chem Soc, Perkin Trans*, 1998, 1: 3233-3239

[23] Seela F, et al. Synthesis of oligonucleotides containing pyrazole [3, 4-d] pyrimidines: The Influence of 7-substituted 8-aza-7-deazaadenines on the duplex structure and stability. *J Chem*

Soc, *Perkin Trans*, 1999, 1: 479-488

[24] Southern E M, *et al*. Arrays of complementary oligonucleotides for analysing the hybridisation behaviour of nucleic acids. *Nucleic Acids Research*, 1994, 22 (8): 1368-1373

[25] Wang, *et al*. Large-scale identification, mapping, and genotyping of single nucleotide polymorphisms in the human genome. *Science*, 1998, 280: 1077-1082

(李汉东)

毛细管电泳在药物与核酸相互作用研究中的应用 20

第一节 毛细管电泳的概述

毛细管电泳（CE）又称为高效毛细管电泳（HPCE）或毛细管分离法（CESM），是一种基于"以高压电场为驱动力，以毛细管为分离通道，依据样品间不同组分在溶液中电泳迁移速度不同"的原理，利用电解槽和与之相连的毛细管对样品组成进行分离和检测的化学分析技术。1937年，诺贝尔奖获得者瑞士化学家Arne Tiselius教授利用电泳现象发明了最早期的界面电泳，用于蛋白质分离的研究，从而开创了电泳技术的新纪元。它迅速发展于20世纪80年代后期，各种电泳技术及仪器相继问世，在生物化学实验技术中占据了重要地位。它使分析科学得以从微升水平进入纳升水平，并使单细胞分析，乃至单分子分析成为可能。长期困扰科学家的生物大分子如蛋白质的分离分析也因此有了新的转机。

与传统的分离方法相比，毛细管电泳的显著特点是简单、高效、快速和微量。此外，毛细管电泳还具备了经济、清洁、易于自动化、一机多用和环境污染少等优点。所有这些特点使得毛细管电泳迅速成为一种极为有效的分离技术，广泛应用于分离多种化合物，如氨基酸、糖类、维生素、杀虫剂、有机酸、无机离子、染料、表面活性剂、药物、多肽和蛋白质、神经递质、低聚核苷酸（LMO）和NMO片段等。近年来，毛细管电泳在手性化合物分离、药物分析、NMO分析和环境分析等领域得到越来越广泛的应用。

一、毛细管电泳的基本原理

（一）毛细管中的电泳与电渗

毛细管电泳实际上包含电泳、色谱及其交叉内容，是分析科学中继高效液相色谱之后的又一重大进展。其最基本的仪器结构如图20-1所示。

石英毛细管（内径$25\sim75\mu m$）的两端置于装有缓冲溶液的电极槽中，毛细管内和电极槽中充有相同的缓冲溶液，两个电极槽中分别插入铂电极，在电极上加有高电压。在电解质溶液中，样品区带中的荷电组分在直流电场作用下向与其电荷极性相反的电极方向移动就是电泳。电泳（electrophoresis）分离是基于组分在电场作用下迁移速度不同而进行的。一个离子在电场下的迁移速度为：

$$v=\mu_e E \tag{1}$$

第20章 毛细管电泳在药物与核酸相互作用研究中的应用

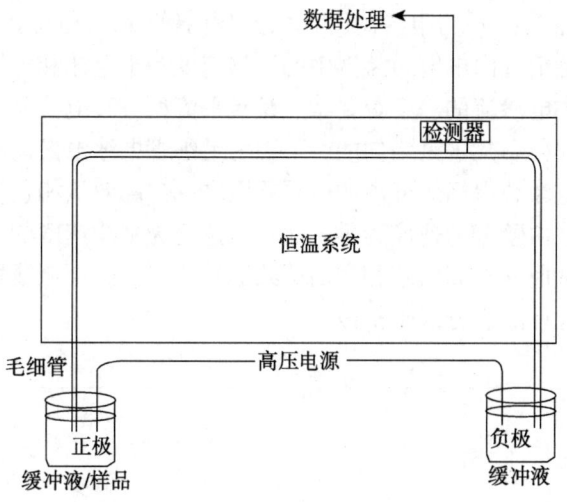

图 20-1 毛细管电泳示意图

式中 v 为离子移动速度，μ_e 为电泳淌度，E 为电场强度。

电泳淌度是指单位电场下离子的迁移速度。对于给定的离子、分离介质和操作温度，电泳淌度是一常数。半径小、电荷大的离子具有较大的电泳淌度；而半径大、电荷小的离子具有较小的电泳淌度。电泳淌度的差异，构成了电泳分离的基础。

电渗（electroosmosis）或电渗流（electroosmotic flow，EOF）是指管内溶剂在轴向直流电场作用下整体朝一个方向运动的现象。对于石英和玻璃毛细管，在一般情况下，由于硅羟基（-SiOH）电离形成-SiO⁻，使管壁表面带负电，为了保持电荷平衡，溶液中的水合离子（一般为阳离子）被吸附到表面附近，形成双电层。当在毛细管两端加电压时，双电层中的阳离子向阴极移动，由于离子是溶剂化的，所以带动了毛细管中溶液整体向阴极移动，形成电渗流。整个过程如图 20-2 所示。

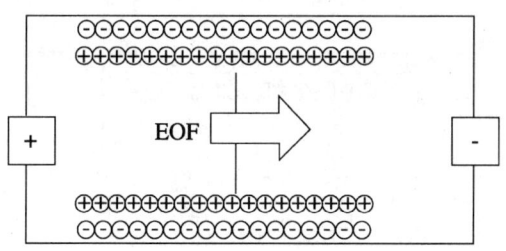

图 20-2 毛细管电渗流的形成

电渗的大小可用电渗速度或电渗淌度来表示：

$$v_{eo} = \frac{\varepsilon \xi}{\eta} E \tag{2}$$

$$\eta_{eo} = \frac{\varepsilon \xi}{\eta} \tag{3}$$

式中 v_{eo} 为电渗速度，η_{eo} 为电渗淌度，ξ 为双电层的 Zeta 电位，ε 为分离介质的介电常数。带电粒子在毛细管内电解质溶液中的迁移速度等于电泳和电渗流二者的矢量和。

在毛细管电泳中电渗流的一个重要特点是具平流型，其电渗驱动力沿毛细管均匀分布，电渗速度的径向分布几乎是均匀的。下图为毛细管电泳电渗流和高效液相液体流的比较，这是毛细管电泳获得高效分离的重要原因之一。高效液相色谱液体流型则是抛物线状的层流，它在柱内壁上的速度为零，而中心速度为平均速度的 2 倍。毛细管电泳的电渗流的平流型速度曲线与高效液相中高压泵驱动所产生的层流或抛物线流型速度曲线不同，不会直接引起样品组分区带扩散。

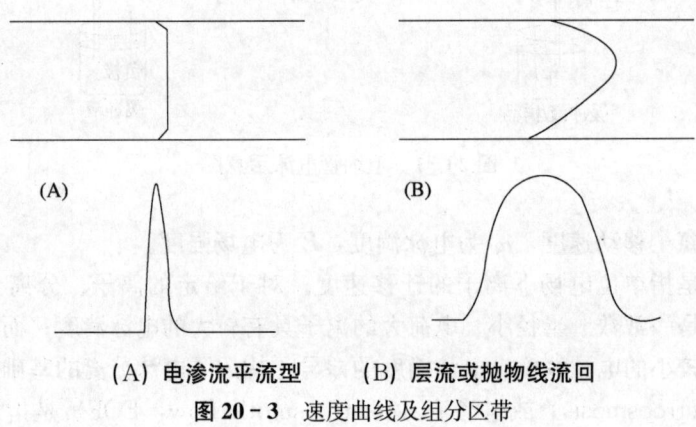

(A) 电渗流平流型　　(B) 层流或抛物线流回

图 20-3　速度曲线及组分区带

电渗流的另一个特点是可以使几乎所有的样品组分不管带电不带电、电荷大小、带负电还是带正点都以同样的方向移动。各自组分在毛细管中的流出时间（迁移时间）取决于电渗流速度和组分电泳速度的矢量和。在一般情况下，电渗流方向从阳极到阴极，且电渗速度大于电泳速度，所以阴离子（除无机离子）也在阴极流出。因此，合理地利用电渗流可以使阳离子、中性分子、阴离子实现同时分离分析。

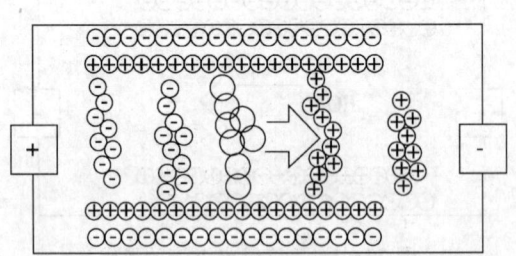

图 20-4　毛细管电泳中不同组分的迁移示意图

电渗流是毛细管电泳中的基本操作要素，为了优化分离条件，往往需要控制电渗流。控制电渗流最基本的方法有：①电压增加，EOF 增加；②缓冲溶液的 pH 增加，EOF 增加；③缓冲溶液的强度越大，浓度越高，EOF 越大；④黏度越小 EOF 的速度或淌度越大；⑤温度越大，EOF 越大；⑥在缓冲溶液中加有机/无机改性剂；⑦改变毛细管内壁的表面电荷。

(二) 毛细管电泳中的两相分配与权均淌度

毛细管一旦注入缓冲液,就会形成固-液界面,这就有了相分配的基础条件或可能。进一步,如果特意在毛细管内引入另一个相(比如胶束、高分子团等准固定相或真的色谱固定相)P,则样品就完全有机会在溶剂相与P相之间进行分配。容易想到,当样品组分在电迁移过程中发生相分配时,其迁移速度或淌度将发生变化。这种改变了的速度和淌度,我们称之为加权平均速度和加权平均淌度,简称为权均速度和权均淌度,以符号 v 和 μ 表示。设想分配过程远快于电泳过程,则有:

$$\begin{cases} \mu = \dfrac{v}{E} = \dfrac{1}{1+k_p}\mu_H + \dfrac{k_p}{1+k_p}\mu_p \\ k_p = n_p/n_s \end{cases}$$

式中,k_p 为容量因子,n_p 和 n_s 分别为样品在P相和溶剂中的分子数,μ_p 为P相的合淌度。注意,P相在电场中可静止也可迁移,运动方向可正可负,这与纯色谱不同。利用两相分配,能使中性组分产生不同的权均淌度,因而可以分离。传统电泳技术做不到这一点。

二、毛细管电泳的常用分离模式

(一) 毛细管区带电泳

毛细管区带电泳(capillary zone electrophoresis,CZ)是毛细管电泳中最简单、最基本、应用最广泛的一种分离模式,在毛细管中仅填充缓冲液,基于溶质组分的迁移时间或淌度的不同而分离。除了溶质组分本身的结构特点和缓冲液组成,不存在其他因素如聚合物网络、pH梯度或另一分配相对分离的影响。CZE分离无需固体支持介质,不存在基质效应,能分离淌度差别很小的组分。CZE中由于电渗流的存在,阴、阳离子可以同时分析,中性溶质电泳迁移为零与电渗流同时流出。CZE的特点是操作简单、快速、分离效率高,应用范围广。

(二) 胶束电动毛细管色谱

胶束电动毛细管色谱(micellar electrokinetic capillary chromatography,MECC 或 MEKC)是电泳技术和色谱技术巧妙结合的分离新技术。MECC是在电泳分离缓冲液中加入离子型表面活性剂胶束,使电中性物质能根据其在胶束相和水相的分配系数不同而进行分离。MECC是毛细管电泳中唯一能同时分离中性物质和离子型物质的分离模式,也是目前研究较多,应用较广的一种毛细管电泳操作模式。

中性溶质在以电渗流驱动的水溶液相和胶束相之间进行分配,疏水性较强的溶质与胶束的作用较强,结合的溶质较多也较稳定,相对于疏水性较弱的溶质迁移较慢,未结合的溶质则随电渗流流出。因此,中性溶质按其疏水性不同,在两相间的分配系数不同而得到分离。MECC实际是一种区带电泳技术,只是用离子胶束溶液代替CZE中简单的缓冲溶液,从而引起电泳行为和分离机制上的差别。

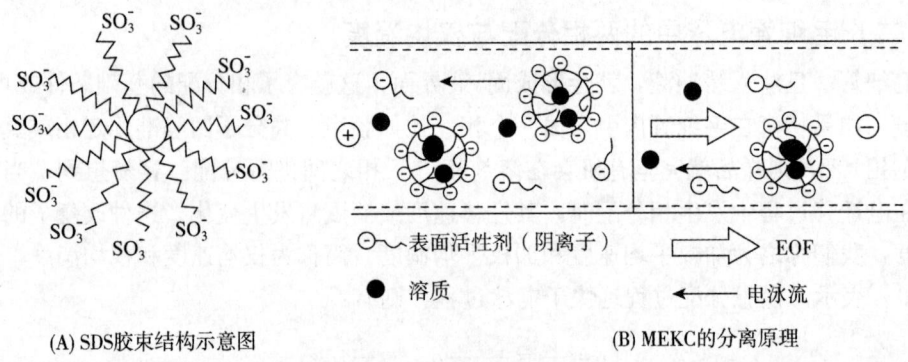

图 20-5 MECK 分离机制

三、毛细管电泳技术的新发展

21世纪是生命科学大发展的世纪。完成人类基因组计划后，后基因时代的基因组学和蛋白质组学将快速发展，功能基因的分离、测定对 CE 提出更高的期望，应用研究的内容是多方面的。随着毛细管电泳技术的不断发展，逐渐出现了非水毛细管电泳（NACE）、毛细管阵列电泳（CAE）、毛细管电泳免疫分析（CEIA）、毛细管电色谱手性拆分（CEC）等分支。chip 将是 CE 发展的重要趋势，将一个实验室的工作集成到一块很小的芯片上，能使仪器微型化，可以预见不久就会出现各种专用的基因检测、疾病诊断的小型 chip 和仪器。另一方面，96 支或更多支毛细管的毛细管阵列电泳仪将会用于药厂中产品质量的检测及大量医学临床检验。单细胞和单分子检测器的问世，为在分子水平上了解细胞的行为提供强有力的工具。

第二节 毛细管电泳研究抗肿瘤抗病毒药物与核酸的相互作用

1953 年 Watson 和 Crick 提出 DNA 的双螺旋结构模型，从分子水平上阐述了生命遗传信息通过 DNA 的半保留复制机制，从此生物学进入了分子生物学的新时代。以 DNA 为作用靶点的分子，即 DNA 靶向分子与 DNA 之间相互作用的研究一直是一个比较活跃的领域。早在 20 世纪 60 年代，意大利、法国、日本及美国的一些实验室就开展了有关 DNA-蒽环抗生素道诺霉素加合物的研究，发现蒽环化合物通过其带正电荷的糖残基与 DNA 之间的静电作用及蒽环平面与 DNA 的嵌入结合而形成加合物。临床上使用的许多抗癌药物都以 DNA 作为主要靶点，通过与癌细胞的 DNA 发生相互作用破坏其结构，进而影响基因调控与表达的功能，表现出抗癌活性。一些抗病毒药物如治疗艾滋病的药物也是以 DNA 为作用靶点的分子。DNA 靶向化合物已经成为很重要的药物选择对象。

因此，研究药物小分子与DNA之间的相互作用对阐述抗癌、抗病毒药物的作用机制、实现药物的体外筛选是有重大意义的，引起众多学者的兴趣. 许多方法及技术被引入该研究领域。最常用的主要有以下几种：序列凝胶电泳及足印迹分析技术，光谱法（包括如紫外/可见光谱，线二色光谱LD，圆二色光谱CD，稳态荧光和时间分辨荧光光谱等），NMR方法，电化学法（如极谱和伏安分析法，电位法，阻抗法，电化学发光法等），黏度测定，微量热法，其他还有微孔滤膜碱洗脱法，ESI-MS法，X射线晶体衍射法等。近几年来，随着毛细管电泳技术的发展，越来越多的实验将这一高效分析手段应用到药物和DNA之间的相互作用的研究中，并取得了可喜的结果。

以DNA为作用靶的药物通过共价或非共价键与DNA结合，非共价结合包括静电作用、沟区（大沟区、小沟区）结合和嵌插结合等，毛细管电泳不仅可以定性而且可以对其进行定量研究。

一、毛细管电泳在金属类抗肿瘤药物研究中的应用

顺铂的发现，开启了人们对抗肿瘤金属化合物的关注和研究，而金属配合物也成为抗肿瘤药物中极其重要的一类。顺铂、卡铂和奥沙利铂在临床上的应用大大提高了癌症患者的生存率，但是，鉴于该类药物的毒性以及耐药性，研制新的具有毒性更低能克服抗药性或具有广谱抗肿瘤活性的铂配合物成为目前及今后研究的重点。

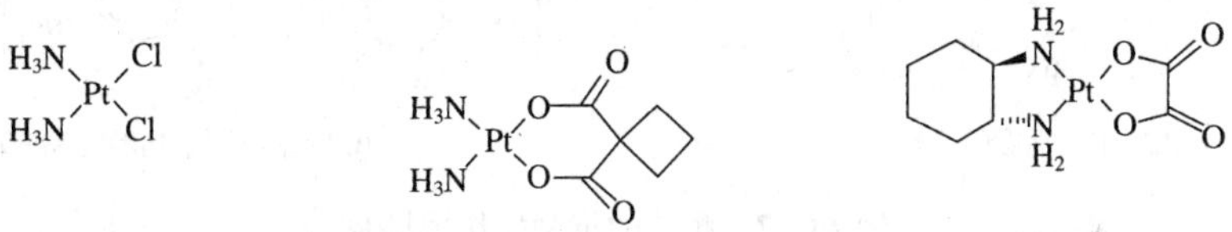

顺铂　　　　　卡铂　　　　　奥沙利铂

图20-6 常用铂类抗肿瘤药物

这类药物的抗癌活性与其能和DNA链共价结合并导致DNA结构变化的能力密切相关。一般认为铂配合物进入肿瘤细胞后水解形成水合物，该水合物进一步去质子化生成羟基合的络合离子。这些离子均活泼，在体内与DNA的两个鸟嘌呤碱基的N_7络合成一个封闭的五元螯合环，从而破坏了两条多核苷酸链上嘌呤基和胞嘧啶之间的氢键，扰乱了DNA的正常双螺旋结构，使其局部变形失活而丧失复制能力。

毛细管电泳在金属类抗肿瘤药物研究中主要应用于以下几个方面：①药物的稳定性和降解（水解）机制研究；②分离并确定药物的代谢产物以及药物和生物分子之间的作用（如DNA片段，蛋白质及氨基酸等）；③研究药物在体内的还原情况；④研究药物在生理条件下的生物转化动力学和机制；⑤分析蛋白质（载体）-药物的相互作用；⑥估算手性金属化合物的纯度，在生物体液中的比例以及与DNA作用的立体选择性；⑦确定药物的相对疏水性（关系到药物的体内转运过程）；⑧在分子水平阐明药物的作用模式；⑨进行高通量药物筛选并寻找潜在作用靶标；⑩确定体液、肿瘤组织或组织提取物中的生物加合物（如经过药物作用后的DNA及其酶切产物）。

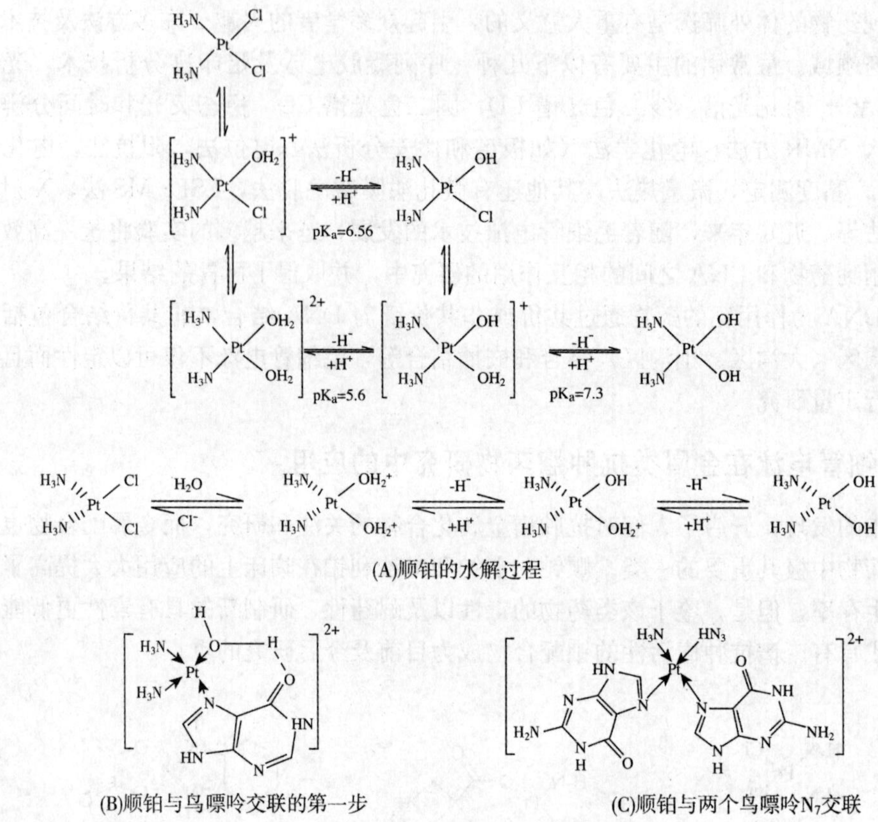
pKa=6.56
pKa=5.6
pKa=7.3
(A)顺铂的水解过程
(B)顺铂与鸟嘌呤交联的第一步
(C)顺铂与两个鸟嘌呤N7交联

图 20-7　顺铂的抗肿瘤作用机制

(一) 金属类抗肿瘤药物的水解和转化

由前面提及的抗癌机制可知，水解是影响顺铂与核酸的结合的一个关键环节，同时也与药物的副作用密切相关，顺铂的一级水解产物［$PtCl(NH_3)_2(H_2O)$］$^+$被认为是导致急性肾毒性的主要因素之一。因此，在研究金属类抗肿瘤药物的作用机制时，常常从药物在体内的水解过程及其影响因素着手。利用毛细管电泳，药物和它们的水解产物可以按照其荷质比的差异加以区分，而且通过峰面积随时间的变化估计药物水解的程度，分析药物的水解过程。

在模仿生理条件下，Zenker 和 Wollmann 等人分别利用毛细管电泳可以成功分离顺铂的几种主要水解产物［$PtCl_2(NH_3)_2$］、［$PtCl(NH_3)_2(H_2O)$］$^+$和［$Pt(NH_3)_2(H_2O)_2$］$^{2+}$，还得到了不同氯离子浓度下，顺铂的水解动力学曲线。相较于顺铂，第二代和第三代铂类抗肿瘤药物的水解研究比较少见。不过，有报道通过 MECK 分离得到卡铂和它的一个水解产物。奥沙利铂是临床上第一个克服顺铂耐药性的铂类药物，对它和它的转化产物也有报道 CE 的方法进行检测。

为了克服顺铂的耐药性等问题，人们研究了另一类金属抗肿瘤药物——钌类化合物 Ru（Ⅲ）。Küng 等人用毛细管电泳研究了它们的水解，钌配合物的氧化还原反应同样也可以通过 CE 研究。

总之，CE 为研究金属类抗肿瘤药物的水解和转化强有力的手段。通过对铂类及其他化合物的水解动力学研究，发现环境的氯离子浓度和 pH 对不同结构的配合物的水解有不同程度的影响，例如高氯离子浓度或低 pH 环境都能抑制顺铂的水解。这些为提高化合物抗肿瘤活性，开发新的金属化合物提供了有力支持。

（二）金属类抗肿瘤药物与生物分子的相互作用

目前，人们普遍认为 DNA 是铂类抗肿瘤药物的主要靶点，该类药物主要通过与人体 DNA 相互作用发挥其细胞毒活性。现在发现铂类药物还作用于细胞膜和细胞骨架结构，但是其与 DNA 的作用仍然被认为其活性的关键。钌类抗肿瘤药物，如 cis-和 $trans$-$RuCl_2(DMSO)_4$ 在体外试验中也与 DNA 发生作用，因为 DNA 碱基的富氮结构易与金属离子形成配合物。

1. 与单核苷酸之间的作用 为了研究金属和 DNA 作用模式，首先要了解的是组成 DNA 的四种核苷酸（dGMP、dAMP、dCMP 和 dTMP）与金属类抗肿瘤药物之间的作用情况。考虑到实用性和经济因素，一般在毛细管电泳试验中多选用非脱氧核苷酸（NMP）来代替它们的脱氧衍生物。早期研究证实铂离子主要和 GMP 和 AMP 的 N_7 位结合，从动力学角度考虑则是鸟嘌呤 N_7 配合能力更强。

Keppler 和他的同事用毛细管电泳对 NMP 和顺铂的配合做了详细的研究。研究发现，两者之间的反应动力学与顺铂的水解速率密切相关。如图 20-8 所示，电泳结果显示主要的加合物是 $[Pt(NH_3)_2(N_7-GMP)_2]^{2-}$ 和 $[Pt(NH_3)_2(N_7-AMP)_2]^{2-}$（峰 1，2），而从加入顺铂前后几种核苷酸的峰高变化还可以发现顺铂对嘌呤环的亲和性更高。另外，实验还考查了氯离子浓度和 pH 对反应的影响。

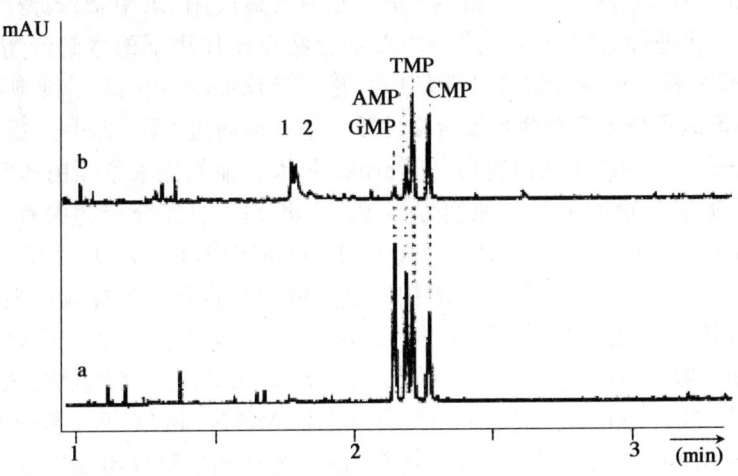

图 20-8 NMP 和顺铂的相互作用研究 (a) NMP 等摩尔混合物 (b) 与顺铂在 37℃反应 20h
峰 1 $[Pt(NH_3)_2(N_7-GMP)_2]^{2-}$；峰 2 $[Pt(NH_3)_2(N_7-AMP)_2]^{2-}$

与顺铂相似，卡铂也优先和鸟嘌呤的 N_7 位加合。在 GMP 或 AMP 过量的条件下，

CE 检测到卡铂双核苷加合产物 [Pt (NH$_3$)$_2$ (N$_7$ - GMP)$_2$]$^{2-}$ 和 [Pt (NH$_3$)$_2$ (N$_7$ - AMP)$_2$]$^{2-}$ 峰。CE - ES - IMS 实验结果证实，奥沙利铂与 GMP 产物主要是 [Pt (Dach) (GMP)$_2$]$^{2-}$。

通过竞争性 CE 实验，研究者进一步比较了不同的配基对铂离子与核苷酸结合的影响。羟基丙二酸类铂化合物对 GMP 和 AMP 都有较强的结合力，而卡铂和非羟基衍生物仅对 GMP 显示强亲和力。在用毛细管电泳分析了不同配基的铂化合物在生理条件下与 GMP 作用后的结果，发现羟乙基和乙撑的存在对结合有很大的影响。氨基乙醇配体化合物与核苷的结合能力较弱，可能是其分子内螯合引起的。对螯合形式的化合物，影响它和核苷结合的主要因素是 pH 值和氯离子浓度。在肿瘤中，是相对低 pH 低氯的环境，因此值得更深入研究这类化合物，有可能在其中发现先导化合物。

2. 与 DNA 片段作用　铂类化合物与 NMP 之间的显著结合是这类药物与 DNA 作用而发挥活性的证据之一。下一步的目标，是评价药物与双核苷酸及寡核苷酸链之间的作用，DNA 片段越大，越接近细胞内的作用机制。表 1 总结了铂化合物和寡核苷酸作用的 CE 结果。顺铂与 5′- GG - 3′反应的最终的产物是顺- [Pt (NH$_3$)$_2$ (N$_7$ - GG - N$_7$)] 结构，而不是顺- [Pt (NH$_3$)$_2$ (N$_7$ - GG)$_2$]。Bose 用 MECK 分离了顺铂- d (AG) 反应产物，并通过二维核磁共振确定了 Pt 加合物的三个不同异构体。同样的药物和三核苷酸 5′- GTT - 3′和 5′- GTG - 3′反应的主产物分别是顺- [Pt (NH$_3$)$_2$ (N$_7$ - GTT)$_2$]$^{2-}$ 和顺- [Pt (NH$_3$)$_2$ (N$_7$ - GTG - N$_7$)]。

3. 与 DNA 作用　到目前为止，CE 用于金属药物- DNA 作用的研究十分有限。Sharma 以毛细管电泳-激光诱导荧光检测 (LIF) 方法，研究了小牛胸腺 DNA 与顺铂和卡铂的作用。该法克服了小样本量毛细管电泳分离引起的敏感度低的问题。实验第一次证实顺铂和卡铂都是形成 1，2-链内交联。还有报道应用 CE 和离线原子吸收光谱对铂与 DNA 加合物进行定量分析。铂- DNA 加合物在酶作用下的水解产物，可以通过 CE 分离和定量分析。这种方法可以研究 Pt (Ⅱ) 与 DNA 作用引起的细胞毒性。

4. CE - MS 联用技术研究生物加合物性质　第一篇通过 CE - ESI - MS 研究铂配合物与生物大分子之间的作用的报道来自 Warnke 等人。他们探索了顺铂和 DNA 之间的结合，并尝试确定产物的种类。他们提出 Pt 与 dGMP 的加合产物中有 [Pt(NH$_3$)$_2$ (H$_2$O) (dGMP)] (m/z 593)，[Pt (NH$_3$)$_2$Cl (dGMP)] (m/z 610) 和 [Pt (NH$_3$)$_2$ (dGMP)$_2$] (m/z 920)。dAMP 也与顺铂形成类似的加合物。当反应体系中同时存在 dAMP 和 dGMP 时，有 [Pt (NH$_3$)$_2$ (dGMP) (dAMP)] 形成。相对的，顺铂与 dCMP 及 TMP 的反应活性要低得多，前者在混合 25h 后只有单水合物形成，而后者没有检测到任何产物。还有实验报道了一类顺铂与 dGMP N^7 和 O^6 原子螯合的特殊产物。

Strickman 及其同事利用 CE - MS 研究了 Met 对奥沙利铂和 GMP 之间的作用的影响。图 20 - 9 的 MS 结果证明了 [Pt(Dach)(GMP)$_2$]$^{2-}$ (m/z 1032) 的形成。而如图 20 - 10 所示奥沙利铂与 Met 反应，能更快的生成 [Pt (Dach) (Met - S，N)]$^+$ (m/z 457)。向反应体系中加入等摩尔比 GMP，作用 6 天后仍没有迹象显示双 GMP 加合物生成。进一步的动力学研究显示，[Pt (Dach) (GMP)$_2$]$^{2-}$ 与 Met 混合后，随着反应时间的延长，在 CE - MS 图谱中出现 m/z 457 峰，它代表的很可能是 Pt - Met 加合物。现在，已经有更多的实验用 CE-ESI-MS 研究 Pt(Ⅱ)的氨基醇类化合物与核苷酸的反应。这类化合物分子内的环结构是 pH 依赖性的,而肿瘤比正常组织更低的 pH 环境,因此化合物的这种性质是我们在药物设计中可加以利用的地方之一。

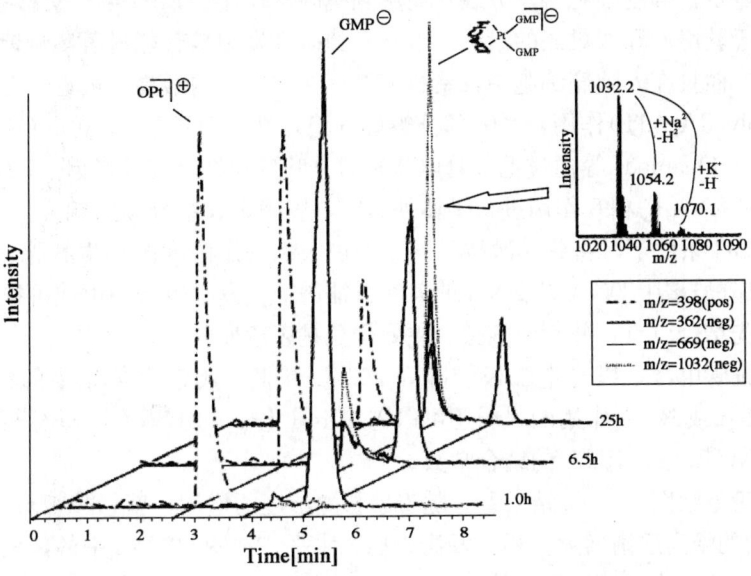

图 20-9　CE-ESI-MS 研究奥沙利铂与 GMP 的反应进程

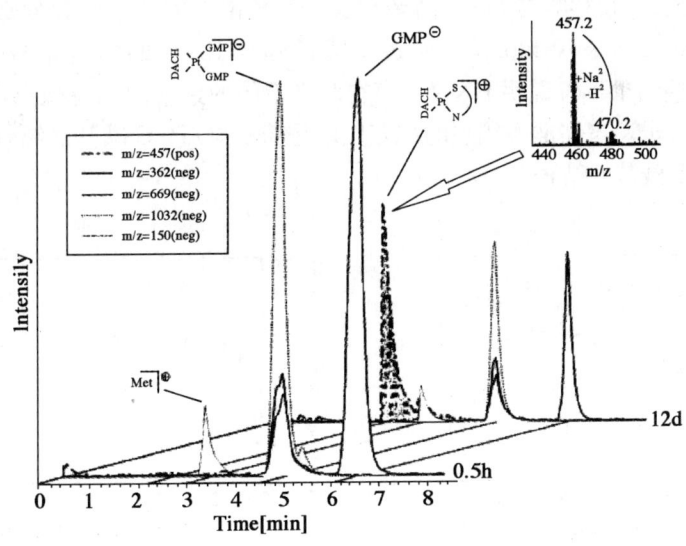

图 20-10　CE-ESI-MS 监测 Met 对奥沙利铂-GMP 配合物影响

二、通过毛细管电泳研究药物与核酸之间的非共价结合

铂类药物主要是通过与 DNA 碱基络合进而产生抗肿瘤作用,而其他一些具有抗肿

瘤活性的化合物则是通过非共价作用与核酸结合。在这类化合物与核酸的相互作用研究中,应用毛细管电泳不但可以做到定性分析,甚至还可以进行量化分析。

1. 紫杉醇与 DNA 和 RNA 的相互作用　紫杉醇(taxol)通过促进微管的形成,并增强微管的稳定,抑制细胞游丝分裂从而起到抗肿瘤作用。1993 年,紫杉醇被 FDA 批准上市,用于乳房癌和卵巢癌的治疗。近几年的研究发现核苷能显著影响紫杉醇和微管蛋白的结合。而且在人肺癌细胞中,紫杉醇浓度在细胞核内最高。最近,有报道太平洋紫杉醇与 poly(dA-dT)作用,增强部分螺旋的稳定性,但不与 poly(dG-dC)作用。因此,Ahmed Ouameur 等通过毛细管电泳和傅立叶变换红外红外光谱(FTIR)对紫杉醇与 DNA 和 RNA 的相互作用进行了体外研究,以确定其结合倾向。

在生理 pH 条件下,将紫杉醇按不同比例加入到一定浓度的小牛胸腺 DNA 或酵母 RNA 中,红外波谱中 DNA 及 RNA 的某些特征谱带会发生改变,由此可推测紫杉醇在核酸上的优先结合位点,并判断核酸的主要构象是否改变。

通过毛细管电泳,以光电二极管阵列 260nm 检测,将混合体系中的组分分离后,紫杉醇与 DNA 或 RNA 作用的强弱还可以进一步量化——用 Scatchard 分析可以求出紫杉醇- DNA 和紫杉醇- RNA 的结合常数。

从毛细管电泳图 20-11 结果看,随着紫杉醇浓度的增加,紫杉醇- DNA 和紫杉醇- RNA 加合物的峰高逐渐增大,最后峰高近稳态水平。在图 20-12 中的,紫杉醇- DNA 复合物的饱和度曲线是二相形式的,意味着药物与 DNA 的相互作用中存在着低亲和位点和高亲和位点。而紫杉醇- RNA 复合物曲线是单相的,说明只有一种结合位点。通过 Scatchard 分析,紫杉醇与 DNA 高亲和及低亲和位点的结合常数分别为 $K_1=1.3\times10^4$ mol/L, $K_2=3.5\times10^3$ mol/L。同理,紫杉醇与 RNA 的结合常数是 $K_1=1.3\times10^4$ mol/L。这些结果不仅说明 DNA 上存在两个不同的紫杉醇结合位点,而 RNA 上只有一个。更进一步,我们推测较强的相互作用是药物与 G-C 碱基的结合,而较弱的则是药物与 A-T 碱基的结合。

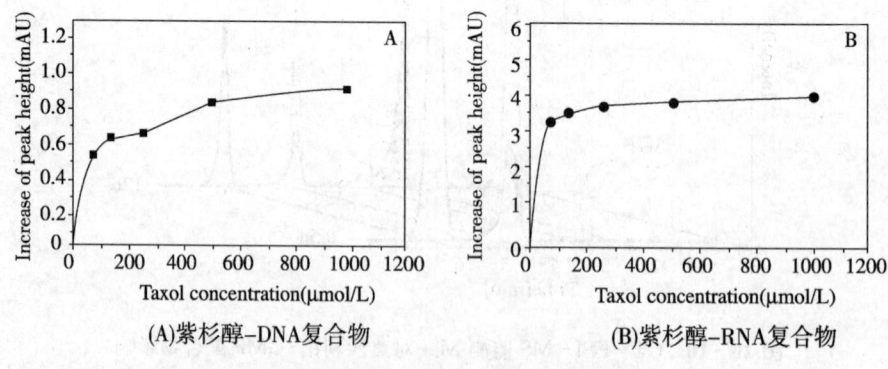

(A)紫杉醇-DNA复合物　　(B)紫杉醇-RNA复合物

图 20-11　紫杉醇-核酸复合物峰高随浓度变化图

2. 小檗碱与双链 DNA 相互作用的 CZE 研究　小檗碱是黄连等中药的活性成分之一,具有抗癌活性,而且对其机制的研究多集中在它和 DNA 的相互作用上。hoechst

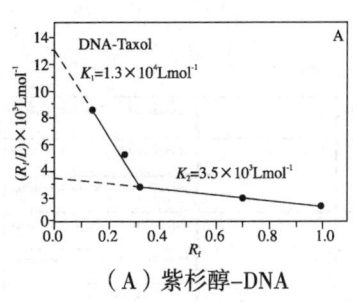
（A）紫杉醇-DNA

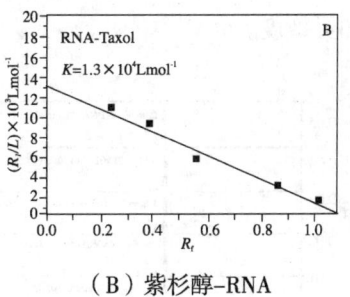
（B）紫杉醇-RNA

图 20-12　紫杉醇-核酸复合物的 Scatchard 分析图

33258 是典型的 DNA 小沟结合物，X-射线晶体衍射和 NMR 实验结果证实它与 DNA 的结合位点是 4~6 个碱基对长度的 AT 区。在毛细管区带电泳（CZE）实验中，以 hoechst 33258 作为阳性对照，研究小檗碱和两种合成的 17-mer 双链 DNA（dsDNA$_{AB}$：Strand A 5′-CTGAGACTAATTGACTG-3′和 Strand B 3′-GACTCTGATTAACTGAC-5′；dsDNA$_{CD}$：Strand C 5′-CTGAGACTGGCCGACTG-3′和 Strand D 3′-GACTCTGACCGGCTGAC-5′）的作用。根据已有的报道，小檗碱对双链 DNA 亲和力比较弱，因此采用 Kenndler 模型对 CE 中的峰高参数进行分析，得到二者之间的结合常数。

将 dsDNA 与不同浓度的小檗碱混合，毛细管电泳的结果如图 20-13 所示。其中峰 1 可能是在退火中过剩的 strand A 或 strand B。峰 2 可能是平衡体系中的游离 dsDNA$_{AB}$。由于每次电泳都是在反向电压（reverse voltage）下进行的，所以带正电的小檗碱不能到达检测窗。随着小檗碱的浓度增加，dsDNA$_{AB}$ 的峰高略微减小，说明两者之间有弱的结合。与之相比，在 dsDNA$_{CD}$-小檗碱体系中，随着小檗碱浓度的增高，dsDNA$_{CD}$ 的峰高没有明显的改变，可见小檗碱与 dsDNA$_{CD}$ 的结合更加微弱。同一样品多次实验结果的 R.S.D. 用来衡量实验的精密度，而在本实验中，随着小檗碱浓度的增加 dsDNA 的峰高的 R.S.D. 可以作为评价两者作用强弱的指标之一。小檗碱-dsDNA$_{AB}$ 体系和小檗碱-dsDNA$_{CD}$ 体系中 dsDNA 峰高的 R.S.D. 分别为 4.0% 和 2.1%，这也说明前者的亲和力强于后者。而作为阳性对照，随着 Hoechst 33258 的浓度的增加，游离 dsDNA$_{AB}$（♯1 峰）的峰高明显改变。♯2 和 ♯3 峰分别代表由于 Hoechst 33258 和 dsDNA$_{AB}$ 比例不同或结合方式不同而产生的不同的复合物。在 CE 研究中，受体峰的峰形变化通常意味着有多种 DNA 嵌插和沟区结合方式，例如本实验中 Hoechst 33258 和 dsDNA$_{AB}$ 的结合使游离的 dsDNA 峰形发生了改变，而小檗碱作用下对游离 dsDNA 的峰形没有明显影响。

根据 dsDNA 和小檗碱的 Kenndler 模型，通过非线形回归得到二者相互作用的解离常数 K_d 和结合常数 K_a（$K_a=K_d^{-1}$）值分别为 $(1.0\pm0.7)\times10^{-3}$ mol/L 和 $(1.0\pm0.7)\times10^3$ (mol/L)$^{-1}$，说明小檗碱和 dsDNA 的相互作用属于低亲和力范围。这一结果与其他实验（如 UV，^{1}H NMR 和荧光法等）的结果有很强的可比性。但是如果体系中存在更复杂的结合关系，譬如在高配体浓度时，结合比不符合 1∶1 或更多的结合方式，那么利用 Kenndler 模型求 K_d 值的系统误差将增大。实验还比较了 DNA 在对没有内壁涂层的裸管和线形聚丙烯酰胺涂层毛细管的电泳行为，发现涂层毛细管能够大大改善电泳的重复性和灵敏度。

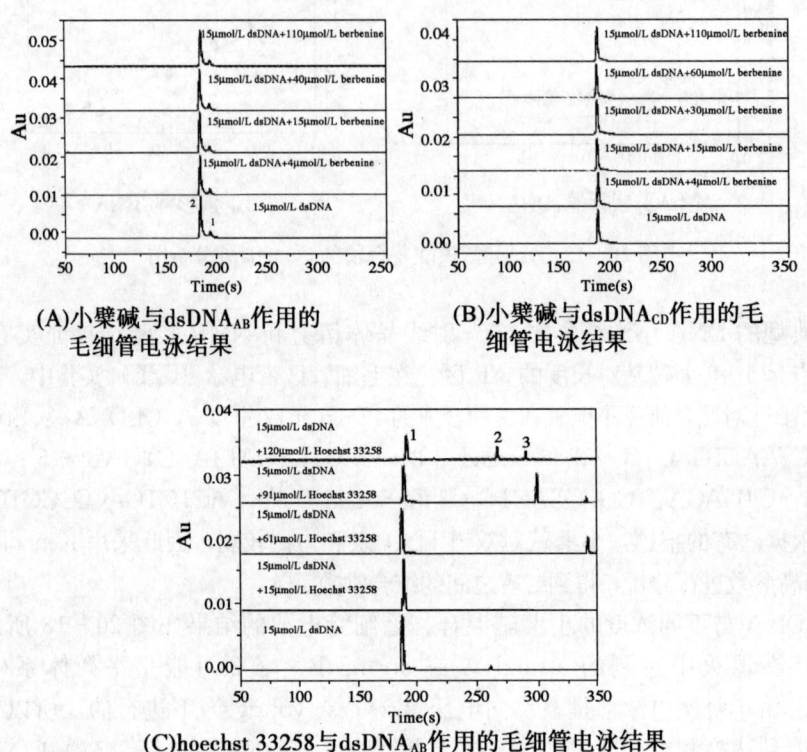

图 20-13 小檗碱或 hoechst 33258 与 dsDNA 作用的毛细管电泳结果

三、毛细管电泳在抗 HIV 研究中的应用

艾滋病由人类免疫缺陷病毒（HIV）所引起。研制有效的 HIV 抑制剂是当务之急，而 HIV 的快速变异和遗传异质性使目前临床上应用的两类主要的抗艾滋病药物（逆转录酶抑制剂和蛋白酶抑制剂）极易产生耐药性。近期所阐明的 HIV 基因表达调控的分子生物学机制显示 HIV Tat（trans - activator of transcription）蛋白与 HIV TAR（trans - activator response region）RNA 的结合是激活病毒转录这样一个关键环节，为此一些实验组以 HIV TAR RNA 为新的靶标，设计大量新型 HIV 抑制剂。它们可以与 HIV-1 Tat 竞争，通过和 TAR RNA 的特异部位结合，从而抑制转录的激活使转录不能进行，而阻止病毒复制。

为了研究抑制剂的靶向作用特异性，即化合物是否与 TAR RNA 结合以及亲和程度，不少实验选用了毛细管电泳对化合物 M、HIV-1 Tat 和 TAR RNA 的作用体系中的反应物和生成物进行分离，并分别测定化合物 M、HIV-1 Tat 和 TAR RNA 结合常数，从而比较化合物与 Tat 的竞争作用。通过测定一系列化合物与 TAR RNA 的作用，则可以对这一系列化合物进行的初步评价和筛选。在试验中，通过反应前后 TAR 的保留时间、峰形、峰高及峰面积等参数，可以判断其与 Tat 或化合物是否作用，例如图

20-14所示，化合物与 Tat 蛋白共同温育后进样，结果是化合物与 Tat 蛋白游离峰的峰高和峰面积都几乎没有改变 [图 20-14（c）]，说明化合物与 Tat 蛋白并没有明显的相互作用。图 20-14（e）展示的是化合物与 TAR RNA 的作用。与图 20-14（a）相比，化合物游离峰的峰高和峰面积都有所降低，说明由于部分化合物与 TAR RNA 结合，使得游离化合物的量减少，证明了化合物确实是以 TAR RNA 为靶的。将化合物＋Tat＋TAR 体系的电泳结果 [图 20-14（g）] 与 Tat＋TAR 体系 [图 20-14（f）] 的结果相比较，发现图 20-14（g）中游离 Tat 蛋白的峰高和峰面积有所增加，提示我们这是由于小分子化合物与 TAR RNA 的结合，竞争抑制了 Tat 与 TAR RNA 的结合，从而导致了游离 Tat 蛋白的增加。

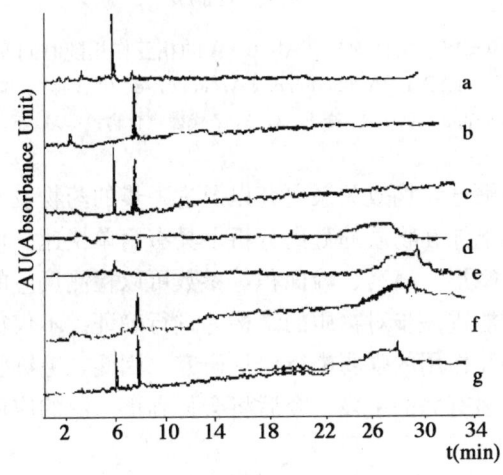

图 20-14　毛细管电泳图谱

a. 化合物（100μmol/L）；b. Tat 蛋白（100μmol/L）；c. 化合物（100μmol/L）＋ Tat（100μmol/L）；d. TAR RNA（100μmol/L）；e. 化合物（100μmol/L）＋ TAR RNA（100μmol/L）；f. Tat（100μmol/L）＋ TAR（100μmol/L）；g. 化合物（100μmol/L）＋ Tat（100μmol/L）＋ TAR（100μmol/L）。

另一个试验中，考查了在化合物与 TAR RNA 与时间的关系（图 20-15）。在反应 15min，30min，45min 时进样，随着时间的延长，TAR RNA 的峰形发生了一定的改变。与此同时化合物的峰面积逐渐减小，尤其是从未加入 TAR RNA 到加入后 30min 时，化合物的峰面积减少很明显（约从 53 000 减小到 23 300），而在 30～45min 之间的峰面积变化相对较小（约为 23 300～22 000），说明结合基本达到饱和。

为了进一步量化反应物之间的作用，有研究者建立了这样的模型：假设 RNA 与药物的结合比为 1：1，假设 RNA 与蛋白质的结合比为 x：1，药物 M 与 Tat 蛋白竞争 TAR RNA 上的结合位点，在反应达到平衡时，以峰面积进行定量，可以得化合物与 TAR RNA 的结合率以及结合常数。

几个实验组分别得到了 Tat 与 TAR 的结合常数，结果相近，说明该方法是可行的，同时他们也分别检测了不同的化合物如 β-咔啉，异喹啉等和 TAR 的结合常数，这

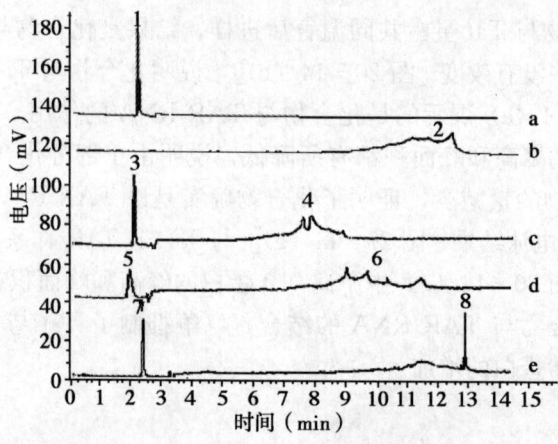

图20-15 化合物与TAR RNA的相互作用随时间变化

a. 化合物（300μmol/L）；b. TAR RNA（300μmol/L）；c, d, e. 化合物（300μmol/L）与TAR RNA（300μmol/L）作用15min, 30min, 45min。峰1, 3, 5, 7代表化合物；2, 4, 6, 8表示TAR RNA。

些数据对研究化合物的筛选，构效关系研究以及进一步的药物设计提供了基础。

综上所述，毛细管电泳在物质的分离分析上具有简单快速、用量少、方式多样等优点。样品的保留时间、峰形、峰高、峰面积等参数可以检测反应的情况，结合质谱、红外光谱、核磁共振等更能进一步对物质的结构等进行确证。不仅如此，毛细管电泳还可以在分子水平对物质相互作用的强弱进行定量研究。因此，毛细管电泳是研究小分子化合物与核酸作用的一个强有力的手段，今后将会得到更广泛的应用。

参考文献

[1] 陈义主编. 毛细管电泳技术及应用. 北京：化学工业出版社. 2000，1-57.

[2] 张蓉颖. DNA与其靶向分子研究进展. 高等学校化学学报，1999，20：1210-1213.

[3] 何华，王羚郦，戴丽等. 测定药物小分子与脱氧核糖核酸相互作用方法的研究进展. 中国药学杂志，2005，40（7）：481-485.

[4] McKeage MJ, Kelland LR, Farrell N. Platinum-Based Drugs in Cancer Therapy. Totawa: Humana Press, 2000：251.

[5] Wenclawiak BW, Wollmann M. Separation of platinum (II) anti-tumour drugs by micellar electrokinetic capillary chromatography. J Chromatogr A, 1996, 724: 317-326.

[6] Troujman H, Chottard JC. Comparison between HPLC and Capillary Electrophoresis for the Separation and Identification of the Platination Products of Oligonucleotides with cis-[Pt(NH$_3$)$_2$(H$_2$O)$_2$]$^{2+}$ and [Pt(NH$_3$)$_3$(H$_2$O)]$^{2+}$. Anal Biochem, 1997, 252: 177-185.

[7] Pujol M, Girona V, Prat J, et al. Degradation pathway of carboplatin in aqueous solution. Int J Pharm, 1997, 146: 263-269.

[8] Hay RW, Miller S. Reactions of platinum (II) anticancer drugs. Kinetics of acid hydrolysis of cis-diammine (cyclobutane-1, 1-dicarboxylato) platinum (II) "Carboplatin". Polyhedron, 1998, 17: 2337-2343.

[9] Pirogov AV, Havel J. Determination of platinum, palladium, osmium, iridium, rhodium and gold as chloro complexes by capillary zone electrophoresis. *J Chromatogr A*, 1997, 772: 347-355.

[10] Hamacek J, Havel J. Determination of platinum (Ⅱ, Ⅳ) and palladium (Ⅱ) as thiocyanate complexes by capillary zone electrophoresis: Analysis of carboplatin and similar drugs. *J Chromatogr A*, 1999, 834: 321-327.

[11] Jerremalm E, Videhult P, Alvelius G, et al. Alkaline hydrolysis of oxaliplatin - Isolation and identification of the oxalato monodentate intermediate. *J Pharm Sci*, 2002, 91: 2116-2121.

[12] Coluccia M, Sava G, Loseto F, et al. Anti-leukaemic action of $RuCl_2$ $(DMSO)_4$ isomers and prevention of brain involvement on P388 leukaemia and on P388/DDP subline. *Eur J Cancer*, 1993, 29: 1873-1879.

[13] Zenker A, Galanski M, Bereuter TL, et al. Capillary electrophoretic study of cisplatin interaction with nucleoside monophosphates, di- and trinucleotides. *J Chromatogr A*, 1999, 852: 337-346.

[14] Küng A, Galanski M, Baumgartner C, et al. Reaction of (SP-4-2)-dichlorobis (2-hydroxyethylamine) platinum (II) with 5'-GMP under simulated physiological conditions, a CZE-ESI-MS study. *Inorg Chim Acta*, 2002, 339: 9-13.

[15] Sharma M, Jain R, Ionescu E, Slocum HK. Capillary Electrophoretic Separation and Laser-Induced Fluorescence Detection of the Major DNA Adducts of Cisplatin and Carboplatin. *Anal Biochem*, 1995, 228: 307-311.

[16] Deforce DLD, Kokotos G, Esmans EL, et al. Preparative capillary zone electrophoresis in combination with off-line graphite furnace atomic absorption for the analysis of DNA complexes formed by a new aminocoumarine platinum (Ⅱ) compound. *Electrophoresis*, 1998, 19: 2454-2458.

[17] Strickmann DB, Küng A, Keppler BK. Application of capillary electrophoresis - mass spectrometry for the investigation of the binding behavior of oxaliplatin to 5'-GMP in the presence of the sulfur-containing amino acid L-methionine *Electrophoresis*, 2002, 23: 74-80.

[18] Ouameur AA, Malonga H, Neault JF, et al. Taxol interaction with DNA and RNA——Stability and structural features. *Can J Chem*, 2004, 82: 1112-1118.

[19] Wu JF, Chen LX, Luo GA, et al. Interaction study between double-stranded DNA and berberine using capillary zone electrophoresis. *J Chromatogr B*, 2006, 833: 158-164.

[20] Vickova M, Kuban V, Vicar J, et al. Capillary zone electrophoretic studies of interactions of some quaternary isoquinoline alkaloids with DNA constituents and DNA. *Electrophoresis*, 2005, 26: 1673-1679.

[21] He XY, Li DZ, Liang AY, et al. Interaction between netropsin and double-stranded DNA in capillary zone electrophoresis and affinity capillary electrophoresis. *J Chromatogr A*, 2002, 982: 285-291.

[22] Okun VM, Moser R, Blaas D, et al. Complexes between Monoclonal Antibodies and Receptor Fragments with a Common Cold Virus: Determination of Stoichiometry by Capillary Electrophoresis. *Anal Chem*, 2001, 73: 3900-3906.

[23] Mucha P, Szyk A, Rekowski P, et al. Structural requirements for conserved Arg52 residue for interaction of the human immunodeficiency virus type 1 trans-activation responsive element with trans-activator of transcription protein: Capillary electrophoresis mobility shift assay. *J Chromatogr A*, 2002, 968: 211-220.

[24] Hamy F, Gelus N, Zeller M, et al. Blocking HIV replication by targeting Tat protein. *Chem*

Biol, 2000, 7: 669-676.
[25] Lind KE, Du ZH, Fujmaga K, et al. Structure - Based Computational Database Screening, In Vitro Assay, and NMR Assessment of Compounds that Target TAR RNA. *Chem Biol*, 2002, 9: 185-193.
[26] Yu XL, Lin W, Pang RF, et al. Design, synthesis and bioactivities of TAR RNAtargeting β-carboline derivatives based on Tat - TAR interaction. *European Journal of Medicinal Chemistry*, 2005, 40: 831-839.
[27] Yu XL, Lin W, Li JY, et al. Synthesis and biological evaluation of novel β-carboline derivatives as Tat - TAR interaction inhibitors. *Bioorganic & Medicinal Chemistry Letters*, 2004, 14: 3127-3130.
[28] He MZ, Yuan DK, Lin W, et al. Synthesis and assay of isoquinoline derivatives as HIV - 1 Tat - TAR interaction inhibitors. *Bioorganic & Medicinal Chemistry Letters*, 2005, 15: 3978-3981.
[29] Ding L, Zhang XX, Chang WB, et al. Studies of binding constants and interaction of drugs to trans - activation response RNA by capillary electrophoresis. *Analytica Chimica Acta*, 2005, 543: 249-253.

（何梅孜）

拉曼光谱技术在核酸与小分子相互作用研究中的应用 21

近年来,随着结构生物学的迅速发展,其研究成果越来越受到生命科学中各个相关领域的重视。而核酸与小分子的相互作用作为结构生物学研究中的一个重要的组成部分,也逐渐成为生命科学领域中研究的热点。

核酸与小分子相互作用研究的进展在一定程度上依赖于先进的技术条件和实验方法,波谱学技术对于这一研究起到了很重要的作用。科学家们经过几十年的探索,已经发展了一系列的波谱学方法,主要包括:圆二色散(CD)、红外光谱(IR)、核磁共振(NMR)、电子自旋共振(ESR)等,这些方法在研究核酸与小分子相互作用中有各自的优点,同时也存在各自的局限性。NMR需要的样品浓度较高,特别是对核酸体系的核磁共振谱图的分析及归属仍是一项非常复杂而又艰巨的工作。水分子由于其分子结构具有不对称性,在红外区具有很强的吸收,因而在很大程度上限制了红外光谱技术对水溶性核酸的研究。

除了上述波谱学方法,诞生于20世纪30年代的拉曼光谱技术,由于受到当时科学水平的限制,未能引起人们的重视。拉曼光谱学的发展是先进技术的应用与拉曼仪器(包括检测器和滤光器等)改进相结合的直接结果。随着使用激光作为激发光源的激光拉曼光谱仪的问世以及傅立叶变换技术的出现,拉曼光谱技术焕发出了强大的生命力,也开始了它在分子生物学研究领域中应用的黄金时代。

本章将着重就近年来拉曼光谱在核酸与小分子相互作用的研究中的应用提供给读者足够的信息,使读者能对这一领域有个比较深入的理解。

第一节 拉曼光谱简介

1928年印度物理学家拉曼发现了分子的光散射效应,并因此命名为拉曼散射效应。与电子在两能级之间的跃迁不同,拉曼散射效应是由于激发光的光量子能量不足以产生电子激发跃迁,这些光量子和被照射的分子相互作用改变了方向而发生散射。如果光量子与分子之间发生弹性散射,则散射光频率与入射光频率相同,称之为瑞利散射。如果光量子与分子之间发生非弹性散射,若散射光频率小于入射光频率,称之为斯托克斯散射,反之为反斯托克斯散射。由于斯托克斯散射比反斯托克斯散射强得多,通常拉曼实验检测的主要是斯托克斯散射效应。拉曼散射光的频率和瑞利散射光的频率之间的差值称为拉曼位移,至于拉曼谱线的数目、位移值的大小和谱线的强度等与物质分子的振动和转动有关,这些信息反映了分子的构象及其所处的环境。

同其他波谱技术一样,拉曼光谱技术也存在其本身的局限性。早期应用传统的拉曼光谱分析核酸时，若使用紫外或可见光作为激发光源，可以产生较强的拉曼散射，但紫外光可以同时激发核酸或其他杂质产生荧光，甚至可能完全覆盖样品的拉曼散射；使用近红外光作为光源虽可避免荧光产生干扰，但拉曼散射强度太弱，甚至难以检测到信号；另外，有时候在激光直接照射的部位，核酸会受到一定程度的损伤。所有这些使得这一技术在过去相当长的一段时间内并未真正成为一种有实际应用价值的工具。

近年来，拉曼光谱能够在核酸与小分子相互作用的研究中发挥重要作用与结构生物学技术的发展是密不可分的，因为妨碍它在生物系统中应用的三个障碍（荧光背景干扰、检测灵敏度低以及拉曼光谱数据分析难）已基本被克服。使用 650～680nm 范围内的深红色激发光作为光源可以使荧光的干扰降低到最低程度，使得在该领域内使用高效率的光子检测器成为可能。滤光片及光子检测器技术的改进，在相应降低浓度要求的情况下，灵敏度已增加了好几个数量级。随着各种软件的应用以及计算机计算能力的不断增强，科学家们能够计算出中等大小分子的拉曼光谱，这将有助于拉曼光谱数据的分析。所有这些都大大推动了拉曼光谱在结构生物学特别是在核酸与小分子相互作用的研究中的应用。

下面分别就常见的一些拉曼光谱技术做一介绍（包括傅立叶变换拉曼光谱、激光共振拉曼光谱、表面增强拉曼光谱等）。

一、傅立叶变换拉曼光谱

常规的拉曼信号比较弱，而傅立叶变换拉曼光谱（Fourier transform Raman spectroscopy，FTRS）采用傅立叶变换技术快速进行多次甚至上百次信号的叠加，通过高通量和多路技术在较短时间内完成多次测量，补偿了样品的低散射效率及对红外区检测较差的检测器的灵敏度。另外，该技术所采用的长波长激发光源，不仅可减少样品的荧光效应，还减少了光对样品的降解。近红外傅立叶变换拉曼光谱技术（near infrared fourier transform raman spectroscopy，NIR FT-Raman）是在普通的傅立叶变换拉曼光谱技术的基础上发展起来的，它的优点在于能够排除常规拉曼光谱技术中存在的荧光干扰，这对于研究核酸与小分子的相互作用是非常有意义的。

二、激光共振拉曼光谱

激光共振拉曼光谱（laser resonance Raman spectroscopy，LRRS）通过产生与待测分子的某个电子的吸收峰接近或重合的激光频率，使这一分子的拉曼线强度增强 10^4～10^6 倍，从而观察到强度可与基频相比拟的泛频及组合振动光谱。与正常拉曼光谱相比，激光共振拉曼光谱具有灵敏度高、所需样品浓度低（10^{-3}～10^{-5} mol/L）、反映结构信息量大等特点。由于核酸的电子吸收带在 260～280nm，因此还可以选择性地共振激发核酸色团来研究药物与核酸作用的精确位置。

三、表面增强拉曼光谱

常规拉曼散射散射截面小，灵敏度低，只能对一定纯度和浓度的样品进行分析。但是当化合物吸附或者接近一个特殊的导电表面时，拉曼散射截面增强约 10^{10} 倍，加之活性载体表面选择性吸附分子对荧光发射的抑制，使激光拉曼光谱分析的信噪比大大提高，可以用来研究稀释的生物样品，这种技术称为表面增强拉曼光谱技术（surface-enhanced Raman spectroscopy, SERS）。它可以在分子水平上研究倍散射物质分子的结构信息，并能有效地消除荧光干扰，其短程增强特性在 DNA 的复合物拓扑结构研究中有独特的优势。

四、其他拉曼光谱技术

位点特异取代的同位素标记技术是研究生物大分子构象的一种行之有效的方法，用 ^{2}H、^{13}C、^{15}N、^{18}O 等同位素分别标记肽键中的相应原子（包括氨基酸、肽骨架的标记），然后利用拉曼光谱进行分析，称之为标记拉曼光谱（labeled Raman spectroscopy）。

拉曼差频光谱可用于获得蛋白质催化活性部位的结构信息及在不同 pH 条件下蛋白质残基的信息，例如通过拉曼差频光谱可以检测在大肠埃希杆菌中二氢叶酸还原酶 pH 依赖的构象改变。

与正常的拉曼光谱、共振拉曼光谱以及红外吸收光谱的选择性作用规律不同，增强超拉曼光谱可有效地用来研究那些不能通过已有的方法得到的分子振动的信息，并已成为核酸研究领域中非常活跃的工具。

此外，目前还发展了一类显微拉曼光谱技术，把拉曼光谱仪与特殊的光学显微镜组合在一起，可对非常微小的样品进行测量（最小光斑可达 $5\mu m$），具有检测灵敏度高、时间短、所需样品量少等特点；而共聚焦激光拉曼甚至能给出被研究分子的二维、三维的结构信息，有望在生物大分子的构象研究中发挥其特殊的作用。

第二节 拉曼光谱技术在核酸与小分子相互作用研究中的应用

在 20 世纪 60 年代，麻省理工大学的 Richard C. Lord 及其同事首次将拉曼光谱技术用于研究核酸的分子组成。其后，拉曼光谱被广泛地用于研究核酸及其与小分子组成的生物复合物的结构。目前，对核酸的结构和功能的研究依然处于分子生物学最前沿、最活跃的领域，而对于拉曼光谱来说，H_2O 和 D_2O 都是很好的溶剂，并且由于其不受核酸分子大小的限制，成为少数几种能够用来研究 DNA 溶液构象的技术之一。

对于一个含有 N 原子的特定核酸分子来说，数目为 3n～6n（n 为分子中原子个数）的分子振动贯穿于整个分子，由于分子缺乏真正的对称性，每个 N 原子都能产生拉曼跃迁。然而，大多数这类跃迁是高度区域化的，代表了一组相关原子的振动，与其他原子及原子团的振动是分开的。当这组原子小到其振动可以被识别，振动就可以被定义为"组振动"而其拉曼波就是"组波数"，在拉曼和红外研究的基础上，许多"组波数"可以被用来鉴别核酸的分子组成，包括碱基、核苷、糖基和磷酸基。

一个特定类型的小原子团，伴随一个天然核酸（DNA 或 RNA）或人造类似物（寡聚核苷酸或多聚核苷酸）处在相似的环境中，会产生相似类型的组波数。相应的拉曼波成为所有结构上或环境上等价基团叠加的结果。因此，一般说来，一个拉曼组波数代表的是所有起相同作用等价基团的平均结构或环境。虽然这起到了简化大分子拉曼光谱的效果，但也限制了拉曼光谱，即一个核酸大分子的拉曼波不能用来推断一个单独作用基团的结构，除非能从所有其他等价基团中区分出独立的结构信息。为此，科学家们采用了许多方法来克服这一缺陷，其中一种技术我们称之为同位素编辑，即把同位素标记于大分子特殊的位点上。

拉曼光谱成功应用于核酸研究需要明确的振动波归属。这一目标可通过实验和理论方法的结合来达到，包括下面几点：（1）将拉曼波长和强度与相应的红外光谱数据比较；（2）将一些原子用它们稳定的同位素取代后，确定光谱波长的位移，通常采用的是这些同位素原子，$^1H \to {}^2H, {}^{12}C \to {}^{13}C, {}^{16}O \to {}^{18}O, {}^{14}N \to {}^{15}N$；（3）pH、温度和（或）环境因素对拉曼和红外光谱的影响；（4）与核酸碱基、糖基或磷酸基结构相关的简单分子的详尽的拉曼和红外光谱数据；（5）结构经 X 射线衍射确定，或有其溶液的相应的高分辨 NMR 数据的寡核苷酸单晶的拉曼分析；（6）分子力场的计算以及此基础上的标准坐标计算；（7）随机取向分子拉曼波的去极化率；（8）导向纤维或单晶的极化拉曼测量；（9）拉曼激发波形，即与激光激发波长相关的拉曼强度。

一、拉曼光谱的构型标记

上文提到的区域组波数的概念，在核酸碱基和糖-磷酸盐骨架的振动模式发生机械耦合的时候，可能是不成立的。那么非区域化的振动模式也会产生拉曼波，这种拉曼波把典型的高强度的区域化的碱基振动模式与具有构象依赖性的区域化的骨架振动模式结合在一起。一些这样的拉曼波被用来鉴别 DNA 和 RNA，这些拉曼波证明了波数和（或）强度对核酸大分子构象（二级结构）的依赖性，通常被作为拉曼构型标记。

拉曼构型标记分为两类，一类反映糖-磷酸盐骨架的构型，另一类与核苷的构型有关。Benevides JM 等人通过研究发现，前者对骨架中磷酸二酯键转矩的改变较为敏感（-P-O5′-C5′-C4′-C3′-O3′-P-），但与 C1′相连的碱基对其影响不大（表 21-1）。

表 21-1 A、B 和 Z 三种构型 DNA 骨架特定的拉曼波[a]（cm^{-1}）

	A-DNA	B-DNA	Z-DNA
C-O	706±5		
O-P-O	807±3[b]	790±5	745±3
O-P-O		835±7[c]	
PO_2^-	1099±1	1092±1	1095±2
$C2'H_2$	1418±2	1420±2	1425±2

[a] 波数（cm^{-1}）来自于已知结构的 DNA 的晶体和纤维的拉曼光谱
[b] 在 A-RNA 中，波数一般在 813±2 cm^{-1}
[c] 含有 GC 或 AT 碱基对的 B-DNA 的波长中心接近于 830cm^{-1}或 840cm^{-1}

Z-DNA（745±2 cm^{-1}）、A-DNA（807±3cm^{-1}）和 B-DNA（835±7cm^{-1}）特

有的骨架构型标记有利于使用拉曼光谱来将 A，B 和 Z 三种构型的 DNA 进行区分。与 A-DNA 和 Z-DNA 相比，B 型标记的偏差比较大（±7cm^{-1}），这也反映了 B-DNA 结构上的复杂性。不同碱基组成的 DNA 的拉曼标记只能给出大体结构的信息，精确的构型取决于 AT 和 GC 碱基对的组成。因此，含有大量 GC 碱基对的 B-DNA 的标记在 830cm^{-1} 附近，而含有大量 AT 碱基对的 B-DNA 的标记在 840cm^{-1} 附近。这一不同是由于 AT 碱基富集沟区和 GC 碱基富集沟区的磷酸二酯键转矩的微小不同造成的。而含有数量相当的 AT 和 GC 碱基对的 DNA 则在 835±1cm^{-1} 附近出现一个宽波。

另一方面，在 Benevides JM 等人的研究中还提到，核苷构型标记主要源自特定碱基的环伸缩振动，该振动通过糖苷键与呋喃糖环原子的振动相耦合（表 21-2）。

表 21-2　脱氧核苷和核苷的特定的拉曼波长[a]（cm^{-1}）

	C3′-endo/anti	C2′-endo/anti	C3′-endo/syn	C2′-endo/syn
G	664±2[b]	682±2	625±3	671±2
	1318±2	1333±3[c]	1316±2	1324±2
A	644±4	663±2	624±3	
	1335±2	1339±2	1310±5	
C	780±2	782±2	784±2	
	1252±2	1255±5	1265±2	
T	642±2	665±2		
	745±2	748±2		
	777±2	790±3		
	1239±2	1208±2		

[a] 波数（cm^{-1}）来自于已知结构的 DNA 的晶体和纤维的拉曼光谱
[b] 在含有 G 残基的结构中，波数一般在 668±1cm^{-1}
[c] B-DNA 中，在 1316 cm^{-1} 附近有一个弱波

对于表 21-2 中所列的核苷，其构型标记或者对呋喃糖的折叠较为敏感，通过转角 δ（由糖基的 C5′-C4′-C3′-O3′ 组成）来衡量，或者对糖基的取向敏感，通过转角 χ（由嘧啶或嘌呤的 O4′-C1-′N1-C2 或 O4′-C1-′N9-C4 组成），或者对两者都较为敏感。

二、拉曼强度

下面几点可以看作是对核酸成分的拉曼光谱的相对强度的描述：（1）碱基中共轭的碳-碳、碳-氮、碳-氧双键的平面伸缩振动产生高强度的拉曼波，相反平面外的环振动产生相对较弱的拉曼波；（2）二酯化的正磷酸盐（PO$_2^-$）的对称伸缩振动和磷酸二酯键的组振动产生强烈的拉曼波。另一方面，正磷酸盐的非对称和对称的振动产生的拉曼波很弱；（3）DNA 和 RNA 糖基部分的区域振动产生的拉曼波的强度很弱；（4）在已

经报道的拉曼波激发图上,激发波长在 260nm 附近时核酸碱基的紫外共振拉曼波的强度最大。激发波长在 200～300nm 的紫外共振拉曼光谱中看不到糖基和磷酸基的组振动。

随着近红外激光和近红外优化检测器的出现,市场上出现了拉曼分光光度计。近红外拉曼光谱中波的相对强度与可见光激发的核酸的拉曼光谱区别很大。

三、应用实例

DNA 能够与抗生素、致癌物质、染料以及其他一些小分子相互作用,这些小分子往往有作为基因治疗药物的潜在商业价值。这类药物治疗的目标是通过将药物与 DNA 的一个或多个位点结合来高特异性地控制基因表达。因此,理性的药物设计需要药物的结合特征和其与基因组 DNA 作用后结构如何变化这两方面的知识。X 射线衍射、NMR 等方法受 DNA 复合物的亚基因位点的限制,不适合探究药物与基因组 DNA 的相互作用。而拉曼光谱则能提供包括基因水平的 DNA 和拓扑结构多样性在内的药物复合物详细的结构信息。紫外波长激发的拉曼光谱在研究药物-DNA 复合物时,能提供药物的发色团(多环的或芳香的)和 DNA 碱基(A、T、G 和 C)的紫外共振拉曼光谱数据。这样的例子有很多,如 DNA 和阿霉素的复合物,DNA 和偏端霉素的复合物,DNA 和金丝桃素的复合物等。然而,紫外共振拉曼光谱不能提供 DNA 骨架与药物结合的信息。这一信息可以通过非共振方法获得,此方法能捕获到许多与 DNA 结合的药物的吸收与荧光信号。Rajani 等人采用常规的拉曼光谱研究了博来霉素与 DNA 的复合物,发现其与双链 DNA 有两种结合方式,一种是与二噻唑部分相互作用,另一种则是与小沟区结合。Lee 等人采用 Neault 等人报道过的方法研究了纺锤菌素与 DNA 以及其他许多药物与 DNA 的相互作用。

(一)紫外共振拉曼光谱研究偏端霉素与 DNA 的相互作用

偏端霉素作为天然毒素,分子结构中含有通过肽键相连的吡咯环,它能够与含有 A-T 碱基对的双螺旋 DNA 结合但与 G-C 碱基对的结合比较弱。含有十二个碱基对的 B 型 DNA 与偏端霉素结合的晶体结构已有报道,而 NMR 也证实了溶液中偏端霉素与含有十二个碱基对的 B 型 DNA 的几何结构。虽然 X 射线晶体学已能描述药物-DNA 复合物的结构,但许多分子间作用对结合能的贡献的程度却并不清楚,Pullman 等人所做的理论上的计算虽然与纺锤菌素和 DNA 结合的实验数据大体相符,但由于溶剂化、静电等因素,许多重要的信息无法获得。由于分子间振动受分子内振动的影响比较大,所以在研究药物与 DNA 相互作用时,振动光谱可以提供许多有用的信息。下面就紫外共振拉曼光谱在研究偏端霉素与 DNA 的相互作用时的应用做一介绍。

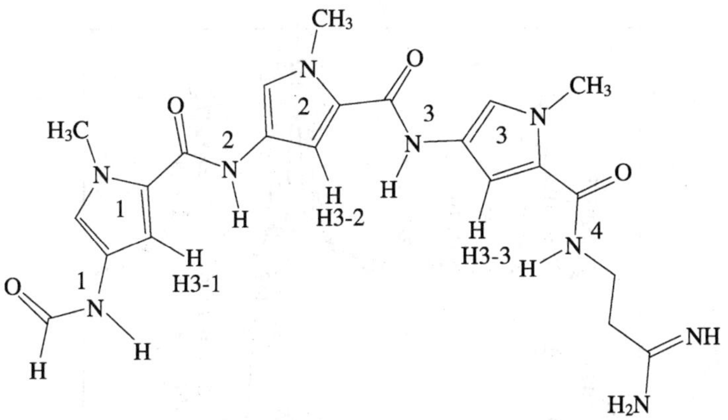

第21章 拉曼光谱技术在核酸与小分子相互作用研究中的应用

图 21-1 偏端霉素的结构

图 21-2 是在 320nm（或 299nm）激发波长下，偏端霉素分别溶于水、DMSO、DMF 的拉曼光谱，激发波长是由偏端霉素紫外下第一个强电子吸收带决定的。电子离域于共轭的吡咯-酰胺体系，因而酰胺和吡咯环的振动都会增强。酰胺振动会在 $1000 \sim 1700 cm^{-1}$ 范围内出现三个峰，称之为酰胺Ⅰ、Ⅱ、Ⅲ振动区。酰胺Ⅰ振动区位于 $1650 cm^{-1}$，主要是 C=O 伸缩振动作用的结果，而酰胺Ⅱ、Ⅲ振动区则分别位于 $1550 cm^{-1}$ 和 $1250 cm^{-1}$，是 C—N 键的伸缩振动和 N—H 键的弯曲振动共同作用的结果。当 N—H 键的氢原子被氘取代，这种协同作用不复存在，只剩下 C—N 键的伸缩振动在 $1450 cm^{-1}$ 出峰，N-D 键的弯曲振动在 $950 cm^{-1}$ 出峰。因此，在图 21-2 中把偏端霉素的水溶液中的酰胺Ⅰ、Ⅱ、Ⅲ振动区归属为 $1620 cm^{-1}$、$1577 cm^{-1}$ 和 $1282 cm^{-1}$，而在重水中则变为 $1614 cm^{-1}$、$1493 cm^{-1}$ 和 $979 cm^{-1}$。

$1577 cm^{-1}$ 的峰是酰胺Ⅱ振动与其他振动相互作用的结果，而在 D_2O 中则在 $1576 cm^{-1}$ 出一个尖锐的峰。五个吡咯环分别在 $1577 cm^{-1}$、$1477 cm^{-1}$、$1442 cm^{-1}$、$1410 cm^{-1}$ 和 $1065 cm^{-1}$ 出峰，分别标记为 $P_1 \sim P_5$。表 21-3 中将吡咯环单独的振动频率与偏端霉素中的振动频率做了比较，可以明显看出偏端霉素中吡咯环的振动受到了酰胺键的影响。证明这一影响存在的一个明显的证据就是当偏端霉素溶于 D_2O 时，一个吡咯环的出峰频率由 $1442 cm^{-1}$ 上升至 $1467 cm^{-1}$。

吡咯环也有四个 C-H 键的弯曲振动应在出峰的频率范围内，但由于偏端霉素中吡咯环上只有两个质子未被取代，所以只有两个峰出现。我们把它们归属为 $1210 cm^{-1}$ 和 $1167 cm^{-1}$ 的弱峰。而 $1110 cm^{-1}$ 和 $1007 cm^{-1}$ 的两个峰可能与 N—C 键的伸缩振动以及连接吡咯环的酰胺键的 C—C 单键的伸缩振动有关。

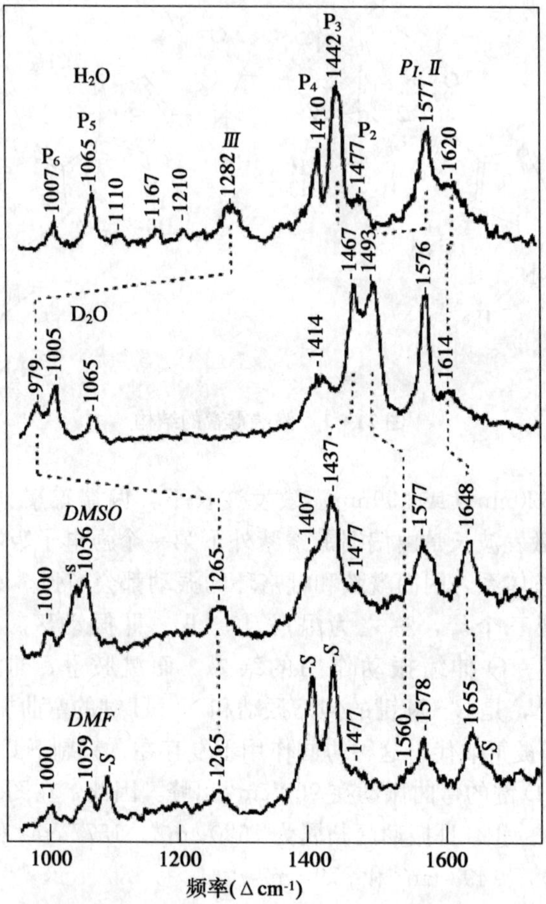

图 21-2 偏端霉素在 H_2O、D_2O、DMSO 和 DMF 中的拉曼光谱[9]

表 21-3 偏端霉素的紫外共振拉曼光谱频率及归属

模式	溶剂					
	H_2O	D_2O	DMSO	DMF	poly (dA-dT)	pyrrole
amide I	1620	1614	1648	1655	1632	
amide II	1577	1493		1560	1560	
Pyr ring (P_1)	1577	1576	1577	1578	1579	1530
Pyr ring (P_2)	1477	b	1474	1474	1477	1467
Pyr ring (P_3)	1442	1467	1437	d	1435	1418
Pyr ring (P_4)	1410	1414	1407	d	1410	1379
amide III	1282	979	1265	d	1274	
Pry δCH	1210	c	c	c	1199	1237

续表

模式	溶剂					
	H_2O	D_2O	DMSO	DMF	poly(dA-dT)	pyrrole
Pyr δCH	1167	c	c	c	1164	1076
Pyr C	1110	c	c	c	1108	
Pyr ring (P_5)	1065	1065	1056	1059	1064	1144
Pyr N (P_6)	1007	1005	1000	1000	1003	1015

[a] Dollish 等人归属的吡咯分子的振动频率
[b] 被强峰所掩盖
[c] 峰太弱难以观察到
[d] 被溶剂峰所掩盖

偏端霉素与 poly(dA-dT) 和 poly(dA)-poly(dT) 结合的拉曼光谱如图 21-3 所示。与偏端霉素水溶液的拉曼光谱相比，酰胺Ⅱ、Ⅲ振动区和 1442 cm⁻¹ 处环的振动的频率都明显降低，而酰胺Ⅰ区的振动频率则有升高，DMSO、DMF 溶液中的情况也是相同的。水溶液中偏端霉素的酰胺Ⅱ区和环振动频率与在 DMSO 溶液中相同。这些振动频率的改变说明除了氢键，与寡聚核苷酸结合后偏端霉素构象的改变也会影响振动频率。

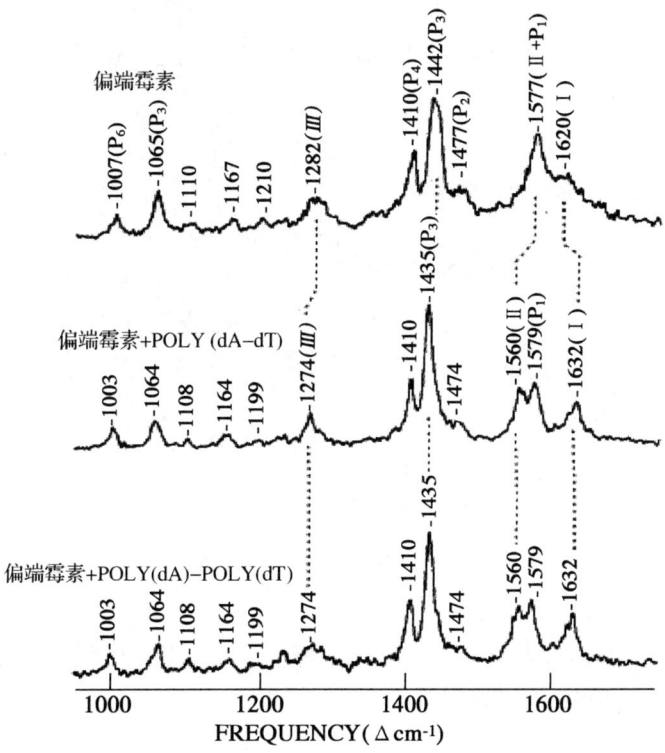

图 21-3 偏端霉素及其与多聚核苷酸结合物的紫外共振拉曼光谱（激发波长为 320nm）。药物分子与核苷酸中碱基对的比例是 1∶10，吡咯环和氨基的振动频率见表 21-3[9]。

在 DMSO 中，对于偏端霉素与 DNA 的结合物来说，两性氨离子的共振方式比偏端霉素本身更稳定，但却不如水合偏端霉素。这一结果似乎不合逻辑，因为偏端霉素中 NH 质子与 A 和 T 形成的氢键似乎比水更能稳定两性氨离子。然而经过研究，发现偏端霉素中酰胺 I 区的振动频率主要是由其与羰基的相互作用决定的，而受 NH 质子形成的氢键的影响不大。晶体结构显示偏端霉素的羰基从小沟区中伸出而与溶剂接触。然而，紫外共振拉曼光谱的数据却显示其与其他溶剂的作用比单纯的偏端霉素中的羰基与溶剂的作用弱。一个可能的原因是溶剂分子被 DNA 骨架中带电的磷酸基团按顺序排列，使其不易与偏端霉素中的羰基作用。

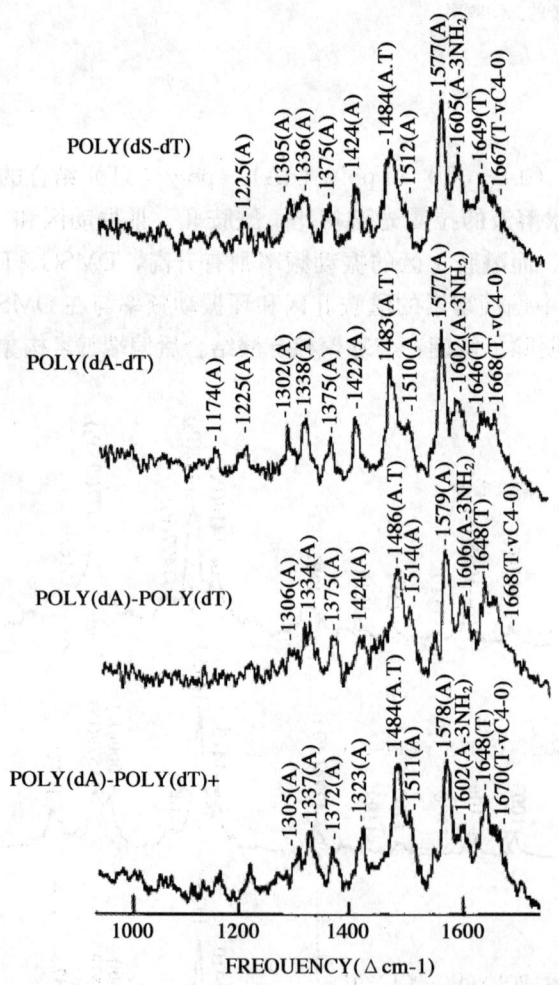

图 21-4 poly（dA-dT）和 poly（dA）-poly（dT）及其分别与偏端霉素结合的紫外拉曼共振光谱（激发波长为 200nm）复合物中药物分子与碱基对的比例为 1∶6。图中代表主要的嘌呤和嘧啶的峰已用字母标出。1600～1700cm^{-1} 范围内的环外振动也已标出[9]。

从图中可以看出，与药物结合后 DNA 的拉曼波的频率和强度都没有明显的变化。但这并不足以证明氢键对拉曼波没有影响。因为虽然已经证明了腺嘌呤的 N_7 的氢键对腺嘌呤特定的一些拉曼波的强度有很大的影响,但目前还无法测定氢键对腺嘌呤的 3 位氮的影响。

对于 poly(dA-dT),药物与其结合后在紫外共振拉曼光谱中一个显著的变化就是波形变窄,最明显的证据就是反映腺嘌呤环振动的频率为 1302/1338cm^{-1} 和 1483/1510cm^{-1} 的峰。而 poly(dA)-poly(dT) 的拉曼光谱中由于噪音太大,所以看不到相似的峰变窄的情况。poly(dA-dT) 的拉曼光谱中出现了一些较宽的峰,其原因是 DNA 链上的残基在任一瞬间不同的构象造成了振动频率分布广泛。而在与偏端霉素结合后变窄是因为偏端霉素在小沟区形成的氢键限制了残基构象的变化,使其振动频率范围变窄。

(二) 表面增强拉曼光谱研究阿霉素与 DNA 的相互作用

蒽环糖苷类抗生素被广泛地用于治疗癌症,阿霉素就属于一种毒性较小、活性较好的蒽环糖苷类抗生素。这类药物的活性来自于其结构中的发色团与 DNA 的扦插作用。为了阐明这一机制,科学家们采用了许多方法,拉曼光谱就是常用的一种,因为它可以选择性地测量发色团振动引起的拉曼波,利用这种方法研究阿霉素与 DNA 的复合物、阿霉素与铜离子的配合物以及阿霉素与铁离子的配合物已有报道,但其强烈的荧光限制了精细的拉曼光谱的获得。

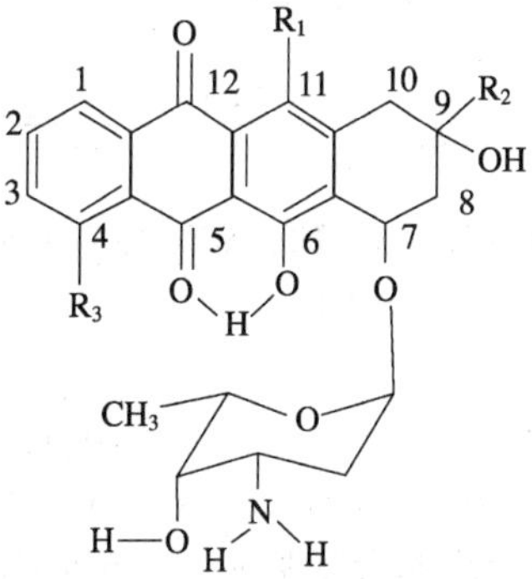

-R$_1$=-OH   -R$_2$=-COCH$_2$OH   -R$_3$=-OCH$_3$ 阿霉素(ADM)

-R$_1$=-H   -R$_2$=-COCH$_3$ -R$_3$=-OH   11-去氧洋红霉素(DCM)

图 21-5 阿霉素和 11-去氧洋红霉素的结构

表面增强拉曼散射和表面增强共振拉曼散射被广泛地用来研究生物分子,尤其是一种研究荧光发色团的有效方法。事实上它们能在完全抑制荧光的同时将正常的拉曼散射放大几个数量级,从而得到其他方法不能得到的结构信息。

前文中提到过表面增强拉曼光谱技术是将化合物吸附或者接近一个特殊的导电表面,增强了拉曼散射截面,抑制了荧光发射,从而大大提高了拉曼光谱分析的信噪比。Smulevich G 等人在研究以银胶体为吸附表面的一些荧光较强的抗癌药物及其与 DNA 的复合物的表面增强拉曼光谱时,虽然出现了一些由二氢蒽醌的发色团与银表面作用引起的波动,但由于抑制了荧光还是得到了精细的谱图。通过分析 DNA 与药物复合物的表面增强光谱，可以理解药物与 DNA 嵌插的机制，从而为设计活性更好的药物提供思路。

下面是阿霉素（ADM）和 11-去氧洋红霉素（DCM）及其与 DNA 结合物的表面增强拉曼光谱图。

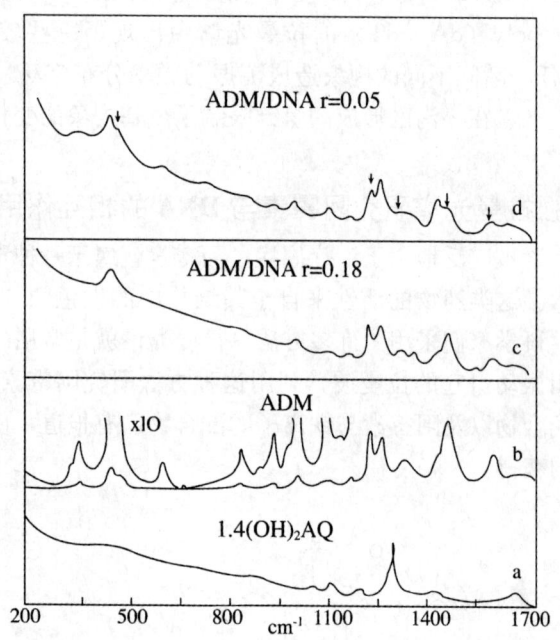

图 21-6 银胶粒为吸附表面的表面增强共振拉曼光谱图

(a) 1,4 二羟基蒽醌（乙醇溶液，1.3×10^{-6} mol/L）；

(b) ADM（水溶液，2.1×10^{-6} mol/L），谱图十倍放大；

(c) ADM/DNA 复合物（2.8×10^{-6} mol/L ADM，5.2×10^{-5} mol/L DNA，药物/DNA＝0.05）；

(d) ADM/DNA 复合物（1.8×10^{-6} mol/L ADM，1×10^{-5} mol/L DNA，药物/DNA＝0.18）

实验条件：激光激发波长 457.9nm；光谱裂分宽度 $5cm^{-1}$；累积时间 $1s/cm^{-1}$，箭头所示的是 ADM 与 DNA 结合后强度有所减弱的峰[14]。

第21章 拉曼光谱技术在核酸与小分子相互作用研究中的应用

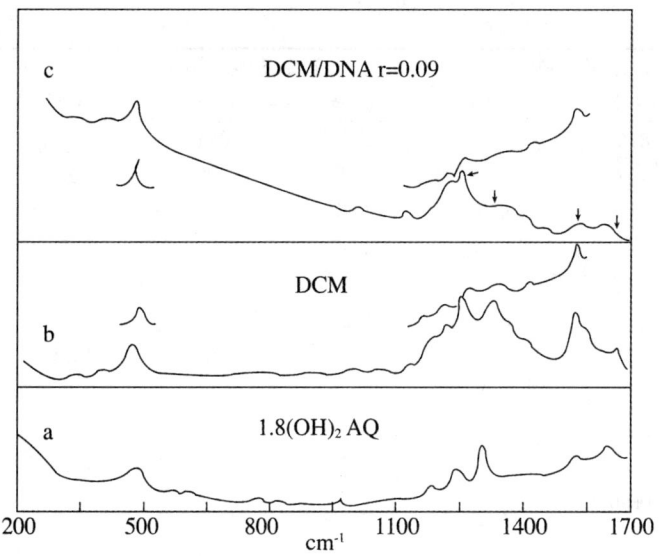

图 21-7 表面增强共振拉曼光谱图

(a) 吸附于银胶粒的 1,8 二羟基蒽醌（$4.1×10^{-7}$ mol/L）

(b) 吸附于银胶粒的 DCM（$2.3×10^{-6}$ mol/L）和溶于 pH=9 的磷酸盐缓冲液的 DCM（$2.4×10^{-4}$ mol/L）

(c) 吸附于银胶粒的 DCM/DNA 复合物（$5.6×10^{-7}$ mol/L DCM，$5.9×10^{-6}$ mol/L DNA，药物/DNA =0.09）和溶于磷酸盐缓冲液的 DCM/DNA 复合物，箭头所示的是 DCM 与 DNA 结合后强度有所减弱的峰[14]。

以 1,4 二羟基蒽醌和 1,8 二羟基蒽醌的发色团为基础，对上述两张谱图中的波峰进行了详细的归属，结果如表 21-4 所示。

表 21-4 ADM 和 DCM 的表面增强共振拉曼光谱频率和 1,4 二羟基蒽醌、1,8 二羟基蒽醌的共振拉曼光谱及红外光谱的波峰归属（频率单位：cm^{-1}）

ADM	1,4-二羟基蒽醌 拉曼	1,4-二羟基蒽醌 红外	1,8-二羟基蒽醌 拉曼	1,8-二羟基蒽醌 红外	DCM	归属
			214			skel def
324		322	315			δ(C-O)
351			344		331	skel def
				370		δ(C=O)
437	418		430		404	δ(C-O)
443			442			skel def
465	459			473	464	δ(C=O)
498		495	484		482	skel def
	524			548	528	skel def
593			581		584	skel def
619		605	626		614	skel def
655	654					skel def
824				799		skel def

ADM	1,4-二羟基蒽醌 拉曼	红外	1,8-二羟基蒽醌 拉曼	红外	DCM	归属
879	876			841		skel def
918				920	923	skel def
960		965	965			δ(C-H)
990			982		1013	ring breath
	1030		1030		1028	δ(C-H)
1066		1098	1065			δ(C-H)
1082	1072		1079		1094	skel def
1118						ν(C-OCH$_3$)
	1145					δ(C-H)
			1163		1159	δ(C-H)
1152	1166					δ(C-H)
					1193	ν(C-C)
1207	1206			1198	1246	δ(O-H)
		1235	1215		1216	ring stretch
1241		1225	1301		1289	δ(O-H)
1265		1255	1275		1260	ring stretch
						δ(O-H)
1303	1306			1281		ν(C-O)
1331	1338					ring stretch
1348			1345		1344	ring stretch
		1357	1360		1364	ν(C-O)
1409	1398			1377	1400	ring stretch
1442	1450			1455	1455	ring stretch
		1452	1446		1436	ring stretch
			1466			ring stretch
1472	1485					ring stretch
1572	1564			1599	1586	ring stretch
1586		1590	1566		1560	ring stretch
1638		1630	1630		1633	ν(C=O)
1676			1666		1666	ν(C=O)

从表中可以看出，ADM 的表面增强共振拉曼光谱中只缺失了很少的波峰，原因是被其他的强峰所掩盖，例如环的伸缩振动被 6 位氧氢键的弯曲振动和碳氧键的伸缩振动所掩盖。

而 DCM 则与 ADM 不同，因为激发波长（457.9nm）与它的最大吸收波长（430nm）有一定的距离，但与在缓冲液中相比，吸附于银胶粒的 DCM 的表面增强共振拉曼光谱图还是比较详细，一些基本的波峰都可以看到。

通过比较 DCM 及其溶液的表面增强共振拉曼光谱，证实了缓冲液中 DCM O-H 键的弯曲振动和 C-O 键的伸缩振动的频率和强度都有所减小。另一个明显的区别就是

第21章 拉曼光谱技术在核酸与小分子相互作用研究中的应用

DCM 及其溶于缓冲液后,分别在 490nm^{-1} 和 464nm^{-1} 观察到羰基的弯曲振动。而对于 ADM,溶于缓冲液后 O-H 键的弯曲振动和 C-O 键的伸缩振动的频率都降低了 5~8cm^{-1},分别是 1207cm^{-1} 和 1303cm^{-1}。

光谱的这些波动反映了二羟基蒽醌是通过羟基和羰基直接与银表面作用。而 ADM 等药物由于氨基糖苷部分的立体位阻,这一作用有所减弱。事实上,DCM 的 O-H 键的弯曲振动和 C-O 键的伸缩振动的频率降低的幅度更大,甚至比 ADM 的还要低。

表 21-5 中列出了 ADM、DCM 及它们与 DNA 的复合物的表面增强共振拉曼光谱(图 21-6 和图 21-7)中的振动频率及相对强度。

表 21-5 二羟基蒽醌、1,8-二羟基蒽醌、ADM、DCM 及其与 DNA 的复合物的表面增强共振拉曼光谱的频率 (cm^{-1})

1,4-二羟基蒽醌	ADM	ADM/DNA 复合物	1,8-二羟基蒽醌	DCM	DCM/DNA 复合物
	324 vw				
	351 w			331 vw	
	437 sh	429 sh		404 w	407 w
	443 m	443 m			
465 w	465 w	468 sh	467 sh	464 m	465 sh
490 sh	498 vw		484 m/s	482 m/s	480 s
				528 w	
	593 w	596 vw	573 w	584 w	
	619 vw		603 w	614 vw	
659 w	655 vw				
	824 w		783 w		
872 w	879 vw		834 w		
	918 w	918 w	924 w	923 w	
	960 vw	962 sh			
	990 w	986 w	983 m	1013 w	
1030 w					1028 w
	1066 w				
1084 w	1082 w	1089 w	1095 w	1094 w	
	1118 vw				
1165 m	1152 w	1151 w			
			1174 w	1159 w	1155 w
				1193 sh	1203 w
1215 sh			1212 m	1216 m	
	1207 s	1210 s		1246 m	1245 m
	1241 s	1238 s	1267 s	1289 s	1284 s
1256 m	1265 sh	1263 sh			1260 s
1276 s	1303 m	1305 w			
1318 w	1331 m	1330 w			
	1348 sh		1344 sh	1344 m	

1,4-二羟基蒽醌	ADM	ADM/DNA 复合物	1,8-二羟基蒽醌	DCM	DCM/DNA 复合物
			1337 s	1364 s	1364 w
1399 m	1409 w	1411 s	1397 w	1400 sh	1399 sh
			1449 w	1436 m	1437 w
1488 w	1442 s	1441 m			
1472 vw	1472 w	1468 sh			
	1586 sh	1591 sh	1562 m	1560 s	1564 m
	1572 m	1570 w		1586 sh	
1636 m	1638 w	1636 w	1642 m	1633 vw	1636 m/w
				1666 m	1666 w

频率（cm^{-1}）s，强峰；m，中强峰；w，弱峰；vw，极弱峰；sh，肩峰
斜体字标出的是形成复合物后强度减弱的峰。

从表中的数据我们可以发现与银胶粒的作用并未影响到药物/DNA 的复合物，其表面增强拉曼光谱的峰值与报道过的其他拉曼光谱的峰值基本相同，这在另一方面也说明复合物与银胶粒的作用发生在药物发色团与银表面垂直的平面。事实上，药物与 DNA 形成复合物后，只有羰基和 O-H 键的弯曲振动以及 C-O 键的伸缩振动发生了变化。因此，这些结果排除了纯药物会在银表面有序排列的可能性，因为这在表面增强共振拉曼光谱中会引起大的强度改变。

药物与 DNA 结合后在表面增强共振拉曼光谱中只有一些特定的振动频率发生了改变，这说明药物的发色团结构中只有一部分与 DNA 相互作用。这部分包括羟基与羰基氧的分子内氢键以及环 B、C（图 21-8）。

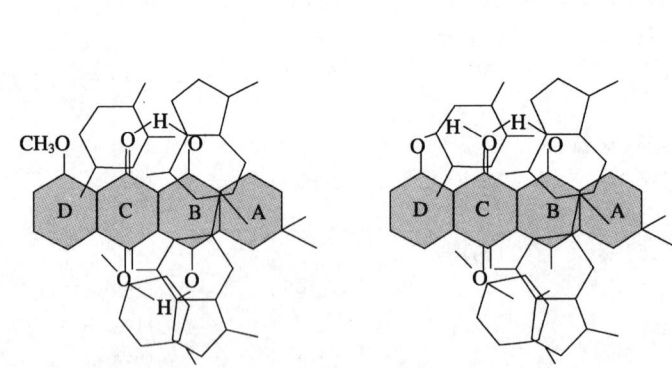

图 21-8 ADM、DCM 与 DNA 片段 d(CpGpTpApCpG) 相互作用的 X 射线晶体衍射结构示意图

与 DNA 形成复合物后，DCM 和 ADM 相比，在峰强度的降低上还是略有不同。这主要是由 DCM 和 ADM 结构中各自的两个羟基的不同位置造成的，DCM 的羟基在 4 位和 6 位，ADM 的羟基在 6 位和 11 位，因而与 DNA 的作用不同。从图 21-4 中可以

看出，ADM 的两个 C-O 键是对等的，而两个羟基则被不同的基团所包围。而在 DCM 中，11 位的羟基被氢所取代，而 4 位的甲氧基被羟基所取代，考虑到 DCM 的发色团是以同样的几何方式与 DNA 扦插，两个羟基处于相同的环境，两个 C-O 单键和两个羰基则是不对等的，所以它们所对应的拉曼光谱中的波峰强度明显地降低。

综上所述可以看出，表面增强共振拉曼光谱是一种有效地研究强荧光的蒽环类抗癌药物与 DNA 作用的方法，即使是发色团被银表面的吸收轻微地干扰，也不会影响其与 DNA 的作用。通过对无任何荧光背景的谱图进行分析，可以对发色团部分的振动频率进行精细的归属，有助于对药物与 DNA 的作用机制进行解释。

(三) 傅立叶变换拉曼光谱结合红外光谱研究二乙基己烯雌酚与 DNA 的相互作用

二乙基己烯雌酚 (DES) 是动物和人体内的一种致癌物质，放射性标记的二乙基己烯雌酚被发现在体内体外都能与 DNA 结合，然而由于二乙基己烯雌酚与 DNA 作用形成的复合物不稳定，一直很难弄清楚其与 DNA 结合物的特征。为此科学家们采用了很多方法，傅立叶变换拉曼光谱就是很重要的一种。

图 21-9 和图 21-10 分别是 DNA 及其与不同浓度的 DES 结合物的傅立叶变换红外光谱和拉曼光谱图，从中可以看出，对于 DNA 与 DES 的复合物，在 DES 浓度低的情况下 (DES/DNA=1：40)，反映 A-T 和 G-C 平面内振动的一些红外波的强度有所增强，如频率在 $1717cm^{-1}$ (G 和 T)、$1663cm^{-1}$ (T、A、G 和 C)、$1609cm^{-1}$ (A) 和 $1492cm^{-1}$ (C 和 G) 的红外波。伴随这些红外波的强度的变化，一个拉曼波的频率由 $1717cm^{-1}$ 降至 $1715cm^{-1}$ (见图 21-9 和图 21-10)。另一方面，当 DES 与 DNA 以 1：40 的比例结合时，在拉曼光谱中，代表胸腺嘧啶的频率为 $1661cm^{-1}$ 的波峰强度降低了 50%，同时频率升至 $1669cm^{-1}$ (图 21-11)。对于 DNA 和它与 DES 形成的复合物来说，光谱上主要的变化就体现在代表胸腺嘧啶的频率为 $1663cm^{-1}$ (红外) 和 $1661cm^{-1}$ (拉曼) 的波，所以 DES 主要是扦插入 DNA 的 AT 富集区与胸腺嘧啶的 O^2 相互作用。而在金属卟啉与 poly(dA-dT)$_2$ 形成的生物高聚体的拉曼光谱中，一些代表 A-T 的拉曼波也出现了相似的强度增加的情况。

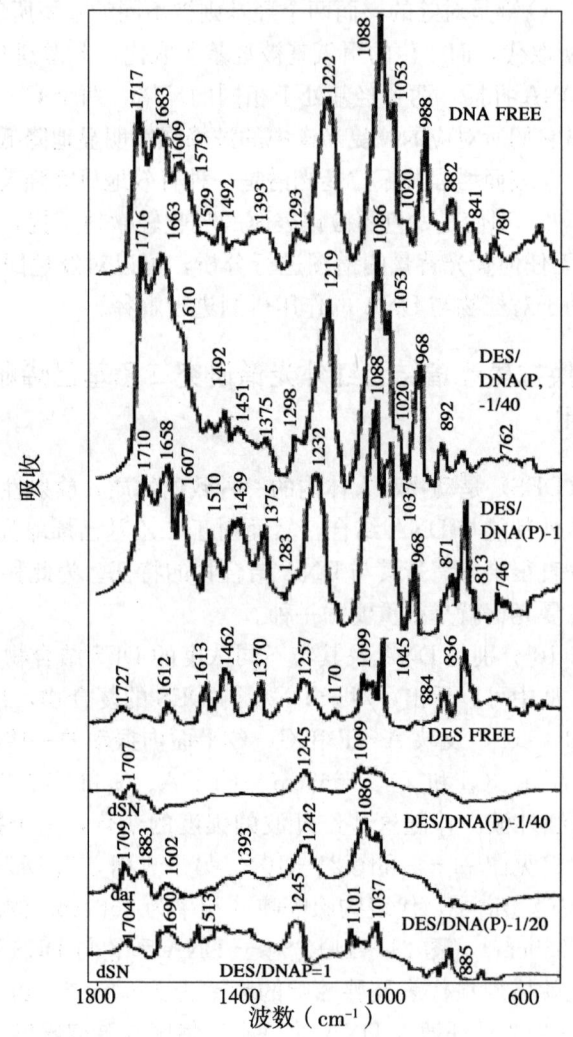

图 21-9 pH 中性条件下，小牛胸腺 DNA 及其与不同浓度的 DES 结合物的傅立叶变换红外光谱[15]

DES 与 DNA 作用的主要部位并不在 G-C 区，主要根据是在 DES/DNA 复合物的拉曼光谱中，代表鸟嘌呤和胞嘧啶的频率为 $1580cm^{-1}$（G）、$1490cm^{-1}$（G）和 $1257cm^{-1}$（C）的波只有微小的变化（图 21-11，DES/DNA=1∶40）。然而，DES 与 A-T 碱基对的扦插作用是比较弱的，因为反映 A-T 碱基对的振动的拉曼波的整体的变化很小。增大 DES 的比例（DES/DNA>1∶40），它与 DNA 仍是通过 A-T 碱基对以相同的方式作用，并未对 DNA 的螺旋结构造成很大的改变。

当 DES/DNA>1∶10 时，反映 A-T 碱基对振动的红外光谱中频率为 $1663cm^{-1}$（DNA）和 $1609cm^{-1}$（DES/DNA 复合物）的波峰强度有所减弱。同时，PO_2^- 对称振动的拉曼波的频率由 $1222cm^{-1}$ 升至 $1232cm^{-1}$（图 21-9）。伴随这些红外光谱中的变化，拉曼光谱中频率为 $832cm^{-1}$ 的 B 型 DNA 的标志波（磷酸二酯键）降至 $832cm^{-1}$

(图 21-11)。这些光谱中的变化是由于在药物作用下，B 型 DNA 转化成 A 型 DNA，A-T 碱基对的构型发生了变化。

当 DES 浓度高时（DES/DNA>1∶5），频率在 1717cm^{-1} 和 1492cm^{-1} 的由 G-C 振动引起的红外波和频率在 1663cm^{-1} 和 1609cm^{-1} 的由 A-T 振动引起的红外波强度明显增大，同时也伴随有频率的改变，即 1717cm^{-1} 降至 1710cm^{-1}，1492cm^{-1} 降至 1490cm^{-1}，1663cm^{-1} 降至 1658cm^{-1}，1609cm^{-1} 降至 1607cm^{-1}（图 21-9）。而拉曼光谱中代表鸟嘌呤的频率在 1580cm^{-1} 和 1490cm^{-1} 的波的强度也有相似的变化，造成这一变化的原因是高浓度的药物（DES/DNA=1）与 A-T 和 G-C 碱基对作用部分破坏了双螺旋结构。同样，频率在 1380cm^{-1}（胸腺嘧啶）和 1340cm^{-1}（腺嘌呤）的拉曼波的强度增大也是因为药物与 AT 富集区的作用。在药物作用下，DNA 部分解螺旋，导致一些 DNA 的平面内振动的强度减弱。

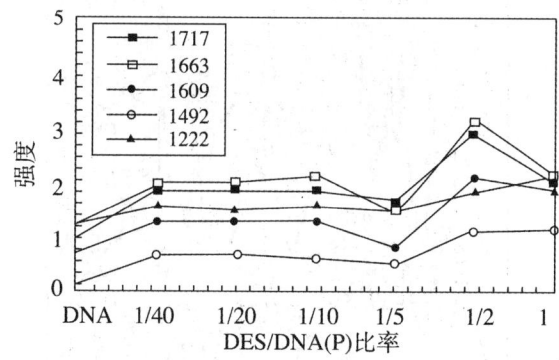

图 21-10 不同浓度药物作用下一些 DNA 的平面内振动的强度比例：1717cm^{-1}（G 和 T），1663cm^{-1}（A 和 T），1609cm^{-1}（A），1492cm^{-1}（C 和 G），1222cm^{-1}（PO$_2^-$ 伸缩振动）[15]

需要注意的是，当 DES 浓度高时，频率在 1286cm^{-1}、1083cm^{-1} 和 1046cm^{-1} 的拉曼波的变化是由药物振动而非 DNA 振动引起的。同样，红外光谱中频率在 1590cm^{-1}、1513cm^{-1}、1245cm^{-1}、1101cm^{-1} 和 885cm^{-1} 的波的变化也是由 DES 而非 DNA 分子振动引起的。

然而，当 DES 浓度高时（DES/DNA=1），生物聚合体的二级结构也会发生变化，表现在 DES/DNA 复合物的红外光谱中频率为 1717cm^{-1}、1663 cm^{-1} 和 1609cm^{-1} 的 DNA 平面内振动强度降低（图 21-9 和图 21-10）。同时，B 型 DNA 的频率为 1717cm^{-1} 的标志波以及 PO$_2$ 的频率为 1222cm^{-1} 的波分别变至 1710cm^{-1} 和 1232cm^{-1}，证明了 B 型 DNA 部分转变为了 A 型 DNA。值得注意的是频率为 841cm^{-1} 红外波（B 型 DNA 的磷酸二酯键）被高浓度的 DES 的振动（838cm^{-1}）所掩盖（图 21-9，DES/DNA=1）。然而，拉曼光谱中的频率为 838cm^{-1} 标志波（B 型 DNA）降至 820 cm^{-1}，同时在 820cm^{-1} 出现一个肩峰（A 型 DNA），这些都证明了在药物作用下，B 型 DNA 部分在向 A 型 DNA 转变。虽然 PO$_2$ 的波的频率由 1222cm^{-1} 升至 1232cm^{-1}（红外），并且频率在 833cm^{-1} 的拉曼波（磷酸二酯键）降至 820cm^{-1}，但在 DES/DNA 复合物中没有药物与

PO₂的作用，因为在 DES 扦插入 DNA 后，频率在 1222cm⁻¹ 的 PO₂ 的波的强度没有明显的变化。

其他药物与 DNA 相互作用的证据来自于光谱中 DES 的一些平面内振动的变化。红外光谱中，DES 在 DNA 作用下，一些波的频率发生了变化，包括 1513cm⁻¹ 变为 1510cm⁻¹、1370cm⁻¹ 变为 1375cm⁻¹、1257cm⁻¹ 变为 1260cm⁻¹、1045cm⁻¹ 变为 1037cm⁻¹、884cm⁻¹ 变为 871cm⁻¹、836cm⁻¹ 变为 838cm⁻¹（图 21-9）。拉曼光谱中，DES 的一些波的频率发生变化也与 DNA 的作用有关，如 1457cm⁻¹ 变为 1454cm⁻¹、1048cm⁻¹ 变为 1050cm⁻¹（图 21-11）。

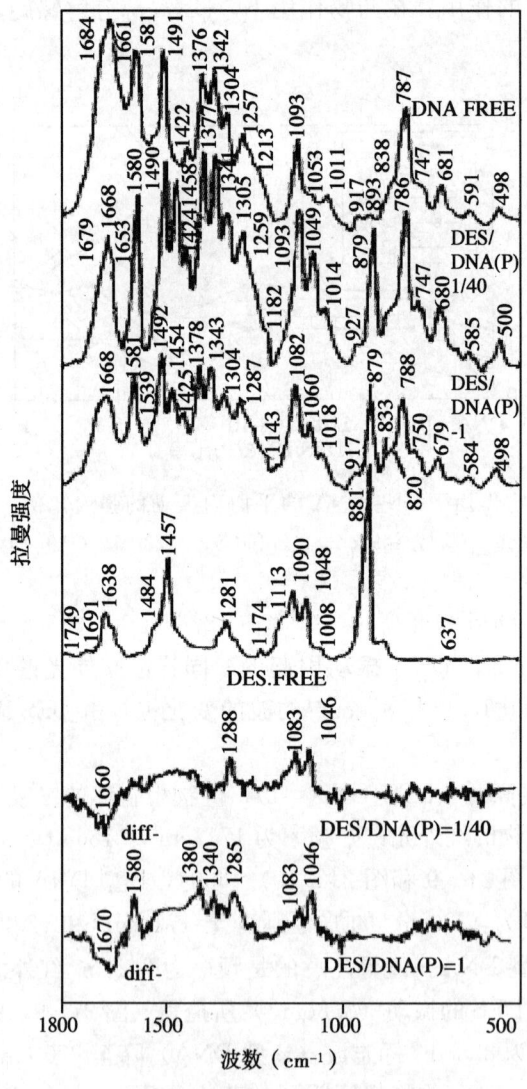

图 21-11 pH 中性条件下，小牛胸腺 DNA 及其与不同浓度的 DES 结合物的傅立叶变换拉曼光谱[15]。

综上，傅立叶变换红外光谱和拉曼光谱的结果显示 DES 通过将其结构中的芳香基团嵌入 A-T 碱基对从而扦插入 AT 富集区，而羟基伸出外部与胸腺嘧啶的氧原子相互作用（沟区结合）。当 DES 浓度高时，在 GC 富集区也会发生沟区结合，使 DNA 的螺旋结构发生部分改变。

（四）拉曼光谱技术展望

拉曼光谱研究核酸与小分子相互作用的发展趋势主要包括：（1）进一步证实共振拉曼光谱的缺色性是否是插入和沟槽连接得好的判断根据；（2）利用脉冲激光共振拉曼光谱研究激发态药物小分子与 DNA 作用形成的复合物的结构和谱带特征；（3）小分子与核酸之间的弱相互作用，如氢键、库仑力等；（4）通过紫外共振拉曼光谱技术来精确确定小分子与核酸作用的准确位置。

目前应用拉曼光谱研究核酸的工作十分活跃，随着新的激光技术如高效率激光倍频技术、紫外可调谐技术等的发展，将更加有力地推动拉曼光谱技术在核酸与小分子相互作用等研究工作中的应用，拉曼光谱技术也必将成为"后基因组"时代核酸与小分子相互作用研究的有力武器。

参考文献

[1] 潘家来主编. 激光拉曼光谱在有机化学中的应用. 北京：化学工业出版社，1986.

[2] 杨铭主编. 结构生物学概论. 北京：北京医科大学出版社，2002：71.

[3] 唐玉龙，郭周义. 激光拉曼光谱技术在生物分子 DNA 研究中的应用和进展. 激光生物学报，2004，13（5）：386-393.

[4] Lord RC, Thomas GJ. In Developments in Applied Spectroscopy Vol. 6 Spectroscopy of Biologically Significant Molecules. New York：Plenum Press，1968：179.

[5] Miura T, Thomas GJ. Structure and Dynamics of Interstrand Guanine Association in Quadruplex Telomeric DNA. *Biochemistry*，1995，34：9645-9654.

[6] Tuma R, Bamford JKH, Bamford DH, Thomas GJ. Structure, Interactions and Dynamics of PRD1 Virus II. Organization of the Viral Membrane and DNA. *J Mol Biol*，1996；257：102-115.

[7] Tsuboi M, Kubo Y, Thomas GJ, et al. Protein and DNA Residue Orientations in the Filamentous Virus Pf1 Determined by Polarized Raman and Polarized FTIR Spectroscopy. *Biochemistry*，2003，42：940-950.

[8] Benevides JM, Thomas GJ. Local Conformational Changes Induced in B-DNA by Ethidium Intercalation. *Biochemistry*，2005，44：2993-2999.

[9] Grygon CA, Spiro TG. Ultraviolet Resonance Raman Spectroscopy of Distamycin Complexes with Poly (dA)-Poly (dT) and Poly (dA-dT)：Role of H-Bonding. *Biochemistry*，1989，28：4397-4402.

[10] Remers WA. The Chemistry of Antitumor Antibiotics. New York：Wiley，1979：Vol1.

[11] Beraldo H, Garnier-Suillerot A, Tosi L, et al. Copper (II)-adriamycin complexes. A circular dichroism and resonance Raman study. *Inorg Chem*，1983，22 (26)：4117-4124.

[12] Beraldo H, Garnier-Suillerot A, Tosi L, et al. Iron (III)-adriamycin and iron (III)-daunorubicin complexes：physicochemical characteristics, interaction with DNA and antitumor activity. *Biochemistry*，1985，24 (2)：284-289.

[13] Dutta PK, Hutt JA. Resonance Raman spectroscopic studies of adriamycin and copper (II) - adriamycin and copper (II) - adriamycin - DNA complexes. *Biochemistry*, 1986, 25 (3): 691-695.

[14] Smulevich G, Feis A. Surface - Enhanced Resonance Raman Spectra of Adriamycin, 11 - Deoxycarminomycin, Their Model Chromophores, and Their Complexes with DNA. *J Phys Chem*, 1986, 90: 6388-6392.

[15] Neault JF, Tajmir - Riahi HA. Diethylstilbestrol - DNA Interaction Studied by Fourier Transform Infrared and Raman Spectroscopy. *J Biol Chem*, 1996, 271 (14): 8140-8143.

(杨 宁)

NMR 技术在小分子药物与核酸相互作用中的应用

核磁共振（NMR）波谱学是一门近年来发展极为迅速的学科。1946 年哈佛大学的物理学家 Edward M Purcell 博士首先观察到了石蜡质子的 NMR 信号。1952 年斯坦福大学的物理学家 Felix Block 博士也观察了水的 NMR 信号。他们各自因发现了核磁共振效应而获得了 1952 年的诺贝尔物理学奖。1991 年的诺贝尔化学奖授予了瑞士苏黎世联邦高等工业大学的 Richard R. Ernst 博士，以表彰他对高磁场核磁共振理论的开拓性贡献，他的小组为脉冲傅立叶变换核磁共振波谱学技术的引入和发展奠定了基础。2002 年的诺贝尔化学奖授予了 Kurt Wüthtich 博士，以表彰他在应用核磁共振技术获得生物大分子三维结构方面所做出的卓越贡献。除了这四位因对核磁共振的贡献而获得诺贝尔奖的科学家外，1971 年南斯拉夫的 J. Jeener 博士首先提出了二维氢-氢偶合相关核磁共振（2D-NMR）脉冲序列的概念，且三年后，成功实现了 2D-NMR 傅立叶变换实验，这为后来多维核磁共振技术用于生物大分子的结构测定铺设了道路。Wüthtich 博士始终活跃在该领域的最前沿。在他的指导下，他的研究组先后获得了 50 多个蛋白质和核酸分子在溶液中的结构，从而加深了与这些大分子相关的病理机制的理解也促进了药物分子与生物靶大分子相互作用的研究。

就 X 射线衍射和核磁共振这两种主要的生物大分子三维结构测试方法来说，前者要求生物大分子的结晶，后者是在溶液状态下进行。溶液状态更接近这些大分子所处的自然环境，但增加了更多的变数，使问题更加棘手，而同位素的标记技术的发展，二维 NMR 以及多维 NMR 新技术的应用，使得生物大分子溶液体系的研究成为可能。核磁共振主要依据原子核自旋角动量的量子力学原理。核自旋角动量是由不同原子核所固有的系统特征决定的，并导致该原子核在磁场中是否可以在低能量的无线电磁波激发下产生共振效应。生物大分子如蛋白质和核酸中富含能产生核磁共振的氢、碳、磷等原子核的同位素，因而可用 NMR 对其进行研究。高磁场超导核磁共振波谱仪克服了方法本身灵敏度低的固有缺陷。对蛋白质 ^{13}C 和 ^{15}N 同位素标记使得对核磁共振信号的操纵更为得心应手，同时获得的数以千计的信号能够在多维空间展开。这使得用核磁共振技术获取分子量低于 30 000 的蛋白质结构成为切实可行的方法。但是当分子量增加到一定程度后，获得的信号非常复杂，无法解析了。所以核磁共振技术的应用于生物大分子时对分子量有一个应用的上限。

"横向迟豫优化"（TROSY）的核磁共振新方法从理论上证明，导致横向迟豫加速的 H-X（H 为 ^{1}H，X 为 ^{15}N 和 ^{13}C 等重原子）偶极耦合相互作用和化学位移各向异性相互作用队 H-X 系统中的四组分产生相同的迟豫速率。在接近 1 兆赫兹的高磁场中，通过 TROSY 这种新的脉冲序列可以使对四组分之一的成分中导致各向迟豫加速的效应几乎全部去除。因而只检测这一成分可使信号峰尖锐峰款，信号重叠现象降至最低，此举将分子量上限提高到了 150 000。这一新方法的进步推动了核磁共振技术在生物大分子结构研究中的应用。这也是 Kurt Wüthtich 博士在核磁共振技术方面的重大贡献。

第一节 二维核磁共振谱的原理

二维核磁共振谱（two-dimension NMR spectra）的出现和发展，是近代核磁共振波谱学的最重要里程碑。Jeener 在 1971 年首次提出了二维核磁共振的概念。Ernst 对此作了大量的研究，对推动二维核磁共振的发展起了重要的作用。加上他在脉冲-傅里叶变换核磁共振方面的贡献，Ernst 于 1991 年荣获了诺贝尔化学奖。这足见二维核磁共振的重要性。

一、二维核磁共振的定义

二维核磁是两个独立频率变量的信号函数 $S(\omega_1, \omega_2)$。两个独立变量的自变量都是频率。现代核磁共振波谱仪是用矩形脉冲信号去激发在外磁场下的核自旋系统。核自旋被激发后，它就以确定频率进动。这种进动可持续相当长一段时间。这样就可以得到时间域上的自由感应衰减信号（FID）$S(t)$，此信号再经傅里叶变换即得到频率域上的核磁共振波谱 $S(\omega_1)$。研究发现，$S(t)$ 的相位及振幅与 $t=0$ 时刻之前核自旋系统的自旋状态有关。如果将时间间隔 t 称为 t_2，在它之前加上适当的脉冲及 t_1 时间间隔，使核自旋系统在 t_1 时间间隔内进行适当的演化，并在适当范围改变 t_1 的数值，则时间域上的自由感应信号 $S(t_1, t_2)$ 就是 t_1，t_2 的函数。在二次傅里叶变换之后，即得到2D-NMR 波谱 $S(\omega_1, \omega_2)$。

二、二维核磁共振实验脉冲序列的区域划分

2D-NMR 实验脉冲序列可分为四个区域：预备期、演化期（发展期）、混合期和检测期。

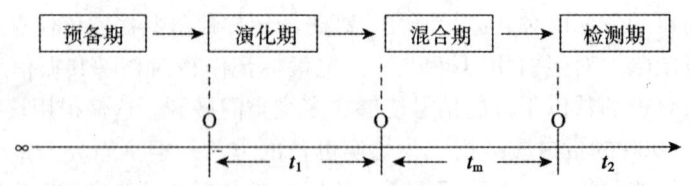

图 22-1 2D-NMR 实验脉冲序列示意图

预备期：在时间轴上是一个较长的时期，由延长时间 T_d 和激发脉冲组成。理想状态是在 T_d 时使子轴的磁化矢量，M_z 最大而横向磁化矢量 $M_{xy}=0$（恢复到零），以便随后的激发脉冲建立最大的 M_{xy}。预备期实际上是使实验前的体系回复到热平衡状态，在其之后会加一个脉冲，使核自旋处于非平衡状态，即进入演化期。

演化期（t_1）：预备期的结束即为演化期的开始。在 t_1 开始时由一个或几个脉冲激发核自旋体系，使之处于非平衡状态。非平衡状态下的核自旋体系即在 Hamilton 作用下演化。发展期的时间 t_1 是变化的，t_1 就是第二个时间变量。演化期的本质就是 M_{xy} 磁化矢量的进动。

混合期（t_m）：在这个时期建立信号检出的条件。混合期有可能不存在，它不是必须的（视二维核磁共振谱的种类而定）。

检测期（t_2）：在检出期内以通常的方式检出 FID 信号。

三、二维核磁共振图谱的表现形式

（一）堆积图

堆积图（stacked trace plot）由多条"一维"谱线紧密排列构成，其优点是直观，缺点是难以确定吸收峰的频率，大峰后面可能隐藏较小的峰，而且作图耗时。

（二）等高线图

等高线图（contour plot）类似于等高线地图。最中心的圆圈表示峰的位置，圆圈的数目表示峰的强度。最外圈表示信号的某一强度的截面，其内第二、三、四圈分别表示强度依次增高的截面。这种图的优点是易于找出峰的频率，作图快；缺点是低强度的峰可能漏画。虽然等高线图存在一些缺点，但是相对于堆积图优点多，故广为采用。此外也有通过作截面、投影等来作图的。

四、二维核磁共振的分类

二维核磁共振的种类已经很多，下面就最常用的三类图谱分类讨论：二维相关谱、二维 J 谱、多量子谱。

（一）二维相关谱

在演化期对核进行标记，在混合期完成相干传递，也就是把 t_1 期间的相干传递给与其有关的另一相干，以供 t_1 期间检测。在二维相干谱中，两维都是化学位移。常见的 COSY、DQF-COSY、RELAY、HOHAHA 谱以及 NOESY 谱都属于这一类。在这类谱中，交叉峰的出现通过相干转移、化学交换或交互弛豫实现。

（二）二维 J 谱

把演化期和检测期的 Hamilton 量设置成完全不同的值，这便为实验提供了一个额外的自由度，而这一自由度则提供了多种分解信息的可能途径。我们可以使两种不同的作用在 t_1 和 t_2 期间分别起作用。例如，对于一个 C-H 体系在 t_1 用自旋回波技术产生 J 调制，t_2 期间观察质子的宽带去偶 ^{13}C 谱，经两次傅立叶变换，所得的二维谱中每个频率轴 ω_1、ω_2 依次表示 $^1J_{CH}$（C-H 偶合常数）和 δ_C（C 的化学位移），这就是二维 J 谱。分解谱一般不需设混合期。

（三）多量子谱

通常的一维核磁共振实验只能检测 $\Delta m=\pm 1$ 的单量子跃迁。采用特定的脉冲序列可以检出多量子跃迁，得到多量子跃迁的二维谱，提供重要信息。下面以 2D-INADEQUATE 为例介绍双量子谱。

INADEQUATE（incredible natural abundance double quantum transfer experiment）是通过^{13}C-^{13}C耦合从而找到它们之间的联系，因而 2D INADEQUATE 是确定碳原子连接顺序的实验。由于^{13}C的丰度很低，三个^{13}C核相耦合的几率极低，因此在考虑^{13}C的耦合体系时只需考虑二自旋体系。下图是 INADEQUATE 的脉冲序列。

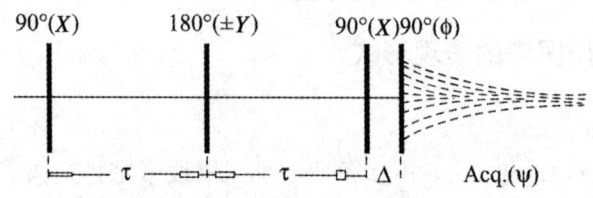

图 22-2 INADEQUATE 的脉冲序列

在该脉冲序列中，τ 和 Δ 分别为两个时间间隔。90°（ϕ）为一个读出脉冲。AQT（Ψ）表示采样时接收器遵从特定的参考相位 ϕ。Ψ 和 ϕ 是相关联的，它们按照一定的顺序次变化。

经过 90°，τ，180°，τ，90°，会产生一个来自分子中两个相互耦合的^{13}C核的信号，它表示两个耦合的^{13}C的二旋体系 α-α 和 β-β 能级的相干性，因此称之为双量子相干性。

由上图脉冲序列，得到的是一维 INADEQUATE 谱，若两个碳原子的谱线簇含有相同的分裂间距，表明它们具有相同的耦合常数，即它们相连。

2D-INADEQUAT 的脉冲序列是将上图中的 Δ 变成 t_1，经 t_1 的作用，产生相互连接的碳原子骨架。此外还有^1H 的二维双量子核磁共振谱，其脉冲序列与 2D-INADEQUATE 的脉冲序列类似，把对^{13}C 改为对^1H，$^1J_{CC}$更换为$^3J_{HH}$。

五、二维核磁实验的特点

1. 信号只在检测期记录，而演化期中的演化反映在对检测期起始条件的某种调制（幅度调制和相位调制），只要演化期之末自旋体系的特性随演化期的改变而进行周期性的变化，连续改变演化期的 t_1 就可以追踪演化期的行为，这也就开拓了间接检测禁阻跃迁的可能性。

2. 2D-NMR 可将一维谱中重叠的峰在二维谱上展开，便于进行 NMR 的解析。

3. 它不是一维谱的简单叠加，而是比一维谱有丰富得多的信息。如 COSY 谱反映了共振核之间的耦合关系，而 NOESY 谱则反映了核的间距等信息。

4. 实验方法灵活多样。

由于 2D-NMR 具有上述的优点，使得它在研究生物大分子在溶液中的结构，动力学和热力学行为发挥了重要作用。

第二节 小分子与核酸结合方式的 NMR 证据

核酸与药物相互识别和结合主要依靠碱基与药物作用，实现结合的选择性和定向性。按照成键与否，作用方式大体上可以分为两类：共价结合和非共价结合。非共价结合中，作用模式主要有三种：(1) 外部静电作用；(2) 沟区结合；(3) 嵌插结合。不同的作用方式中，涉及作用力也各有不同，如共价作用中，主要靠形成共价键来实现分子的结合，这是最强的作用，因而，其作用过程中的选择性也就相应低很多。外部静电作用主要依靠核酸的磷酸基团与药物分子中的阳离子基团作用。由于磷酸基团在整个核酸分子中没有因为位点的不同而存在某种特殊的差异，因而靠这种作用实现的结合序列选择性也是很低的。在 DNA 和部分 RNA 中都存在双螺旋结构，这种结构的存在使得核酸分子因为双链的盘旋而在链之间存在宽窄不同的沟区，药物在这些沟区中与特定的碱基发生作用，这就是沟区的结合。显然这种结合具有很高的特异性。这种作用中涉及的力要复杂一些，氢键、范德华力、静电作用都有可能存在。至于嵌插作用，主要通过碱基之间的堆积力，由于药物分子插入核酸双螺旋之中，往往引起螺距的增加，进而使得核酸分子发生断裂。NMR 技术不仅可以直接测定核酸分子溶液中的三维结构，而且，分子相互识别中涉及的构象变化等动力学过程可以通过化合物的 NMR 信号观测到，甚至很短时间（纳秒）间隔内分子的局部运动都可以捕获到。通过 NMR 滴定，分别测定一定时间间隔内的核磁信号，比较滴定过程中信号的变化或者与纯的核酸分子的 NMR 谱进行比较，可以定性地得到药物与核酸分子结合过程中特定碱基的变化，再通过对信号强弱的比较，可以定量地测定 H-H 间距，从而计算出复合物的三维结构。这些在 NMR 实验中都可以观测到。本节将以 NMR 信号为主要依据对以上这些内容作详细的分析说明。

一、NMR 研究与 DNA 共价结合的顺铂类抗肿瘤药物

临床上使用的许多抗癌药物与 DNA 作用时是通过形成共价键的方式进行的，比如氮芥类烷化剂，氯丙啶类抗生素丝裂霉素 C，顺铂类等。顺铂是临床上较早使用的化疗药物。近年来很多研究集中在对顺铂进行改造和修饰开发新型铂类抗癌药物。但是，这些新的铂类抗癌药物与 DNA 作用的分子机制却存在着一定的模糊性：同顺铂一样共价结合与 DNA 还是以其他的方式结合？这并不是很清楚。杨铭等利用 NMR 技术对环方铂与 DNA 作用的分子机制进行了研究。

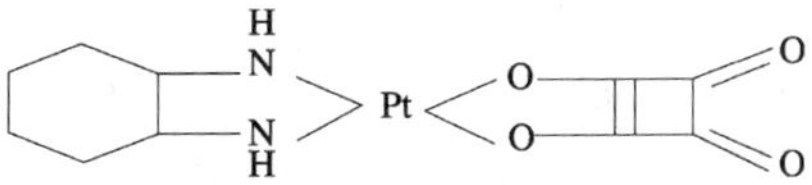

图 22-3 环方铂的结构

表 22-1　方酸（SA）、SA-Pt、SA-Pt-DNA 的 ^{13}C-NMR 化学位移值

样品	化学位移（ppm）	96～206 区出峰数目
SA	197.24	1
SA-Pt	196.53，202.16，205.48	3
SA-Pt-DNA	203.79	1

方酸的四个碳原子中，有两个是羰基碳，两个是烯醇式碳，在溶液中存在着酮式和烯醇式的快速互变异构。测定溶液中方酸的 ^{13}C 谱（数据统计在表 22-1 中，图谱未给出，每个碳原子得出的信号实际上是烯醇式和酮式信号的平均值，因此只显示 1 个单峰信号。而在测定方酸-PtNMR 谱时，由于两个氧原子与 Pt 配位，烯醇式和酮式之间不能发生互变，即显示出 3 个信号峰，烯醇式碳略处于低场处，由于受到附近不对称因素的影响，此峰裂分为两个小峰（202.16，205.48）。略高场处峰高为小峰两倍的单峰是羰基碳的信号。加入 DNA 后，Pt-O 键断裂，方酸根游离至溶液中，烯醇式-酮式互变异构恢复，在对方酸-Pt-DNA 测试中，在低场变为 1 个信号。至于信号向低场移动，原因在于方酸-Pt 与 DNA 在接近中性的混合溶液中，方酸的浓度很低，解离度比纯方酸溶液的大，以酸根离子形态存在的比例较多，碳核附近的电子云密度较大，所以信号向低场方向移动。

对 ^{13}C-NMR 化学位移值的分析证明了环方铂是通过方酸根的离去与 DNA 结合的，其与 DNA 的作用方式和顺铂有类似性。而同时测定的环斑铂（将方铂中方酸替换成斑蝥酸）与 DNA 作用的 ^{1}HNMR 研究结果却显示，DNA 的加入未使环斑铂的 ^{1}H 峰的化学位移及峰型出现明显的变化，说明去甲斑蝥酸根在与 DNA 的作用中不是作为离去基团存在的，环斑铂与 DNA 的作用方式和顺铂及环方铂完全不同。

黏度滴定、HPLC、微量热等多种实验方法也都显示这样两种化合物与 DNA 具有完全不同的结合方式。而 NMR 检测却在程序上相对简单得多，而且具有很好的直观性和可靠性，直接提供了分子结合与否和结合方式的信息，为深入研究顺铂类抗肿瘤药物提供了有力的技术支持。

二、NMR 研究与 DNA 沟区结合的抗癌抗生素——偏端霉素

偏端霉素 A 是一种寡肽类抗生素，通过抑制 RNA 聚合酶而阻止转录过程。它是由三个 N-甲基-4-氨基-吡咯-2-羧酸通过酰胺键相连组成。偏端霉素 A 是一种经典的 DNA 小沟区结合剂，特异性结合在 B 型 DNA 的 A+T 富集区。NMR 和 X-光晶体衍射表明在与 DNA 形成的复合物中，偏端霉素 A 呈新月形弯曲状。图 22-4 为偏端霉素 A 的结构，研究中常涉及的各个氢原子的位置也标示在上面。

早期的印迹和裂解实验研究表明，偏端霉素 A 倾向于结合在 5′-AATT-3′序列。但是一直不清楚其究竟以一种什么样的结合模式发生作用，依靠什么力来维持这种复合物的稳定性。Klevit 等利用高分辨 NMR 技术对偏端霉素 A 与寡聚脱氧核苷酸（DNA）序列的结合进行了研究，提供了有关此方面的证据。这个序列为 d(CGCGAATTCGCG)$_2$，是一

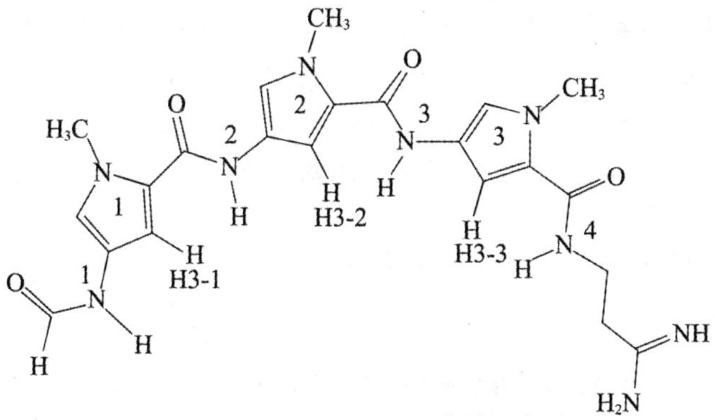

第22章 NMR技术在小分子药物与核酸相互作用中的应用

图 22-4 偏端霉素 A 的结构及其各位置氢的标示

个对称序列，在此研究之前，已经有文献报道了它的 2D NMR 谱，共振信号也均得到了指认。Klevit 的研究是将不对称得偏端霉素 A 与这个对称的寡聚核苷酸序列结合，形成一个非对称的复合物，2D NMR 交换实验中可以得到未结合药物的 DNA 与形成了复合物的 DNA 的相关峰，通过与纯的寡聚物的 NMR 图谱进行比较，可以方便地指认 DNA 中因药物结合而出现的共振信号。这是一个很巧妙的设计，使得谱峰归属工作得到了大大简化。由于篇幅有限，谱峰的归属不详细介绍，以下主要讨论偏端霉素 A 与寡聚核酸的分子间 NOESY 谱。

分子间的 NOE 信号提供了发生接触的氢之间的相对距离，据此可以确定相互作用的两个分子的结合位点。下图是 17℃ 条件下，重水（D_2O）中药物-DNA 复合物的 NOESY 谱。

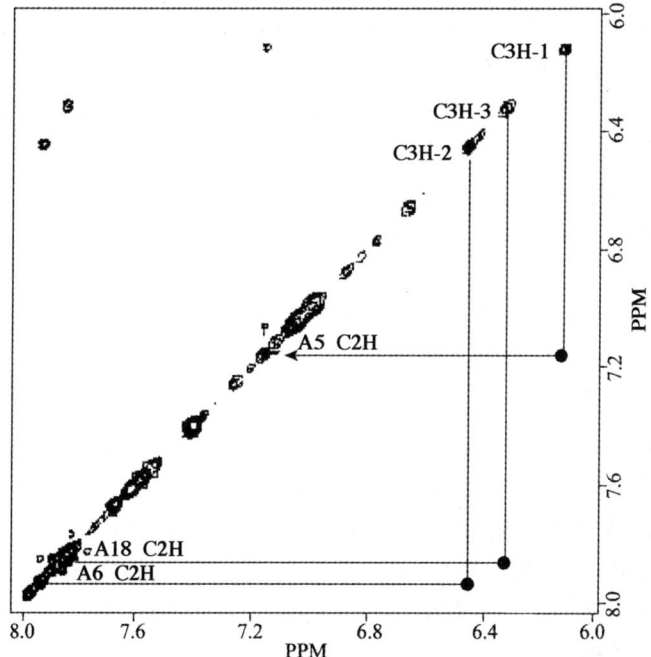

图 22-5 药物-DNA 复合物的 NOESY 谱，溶剂为 D_2O，测试温度 17℃，混合时间 300ms。

从图 22-5 中可以看到三个强烈的分子间相关峰，每个峰都关联着药物的吡咯 H_3 和 DNA 的腺嘌呤 C_2H：H_{3-1} 与 A5 C_2H，H_{3-2} 与 A6 C_2H 以及 H_{3-3} 与 A18 C_2H 之间存在 NOE 信号。这表明偏端霉素 A 与 DNA 结合时，吡咯环的 3-位朝向 DNA 沟区底部，深藏于结合位点的深处，这提示疏水作用或者范德华力在维系复合物稳定的诸多因素中，扮演了重要的角色。

偏端霉素 A 的酰胺氢与 DNA 的 C_2H 的 NOE 信号需要在 H_2O 溶液中观察。实验结果可以总结在表 22-2 中。

表 22-2 偏端霉素-DNA 复合物的分子间 NOE

药物氢	DNA 氢	药物氢	DNA 氢
NH-1	A5 C2H	NH-3	A6 C2H
N3-1	A5 C2H		A18 C2H
	A6 C1'H	H3-3	A18 C2H
NH-2	A5 C2H		T7 C1'H
	A6 C2H		T8 C1'H
H3-2	A6 C2H	CH2	A17 C2H
	T19 C1'H		C9 C1'H
	T7 C1'H		

这张表中还总结了偏端霉素 A 的其他氢与 DNA 的分子间 NOE，从中可以看出偏端霉素 A 对 5'-AATT-3' 四个碱基对序列的识别具有高度的选择性。这表明，偏端霉素 A 在与 DNA 结合时选择性地结合到 AT 富集区，从而印证了以前印迹实验的结论。

这是用 NMR 技术对偏端霉素 A 与 DNA 结合的初步研究，在当时由于技术条件的限制，谱峰重叠太为严重，图谱不能得到有效解析，因此实验结果只能从二维核磁的 NOESY 谱中定性地得出氢-氢间的相对距离，不能定量地给出氢-氢之间的确切距离，也就不能精确地给出复合物的三维结构以及药物-DNA 结合涉及的作用力。

随着 NMR 技术的进步以及计算机技术的发展，定量地测定核间距在 David E. Wemmer 研究小组（Klevit 的工作即是在此小组完成的）的后期工作中得到了解决。工作应用了 SKEWSY 和 NOESY 2D NMR 技术并结合分子力学计算，模拟构建了复合物的精确结构。此实验同样是通过解析二维核磁共振的 NOESY 谱来确定药物分子的氢与 DNA 的氢的距离，但与 Klevit 的工作不同的是，本实验中的混合时间达到了 500ms。根据以往的研究，如果延长混合时间能够增强长距离接触信号的强度，但是这样会引起短距离接触信号出现严重的自旋扩散，尤其像图 22-5 中的两个四自旋体系，用一般的分析无法确定质子间的距离。从而给对角线峰的解析带来了困难。如果将 SKEWSY 和 NOESY 技术结合起来，应用到结果分析中，则可以提供药物-DNA 氢之间距离的上限。如果在把这些限制输入 AMBER 分子力学势能方程中，即可通过计算机模拟出复合物的结构。

一般地，在 NOESY 谱中，强度常数 a 可以通过下面的方程与弛豫常数 R 相关联：
$$a \propto e^{-R t_m}$$

其中，t_m 是 NOESY 混合时间。理论上讲，一个 NOESY 实验或者强度常数 a 包含了计算 R 的全部信息。但是在实际实验中，由于对角峰的分辨率太差，往往不能确定 a。在 SKEWSY 实验中，先给一个 180°的起始脉冲，间隔 t_s 之后再给予一个正常的 NOESY 脉冲序列，这样，这个 NOESY 脉冲序列就将对角峰的信息转移到了相关峰之中。因而，SKEWSY 和 NOESY 联合使用，就可以得到足够的信息计算出 a，进而反算出 R，得到核间距。表 22-3 为计算所得复合物结构中的氢核间距：

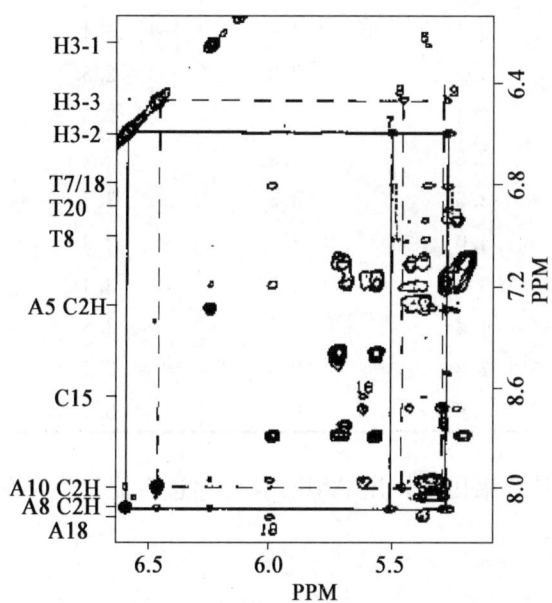

图 22-6 偏端霉素 A-DNA 复合物的 NOESY 谱：测定温度 13.5℃，混合时间 500ms。芳环氢：C 和 T 的 C6H，A 和 G 的 C8H 以及 A 的 C2H，标在纵轴上；而 Cl'H 的信号标在水平轴上。短虚线标示的是 T7 Cl'H 和 T8 C6H 之间，T19 Cl'H 和 T20 C6H 之间的序列连续性。A6 C2H, H3-2, T7 Cl'H, 和 T19 Cl'H 构成了一个自旋体系，它们的共振峰用实线连接。A18 C2H, H3-3, T8 Cl'H, 和 T19 Cl'H 构成了另外一个自旋体系，它们的共振峰由长虚线连接。

表 22-3 计算得到的复合物结构氢核间距及其约束

原子对	结构			HD 与 Ht 的差异 (Å)	约束 (Å)
	HD (Å)	WD (Å)	Ht (Å)		
A5 C2H - H3-1	2.2	2.2	2.2	0.0	2.7
A5 C2H - A6 Cl'H	4.6	4.7	4.9	0.3	
H3-1 - A6 Cl'H	2.8	2.8	3.0	0.2	4.2
A6 C2H - H3-2	2.6	2.4	2.6	0.0	2.7

续表

原子对	结构			HD与Ht的差异（Å）	约束（Å）
	HD（Å）	WD（Å）	Ht（Å）		
A6 C2H - T7 C1′H	3.2	3.0	3.9	0.7	3.9
A6 C2H - T19 C1′H	3.5	5.0	3.5	0.0	3.5
H3-2 - T7 C1′H	2.5	2.5	3.5	1.0	4.0
H3-2 - T19 C1′H	4.2	4.8	3.7	-0.5	4.3
A18 C2H - H3-3	2.3	2.3	2.2	-0.1	2.6
A18 C2H - T19 C1′H	3.0	3.2	2.8	-0.2	3.0
A18 C2H - T8 C1′H	3.4	4.0	3.4	0.0	3.4
H3-3 - T9 C1′H	2.5	2.8	2.5	0.0	3.8
H3-3 - T8 C1′H	2.4	2.7	2.5	0.1	3.8
NH-1 - A5 C2H	2.8	2.8	2.7	-0.1	5.0
NH-2 - A5 C2H	3.5	3.5	3.7	0.2	5.0
NH-2 - A6 C2H	4.0	3.4	3.9	-0.1	5.0
NH-3 - A6 C2H	3.5	3.7	3.4	-0.1	5.0
NH-3 - A18 C2H	4.4	4.2	3.8	-0.6	5.0
C21HA - A17 C2H	2.3	2.3	2.3	0.0	5.0
C21HB - C9 C1′H	2.6	2.4	3.2	0.6	5.0

从这些核间距及其约束出发，用 AMBER 程序进行能量最小化，即可模拟出复合物的结构，如下图。

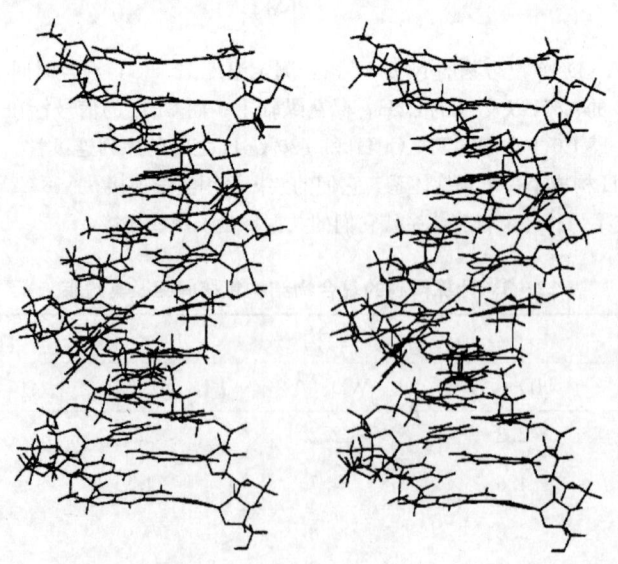

图 22-7 偏端霉素 A-d (CGCGAATTCGCG)$_2$ 复合物的结构

在此结构中可以发现六条氢键，分别是：A5 N3 和 HN1 之间（3.0Å），T20O2 和 HN3 之间（3.2Å），T7 O2 和 HN5 之间（4.0Å），T8 O2 和 HN7 之间（4.4Å），A18 N3 和 HN7 之间（3.4Å），以及药物的 O1 和 G4 的氨基之间（4.3Å）。这是复合物的氢键示意图：

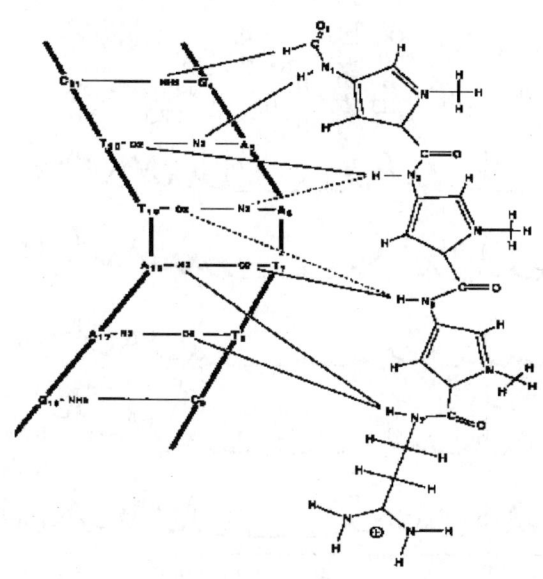

图 22-8 偏端霉素-DNA 复合物模拟结构

此项工作不仅证实了 Klevit 等提到的偏端霉素 A 对 $5'-AATT-3'$ 序列的特异性识别，以及识别中药物吡咯 H3 与 A2H 的范德华作用力对复合物的稳定作用，而且确定了识别中的氢键作用，尤其是药物的 HN7、HN3 和 HN5 与 DNA 的腺嘌呤 N3，胸腺嘧啶 O2 原子间的氢键作用（称为核心氢键）在识别中期到了特殊的定位作用。另外，在研究中还发现，处于小沟区"壁"上的 O1' 原子与吡咯环之间产生的堆积作用也为稳定复合物起到了一定的贡献。

Klevit 等在研究偏端霉素与十二对碱基构成的寡聚脱氧核苷酸序列作用时，发现，如果在 $5'-AATT-3'$ 序列上增加一个 A-T 碱基对，DNA 序列上将会出现两个亲和力相同的结合位点。Pelton 等用二维核磁研究偏端霉素 A 与 d（CGCAAATTTGCG)$_2$ 序列的作用时，发现了一种药物-DNA 2：1 结合模式。下图为 35℃ 条件下，偏端霉素滴定 DNA，在不同时间采集的 NMR 图谱的 C1'H 区。

图 22-9 中可以看到，加药开始之后，图谱变得复杂，双螺旋的自由区共振峰变宽，强度变弱。6.0 到 6.7 ppm 范围内出现了六个新的峰，这是药物吡咯环 H3 的信号。双螺旋自由区的 A4，A5 和 A6 的 C_2H 共振信号分别出现在 7.11，7.00 和 7.53 ppm，却变得非常的宽，而且强度变弱。继续加入药物，吡咯 H3 共振峰的高场系列 6.02，6.20 和 6.34 ppm 出现，8.3 ppm 附近的几个峰的强度增加，而吡咯 H3 共振峰的低场系列 6.44，6.50 和 6.67 ppm 却开始减弱。这种趋势一直持续到吡咯 H3 共振

峰的低场系列消失（药物为 1.5 equiv），吡咯 H3 共振峰的高场系列的强度增加停止（药物为 2.0 equiv）。这时 DNA 双螺旋的共振信号只有表现为一条链信号。这说明形成了 2∶1 药物-DNA 对称复合体。如果再增加药物，在 6.58 和 6.49 ppm 处出现药物的 H3 和 H5 质子信号，显然，结合位点已经饱和。

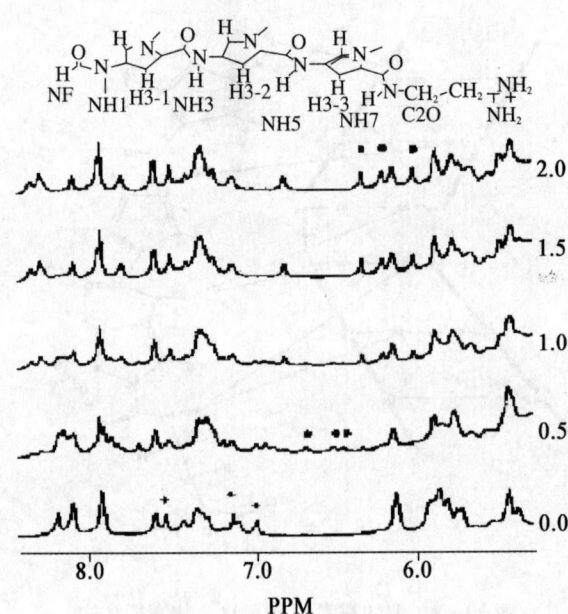

图 22-9　偏端霉素 A 及其与 d(CGCAAATTTGCG)$_2$ 序列 NMR 滴定图谱

NOESY 实验提供了分子间作用信息，总结见表 22-4：

表 22-4　药物-DNA 和 药物-药物分子间接触

药物氢	DNA 和药物的氢
FH	A5 C1′H, A6 C1′H
H3-1	A5 C2H, A6 C2H, T7 和（或）T9 C1′H H3-2, H3-3
H3-2	A6 C2H, T7 和（或）T9 C1′H, T8 C1′H H3-1, H3-3
H3-3	A5 C2H, A6 C2H, T7 和（或）T9 C1′H, T8 C1′H H3-1, H3-2
C20 CH$_2$	A5 C2H, A4 C2H, FH

分子间氢键作用也可以通过 NOESY 实验和分子模拟得到，见表 22-5：

表 22-5　药物-DNA 氢键

药物的酰胺质子	DNA 质子	
	结构 1	结构 2
HN1	A5 N$_3$	A6 N$_3$
HN3	A6 N$_3$	T7 O^2
HN5	T7 O^2	T8 O^2
HN7	T8 O^2	T9 O^2

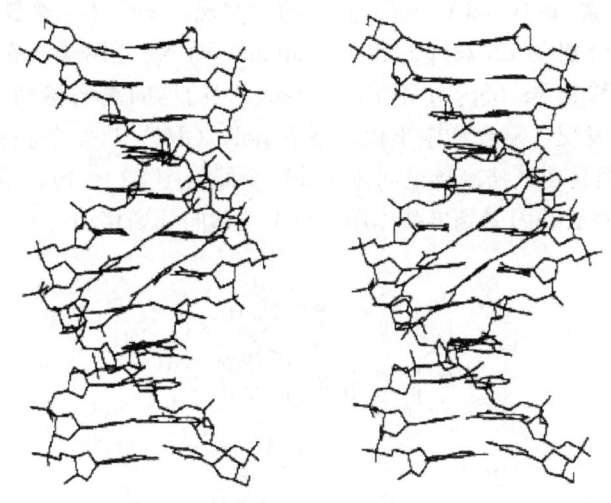

图 22-10　药物-DNA 复合物的结构模式图（药物：DNA=2：1）

图 22-10 是模拟得到的药物：DNA（2：1）的结构模式图。静电作用，氢键作用，两个药物分子之间以及药物-DNA 之间的堆积作用对于复合物的形成和稳定起到了重要作用。

DNA 小沟区是 AT 富集区，药物小分子通过与相应碱基产生氢键，范德华力，堆积作用等，结合到 DNA 上，从而阻止 DNA 的转录或复制，达到抗病毒，抗肿瘤的目的。如偏端霉素 A 的沟区结合剂还有纺锤霉素（netropsin），与 DNA 结合的性质与偏端霉素 A 具有一定的相似性，而且关于纺锤霉素与 DNA 的研究要早于偏端霉素。对二者的深入研究，尤其是序列特异性的研究，为设计 DNA 结合药物以及 DNA 序列探针提供了重要的实验依据。

三、NMR 研究与 DNA 嵌插结合的药物

早在 1960 年，Lerman 对平面方向化合物的作用进行了大量研究，提出了一个平面芳香稠环结构的分子能以嵌插的方式与 DNA 相结合的模式。这个结合模式已为大量的

稠环芳香分子所证实。在经典的嵌插模型中，外部芳环的插入引起了碱基对的分开，使得螺距延长 0.34nm。碱基对之间正常的旋转角是 36°，由于嵌插、螺旋解链，造成螺旋转角较小。临床上广泛应用的抗癌药物阿霉素及与之结构很近似的柔红霉素即是经典的 DNA 嵌插剂，每个分子结合令 DNA 解链 11°。

柔红霉素具有三个共平面的芳香环的，通过四环体系插入 DNA 双链中。这种嵌插作用对 DNA 或者抗生素本身的 NMR 信号产生重要影响。首先，由于嵌插造成了 DNA 双螺旋的伸长和解链，这是嵌插结合方式的重要特征，在 NMR 谱上表现出来的将是碱基序列信号的连续性被打乱，这在 NOESY 谱上可以观察到。其次，由于芳香环的插入，对磷酸基团造成屏蔽作用，在 ^{31}P 谱上表现出化学位移向低场移动的倾向。再者就是药物分子环上的氢的化学位移因为碱基的因为环上电性环境的改变而向高场移动。Patel 等研究柔红霉素-poly（dA-dT）复合物时发现，复合体中柔红霉素 B 环的两个酚羟基氢化学位移分别在 12.23ppm 和 11.46ppm，而 N-乙酰柔红霉素在氯仿溶液中相应的氢的化学位移是 13.85ppm 和 13.15ppm，大约均向高场移动了 1.6ppm。而在 ^{31}P NMR 是实验中发现，复合物中不仅存在着 poly（dA-dT）单独存在时的 ^{13}P 的信号峰（4.1ppm），而且在其略高场也同时存在一个峰（图 22-11），说明柔红霉素的插入使得相应位点的磷酸基团受到屏蔽作用，化学位移向低场移动。

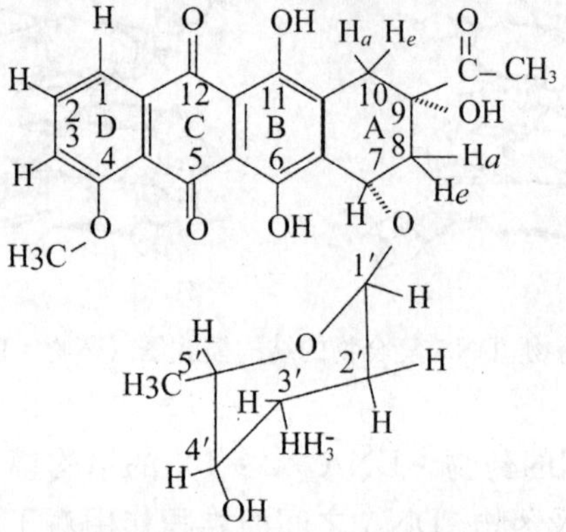

图 22-11 柔红霉素的结构

对柔红霉素在 DNA 上的作用位点的研究也是一个热点。虽然柔红霉素与其他抗生素如放线菌素、阿霉素等具有类似的作用机制，但是以前的研究表明，其作用位点却有着某种不确定性。普遍的观点认为柔红霉素插入的位点在 5'-dGdC，而 Veselkov 等用 ^{1}H NMR 和杂核 ^{1}H-^{31}P NMR 谱研究柔红霉素与能够发生分子间碱基配对的六脱氧核苷酸序列 5'-d（TpApCpGpTpA）的作用时发现，柔红霉素主要插入到 d（TpA）位点，根据浓度和时间依赖的质子化学位移实验结果得到的平衡常数等热力学数据显示，柔红霉素对序列的选择性 d(CGT) > d(CGC) > d(TAC)。

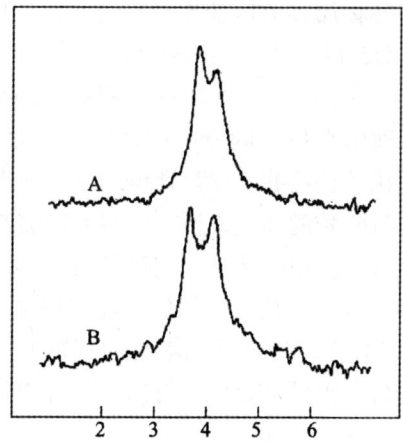

图 22-12　柔红霉素-poly(dA-dT)复合物的质子噪音去耦 145.7MHz ^{31}P NMR 谱

四、NMR 研究药物小分子与 RNA 的结合

以上讨论的主要是药物与 DNA 的相互作用模式。而作为核酸家族的另一个重要成员，RNA 近些年来引起了研究人员很大的兴趣。目前大多数药物都是作用于蛋白质的，然而在很多情况下，RNA 却是更好的靶点，因为它处于蛋白质生成路径的上游（翻译的上游），因此抑制 RNA 的功能，很可能阻止成蛋白质的生成。因此，一些研究开始关注起 RNA 结合的药物。临床上一些抗菌剂，如氨基糖苷类抗生素即属于这种药物。但是它们的某些性质，如与人类细胞的其他位点相互作用引起毒副作用或者细菌对之产生耐药性而限制其应用，这些促使人们开始寻找更加安全而可靠的作用于 RNA 的药物。但是 RNA 多数是单链结构，柔性相对较大，比起蛋白质及 DNA，其结构的复杂性更大。这正是当前针对 RNA 的药物研究所遇到的主要难题。近年来，随着结晶技术和 NMR 技术的发展，对 RNA 三维结构的认识也更加深入，如 HIV-1 TAR RNA、酵母 tRNA 和大肠杆菌 tRNA Val。

（一）精氨酸-TAR RNA 复合物

获得性免疫缺陷综合征（AIDS）是由 I 型人类免疫缺陷病毒（HIV-1）引起的。病毒基因的转录 RNA +1~+59 序列在病毒的复制环节中起着关键的作用，此序列被称为反式激活应答（TAR）元件，即通常说的 TAR RNA。在病毒转录的初始阶段，TAR RNA 与病毒自身产生的 Tat 蛋白结合，使得病毒基因的转录速率大大增加（约1000 倍），从而保证了宿主细胞中足够的病毒转录副本的存在。TAR RAN 的二级结构由一个六碱基环、一个三碱基突起和它们之间以及突起区下部的两段双螺旋茎区构成，因而又称此结构为茎环结构。

1992 年，Puglisi 等用 2D NMR 技术研究了精氨酰胺-TAR 复合物的结构。实验测定了精氨酰胺（能够紧密结合于 TAR RNA 的精氨酸类似物）-TAR 复合物的二维 NOESY 谱（图 22-13）。在加入精氨酰胺的前后，TAR RNA 的图谱相应发生了一定的变化。从图 B 和 C 中可以看出 A22，U23 以及 G26 的氢共振信号的改变（图 22-

13D 中的箭头表示的是精氨酰胺加入前后的变化）。此外，从图 D 可以看到精氨酰胺 δ 质子与 A22H8，A22H1'，U23H5，U23H6 和 A27H8 之间存在 NOE 效应。这表明，精氨酰胺的作用位点在 U23，A22，A27 以及 A26 附近，即突起区。

为了进一步确认精氨酰胺结合位点的专一性，实验建立了 TAR RNA 化学位移变化与精氨酰胺浓度的方程。化学位移的变化是评价因结合或者构象变化而引起的局部环境改变的灵敏指标。随着精氨酰胺的加入，所有的突起区碱基的化学位移都向低场大幅度移动，A22H^2 向高场移动 0.4ppm，环绕突起区的碱基以及 G22H^8 也有改变。其他位置却没有发现改变。显然，精氨酰胺结合的位点在突起区。这和 NOESY 谱（D）中精氨酰胺 δ 质子和 A22，U23，A27 的 NOE 信号是一致的。

将这些 NOESY 数据进行分子模拟处理，得出了复合物的结构（图 22-13）：

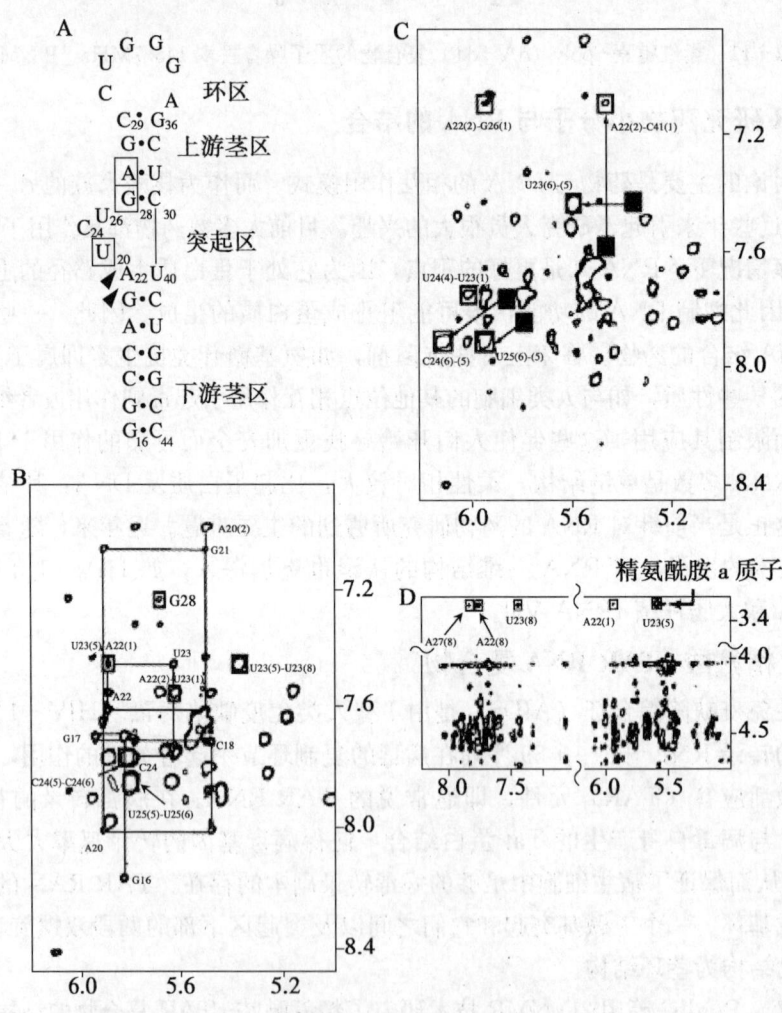

图 22-13 （A）TAR RNA 的二级结构，方框内的碱基是与精氨酰胺直接作用的关键碱基。（B）TAR RNA 的二维 NOESY 图谱。此区质子包括芳香环上的质子 H8/H6/H2，嘧啶 H^5 和糖 H1' 质子间的 NOE。（C）精氨酰胺-TAR 复合物的 NOESY 图谱。（D）精氨酰胺-TAR 复合物中，精氨酰胺 δ 质子与 TAR 质子的 NOE 信号。

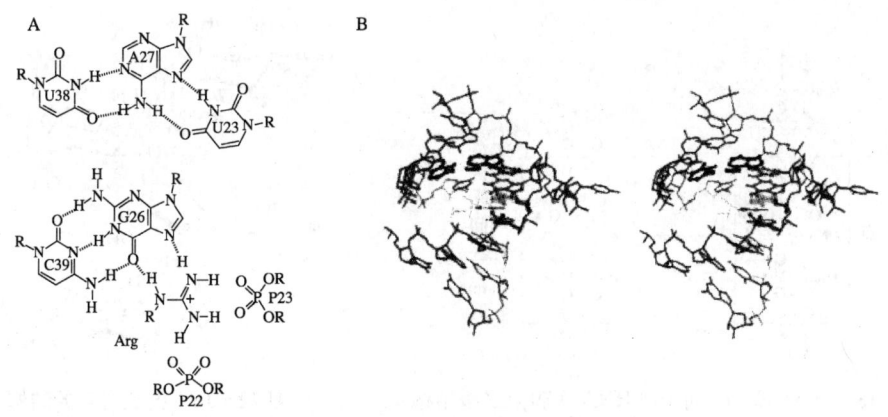

图 22-14　A. 碱基三联体以及精氨酰胺与 G26、C39、P22、P23 形成的氢键。
　　　　　B. 精氨酰胺与 TAR RNA 复合物的结构。

NOE 数据显示，U23 与 A27-U38 碱基对处在氢键距离内，即三个碱基，从而提出三者形成了碱基三联体。精氨酰胺的 δ 质子与 U23H5 有着强烈的 NOE 效应，而与 A22、A27 的 NOE 效应较弱。因此在上面的模拟结构中，将精氨酸的胍基置于 U23 之下，G26 之侧。模拟的结果中胍基与 G26 O^6，N_7，以及 P22，P23 的氧形成氢键。而 U23，A27，U38 则通过氢键形成了碱基三联体，进一步稳定了这一种构象。

"碱基三联体"的发现对于 Tat-TAR 抑制剂的设计提供了实验证据，从而推动了以 TAR RNA 三碱基突起区为靶进行合理药物设计。自 1992 年至今（2007 年），涉及 HIV TAR RNA 的复合物结构都是 NMR 结构，数量已超过 10 个。其中大多数是 TAR-抑制剂的复合物。随着精氨酸-TAR RNA 复合物结构研究的深入，TAR RNA 的构象问题引起了科研人员的极大兴趣。后面将作进一步讨论。

（二）氨基糖苷抗生素与 *E. coli* 16S rRNA A 位点复合物

氨基糖苷类抗生素主要通过结合在细菌的核糖体 RNA 的 30S 小亚基，使得转运 RNA 的反密码子与 rRNA 的密码子配对出现差错，中止蛋白质的翻译。rRNA 的一个非常保守的序列在转运 RNA 的反密码子和核糖体的密码子之间形成了一个结合位点，称为 A 位点。氨基糖苷就是结合在这个位点，能够明显降低 tRNA-rRNA 的解离速率。但是具体是以何种机制来实现这种作用从而扰乱密码子与反密码子的识别尚不清楚。Fourmy 等用 NMR 技术研究了巴龙霉素（Paromomycin）与一个包含 A 位点的 RNA 序列复合物的结构。该序列由 27 个核糖核苷酸残基组成（图 22-15）。

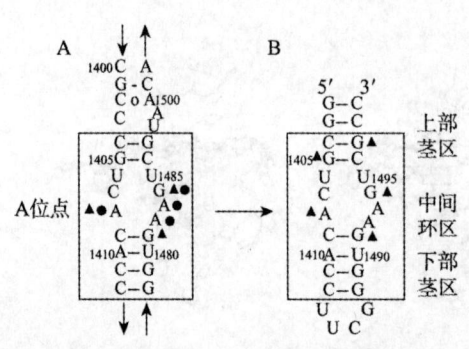
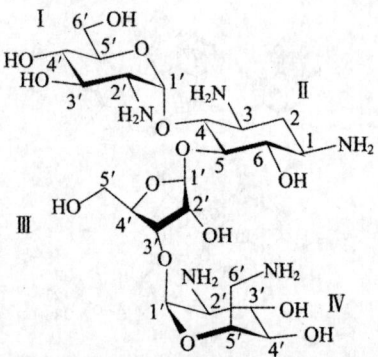

图 22-15 （A）*E. coli* 的 16S RNA A 位点二级结构 （B）27 个核糖核苷酸序列的 A 位点模拟物

图 22-16 巴龙霉素的结构

NMR 实验结果得到了 392 个 NOE 派生的核间距约束，其中包括 47 个 RNA-抗生素分子间约束（图 22-17）。另外，还得到了 154 个二面角约束。根据这些约束计算模拟得到了复合物的三维结构。

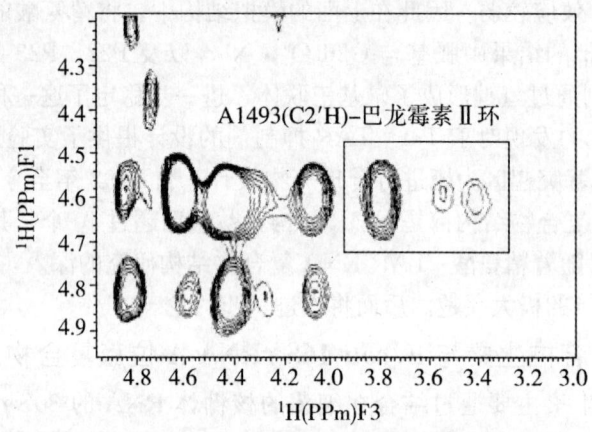

图 22-17 F3-^{13}C 滤过三维 ^{13}C HMQC-NOESY 谱在 A^{1493} 化学位移的二维平面。方框内的是 A^{1493} H2′与巴龙霉素Ⅱ环的 NOE 信号。

复合物中，RNA 基本上是由隔着一个环的两段 A 型双螺旋组成。巴龙霉素分子呈 L 型结合在这个中间环区的大沟区内，其Ⅱ、Ⅲ、Ⅳ环沿着 U1406-U1495 碱基对到 A1410-U1490 依次排列，环Ⅰ在 A1408~A1493 碱基对和 A1492 碱基附近，与Ⅱ、Ⅲ、Ⅳ垂直。环Ⅱ跨越了 U1406-U1495 和 C1407-G1494 两个碱基对。环Ⅱ的 1,3-位氨基分别与 U1495 的 O^4 和 G1494 的 N$_7$ 形成氢键。3-位的氨基可能还与 A1493 和 G1494 之间的磷酸基团作用。环Ⅱ的这两个氨基的存在是氨基糖苷类药物与 RNA 特异识别时必需的，决定了识别位点的特异性。此外，环Ⅲ和Ⅳ的作用位置也都有相关研究，读者有兴趣可以参阅有关文献，此处仅借其简要说明 NMR 在研究 rRNA 与小分子药物方面的作用。

五、NMR 研究核酸与药物作用中的构象变化

大分子不是静止的，溶液状态的大分子则由于溶剂化等因素存在着一系列连续变动的构象。根据诱导-契合学说，当药物与其结合时，大分子会发生更大的构象变化。所以当药物与核酸结合时，必然存在某种构象的改变，而这种改变对于药物的识别特异性、亲和力和是复合物的稳定性起着至关重要的作用。在以核酸（尤其是 RNA）为靶进行的药物设计中，构象问题一直是困扰研究人员的重要难题之一。而 NMR 可以直接检测溶液状态下，生物大分子与药物结合时发生的细微变化（共振信号的变化）。下面以 TAR RNA 为例进行说明。

在本节讨论 TAR-精氨酰胺复合物的 NMR 结构时，提及 TAR 与精氨酰胺结合前后 A22、U23、G23 相关氢的化学位移以及 NOE 信号发生了改变。对没有结合精氨酰胺的游离 TAR RNA，NOESY 谱中碱基序列的连续性表明其突起区三个碱基是连续堆积的，而在结合了精氨酰胺之后，突起区碱基氢的化学位移出现了大的低场位移，而 C24 和 U25 之间的 NOE 效应消失了，表明这两个碱基在整体结构中不再连续堆积。

Aboul-ela 等用异核多维 NMR 技术研究进一步研究了 TAR-精氨酰胺复合物的结构，获得了更多的 NOE 信号以及扭角限制。从中可以得到很多关于 TAR RNA 构象变化的数据，见表 22-6。

根据实验所得到的诸多约束数据进行模拟计算，得到了精胺酰胺-TAR RNA 复合物的模拟结构。在诸多计算所的得结构中，并没有发现 U23-A27-U38 碱基三联体的形成。因为关于 U23 的约束很少，不能对之给以更为精确的定位。

1993 年，Puglisi 等将 U-A-U 碱基替换成 C-G-C 三联体，并获得了 NMR 证据。Brodsky 等用 HIV-2 TAR RNA（突起区缺少 C24）研究发现，其结合精胺酰胺之后，U23-A27-U38 三联体的确形成，只是 U23 碱基平面与 A27 平面存在一定的夹角（如图 22-18）。Pitt 等用残留偶极耦合以及反式氢键 NMR 技术证实了 U23-A27-U38 碱基三联体的存在。

表 22-6 TAR RNA 结合配体前后的某些碱基的化学位移变化（配体为精胺酰胺和一个 Tat 衍生多肽）

A.^1H 化学位移的改变								
突起链	H8/H6	H2/H5	H1′	H2′	H3′	H4′	H5′	无突起链
G21	—	/-0.2	—	—	—	—	—	C41
A22	/+0.2	-0.5/-0.2	—	-0.2	—	—	—	U40
U23	—	—	+0.3/	+0.2/	+0.2/	—	+0.2/	—
C24	—	+0.2/	—	—	—	—	—	—
U25	—	—	+0.3/	—	—	—	—	—
G26	/-0.3	—	-0.3/	—	+0.3/+0.2	+0.4/-0.3	+0.2/	C39
A27	—	—	—	—	+0.2/+0.2	—	—	U38
G28	+0.3/	—	—	—	—	—	+0.2/	C37

续表

B. ^{13}C 化学位移的改变

突起链	C8/C6	C2/C5	C1′	C2′	C3′	C4′	C5′	无突起链
G21	—	—	—	—	—	+1.4/	—	C41
A22	—	—	—	—	—	—	—	U40
U23	+26/	—	—	—	-1.4/	-1.9/	—	—
U24	—	—	—	—	—	—	—	—
U25	+1.0/	—	-2.0/	—	+1.9/	+1.5/	+1.1/	—
G26	—	—	+2.6/+1.5	—	—	+1.2/	+3.8/+1.9	C39
A27	—	—	—	—	—	—	—	U38
G28	—	—	—	—	—	—	—	C37

C. ^{15}N 化学位移的改变

突起链	N9	N7	N3	N1	无突起链
G21	—	—	—	—	C41
A22	+0.9/	-1.8/	-0.8/*	*/+0.7	U40
U23	—	—	—	-4.2/	—
C24	—	—	—	—	—
U25	—	—	+2.0/	-1.0/	—
G26	—	-3.4/	—	/+0.5	C39
A27	-0.5/	-0.8/	—	—	U38
G28	—	—	—	—	C37

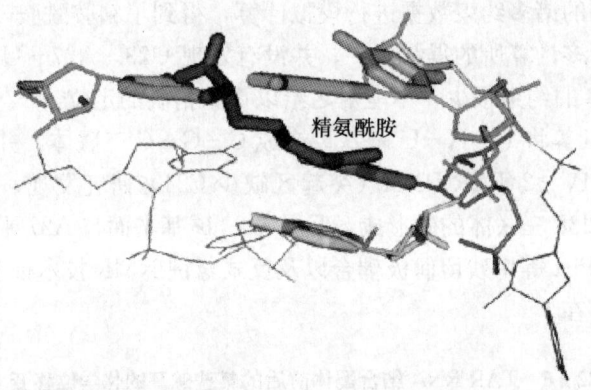

图 22-18 精胺酰胺-TAR（HIV-2）复合物突起区的侧面观，可见 U23 碱基平面与 A27 平面存在一个夹角。

Pitt 等的研究还从另一个方面证实了 TAR RNA 结合配体前后的构象变化：上下茎区双螺旋主轴的夹角变化（如图 22-19）。未结合任何配体的 TAR 茎轴的夹角约 47°，而结合了精胺酰胺之后的夹角变为 11°，结合了 Mg^{2+} 离子后变为 5°，结合之后，上下茎区趋于同轴。

目前对 TAR RNA 的构象研究获得的多是类似于 Tat 诱导产生的构象，如 Tat 衍生多肽，富含碱性氨基酸（精氨酸）的多肽，或者精氨酸类似物。TAR 与它们结合后，产生的构象虽具有某些差别，但是基本相似，因此又称此类构象为功能构象。

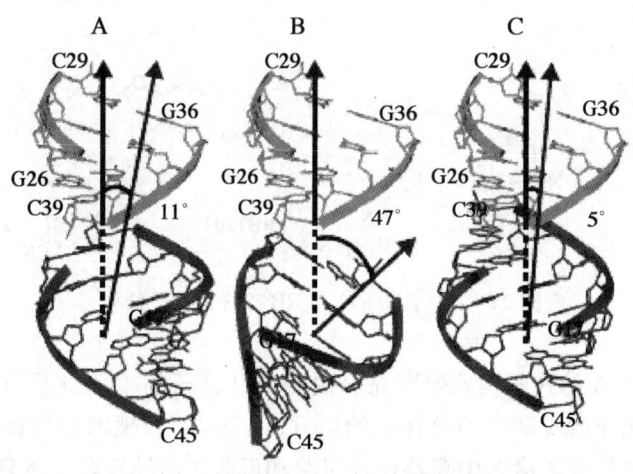

图22-19 TAR RNA 构象的改变及上下茎区主轴夹角的改变
A. TAR-精氨酸复合物中，TAR 的构象
B. 未结合任何配体的 TAR 的构象
C. 结合了 Mg^{2+} 的 TAR 的构象

除了这些构象之外的非功能构象也在今年的研究中被发现，并且对以 TAR RNA 为靶的药物设计具有很好的指导意义。Murchie 等利用荧光共振能转移方法筛选到了一个对 Tat-TAR 具有高抑制活性的双芳环化合物 RBT550（$K_i = 0.039 \mu mol/L$）。下图（图22-20）为其与 TAR 复合物的模拟结构。此结构与精胺酰胺-TAR 复合物的结构不同。在后者中，U23 与精胺酰胺的胍基以及 A22 产生连续堆积作用；在前者中，U23 虽然仍处于 A22 上方，但并未产生堆积作用。同时 C24 部分堆积在 U23 上。并没有 NMR 信号表明 A22 碱基与 U40 碱基配对。这些构象特征与 Fareed Aboul-ela 等报道的没有结合任何配体的空白 TAR RNA 的构象特征很相似。在 Murchie 课题组的另一个研究中发现结构与 RBT550 很相似的化合物 RBT203 与 TAR RNA 结合时却产生了类似于 Tat 诱导产生的构象。

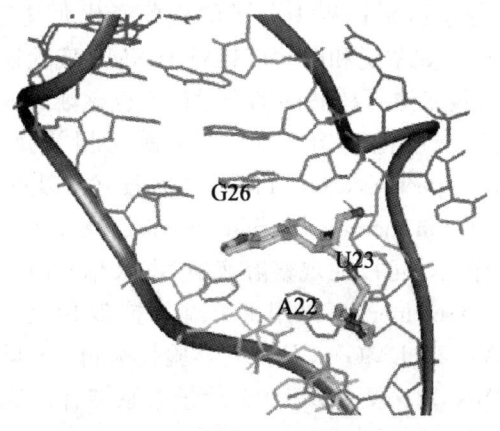

图22-20 RBT550-TAR 复合物模拟结构（突起区）

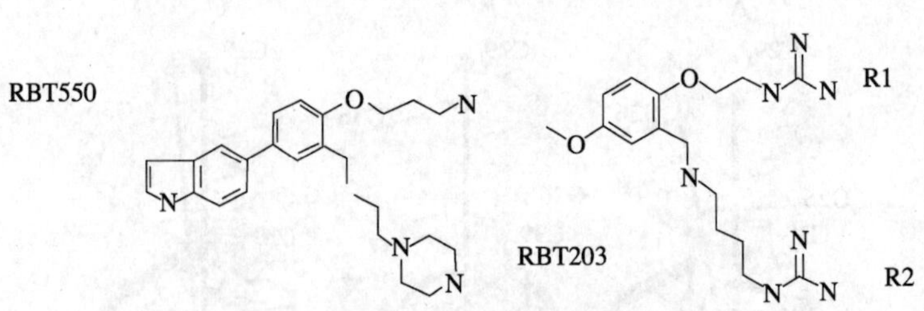

图 22-21 RBT550 和 RBT203 的分子结构

关于 TAR RNA 的这些构象研究充分说明了其分子的柔性以及由此而产生的构象的多变性。这种构象的复杂性的存在，给以 TAR RNA 为靶的药物设计带来了很大的麻烦，但是也同时提供了诸多中药物设计思路和可能。活性构象虽然具有多多少少的差异，但是，几个基本的特征是相对稳定的：结合前后上下茎区主轴夹角的变小和突起区的 C24 和 U25 被挤出螺旋之外，A22-U40 碱基对的形成，以及多数情况下出现的 U23-A27-U38 碱基三联体的形成，使得突起区大沟区（精氨酸结合位点）变宽，以允许精氨酸胍基的进入及进一步的氢键网络的形成，从而进一步稳定复合物。以这种构象为基础可以设计竞争性的 Tat 抑制剂，与 Tat 蛋白竞争诱导 TAR RNA 的活性构象，并与之相结合，从而抑制 Tat-TAR 相互作用。而诸如 RBT550 以及自由状态的 TAR RNA 构象则更提供了一种新的抑制剂设计思路：稳定非活性构象，阻止其向活性构象的转变，从而阻止结合。

第三节 展望

NMR 方法结合分子动力学计算和计算机模拟，已经成功地研究了不少生物大分子的结构，在药物-核酸相互作用的研究中，以其特有的优势而成为除 X-光衍射之外的另一种重要的结构研究手段。NMR 实验数据提供了分子结合中的位点特异性证据，同时也直接说明了分子识别过程中分子的构象变化尤其是大分子的构象变化，此外某些定量技术的应用，如浓度和时间依赖质子 NMR 实验还提供了分子结合中的热力学数据。应用 NMR 技术进行核酸的动力学研究也逐渐深入（篇幅有限，未作介绍）。新的技术在近些年来层出不穷，如 NMR 横向相关弛豫优化谱（transverse related relaxation optimized spectroscopy，TROSPY）技术以及交叉相关弛豫增益极化转移（crosscorrelate relaxation increased enhanced polarization transfer，CRINEPT）技术，联合适当的同位素标记，可以在观察溶液中 NMR 信号时，由于分子大小所受到的限制缩小了好几倍。Gmeiner 等利用 2D 调节扩散梯度 COSY（2D diffusion-modulated gradient COSY，2D DMG-COSY）实验技术测定乙啶与 RNA 的相互作用，实验结果证实乙啶与 RNA dU5 发卡以 1∶1 计量关系结合，这与荧光法测定的结果完全一致。

NMR 技术测定药物与核酸作用的发展从定性走向定量，进而在时、空、量三个方面全面提供分子结合时涉及的各个方面信息，为深入研究和理解结构和功能关系奠定了基础。这将对以核酸为靶的药物设计提供充分的依据，使得药物的设计更加合理。相信，随着 NMR 技术的进一步发展，这一领域的前景更加光明。

参考文献

[1] Klevit RE, Wemmer DE, Reid BR. ¹H NMR Studies on the Interaction between Distamycin A and a Symmetrical DNA Dodecamer. *Biochemistry*, 1986, 25: 3296 - 3303.

[2] Pelton JG, Wemmer DE. Structural Modeling of the Distamycin A - d (CGCGAATTCGCG)$_2$ Complex Using 2D NMR and Molecular Mechanics. *Biochemistry*, 1988, 27: 8088 - 8096.

[3] Pelton JG, Wemmer DE. Structural characterization of a 2:1 distamycin A d (CGCAAATTG-GC)$_2$ complex by two - dimensional NMR. *Proc Natl Acad Sci USA*, 1989, 86: 5723 - 5727.

[4] Pelton JG, Wemmer DE. Binding Modes of Distamycin A with d (CGCAAATTTGCG)$_2$ Determined by Two - Dimensional NMR. *J Am Chem Soc*, 1990, 112: 1393 - 1399.

[5] 毛希安. 脱氧糖核酸的核磁共振研究简介. 波谱学杂志, 2003, 20 (1): 75 - 90.

[6] 杨铭, 肖苏龙, 周田彦等. 新的手性铂络合物与 DNA 两种不同结合方式中的分子识别. 北京医科大学学报, 2000, 32 (3): 198 - 202.

[7] Fourmy D, Recht MI, Blanchard SC, et al. Structure of the A Site of Escherichia coli 16S Ribosomal RNA Complexed with an Aminoglycoside Antibiotic. *Science*, 274: 1367 - 1371.

[8] Veselkov AN, Eaton RJ, Pakhomov VI, Semanin AV, et al. NMR Study of Daunomycin Complexation with Hexadeoxynucleotide 5′- d (TpApCpGpTpA) in Aqueous Solution. *Molecular Biology*, 2001, 35: 740 - 749.

[9] Brodsky AS, Williamson JR. Solution Structure of the HIV - 2 TAR - Argininamide Complex. *J Mol Biol*, 1997, 267: 624 - 639.

[10] Puglisi JD, Tan RY, Calnan BJ, et al. Conformation of TAR RNA - Arginine Complex by NMR Spectroscopy. *Science*, 1992, 257: 76 - 80.

[11] Puglisi JD, Chent L, Frank AD, et al. Role of RNA structure in arginine recognition of TAR RNA. *Proc Natl Acad Sci USA*, 1993, 90: 3680 - 3684.

[12] Davis B, Afshar M, Varani G, Murchie AIH, et al. Rational Design of Inhibitors of HIV - 1 TAR RNA through the Stabilisation of Electrostatic "Hot Spots". *J Mol Biol*, 2004, 336: 343 - 356.

[13] Aboul - ela F, Karn J, Varani G. The Structure of the Human Immunodeficiency Virus Type - 1 TAR RNA Reveals Principles of RNA Recognition by Tat Protein. *J Mol Biol*, 1995, 253: 313 - 332.

[14] Aboul - ela F, Karn J, Varani G. Structure of HIV - 1 TAR RNA in the absence of ligands reveals a novel conformation of the trinucleotide bulge. *Nucleic Acids Research*, 1996, 24: 3974 - 3981.

[15] Murchie AIH, Davis B, Isel C, et al. Structure - based Drug Design Targeting an Inactive RNA Conformation: Exploiting the Flexibility of HIV - 1 TAR RNA. *J Mol Biol*, 2004, 336: 625 - 638.

[16] Wang ZY, Rana TM. RNA Conformation in the Tat - TAR Complex Determined by Site - Specific Photo - Cross - Linking. *Biochemistry*, 1996, 35: 6491 - 6499.

[17] Pitt SW, Majumdar A, Serganov A, et al. Argininamide Binding Arrests Global Motions in HIV - 1

TAR RNA: Comparison with Mg^{2+} - induced Conformational Stabilization. *J Mol Biol*, 2004, 338: 7-16.
[18] Searle MS. NMR - studies of drug - DNA interactions. *Prog NMR Spectr*, 1993, 25: 403-480.
[19] 宁永成编著. 有机化合物结构鉴定与有机波谱学. 第二版. 北京: 科学出版社, 2000: 174-212.

(张春雷, 杨 铭)

小分子与生物靶分子相互作用的化学热力学研究技术

23

第一节 微量热计和热分析仪

随着生命科学诸多学科的飞速发展和相互渗透，药物设计已经改变了只依靠机遇筛选或单纯修饰改造先导化合物的研究模式，开始了以生物大分子为靶分子的新研究途径的探索，尤其以核酸、蛋白质等生物大分子为靶的药物研究发展最为迅速。生物化学热力学是化学热力学领域重要的研究方向之一。它主要从能量学的角度，将微量热及热分析等经典热力学研究方法与各种现代波谱学技术相结合，研究复杂生物大分子体系中各种分子间的相互作用，尤其是外源性小分子化合物与生物体内各种大分子的相互作用与结合。由实验结果得出二者相互作用的强度、作用位点、键合模式及所形成加合物微观构象的确切信息，探讨其相互作用的机制，推断小分子化合物生物活性的高低，为小分子药物化合物的分子设计、合成与筛选提供实验数据及理论依据。

宏观的量热及热分析数据在研究小分子化合物与生物大分子相互作用中具有准确可靠、样品不受限制等特点，是其他研究方法和技术所不能替代的。将热力学实验数据和结果与紫外光谱（UV）、荧光光谱（PL）、圆二色谱（CD）及核磁共振谱（NMR）等现代波谱技术相结合，可给予小分子化合物与生物大分子相互作用与结合更加完美的宏观及微观解释。

放热和吸热是生命过程固有的特征。从细胞的新陈代谢到各种生物大分子的正常活动都伴有热能产生。对生物反应进行定量热测量可有力地探索生命过程奥秘，揭示生物体内分子间、生物分子及外源性化合物间的作用机制。为了对产热较小的生物体系进行有效的热测量，必须设计出灵敏度足够高的生物反应微量热计。尽管量热技术发展至今已有100多年的历史，但适合各种生物反应热测量的微量热技术只是随着近代科学尤其是电子科学技术的进步才得以发展起来的。一台生物反应量热计应具备的特征包括：(1) 高测量灵敏度。生物反应量热计至少应能检测出微焦耳级的热量，现代生物反应量热计一般均能达到 $0.2\mu W$ 热功率的检测水平，围绕样品池信号较强热电堆技术及微伏放大器的应用有力地促进了量热计测量灵敏度的提高；(2) 长时间稳定热测量。大多数生物反应具有历时长的特点，如细菌及微生物繁殖、细胞增殖及代谢常耗时多达几十小时。基于样品与参比物温差准确及稳定测量的 Calvet 热导式量热计完全具备了长时间稳定热测量的特征；(3) 样品用量少。生物样品提纯难度大，价格较昂贵，为减少实验样品用量，样品池应具有较小的工作体积，目前一般为 $1cm^3$，试样用量在 $0.8cm^3$ 左右。美国 CSC、TA 等公司生产的等温滴定量热计、法国 Setaram 公司生产的微量差示扫描热量热仪代表了现代生物微量热计和热分析仪的发展方向。

一、等温滴定量热计

等温滴定量热技术是指定温下将一种反应物滴定到另一种反应物（通常为大分子化合物）中的热效应测量技术。在诸多生物反应热量计中，等温滴定热量计（ITC）以其高灵敏度、高自动化、快速响应时间及快速平衡等特点成为基础研究和药物设计中的一种重要工具。等温滴定量热计尤其适合研究生物大分子与作为配体的小分子化合物相互作用，其测量的最低热量目前可至 10^{-7} J。通过对等温滴定量热曲线进行计算机处理，可得到小分子化合物对生物大分子的结合数 n、反应平衡常数 K 及相互作用的摩尔焓变 $\triangle_r H_m^\circ$、自由能改变 $\triangle_r G_m^\circ$ 及熵变 $\triangle_r S_m^\circ$ 等热力学参数，这些化学热力学的实验结果直接显示出了二者之间相互作用的难易程度、结合强度与键合模式。粒子间作用强度及作用力的大小可用其对应的相互作用摩尔焓变 $\triangle_r H_m^\circ$ 的数量级来衡量。一般来讲，作为分子间作用力的范德华引力不超过 40 kJ/mol，氢键力通常在 8~50 kJ/mol 之间，如大于 100 kJ/mol，则应考虑化学键力。

自 1970 年开始，ITC 就被应用于酶底物大分子与配体作用以及配体或 pH 引起的生物大分子构象变化的热力学研究中。但是，由于仪器灵敏度不高，最低只能检测到 10^{-3} cal 的热量，因此只能局限于研究结合热效应足够大的生物分子识别作用，而且结合常数也只能局限在 10^4 的水平上。对于亲和力高于 10^4 的结合反应，ITC 只能测出结合焓，得不到结合常数。随着现代科学技术的发展，尤其是电子科学技术的进步，量热计灵敏度迅速提高，目前 ITC 最低检测功率已至 0.2μW，即可研究极稀溶液（10^{-6} mol/L 或浓度更低）中生物分子间的相互作用，又可研究强结合力（结合常数为 10^{10} 或更高）的生物大分子体系。

ITC 具有的显著特点是：(1) 与其他分析手段相比，不必修饰或标记反应物分子。ITC 测定溶液中处于自然状态下的分子间相互作用，避免了由于化学修饰、标记可能引起的复杂反应；(2) 由于生物分子间相互作用通常总会伴随热效应的产生，因而同各种波谱技术相比，ITC 原则上可适用于各种类型生物分子体系的结合反应，如蛋白质-蛋白质、酶-底物相互作用等，应用范围广泛；(3) 反应后的样品可以回收，用于进一步做其他方法研究；(4) 滴定反应可程序化控制，数据搜集自动化，一次滴定实验后就能测得全部热力学参数（n、K、$\triangle_r H_m^\circ$、$\triangle_r G_m^\circ$、$\triangle_r S_m^\circ$），如进行不同温度下结合反应的热测量还能获得 $\triangle C_p^\circ$ 的信息。

图 23-1 为美国 CSC 公司产 4200 型等温滴定热量计的结构示意图。该仪器最低测量热功率为 0.2μW。其检测系统主要由热流传感器（TED）和内部恒温水浴组成。热流传感器由半导体热电堆构成，位于样品池及参比池（容积均为 1cm³）与大金属块制成的热池之间。反应池装有搅拌系统，实验开始前，被滴定液（如生物大分子溶液）装入反应池，起参比作用的参比池通常装等体积的缓冲溶液。待仪器达热平衡后，将滴定样品（如小分子配体）由注射器按设定的时间间隔滴加到反应池中进行反应。热流传感器检测两池间微热量变化，并转化为相应的电信号输出，再经 TED 放大器放大，放大倍数可达 30 莫测 000 倍，由此大大提高了仪器的检测灵敏度。放大的电信号再由数字

第23章 小分子化合物与生物靶分子相互作用的化学热力学研究技术

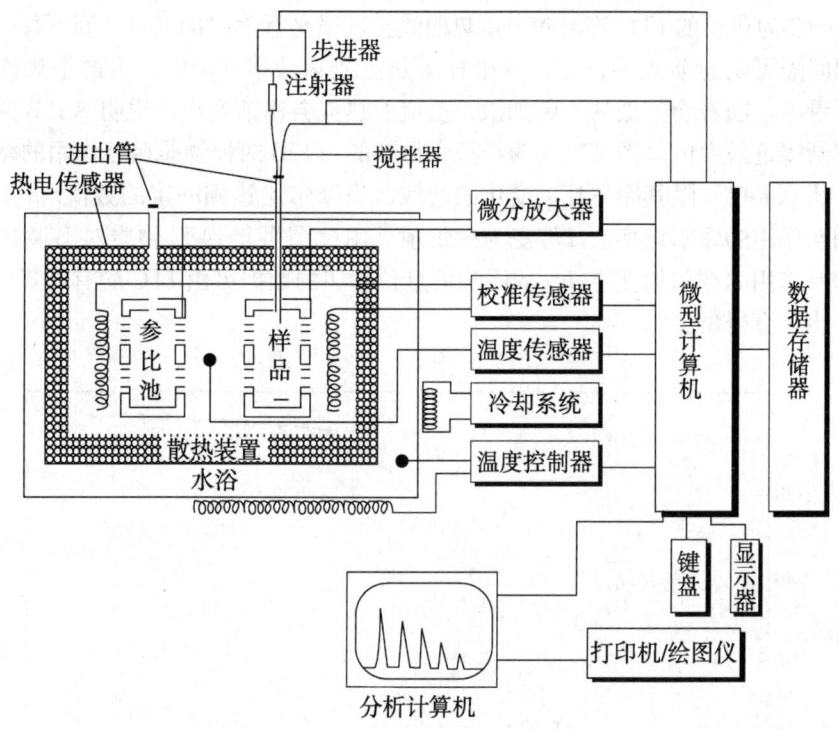

图 23-1　等温滴定量热计结构示意图（美国 CSC 公司产 4200 型）

转换器转换为数字信号，由内部处理器读取，经串行接口输入计算机。整个实验过程，从实验过程设计、滴定反应到数据采集均由计算机自动控制，仪器配有相应的软件进行热信号积分和热力学参数的计算。ITC 具有灵敏度高、信号响应快、机操作简单的优点。

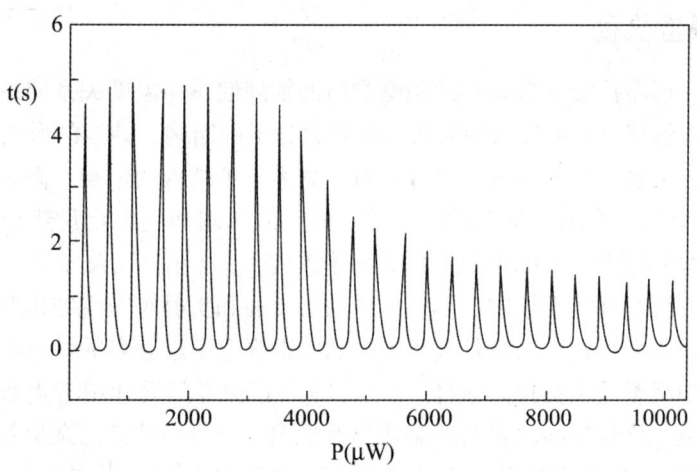

图 23-2　A，B 两种物质相互作用的典型等温滴定量热曲线

图 23-2 为典型的 ITC 等温滴定量热曲线。其横坐标为时间（s），滴下每一滴滴定液的时间间隔可实验前人为设定。纵坐标为热流或热功率（μW），由图中热流随时间的变化可看出，随着滴定液的不断加入，反应的热流会逐渐变小，说明 A、B 两种物质的结合逐渐接近最大值。图 23-3 为经拟合得到的 A、B 两种物质相互作用的摩尔焓变 $\triangle_r H_m^\circ$（kJ·mol^{-1}）随其摩尔比 r 变化的曲线。当摩尔比达到一定的数值时，A、B 两种物质相互作用的摩尔焓变 $\triangle_r H_m^\circ$ 变为一恒值。由此图可得到 A 物质对 B 物质的结合数 n 及相互作用的摩尔焓变 $\triangle_r H_m^\circ$ 的明确信息，确切的数据可由 ITC 配有计算机的相应软件进一步计算得出。

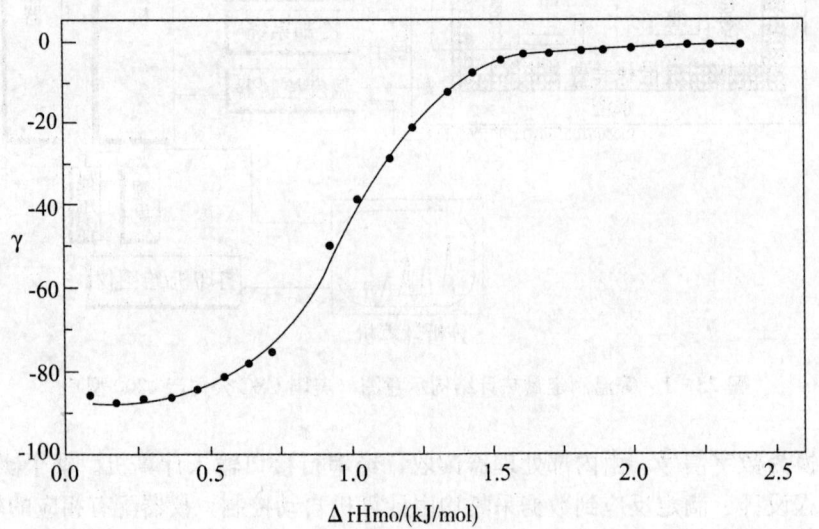

图 23-3 A，B 两种物质相互作用摩尔焓变随其摩尔比变化的拟合曲线

二、差示扫描量热仪

热分析是在程序控温下自动连续跟踪物质的物理性质与温度关系的一类技术，其中微量差示扫描热量仪（DSC）可用来研究生物大分子的结构、结构的形成和稳定性以及结构和功能间的关系，研究小分子化合物对生物大分子结构的影响。高灵敏度和中等灵敏度的 DSC 可以用于类酯、蛋白质、核酸和糖类的基础和应用定量热分析研究。对差示扫描量热曲线的分析，可以得到生物大分子热变性的温度 T_m 及摩尔焓变 $\triangle_m H_m^\circ$ 等热力学数据，从而推断其分子接链、解链、伸张、卷曲和折叠等微观结构变化。

法国 Setaram 公司生产的量热仪系列产品在世界上是最著名的，有着最大的世界市场占有率。其中微量差示扫描热量计 Micro DSC-Ⅲ被专门设计用于生命科学及医学食品等方面的研究，该仪器同时具备等温量热及变温热分析的功能。微量差示扫描热量计 Micro DSC-Ⅲ的量热块用导热性非常好的镀金金属块组成。其外形及内部结构如图 23-4 所示。

（1）量热块外部热循环交换系统。将量热块的热量与外界空气或恒温水浴进行热交换,隔离或减少外界环境对其内部测量的影响。

(2) 镀金金属量热块。将加热、冷却的热量迅速传给量热计样品池及参比池(容积均为 1cm³)。

(3) Calvet 热流型多热电偶检测装置。检测出样品与参比物的间微量热变化并将其转变成输出电信号,同时将量热块的热量传该样品池及参比池。

(4) 样品池及参比池。由两个体积形状完全相同的特殊耐腐蚀合金材料制成的圆柱形容器。为适应不同类型反应及研究领域的需要,该量热计共设计了六种不同类型的样品池,它们分别为标准池、液体(气体)混合池、液体比热池、混合池、安瓿瓶样品池及焦耳热效应检验池(具体用途及使用详见仪器说明书)。

(5) 外部液体(气体)引入热稳定装置。当需用外部液体(气体)流入样品(参比)池(循环)时,该装置可使其进入样品(参比)池前进行热循环稳定,以减少外界与样品(参比)物之间温差的影响。

(6) 外部恒温循环水浴。进行 0℃以下实验时必须连接此装置。进行 0℃以上实验时其可提高量热计的稳定性,减少环境对体系温度的影响。

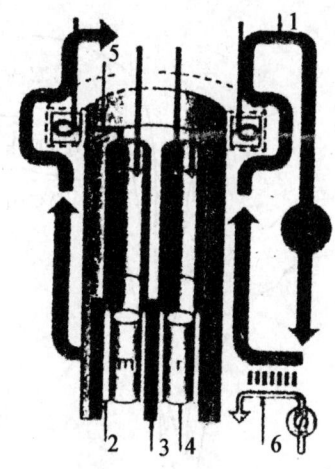

图 23-4 微量差示扫描量热计原理结构图(法国 Setaram 公司产 Micro DSC-Ⅲ型)

Micro DSC-Ⅲ 由 32 位专用计算机控制系统对其恒温、升温和降温控制。扫描速率从 $0.001℃ \cdot min^{-1}$ 至 $1.2℃ \cdot min^{-1}$。由于镀金量热块导热性能优良,其效果相当于大体积量热仪;而体积和质量又远小于大体积量热仪,但远大于普通热分析仪用的差热扫描式量热计 DSC。所以其长时间恒温稳定性接近于大型量热仪为 0.001℃左右(大型量热仪恒温稳定性为 0.0001~0.001℃)。Micro DSC-Ⅲ 可以做普通的差热扫描升降温(比普通 DSC 慢,但扫描精度非常高)。其超高恒温稳定性和超慢扫描特征非常适合于生命科学及医学食品领域方面对长时间温度恒定及长时间温度缓慢变化的实验条件,而 1.2℃/min 的温度变化足以模拟样品在实际环境中温度变化的范围。Micro DSC-Ⅲ 的加热制冷系统是由与量热块结为一体的半导体加热/制冷器组成。当半导体器件通入正方向电流时为加热(计算机上显示红色)状态。当通入反电流时为制冷(计算机上显示蓝色）状态。用本身制冷系统可达到室温以下0℃或加上外循环水浴可达到最低温度—20℃。Micro DSC-Ⅲ的测量温度适用范围是（—20～120）℃。

　　Micro DSC-Ⅲ的检测系统并不是普通DSC的单热电偶（简单热电偶检测板）或单铂热电阻方式；它是由Setaram公司发明特制的Calvet环绕型热电堆组成的检测器。分别把整个样品池及参比池包裹起来，将几乎所有的热变化量（95％以上）全部检测出来，其检测信号极限为0.2～2μW。因此它的精密度及模拟重复实验的准确度远高于普通DSC，并可以做量热计的开放体系实验，如气-液、液-液、固-液等两相反应实验，这也是普通DSC根本无法达到的。

　　Micro DSC-Ⅲ的设计为长时间连续工作，当实验完成时，仪器需设置自动返回室温状态，并自动保持此状态，不停机。

　　微量差示扫描量热仪Micro DSC-Ⅲ既可用于研究样品的变温热分析，也可进行等温热效应的准确测量。具有一机多用的功能，其应用十分广泛。由于该量热仪具有可靠性好、灵敏度高及升降温可逆且速率慢的特点，使得其在生物、药学及食品等方面的量热研究中居于世界领先水平。

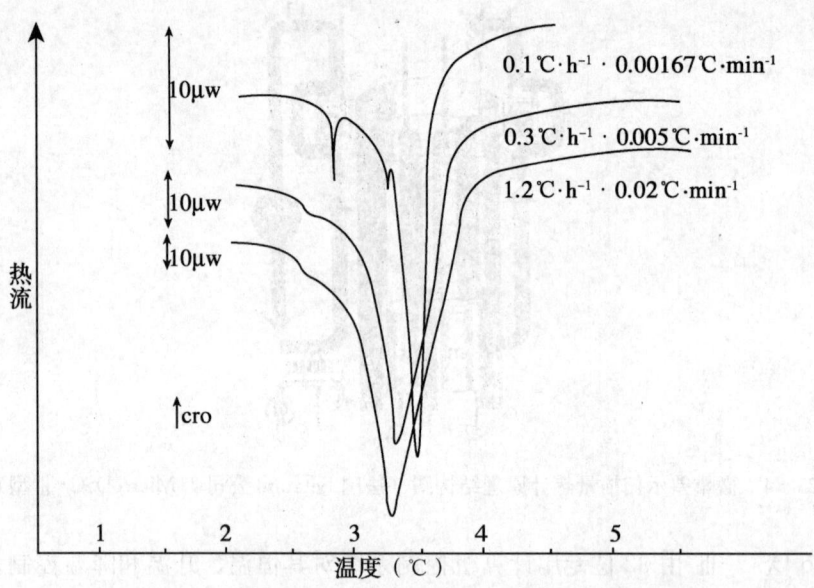

图23-5　由Micro DSC-Ⅲ测得的液晶相变热分析图谱

　　Micro DSC-Ⅲ在变温热分析方面的应用主要有：（1）动、植物蛋白的热变性；（2）酶的热变性；（3）蛋白的热变性-凝聚；（4）熔化-胶凝；（5）液晶的相变；（6）脂的相变；（7）结晶作用。图23-4为用Micro DSC-Ⅲ研究液晶随温度变化而发生相变的热分析图谱。液晶样品为胆甾醇油酸酯，反应池为标准池，样品重532.4g，量热计扫描速率分别为0.1、0.3和1.2℃·h^{-1}。图中主要峰均与由液晶到各向同性液体的变化相对应。由对同一等量样品所测的三条不同扫描速率量热曲线的比较中可看出，当变温速率相当慢时，量热曲线上出现了另外两个小峰，研究结果证实了它们分别对应于所测样品的两个中间相状态。此项研究充分证明了 Micro DSC-Ⅲ 的高测量精度。

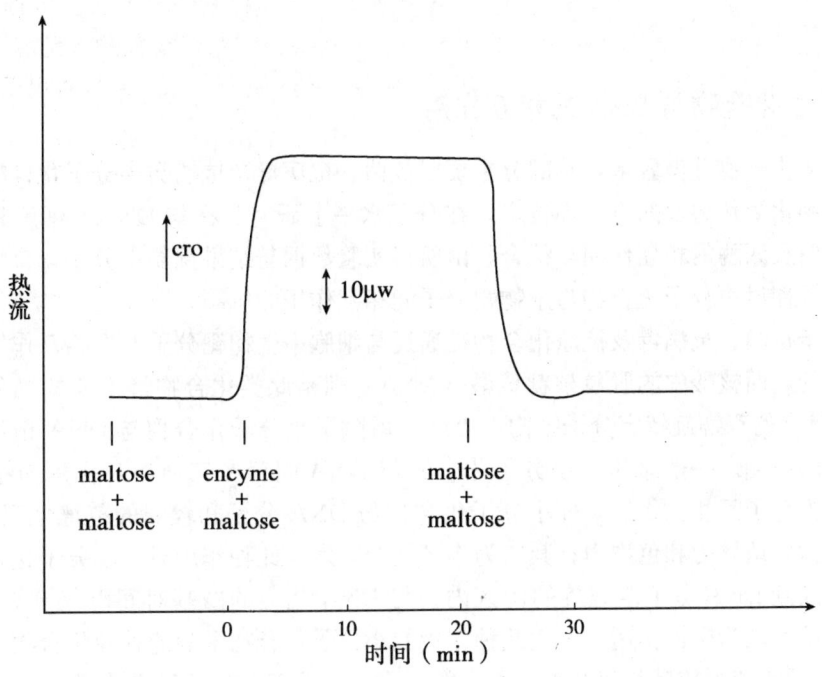

图 23-6　由 Micro DSC-Ⅲ测得的酶与底物反应的等温量热曲线

Micro DSC-Ⅲ在等温热测量方面的应用主要包括：（1）药物-赋形剂可配伍性；（2）不稳定物质的稳定性；（3）药物产物的稳定性；（4）细菌繁殖；（5）发酵作用；（6）酶反应；（7）混合图谱；（8）生热作用。图 23-5 为用 Micro DSC-Ⅲ 测量酶与底物反应的等温量热曲线。反应样品为霉菌甜淀粉酶1%水溶液及麦芽糖的1%水溶液，反应池为循环混合池，两样品流速均为 0.3ml/min，反应温度为 25℃。由所测曲线可看到，实验开始阶段，由于两内管循环的均为麦芽糖溶液，因而热效应为零；当将一内管改为酶溶液时，立即就出现因酶水解麦芽糖的放热现象；当重新用麦芽糖溶液代替酶溶液时，反应立即停止。此实验可以很容易地检测出酶在该类反应中的活性，同时也很容易由计算机的相应程序计算出霉菌甜淀粉酶水解麦芽糖等温反应焓变的数据。

第二节　小分子化合物与生物靶分子相互作用的热力学研究

一、小分子化合物与 DNA 的相互作用

小分子化合物种类繁多，本部分主要以抗菌、抗病毒及抗癌类小分子化合物的筛选为目标，用化学热力学的方法和技术，在分子水平上研究其在与 DNA、细胞骨架微丝和微管蛋白及尿酶的相互作用与结合，由所得实验数据与结果推断小分子化合物的生物活性高低，探讨小分子化合物与生物靶分子间相互作用的机制。

小分子抗菌、抗病毒及抗癌化合物是通过与细胞中生物靶分子发生相互作用来达到治疗目的的，而核酸中的脱氧核糖核酸（DNA）则是此类化合物最主要的靶分子。由于 DNA 具有的双螺旋特定分子结构，由此也就赋予小分子化合物与 DNA 相互作用与结合丰富的内涵。一般来讲，小分子化合物与 DNA 间存在三种相互作用与结合的方式，其一为分子间相互作用，即小分子化合物与 DNA 分子间较弱的范德华引力作用，包括静电力、诱导力和色散力；其二为沟区结合，发生此种作用时，小分子化合物整体或局部进入到 DNA 分子双螺旋的沟区内，与 DNA 相应的碱基对间以氢键力相结合；第三种作用称之为嵌插作用，发生此种作用的小分子化合物多为芳香性化合物，其进入 DNA 沟区后与芳香族碱基间产生 π 电子相互作用。下面选择几种有代表性的小分子化合物，用等温量热和差示扫描量热技术等热力学方法研究其与小牛胸腺 DNA 的相互作用。

（一）芳香性化合物

芳香性化合物多为由若干个五、六元环构成的稠环化合物，骆驼蓬碱及二氢骆驼蓬碱是两种典型的芳香稠环化合物，从两种化合物的分子结构示意图可看出，其分子稠环骨架为平面大 π 键结构，受两个排斥电子基团的作用，大 π 键中的电子云密度会发生一定程度的偏移，其结果一则使化合物分子本身产生了极性，二则使分子中与甲基相邻的靠外面的一个氮原子有可能接受外来质子而表现出碱性。两种生物碱的抗单胺氧化酶活性已有报道，我国一些医疗部门也已将其作为抗癌新药用于临床实验。王保怀等用微量量热的方法研究了两种生物碱与小牛胸腺 DNA 的作用。

一台法国 Setaram 公司产 MS-80 标准型 Calvet 微量热量计被用于研究两种生物碱与小牛胸腺 DNA 的相互作用。两种生物碱购自美国 Sigma 公司，DNA 为市售产品。

实验结果给出了两种生物碱与小牛胸腺 DNA 的相互作用热功率-时间曲线及相互作用的摩尔焓变 $\triangle_r H_m^\circ$，其中骆驼蓬碱与 DNA 为 -29.6 kJ·mol^{-1}，二氢骆驼蓬碱与 DNA 为 -10.7 kJ·mol^{-1}。摩尔焓变的结果表明两种化合物与 DNA 相互作用的强度相差了近 3 倍。相互作用能量的较大差别源于两种生物碱分子结构的差异。骆驼蓬碱分子

比二氢骆驼蓬碱多一个双键，其含氮稠环上电子云密度及稠环本身的平面程度均大于二氢骆驼蓬碱，二者与DNA发生嵌插作用时，与DNA芳香族碱基间产生π电子相互作用会有所不同。实验结果表明，芳香稠环化合物与DNA嵌插作用的强弱主要取决于化合物分子稠环的平面程度及电子云密度，具有相同稠环骨架的一系列同源衍生物，共轭环上的电子云密度越高，稠环越平整，其与DNA作用强度就越大。由相互作用摩尔焓变的数据，我们可以推测出骆驼蓬碱应比二氢骆驼蓬碱有更高的生物活性。

为了更深入探讨骆驼蓬碱与DNA的作用机制，杜卫红等进一步用等温滴定量热法及二维核磁共振波谱技术（NMR）深入研究了骆驼蓬碱与寡聚核苷酸d（GTGCAC）$_2$的结合作用。等温滴定量热结果表明，骆驼蓬碱与寡聚核苷酸作用的结合数$n=1.6$、反应平衡常数$K=1.5\times10^4$、相互作用的摩尔焓变$\triangle_rH_m^\circ=-28.5$ kJ/mol、自由能改变$\triangle_rG_m^\circ=-23.9$ kJ/mol、熵变$\triangle_rS_m^\circ=-15.4$ J/（mol·K），二者相互作用的摩尔焓变与王保怀等的测量结果完全一致。分析实验得到的二维NOESY及COSY核磁谱，按照顺序路径归属了所有非交换质子的化学位移，表明自补型六聚双螺旋分子d(GTGCAC)$_2$在溶液中为B型DNA结构。骆驼蓬碱以嵌插的方式与d(GTGCAC)$_2$结合，其分子中的甲氧基为首先进攻DNA的基团，结合达饱和后可引起d(GTGCAC)$_2$双螺旋结构的扭曲。

（二）手性铂络合物

生命过程中存在的手性特异性现象引起了人们对手性药物研究的重视。手性药物的研究也引起了生物学家的极大兴趣，但目前对手性药物与DNA的分子识别研究尚不充分。作为抗癌药物的顺铂等已被使用多年，为研制出新的高效低毒铂类抗癌药物，人们合成了若干新的手性铂络合物，以此进一步研究手性药物对DNA的分子识别作用，特别是深入探讨手性铂络合物与DNA作用的分子机制。杨铭等用热力学及有关波谱的方法深入研究了手性环方铂及环斑铂与小牛胸腺DNA的作用。

使用美国CSC公司产4200型等温滴定热量计（ITC）测定298.15K时手性环方铂及环斑铂与DNA作用的摩尔焓变$\triangle_rH_m^\circ$及结合位点数n。实验中每滴滴定液为15μl，时间间隔为480s。手性环方铂、环斑铂由北京大学天然药物及仿生药物国家重点实验室合成。每种络合物均存在顺（cis）、反（trans）两种异构体，反式异构体又分为反式左旋（trans-l）及反式右旋（trans-d）两种手性化合物。其系统命名为环方铂-环己二胺方酸合铂（R，R-SA-Pt；R，S-SA-Pt；S，R-SA-Pt）及环斑铂-环己二胺去甲斑蝥酸合铂（R，R-DC-Pt；R，S-DC-Pt；S，R-DC-Pt）。

等温滴定量热的实验结果表明，环斑铂与小牛胸腺DNA的作用明显属分子间作用力的范畴。在中性水溶液中，小分子化合物与DNA发生作用是一个复杂的过程，其相互作用的摩尔焓变为多种形式作用的综合。在对不同同分异构体小分子化合物与DNA的相互作用研究中，Kidani等发现其作用强度与小分子化合物的立体结构密切相关，如以Cl^-为配阴离子的环己二胺铂络合物有抗L1201肿瘤的活性，由此得出了反式比顺式活性大的结论。由相互作用焓变的绝对值数据可看到，三种不同环斑铂络合物与DNA作用的强度顺序为$S，S>R，R>R，S$，与Kidani等的研究结果相一致。至于环方铂与 DNA,二者相互作用摩尔焓变数据有些异常,尤其是 R,R-环方铂与 DNA 相互作用的摩尔焓变值(-388.1kJ/mol)已大大超过了分子间作用力及氢键力的范畴,暗示出相互作用时环方铂分子中可能有化学键的破裂及生成;S,S-环方铂与 DNA 作用的摩尔焓变为零,表示二者之间或是无作用,或是存在的几种作用力相互抵消,详细反应历程仍有尚待进一步揭示。

使用法国 Setaram 公司产微量差示扫描热量计 Micro DSC-Ⅲ测量有无铂络合物存在时 DNA 的熔融温度(即热变性温度,或解链温度)T_m 及其相应的摩尔焓变 $\triangle_m H_m^o$。对有无化合物存在时 DNA 热变性的 DSC 曲线及摩尔焓变数据分析可看出,两种铂络合物与 DNA 发生作用的结果,均不同程度地改变了 DNA 的分子构象结构,因而明显地改变了其热稳定性。

Maeda 等最先报道了用 DSC 获得 DNA 熔融曲线来研究药物对它的作用,发现不同药物由于结合类型不同,可对 DNA 的熔融曲线产生特征的影响。由环方铂及环斑铂与 DNA 相互作用的热功率-时间曲线(DSC)曲线可看出,不同立体构型的 R,S-、S,S-及 R,R-加入后,均使 DNA 热变性的热流-时间曲线发生了改变,使得 DNA 的熔融温度不同程度的有所提高,表明络合物与 DNA 的作用与结合使其双链在一起缠得更紧,热稳定性有所提高。由实验数据不难看出,S,S-环斑铂所引起 DNA 的熔融温度变化最大,R,R-环斑铂次之,R,S-环斑铂最小。

(三) 有机硒化合物及其铂、钯配合物

有机硒化合物是另一类小分子抗癌化合物,人们已经证明一些天然的富硒化合物具有某些抗癌功效。北京大学药学院新合成了三种有机硒化合物及其铂、钯配合物,即 2-[1,2-苯并异硒唑-3(2H)-酮]乙酸,EbGly、2-[1,2-苯并异硒唑-3(2H)-酮]乙酸(环己二胺)铂,EbGlyPt 和 2-[1,2-苯并异硒唑-3(2H)-酮]乙酸(环己二胺)钯,EbGlyPd。狄平等用化学热力学的方法进而研究上述三种化合物与小牛胸腺 DNA 的相互作用。

从有无三种化合物存在时 DNA 热变性的热流-时间曲线及其摩尔焓变实验结果可看出,化合物 EbGly、EbGlyPt 和 EbGlyPd 与 DNA 的作用的结果使其解链温度分别升高 5.14,7.18 和 9.64 ℃。说明三种化合物均与 DNA 发生了不同程度的作用与结合,均为以 DNA 为靶分子的小分子化合物。DNA 解链温度的升高表明小分子化合物与 DNA 结合的结果使其热稳定性增加。由三种小分子化合物与 DNA 作用 DSC 曲线的分析还可以看出,小分子化合物的结合不仅提高了 DNA 的解链温度,还改变了 DNA 的变性过程,使 DNA 的吸热峰由宽变窄,即吸热过程由慢变快,表明化合物对 DNA 的分子结构存在较大影响。三种化合物引起的 DNA 解链温度不同程度的增加显示了它们对 DNA 不同的结合能力,由实验结果可判断出其结合能力的强弱顺序依次为 EbGlyPd>EbGlyPt>EbGly。

(四) 偏端霉素及其类似物

抗肿瘤药物偏端霉素是由天然产物分离得到的寡肽类抗生素,与 DNA 发生沟区结合,为 DNA 的小沟结合试剂。为改善其药物性能,北京大学化学与分子工程学院新合

成了两种偏端霉素类似物，其分子结构分别为 PyPyPy-γ-βDp（类似物 1）和 PyPyPyPy-γ-βDp（类似物 2）。杜卫红等对两种化合物与小牛胸腺 DNA 的作用进行了化学热力学研究。

由等温滴定量热的实验数据可看出，类似物 2 由于其分子中比类似物 1 多了一个吡咯环，使得类似物 2 比类似物 1 对 DNA 的亲和力大大提高。差示扫描量热的实验结果也表明两种化合物均提高了 DNA 的解链温度并使解链过程发生了改变，说明两种化合物的存在增加了 DNA 分子双螺旋结构的稳定性，类似物 2 使 DNA 解链温度的改变程度要大于类似物 1。综合化学热力学与同时测量的 CD 及 NMR 数据，证明两种偏端霉素类似物均以沟区形式与小牛胸腺 DNA 结合，由于分子结构的差异，使得类似物 2 的生物活性高于类似物 1。

二、小分子化合物与微丝及微管蛋白的相互作用

构成细胞骨架的微丝蛋白（actin）和微管蛋白（tubulin）始终处于聚合与解聚的稳态平衡中，起着稳定细胞形态以维持细胞正常生命活动的重要作用。外源性抗菌、抗病毒及抗癌化合物进入细胞后，除与 DNA 发生作用外，也直接与微丝、微管蛋白发生作用，影响到微丝、微管蛋白的聚合与解聚稳态平衡。多年来，人们一直试图从能量学的角度研究微丝、微管蛋白聚合与解聚的稳态平衡，研究温度、溶液浓度、离子种类和强度、溶液 pH 值及小分子抗菌、抗病毒、抗癌化合物对平衡的影响，以此证实此类小分子化合物可与多种生物分子同时发生作用，更深入的探讨其治疗疾病的机制及毒副作用。由于反应热量小，直接量热难度大，以往对微丝、微管蛋白体外聚合的量热学研究均采用间接量热法，即通过测量反应的平衡常数 K，得到反应的 $\triangle_r G_m^\circ$，再由 Van't Hoff 作图法得到反应的焓变 $\triangle_r H_m^\circ$。由于间接测量存在近似的假设，因而所得结果准确度较差。近年来，随着微量量热技术的发展，刘雄等用法国 Setaram 公司 Calvet MS-80 标准型微量量热计直接测量微丝和微管蛋白体外聚合的焓变取得了成功，实验结果不但对文献值进行了修正，而且还进一步考察了温度、浓度、离子种类和强度、溶液 pH 及紫杉醇、顺铂等抗癌化合物对聚合反应的影响，得到了一些新的实验结果，并从能量学的角度对实验结果给予了合理的解释。

（一）顺铂、反铂、溴铂、碘铂和水铂与微丝蛋白的作用

顺铂对某些癌症有明显的治疗作用，其作用机制除了影响到 DNA 的复制与转录外，是否也与其他生物靶分子发生作用？其较强的毒副作用表现在何处？作为其类似络合物的反铂、溴铂、碘铂和水铂是否也存在与顺铂一样具有抗癌作用？此类问题自然成了人们研究的重要课题。曾慧慧等用化学热力学的研究方法探讨了顺铂及其类似络合物与肌动蛋白的相互作用。

等温滴定量热、热分析及粘度研究结果表明，低浓度下顺铂会抑制肌动蛋白单体的聚合，而在高浓度时又能促使肌动蛋白聚合-解聚平衡向解聚方向移动；反铂则只表现出促使肌动蛋白解聚的作用。顺铂和反铂均能影响肌动蛋白的自由巯基数目，说明它们间的结合位点包括巯基，分析有关 NMR 谱和数据可看出，顺铂与肌动蛋白作用时比反

铂有更多的此类结合位点。溴铂与肌动蛋白的作用类似于顺铂，但作用速率与强度稍低，其对肌动蛋白聚合的影响完全由其水解产物所致。碘铂对肌动蛋白的影响同样也是通过其水解产物来实现的。五种铂络合物与肌动蛋白作用强度的顺序依次为：反铂≈水铂＞顺铂＞溴铂＞碘铂。

（二）紫杉醇、卡铂、猪芽藻提取物及番荔枝素提取物与微管蛋白的作用

紫杉醇和卡铂是两种临床上用于治疗某些癌症药物，但其对微管蛋白的作用机制尚不清楚。为了探讨此类小分子化合物与微管蛋白的相互作用，周晓蕾等对紫杉醇、卡铂、猪芽藻提取物（ZYZ）及番荔枝素提取物（F43）与微管蛋白的作用进行较深入的研究。由 DSC 的研究结果可以看到，加入卡铂、F43 后，微管蛋白聚合和热变性的 DSC 曲线没有明显变化。都是在 27.3±0.1℃出现第一个峰，为放热峰，其热变性的摩尔焓变约为 1.2±0.2 kJ/mol，是微管蛋白的聚合峰。在 58.8±0.5℃出现第二个峰，为吸热峰，其摩尔焓变约为 3.6±0.3kJ/mol，是微管蛋白的热变性峰。在 80.0℃出现第三个峰，为放热峰，是变性后的蛋白凝聚峰。加入紫杉醇的微管蛋白其 DSC 曲线与未加药物的微管蛋白有明显不同。首先是 27.3℃的聚合峰变的很不明显。这可能是因为微管蛋白在较低温度就已聚合。此外，它们的变性温度增高了 2.5℃，峰形也明显变宽，不再是简单的单峰。

加入 ZYZ 后的微管蛋白，也不能观察到明显的聚合峰。其热变性峰的变化更为显著。变性温度升高了 4.4℃，而且变性峰分裂为三个峰。这反应出微管与 ZYZ 结合后，域的协同性发生了变化。DSC 的结果证实了 ZYZ 与微管蛋白的结合确实导致了微管蛋白结构形态的改变，表现为热变性温度和峰形的改变。

比较不同抗癌化合物与微管蛋白的相互作用，可看到紫杉醇能促进微管蛋白聚合并对其有稳定作用；顺铂可促使微管蛋白解聚；卡铂基本不与微管蛋白发生作用。三种作用机制映射了不同抗癌药物的不同抗癌机制。就微管蛋白作为靶分子而言，一种理想的抗癌化合物应对微管蛋白的聚合有促进作用或对其聚合与解聚动态平衡无影响，从而不对细胞骨架造成损害。实验结果证实顺铂能使微管蛋白解聚与解聚平衡向解聚方向进行，则可能会损坏正常细胞的骨架，造成空洞导致细胞死亡。顺铂与微管蛋白发生作用的热力学研究结果揭示了其毒副作用的一面。猪芽藻提取物（ZYZ）和番荔枝素提取物（F43）与微管蛋白相互作用的浊度和 DSC 实验结果说明，两种提取物均存在作为理想抗癌药物被进一步研究的价值。

三、小分子化合物与尿酶的相互作用

尿酶（urease）是金属代谢酶，是人类得到蛋白晶体的第一个酶，它也是所发现的第一个含镍金属酶。化学热力学的研究结果已经表明，顺铂作为一种广为应用的抗癌药物，可以与生物体内多种靶分子相互作用。有研究报道了用 8mg/ml 顺铂给中国仓鼠注射会使其细胞的染色体发生畸变，而用尿素预注射则会降低由突变引起的染色体损伤。研究顺铂与尿酶的相互作用，并与反铂的作用结果相比较，对进一步探讨顺铂的毒副作用有重要意义。杜卫红等用化学热力学的研究方法和有关波谱技术较深入地研究了顺铂及反铂对尿酶活性及其构象的影响。

第23章 小分子化合物与生物靶分子相互作用的化学热力学研究技术

差示扫描量热的研究结果表明，由于顺铂及反铂的相互作用，使得尿酶的稳定性受到很大影响，表现在变性温度及变性焓变均有所降低。与顺铂相比，反铂表现出不同的酶活性曲线及不同的酶DSC热变性特征，它在较之于顺铂较小的浓度下就可引起尿酶的活性稳定性及构象的较大变化。表明反铂与尿酶作用时比顺铂更具较强的结合亲和力，且在酶中反铂比顺铂具有更多的结合位点。

由抗菌、抗病毒及抗癌类小分子化合物与多种生物大分子作用的化学热力学研究结果可看出，此类化合物存在包括DNA、actin、tubulin、myosin及urease等多种生物靶分子，有力证实了小分子抗菌、抗病毒及抗癌化合物可同时与细胞中多种生物大分子发生作用的多靶理论。如顺铂几乎可以与本部分提到几乎有的生物大分子发生作用，其在与DNA发生作用表现出较强抗癌活性的同时，也存在着使tubulin发生解聚的毒副作用，而紫杉醇的抗癌作用则明显地表现为其对tubulin的稳定作用。

本章的研究结果表明，将经典的化学热力学理论和方法应用于生命科学及药物科学的研究是行之有效的，它可以在分子水平的级别上给出小分子化合物与生物靶分子间相互作用的准确宏观信息，对判断小分子化合物生物活性的高低及毒副作用大小，对探讨小分子药物化合物与生物靶分子间相互作用与结合的机制，对小分子药物化合物的分子设计、合成与筛选均可提供可靠的实验数据与结果。

参考文献

[1] Marrison I, Liu JS, Ampuero S, et al. Biological reaction calorimetry: Development of high sensitivity bio-calorimeters. *Thermochimica Acta*, 1998, 309 (1-2): 157-173.

[2] Livingstone JR. Antibody characterization by isothermal titration calorimetry. *Science*, 1996, 384 (6608): 491-492.

[3] Doyle ML, Myszka DG, Chaiken IM. Molecular interation analysis in ligand design using mass transport, kinetic and thermodynamic methods. *Journal of Molecular Recognition*, 1996, 9 (2): 65-74.

[4] Jelesarov I, Bosshard HR. Isothermal titration calorimetry and differential scanning calorimetry as complementary tools to investigate the energetics of biomolecular recognition. *Journal of Molecular Recognition*, 1999, 12 (1): 3-18.

[5] Walter J Moore. Physical Chemistry. Fifth edition. London: Longman Group Limited, 1976: 727-729.

[6] Schuster P, Zundel G, Sandorfy C. The hydrogen bond, recent developments in theory and experiments. Amsterdam: North-Holland Pub Co, 1976: Vol 1-3.

[7] Hadzi D. Hydrogen bonding: papers presented at the Symposium on Hydrogen Bonding held at Ljubljana 29 July～3 August, 1957. London: Pergamon Press, 1959.

[8] Flogel M, Biltonen RL. Calorimetric and potentionmetric characterization of the ionization behavior of ribonuclease A and its complex with $3'$-cytosine monophosphate. *Biochemistry*, 1975, 14: 2603-2609.

[9] 张有民，王保怀，杨森森. 生命科学医学食品专用高灵敏度量热计Micro DSC Ⅲ介绍及应用. 现代科学仪器, 1997, 3: 52-55.

[10] 林启寿. 中草药成分化学. 北京: 科学出版社, 1977: 767.

[11] 王保怀, 张开江, 李芝芬, 等. 二甲基亚砜及一些含氮稠环化合物与DNA的作用. 物理化学学报, 1993, 9 (1): 1-3.

[12] Wang BH, Zhang KJ, Li, ZF, et al. Effect of dimethyl sulphoxide and some multicycles compounds with nitrogen atoms on calf thymus DNA. Acta Physico-Chimica Sinica, 1994, 10 (3): 266-275.

[13] 王保怀, 张有民, 杨铭, 等. 微量量热法研究两种生物碱与DNA的嵌插作用. 物理化学学报, 1994, 10 (1): 82-86.

[14] Yang M, Wang K, Zang CB, et al. Bingding of carboline derivatives to calf thymus DNA - determination of binding mode and binding stregth. Journal of Chinese Pharmaceutical Science, 1994, 3 (1): 51-58.

[15] Du WH, Wang BH, Li ZF. Interaction of harmine with oligonucleotide d (GTGCAC)$_2$. Thermochimica Acta, 2004, 416: 59-63.

[16] Kidda Y, Noji M. Platinum and other metals coordination compounds in cancer chemotherapy, New York: Plenum Press, 1991: 127.

[17] 杨铭, 胡齐悦, 周田彦, 等. 手性环方铂络合物与DNA相互作用中的分子识别. 中国生物化学与分子生物学学报, 1998, 14 (5): 599-603.

[18] Li C, Wang BH, Li ZF, et al. The interaction between steroisomer of cantharidato 1, 2 - cyclohexane diamine platinum (II) and calf thymus DNA. Acta Physico-Chimica Sinica, 1999, 15 (5): 413-419.

[19] Zhou L, Wang BH, Li ZF, et al. Interactions of dioxycyclobutenedione - (1, 2 - cyclohexanediamine) platinum (II) with calf thymus DNA. Acta Physico-Chimica Sinica, 2000, 16 (8): 729-734.

[20] 杨铭, 肖苏龙, 周田彦, 等. 新的手性铂络合物与DNA两种不同结合方式中的分子识别. 北京医科大学学报, 2000, 32 (3): 198-202.

[21] Kidani Y, Noji M, Toshiro T. Antitumor activity of platinum (II) complexes of 1, 2 - diamino - cyclohexane isomers. Gann, 1980, 71 (5): 637-643.

[22] Maeda Y, Nunomura K, Ohtsubo E. Interaction of an anthracycline antibiotic, 4'- o - tetrahydro-pyrcnyladriamycin (pyrarubicin), with plasmid pJL3 - TB5 DNA. Thermochimica Acta, 1990, 163: 129-132.

[23] 狄平, 李册, 曾慧慧, 等. 有机硒化合物及其铂、钯配合物与DNA相互作用的研究. 中国化学会第十三届全国化学热力学和热分析学术会议论文集摘要集. 河南新乡, 2006年8月: 186.

[24] Coll M, Frederick CA, Wang AHJ, et al. A bifurcated hydrogen - boned conformation in the d (A - T) base pairs of the DNA dodecamer d (CGCAAATTTGCG) and its complex with distamycin. Proc Natl Acad Sci, 1987, 84: 8385-8389.

[25] Blasko A, Bruice TC. Stoichiometry and structure of complexes of DNA oligomers with microgonotropens and disamycin by ^{1}H NMR spectroscopy and molecular modeling. Proc Natl Acad Sci, 1993, 90: 10018-1022.

[26] Du WH, Wang BH, Li ZF, et al. Interactions of calf thymus DNA with short chain oligoamides. Thermochimica Acta, 2003, 395: 257-263.

[27] Xiao JH, Yuan G, Huang WQ, et al. Synthesis of distamycin analogs and their interactions with calf thymus DNA. Chinese Journal of Chemistry, 2001, 19 (1): 116-118.

[28] Liu X, Yen LF, Wang BH, et al. Microcalorimetric study on the interaction of F - actin with

myosin and its proteolytic fragments. *Thermochimica Acta*, 1995, 253: 167-174.

[29] Tian J, Han SC, Zeng HH, et al. Microcalorimetric investigations of K^+- and Mg^{2+}- induced polymerization of actin at temperatures from 293.15 K to 310.15K. *Journal of Thermal Analysis*, 1998, 54: 775-783.

[30] 曾慧慧, 王夔, 王保怀, 等. 微量量热法研究肌动蛋白的聚合及顺铂的影响. 物理化学学报, 1994, 10 (3): 197-199.

[31] Zeng HH, Wang BH, Zhang YM, et al. Calorimetric studies on actin polymerization and comparison of the effects of cisplatin and transplatin. *Thermochimica Acta*, 1995, 265: 31-38.

[32] Zeng HH, Wang K, Wang BH, et al. Studies on the thermokinetic characterization of actin polymerization and the effect of cisplatin. *International Journal of Biological Macromolecules*, 1996, 18 (3): 161-166.

[33] Liu X, Wang BH, Shu S, et al. Thermodynamic analysis of K^+- and Mg^{2+}- induced polymerization of actin at the temperature of 298.15K. *Thermochimica Acta*, 1998, 308: 63-68.

[34] Zeng HH, Wang BH, Wang K. Thermodynamic studies on the effects of cisplatin or its analog compounds on actin polymerization. *Thermochimica Acta*, 2001, 373: 1-5.

[35] 韩公社, 阎隆飞, 王保怀, 等. 微管蛋白聚合及其与紫杉醇作用的量热学研究. 物理化学学报, 1997, 13 (11): 969-973.

[36] 杨勇, 王保怀, 李芝芬, 等. 微管蛋白的聚合和变性及紫杉醇的影响. 物理化学学报, 1999, 15 (2): 182-185.

[37] Zhou XL, Yang Y, Li ZF, et al. DSC studies of the effects of cisplatin and transplatin on G-actin. *Journal of Thermal Analysis and Calorimetry*, 1999, 58: 243-248.

[38] Zhou XL, Yang Y, Wang BH, et al. DSC studies on brain tubulin and the effect of cisplatin. *Chinese Chemical Letters*, 2000, 11 (3): 243-246.

[39] Yang Y, Duan LL, Li ZF, et al. Interaction between actin and cisplatin or tranplatin. *Acta Physico-Chimica Sinica*, 2000, 16 (12): 1073-1079.

[40] Zeng HH, Tu PF, Zhou K, et al. Antioxidant properties of phenolic diterpenes from Rosmarinus officinalis. *Acta Pharmacologica Sinica*, 2001, 12: 40-44.

[41] Zhou XL, Wang BH, Li ZF, et al. Studies of the effects of anti-tumor compounds on the assembly and melting denaturation of tubulin in vitro. *Acta Physico-Chimica Sinica*, 2002, 18 (11): 1009-1013.

[42] Sumner JB. The isolation and crystallization of the enzyme urease. *J Biol Chem*, 1926, 69: 435-441.

[43] Dixon NE, Gazzola C, Watters JJ, et al. Jack bean urease (EC 3.5.1.5). A Metalloenzyme. A simple biological role for nickel. *J Am Chem Soc*, 1975, 97: 4131-4133.

[44] Du WH, Li ZF, Wang BH, et al. A study on the interaction between cisplatin and urease. *Thermochimica Acta*, 1999, 333: 109-114.

[45] Du WH, Han W, Li ZF, et al. Urease conformational change induced by transplatin, A comparison on the interaction on the interaction of urease with trasplatin and cisplatin. *Thermochimica Acta*, 2000, 359: 55-60.

(王保怀, 肖苏龙)

其他研究 DNA 与小分子作用的实验方法　24

体内很多生物效应是源于小分子与 DNA 的结合，而且小分子与 DNA 的相互作用是以 DNA 为靶分子的各种物质生物效应的分子基础，按化学键来划分这种结合作用主要有共价键结合及非共价键结合。非共价结合又以 3 种不同的方式进行，包括外部静电作用、嵌插结合、沟区（大沟区、小沟区）结合等。诚然，经典的复合物的晶体结构有力地支持了小分子与 DNA 的相互作用模型的概念。然而，不是在任何时候都能轻易获得供 X 射线衍射分析的小分子与 DNA 复合物的单个结晶的。在无法获得 X 射线衍射的结果的情况下，只有通过研究溶液中 DNA 及小分子的变化，并总结出这些变化的规律，来探讨小分子对 DNA 的选择性作用，包括其作用方式，作用强度及作用特异性等。小分子与 DNA 的相互作用在抗癌药物的体内作用方式的研究中非常重要，越来越多的工作证实了很多药物的抗癌活性及毒性与 DNA 的选择性作用有关。所以，运用简便易行的热力学方法，流体力学技术及光谱滴定等进行 DNA 的特性表征及药物小分子与 DNA 相互作用研究在抗癌药物设计方面有其特殊的意义。

第一节　DNA 的特性表征

在用 DNA 进行研究之前，必须先检测其纯度，尤其是碱基对的组成，浓度，解链温度（T_m）、RNA 含量及蛋白质含量。

一、DNA 浓度、碱基对组成和蛋白质含量

通过 230～290nm 的紫外吸收可以获知 DNA 浓度，碱基对组成和蛋白质含量。

在 DNA 中核苷酸的组成会影响波谱吸收参数，比如最大吸收波长，消光系数会有一些差异。具有高含量 GC 的 DNA 在波长 254～256nm 附近具有最大吸收，而 E. coli DNA 和其他 DNA 分子（具有等摩尔的 GC/AT）的最大吸收波长在 258nm 附近。借助这些光谱性质，通过一系列联立方程，可以定量地得知碱基对组成和 DNA 样品的浓度，在第三部分将分别介绍这些方程。

二、DNA 热变性、增色作用和 T_m 值

当 DNA 缓冲溶液被加热时，在双链 DNA 变成单链 DNA 的温度变化中，紫外消光系数有巨大的增高，滴定的中点温度一般称作 T_m。

该 T_m 值与平均 DNA 碱基的组成具有线性关系，高 CG 含量会使 DNA 的 T_m 值增高。所给出的 DNA 的 T_m 很大程度还取决于其离子强度（I），当溶液的 I 增加时，则

DNA 的 T_m 也增加，可能是因为反离子的增加，使 DNA 的磷酸基屏蔽而斥力减少。DNA 的分子量对 DNA T_m 没有明显的影响，因此在相同的条件下，超声处理的 DNA 和高分子量 DNA 具有相同的热变性分布。

对于已给定的 DNA 储备液，则热度性使 260nm 处产生生色效应（消光系数变大），这可以用来测定天然 DNA 中，双链 DNA 的相对百分比。吸收度的增加是因为 DNA 双螺旋变性，使碱基堆积减少。如果单个碱基和双螺旋碱基发生堆积，就比没有碱基堆积的情况下，由紫外光吸收诱导产生的偶极小。增色的百分比（$H\%$）用（1）计算

$$H\% = (\varepsilon_d/\varepsilon_n) \cdot \varepsilon_d \cdot 100\% \tag{1}$$

ε_d：260nm 时，加热变性 DNA 的消光系数

ε_n：260nm 时，室温下天然 DNA 的消光系数

在实际应用中，$H\%$ 可以直接由光度计上的吸收值进行计算，对于 *E. Coli* DNA 它的天然 DNA 含量是 100%，其生色作用应至少达到 29%，若 $H\%$ 在 25%～28% 时，就表示已有部分 DNA 变性了，如果 $H\%$ 值少于 25%，就说明该 DNA 已严重变性。

DNA 的热变性为确定 DNA 提取物的双螺旋变性与否，在质量方面提供了一种方便、简单、快速的方法。

RNA 含量及蛋白质含量按常规生化实验方法进行，不再详述。

第二节　DNA 的热变性研究

一、DNA T_m 值的测定

1. 把 DNA 储备液用磷酸盐缓冲液（PE buffer）稀释至 7.5×10^{-5} mol/L，使其在 $\lambda = 260$nm 处的吸收度大约为 0.7。

2. 把稀释的 DNA 样品放入石英杯里，再盖上特制的塞子，塞子上有一个 0.5mm 孔径大小的孔，这个特制的塞子就像一个小的回流凝器，在加热时对因此而产生的高压起到释放。

3. 把石英杯放入恒温的比色槽中，检查 Haake 模式的循环水量是否安装很好，把仪器置双光束模式，波长选择 260nm。

注意：在把 DNA 加入样品池以前，使 PE buHer 的吸收为零。

4. 通过设置温度档，温度就可从光度计的数字显示器中直接读出，再转到吸收档，进行测量。

5. 打开 Haake 水浴，使接触温度计上温度约为 35℃，等 15～20min 平衡后，同时记录吸收度和温度，如果吸收度稳定了，再把 Haake 接触温度计设置一个较高的温度（40～42℃），再读数据，每隔 5～7℃ 就升高一次温度，直到 260nm 处的吸收变化很明显（达到每一次吸收增加 0.02）了。这时，就把温度增量减至大约 1℃，再继续读数，当每隔 5℃ 的吸收度的变化小于 0.005，就可以停止读数了。

注意：在任何情况下，Haake 接触温度计的值都不能超过 98℃。

二、检测结合小分子对 DNA 热变性影响的实验方法

当一个小分子药物结合到 DNA 上，则 DNA 的热变性分布就会改变，就会导致 T_m 值的增加，图 24-1 说明了小牛胸腺 DNA 分别和化合物 1 及化合物 L 的作用。在该实验所采用的条件下，小牛胸腺 DNA 的 T_m 为 62℃，但加入化合物 1 及化合物 L 后，则 T_m 均有提高，这个 DNA T_m 的变化表明了药物小分子和 DNA 的结合。

操作过程和上面描述的 DNA 变性检测一样，只是样品是含有 DNA 和待测药物的混合物。

需要注意的是，药物和 DNA 比例应为 0.1 或更少，如果超过这个比例，会使 T_m 超过 95℃，就得不到满意的结果。

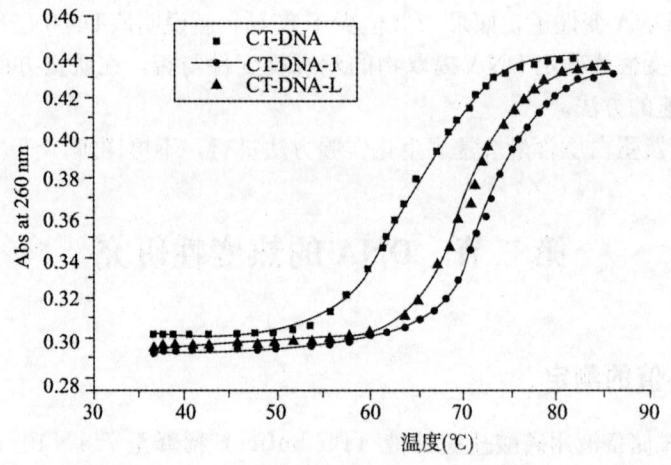

图 24-1　小牛胸腺 DNA 分别和化合物 1 及化合物 L 的作用后的热变性曲线

第三节　DNA 溶液的黏度测定

小分子和 DNA 复合物的结构研究对了解小分子和核酸相互作用的生物学效应非常重要。对 DNA 和小分子药物之间形成的复合物结构的解析对认识药物反应的机制非常重要。

许多和 DNA 结合的药物通常带正电，对于具有稠芳环结构的药物分子都是通过嵌插作用和 DNA 结合的。嵌插会使邻近的碱基对分开一定的角度，使局部的双螺旋增长，引起 DNA 的脱氧核糖—磷酸骨架解链，这就在双螺旋上产生一空腔使平面结构的药物有可能填充进来，这样药物就平行结合在邻近碱基对之间，垂直于双螺旋的主轴。双链的寡核苷酸和嵌插剂作用的 X 衍射结果已证明由于嵌插作用，会使发生嵌插的碱基对区域的糖基构象发生改变。所以，药物分子引起 DNA 长轴的扭变以至于引起双螺

旋的弯曲是完全可能的。

随着药物与 DNA 比率增加，同样的嵌插位点就逐渐被饱和，但许多具有平面阳离子的化合物可以通过 DNA 静电缔合作用的协调继续和这段 DNA 结合，这种结合方式比嵌插作用弱得多，因为堆积的阳离子药物与 DNA 复合物的稳定性来自它和阴性 DNA 磷酸基的相互作用。如果需要，可以用增加离子强度来减弱这种结合方式。

一些药物虽然具有平面的芳环结构（多是以能自由旋转的单键相连几个简单的芳环），但不以嵌插方式和 DNA 强烈结合。研究证明这些分子结合在 DNA 的小沟区，并且它们带正性，往往由于和 DNA 磷酸基的结合而使作用加强，这种类型的结合不会使 DNA 分子的构象变化，亦不会导致 DNA 双螺旋的增长和解链，这种外部复合物的稳定性来源于药物分子和它所连接的 DNA 沟区的碱基边缘的接触、氢链、疏水作用和静电效应对此都很重要。

阐明药物 DNA 复合物结构的第一步是确定药物是否发生了嵌插结合，既然嵌插作用和沟区结合对 DNA 构象的改变有明显不同的影响，那么，这两种结合方式就能用流体动力学实验进行区分，比如黏度、沉降、扩散，其中黏度滴定（用药滴定 DNA）尤为准确。

一、DNA 溶液的黏度测量

黏度可用流体流动的阻力来描述。在一个简单的毛细管黏度计中水溶剂通过半经固定的毛细管而流动。在流动中因稳态能量的消耗而形成溶剂的黏度。在流动中，溶液和毛细管的玻璃表面黏附而形成一层溶液层，溶液无先前形成的溶液层让流动，速度越来越快，直到达到毛细管的中心，即毛细管中心的流速最大，中心流速和毛细管玻璃壁上流速之差被称为切变速度，这样，流速的差值越大，同特别黏度计的切变速度就越大。黏度计毛细管的物理性质，如长度、半径等决定切变速度，并且可能通过改变毛细管的物理性质来改变切变速度。

DNA 从微生物（如病毒）中提取分离出来，更高级真核生物的 DNA 的分子量相对较高（10^7D），在水溶液中 DNA 分子的组成按分子量划分呈高斯分布。在这些情况下，DNA 就没有唯一的三维结构。DNA 分子通过和溶剂分子碰撞产生的热搅动使其分子的形态构象会在一个很大的变化范围内不断变化，在 DNA 的分离中，它也要经受各种不同的机械压力，使分子降解，也会导致不同分子量的 DNA 分子产生。早期的黏度实验证明，高分子量 DNA 的黏度决定于黏度计的切变速率，这是由于大的 DNA 分子伴随切变梯度有排序的趋势，这时溶剂分子引起的热搅动相对于梯度的空间效应就小得多。人们已经发现，不同切变速度的黏度计测出的 DNA 的黏度有很大不同。这样，在研究 DNA 溶液因加入嵌插剂引起黏度增加时就会有很大误差，因为黏度增大的多少也可由不同的切变速率所引起。要解决这个问题可以选用低分子量 DNA 来减少误差。用超声处理的 DNA 具有相对低的分子量（$10^5 \sim 10^6$），这种 DNA 比随机降解获得的 DNA 有更均匀的分子量分布，它没有在高分子量 DNA 中观察到的黏度切变梯度效应，而且它也足够大。正因为这个原因，一般在研究 DNA 和小分子结合的黏度测定之中都采用超声处理的 DNA。

在毛细管黏度计中，体积为 V 的溶液流经毛细管的时间由方程（2）定义。

$$t = \eta/\rho \ (8l/\pi g a^4 \int_{n_1}^{n_2} dv/h) \tag{2}$$

t：流经的时间（秒）

η：黏度常数

ρ：溶液密度

l：毛细管长度

g：影响溶液的地心引力

a：毛细管的半径

V：溶液流过毛细管的体积

h：溶液表面的平均高度

为了测得相对黏度（η_R），式（2）可简化为（3）：

$$H_R = \eta_m/\eta_0 = t_m/t_0 \cdot \rho_m/\rho_0 \tag{3}$$

这里 m 及 0 分别代表 DNA 溶液和空白溶剂，当 DNA 溶液稀释到和溶剂的密度非常接近时，式（3）可简化为：

$$H_R = \eta_m/\eta_0 = t_m/t_0 \tag{4}$$

增比黏度 η_{sp} 表示溶液黏度对溶剂黏度增加的相对比值，以式（5）表示：

$$\eta_{sp} = (\eta_m - \eta_0)/\eta_0 = \eta_R - 1 \tag{5}$$

η_{sp}/C（C 为 DNA 浓度）被定义为比浓黏度。当比浓黏度中 DNA 浓度趋近于 0 时的黏度被定义为特性黏度（intrinsic viscosity），一般表示为 $[\eta]$。

特性黏度数值与浓度无关，它反映的是单个溶质分子对溶液黏度的贡献，因而只与溶质分子结构、大小及其在溶液中的形态等因素有关。因为消除了比浓黏度，增比黏度在测量中的非理想状态效应，所以特性黏度的测定非常有意义，而且通过特性黏度可以直接测到 DNA 的分子量。

二、小分子和 DNA 相互作用的黏度测量

然而，在小分子和 DNA 相互作用研究中，要想测试小分子和 DNA 在不同比例时的特性黏度是比较复杂的。我们感兴趣的并不是特性黏度的值，而是在稀溶液中，DNA 由于结合了小分子引起相对黏度的增加。通过先测定 DNA 的比浓黏度（η_{sp}/C），然后再测定加入不同比例小分子后的 DNA 的比浓黏度，根据方程（6），我们可以计算不同 r 值的比浓黏度比。

$$比浓黏度比 = (\eta_{sp}/C)_r / (\eta_{sp}/C)_{r \to 0} \tag{6}$$

r：药物/DNA 的比率

以 r 为横坐标，以 $(\eta_{sp}/C)_r / (\eta_{sp}/C)_{r \to 0}$ 为纵坐标作图，我们就能得到如图 24-2 所描述的七种含芳稠环的药物分子与 DNA 作用的黏度变化曲线。根据比浓黏度比随 r 的变化关系规律，就可以分析这六种药物分子和 DNA 的结合机制。

DNA 的比浓黏度程序如下：

（1）在黏度计的存储器中加入定量的缓冲液，在 25℃测其在毛细管流过的时间。

（2）连续等量滴定 DNA 储备溶液于缓冲液中，每次滴定后测流过毛细管的时间。

当 DNA 浓度达到 5×10^{-4} mol/L 左右时，停止滴定。

（3）计算 DNA 溶液中的比浓黏度

应用流体技术研究小分子和 DNA 结合的分子机制，是非常有意义的。不论线型、环状还是超螺旋 DNA，通过黏度研究可以确定小分子和 DNA 的结合方式究竟是嵌插结合机制，还是不引起 DNA 双螺旋扭变的沟区结合以及外部黏附。嵌插结合可以使 DNA 双螺旋解链，使药物的平面芳稠环插入或堆积在 DNA 的碱基对之间，这个过程伴随 DNA 弯月面长度的增加而增加，事实上，特性黏度与多聚物的构象直接相关，因而，可以说，是嵌插作用引起了 DNA 长度的变化。相反，如果一个小分子和 DNA 外部相结合，则对 DNA 的黏度影响不大，有时也可因减少相邻磷酸区域的静电斥力而使黏度轻微降低（由磷酸和带正电的药物分子反应造成的），对于嵌插剂则黏度增加。

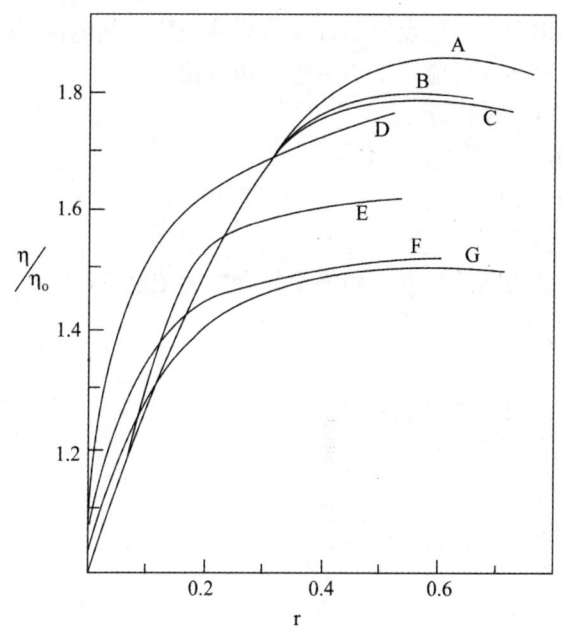

图 24-2　七种含芳稠环的化合物与 DNA 作用的黏度变化曲线

第四节　光谱法测定药物与 DNA 的结合常数

为了了解药物与 DNA 的作用机制，我们不仅要了解它的作用方式，还常要了解它的作用强度，即需要测定结合常数及结合位点数等参数，还包括 pH、温度等因素对这些参数的影响，特别是小分子-DNA 复合物的结构信息及小分子的结构特征对复合物形成的影响都对药物的作用机制分析非常重要。下面分几个方面进行介绍。

一、结合常数测定基础——Scatchard 分析

假设药物 D 和核酸结合部位 S，形成复合物 C

$$D+S=C$$

结合部位的总浓度 $[S]_t$ 由下式给出

$$n[N]=[S]_t$$

n：是每个 DNA 核苷酸结合位点的数目

$[N]$：每升溶液中 DNA 的核苷酸的当量浓度

反应的平衡常数为

$$K=[C]/([S]_f\cdot[D]_f)$$

$[D]_f$：未结合的药物的浓度

$[S]_f$：未形成复合物而具有结合位点的物质的浓度

$[C]$：复合物的浓度

这里假设所有的结合位点都是相同的，并且所有结合位点都有相同的结合常数并且是独立的，即一个药物和一个位点的结合并不影响药物和其他位点的结合，但这些位点可以较易地扩展为更复杂的反应，下面将进一步讨论。

游离结合位点浓度 $[S]_f$ 为：

$$[S]_f=[S]_t-[S]_b=n[N]-[C]$$

药物的总浓度为

$$[D]_f=[D]_b+[D]_f=[C]+[D]_f$$

这里，$[D]_b$ 是结合药物的浓度，相等于复合物的浓度 $[C]$

那么平衡常数为

$$K=[C]/[D]_f(n[N]-[S]]\tag{7}$$

另外，由实验所测得 r 值可定义为

$$r=[D]_b/[N]=[C]/[N]\tag{8}$$

代入（7）得

$$K=r[N]/[D]_f[n[N]-r[N]]$$

重新组合可得：

$$r/[D]_f=K(n-r)\tag{9}$$

式（9）称为 Scatchard 方程，其特征参数为 K 和 n。

$r[D]_b$ 和 $[N]$ 及 $[D]_f$ 都由实验可以测得，则用 $r/[D]_f$ 对 r 作图（即 Scatchard 图）将得到一条直线。

横轴上的截距是 n，即每一当量核苷酸的结合位点数，而斜率是 $-K$，纵轴上的截距等于 nK。方程（9）假定多聚物是有 n 个独立的结合位点，多聚物的每个结合位点和小分子都具有相同的结合常数 K。人们还发现实际上许多小分子和生物大分子结合时具有不止一个独立的结合位点，这就产生了弯曲的 Scatchard 图。在这种情况下，方程（9）可以归纳总结成求和的形式。

$$r_{total}/[D]_f=\sum_1 K_1(n_1-n_1)$$

如果这些结合位点具有不同的结合常数（$K_1>K_2$），那么通过具有两个有区别的线性区的 Scatchard 图就可以测定 K_1、K_2 n_1 和 n_2。

最近的证据已经表明一些小分子是根据邻近排斥模式和 DNA 结合的，这个模式说明：对没有形成复合的 DNA，每一碱基对都是潜在的结合位点，但结合的总水平受到邻近位点的邻近排斥作用的限制，这种模型的方程已经从统计学机制和条件可能性理论导出。它的唯一特征是 K 是对一个孤立结合位点的内在固有的结合常数。在多数情况下，得到的数据越精确，则邻近排斥模式就比简单的结合函数的结合数据符合得更好。

二、用分光光度法确定 r 和 $[D]_f$

以上测定方法都要求得到游离的药物浓度 $[D]_f$ 和 r，r 可表示为 $[D]_b/[N]$，代表结合的药物浓度除以总的 DNA 的当量浓度。若用已知浓度的储备液，则 DNA 和药的混合溶液中 DNA 和药的总浓度已知，这就意味着 $[N]$ 是已知的，而 $[D]_f$ 和 $[D]_b$ 是待测的，在没有 DNA 存在时药物的消光系数为 ε_f，其可以由比而定律得到，用同样的方法在加入过量 DNA 后亦可得到药物结合了 DNA 之后的消光系数 ε_b。

如果 ε_{app} 是给定任意浓度的 DNA 时药物的消光系数，则药物结合 DNA 的分数，F_b 就可以用下式表示：

$$F_b = (\varepsilon_f - \varepsilon_{app})/(\varepsilon_f - \varepsilon_b)$$

假定消光系数和药物结合量呈线性关系，如果药物结合分数 F_b 是已知的，那么药物结合浓度 $[D]_b$ 就可从药物总浓度 $[D]_t$ 之中计算出来。

$$F_b[D]_t = [D]_b$$

则游离的药物浓度 $[D]_f$ 就可得出

$$[D]_f = [D]_t - [D]_b$$

$[D]_t$ 可以从加入到样品中的药物储备液的量可以算出，而 r 或 $r/[D]_f$ 可由方程 (8) 计算得出，这样就得到一个 Scatchard 图。

在用分光光度法测定结合常数时，F_b 只有在 $0.2 \sim 0.8$ 时才可用，在这个范围内，Scatchard 图一般给出最小误差，在 $F_b > 0.8$ 或 $F_b < 0.2$ 的情况下，会使 ε_f 和 ε_b 产生误差，而使总的误差迅速增加，这就使本来存在线性关系的 Scatchard 图成为明显的曲线。

图 24-3 显示了一种典型的分光光度滴定曲线，随着吸收峰向长波长方向移动，吸收度降低（减色效应），就得到了滴定曲线的等吸光点。

三、消光系数的确定

为了得到药物 DNA 相互反应的准确的热力学参数，必须先得到准确的消光系数（ε_f 和 ε_b）值，这可以从准确测量一定浓度的药物的吸收度中得到。在一个吸收度对浓度的关系图上，其直线的斜率就是消光系数，通过把浓储备液的等分试样滴定到比色杯缓冲液中，就可以得到游离药物的消光系数（ε_f），在低浓度时（常为 $10^{-5} \sim 10^{-6}$ mol/L），药物的聚集作用最小，为了得到药物结合 DNA 后的消光系数（ε_b）可用药物储备液的少的等分样品来滴定含有 10^{-3} mol/L DNA 的溶液（在 1cm 比色杯中），DNA 的浓度应是药物浓度及将被结合的药物分子浓度的 100 倍。通过吸收度对浓度作图就可以得到结合药物的消光系数。在测定游离药物及结合有 DNA 的药物的消光系数时都应用同样的波长（λ），这样，消光系数确定后，在已知 λ 和比色杯尺寸的情况下，根据比尔定律，通过下式，就可计算出药物溶液的浓度：

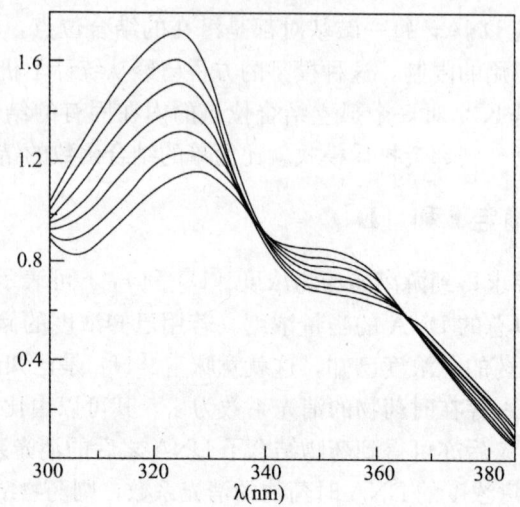

图 24-3 小分子药物溶液内加入 DNA 的分光光度滴定曲线

$$A = \varepsilon C \cdot t$$

A 是在波长为 λ 时的吸收度；ε 是该波长下的吸收系数；C 药物浓度；t 是比色杯的光程长度。

该方程只有在药物的然溶液中适用液物浓度低于 10^{-4} mol/L，或在存有大量过量 DNA 时适用，如果在高浓度时存在 C 对 A 的非线性曲线，所以，药物和 DNA 结合的物理测量应限制在浓度变化呈线性的区域。

获得了以上参数，通过光谱滴定，选用适当的方法就可计算 K 和 n。

总之，药物小分子与 DNA 相互作用时，通过嵌插到 DNA 碱基对之间，与碱基对形成有序的堆积，嵌插化合物的表面紧紧地挨着 DNA 碱基的芳香杂环，在双螺旋中以 π-π 共轭，偶极-偶极相互反应从电性上达到稳定，这些电性相互反应所产生的变化不仅可以通过 NMR 方法来测量，也可以通过光谱来测量。除了在上述紫外、可见光测定中所发现的，由于嵌插结合引起的减色效应，使最大吸收波长向长波长方向移动，以及出现等吸光点等，有时在荧光测定中还可观察到由于嵌插作用所产生的荧光淬灭现象。这也是一个得到普遍应用的方法。根据得到的光谱滴定数据，可以测定复合物表观稳定常数，结合位点数。

由于小分子嵌插所造成的 DNA 双螺旋的解链和伸长，可以通过 DNA 溶液的黏度在加入药物后逐渐增大来测量。另外，DNA ^{32}P-NMR 谱化学位移向低场方向移动也显示了伴随着药物小分子的嵌插，DNA 的螺旋骨架所受到的干扰。同时，还可运用二向色性技术。通过 CD 光谱来评价嵌插络合物键的刚性及方向性的改变。

参考文献

[1] Aletras V, Hadjiliadis D, Hadjiliadis N. On the mechanism of action of the antitumor drug cisplatin (cisDDP) and its second generation derivatives. *Metal Based Drugs*, 1995, (3): 153.

[2] Yang M, Wang K, Zang CB, et al. Binding of carboline derivatives to calf thymus DNA - determination of binding mode and binding strength. *J Chin Pharm Sci*, 1994, 3 (1): 51.

[3] Hopkins HP, Yang M, Wilson WD, et al. Intercalation binding of 6 - substituted naphthothiopheneamides to DNA: Enthalpy and entropy components. *Biopolymers*, 1991, 31: 1105.

[4] Tanious FA, Ding DY, Patrick DA, et al. A New Type of DNA Minor - Groove Complex: Carbazole Dication - DNA Interactions. *Biochemistry*, 1997, 36, 15315.

[5] Wilson WD, Tanious FA, Ding DY, et al. Nucleic Acid Interactions of Unfused Aromatic Cations: Evaluation of Proposed Minor - Groove, Major - Groove and Intercalation Binding Modes. *J Am Chem Soc*, 1998, 120: 10310.

[6] Bailly C, Dassonneville L, Carrasco C, et al. Relationships Between Topoisomerase II Inhibition, Sequence - Specificity and DNA Binding Mode of Dicationic Diphenylfuran Derivatives. *AntiCancer Drug Design*, 1999, 14: 47.

[7] Wang SH, Hall JE, Tanious FA, et al. Dicationic Dibenzofuran Derivatives as Anti - Pneumocystis Carinii Pneumonia Agents: Synthesis, DNA Binding Affinity, and Anti - PCP Activity. *European J Med Chem*, 1999, 34: 215.

[8] Mazur S, Tanious F, Ding DY, et al. Large Hydrophobic Contributions Are Involved in DNA Minor - Groove Complex Formation with a Series of Diphenylfuran Dications: Surface Plasmon Resonance and Isothermal Titration Calorimetry Studies. *J Mol Biol*, 2000, 300: 321.

[9] Hopkins D, Hamilton D, Wilson WD, et al. Calorimetric studies on the pH dependence in hairpin formation within the human enkephalin enhancer region. *Journal of Solution Chemistry*, 1999, 28: 759.

(杨 铭，朱树梅)

索 引

A

AutoDock 260
Au 传感芯片和 SIA 传感芯片 326
阿霉素 240
奥沙利铂 90，91，407

B

表面等离子共振技术 316，326
表面增强拉曼光谱 420
铂化作用 238
铂络合物 85
博莱霉素 98

C

C1 传感芯片 326
CM3 传感芯片 324
CM4 传感芯片 323
CM5 传感芯片 323
差示扫描量热仪 468

D

DNA 测序 237
DNA 聚合酶 238
DNA 损伤 64
DNA 限制性片段 239
Dock 259
大肠杆菌 16S rRNA 15
代谢修饰 74
单链剪切 67
氮芥 237
等温滴定量热计 466
定量构效关系 250
端粒 201
端粒酶抑制剂 205
多核铂配合物 93
多量子谱 443

E

蒽环类抗生素 112
二维 J 谱 443
二维相关谱 443

F

Fenton 反应 129
Flex‐X 260
反铂 92
反基因技术 172，174，240
反义寡核苷酸 157
反义核酸 240
范德华力 21
放线菌素 D 240
分子对接方法 257
傅立叶变换拉曼光谱 420

G

G‐四链体 201，204，205
G‐四链体核酸 189
高分辨聚丙烯酰胺凝胶电泳 239
高内涵筛选 368，369，372
功能性小分子 241
沟区结合 8
光化学反应 31

H

HIV 的生命周期 222
HIV 整合酶抑制剂 215
HPA 传感芯片 325
核糖酸酶 H（RNase H） 18
化学测序法（Maxam‐Gilbett 反应） 240
化学探针 286
环己二胺方酸合铂（环方铂） 237
环己二胺去甲斑蝥酸合铂（环斑铂） 237
彗星分析 358

J

基因芯片　382，383，398
激光共聚焦显微镜　352
激光共振拉曼光谱　420
棘霉素　240
间接药物设计　249
碱基特异性　237
碱基相互作用的选择性　44
交联作用的选择性　47
胶束电动毛细管色谱　405
焦碳酸二乙酯　289
结合常数　485　解链温度　241
金霉素　240
金属化反应　30
静电作用　19
局部优化法　259

K

卡铂　89，407

L

L1 传感芯片　325
拉曼光谱技术　419
离子化辐射　33
离子键　19
离子-偶极作用　19
链黑霉素　117
链间交联作用　65
流式细胞术　353
螺旋参数　6

M

miRNA　180
毛细管电泳　402，406
毛细管区带电泳　405
酶性核酸　17，240
免疫荧光测定　360

N

NMR 技术　441
NTA 传感芯片　325

黏度测定　482
凝胶阻滞实验　299，301
诺加霉素　240

O

偶极-偶极相互作用　19

P

排斥力　23
偏端霉素　240，424，446

Q

嵌插结合　9
亲电试剂　28
亲核试剂　29
氢键　20
全局优化法　259
全新药物设计　257

R

RNAi　178，182，379
RNase A　119
热变性研究　481
人免疫缺陷病毒　220

S

SA 传感芯片　324
siRNA　179
三链核酸　165
三叶草结构　15
色散力　22
蛇毒磷酸二酯酶　238
深度优化法　259
生物还原激活　73
生物芯片　357
生硝霉素　108
时间分辨免疫分析技术　366
实时荧光 PCR　354
疏水作用　23
双链剪切　69
双氧铀离子　286
水解反应　26

顺铂 86, 238, 407
丝裂霉素 C 238
四氧化锇 291
锁钥原理 247

T

同源模建 263

W

外部静电作用 8
烷基化 237
烷基化作用 64
位阻效应 18

X

烯二炔 106
稀土元素 146
新致癌菌素 106
虚拟筛选 261
序列选择性 44
序列特异性 237
选择性 35, 43
选择性质子化 74

氧化还原反应 27

Y

药物-寡核苷酸偶合物设计 240
药效团模型 251
荧光染色 342
荧光探针 342
荧光显微镜 351
荧光原位杂交 356
诱导力 22
原位 PCR 357

Z

折叠模式识别 264
针棘霉素 110
直接药物设计 249
自发分解 75
阻断点 238
Tat 蛋白 223, 231
tRNA 15
Ⅰ型剪切 67
Ⅱ型剪切 68